Innere Medizin für Pflegeberufe

Ulrich Gerlach, Norbert van Husen
Hermann Wagner, Wilhelm Wirth

Unter Mitarbeit von Helma Bublitz-Högemann
und Andrea Reinhardt

4., überarbeitete Auflage

170 Abbildungen, 41 Tabellen

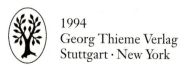
1994
Georg Thieme Verlag
Stuttgart · New York

1. Auflage 1981
1. Nachdruck 1984

2. Auflage 1985
1. Nachdruck 1986
2. Nachdruck 1987

3. Auflage 1989
1. Nachdruck 1992
2. Nachdruck 1992
3. Nachdruck 1993
4. Nachdruck 1994

Die Deutsche Bibliothek –
CIP-Einheitsaufnahme

Innere Medizin für Pflegeberufe : 41 Tabellen /
Ulrich Gerlach ... – 4., überarb. Aufl. –
Stuttgart ; New York : Thieme, 1994

Bis 3. Aufl. u. d. T.: Innere Medizin für
Krankenpflegeberufe

NE: Gerlach, Ulrich

© 1981, 1994 Georg Thieme Verlag
Rüdigerstraße 14, D-70469 Stuttgart
Printed in Germany

Satz: Büro Mihr, 72070 Tübingen
  System: VP 4.1.1
Druck und Verarbeitung: Universitäts-
  druckerei H. Stürtz AG,
  97017 Würzburg

ISBN 3-13-593004-1   1 2 3 4 5 6

Wichtiger Hinweis: Wie jede Wissenschaft ist die Medizin ständigen Entwicklungen unterworfen. Forschung und klinische Erfahrung erweitern unsere Erkenntnisse, insbesondere was Behandlung und medikamentöse Therapie anbelangt. Soweit in diesem Werk eine Dosierung oder eine Applikation erwähnt wird, darf der Leser zwar darauf vertrauen, daß Autoren, Herausgeber und Verlag große Sorgfalt darauf verwandt haben, daß diese Angabe dem Wissensstand bei Fertigstellung des Werkes entspricht.

Für Angaben über Dosierungsanweisungen und Applikationsformen kann vom Verlag jedoch keine Gewähr übernommen werden. Jeder Benutzer ist angehalten, durch sorgfältige Prüfung der Beipackzettel der verwendeten Präparate und gegebenenfalls nach Konsultation eines Spezialisten, festzustellen, ob die dort gegebene Empfehlung für Dosierungen oder die Beachtung von Kontraindikationen gegenüber der Angabe in diesem Buch abweicht. Eine solche Prüfung ist besonders wichtig bei selten verwendeten Präparaten oder solchen, die neu auf den Markt gebracht worden sind. Jede Dosierung oder Applikation erfolgt auf eigene Gefahr des Benutzers. Autoren und Verlag appellieren an jeden Benutzer, ihm etwa auffallende Ungenauigkeiten dem Verlag mitzuteilen.

Anschriften

Professor Dr. *Ulrich Gerlach*
em. Direktor der Medizinischen
Klinik und Poliklinik der Westfälischen
Wilhelms-Universität
Institut für Arterioskleroseforschung
Leiter der Krankenpflegeschule
der Universitätskliniken Münster
Domagkstraße 3
48129 Münster

Professor Dr. *Norbert van Husen*
Chefarzt der Inneren Abteilung
der Raphaelsklinik
Klosterstraße 75
48143 Münster

Professor Dr. *Hermann Wagner*
Chefarzt der Medizinischen Klinik I,
Klinikum Weiden
Söllnerstraße 16
92637 Weiden i. d. OPf.

Professor Dr. *Wilhelm Wirth*
Chefarzt der Medizinischen Klinik I
des St.-Marien-Hospitals
Leiter der Krankenpflegeschule
am St.-Marien-Hospital
Kaiserstraße 50
45468 Mülheim

Andrea Reinhardt
Leitende Unterrichtsschwester
Krankenpflegeschule
der Universitätskliniken Münster
Schmeddingstraße 56
48129 Münster

Helma Bublitz-Högemann
Krankenschwester
Pflegedienstleitung
Am Haselhof 138
48163 Münster

Vorwort zur 4. Auflage

Die 4. Auflage der „Inneren Medizin für Pflegeberufe" erscheint mit gründlich überarbeitetem Inhalt, wobei der rasche Fortschritt von Forschung, praktischer Nutzanwendung und neuer apparativer Technik auf dem Gebiet der Inneren Medizin berücksichtigt wurde.

Wieder sind anatomische, pathologisch-anatomische und pathophysiologische Vorbemerkungen den einzelnen Kapiteln vorausgeschickt, um krankhafte Vorgänge begreiflich zu machen. Der Schilderung des klinischen Krankheitsbildes ist der wichtigste Platz eingeräumt. Seltene Krankheiten werden orientierend erwähnt.

Erstmals ist die neue Auflage des Lehrbuches unter Mitwirkung von Krankenschwestern, Krankenpflegern, Lehrerinnen und Lehrern an Krankenpflegeschulen bearbeitet worden. Auch darin spiegelt sich die wünschenswerte und erforderliche Verbesserung der Kooperation von verschiedenen Berufsgruppen im Gesundheitswesen wider. Kooperation, die auf gegenseitiger Wertschätzung basiert, ist eine wichtige Voraussetzung für die optimale Pflege kranker Menschen.

Die Beschreibung von Pflegesituationen und Pflegezielen konnte jedoch in diesem Lehrbuch, das die Krankheiten der inneren Medizin zum Thema hat, nur in exemplarischer Auswahl aufgenommen werden, um den Umfang des Buches nicht zu sprengen. Allerdings sollen die Pflegebeispiele die vordringende Entwicklung zum ganzheitlichen Pflegekonzept verdeutlichen und aufzeigen, daß die Pflege des kranken, leidenden, gebrechlichen Menschen nicht allein die Krankheit, sondern auch die seelische Verfassung und das psychosoziale Umfeld berücksichtigen muß.

Engagierte Berufsausübung erfordert Verantwortungsbewußtsein auf der Grundlage von Wissen und Können. Deshalb bleibt es das Ziel dieses nun schon bewährten Buches, den Lehrstoff „Innere Medizin" so darzustellen, daß erlerntes Wissen der Pflege kranker Menschen zugute kommt. Besondere Aufmerksamkeit galt wieder den Regeln der Didaktik, um das Lernen zu erleichtern und die Freude am Lernen zu fördern. Deshalb wurde großer Wert auf die Vermehrung der Abbildungen und auf die farbliche Gestaltung gelegt. Krankhafte Befunde auf Originalaufnahmen sind durch Skizzen und Grafiken verdeutlicht.

Die Autoren danken Frau *S. Lehmann* und Herrn *J. Ohms* (Krankenpflegeschule des St.-Marien-Hospitals Mülheim/Ruhr) und allen Schwestern und

Pflegern, die mit Rat und Meinung zur Bearbeitung des Buches beigetragen haben.

Herrn Dr. h. c. *G. Hauff* und den Mitarbeitern des Georg Thieme Verlages, insbesondere Frau *M. Hieber* und Herrn *G. Weiß,* danken wir für die stets großzügige Förderung der neuen Auflage.

Münster, im Frühjahr 1994 *Die Autoren*

Vorwort zur 1. Auflage

Schwestern, Pfleger, Ärzte und alle anderen Mitarbeiter eines Krankenhauses oder einer Arztpraxis dienen gemeinsam dem gleichen Ziel, kranken Menschen zu helfen. Die Aufgaben sind unterschiedlich verteilt, setzen aber bei jedem Verständnis für den Kranken voraus.

Dieses Buch dient dem Kranken dadurch, daß es Schwestern und Pflegern, die für die Kranken Sorge tragen, Wissen vermittelt; denn die Kenntnis der Krankheitssymptome, der diagnostischen und pathophysiologischen Vorgänge und der therapeutischen Möglichkeiten ist Voraussetzung für eine gute Schwestern- und Pflegertätigkeit, die sich dann in der praktischen Berufserfahrung vervollkommnet.

Neben der Anwendung des Wissens und der Kenntnisse liegt die eher größere Aufgabe der Krankenpflege darin, die Beziehung Schwester – Patient und Patient – Arzt zu vertiefen. Dies beginnt mit dem „guten Wort" beim Eintritt des Patienten in das Krankenhaus und setzt sich im Gespräch mit dem Kranken fort. Die persönlichen Probleme des Kranken, die Aussicht auf Heilung oder tödlichen Ausgang der Krankheit münden in diese Beziehung ein, heute um so mehr, da eine berechtigte Angst vor der nicht immer überschaubaren medizinischen Technik bei den Kranken wie bei den Gesunden verbreitet ist. Dem Kranken einen Teil seiner Unsicherheit in der fremden und oft bedrängenden Umgebung des Krankenhauses zu nehmen, obliegt dem vermittelnden Verständnis, der Hilfsbereitschaft, der Freundlichkeit von Schwestern, Pflegern und Ärzten, die einen verantwortlichen und vertrauensvollen Umgang mit dem Kranken pflegen. Der schutzbedürftige Kranke muß sich der individuellen menschlichen Zuwendung, des Verständnisses und der Achtung seiner Betreuer bei aller notwendigen Organisation und Technisierung der Medizin sicher sein.

Der Inhalt dieses Buches zur Vorbereitung auf den Beruf in der Krankenpflege und für die berufsbegleitende Weiterbildung ist aufgrund der langjährigen praktischen Tätigkeit der Verfasser an Krankenpflegeschulen geordnet: Anatomische, pathologisch-anatomische und pathophysiologische Vorbemerkungen leiten die einzelnen Kapitel ein. Der Schilderung des klinischen Krankheitsbildes ist der wichtigste Platz eingeräumt. Seltene Krankheiten werden nur am Rande „zum Nachschlagen" erwähnt. Lernziele und Prüfungsfragen vervollständigen den nach didaktischen Gesichtspunkten gewählten Aufbau des Buches. Stilistische Verschiedenheit zwischen den einzelnen Beiträgen und gelegentliche inhaltliche Überschneidung wurden belassen, um den Abschnitten mehr „Farbe" zu geben.

Die Autoren danken Frau *Anne Kamphues* für die verläßliche Hilfe bei der Abfassung des Buches, den Mitarbeitern des Verlages, insbesondere Herrn Dr. *D. Bremkamp*, für die immer gern und großzügig gewährte Unterstützung und Herrn Dr. h. c. *G. Hauff*, der das Buch gefördert, ansprechend ausgestattet und nun auf den Weg gebracht hat.

Münster, im Frühjahr 1981

Ulrich Gerlach
Norbert van Husen
Hermann Wagner
Wilhelm Wirth

Inhaltsverzeichnis

1 Krankheiten der Speiseröhre und des Magen-Darm-Kanals

U. Gerlach

Krankheiten der Speiseröhre

Anatomie und Physiologie

Die Speiseröhre (Ösophagus) ist ein etwa 25 cm langer muskulärer Schlauch, der Rachen und Magen verbindet (Abb. 1.1).

Die Wand der Speiseröhre besteht aus 3 Schichten:
* Innen ist die *Schleimhaut* (Tunica mucosa), die von geschichtetem, unverhorntem Plattenepithel bedeckt ist und zahlreiche Schleimdrüsen enthält.
* Die *Tela submucosa* ist eine bindegewebige Verschiebeschicht.
* Die äußere *Muskelschicht* (Tunica muscularis) enthält schraubenförmig angeordnete Muskelfasern. Im oberen Drittel besteht die Muskelschicht der Speiseröhre aus quergestreifter, von da ab nach kaudal aus glatter Muskulatur. Peristaltische Kontraktionen der Ösophagusmuskulatur transportieren den geschluckten Speiseröhreninhalt in den Magen (Störungen des geordneten Schluckaktes kommen vor, z. B. bei Achalasie). Der obere und der untere Speiseröhrenabschnitt sind physiologisch verschließbar. Der wichtige untere Ösophagussphinkter verhindert übermäßigen Rückfluß von Mageninhalt in die Speiseröhre. Bei Versagen dieses Verschlusses entsteht die Refluxösophagitis.

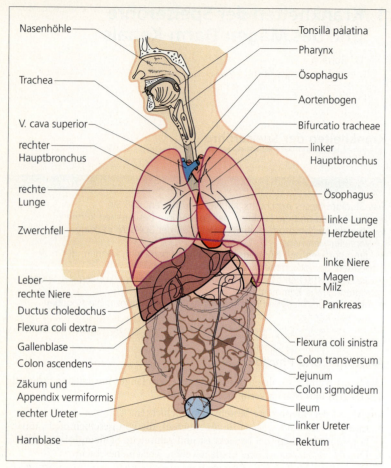

Abb. 1.**1** Übersicht über die Lage der Organe des Brust- und Bauchraums

Untersuchungsmethoden

Die Röntgenuntersuchung mit Kontrastmittel und die Ösophagoskopie, evtl. mit Probeexzision aus der Schleimhaut, sind die wichtigsten Untersuchungsverfahren. In speziellen Fällen kann man eine manometrische Druckmessung zum Nachweis funktioneller Störungen der Ösophagusmuskulatur vornehmen. Ein besonders geeignetes Verfahren, um Schluckstörungen zu erkennen, ist die Röntgenkinematographie, bei der ein Breischluck im Röntgenfilm verfolgt werden kann.

Leitsymptome

Leitsymptome, die Erkrankungen des Ösophagus kennzeichnen, sind Schluckstörung, Transportstörung des geschluckten Bissens in der Speiseröhre, Druckgefühl und Schmerz hinter dem Brustbein. Diese Symptome werden als Dysphagie zusammengefaßt. Hochsitzende Störungen führen zum Symptom des „Verschluckens": Speisen gelangen in die Atemwege, was Hustenreiz und in schweren Fällen Schluckpneumonie hervorruft. Einige Ursachen der Dysphagie sind in Tab. 1.1 zusammengefaßt.

Motorische Störungen der Speiseröhre äußern sich in diffusen oder segmentalen Spasmen. Der geschluckte Bissen wird nicht mehr von geordneten Muskelbewegungen transportiert. Die Störung entwickelt sich im Alter häufiger als bei Jugendlichen. Auch bei Patienten mit Erregungszuständen oder bei Hyperthyreose tritt diese Störung gehäuft auf.

Tabelle 1.**1** Ursachen der Dysphagie

Ösophagitis
Achalasie
Diffuse Spasmen
Sklerodermie
Divertikel
Kompression von außen (z. B. durch Mediastinaltumor)
Gutartige Tumoren
Bösartige Tumoren (Karzinom!)

Sodbrennen

Klinik und Pathogenese

Sodbrennen ist ein *Symptom verschiedenartiger Krankheiten* im Speiseröhren-Magen-Abschnitt. Es handelt sich um einen brennenden Schmerz in der Magengegend, der in die Speiseröhre aufsteigt.

Das Symptom kommt bei Hyperazidität, aber auch bei Hypoazidität vor. Es ist eine Folge funktioneller Störungen oder organischer Krankheiten. So wird Sodbrennen bei Ösophagitis, Hiatushernien, Magenkarzinom, Magenulkus und Pylorusstenose empfunden. Auch die Verlagerung des Magens in der Gravidität oder bei Adipositas kann Sodbrennen bewirken. Sodbrennen entsteht gleichfalls bei manchen Patienten mit Gallenblasenerkrankungen.

Therapie

Die Grundkrankheit muß behandelt werden. Symptomatisch helfen oft Antazida und Spasmolytika.

Singultus (Schluckauf)

Pathogenese

Singultus wird durch plötzliche, oft rhythmische Kontraktionen des Zwerchfells hervorgerufen. Singultus kann bedingt sein durch Cholezystitis, Tumoren, Hiatushernien, Mediastinitis oder Perikarditis, wodurch der Phrenikusnerv, der das Zwerchfell erregt, gereizt wird. Auch andere Ursachen, z. B. zentralnervöse Schädigung bei Enzephalitis, sind bekannt. Oft ist Singultus ein harmloses Symptom, das nach Minuten oder Stunden vorübergeht; doch soll man immer nach einer organischen Ursache suchen (z. B. Cholezystitis).

Therapie

Behandlung der Grundkrankheit. Symptomatisch helfen manchmal Sedativa oder Metoclopramid (Paspertin). Bisweilen wird der Anfall durch Atemanhalten beendet.

Ösophagitis

Pathogenese

Akute Ösophagitis: Verschlucken von Säuren oder Laugen kann eine schwere Verätzung der Speiseröhre bewirken, die eine sofortige Notfalltherapie erfordert.

Auch durch eine Strahlenbehandlung oder als Begleiterscheinung von schweren Allgemeinerkrankungen kann sich eine akute Ösophagitis entwickkeln.

Chronische Ösophagitis: Sie kann als Folge von Alkohol- und Nikotinabusus eintreten.

Refluxkrankheit: Im Gegensatz zur seltenen Achalasie (S. 6), die zu einer Verengung der Speiseröhre im unteren Abschnitt führt, ist bei der häufigeren Refluxkrankheit die Entleerung des unteren Ösophagusabschnittes aufgrund eines anderen Mechanismus gestört: Nach Nahrungsaufnahme kann auch bei Gesunden ein geringer Reflux von Mageninhalt in die Speiseröhre eintreten. Dieser wird durch fettreiche Speisen, beim Bücken oder bei Bauchpresse (z. B. Husten) und auch durch Nikotin verstärkt. Die Peristaltik der Speiseröhre befördert das Refluxmaterial normalerweise rasch in den Magen zurück, so daß die Speiseröhre durch verschluckten Speichel bald wieder gereinigt und neutralisiert wird. Liegt eine *funktionelle* Störung der Verschlußmechanismen vor, spricht man von *primärer Refluxkrankheit* (Refluxösophagitis). Bei der *sekundären Refluxkrankheit* findet man als Ursache eine *organische* Veränderung in oder in der Nachbarschaft der Speiseröhre.

Peptisches Ulkus der Speiseröhre: Tiefergreifende Entzündung kann im Rahmen der Refluxösophagitis zu Ulzerationen führen.

Soorösophagitis: Soor ist eine Pilzerkrankung. Der Soorpilz (Candida albicans) erzeugt grauweiße Beläge im Mund, Rachen und Ösophagus. Die Soorinfektion kann sich aber auch generalisieren (Pilzsepsis, Pilzpneumonie, vgl. S. 325). Eine spezielle Form der Ösophagusentzündung ist die Soorösophagitis. Diese Krankheit tritt vorwiegend bei Patienten mit schweren Allgemeinerkrankungen und geschwächtem Abwehrsystem auf, insbesondere wenn diese Patienten mit Zytostatika, Corticosteroiden und Antibiotika behandelt werden. Dann kann der Soorpilz auf der Speiseröhrenwand wuchern und zur Entzündung führen.

Klinik

Die Patienten schildern je nach Ausprägung der Krankheit Schmerzen beim Schlucken, die hinter dem Brustbein und unterhalb des Brustbeins im Rippenwinkel lokalisiert sind. Sog. Sodbrennen (S. 3) kann Symptom der Refluxösophagitis sein.

Zu den wichtigsten diagnostischen Maßnahmen gehört die Endoskopie.

Bei unkomplizierten Formen der Ösophagitis sind keine speziellen Abweichungen bei den Laborbefunden zu erwarten.

Komplikationen

Besonders die Verätzungen durch Laugen und Säuren können zur Perforation der Speiseröhre und damit zur Mediastinitis, oft mit tödlichem Ausgang, führen. Übersteht der Kranke die Verätzung, kann sich eine narbige Schrumpfung der Speiseröhre einstellen.

Bei akuter und chronischer Ösophagitis, besonders bei der ulzerierenden Form, können Blutungen einsetzen.

Therapie

Verätzungen des Ösophagus: Starke Analgetika sind indiziert. Sofort läßt man 1–2 l einer indifferenten Flüssigkeit trinken, um die ätzende Säure zu verdünnen. Milch kann vorteilhaft sein, um die Säure zu neutralisieren. Schockprophylaxe und Schockbehandlung sind notwendig. Die Ernährung ist parenteral, um die entzündete Speiseröhre nicht zu gefährden. Bei Perforation wird die operative Behandlung notwendig.

Medikamentös gibt man prophylaktisch Antibiotika. Der Nutzen von Glucocorticoiden zur Vermeidung von Strikturen ist nicht erwiesen. Einige Tage nach dem Unfall beginnt man mit einer Bougierung (Dehnung durch Einführen von Gummischläuchen verschiedenen Kalibers), um Strikturen zu vermeiden.

Refluxösophagitis: Die Behandlung beginnt diätetisch. Man empfiehlt dem Patienten, täglich 5–6 kleine Mahlzeiten einzunehmen. Die Speisen dürfen keine Säurelocker (z. B. Kaffee, Tee, Alkohol) und keine sauren Getränke enthalten. Auch Süßspeisen sind schlecht verträglich. Man gibt wenig Fett. Dagegen soll die Nahrung viel Eiweiß enthalten, welches den Sphinkterschluß verbessert. Nikotin schwächt den Sphinkter, deshalb Rauchverbot. Um den Rückfluß zu verringern, sollen die Kranken mit erhöhtem Oberkörper schlafen. Medikamentös gibt man Antazida (S. 28), um die Magensäure zu binden, und solche Arzneimittel, die den Muskeltonus der Speiseröhre verbessern (Metoclopramid, z. B. Paspertin).

Wird durch diese Maßnahmen die Refluxösophagitis nicht verbessert, kann man in seltenen Fällen eine operative Behandlung erwägen: Der Chirurg bildet einen neuen Muskelring an der Einmündungsstelle des Ösophagus in den Magen. Eine operative Therapie ist eher indiziert, wenn bei Refluxösophagitis eine Hiatushernie besteht, die den Kardiaschluß beeinträchtigt.

Soorösophagitis: Man gibt Antimykotika. Wenn möglich, sollen die Soor fördernden Medikamente abgesetzt werden.

Hinweis zur Pflege: Tagelange Horizontallage, besonders bei eingeführter Magensonde, fördert die Entstehung einer Refluxösophagitis. Diese Gefahr kann durch Lagerung mit erhöhtem Oberkörper vermieden werden.

Ösophagusruptur

Die spontane Ruptur der Speiseröhre wird nach dem Erstbeschreiber auch als *Boerhaave-Syndrom* bezeichnet. Alkoholexzesse, insbesondere bei gleichzeitiger Druckerhöhung im Magen durch kohlensäurehaltige Getränke, und heftiges Erbrechen begünstigen die gefährliche Ruptur.

Reißt im unteren Abschnitt der Speiseröhre nur die Schleimhaut, bezeichnet man das Krankheitsbild als *Mallory-Weiss-Syndrom*.

Klinik

Plötzlich einsetzende schwere Schmerzen hinter dem Brustbein, Blutung, evtl. Schocksyndrome sind die führenden Symptome. Sofortige Krankenhausbehandlung ist erforderlich.

Therapie

Liegt eine Ruptur vor, ist eine operative Behandlung notwendig. Liegt lediglich ein Einriß der Schleimhaut vor, ist eine konservative Therapie in der Mehrzahl der Fälle ausreichend.

Achalasie (Kardiospasmus)
Definition und Pathogenese

Es handelt sich um eine Motilitätsstörung der Speiseröhre. Die Innervation der Muskulatur ist nicht intakt: Im mittleren Ösophagus fehlt die vorwärts transportierende Peristaltik. Im unteren Abschnitt (Sphinkterbereich) ist die Erschlaffung ungenügend, so daß sich hier ein Kardiospasmus ausbildet. Dadurch ist der Übertritt des geschluckten Bissens aus dem Ösophagus in den

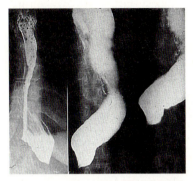

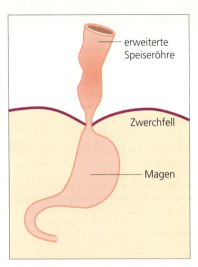

erweiterte
Speiseröhre

Zwerchfell

Magen

Abb. 1.**2 a** Achalasie in röntgenologischer Darstellung. Die Abb. zeigt 3 unterschiedliche Phasen des Schluckaktes

Abb. 1.**2 b** Skizze zu Abb. 1.**2 a**

Magen behindert und in schweren Fällen unmöglich. Oberhalb des spastisch
verengten Sphinkters ist die Speiseröhre erweitert.

Klinik

Dysphagie und Druckgefühl sowie Schmerzen hinter dem Brustbein sind
charakteristisch. Die Symptome treten zunächst anfallsweise mit beschwerdefreien Intervallen auf. Im Laufe der Zeit häufen sich die Anfälle, so daß ein
Dauerspasmus entsteht.

Röntgenologisch oder endoskopisch sieht man eine spindelförmige Verengung des unteren Ösophagusabschnitts und Erweiterung des darüberliegenden Anteils der Speiseröhre (Bild der „zugebundenen Wurst", Abb. 1.**2**).

Organische Krankheiten, die dem Bild der Achalasie gleichen, müssen
ausgeschlossen werden, z.B. ein peptisches Ulkus oder ein Karzinom.

Komplikation

Als Komplikation kann der Inhalt des erweiterten Ösophagus „überlaufen", so
daß es zur Schluckpneumonie kommt. Diese gefährliche Komplikation ist
besonders beim liegenden Patienten zu befürchten und bei der Pflege zu
berücksichtigen.

Therapie

Da es keine ursächliche Therapie gibt, versucht man, den unteren Ösophagussphinkter zu erweitern. Dazu wird ein Ballondilatator benutzt. Der aufblasbare Ballon dehnt schonend die Muskulatur des Sphinkters. Bei Rezidiven ist die operative Behandlung möglich, bei der die spastisch verengte Muskulatur des Ösophagus gespalten wird (Myotomie). Eine medikamentöse Behandlung der Achalasie ist von unsicherer Wirkung. Eine gewisse Wirkung zeigt Nifedipin (z. B. Adalat).

Idiopathischer Ösophagusspasmus

Definition

Es handelt sich um Motilitätsstörungen der Speiseröhre, die durch Druckmessungen im Ösophagus nachgewiesen werden können. Die Ursache ist nicht bekannt.

Klinik

Heftige, plötzlich eintretende Schmerzen hinter dem Brustbein sind charakteristisch. Dadurch ähneln die Beschwerden einem Angina-pectoris-Anfall (Nußknacker-Ösophagus). Kalte Getränke können diese Anfälle auslösen.

Therapie

Ähnlich wie bei Achalasie wird Nifedipin angewendet.

Ösophagusdivertikel

Definition und Pathogenese

Es handelt sich um sackartige Ausstülpungen der Speiseröhre. Sie kommen in allen Abschnitten des Ösophagus vor.

Die Traktionsdivertikel sind echte Divertikel, d. h., sie bestehen aus allen Wandschichten des Ösophagus. Sie sind in der Minderzahl im mittleren Abschnitt der Speiseröhre lokalisiert. Sie entstehen durch Zug (Traktion) von schrumpfenden Lymphknoten an der Speiseröhrenwand oder – wahrscheinlicher – infolge angeborener Fehlbildung.

Pulsionsdivertikel sind falsche Divertikel, deren Wand nur aus der Speiseröhrenschleimhaut besteht, die durch eine Lücke in der Muskelschicht hindurchgedrückt wurde (Pulsion). Diese Divertikel sind hauptsächlich zervikal (im Hypopharynx) und epiphrenal (oberhalb des Zwerchfells) lokalisiert. Sie bilden sich wahrscheinlich infolge Druckerhöhung in der Speiseröhre vor einem Hindernis.

Zervikale Divertikel heißen auch Zenker-Divertikel.

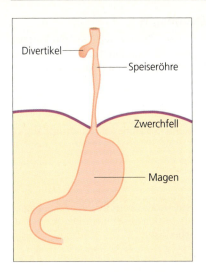

Abb. 1.**3** Divertikel der Speiseröhre

Klinik

Die Patienten klagen über Dysphagie, Druck und Schmerzen hinter dem Brustbein.

Aus großen Divertikeln wird unverdaute Speise erbrochen. Die Divertikel sind röntgenologisch oder ösophagoskopisch leicht zu erkennen. Sie können klein sein, aber auch Faustgröße erreichen (Abb. 1.**3**).

Therapie

Bei stärkeren Beschwerden ist operative Behandlung erforderlich.

Ösophagusvarizen

Sie entstehen als Symptom der portalen Hypertension (S. 92) im unteren Drittel der Speiseröhre und im Fundus des Magens.

Plummer-Vinson-Syndrom

Es handelt sich um eine Atrophie der Schleimhaut von Zunge und Speiseröhre, die ein Symptom der Eisenmangelanämie ist. Die Patienten klagen über Brennen und Dysphagie (S. 566).

Progressive Sklerodermie des Ösophagus

Im Rahmen der Krankheit Sklerodermie (S. 379) ist auch die Speiseröhre befallen. Die Wandmuskulatur wird geschwächt und durch Bindegewebe ersetzt. Die Kontraktionswellen werden schwächer. Der Ösophagus ist – wie röntgenologisch erkennbar – erweitert.

Tumoren des Ösophagus

Überwiegend handelt es sich um Karzinome. Sarkome und gutartige Tumoren sind selten.

Ösophaguskarzinom

Häufigkeit

Etwa 10 % aller Tumoren des Gastrointestinaltrakts betreffen den Ösophagus. Männer sind im Verhältnis 7 : 1 häufiger betroffen als Frauen. Die Altershäufigkeit liegt zwischen dem 50. und 70. Lebensjahr.

Pathogenese

Chronische Schädigungen der Ösophagusschleimhaut bilden den Boden für die Krebsentstehung. Solche Schäden sind chemischer, mechanischer oder thermischer Art, z. B. Alkoholabusus, Nikotin, zu heiße Getränke und Speisen. Auch Strikturen nach Laugenverätzung fördern die Krebsentstehung.

Pathologische Anatomie

Im oberen Drittel der Speiseröhre entstehen 20 %, im mittleren und unteren Drittel je 40 % aller Speiseröhrenkrebse. Von allen Speiseröhrenkarzinomen sind 90 % Plattenepithelkarzinome und 10 % Adenokarzinome.

Klinik

Das wichtigste Symptom ist die Dysphagie mit Druckgefühl und Brennen hinter dem Brustbein. Die Passagebehinderung bemerkt der Patient zuerst bei festen Speisen; später verursachen auch breiige und flüssige Speisen Beschwerden. Diese Symptome entstehen durch die zunehmende Einengung der Speiseröhre durch das wachsende Karzinom. Blutiger Ösophagusinhalt wird erbrochen.

Röntgenologische und endoskopische Verfahren mit Probeexzision und histologischer Untersuchung sichern die Diagnose (Abb. 1.**4**).

Komplikationen

Infiltratives Wachstum und frühzeitig einsetzende Metastasierung bedingen weitere und schwerwiegende Komplikationen, z. B. Lähmung des Rekurrens- und Phrenikusnervs. Der Krebs kann auf die Luftröhre übergreifen, so daß lebensbedrohliche Fisteln zwischen Luftröhre und Speiseröhre entstehen.

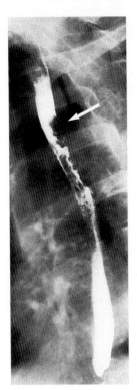

Abb. 1.**4** Speiseröhrenkrebs. Darstellung im Röntgenbild mittels Bariumbrei

Therapie

Nur in Frühfällen ist die operative Entfernung möglich. Die Strahlentherapie bringt besonders bei Plattenepithelkarzinomen und in Kombination mit Chemotherapie zeitweiligen Erfolg.

Bei fortschreitender Einengung des Speiseröhrenlumens kann der Tumor endoskopisch mittels Lasergerät abgetragen werden. Ebenfalls endoskopisch kann ein Kunststofftubus in den Ösophagus eingelegt werden, um die orale Nahrungsaufnahme zu ermöglichen.

Medikamentös verordnet man Analgetika und sorgt für ausreichende Ernährung; je nach der Schluckbehinderung gibt man feste, breiige oder flüssige Speisen, evtl. Infusionen.

Bösartige mesenchymale Ösophagustumoren

Lymphome, Melanome und das Kaposi-Sarkom bei AIDS sind sehr seltene Tumoren der Speiseröhre.

Gutartige Ösophagustumoren

Es handelt sich um Leiomyome, Adenome oder Papillome, die Dysphagie und Schmerzen verursachen können. Auch diese Tumoren der Speiseröhre sind wie die bösartigen mesenchymalen Tumoren selten.

Krankheiten des Magens

 Lernziele

Nach Studium dieses Abschnitts können Sie bei Kenntnis von Bau und Funktion des Magens
* die allgemeinen Symptome bei Erkrankungen des Magens benennen,
* die Untersuchungsmethoden aufzählen,
* über die wichtigsten Krankheiten des Magens genau Bescheid geben,
* die Komplikationen der Ulkuskrankheit beschreiben,
* die Frühzeichen einer gefährlichen Magenblutung erkennen.

Anatomie und Physiologie

Der Magen ist ein Hohlorgan, dessen Größe, Form und Lage stark vom Füllungszustand abhängig sind. Auch die Körperhaltung beeinflußt seine Lage.

Die Schichten des Magens, von innen nach außen betrachtet, heißen:
* Tunica mucosa,
* Tela submucosa,
* Tunica muscularis,
* Tunica serosa.

Am Magen unterscheidet man folgende Anteile (Abb. 1.**5**):
* Kardia (Mageneingang),
* Fundus,
* Korpus,
* Antrum,
* Pylorus (Magenpförtner).

Im Fundus sieht man röntgenologisch die Luftblase des Magens. Die Incisura angularis (Angulus) trennt Korpus und Antrum.

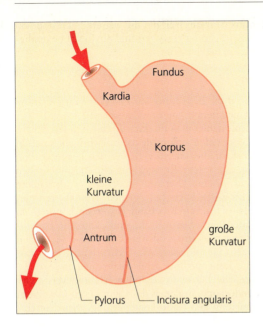

Abb. 1.**5** Bau des Magens

Am Magenausgang ist ein Schließmuskelsystem (Pförtner = Pylorus), das den Speisebrei schubweise in den Zwölffingerdarm entläßt.

Die Schleimhaut von Fundus und Korpus enthält die sog. Hauptdrüsen. Die Hauptdrüsen enthalten Hauptzellen, Belegzellen und mukoide Zellen:
* Hauptzellen sezernieren Pepsinogen,
* Belegzellen sezernieren Salzsäure, Intrinsic factor (S. 567) und Kalium,
* mukoide Zellen produzieren Schleim.

Die Schleimhaut des Antrums und des Pylorus enthält Pylorusdrüsen. Pylorusdrüsen sezernieren alkalischen bis neutralen Schleim. Das Hormon Gastrin, in den G-Zellen der Antrumschleimhaut gebildet, stimuliert die Belegzellen zur Sekretion von Salzsäure.

Die Regulation der Magensekretion erfolgt in drei Phasen:
* *Vagale Phase*, gesteuert durch den N. vagus, ausgelöst z. B. durch Sinneseindrücke und Vorstellungen von schmackhaften Speisen.
* *Gastrinphase*, gesteuert durch Freisetzung von Gastrin aus den Zellen der Antrumschleimhaut. Diese Phase kommt durch Berührung und Dehnung der Antrumschleimhaut und durch nervale Stimulierung in Gang.
* *Intestinalphase* (Intestinum = Darm), pH-Veränderungen im Anfangsteil des Duodenums beeinflussen die Sekretion der Magensäure: Saures Milieu im

Duodenum setzt das Hormon Secretin frei, das die weitere Sekretion von Salzsäure hemmt, die Magenentleerung verzögert und die Bicarbonatanlieferung aus Leber und Pankreas beschleunigt.

Untersuchungsmethoden

An dieser Stelle soll allgemein auf die Bedeutung der *Endoskopie* für Diagnose und Therapie internistischer Krankheiten hingewiesen werden.

Endoskopische Methoden, mit denen man direkten Einblick in das Innere des Körpers gewinnt, haben heute einen außerordentlich wichtigen Anteil in der Diagnostik internistischer Krankheiten, so z.B. bei der Diagnose von Magen- und Darmkrankheiten. Die rasche Entwicklung der endoskopischen Methoden hat auch die endoskopische Therapie verbessert, so daß heute endoskopisch-therapeutische Eingriffe auch bei solchen Krankheiten gebräuchlich sind, die früher allein chirurgisch behandelt werden konnten, so z.B. Abtragung von Polypen im Magen-Darm-Trakt, endoskopische Papillotomie mit Extraktion von Gallengangssteinen oder endoskopische Methoden zur Blutstillung. In letzter Zeit hat die endoskopische Sklerosierung von Ösophagusvarizen bei Patienten mit Leberzirrhose große Bedeutung erlangt.

Die modernen Instrumente, die bei endoskopischer Technik verwendet werden, sind biegsame Fiberendoskope, in denen das Licht durch Glasfibern geleitet wird. Instrumentierkanäle in den Endoskopen ermöglichen Lufteinblasung, Absaugen, Spülen und Probeexzisionen mittels einer Biopsiezange. Vielfältige Zusatzinstrumente zur Steinextraktion, Diathermieschlingen in unterschiedlicher Form und Größe werden verwendet. Mit einem speziellen Instrumentarium können die endoskopische Papillotomie an der Vaterschen Papille und die anschließende Steinextraktion ausgeführt werden.

Pflege, Desinfektion und Aufbewahrung der Fiberendoskope sind ebenso wie die sorgfältige Behandlung des Biopsiematerials wichtige Aufgaben des Krankenpflegepersonals.

Vor jedem Eingriff müssen die Patienten durch ein Aufklärungsgespräch zwischen Arzt und Patient über die vorgesehene Untersuchungsmethode bzw. über das geplante Behandlungsverfahren informiert werden. Nutzen und Risiko der invasiven Verfahren, häufige und typische Komplikationen sind Gegenstand des Aufklärungsgesprächs.

Die Vorbereitung des Patienten (z.B. Nüchternheit, Darmreinigung usw.) für die Untersuchung und die Nachsorge für den Kranken nach abgeschlossener Untersuchung sind gleichfalls wichtige Aufgaben des Krankenpflegepersonals. Zur Nachsorge gehören beispielsweise die richtige Lagerung des Patienten, die Kontrolle von Puls und Blutdruck sowie die allgemeine Beobachtung des Patienten.

Gastroskopie, Probeexzision und histologische Untersuchung einer endoskopisch entnommenen Schleimhautprobe sind die Verfahren, mit denen die wichtigsten und häufigsten Magenkrankheiten zu erkennen sind: Gastritis, Karzinom, Polypen.

Auch die *Röntgenuntersuchung* mit Kontrastmittel wird vielfach angewendet und liefert gute Bilder von Schleimhaut sowie Form und Funktionsablauf des Magen-Darm-Kanals.

Über eine Sonde kann Magensaft fraktioniert ausgehebert werden. Diese Untersuchung wird heute kaum noch angewendet. Zum Verständnis der Physiologie der Magensaftsekretion wird der Untersuchungsgang kurz skizziert. Man unterscheidet 2 Phasen:

Basalsekretion: Das innerhalb 1 Stunde sezernierte Volumen an Magensaft und die darin enthaltene Salzsäure werden gemessen.

Sekretion nach maximaler Stimulierung: Zur maximalen Stimulierung der Magensekretion benutzt man Pentagastrin.

Die Basalsekretion ist normal bis 5 mval/h. Diagnostische Bedeutung hat das Verhältnis von Basalsekretion zur Gipfelsekretion. Die stimulierte Säuresekretion ist bei Frauen um 30 % niedriger als bei Männern.

Abweichungen von der Norm sind:

* ❖ Subazidität = verminderte Säuresekretion,
* ❖ Superazidität (Hyperazidität) = vermehrte Säuresekretion,
* ❖ Anazidität = keine Magensäure nachweisbar,
* ❖ Achylie = weder Magensaft noch Magensäure nachweisbar.

Eine andere Untersuchung hat in den letzten Jahren zunehmend an Bedeutung gewonnen, nämlich die histologische, kulturelle und biochemische (Atemtest) Untersuchung auf Besiedlung des erkrankten Magens mit Helicobacter pylori (S. 24).

Eine weitere Untersuchungsmethode ist die Bestimmung von Gastrin im Blutserum. Exzessiv erhöhte Werte sprechen für ein Gastrinom (Zollinger-Ellison-Syndrom, S. 24). Auch bei Patienten mit schwerer chronisch atrophischer Gastritis findet man erhöhte Gastrinwerte im Blutserum, da die Hemmung der gastrinproduzierenden Zellen durch fehlende Salzsäureproduktion (Atrophie der säurebildenden Zellen) unterbleibt: gestörter Feedback-Mechanismus.

Lageanomalien

Hiatushernien (Zwerchfellhernien)

Definition

Es handelt sich um eine *Verlagerung* von Magenanteilen in den Brustkorb. Die Entstehung von Zwerchfellhernien wird begünstigt durch Druckerhöhungen im Bauchraum, wie sie bei Adipositas, Gravidität und Obstipation vorkommen. Auch Bindegewebsschwäche und Atrophie der Zwerchfellmuskulatur, die sich im Alter einstellen, fördern die Entstehung von Zwerchfellhernien. Man unterscheidet verschiedene Formen:

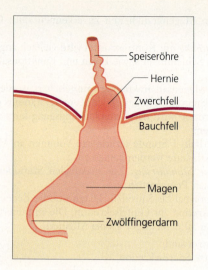

Abb. 1.**6**   Axiale Hernie

Speiseröhre
Hernie
Zwerchfell
Bauchfell
Magen
Zwölffingerdarm

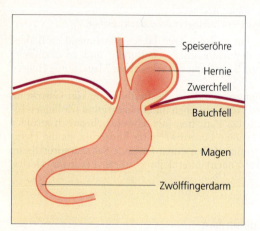

Abb. 1.**7**   Paraösophageale Hernie

Speiseröhre
Hernie
Zwerchfell
Bauchfell
Magen
Zwölffingerdarm

Axiale Gleithernie (Abb. 1.**6**): Diese ist die häufigste Form aller Zwerchfell-hernien. Sie steigt zahlenmäßig mit dem Lebensalter erheblich an.

Paraösophageale Hernie (Abb. 1.**7**): Der obere Magenanteil ist neben (para) dem Ösophagus vom Bauchraum in den Brustraum übergetreten. Dabei bleibt die Lage des Ösophagus unverändert. Bezogen auf alle diagnostizierten Hiatushernien beträgt ihre Häufigkeit nur etwa 5 %. Im Extremfall ist der gesam-

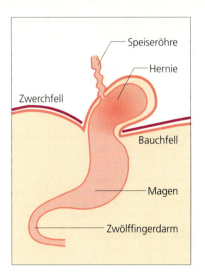

Abb. 1.**8** Mischhernie

Speiseröhre

Hernie

Zwerchfell

Bauchfell

Magen

Zwölffingerdarm

te Magen in den Thoraxraum eingetreten (totaler Thoraxmagen oder Upside-down-stomach).

Kombinierte Hiatushernie (Abb. 1.**8**): Es handelt sich um eine Kombination von axialer und paraösophagealer Hiatushernie. Sowohl die Kardia als auch der obere Magenanteil liegen innerhalb des Thorax.

Klinik

Die Mehrzahl der Patienten mit axialer Gleithernie ist beschwerdefrei. Die übrigen Formen der Zwerchfellhernie führen häufiger zu Beschwerden. Diese sind sehr vielfältig. Sie hängen auch davon ab, wie groß der verlagerte Magenteil ist. Manchmal kommt es zur begleitenden Refluxösophagitis.

Häufige Beschwerden sind Aufstoßen, Sodbrennen, Druckgefühl und Schmerzen hinter dem Brustbein. In Horizontallage, auch bei Pressen oder in gebückter Haltung verstärken sich die Beschwerden.

Röntgenologische und endoskopische Verfahren sichern die Diagnose.

Therapie

Oft genügen konservative Maßnahmen zur Behandlung der Beschwerden: häufige kleine Mahlzeiten, Gewichtsabnahme und Regelung einer evtl. vorhandenen Obstipation (zur Verminderung des intraabdominellen Druckes). Besteht eine Blutarmut (als Folge von Sickerblutungen), gibt man Eisenpräparate.

Eine operative Behandlung ist bei großen Hernien und bei Einklemmungsgefahr angezeigt.

Kaskadenmagen

Es kann sich um eine angeborene oder erworbene Lageanomalie handeln. In den meisten Fällen hat der Kaskadenmagen keine klinische Bedeutung. Vielmehr handelt es sich um einen abnormen Röntgenbefund. Das Röntgenkontrastmittel bleibt im oberen Drittel des Magens liegen, weil der mittlere Teil des Magens sich in die linke Zwerchfellkuppel verlagert hat.

Magenvolvulus

Es handelt sich um eine Verdrehung des Magens, wodurch Zu- und Abfluß aus dem Magen blockiert wird. Auch die Blutgefäße werden stranguliert. Dieses seltene Ereignis ruft das Erscheinungsbild des akuten Abdomens hervor. Im Frühstadium kann der Magen noch durch Einführen einer Magensonde entleert werden. Anschließend ist eine Operation notwendig. Gelingt das Einführen einer Magensonde nicht, muß sofort operiert werden.

Reizmagen (Syndrom des empfindlichen Magens)

Definition

Es handelt sich um funktionelle Störungen ohne krankhaften morphologischen Befund.

Pathogenese

Auslösende Faktoren sind Motilitätsstörungen der Magenmuskulatur mit verzögerter Magenentleerung, galliger Reflux vom Duodenum in den Magen und Säurereflux vom Magen in die Speiseröhre.

Klinik

Die Patienten schildern Druck- und Völlegefühl in der Oberbauchgegend, Sodbrennen, mäßige bis heftige Schmerzen in der Magengegend und Unverträglichkeit von Alkohol und Kaffee. Oft werden süße Speisen und erhitzte Fette schlecht vertragen. Psychogene Faktoren können das Leiden verstärken.

Therapie

Fünf bis sechs kleine Mahlzeiten pro Tag. Vermeiden von säurelockenden Speisen und Getränken, insbesondere von Alkohol, Kaffee und Süßspeisen. Medikamentös gibt man Spasmolytika, bei Bedarf kombiniert mit Schmerzmitteln. Die Behandlung wird durch lokale Wärmeanwendung, Antazida und Psychopharmaka unterstützt.

Gastritis

Die Gastritis kommt als akute und chronische Entzündung der Magenschleimhaut vor.

Akute Gastritis

Pathogenese

Meist handelt es sich um die akute Folge exogener Noxen, z. B. Alkoholgenuß und Medikamente. Eine Sonderform ist die Ätzgastritis, die je nach der Menge der verschluckten Säure bzw. Lauge zu schweren Gewebsschäden an der Schleimhaut von Mund, Rachen, Speiseröhre *und Magen* führen kann.

Pathologische Anatomie

Ausdruck der akuten Schleimhautschädigung sind oberflächliche Defekte (Erosionen) und Blutungen der Magenschleimhaut. Mikroskopisch sind Leukozyteninfiltrate zu sehen. Auch virale und bakterielle Infektionen verursachen eine Gastritis.

Klinik

Schmerzen in der Magengegend, aber auch im Rücken, Erbrechen, Übelkeit und Appetitlosigkeit sind typische Symptome. Die Erosionen können zu schweren Blutungen führen.

Therapie

Die akute Gastritis behandelt man mit Nahrungskarenz von 24–36 Stunden. Danach gibt man Tee, Haferschleim und Zwieback. Bei starkem Erbrechen werden intravenös Flüssigkeit und Elektrolyte zugeführt.

Antazida, Spasmolytika und Antiemetika (Mittel gegen Brechreiz) unterstützen den Heilverlauf. Lokale Wärmeanwendung wird subjektiv angenehm empfunden. Auslösende Noxen (Alkohol, Medikamente) müssen abgesetzt werden.

Die akute erosive Gastritis kann zu gefährlichen Blutungen führen, die nach den Richtlinien der Behandlung von Magenblutungen (S. 26) angegangen werden. Eine akute Gastritis durch Helicobacter pylori wird mit Wismutpräparaten behandelt.

Chronische Gastritis

Definition

Die chronische Entzündung betrifft den Magen meist diffus und nur selten fleckförmig.

Häufigkeit

Die chronische Gastritis ist mit zunehmendem Lebensalter außerordentlich häufig nachweisbar.

Pathologische Anatomie

Aufgrund morphologischer Kriterien unterscheidet man Oberflächengastritis und chronisch-atrophisierende Gastritis. Die *Oberflächengastritis* ist die häufigste Form der chronischen Gastritis. Je nach der Stärke der entzündlichen Veränderung unterscheidet man leichte, mittlere und schwere Formen. Bei der chronisch-atrophischen Gastritis besteht auch eine entzündliche Reaktion der Magenschleimhaut, aber zusätzlich eine Verminderung (Atrophie) der spezifischen Drüsenkörper. Es kann auch eine intestinale Metaplasie auftreten.

Ätiologie und Pathogenese

Es sind verschiedene Einteilungen der chronischen Gastritis gebräuchlich. Aus didaktischen und aus praktischen Gründen wird im folgenden eine Dreiteilung nach *Strickland* und *MacKay* benutzt.

Chronische Gastritis Typ A: Diese Form der Gastritis ist im Korpus des Magens lokalisiert. Histologisch handelt es sich um eine chronisch-atrophische Gastritis. Autoantikörper sind nachweisbar. Es handelt sich um eine Autoimmunerkrankung. Diese Form der Gastritis kommt auch bei perniziöser Anämie (S. 567) vor, weshalb Typ A auch Perniziosatyp der Gastritis genannt wird. Im Blutserum ist ein hoher Gastrinspiegel nachweisbar.

Bei der Gastritis vom Typ A (Autoimmungastritis) besteht ein deutlich erhöhtes Risiko für die Entwicklung eines Magenkarzinoms. Deshalb sollen diese Patienten in größeren Abständen endoskopisch untersucht werden.

Die *Gastritis vom Typ B* ist im Antrum des Magens lokalisiert, kann sich aber in Richtung auf die Kardia ausbreiten. Es handelt sich zunächst um eine Oberflächengastritis, die zu einer chronisch-atrophischen Gastritis werden kann. In der Ätiologie der Gastritis vom Typ B spielt ein Reflux von Duodenalinhalt in das Antrum eine Rolle. Die neueren Untersuchungen über die Bedeutung von Helicobacter pylori machen wahrscheinlich, daß es sich um eine bakterielle Gastritis handelt.

Gastritis vom Typ C: Dieser Typ der Magenschleimhautentzündung ist eine chemisch-toxische Gastritis. Sie wird durch Reflux von Galle oder durch Medikamente hervorgerufen.

Klinik

Auf chronische Gastritis hinweisende Beschwerden sind Druck- und Völlegefühl in der Magengegend, Brennen und Schmerzen, Appetitlosigkeit und Unverträglichkeit von schwerverdaulichen Speisen. Oft haben die Patienten mit chronischer Gastritis keine Beschwerden. Dann handelt es sich meist um einen endoskopisch zufällig erhobenen Befund.

Das wichtigste *diagnostische* Verfahren ist die gastroskopische Untersuchung mit Probeexzision und histologischer Beurteilung.

Säuresekretionsleistung: Bei der Oberflächengastritis ist die Sekretionsleistung kaum vermindert. Je stärker die Atrophie der Schleimhaut ist, um so stärker wird die Säuresekretion eingeschränkt.

Mittels einer nuklearmedizinischen Methode, die den Patienten nicht belastet, kann ein Mangel an *Intrinsic factor* nachgewiesen werden (Schilling-Test). Dann entwickelt sich eine perniziöse Anämie (S. 567).

Therapie

Die Behandlung der chronischen Gastritis ist unsicher. Nur wenn die Patienten über Schmerzen klagen, sollte man einen Versuch mit Antazida oder Spasmolytika machen. Weiterhin versucht man, die Beschwerden des Patienten durch lokale Wärmeanwendung und Sedativa zu verringern.

Diätetisch verordnet man 5–6 kleine Mahlzeiten pro Tag. Die Speisen sollen gut gekaut werden; dadurch wird die Speichelsekretion gefördert (Speichel ist ein gutes Antazidum).

Helicobacter pylori

In den letzten Jahren sind ausgedehnte Untersuchungen über eine bakterielle Besiedlung des Magens mit Erregern ausgeführt worden. In diesen Untersuchungen, die seit 1983 in größerem Maße ausgeführt werden, wurde in fast allen Fällen von Typ-B-Gastritis der Erreger Helicobacter pylori nachgewiesen. Dieser Keim findet sich auf der Magenschleimhaut. Der gleiche Keim wurde auch bei Ulcus duodeni und Ulcus ventriculi nachgewiesen.

Helicobacter-Infektionen können mit Antibiotika- und Wismutpräparaten behandelt werden. Heute ist noch unklar, ob die Besiedlung des erkrankten Magens mit Helicobacter Ursache oder Folge der Magenkrankheit ist.

Morbus Ménétrier

Es handelt sich um eine Hyperplasie (Zellvermehrung) der Magenschleimhaut. Die Symptome sind uncharakteristisch: Oberbauchbeschwerden, Völlegefühl, Druckgefühl. Endoskopisch finden sich Riesenfalten. Entartung zum Magenkarzinom ist möglich.

Ulkuskrankheit (Ulcus pepticum)

Definition

Mit der Bezeichnung Ulkuskrankheit werden das chronische Ulcus ventriculi (Magengeschwür) und das chronische Ulcus duodeni (Zwölffingerdarmgeschwür) zusammengefaßt.

Meistens handelt es sich um ein einzelnes Geschwür, doch können auch mehrere Ulzera gleichzeitig vorkommen. Die Krankheit neigt zu Rezidiven.

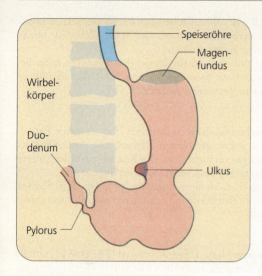

Abb. 1.**9** Großes kontrastmittelgefülltes Magengeschwür an der kleinen Kurvatur (Skizze nach Röntgenaufnahme mit Kontrastmittel)

Im Gegensatz dazu stehen das akute Streßulkus oder die streßbedingten Erosionen, die ein einmaliges Ereignis infolge Minderdurchblutung, z.B. nach schweren Traumen, nach Verbrennung oder nach Operationen, sind.

Häufigkeit

Etwa 10 % der Bevölkerung sind einmal oder mehrmals von einem Geschwür betroffen. Das Zwölffingerdarmgeschwür kommt etwa 3- bis 4mal häufiger vor als das Magengeschwür. Männer sind vom Duodenalulkus etwa doppelt so häufig betroffen wie Frauen.

Lokalisation

Das Magengeschwür entsteht vorwiegend an der Grenze von Korpus zu Antrum. Die kleine Kurvatur ist häufiger befallen als die große (Abb. 1.9). Rezidiviert das Ulcus ventriculi, dringt es in Richtung Kardia vor (auch die sich ausbreitende chronische Gastritis nimmt diesen Weg). Das Ulcus duodeni liegt meist 1–2 cm jenseits des Pylorusringes im Bulbus duodeni.

Pathogenese

Eine familiäre Häufung spricht für die genetische Disposition. Träger der Blutgruppe 0 haben ein erhöhtes Risiko, an einem Ulkus zu erkranken.

Mit gewissen Einschränkungen gilt die Feststellung: Ohne Magensäure entsteht kein Magen- oder Zwölffingerdarmgeschwür. Normalerweise wird die Magenschleimhaut vor der verdauenden Kraft des Magensaftes (peptische

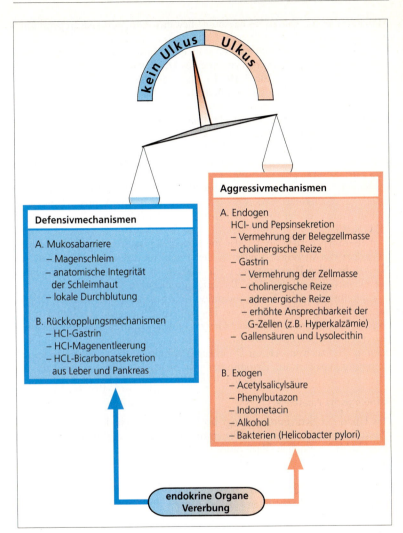

Abb. 1.**10** Mechanismen der Ulkusentstehung (nach *Schettler*)

Aktivität) durch „schützende Faktoren" bewahrt. Die „aggressiven peptischen Faktoren" sind: Salzsäure, Pepsin, Gallensäuren und bestimmte Medikamente. Defensive (schützende) Faktoren sind: gute Durchblutung, Schleimqualität und -menge, Neutralisationsvermögen des Duodenalsekrets.

In der Pathogenese (Abb. 1.**10**) des Magengeschwürs und des Zwölffingerdarmgeschwürs bestehen Unterschiede: Beim *Ulcus duodeni* ist die Säuresekretion erhöht. Im Bulbus duodeni sind daher die Konzentrationen von Säure und Pepsin erhöht. Die Hypersekretion beruht auf einer Vermehrung der Belegzellen. Die Entwicklung eines Duodenalulkus im Zusammenhang mit psychischer Belastung, emotionalen Einflüssen, Streßsituationen weist auf die Bedeutung des zentralen Nervensystems in der Pathogenese des Ulcus duodeni hin.

Beim *Ulcus ventriculi* ist die Säuresekretion eher vermindert. Pylorusinsuffizienz mit Gallereflux fördert die Ulkusentstehung. Medikamente (Antirheumatika) und Nikotinabusus begünstigen gleichfalls die Ulkusentstehung (Abb. 1.**10**).

Neuerdings wird vermutet, daß die Besiedlung des Magens mit Helicobacter pylori ein wichtiger Faktor in der Entstehung der Ulkuskrankheit ist. Nahezu bei allen Patienten mit Ulcus duodeni und bei etwa $\frac{4}{5}$ der Patienten mit Ulcus ventriculi sind diese Bakterien nachweisbar.

Eine überaus starke Säureproduktion findet man bei dem seltenen Krankheitsbild *Zollinger-Ellison-Syndrom*. Hierbei handelt es sich um Tumoren der Bauchspeicheldrüse, die sehr viel Gastrin bilden. Dadurch wird eine außerordentlich starke Sekretion von Salzsäure bewirkt. Es entstehen Ulzera im Duodenum, aber auch in tieferen Dünndarmabschnitten, da bei so viel Säure die Pufferungskapazität im Zwölffingerdarm nicht ausreicht und deshalb die Übersäuerung auch tiefer gelegene Darmabschnitte schädigt (S. 15).

Pathologische Anatomie

Das Ulkus der Schleimhaut dringt bis in die Muskelschicht vor. Es kann die Muskelschicht durchdringen (Penetration). Sogar Durchbruch in die freie Bauchhöhle ist möglich (Perforation).

Klinik

Das typische Syndrom der Ulkuskrankheit ist der *Schmerz*. Oft sind die Schmerzen des Ulkuskranken von Übelkeit, Aufstoßen, Druck- und Völlegefühl begleitet. Der Schmerz wird wahrscheinlich durch die Einwirkung der Salzsäure auf die erkrankte Schleimhaut und durch einen gesteigerten Muskeltonus mit Spasmen der Magenmuskulatur in der Geschwürsregion verursacht. Im Gegensatz zum diffusen Schmerz bei Gastritis kann der Ulkuspatient häufig die schmerzhafte Stelle angeben. Es muß aber betont werden, daß aus der *Schmerzlokalisation* nur ein ungefährer Rückschluß auf den Sitz des Geschwürs möglich ist. Strahlt der Ulkusschmerz in den Rücken und nach

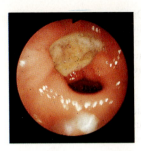

Abb. 1.**11** Endoskopische Darstellung eines Ulcus ventriculi

links aus, spricht dies für die Penetration eines an der Hinterwand des Magens gelegenen Ulkus in die Bauchspeicheldrüse.

Der Schmerz ist deutlich von der *Nahrungsaufnahme* abhängig. Frühzeitig nach Nahrungsaufnahme einsetzende Schmerzen werden öfter von solchen Patienten angegeben, deren Ulkus in den oberen Magenanteilen liegt (Frühschmerz). Nächtlich einsetzender Schmerz (Nüchternschmerz) wird auf eine krankhafte Übersäuerung des leeren Magens zurückgeführt und wird häufiger bei Ulcus duodeni angegeben, wenngleich die Zusammenhänge zwischen Ulkussitz und Schmerz im Einzelfall recht unsicher sind.

Viele Patienten mit rezidivierenden Ulzera berichten über eine Häufung der Beschwerden im Frühjahr und Herbst, jedoch ist dieser Zusammenhang ungesichert.

Säurelockende Speisen und Getränke werden schlecht vertragen. Beispiele sind stark gewürzte Speisen, Süßigkeiten, Alkohol und Kaffee.

Der Nüchternschmerz verschwindet nach Gabe von lauwarmer Milch oder (mit demselben Wirkungsmechanismus) säurebindenden Medikamenten (Antazida).

Dem Ulkuskranken wird eine besondere Persönlichkeitsstruktur zugeschrieben. Züge der sog. Ulkuspersönlichkeit sind übermäßige Gewissenhaftigkeit, Genauigkeit und Erregbarkeit. Der Kranke nimmt das Leben eher schwer und ist empfänglich für Streßeinflüsse.

Endoskopisch sind alle Formen des Magen- und Zwölffingerdarmgeschwürs sicher zu erkennen. Probeexzisionen vom Ulkusrand dienen der differentialdiagnostischen Abgrenzung eines geschwürig zerfallenden Karzinoms. Deshalb muß jedes Magengeschwür, das sich unter der Therapie nicht verkleinert, histologisch untersucht werden (Biopsie bei Endoskopie), um ein Karzinom frühzeitig zu erkennen; besser ist es, jedes Magengeschwür vor Therapiebeginn bioptisch zu überprüfen!

Röntgenologisch sind die Ulzera des Magens und des Zwölffingerdarms sichtbar. Ein charakteristischer röntgenologischer Befund ist die sog. Ulkusnische: Der Krater des Geschwürs füllt sich mit Kontrastmittel (s. Abb. 1.**9**).

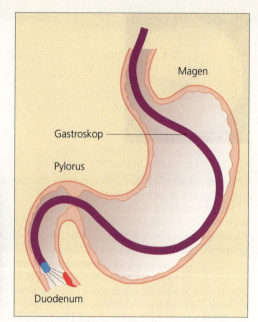

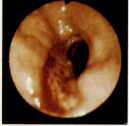

Abb. 1.**12 a** Endoskopische Darstellung eines Ulcus duodeni

Abb. 1.**12 b** Skizze zu Abb. 1.**12 a**

Oft kann der Röntgenologe sehen, daß die Schleimhautfalten strahlenförmig auf das Geschwür zulaufen (Faltenstern).

Komplikationen

Wichtige und gefährliche Komplikationen sind:
- ❖ Blutung aus dem Ulkus,
- ❖ Perforation (Durchbruch),
- ❖ Pylorusstenose.

Blutung: Bei etwa 10 % der Ulkuspatienten tritt eine Blutung ein. Diese kann geringfügig oder massiv sein. Der Patient wird matt; kalter Schweiß bricht aus; ein Schocksyndrom entwickelt sich. Die Pulsfrequenz steigt; der Blutdruck sinkt ab. Oft wird Blut erbrochen, besonders wenn es sich um ein blutendes *Magengeschwür* handelt. Der Patient klagt über Durst, der durch den Flüssigkeitsverlust erklärt ist.

Weniger massive Blutungen lassen die augenfälligen schweren Symptome vermissen. Müdigkeit, Blässe, einige Tage später Teerstuhl weisen dann auf die Diagnose hin.

Bluterbrechen und Blutstuhl (Teerstuhl): Kommt der rote Blutfarbstoff mit der Salzsäure des Magensaftes in Berührung, entsteht aus Hämoglobin das schwarze Hämatin. Wird der Mageninhalt dann erbrochen, hat er das charakteristische Aussehen von Kaffeesatz.

Wird das Hämatin aus dem Magen weitertransportiert, wird es als Teerstuhl sichtbar. Teerstuhl ist schwarz und glänzend.

Regel: Blutungsquellen, deren Blut mit der Salzsäure des Magens in Berührung kam, liefern *Teerstuhl*. Solche Blutungsquellen können sich z. B. im Nasen-Rachen-Raum, in der Speiseröhre und im Magen befinden. Auch der obere Abschnitt des Zwölffingerdarmes enthält noch Säure, so daß auch blutende Zwölffingerdarmgeschwüre Teerstuhl verursachen. Blutungsquellen unterhalb des Treitz-Bandes führen nicht mehr zu Teerstuhl, da unterhalb dieser Grenze keine Magensäure mehr anzutreffen ist.

Ausnahmen: Blut, welches länger als 8 h im Darm blieb, zersetzt sich und verursacht auch ohne Säureeinwirkung Schwarzfärbung des Stuhls.

Massive Blutungen aus dem Magen können so rasch den Darmkanal passieren, daß flüssiges rotes Blut mit charakteristischem Geruch entleert wird.

Enthält der Magen keine Säure (Anazidität), entsteht auch bei Blutungen im oberen Abschnitt des Magen-Darm-Kanals kein Hämatin und damit kein Teerstuhl.

Laboruntersuchungen: Abfall von Hämatokrit und Hämoglobin sind typische Zeichen der Blutung.

Perforation: Der Patient klagt über plötzlich einsetzenden heftigsten Schmerz im Oberbauch. Die Bauchdecken sind hart angespannt (brettharter Bauch). Ein Schock bildet sich aus.

Röntgenologisch sieht man eine Luftsichel unterhalb des Zwerchfells. Die Röntgenaufnahme muß bei aufgerichtetem Patienten gemacht werden. Ist dies nicht möglich, kann man auch eine Aufnahme im Liegen anfertigen, wobei die Luft dann bei seitlichem Strahlengang unter den Bauchdecken zu erkennen ist. Schon wenige Stunden nach der Perforation ist eine Peritonitis ausgebildet.

Pylorusstenose: Immer wieder rezidivierende Geschwüre in der Pylorusregion führen zu narbigen Wandveränderungen, die eine zunehmende Verengung (Stenose) des Pylorus bewirken. Der Mageninhalt kann nicht mehr rechtzeitig vom Magenpförtner hinausgelassen werden. Die Retention des Mageninhalts führt zur Aufweitung des Magens (in fortgeschrittenen Fällen „Eimermagen"). Der retinierte Mageninhalt wird häufig erbrochen. Störungen des Wasser- und Elektrolythaushaltes sowie *Gewichtsabnahme* sind die Folge.

Therapie

Der Patient mit Ulkuskrankheit kann im allgemeinen ambulant behandelt werden. Eine stationäre Anfangsbehandlung ist dann zu bevorzugen, wenn ein „Wechsel im Milieu" angestrebt wird.

Im *ärztlichen Gespräch* mit dem Patienten versucht man, die Hintergründe der „Ulkuspersönlichkeit" zu erkennen und mit dem Kranken zu beraten, wie Abhilfe zu schaffen ist. In diesem Zusammenhang kann auch eine kurzzeitige Gabe von Sedativa hilfreich sein.

Die strengen *Diätvorschriften* früherer Jahre sind verlassen, doch tut man gut daran, dem Patienten zu sagen, was nach allgemeiner Erfahrung gut oder schlecht bekömmlich ist (Tab. 1.2). Bei der diätetischen Beratung wird berücksichtigt, welche Beobachtungen der Patient bereits selbst gemacht hat. Zigarettenrauchen ist verboten.

Die *medikamentösen* Maßnahmen zur Behandlung der Ulkuskrankheit hemmen die aggressiven Faktoren der Ulkusentstehung und verstärken die schützenden Einflüsse. Entsprechend der Regel „ohne Magensäure kein Ulkus" (S. 22) ist der wichtigste therapeutische Angriffspunkt die Magensäure. Diese folgt 2 Prinzipien:
* Abpufferung der sezernierten Säure,
* Hemmung der Säuresekretion.

Antazida puffern die in das Magenlumen sezernierte Säure. Antazida gibt man als Gel oder Tabletten 1 und 3 h nach den Mahlzeiten. Der Wirkstoff ist Aluminiumhydroxid, auch in Kombination mit Magnesiumhydroxid oder mit Calciumcarbonat. Viele Handelspräparate sind auf dem Markt.

Tabelle 1.**2** Grundzüge der Diät bei Ulkuskrankheit

Unbekömmliches vermeiden:	
– große Portionen	
– scharf Gebratenes	
– erhitztes Fett	
– Alkohol, Kaffee, Tee, Zitrusfrüchte	
Bekömmlich sind:	
6 bis 7 kleine Mahlzeiten (nicht passiert). Gut kauen!	
Eiweiß	Milch, Käse, verrührtes Ei, gekochtes Fleisch, Fisch
Fett	nicht oder wenig erhitzt
Kohlenhydrate	Grieß, Reis, Nudeln, Haferflocken, altes Weißbrot, Knäckebrot, zarte Gemüse, Salat, geriebene Äpfel, Bananen
Getränke	Vollmilch, Kakao, Pfefferminztee (von mittlerer Temperatur)

Histamin-H₂-Rezeptor-Antagonisten: H₂-Blocker blockieren die Rezeptoren für Histamin an den Belegzellen des Magens und hemmen dadurch die Sekretion von Magensäure. H₂-Blocker haben die größte Bedeutung in der medikamentösen Behandlung der Ulkuskrankheit. Man gibt diese Präparate 1mal abends über 4 Wochen. Wirkstoffe sind z. B.:

- Cimetidin, z. B. Tagamet,
- Famotidin, z. B. Pepdul,
- Ranitidin, z. B. Zantic, Sostril,
- Roxatidin, z. B. Roxit,
- Nizatidin, z. B. Gastrax.

Enzymhemmer (H⁺/K⁺-ATPase-Hemmer): Der Wirkstoff Omeprazol hemmt ein Enzym, das den Protonentransport an der Belegzelle reguliert (H⁺/K⁺-ATPase). Die Hemmung dieser Protonenpumpe verhindert die Säuresekretion vollständig. Handelspräparate sind z. B. Antra, Gastroloc.

Misoprostol: Misoprostol ist ein synthetisch hergestellter Prostaglandinabkömmling. Prostaglandine hemmen die Säureproduktion und fördern die schützenden Faktoren wie Schleimbildung und Durchblutung der Schleimhaut (zytoprotektive Wirkung = zellschützende Wirkung). Handelspräparat z. B. Cytotec.

Wismut: Gegen die Besiedlung des Magens mit Helicobacter pylori werden Wismutpräparate eingesetzt. Die Beseitigung der Bakterien (Eradikation) gelingt sicherer bei Anwendung einer Kombination von Wismut und Amoxicillin. Handelsnamen z. B. Bismofalk, Jatrox S.

Langzeitbehandlung: Unter einer Dauerbehandlung mit H₂-Blockern wird die Rezidivrate gesenkt, so daß es sich um eine prophylaktische Maßnahme handelt. Diese ist besonders dann empfehlenswert, wenn die Ulkuskrankheit schwer verläuft, bereits zu einer Blutung geführt hat oder wenn eine andere Krankheit vorliegt, die eine eventuell notwendig werdende Magenoperation erschwert.

Durch die moderne Therapie werden die Patienten mit Ulcus ventriculi oder duodeni meist innerhalb weniger Tage beschwerdefrei, und das Ulkus heilt in 4–6 Wochen ab.

Der *Verlauf* der Ulkuskrankheit ist unterschiedlich. Meist neigt das Ulkusleiden über Jahre zu Rezidiven. Dadurch beeinträchtigt die Krankheit die Lebensfreude der Ulkusträger beträchtlich. Es gibt aber auch Geschwüre an Magen und Zwölffingerdarm, die durch besondere Streßsituationen ausgelöst werden und nach Überwinden dieser Situation ohne weitere Rezidive ausheilen (Streßulkus, S. 24).

Führt die konservative Behandlung nicht zum Erfolg oder treten Komplikationen ein, wird ein *operativer Eingriff* erforderlich. Dies ist im Lauf der Jahre bei 25 % der Ulkusträger der Fall. Das peptische Ulkus des Magens oder Zwölffingerdarms wird selten primär operiert; vielmehr handelt es sich bei der Ulkuschirurgie heutzutage um chirurgische Maßnahmen bei eingetretenen Komplikationen der Ulkuskrankheit.

Bei jeder Komplikation der Ulkuskrankheit ist ein *frühzeitiges Konsil* zwischen Internisten und Chirurgen notwendig.

Ulkusblutung: Die internistische Therapie der Blutung aus Ulzera oder Erosionen des Magens ist gegen den Blutungsschock gerichtet. Der Patient muß strikte Bettruhe einhalten. Bluttransfusionen bzw. Infusionen von Blutersatzflüssigkeit sind bei jeder schweren Blutung erforderlich. Man legt eine Magensonde und gibt Antazida sowie H_2-Rezeptoren-Blocker.

Unterspritzung und Laserkoagulation des blutenden Gefäßes sind moderne Behandlungsverfahren bei blutendem Ulkus.

Zur Beurteilung des Krankheitsverlaufs sind genau protokollierte Kontrollen von Hämoglobin, Hämatokrit, Blutdruck, Puls und zentralem Venendruck, Messung der stündlichen Harnproduktion und Feststellung einer evtl. einsetzenden Verbrauchskoagulopathie erforderlich. Die Kontrolle des zentralen Venendrucks schützt vor Überwässerung (Beobachtung der Halsvenenstauung).

Nach der anfänglichen Schockbekämpfung versucht man, den Ort der Blutung endoskopisch zu bestimmen (Notfallendoskopie).

Stärkere Blutungen sind lebensgefährlich, insbesondere bei älteren Menschen. Werden mehr als 4–6 Blutkonserven innerhalb von 24 h notwendig, ist eine Operation (Resektion nach *Billroth*) angezeigt. Endoskopische Blutstillung bietet vorübergehende Hilfe. Diese Patienten sind von einem Blutungsrezidiv bedroht.

Tabelle 1.**3** Modifizierte Forrest-Klassifikation der Ulkusblutung (nach *Rösch*)

Blutung		Therapie
Aktive Blutung		
Forrest Ia:	arteriell-spritzend	Operation oder verzögerte Operation nach endoskopischer Blutstillung
Forrest Ib:	Sickerblutung (arteriell, kapillär, venös)	endoskopische Blutstillung oder Pharmakotherapie
Zum Stillstand gekommene Blutung		
Forrest IIa:	sichtbarer Gefäßstumpf im Ulkusgrund	Operation
Forrest IIb:	adhärentes Koagulum	Kontrollendoskopie nach 24 h Reklassifikation
Forrest IIc:	Hämatinbelag im Ulkusgrund	Blutungsrezidivprophylaxe
Keine Blutung mehr nachweisbar		
Forrest III:	Ulkus ohne Stigmata einer vorausgegangenen Blutung	Blutungsrezidivprophylaxe

Ulkusblutungen können Sickerblutungen oder arteriell spritzende Blutungen sein. Eine Einteilung in verschiedene Stadien (nach *Forrest*) aufgrund endoskopischer Kriterien hat sich für die Planung der Therapie bewährt (Tab. 1.3).

Perforation: Diese gefürchtete Komplikation ist immer lebensbedrohend. Schockbekämpfung und sofortige Operation (Übernähung der Perforation) sind notwendig.

Magenausgangsstenose: Ist durch immer wieder rezidivierende Geschwüre eine Schrumpfung des Magenausgangs mit Entleerungsstörung eingetreten, ist eine Operation erforderlich.

Die chirurgischen Maßnahmen bei Ulkuskrankheit ohne Komplikationen, z. B. bei Nichtansprechen auf die konservative, medikamentöse Therapie, bestehen in verschiedenen Verfahren der Vagotomie. Dabei werden diejenigen Nervenfasern durchtrennt, die die Säureproduktion anregen. In den Operationsverfahren nach Billroth I und II wird der gastrinbildende Anteil des Magens reseziert, so daß keine Säureproduktion mehr erfolgt. Alle drei Verfahren zielen also darauf ab, die Säureproduktion im Magen operativ zu hemmen.

Der operierte Magen

Auch am operierten Magen können als Folge der behinderten Funktion charakteristische Veränderungen auftreten, die besonderer Therapie bedürfen.

Teilresektion des Magens und Ausschaltung der Passage des Mageninhalts durch das Duodenum führen zu Störungen der Nahrungsabsorption. Anämie infolge Mangels an Eisen (Eisenmangelanämie) oder Vitamin B_{12} (perniziöse Anämie), Gewichtsverlust, Osteoporose infolge gestörter Calciumresorption können sich einstellen.

Die Beschwerden bei „zu kleinem Magen" verursachen Druck- und Völlegefühl nach der Nahrungsaufnahme.

Bei Magenresektion nach Billroth II tritt bisweilen ein *Dumping-Syndrom* auf, das auf einer sog. Sturzentleerung des Mageninhalts beruht. Die Patienten klagen über Blässe, Schweißausbruch, Übelkeit, Schwindel. Diese Symptome treten etwa ½ Stunde nach Nahrungsaufnahme auf, vor allem wenn die Speisen viel Flüssigkeit und leicht aufschließbare Kohlenhydrate enthalten.

Das Dumping-Spätsyndrom wird auch als postalimentäre Hypoglykämie bezeichnet. Es tritt 2–3 h nach einer kohlenhydratreichen Mahlzeit ein. Die kohlenhydratreiche Mahlzeit verursacht zunächst eine Hyperglykämie (vom Patienten unbemerkt) und als Reaktion darauf eine Hypoglykämie, die zu Schweißausbruch, Übelkeit und Kollapsneigung führt.

Therapie: Die Diät soll wenig Flüssigkeit (keine Suppe, keine Getränke zu den Mahlzeiten) und nur schwer resorbierbare Kohlenhydrate enthalten.

Nach Billroth-II-Operation kann selten das „*Syndrom der zuführenden Schlinge*" auftreten. Es beruht auf einer mechanischen Behinderung des Abflusses aus der nach Operation blind endenden Duodenalschlinge. Die Patienten klagen über Druckgefühl und Schmerzen im rechten Mittelbauch. *Therapeutisch* gibt man Antibiotika, da in dieser Schlinge gelegentlich Bakterien überwuchern. Bei stärkeren Beschwerden ist eine operative Korrektur notwendig.

Komplikationen nach der Vagotomie sind Schluckstörungen und Durchfall.

Ulcus pepticum jejuni nach Billroth-II-Operation: In der zuführenden Schlinge und im Anastomosenbereich können Geschwüre auftreten.

Therapeutisch ist zunächst eine konservative Behandlung, bei Versagen eine Nachresektion, evtl. Vagotomie notwendig.

Karzinom im Restmagen: Im Resektionsmagen nach Billroth II entwickeln sich häufiger Magenkarzinome als im nicht operierten Magen. Operative Behandlung ist notwendig.

Magenkarzinom

Häufigkeit

Unter den bösartigen Karzinomen des Magen-Darm-Trakts ist das Magenkarzinom der zweithäufigste Tumor. (Am häufigsten ist das Kolonkarzinom.) In den letzten Jahren ist die Häufigkeit des Magenkarzinoms weltweit rückläufig.

Ätiologie

Endogene und exogene Risiken für die Entstehung eines Magenkarzinoms sind gesichert:
* familiäre Disposition,
* Blutgruppe A,
* perniziöse Anämie,
* chronisch atrophische Gastritis,
* Magenpolypen (Adenom),
* Billroth-Resektionsmagen (nach 15 und mehr Jahren),
* Morbus Ménétrier.

Bei Patienten, die zu diesen Risikogruppen gehören, ist als Vorsorgeuntersuchung jährlich eine Gastroskopie vorzunehmen.

Daneben werden exogene Einflüsse wie Alkohol, Zigarettenrauchen, karzinogene Substanzen in der Nahrung als Risikofaktoren angesehen.

Pathologische Anatomie

Die bevorzugte Lokalisation ist das Antrum des Magens. Nach dem Stadium trennt man das Magenfrühkarzinom vom fortgeschrittenen Magenkarzinom. Das Magenfrühkarzinom ist als Oberflächenkarzinom auf die Mukosaschicht beschränkt, kann auch schon in die Submukosaschicht eingedrungen sein.

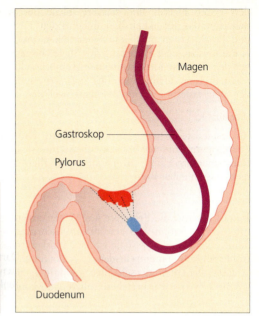

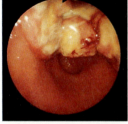

Abb. 1.**13 a** Stenosierendes Magenkarzinom im Antrum. Der Tumor verengt den Magenausgang

Abb. 1.**13 b** Skizze zu Abb. 1.**13 a**

Metastasen können beim Magenfrühkarzinom bereits vorhanden sein. In dieser Form kann das Karzinom langfristig bleiben, bis ein rasches Wachstum einsetzt: Im fortgeschrittenen Stadium ist das Magenkarzinom in die Muskelschicht und darunterliegenden Schichten eingewachsen. Der Tumor breitet sich durch Wachstum in die Umgebung und durch Metastasierung aus. Die Nachbarorgane (Leber, Pankreas, Kolon) sind betroffen, Fernmetastasen findet man in Leber, Lunge, Niere und Knochen.

Nach dem histologischen Aufbau unterscheidet man: Adenokarzinom, Siegelringkarzinom und anaplastisches Karzinom.

Klinik

In den Frühstadien kann die Krankheit symptomlos sein oder uncharakteristische Beschwerden wie Völle- und Druckgefühl, Brennen und Schmerzen in der Oberbauchgegend bewirken. In späteren Stadien verstärken sich diese Beschwerden; Appetitlosigkeit, Widerwillen gegen bestimmte Speisen, besonders gegen Fleisch, und stärkere lokale Beschwerden werden geschildert. Schreitet das Krankheitsbild unbehandelt fort, kann der Tumor zerfallen und Beschwerden und Krankheitszeichen wie bei Ulkusleiden hervorrufen. Kommt es zu einer Verlegung des Magenausganges, tritt Erbrechen auf. Wie bei den meisten fortschreitenden Tumorkrankheiten nimmt das Körpergewicht ab. Eine Anämie kann sich einstellen. In diesen Stadien sind oft Zeichen der Metastasierung (Lymphknotenschwellung, Lebermetastasen) nachweisbar.

Diagnostik

An erster Stelle steht die endoskopische Untersuchung: Gastroskopie mit Gewebsentnahme zur histologischen Untersuchung. In zweiter Linie ist die Röntgenuntersuchung zu nennen, die allerdings ein Magenfrühkarzinom nicht ausschließen kann.

Prognose

Immer noch ist die Prognose des Magenkarzinoms schlecht, weil die Mehrzahl der Karzinomträger erst im fortgeschrittenen Stadium des Magenkarzinoms erkannt wird. Deshalb ist die endoskopische Frühdiagnose des Magenfrühkarzinoms von entscheidender Bedeutung.

Regel: Patienten mit scheinbar geringfügigen Magenbeschwerden, die länger als 2–3 Wochen bestehen, sollen endoskopisch untersucht werden.

Therapie

Nur bei rechtzeitiger Operation ist eine Heilung möglich (kurative Therapie durch Radikaloperation).

Unter einer palliativen Operation (palliativ = mildernd) versteht man z.B. Resektion des Magentumors unter Belassung nicht operabler Metastasen.

Hat ein ausgedehntes Magenkarzinom die Kardia verschlossen, kann diese Stenose mittels Laseranwendung geöffnet werden. Gegebenenfalls legt man einen Tubus zur Überbrückung ein.

Eine Chemotherapie des Magenkarzinoms ist wenig ergiebig, doch erreicht man mit einer Kombinationstherapie bei einem Teil der Patienten eine Verkleinerung des Tumors. Gerade bei diesen schwerkranken Patienten sind Allgemeinmaßnahmen (Ernährung, Schmerzbehandlung) und pflegerische Maßnahmen von hohem Wert.

Magenpolypen

Meist handelt es sich um Zufallsbefunde während einer Gastroskopie.

Pathologisch-anatomisch unterscheidet man die häufigen epithelialen Tumoren von den selteneren mesenchymalen Polypen, die vom Bindegewebe des Magens ausgehen.

Man spricht von Polyposis des Magens, wenn die Magenwand von Polypen bedeckt ist.

Einzelne Magenpolypen, die zufällig entdeckt werden, werden endoskopisch abgetragen (Polypektomie). Die histologische Untersuchung des endoskopisch entfernten Polypen bzw. der mit der Biopsiezange entnommenen Gewebsprobe erlaubt eine genaue Zuordnung. Das seltene echte Adenom, das zu den epithelialen Polypen gehört, kann maligne entarten. Die echten Adenome entwickeln sich an den Schleimhautgrenzen von Magenschleimhaut zu Ösophagus bzw. Duodenum.

Eine Abgrenzung gutartiger Polypen von sog. "borderline lesions" (Präkanzerose) und von Magenfrühkarzinomen ist wichtig und verantwortungsvoll.

Diätempfehlungen bei Erkrankungen der Verdauungsorgane (gastroenterologische Basisdiät)

Allgemeine Richtlinien für das Gespräch mit dem Patienten

Die Kost soll leicht verdaulich und im Rahmen des Erlaubten möglichst vielseitig sein. Man verteilt die tägliche Nahrungsmenge auf 5–6 kleine Mahlzeiten. Regelmäßige Essenszeiten einhalten, langsam essen und gut kauen! Nahrungsmittel und Zubereitungen, die individuell schlecht vertragen werden, sind zu vermeiden.

Geeignete Garmethoden sind Kochen, Dünsten, Dämpfen und Grillen. Garen nach Möglichkeit in Alufolie, Teflonpfanne und Bratfolie. Fett gibt man Gemüsen oder Saucen erst zu, nachdem die Speisen vom Feuer genommen wurden.

Praktische Durchführung

Gastroenterologische Basisdiät

Kostbeispiel für 2200 Kalorien:
Zusammensetzung der Kost

aus				
	60 % Kohlenhydraten,	entsprechend	327 g =	1308 kcal
	22 % Fett,	entsprechend	52 g =	468 kcal
	18 % Eiweiß,	entsprechend	97 g =	388 kcal
100 %				2164 kcal
				~ 2200 kcal

$$1 \text{ kcal} = 4,187 \text{ kJoule}$$
$$1 \text{ kJoule} = 0,239 \text{ kcal}$$

Diätprinzipien

– Leicht verdaulich (ballastarm),
– reich an leicht aufschließbaren Kohlenhydraten,
– fettarm,
– mild.

Bevorzugte Nahrungsmittel
- Mageres Fleisch,
- magere Wurst,
- magerer Fisch,
- magere Käsesorten, d. h. bis zu 30 % Fett i. Tr.,
- fettarme Milch und Milchprodukte mit einem Fettgehalt von 1,5–1,8 %,
- Halbfettmargarine oder Halbfettbutter,
- Salzkartoffeln, Kartoffelpüree, Kartoffelschnee, Reis, Nudeln,
- Bananen, Kompott, z. B. aus Birnen, Erdbeeren, Ananas,
- Tee, kohlensäurearmes Mineralwasser, Gemüsesaft, Fruchtsaft,
- leicht verdauliche Gemüsesorten,
- Weißbrot, Mischbrot, Graubrot, Grahambrot, Knäckebrot, Zwieback,
- Marmelade, Honig.

Krankheiten des Dünn- und Dickdarms

Lernziele

Durch das Studium dieses Abschnitts werden Sie, nach einer Wiederholung der Anatomie und Physiologie, befähigt sein,
❖ die allgemeinen Symptome bei Darmkrankheiten zu benennen,
❖ die Untersuchungsmethoden anzugeben, die bei Verdacht auf Darmkrankheiten verwendet werden,
❖ die Krankheitszeichen zu beschreiben, die bei den verschiedenen Entzündungen des Darmes vorkommen,
❖ über die Krankheitszeichen zu sprechen, die den Verdacht auf Vorliegen eines Darmtumors lenken,
❖ die Therapie bei Darmkrankheiten zu erklären,
❖ Aussehen und Beschaffenheit des Stuhls bei verschiedenen Darmkrankheiten zu beschreiben.

Krankheiten des Dünndarms

Anatomie

Länge des Dünndarms etwa 5 m, Durchmesser 4 cm. Seine Wand besteht von innen nach außen aus
❖ Tunica mucosa,
❖ Tela submucosa,
❖ Tunica muscularis,
❖ Tunica serosa.

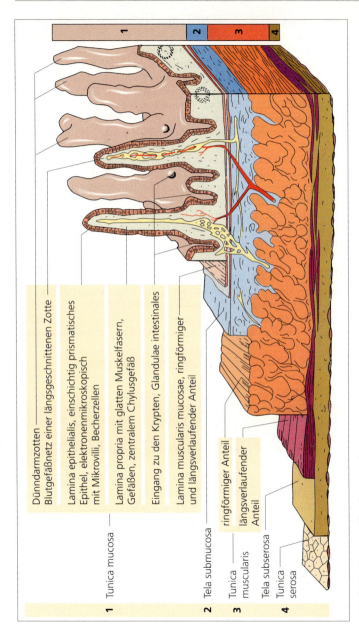

1 Tunica mucosa
- Dünndarmzotten
- Blutgefäßnetz einer längsgeschnittenen Zotte
- Lamina epithelialis, einschichtig prismatisches Epithel, elektronenmikroskopisch mit Mikrovilli, Becherzellen
- Lamina propria mit glatten Muskelfasern, Gefäßen, zentralem Chylusgefäß
- Eingang zu den Krypten, Glandulae intestinales
- Lamina muscularis mucosae, ringförmiger und längsverlaufender Anteil

2 Tela submucosa

3 Tunica muscularis
- ringförmiger Anteil
- längsverlaufender Anteil

4 Tela subserosa
- Tunica serosa

Abb. **1.14** Bau der Dünndarmwand

Für die Funktion des Dünndarms ist der Aufbau (Abb. 1.**14**) der Schleimhaut-schicht (Tunica mucosa) von besonderer Bedeutung. Die für Resorption ein-gerichtete Oberfläche der Schleimhaut wird durch die *Zotten* noch außerge-wöhnlich stark vergrößert. Zotten sind fingerförmige Vorsprünge, die in die Darmlichtung hineinragen. Das Innere der Zotte enthält reichlich Blut- und Lymphkapillaren. Die Zottenhöhe ist etwa ½ mm. Die Zellen, welche die Dünndarmzotten bekleiden, sind Resorptionszellen. Sie sind mit einem hoch-wirksamen Enzymapparat ausgestattet. Diese Zellen tragen als nochmalige Vergrößerung ihrer Oberfläche feinste Vorsprünge, die man als Bürstensaum bezeichnet.

Der Anfangsteil des Dünndarms ist der Zwölffingerdarm (Duodenum). Er ist 25–30 cm lang (12 Fingerbreiten). Daran schließt sich das Jejunum mit ⅖ und das Ileum mit ⅗ der Gesamtlänge an. Das Ileum trägt die deutsche Bezeichnung Krummdarm, was auf die ausgeprägte Schlingenbildung dieses Darmabschnittes hinweist. Die deutsche Bezeichnung für Jejunum ist Leer-darm, womit ausgedrückt wird, daß dieser Darmanteil an der Leiche meist leer gefunden wird.

Physiologie

Die Funktion des Magen-Darm-Trakts besteht in der Zerkleinerung und Absorption (= Resorption) der Nahrungsbestandteile. Die Absorptionszellen auf den Dünndarmzotten nehmen aus dem Darminhalt Stoffe auf und geben sie im Inneren der Zotte an die Blut- und Lymphkapillaren zum Weitertrans-port ab.

Man unterscheidet zwei wichtige Mechanismen der Absorption:

❖ Diffusion,
❖ aktiver Transport.

Bei der *Diffusion* gelangen Wasser und kleine Moleküle durch Poren in der Zellwand in die Absorptionszelle hinein. Besondere Trägermoleküle werden beladen und dienen zum Transport.

Aktiver Transport: Dieser Absorptionsmechanismus verbraucht chemische Energie (im Gegensatz zur Diffusion, die keine Energie verbraucht). Die Trägermoleküle müssen gegen ein Konzentrationsgefälle „bergauf" fahren.

Die *Peristaltik* des Dünndarms dient zum *Mischen* und zum *Transportieren* des Darminhaltes.

Für den geordneten Ablauf der Verdauung (Digestion) müssen die Verdau-ungssäfte des Magens, der Bauchspeicheldrüse und der Galle in ausreichender Menge zur richtigen Zeit vorhanden sein. Die Transportfunktion muß regulär sein, so daß der Speisebrei durch die Peristaltik rechtzeitig transportiert wird, und schließlich muß die Schleimhaut intakt sein, um die Absorption von Darminhalt auszuführen.

Störungen der Absorption führen zwangsläufig zu Mangelerscheinungen, die man als Malabsorptionssyndrom (Malabsorption = schlechte Absorption) zusammenfaßt. Sehr verschiedene Krankheiten können zu einem Malabsorptionssyndrom führen. Wichtige Hinweise auf die zugrundeliegende Störung gibt Tab. 1.4.

Tabelle 1.**4** Malabsorptionssyndrom

Störungen der Absorption (= Resorption) können bei sehr verschiedenen Darmerkrankungen auftreten:

a) Schädigung der Dünndarmschleimhaut
   – Sprue
   – Morbus Crohn
   – Infektionen mit Bakterien, Viren oder Parasiten
   – Morbus Whipple
   – Strikturen
   – Fisteln
   – Amyloidose

b) Störungen in der Blutversorgung des Dünndarms: Gefäßverschluß

c) Verkürzung des Dünndarms: ausgedehnte operative Dünndarmresektion

d) Sekundär bei endokrinen Erkrankungen
   – Morbus Addison
   – Hyperthyreose

e) Pankreasbedingt: Pankreatitis (Mangel an Verdauungsenzymen)

f) Leber-/gallebedingt: Fehlen von Galle infolge von Gallengangsverschluß

Untersuchungsmethoden

Krankheiten des Dünndarms verursachen Absorptionsstörungen (Malabsorption). Im Test prüft man, ob bestimmte Stoffe, die man oral zuführt, vom Dünndarm richtig absorbiert werden und danach im Blut bzw. Harn erscheinen. Hierfür geeignet ist der *Xylosetest:* Man gibt 25 g Xylose oral. Normalerweise werden mehr als 4 g innerhalb von 5 h im Harn ausgeschieden.

Im *Schilling-*Test prüft man, ob Vitamin B_{12} absorbiert werden kann (S. 568).

Die *Röntgenuntersuchung* gibt Aufschluß über Form und Transportfunktion des Darmes.

Stuhluntersuchung (s. auch S. 51): Besonders beim Malabsorptionssyndrom sind Konsistenz, Farbe und Volumen des Stuhls verändert, wie bei den entsprechenden Krankheiten beschrieben wird.

Pathologische Beimengungen wie Würmer oder Wurmeier müssen sorgfältig beachtet werden.

Eine ebenso einfache wie wichtige Stuhluntersuchung ist die Überprüfung, ob dem Stuhl Blut beigemengt ist. Makroskopische Besichtigung des Stuhls und chemische Prüfung mittels Testsubstanzen sind erforderlich.

Endoskopische Methoden: Bei der üblichen Gastroduodenoskopie wird außer dem Magen stets der Zwölffingerdarm besichtigt. Probeexzisionen aus der Dünndarmschleimhaut sind möglich. Mit besonders langen Fiberendoskopen können auch tiefere Abschnitte des Dünndarms erreicht werden.

Durch eine spezielle Sonde mit Schneideeinrichtung (Watson-Kapsel) können Schleimhautproben aus tiefen Dünndarmabschnitten zur mikroskopischen Untersuchung entnommen werden.

Mittels Koloskopie können der gesamte Dickdarm und die Bauhin-Klappe besichtigt werden. Durch weiteres Vorschieben des Koloskops ist das terminale Ileum zu erreichen.

Duodenitis

Die Entzündung des Duodenums (Duodenitis) wird histologisch nach endoskopischer Probeexzision festgestellt. Sie ist keine selbständige Krankheit, sondern Symptom einer anderen Krankheit wie z. B. Ulcus duodeni, Sprue, Morbus Crohn. Auch die Erreger von Infektionskrankheiten (Lamblien, Wurmkrankheiten, Viren) können eine Duodenitis bewirken.

Charakteristische Beschwerden oder klinische Befunde gibt es nicht.

Die *Therapie* besteht in der Behandlung der Grundkrankheit.

Duodenaldivertikel liegen an der kleinen Kurvatur nahe der Vater-Papille.

Chronisch entzündliche Darmkrankheiten

Unter diesem Begriff werden Morbus Crohn und Colitis ulcerosa zusammengefaßt, weil sich ihre genetischen Merkmale, Lokalisation und Symptomatik ähneln. Allerdings bestehen auch Unterschiede, die eine Abtrennung ermöglichen. Die Unterscheidung ist im Beginn der Krankheit nicht immer möglich.

Wenngleich die Crohn-Krankheit häufiger den Dünndarm als den Dickdarm betrifft, wird das Krankheitsbild bei den „Chronisch entzündlichen Darmkrankheiten" im Abschnitt Erkrankungen des Dickdarms beschrieben (S. 53).

Einheimische Sprue (Zöliakie, glutensensitive Enteropathie)

Definition

Es handelt sich um eine Schädigung der Dünndarmschleimhaut durch Gluten und Gliadin, die in der Klebereiweißschicht des Getreides vorkommen. Man nimmt an, daß eine verstärkte Immunantwort auf diese Eiweißstoffe besteht. Eine genetische Disposition ist gesichert.

Pathologische Anatomie

Die Überempfindlichkeit gegen Gluten vernichtet den Bürstensaum und führt zur Atrophie der Zotten. Die Folge ist Malabsorption.

Klinik

Die klinischen Symptome sind direkte Folge der gestörten Resorption wichtiger Nahrungsbestandteile.

Hauptsymptom der Sprue sind Durchfälle. Die Stühle sind voluminös, breiig, sehr übelriechend und von grauweißlicher, glänzender Farbe. Der Fettanteil ist stark erhöht, da auch die Resorption des Fettes gestört ist.

Wegen der Fettresorptionsstörung ist die Aufnahme fettlöslicher Vitamine (A, D, E und K) vermindert. Auch Calcium und Kohlenhydrate werden schlecht resorbiert.

Folge solcher Resorptionsstörungen sind Gewichtsabnahme, Osteoporose, Osteomalazie, hypokalzämische Tetanie und Anämie.

Der Leib ist infolge Meteorismus (Luftansammlung in den Därmen) aufgetrieben. Die körperliche Leistungsfähigkeit ist stark eingeschränkt. Der Mangel an Eiweiß zeigt sich auch an der Verringerung des Albumingehaltes im Blut. Die Folge sind Ödeme.

Die *Diagnose* wird durch eine Dünndarmbiopsie gesichert: Die Darmzotten sind plump, verkürzt oder fehlen ganz. Die Schleimhaut ist mit Rundzellen durchsetzt.

Röntgenologisch findet man bei der Sprue die Dünndarmschlingen erweitert. Das Röntgenkontrastmittel kann an den mit Flüssigkeit gefüllten Darmschlingen schlecht haften. Es entsteht ein flockiges Kontrastmittelbild, das als „Schneegestöber" bezeichnet wird.

Therapie

In schweren Fällen sind im Beginn der Behandlung intravenöse Ernährung, Wasserzufuhr und Elektrolytausgleich erforderlich. Sonst besteht das Prinzip der Therapie in dauernder Verabfolgung einer streng glutenfreien Diät. Das bedeutet, daß die Speisen kein Klebereiweiß der Getreidesorten Weizen, Roggen, Hafer und Gerste enthalten dürfen. Fett wird zumindest anfangs in Form mittelkettiger Triglyceride (MCT-Fette) gegeben, die wesentlich besser resorbiert werden.

Anfangs muß die glutenfreie Kost zusätzlich milcheiweißfrei zubereitet werden.

Mais, Reis, Kartoffeln und Sojamehl sind erlaubt. Für die Patienten mit Sprue ist es deshalb notwendig, glutenfreies Brot aus Mais zu backen. Glutenfreie Mehle und Brote sind im Handel käuflich.

Medikamentös unterstützt man bei schweren Verlaufsformen die Spruebehandlung vorübergehend durch Vitaminzufuhr. Der Therapieerfolg ist gut: Die Patienten sind beschwerdefrei.

Tropische Sprue

Ätiologie

Die Ätiologie ist nicht sicher geklärt. Wahrscheinlich liegt eine Infektion mit Viren oder Bakterien vor.

Klinik

Die Symptome gleichen denen, die bei der einheimischen Sprue beschrieben wurden (S. 40).

Therapie

Antibiotika, Vitamine.

Morbus Whipple

Definition und Ätiologie

Sehr seltene Erkrankung mit den Symptomen der Malabsorption und Gelenkschmerzen.

Die *Ätiologie* ist nicht gesichert. Man nimmt an, daß ein Immundefekt des Dünndarms besteht, wodurch Bakterien eindringen können. Diese werden mikroskopisch in der Dünndarmschleimhaut nachgewiesen.

Therapie

Antibiotika.

Divertikel

Divertikel (Ausstülpungen) kommen im gesamten Darmtrakt vor. Sie werden bei der röntgenologischen Magen-Darm-Passage oder bei endoskopischen Untersuchungen gefunden.

Aus der Entwicklungsgeschichte ist bekannt, daß der Rest des Ductus omphalomesentericus als sog. Meckel-Divertikel bestehenbleiben kann, und zwar bei ca. 2 % aller Menschen. Es liegt bei Erwachsenen 60–100 cm proximal der Bauhin-Klappe. In diesem Meckel-Divertikel kann sich eine Entzündung mit den Symptomen des akuten Abdomens entwickeln. Dann ist operative Behandlung erforderlich.

Das Meckel-Divertikel ist ein echtes Divertikel, d.h., alle Schichten der Darmwand sind beteiligt, wogegen es sich bei den vorgenannten Divertikeln um Pseudodivertikel handelt. Die Wand der Pseudodivertikel enthält keine Muskelschicht (S. 58). Die häufigen Kolondivertikel werden auf S. 58 beschrieben.

Tuberkulose

Häufigkeit und Lokalisation

Die Erkrankung ist heute verhältnismäßig selten. Bevorzugte Lokalisation ist der Ileozäkalbereich, also der letzte Abschnitt des Dünndarms und der Anfangsteil des Dickdarms.

Klinik

Schmerzen in der Ileozäkalgegend, Durchfälle, Gewichtsverlust und Fieber sind häufige Symptome.

Röntgenologische und *endoskopische* Untersuchungen zeigen die entzündlichen Veränderungen der Darmwand.

Histologische Untersuchung einer Probeexzision und *bakteriologische Untersuchung* des Stuhls auf Tuberkelbakterien sichern die Diagnose.

Therapie

Tuberkulostatische Behandlung nach den Regeln der allgemeinen Tuberkulosetherapie (S. 694).

Vaskuläre Störungen

Durchblutungsstörungen im Versorgungsgebiet der A. mesenterica superior können heftige Bauchschmerzen verursachen. Kommt es zum Gefäßverschluß, tritt die gefährliche Darmgangrän ein. Dann ist sofortige Operation erforderlich.

Akute infektiöse Enteritis

Definition

Es handelt sich um eine akute Darmentzündung mit den führenden Symptomen Diarrhoe (S. 46), Leibschmerzen, Gliederschmerzen und Exsikkose.

Die infektiöse Enteritis ist die häufigste Krankheit mit akuter Diarrhoe. Sie wird durch Viren, Bakterien oder Protozoen hervorgerufen.

Die Erreger teilt man in invasive und nichtinvasive pathogene Keime ein. Die invasiven Keime zerstören die Darmzellen, so daß im Stuhl Blut erscheint. Die nichtinvasiven Erreger dringen nicht in die Darmschleimhaut ein, so daß Blutbeimengungen fehlen. Besonders von der letzteren Erregergruppe werden Enterotoxine gebildet, wodurch schwere, wässerige Durchfälle hervorgerufen werden (S. 650).

Therapeutische Maßnahmen bestehen im Ersatz von Flüssigkeit und Elektrolyten und ggf. Antibiotika (S. 46).

Tumoren des Dünndarms

Im Vergleich mit Dickdarmtumoren sind die Tumoren des Dünndarms selten. Es handelt sich sowohl um gutartige als auch um bösartige Tumoren. Ein Beispiel für gutartige Dünndarmtumoren sind Hämangiome, aus denen es bluten kann. Beispiele für bösartige Dünndarmtumoren sind maligne Lymphome und Adenokarzinome.

Auch endokrin wirksame Dünndarmtumoren kommen vor: Zu dieser Gruppe gehören die Karzinoide, in denen endokrin wirksame Substanzen gebildet werden. Hierdurch entstehen explosionsartige Durchfälle, die mit Bauchkrämpfen verbunden sind.

Exsudative Enteropathie (Eiweißverlustsyndrom)

Es handelt sich um ein Syndrom, das bei verschiedenartigen Krankheiten des Magens und des Darms vorkommt. Das gemeinsame Symptom ist eine vermehrte Ausscheidung von Eiweiß in den Darm, wodurch dieses Eiweiß dem Organismus verlorengeht. Ursachen der vermehrten Ausscheidung von Eiweiß in den Darm sind Entzündung der Darmschleimhaut, z. B. bei Colitis ulcerosa und Morbus Crohn, aber auch Lymphgefäßkrankheiten oder polypöse Tumoren.

Die *Diagnose* des Syndroms wird durch intravenöse Gabe von radioaktiv markierten Makromolekülen gestellt, die bei Eiweißverlustsyndrom vermehrt im Stuhl erscheinen.

Therapeutisch versucht man, die Grundkrankheit zu bessern.

Krankheiten des Dickdarms

Anatomie

Der Dickdarm heißt lateinisch Intestinum crassum. Im medizinischen Sprachgebrauch wird meist der Ausdruck Kolon gebraucht.

Die Länge des Dickdarms beträgt etwa 1,2 – 1,5 m. Seine lichte Weite ist 6 – 8 cm.

Die deutschen Bezeichnungen Dünndarm und Dickdarm beziehen sich auf die Konsistenz des Darminhaltes, der im Dünndarm flüssig-breiig ist und sich im Dickdarm durch Rückresorption von Wasser eindickt und formt.

Der Dickdarm wird anatomisch unterteilt in

- Zäkum (Blinddarm) mit Appendix vermiformis (Wurmfortsatz),
- Kolon (Grimmdarm),
- Rektum (Mastdarm).

Das Kolon läßt sich in 4 Abschnitte unterteilen:

- Colon ascendens, aufsteigender Teil,
- Colon transversum, quergelagerter Teil,

* Colon descendens, absteigender Teil,
* Colon sigmoideum, S-förmiger Teil (Sigma).

Colon ascendens und Colon descendens liegen zum Teil außerhalb des Bauchfells und sind daher wenig beweglich. Dagegen haben das Colon transversum (Querkolon) und das Colon sigmoideum (Sigma) Mesenterien, wodurch sie sehr beweglich werden.

Die Längsmuskulatur des Dickdarms ist in drei Streifen (Tänien) angeordnet. Durch die Kontraktionen der Längsmuskulatur wird die Haustrierung hervorgerufen. Die Haustrierung bewirkt halbkugelige Erweiterungen (Haustren) des Kolons.

Der Endabschnitt des Darmes, der Mastdarm (Rektum), weitet sich in seinem letzten Abschnitt zur „Ampulle" auf. Im Anus verschließen ein äußerer und ein innerer Ringmuskel den Darm.

Schichten der Dickdarmwand von innen nach außen:
* Tunica mucosa,
* Tela submucosa,
* Tunica muscularis,
* Tunica serosa.

Die Mukosa hat keine Zotten und sieht deshalb glatt aus. Zahlreiche schleimproduzierende Drüsen sind vorhanden.

Physiologie

Der Dünndarminhalt, der über die Ileozäkalklappe (Bauhin-Klappe) in den Dickdarm gelangt, wird im Kolon transportiert und eingedickt. Das Eindikken geschieht durch Absorption von Wasser und Elektrolyten aus dem Darminhalt.

Der Transport des Darminhalts erfolgt durch fließende Kontraktionen, die in verschiedenen Wellen ablaufen. Die Zeit der Passage durch das Kolon liegt zwischen 10 und 90 Stunden.

N. vagus und N. sympathicus steuern den Bewegungsablauf des Darmes.

Das Absetzen des Stuhls (Defäkation) erfolgt durch Reflexe, die durch ein eigenes Zentrum in der Medulla oblongata (verlängertes Mark) gesteuert werden.

Die tägliche Stuhlmenge wiegt 200–400 g. 70 % davon sind Wasser.

Untersuchungsmethoden

Endoskopische Methoden: Proktoskopie, Rektoskopie und Koloskopie sind die wesentlichen endoskopischen Untersuchungsverfahren, bei denen gleichzeitig Material zur mikroskopischen Untersuchung gewonnen wird.

Bevor diese Verfahren ausgeführt werden, muß die Analregion inspiziert und das Rektum digital (mit dem Finger) untersucht werden. Größe, Form und Oberfläche der Prostata werden beurteilt.

Leitsymptome

Vier wichtige und häufige Leitsymptome für Darmkrankheiten sind Diarrhoe, Obstipation, Ileus und blutiger Stuhl.

Diarrhoe

Definition

Bei dem Leitsymptom „Diarrhoe" (Durchfall) handelt es sich um die gehäufte Entleerung von Stühlen. Wegen der beschleunigten Darmpassage enthält der Stuhl noch reichlich Wasser, was normalerweise im Dickdarm resorbiert wird. Infolgedessen sind die Stühle breiig bis flüssig.

Ätiologie

Diarrhoe ist ein Symptom und keine Krankheitseinheit. Deshalb muß bei Vorhandensein dieses Symptoms sorgfältig nach der Ursache des Durchfalls gesucht werden.

Es kann sich um Erkrankungen des Dünndarms und des Dickdarms, auch des Pankreas handeln. Diese können gutartig oder bösartig sein. Häufige Erkrankungen, die mit Diarrhoe einhergehen, sind z. B.

❖ Darminfektionen,
❖ Reizkolon,
❖ Colitis ulcerosa,
❖ Morbus Crohn,
❖ Divertikulitis,
❖ Pankreaskrankheiten,
❖ hormonelle Krankheiten, z. B. Hyperthyreose.

Therapie

Während der Diagnostik kann man dem Patienten mit Diarrhoe vorübergehend durch symptomatische Maßnahmen helfen:

❖ Nahrungskarenz für 1–2 Tage,
❖ Diät: schlackenarme Kost,
❖ medikamentöse Maßnahmen: intravenöser Ersatz von Flüssigkeit und Elektrolyten,
❖ evtl. Antibiotika,
❖ Medikamente, die die Darmmotilität hemmen, z. B. Opium, Atropinabkömmlinge.

Obstipation

Definition

Bei dem Leitsymptom „Obstipation" (Verstopfung) handelt es sich um einen verzögerten Transport des Speisebreis durch den Darmtrakt *oder* um eine Störung der Defäkation. Obstipation besteht, wenn weniger als 3mal wöchentlich Stuhl entleert wird (Richtwert).

Ätiologie

Eine verzögerte Magen-Darm-Passage kommt bei ballastarmer Nahrung und bei Erkrankungen der Darmwand (z. B. Tumoren) oder bei Nervenstörungen vor. Häufig besteht eine spastische Obstipation mit starkem Dauertonus und krampfartiger Zusammenziehung des Sigmaanteils.

Ein gestörter Defäkationsmechanismus kommt bei schwacher Bauchmuskulatur oder bei Erkrankungen im Analbereich vor (z. B. Hämorrhoiden, Entzündungen oder Tumoren). Psychische Einflüsse auf den Defäkationsmechanismus sind von erheblicher Bedeutung.

Klinik

Verlängerte Passagezeit bedingt verstärkte Absorption von Wasser und damit Verhärtung des Stuhls.

Therapie

Eine genaue Untersuchung des Kranken muß die Ursache der Obstipation aufklären. Ist eine organische Erkrankung, z. B. ein Tumor, ausgeschlossen, und ist eine funktionelle Störung der Darmtätigkeit diagnostiziert, kann eine symptomatische Behandlung das Leiden verbessern.

Die chronische Obstipation infolge Fehlernährung und Bewegungsmangel ist heute außerordentlich häufig; sie wird als *funktionelle Obstipation* bezeichnet.

Zur Behandlung der funktionellen Obstipation sind die Abführmittel nicht geeignet. Änderung der Lebensweise, gymnastische und diätetische Maßnahmen führen zum Ziel.

Die Kost soll vielseitig zusammengesetzt, schmackhaft und abwechslungsreich sein. Ballaststoffreiche Produkte fördern die Darmtätigkeit: Bevorzugt werden deshalb Vollkornerzeugnisse, Gemüse und Obst. Ballaststoffarme Nahrungsmittel wie Weißbrot, Brötchen, Kuchen und Teigwaren sollen dagegen eingeschränkt oder ganz ausgeschaltet werden.

Alle Arten der Zubereitung und des Würzens sind erlaubt. Deshalb kann man den individuellen Essenswünschen weitgehend folgen. Grundsätzliche Regeln für den Erfolg der ballaststoffreichen Diät sind: 5 Mahlzeiten täglich! Langsam essen und gut kauen! Körpergewicht überwachen!

Diätempfehlungen bei funktioneller Obstipation

In der praktischen Durchführung

zu empfehlen:	zu vermeiden:
❖ *Milch und Milchprodukte*	
in jeder Form günstig sind Sauer-milchprodukte	
❖ *Fleisch, Wurstwaren, Geflügel, Wild*	
mageres Rind-, Kalb- und Schweinefleisch, magerer Bratenaufschnitt, Schinken roh oder gekocht, Rauchfleisch, Corned beef, Kalbfleischsülze, Hähnchen, Pute, Geflügelsülze, Geflügelwurst, sämtliches Haar- und Federwild	fettes Rind- und Schweinefleisch, Hammelfleisch, Fleischwurst, Blutwurst, Dauerwurst
❖ *Fisch und Fischwaren*	
in jeder Form	
❖ *Fett*	
Pflanzenfette und Pflanzenöle	Speck, Schmalz, Talg, Hammel- und Gänsefett, Kokosfett, Butter, Mayonnaise
❖ *Brot und Backwaren*	
grobe, dunkle Sorten wie Vollkorn-, Roggen- und Leinsamenbrot, Knäckebrot, Kleiegebäck, Obstkuchen, Vollkornbrötchen	helle Brotsorten wie Weißbrot, Zwieback, Brötchen, Kekse, Torten
❖ *Nährmittel*	
grobe Mehle wie Roggenmehl, grobe Haferflocken, Weizenkleie, Vollkornreis, Vollkornnudeln, Leinsamen, Sesamsaat, Weizenflocken, Sonnenblumenkerne	Weizenmehl, Stärkemehl, Teigwaren, Grieß, Sago, Graupen
❖ *Gemüse*	
alle Sorten unter Bevorzugung von Rohkost	

zu empfehlen:	zu vermeiden:

❖ *Kartoffeln*

in jeder Form und Zubereitung

❖ *Obst*

die meisten Sorten unter Bevorzugung von Trockenobst und pektinreichen Sorten wie Beerenobst und Äpfel	Kompotte bzw. gekochtes Obst
❖ *Zucker und Süßwaren*	möglichst meiden

❖ *Getränke*

Bevorzugung kohlenhydratarmer Getränke wie Mineralwasser, Kaffee, Tee, Gemüsesaft

❖ *Gewürze*

alle in- und ausländischen Gewürze, sämtliche Küchenkräuter

Müslirezepte

Müsli sind reich an Ballaststoffen, Vitaminen und Mineralstoffen. Weiterhin enthalten sie wertvolles Eiweiß durch die Verbindung von pflanzlichem Eiweiß (Getreide, Obst, Nüsse) mit Milchprodukten. Nüsse und Samen liefern außerdem pflanzliche Fette.

Müsli sind daher besonders hochwertige und ausgewogene Nahrungsmittel und lassen sich zudem abwechslungsreich zubereiten.

Müslizutaten: Wählen Sie für Ihr Müsli mindestens ein Produkt aus jeder Gruppe.

❖ Körner: Flocken: Hafer, Gerste, Roggen, Weizen,
   geschrotete Körner: Weizen, Gerste, Roggen, Hafer, Buchweizen, Leinsamen,
   Keime: Weizen, Hafer, Hirse, Naturreis, Roggen, Buchweizen, Leinsamen, Kürbiskerne,
   Müslimischungen, ungesüßt.
❖ Nüsse und Samen: Haselnüsse, Walnüsse, Mandeln, Paranüsse, Erdnüsse, Pistazien, Kokosnuß, Pinienkerne, Sonnenblumenkerne, Kürbiskerne, Sesam.
❖ Frische Früchte: alle Beeren, Äpfel, Birnen, Kirschen, Aprikosen, Pfirsiche, Nektarinen, Pflaumen, Trauben, Orangen, Grapefruit, Ananas, Bananen, Mandarinen, Melonen, Mangos, Kiwi, Mirabellen.

❖ Trockenobst: Rosinen, Aprikosen, Pflaumen, Birnen, Äpfel, Bananenchips, Datteln, Feigen.
❖ Milchdprodukte: Milch, Buttermilch, Dickmilch, Kefir, Joghurt, Quark, Hüttenkäse.

Rezeptvorschläge für 1 Portion Müsli

Beerenmüsli:

20 g Erdbeeren
10 g Johannisbeeren
10 g Stachelbeeren
30 g Heidelbeeren
10 g Nüsse
10 g Rosinen
1 Eßl. Haferflocken
1 Teel. Leinsamenkerne
100 ml Milch

Exotisches Müsli:

20 g Kiwi
20 g Ananas
20 g Mango
1 kleine Banane
1 Teel. Zitronensaft
1 Eßl. Kokosflocken
1 Teel. Honig
1 Eßl. Hirse
100 ml Dickmilch

Frühstücksmüsli:

30 g Orangenfilets
30 g Grapefruitfilets
30 g Apfel
40 g Müslimischung, ungesüßt
100 ml Joghurt

Wintermüsli:

20 g Apfel
20 g Birne
20 g Orange
10 g Walnüsse
10 g Backpflaumen
1 Teel. Leinsamenkerne
1 Eßl. Roggen- oder Weizen-
flocken
1 Teel. Honig
100 ml Milch

Ileus

Definition

Bei dem Leitsymptom „Ileus" besteht eine lebensgefährliche Behinderung der Passage durch den Darmkanal (Dünn- oder Dickdarm).

Ätiologie

Man unterscheidet zwei Hauptformen:
1. mechanischer Ileus
   Verlegung des Lumens von Dünn- oder Dickdarm durch
   ❖ Tumoren oder Entzündungen,
   ❖ Kompression von außen (Tumoren des Bauchraumes),
   ❖ Adhäsionen, die den Darm zuschnüren;

2. paralytischer Ileus
   ❖ intraabdominelle Ursachen:
   z. B. Peritonitis oder Verschluß der Mesenterialgefäße,
   ❖ extraabdominelle Ursachen:
   toxisch, z. B. bei Pneumonie oder Sepsis,
   bei Störungen des Wasser- und Elektrolythaushaltes,
   insbesondere bei Hypokaliämie.

Klinik

Der *mechanische Darmverschluß* verursacht kolikartige, sehr schmerzhafte Darmkontraktionen, womit der Darm versucht, das Hindernis zu überwinden. Das Abdomen ist anfangs weich. Im Erbrochenen kann Darminhalt sein (Miserere). Stuhl und Winde gehen nicht ab. Später entwickeln sich Abwehrspannung und Schocksyndrom.

Bei *paralytischem Ileus (Darmlähmung)* fehlt die Darmperistaltik. Mit dem Stethoskop vernimmt man keine Darmgeräusche mehr ("Grabesstille"). Im weiteren Verlauf entwickeln sich je nach der Grundkrankheit wie beim mechanischen Ileus lebensgefährliche Zustände.

Zur *Diagnostik* gehört das Abtasten der Bruchpforten, damit eingeklemmte Hernien als Ursache des Ileus erkannt werden. Rektale Untersuchung ist notwendig. Röntgenologisch wird nach freier Luft im Bauchraum gesucht. Eine Abdomenübersichtsaufnahme im Stehen oder in Linksseitenlage ist ein wichtiges Untersuchungsverfahren, um Flüssigkeitsspiegel und Verteilung der Darmgase zu erkennen. Bei mechanischem Ileus kann das Hindernis durch wasserlösliches Kontrastmittel dargestellt werden.

Therapie

Ist die Ursache des Ileus operativ zu beheben, darf keine Zeit bis zur Operation versäumt werden.

Konservative Maßnahmen bestehen in
❖ keinerlei oraler Zufuhr,
❖ Normalisierung des Wasser- und Elektrolythaushaltes,
❖ Magensonde und Absaugen des Mageninhaltes,
❖ medikamentösem Anreiz der Darmtätigkeit bei paralytischem Ileus,
   z. B. durch Prostigmin, Bepanthen, Takus,
❖ hohen Einläufen,
❖ Einlegen eines Darmrohres.

Blutiger Stuhl

Schwarzes Blut im Stuhl kann als "Teerstuhl" in Erscheinung treten. Zu der Bedeutung dieses Leitsymptoms s. S. 26.

Rotes Blut, das in tieferen Darmabschnitten dem Stuhl beigemengt wird, kann der Stuhlsäule aufgelagert sein oder am Ende der Defäkation abgesetzt werden. Stets ist blutiger Stuhl ein wichtiges Symptom, nach dessen Ursache eingehend gesucht werden muß. Makroskopische Stuhlbesichtigung und chemische Probe sind einfache, wichtige Untersuchungsmethoden.

Reizkolon

Definition

Bei Patienten mit Reizkolon (irritables Kolon, spastisches Kolon) handelt es sich um ein außerordentlich häufiges Krankheitsbild mit funktionellen Störungen (Motilitätsstörungen) des Dickdarms. Voraussetzung für diese Diagnose ist der Ausschluß organischer Leiden am Dickdarm.

Klinik

Die Hauptsymptome sind
❖ Schmerzen,
❖ Transportstörungen,
❖ Sekretionsstörungen.

Krampfartige Schmerzen im Kolonbereich, häufig in der Gegend des Sigmas, sind charakteristisch. Oft kann man in diesem Gebiet das krampfhaft kontrahierte Kolon als Walze fühlen.

Andere bevorzugte Stellen für Schmerzen bei Reizkolon sind das Zäkum und die rechte sowie die linke Flexur (Biegung) des Dickdarms.

Die Transportstörungen äußern sich häufig als Obstipation mit schafkotartigem Stuhl, nicht selten abwechselnd mit Durchfall.

Manchmal begleiten Sekretionsstörungen das klinische Bild: Dann ist der Stuhl mit Schleimabsonderungen vermischt.

Das Reizkolon wird durch unterschiedliche Faktoren ausgelöst: Am häufigsten handelt es sich um Patienten mit psychovegetativen Spannungen aus verschiedenen Anlässen; aber auch bei Patienten mit organischen Leiden außerhalb des Dickdarms, z. B. bei peptischem Ulkus, entwickelt sich gelegentlich ein Reizkolon.

Röntgenologische und *endoskopische* Verfahren dienen zum Ausschluß organischer Krankheiten des Dickdarms.

Therapie

Voraussetzungen sind psychische Führung und Behandlung eines evtl. vorhandenen Grundleidens. Reizende Laxantien sind verboten.

Medikamentös unterstützt man die Therapie einleitend durch Spasmolytika. Entscheidende Hilfe bei obstipierten Patienten bringen diätetische Maßnahmen (S. 48), verbunden mit krankengymnastischen bzw. sportlichen Übungen. Belehrung über pünktlichen Stuhlgang ist notwendig.

Chronisch entzündliche Darmkrankheiten (vgl. S. 40)

Morbus Crohn

Es handelt sich um eine chronische Entzündung, die alle Abschnitte des Speiseröhren-Magen-Darm-Kanals befallen kann. Auch an Haut, Augen und Gelenken entwickeln sich Symptome. Die Krankheit (Morbus) wurde nach dem amerikanischen Arzt *Crohn* benannt.

Ätiologie

Die eigentliche Ätiologie ist unbekannt, genetische Faktoren und immunologische Reaktionen auf im einzelnen unbekannte Faktoren aus Bakterienflora, Ernährung und Umwelt sind für die Krankheitsentwicklung von Bedeutung. Eventuell vorhandene psychische Auffälligkeiten sind eher die Folge der Krankheit und nicht ihre Ursache.

Pathologische Anatomie

Häufig ist die Crohnsche Krankheit im terminalen Ileum lokalisiert, was zu der Bezeichnung Ileitis terminalis geführt hat. Ein anderer Name – Enteritis regionalis – weist darauf hin, daß die Darmentzündung oftmals scharf regional begrenzt ist. Ist der Dickdarm betroffen, lautet die Bezeichnung Colitis Crohn.

Bei makroskopischer Betrachtung ist der befallene Darmabschnitt sulzig verdickt. Fisteln zu benachbarten Darmschlingen, auch zu Blase und Vagina, sind häufig. Oft bilden sich Abszesse in der Umgebung der Fisteln aus. Die Fisteln können die Oberfläche der Bauchhaut erreichen. Perianale Fisteln sind ein häufiger und charakteristischer Befund. Im Verlauf der Krankheit verdickt sich die Darmwand mehr und mehr, so daß das Darmlumen eingeengt wird und ein Passagehindernis entsteht.

Mikroskopisch sind alle Wandschichten des Darmes von der Entzündung befallen, womit sich die häufigen Fisteln erklären. Im Biopsiematerial sind Entzündungszellen und die charakteristischen Granulome nachweisbar. Daher auch die Bezeichnung „granulomatöse Entzündung".

Klinik

Überwiegend sind junge Erwachsene betroffen. Die Krankheit kann akut im terminalen Ileum beginnen und ähnelt dann einer akuten Appendizitis.

Die mehr chronische Verlaufsform verursacht Fieber, Druckgefühl, Schmerzen, die sich zu erheblicher Kolik steigern können, und Durchfälle. Oft tastet man in der Ileozäkalgegend eine schmerzhafte, walzenförmige Verdickung des Darmes. Sind mehrere Darmschlingen miteinander verbacken, tastet man einen Konglomerattumor. Appetitlosigkeit, Gewichtsverlust und Anämie stellen sich ein.

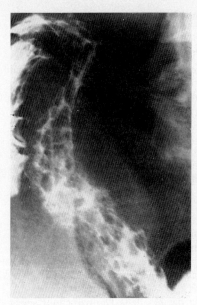 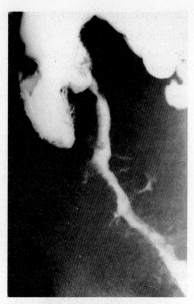

Abb. 1.**15 a** Morbus Crohn: Pflasterstein-relief im terminalen Ileum: Ileitis terminalis in einem frühen Stadium

Abb. 1.**15 b** Morbus Crohn im fortge-schrittenen Stadium: die Darmwand ist stark verdickt und hat das Lumen deutlich eingeengt

Spielen sich die Veränderungen des Morbus Crohn am Dickdarm ab (Colitis Crohn), gleicht das klinische Bild im wesentlichen den Symptomen der Colitis ulcerosa.

Symptome und Begleitkrankheiten des Morbus Crohn treten auch außerhalb des Magen-Darm-Traktes an Haut, Gelenken, Leber und Niere auf: An der Haut entsteht ein Erythema nodosum. Die Gelenke sind als Mono- oder Polyarthritis betroffen. Bei der Mehrzahl der Patienten mit Morbus Crohn und Spondylarthritis ist das genetische Merkmal HLA-B27 positiv. In der Leber kann eine Cholangitis entstehen.

Diagnostik

Als Zeichen der Entzündung ist die Blutsenkungsgeschwindigkeit erhöht. Die Röntgenuntersuchung zeigt Veränderungen des Schleimhautreliefs (Pflastersteinrelief) und Wandstarre im befallenen Darmabschnitt. Auch Fisteln können röntgenologisch dargestellt werden. Auch die Einengung des Lumens ist ein wichtiger röntgenologischer Befund.

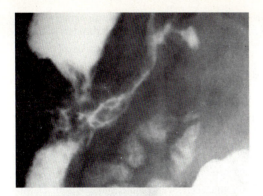

Abb. 1.**15 c** Morbus Crohn: Fistelbildung zwischen zwei Darmabschnitten

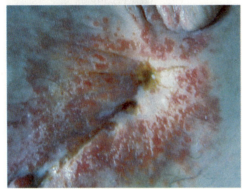

Abb. 1.**15 d** Morbus Crohn: Analfisteln

Ist der Dickdarm betroffen, sieht man koloskopisch die entzündlich gerötete Schleimhaut mit oberflächlichen Läsionen. Die histologische Untersuchung zeigt entzündliche Infiltration und – nicht in allen Fällen – die charakteristischen Granulome (granulomatöse Entzündung). Auffallend häufig ist die Rektumschleimhaut normal.

Verlauf

Der Verlauf der Crohn-Krankheit ist sehr wechselhaft. Die Neigung zu Rezidiven und Komplikationen ist groß. Mit zunehmendem Lebensalter nimmt die Aktivität der Krankheit ab.

Therapie

Diätetisch werden schlackenarme Kost, Formeldiät und in schweren Fällen parenterale Ernährung verordnet.

Medikamentös sind mehrere Pharmaka in der Behandlung akuter Schübe wirksam. Durch eine Langzeittherapie können Rezidive verhindert oder gemildert werden.

Wirksame Medikamente:

❖ Glucocorticosteroide wirken im akuten Schub entzündungshemmend und immunsuppressiv.
❖ Salazosulfapyridin ist bei Befall des Kolons von guter Wirkung.
❖ 5-Aminosalicylsäure ist im akuten Schub wirksam.
❖ Metronidazol hat bakterizide Wirkung auf anaerobe Darmbakterien. Es wird ähnlich wie 5-Aminosalicylsäure eingesetzt.
❖ Eine bewährte Kombination zur Behandlung der Crohn-Krankheit besteht in Glucocorticoiden und Salazosulfapyridin.

Chirurgische Behandlung ist dann angezeigt, wenn die Krankheit zum Darmverschluß geführt hat, wenn sich Abszesse, Fisteln und Peritonitis ausgebildet haben oder wenn sich ein toxisches Megakolon entwickelt hat.

Colitis ulcerosa

Definition

Es handelt sich um eine chronische Entzündung des Dickdarms (Kolon) mit schubweisem Verlauf und Neigung zu maligner Entartung.

Häufigkeit

Etwa 100 Erkrankte auf 100 000 Einwohner.

Ätiologie

Die Ursache der Krankheit ist nicht geklärt. Immunologische und psychosomatische Faktoren spielen bei der Entstehung der Krankheit und bei Schüben eine Rolle. Eine familiäre Häufung kommt vor.

Pathologische Anatomie

Je nach Stadium sieht man eine hochrote, verletzliche und leicht blutende Schleimhaut. Oberflächliche und tiefe Ulzerationen stehen einzeln oder fließen zusammen. Daneben kommen reparative Vorgänge, Narbenbildung und Pseudopolypenbildung vor.

Klinik

Die Krankheit kann akut oder schleichend beginnen. 10–20 Stuhlentleerungen in 24 h sind keine Seltenheit. Der Stuhl ist breiig bis flüssig und enthält Schleim, Blut und Eiter. Oft sind die Stuhlentleerungen schmerzhaft. Gewichtsverlust bis zur Kachexie kann eintreten. Wie bei jedem abgemagerten Schwerkranken muß bei der täglichen Pflege auf Druckstellen bzw. Druckgeschwüre geachtet werden, die besonders im Bereich von Kreuzbein und Gesäß entstehen!

Die Ausdehnung der Erkrankung ist wechselnd: Anteile des Kolons oder der ganze Dickdarm können betroffen sein. Stets ist das Rektum befallen.

Verlauf

Leichte und schwere, das Leben bedrohende Formen kommen vor. Hohes Fieber, Exsikkation (Austrocknung), Leukozytose, Anämie und Hypokaliämie stellen sich ein. Die BSG ist stark beschleunigt. Das Abdomen ist schmerzhaft. Gefährlich ist die sog. toxische Dilatation (toxisches Megakolon) des Dickdarms: Dann droht Perforation mit Peritonitis.

Die Geschwüre können, vor allem unter Behandlung mit Glucocorticoiden, perforieren und zur Peritonitis führen.

Komplikationen

Komplikationen zeigen an, daß die Krankheit nicht allein eine Darmkrankheit, sondern eine Allgemeinerkrankung ist: An der Haut entwickeln sich Pyodermien. Die Gelenke schmerzen (Spondylitis). Am Auge entsteht eine Iritis oder Uveitis. Leber- und Pankreasentzündungen, auch Venenentzündungen (Thrombophlebitis) kommen vor.

Toxisches Megakolon, Darmperforation und Peritonitis sind lebensbedrohende Komplikationen. Darmblutungen, Analabszesse und Analfisteln kommen vor (vgl. Morbus Crohn). Nach jahrzehntelangem Verlauf der Colitis ulcerosa kann die Krankheit zu einem Kolonkarzinom entarten. Deshalb sind nach mehrjähriger Krankheitsdauer regelmäßige koloskopische Untersuchungen erforderlich.

Therapie

Leichte Formen werden diätetisch behandelt. Die Kost soll schlackenarm, aber kalorienreich sein. Verordnung von sog. Formeldiäten (Astronautenkost), die gänzlich schlackenfrei sind, ist vorteilhaft. In schweren Fällen ist parenterale Ernährung notwendig, um den Darm zu entlasten. Medikamentös gibt man Sulfasalazin, 5-Aminosalicylsäure oder Metronidazol. Glucocorticoide werden als Tabletten, Injektionen und rektale Instillation gegeben.

Wasser- und Elektrolythaushalt müssen ausgeglichen werden. Bluttransfusionen sind in schweren Fällen notwendig.

In der medikamentösen Behandlung der Colitis ulcerosa hat eine Langzeitbehandlung im Gegensatz zur Behandlung des Morbus Crohn große Bedeutung. Dadurch kann die Anzahl akuter Schübe deutlich vermindert werden.

Operative Behandlung

Bei Versagen der konservativen Therapie ist die chirurgische Entfernung des Dickdarms (Kolektomie) angezeigt. Dadurch kann das Leiden der Kranken günstig beeinflußt werden. Eine moderne Operationstechnik besteht in der Anlage einer ileoanalen Anastomose, wobei der natürliche Darmausgang erhalten bleibt.

Absolute Operationsindikationen sind
❖ toxisches Megakolon, wenn konservativ keine rasche Besserung eintritt,
❖ Darmperforation,
❖ unstillbare Darmblutung,
❖ Dickdarmkarzinom.

Divertikulose und Divertikulitis (Divertikelkrankheit)

Definition

Es handelt sich um Ausstülpungen der Kolonwand (Abb. 1.16).

Häufigkeit und Ätiologie

Die Krankheit nimmt im höheren Lebensalter an Häufigkeit zu. Erhöhter Darminnendruck infolge schlackenarmer Kost fördert die Entstehung der Divertikel. Die Divertikel entstehen dort, wo die Blutgefäße durch die Muskelschicht des Kolons hindurchtreten. Hier ist die Struktur der Darmwand aus anatomischen Gründen schwach.

Pathologische Anatomie

Es handelt sich um Pseudodivertikel: Nicht alle Schichten der Darmwand sind ausgestülpt; die Muskelschicht fehlt. Deshalb sind die Divertikel weniger widerstandsfähig als die intakte Darmwand.

Klinik

Oft entwickelt sich die Divertikulose ohne Beschwerden. Mit Auftreten von Komplikationen bekommen die Patienten Schmerzen im Abdomen und Durchfall. Fieber und erhöhte BSG können sich einstellen. Die häufigste Komplikation ist der Übergang der Divertikulose in die Divertikulitis (Entzündung der Divertikel). Diese ist oft bakteriell bedingt. Durch Retention und Verhärtung von Stuhl in den enghalsigen Divertikeln bilden sich „Kotsteine", die die Divertikelwand durch Druck schädigen. Abszedierung und Perforation sowie Blutung sind möglich.

Immer wieder rezidivierende Entzündungen der Divertikel und deren Umgebung (Divertikulitis und Peridivertikulitis) führen zu narbiger Schrumpfung in dem befallenen Darmabschnitt, so daß eine Stenose entstehen kann.

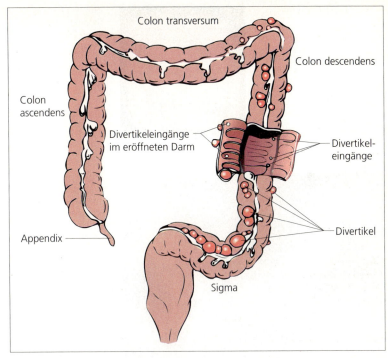

Abb. 1.**16** Divertikulose des Dickdarms

Therapie

Im unkomplizierten Fall verordnet man schlackenreiche Kost, um einer Obstipation vorzubeugen. Ist eine Divertikulitis entstanden, sind schlackenarme Diät, Formeldiät, evtl. parenterale Ernährung und Antibiotika erforderlich. Die Perforation erfordert eine Operation.

Immer wiederkehrende Divertikulitis mit hohem Fieber und starken Schmerzen kann ebenfalls operativ behandelt werden, insbesondere wenn die Divertikulitis auf einen kleineren Darmabschnitt begrenzt ist. Hat sich eine Stenose gebildet, so ist eine Operation erforderlich, um das mechanische Hindernis zu beseitigen.

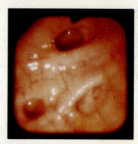

Abb. 1.**17** Koloskopische Sicht auf einen Divertikeleingang

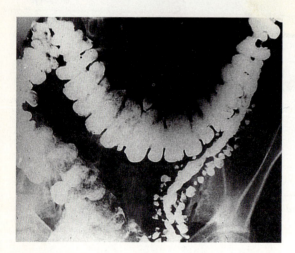

Abb. 1.**18** Divertikelkrankheit: Im Kolonkontrasteinlauf erkennt man zahlreiche Divertikel im Colon ascendens und Colon transversum. Das Lumen des Colon descendens (rechte Bildhälfte) ist infolge Divertikulitis und Peridivertikulitis hochgradig verengt

Kolonpolypen

Definition

Es handelt sich um Vorwölbungen der Dickdarmschleimhaut in das Darmlumen. Ihre äußere Form ist sehr variabel: Breitbasig oder gestielt aufsitzende Polypen kommen vor. Sie können einzeln oder multipel auftreten. Bestehen mehr als 100 Polypen, spricht man von Polyposis.

Die *Häufigkeit* der Kolonpolypen steigt mit dem Lebensalter.

Pathologische Anatomie

Histologisch werden verschiedene Arten unterschieden: Die häufigsten Polypen sind die Adenome. Diese können bösartig entarten und sind deshalb die Vorstufen des Kolonkarzinoms! Wegen dieser Reihenfolge spricht man von

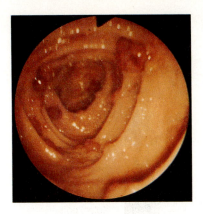

Abb. 1.**19** Endoskopische Sicht auf Dickdarmpolypen

Adenom-Karzinom-Sequenz. Je größer das Adenom ist, desto wahrscheinlicher ist die Entartung. Somit sind Adenome echte Präkanzerosen.

Andere Polypen entstehen aus Hamartomen (atypisches Gewebe) oder auf dem Boden von Entzündungen (Pseudopolypen bei Colitis ulcerosa).

Große Bedeutung haben Polyposen: Handelt es sich dabei um eine Adenomatose, entwickelt sich immer ein Kolonkarzinom.

Klinik

Patienten mit Polypen bleiben lange ohne Symptome. Eine Darmblutung kann das erste Zeichen sein. Oft werden die Polypen zufällig endoskopisch oder röntgenologisch entdeckt.

Therapie

Einzelne Polypen müssen endoskopisch abgetragen und histologisch untersucht werden. Dabei muß sichergestellt sein, daß der Polyp gänzlich entfernt wurde. Regelmäßige Nachkontrollen sind erforderlich.

Bei der genetisch bedingten familiären Adenomatosis des Kolons ist eine Kolektomie erforderlich.

Kolonkarzinom

Definition

Das Kolonkarzinom ist eine bösartige Erkrankung des Dickdarms, dessen Häufigkeit bei Menschen über 40 Jahren steil ansteigt.

Pathologisch-anatomisch handelt es sich fast immer um Adenokarzinome.

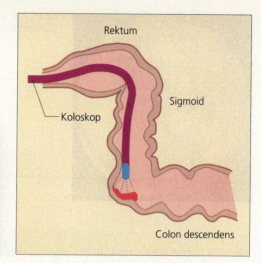

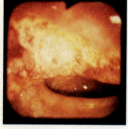

Abb. 1.**20 a** Endoskopische Abbildung eines Sigma-Karzinoms

Abb. 1.**20 b** Skizze zu Abb. 1.**20 a**

Ätiologie

Exogene Einflüsse, insbesondere Ernährung, haben wahrscheinlich Bedeutung in der Entstehung des Kolonkarzinoms. Von großer praktischer Bedeutung ist die Kenntnis der Adenom-Karzinom-Sequenz (S. 61).

Lokalisation

Etwa 76% der Dickdarmkarzinome entwickeln sich auf der linken Seite im Rektosigmoidbereich und im Colon descendens. Im Querkolon sind etwa 3% und im Colon ascendens 21% zu finden.

Klinik

Das Kolonkarzinom entwickelt sich schleichend und zunächst ohne wesentliche Symptome. Jede Änderung der Stuhlgewohnheiten oder Blut im Stuhl sind wichtige Verdachtsmomente. In späteren Stadien bestehen Schmerzen und Obstipation, oft im Wechsel mit Diarrhoe. Gewichtsverlust und Anämie stellen sich ein.

Diagnostik

Zur körperlichen Routineuntersuchung gehört die digitale Rektumaustastung (Untersuchung mit dem behandschuhten Finger). Der Stuhl wird auf okkultes Blut untersucht. Endoskopische und röntgenologische Untersuchungen sind

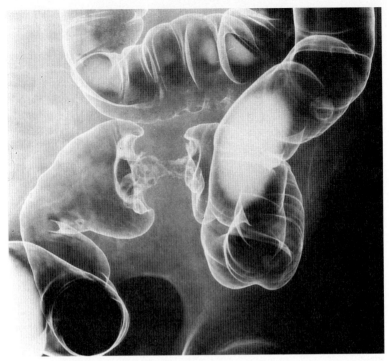

Abb. 1.**21** Röntgenologische Darstellung eines fortgeschrittenen Rektum-Karzinoms

notwendig. Die Blutuntersuchung kann bereits eine Anämie aufdecken. Die
Suche nach sog. Tumormarkern, z. B. CEA (karzinoembryonales Antigen), ist
als Screening-Methode wenig geeignet, eher zur Verlaufsbeobachtung nach
Therapie.

Regel: Blutbeimengungen zum Stuhl sollten nicht vorschnell als Hämor-
rhoidalblutung gedeutet werden.

Therapie

Operation und möglichst vollständige Entfernung des Primärtumors und der
regionalen Lymphstationen sind das Verfahren der Wahl. Auch dann, wenn
bereits Metastasen vorhanden sind, ist die Operation indiziert, um den sich
sonst durch weiteres Tumorwachstum ausbildenden Ileus zu verhindern.

In besonders gelagerten Krankheitsfällen, tiefsitzender kleiner Tumor,
können die Methoden der transanalen endoskopischen Mikrochirurgie angewendet werden.

Eine *Strahlentherapie* ist bei Rektumkarzinomen als adjuvante Therapie wertvoll. Als adjuvante *Chemotherapie* wird eine Kombination von 5-Fluorouracil und Folinsäure angewendet.

Zur Beurteilung der therapeutischen Möglichkeiten und des Therapieerfolges sowie der Prognose hat sich auch bei Kolonkarzinomen die Klassifikation nach dem TNM-Schema bewährt (Tab. 8.**3**, S. 343). Eine andere Möglichkeit zur Klassifikation ist die Einteilung nach *Dukes* in Stadien von A–D.

Nachsorge

Wie bei allen Karzinompatienten ist eine sorgfältige Nachsorge erforderlich. Diese hat die Rehabilitation der Patienten zum Ziel. Die Nachsorge umfaßt möglichst frühzeitige Diagnose und Therapie von Rezidiven oder Metastasen. Auch die psychische Betreuung der Patienten ist eingeschlossen.

Durchblutungsstörungen der Mesenterialgefäße

Ätiologie

Zur Einengung des Gefäßlumens und schließlich zum akuten Verschluß von Mesenterialgefäßen kommt es bei schwerer Arteriosklerose in dieser Gefäßprovinz. Die Unterbrechung der Blutversorgung führt zur Gangrän im Versorgungsgebiet jenseits des Verschlusses. Meist ist ein mehr oder weniger ausgedehnter Bezirk des Darmes betroffen. Ist das Kolon betroffen, entwickelt sich die *ischämische Kolitis*. Die genaue Diagnose kann angiographisch gestellt werden.

Klinik

Die *ischämische Kolitis* ist eine Erkrankung im höheren Lebensalter. Akutes Abdomen mit plötzlich aufgetretenen heftigsten Schmerzen, Schocksyndrom sowie blutiger Stuhl sind typische Symptome der lebensgefährlichen Erkrankung.

Therapie

Bei Gefäßverschluß kann nur frühzeitige chirurgische Behandlung Hilfe bringen.

Megakolon

Definition

Wie der Name sagt, handelt es sich um ein außergewöhnlich erweitertes Kolon.

Ätiologie

Neben dem angeborenen Megakolon gibt es erworbene Formen, die oft psychogener Natur sind. Immer muß man bedenken, daß auch organische Veränderungen der unteren Dickdarmabschnitte zu einem erworbenen Megakolon führen können, so z. B. ein Rektumkarzinom.

Klinik

Bei Patienten mit angeborenem Megakolon (Hirschsprung-Erkrankung) fehlen die Ganglienzellen in der Wand des Rektums und des Sigmas. In diesem Abschnitt ist der Muskeltonus erhöht. Die vorgeschalteten Abschnitte sind stark erweitert, was röntgenologisch nachweisbar ist. Bei den Kranken besteht von Kindheit an eine hartnäckige Obstipation.

Therapie

Bei schweren Formen wird der Darmanteil, dessen Ganglienzellen fehlen, operativ entfernt.

Krankheiten des Bauchfells

 Lernziel

❖ Erkennen Sie, daß die Bauchfellentzündung eine lebensgefährliche Erkrankung ist, die sofortiger Behandlung bedarf.

Peritonitis

Definition

Die eitrige Entzündung des Bauchfells ist die Peritonitis. Fast immer erkrankt das Bauchfell (Peritoneum) sekundär. Das heißt, daß die primäre Erkrankung anderswo zu suchen ist.

Die häufigsten Ausgangsherde für eine Peritonitis sind:
❖ phlegmonöse Appendizitis,
❖ Ulkusperforation an Magen oder Duodenum,
❖ Darmperforation,
❖ Entzündung und Perforation der Gallenblase,
❖ Pankreatitis,
❖ Entzündung der weiblichen Genitalorgane.

Klinik

Eine beginnende Peritonitis ist nicht immer leicht zu entdecken. Charakteristische Symptome der (schon fortgeschrittenen) Peritonitis sind:

❖ Bauchschmerz (spontan und auf Druck),
❖ Abwehrspannung (brettharter Bauch),
❖ Darmlähmung (auskultatorisch keine Darmgeräusche).

Ist die Peritonitis Folge einer Perforation, so beginnt der Schmerz blitzartig (Perforationsschmerz). Bald entwickelt sich ein Schockzustand mit fliegendem Puls, Blutdruckabfall, Oligurie. Der Kranke ist von kaltem Schweiß bedeckt, die Hautfarbe ist blaß-zyanotisch, die Zunge trocken und belegt.

Therapie

Sofortige Schockbehandlung ist erforderlich. Sobald wie möglich muß die Operation angeschlossen werden, bei der die Perforationsstelle bzw. die Infektionsquelle beseitigt werden soll.

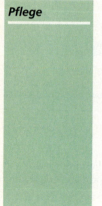

Pflege

Beispiele zur Pflege bei Patienten mit Erkrankungen von Speiseröhre, Magen und Darm

Den Krankheiten dieses Organsystems liegen sehr unterschiedliche Ursachen zugrunde. Viele Patienten leiden unter ihren Symptomen: Oft fehlt der Genuß am Essen. Quälende und häufige Durchfälle erschweren einen normalen Tagesablauf, so daß gesellschaftliches und berufliches Leben der Patienten erheblich behindert wird. Deshalb sind Gesprächsbereitschaft, geschickte und psychologisch begründete Hinweise zur Verbesserung der Situation wichtige pflegerische Aufgaben, zumal bei vielen Patienten psychische Belastungen, Sorgen und Angst Krankheitsschübe bewirken können. Diese Patienten bringen ihre speziellen Sorgen mit ins Krankenhaus und sind in der nun veränderten Situation aufgeschlossen für Gespräche über Gesundheitsbildung und Lebensführung.

Pflegesituation

Mundpflege

Pflegeziele: Prophylaxe gegen Soor und Gingivitis. Therapie bei Infektion und Entzündung.

Pflegerische Maßnahmen: Patient zur regelmäßigen Mundpflege nach den Mahlzeiten anhalten, evtl. anleiten. Keine antiseptischen Mittel bei gesunder Schleimhaut. Bei Infektion Mundspülungen (Salbeitee, Myrrhentinktur, Antimykotika, antibakterielle Spülungen).

Begründung und Erklärungen: Bei intakter Schleimhaut keine antiseptischen Mittel, da diese die normale Mundflora schädigen.

Schluckstörung

Pflegeziel: Erleichterung der Passage.

Pflegerische Maßnahmen: Dem Patienten Zeit zum Essen lassen. Darauf hinweisen, den Bissen gut zu kauen. Zu den Mahlzeiten zusätzlich Getränke anbieten. Das Eßverhalten beobachten, bewerten und dokumentieren.

Begründung und Erklärungen: Der Patient überschreitet durch sein langsames Essen evtl. die stationsüblichen Essenszeiten. Deshalb muß die Organisation in der Küche angepaßt werden. So wird erreicht, daß der Patient sich nicht unter Zeitdruck fühlt.

Sodbrennen

Pflegeziel: Reflux von Mageninhalt in die Speiseröhre vermindern.

Pflegerische Maßnahmen: Nahrungsaufnahme in aufrechter Position; für weitere 30–60 min und in der Nacht flache Lagerung vermeiden.

Begründung und Erklärungen: Aufrechte Position und Hochlagerung des Oberkörpers vermindern den Reflux.

Völlegefühl, Übelkeit, Aufstoßen, Schmerzen in der Magengegend

Pflegeziel: Verminderung der Beschwerden durch angepaßte Ernährung.

Pflegerische Maßnahmen: Beobachtung, wann die Schmerzen auftreten: z. B. in Verbindung mit der Nahrungsaufnahme oder in Abhängigkeit von psychisch belastenden Situationen (Dokumentation). Beobachtung von Intensität und Dauer des Schmerzes. Der Patient, dem das Essen Schmerzen bereitet, benötigt besondere Zuwendung. Bei der Zusammenstellung der Nahrung berücksichtigt man die vom Patienten beobachtete Bekömmlichkeit. 6 kleine Mahlzeiten, die gut gekaut langsam gegessen werden, sind zu bevorzugen.

Begründung und Erklärungen: Zuwendung bedeutet Gesprächsbereitschaft, bewußtes Ansehen und Wahrnehmen des Patienten. Die individuelle Zusammenstellung der Nahrung berücksichtigt Unverträglichkeiten. Mehrere kleine Mahlzeiten vermindern die Belastung des Magen-Darm-Trakts.

Pflegesituation

Sorgen und Angst um Beruf, Familie usw.

Pflegeziele: Hilfe zur Verbesserung der psychosozialen Situation, Streßbewältigung, Entspannung.

Pflegerische Maßnahmen: Im Pflegegespräch Verständnis, Entgegenkommen, Zuversicht zeigen. Stellvertretend Hilfe bei den Anforderungen des täglichen Lebens anbieten.

Begründung und Erklärungen: Anonymität, Verlassenheit, Verlust an Privatheit im Krankenhaus, Angst vor der Zukunft sind krankmachende Faktoren, denen Pflegegespräch ebenso wie ärztliches Gespräch entgegenwirken.

Versorgung mit verordneten Medikamenten

Pflegeziel: Einnahme von Medikamenten erleichtern durch Erklärung und zeitgerechte Austeilung.

Pflegerische Maßnahmen: Austeilung der Medikamente zur rechten Zeit und in übersichtlicher Ordnung. Anleitung, wie Medikamente einzunehmen sind (Tageszeit, Bezug zu Mahlzeiten). Erklärung, daß Kapseln, Tabletten, Dragees besser in einem Löffel Kompott oder Brei geschluckt werden können als mit Wasser.

Begründung und Erklärungen: Förderung der Compliance.

Wirkungen und Nebenwirkungen von Medikamenten kontrollieren

Pflegeziel: Unerwünschte Nebenwirkungen früh erkennen.

Pflegerische Maßnahmen: Beobachtung von Haut und Schleimhaut sowie Stuhl und Urin.

Begründung und Erklärungen: Frühzeitiges Erkennen von Nebenwirkungen ermöglicht rechtzeitige Umstellung einer Medikation oder Einleitung von Gegenmaßnahmen.

Erkennen gefährlicher Komplikationen (Blutung, Perforation)

Pflegeziele: Früherkennung von Symptomen wie z. B. Bluterbrechen, Blutstuhl, große Schmerzen, Schock.

Pflegerische Maßnahmen: Sofort Lagerung, Vitalzeichen prüfen, Nahrungskarenz und gleichzeitig Arzt informieren.

Begründung und Erklärungen: Lebensbedrohliche Situationen erfordern rasches Erkennen und Handeln unter Zurückstellung anderer Aufgaben.

Individualität des Patienten stärken

Pflegeziel: Vertrauen zwischen Patient und Behandlungsteam (technische, pflegerische und ärztliche Mitarbeiter) fördern.

Pflegerische Maßnahmen: Den Patienten frühzeitig und ausführlich informieren. Absprachen mit dem Patienten einhalten, z. B. über Tagesablauf, Zeitpunkt der Untersuchungen, Weckzeiten, Mahlzeiten.

Begründung und Erklärungen: Im Behandlungsteam soll gewissenhaft abgesprochen werden, wer, wann den Patienten über was informiert. Dadurch werden unterschiedliche Informationen vermieden, die den Patienten verunsichern.

Pflegesituation

Vorbereitung auf diagnostische und therapeutische Maßnahmen, z. B. endoskopische Methoden

Pflegeziele: Korrekte Vorbereitung des Patienten für die geplante Maßnahme. Dem Patienten Wissen und Kenntnis von dem Vorhaben vermitteln. Unnötige Ängstigung vermeiden.

Pflegerische Maßnahmen: Frühzeitige Information des Patienten über pflegerische Besonderheiten, über Zeitpunkt und Ablauf der Untersuchung, Nahrungskarenz, Darmreinigung. Prämedikation. Im Pflegegespräch psychische Unterstützung. Begleitung zur Untersuchung bzw. Behandlung. Nach der Maßnahme den Pflegebericht der jeweiligen Abteilung beachten und die entsprechenden Maßnahmen durchführen, z. B. Ernährungsvorschriften, besondere Verhaltensregeln (Bettruhe), spezielle Beobachtung des Patienten.

Begründung und Erklärungen: Im Pflegegespräch soll dem Patienten die Angst genommen werden. Er soll sich nicht allein gelassen fühlen. Auch nach der Untersuchung bzw. Behandlung ist das Pflegegespräch von Bedeutung: Der Patient kann über das Erlebte und die damit verbundenen Gefühle sprechen.

Erbrechen, Übelkeit, evtl. verbunden mit Austrocknung und Gewichtsverlust

Pflegeziele: Linderung der Beschwerden. Vermeiden von Komplikationen.

Pflegerische Maßnahmen: Pflegemittel (Nierenschalen, Tücher) am Bett des Patienten bereitstellen. Mundpflege regelmäßig durchführen. Besichtigung des Erbrochenen, bei Auffälligkeiten den Arzt informieren. Für genügende Flüssigkeitszufuhr sorgen, z. B. Tee anbieten. Beobachtung des Hautturgors, der Zunge und Mundhöhle. Bei parenteraler Ernährung Überwachung der Infusion.

Begründung und Erklärungen: Der Patient muß die Sicherheit haben, jederzeit die Pflegemittel erreichen und benutzen zu können. Schwerkranke Patienten sind durch Aspiration von Erbrochenem gefährdet (Schluckpneumonie). Besonders bei älteren Patienten kommt es leicht zur Exsikkose. Eine borkige und belegte Zunge weist auf eine zu geringe Flüssigkeitszufuhr hin.

funktionelle Obstipation

Pflegeziel: Zusammenhänge erklären.

Pflegerische Maßnahmen: Im Pflegegespräch mit dem Patienten Ernährungs- und Stuhlgewohnheiten erfragen. Den Patienten über die Auswirkungen der Gewohnheiten informieren. Nach Angabe des Arztes gemeinsam mit dem Patienten Lösungen erarbeiten (z. B. Darmtraining). Ernährungsvorschläge. Stuhlbeobachtung (Häufigkeit, Form, Farbe, Konsistenz und Auflagerungen).

Pflegesituation

funktionelle Obstipation
Fortsetzung

Begründung und Erklärungen: Voraussetzung für diese pflegerischen Maßnahmen ist die Bereitschaft des Patienten, mitzuarbeiten. Diese Bereitschaft wird im erklärenden Gespräch gefördert.

Diarrhoe

Pflegeziel: Hygienische und psychologische Hilfestellung geben.

Pflegerische Maßnahmen: Für Patienten möglichst ein Zimmer mit angegliederter Naßzelle auswählen. Für die Intimtoilette dem Patienten Einwegmaterialien und besondere Pflegemittel (Pflegeschaum, Salben) anbieten. Stuhlbeobachtung (Häufigkeit, Menge, Aussehen, Konsistenz).

Begründung und Erklärungen: Je nach Befinden des Patienten sollte ihm ein Toilettenstuhl an das Bett gestellt werden. Hierdurch hat er die Sicherheit, die Toilette bzw. den Toilettenstuhl jederzeit erreichen zu können. Aus hygienischen Gründen ist es ratsam, Einwegmaterialien (Waschhandschuhe) zu verwenden. Milde Reinigungsmittel und weiches Toilettenpapier verhindern eine zusätzliche Reizung der Analregion. Salben mit hautschützender und pflegender Wirkung verwenden. Um eine Kontraktion der Gefäße im Analbereich zu erreichen, sollte eine Waschung mit kühlem Wasser enden. Veränderungen des Stuhls, z. B. Blut- oder Schleimauflagerungen sowie zunehmende Häufigkeit sind rechtzeitig zu erkennen und zu dokumentieren.

2 Krankheiten der Leber

U. Gerlach

Lernziele

Nach dem Studium dieses Kapitels können Sie
- Angaben über den anatomischen Bau der Leber machen,
- wichtige physiologische Funktionen der Leber erklären,
- akute und chronische Leberkrankheiten benennen,
- allgemeine Beschwerden von Leberkranken beschreiben,
- wichtige Symptome von Leberkrankheiten angeben, die man an der Haut und am Auge sehen kann,
- die wichtigen Laborproben zur Diagnostik von Leberkrankheiten beurteilen,
- die lebensgefährlichen Komplikationen der Leberzirrhose schildern,
- Angaben über die Behandlung von Leberkrankheiten machen.

Anatomie und Physiologie

Die Leber (Abb. 2.1) ist mit 1500 g das schwerste Organ der Eingeweide. Der große rechte Leberlappen (Lobus dexter) wird vom kleineren linken Lappen (Lobus sinister) an der *Oberfläche* durch das Lig. falciforme hepatis, an der *Unterfläche* durch das Lig. teres hepatis bzw. durch eine Einkerbung (Fissur) getrennt. Zwei kleinere Lappen (Lobus caudatus und Lobus quadratus) lassen sich nur an der Unterseite der Leber (Viszeralfläche) abgrenzen. Zwischen Lobus quadratus und rechtem Leberlappen befindet sich das Gallenblasenbett mit der Gallenblase.

Durch die *Leberpforte* (Porta hepatis) treten verschiedene Gefäße, Gallengang und Nervenäste hindurch:
a) die große Pfortader (V. portae), durch die venöses, nährstoffreiches Blut aus Magen, Darm und Milz in die Leber transportiert wird;
b) die schwächere Leberarterie (A. hepatica propria), die sauerstoffreiches Blut zur Leber bringt;
c) der Ductus hepaticus communis, durch den die in der Leber gebildete Galle aus der Leberpforte herausgeleitet wird;
d) mehrere Lymphgefäße, die aus der Leberpforte austreten;
e) Nervenäste des N. vagus und des N. sympathicus, die durch die Leberpforte in das Organ eintreten und Leberzellen und Gefäße versorgen.

Ohne Beziehung zur Leberpforte verläßt das venöse Blut die Leber durch mehrere Lebervenen, die direkt in die untere Hohlvene (V. cava) einmünden.

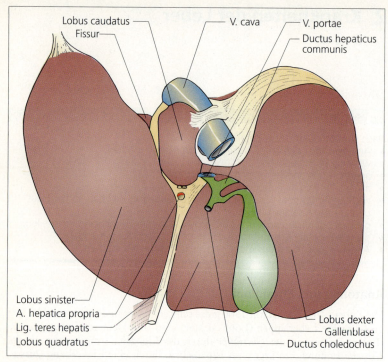

Abb. 2.**1**   Viszeralfläche der Leber. A. = Arteria, V. = Vena, Lig. = Ligamentum

Funktionelle Bedeutung

❖ Größte Aufgabe: Die Leber ist das Zentralorgan im Stoffwechsel der Kohlenhydrate, Eiweißkörper und Fette. Die einzelnen Stoffwechselschritte werden durch zahlreiche Enzyme ermöglicht.
❖ Andere Aufgaben im Stoffwechsel: z. B. Entgiftung von körpereigenen und von außen zugeführten schädlichen Substanzen.
❖ Viele *Arzneimittel* werden in der Leber um- und abgebaut.
❖ Beim Abbau des Hämoglobins entsteht der Gallenfarbstoff Bilirubin. Man unterscheidet 2 Formen des Bilirubins:
  – unkonjugiertes, indirektes Bilirubin (erhöht bei prähepatischem Ikterus, z. B. bei hämolytischer Anämie),
  – konjugiertes, direktes Bilirubin (erhöht bei hepatischem oder posthepatischem Ikterus, z. B. Hepatitis, Gallengangsverschluß).

Die Leber ist das wichtigste Organ für den Cholesterinstoffwechsel. Auch Triglyceride werden in der Leber synthetisiert. Aus dem Cholesterin entstehen in den Leberzellen die primären Gallensäuren. Diese werden über die Gallengänge zur Gallenblase bzw. zum Zwölffingerdarm abgeleitet. Im Darm werden sie zur Resorption von Lipiden benötigt.

Untersuchungsmethoden

1. Perkussion (Beklopfen) und Palpation (Betasten). Bei vielen Erkrankungen der Leber ist das Organ vergrößert,
2. Laborproben,
3. Ultraschalluntersuchung der Leber (Sonographie),
4. laparoskopische Besichtigung der Leberoberfläche und der Gallenblase,
5. histologische Untersuchung eines durch Punktion gewonnenen Leberzylinders (entweder während der Laparoskopie oder durch sog. Leberblindpunktion),
6. Szintigraphie der Leber,
7. Computertomographie (ohne und mit Kontrastmittel),
8. Kernspintomographie (= Magnetresonanztomographie).

Akute Virushepatitis

Definition

Zur Virushepatitis im weiteren Sinne gehören auch die Krankheiten, bei denen eine Hepatitis nur begleitend, also nicht im Vordergrund des Krankheitsbildes auftritt. Beispiele sind Infektionen mit Epstein-Barr-Viren (infektiöse Mononukleose), Zytomegalieviren, Herpesinfektionen und Mumps (S. 613 f.).

Die Virushepatitis ist eine meldepflichtige, akute, ansteckende Leberkrankheit mit zahlreichen Allgemeinsymptomen. Verschiedene Erreger sind bekannt, die ähnliche Krankheitsbilder hervorrufen.

Häufigkeit

Die Virushepatitis ist weltweit verbreitet. Ihre verschiedenen Formen gehören zu den häufigsten meldepflichtigen Infektionskrankheiten in Deutschland. Die Krankheitserreger sind in
– 45 % Hepatitis-A-Viren,
– 45 % Hepatitis-B-Viren,
– ca. 10 % Hepatitis-C, D und E-Viren.

Virologie

Man unterscheidet 5 Erreger der akuten Virushepatitis:
- Hepatitis-A-Virus,
- Hepatitis-B-Virus,
- Hepatitis-D-Virus,
- Hepatitis-C-Virus,
- Hepatitis-E-Virus.

Hepatitis-C-Virus und Hepatitis-E-Virus sind Erreger der früher als Non-A-non-B-Hepatitis bezeichneten Krankheit, die kürzlich differenziert werden konnten.

Das *Hepatitis-A-Virus* (HAV) ist ein RNS-(*Ribo*nucleins*äure-)Virus. Es ist weltweit verbreitet. Die Übertragung erfolgt in erster Linie fäkal-oral durch Schmierinfektion oder durch Verunreinigung von Trinkwasser und Nahrungsmitteln. In den Industrieländern mit hohem Hygienestandard ist die Durchseuchung der Bevölkerung mit Hepatitis-A-Virus rückläufig.

Die Viren können im Stuhl des Patienten elektronenmikroskopisch nachgewiesen werden; diese Methode hat jedoch keine praktische Bedeutung. Dagegen ist der Nachweis und der im Lauf der Krankheit meßbare Anstieg von Antikörpern gegen Hepatitis-A-Viren im Serum des Patienten diagnostisch wertvoll (Abb. 2.2). Im akuten Stadium der Hepatitis A sind Antikörper der IgM-Klasse nachweisbar. In späteren Stadien findet man Antikörper aus der IgE-Klasse. So kann eine frische von einer älteren Infektion unterschieden werden.

Das *Hepatitis-B-Virus* (HBV) ist ein DNS-(*Desoxyribo*nucleins*äure-)Virus, das gleichfalls weltweit vorkommt. Die Übertragung erfolgt vorwiegend parenteral, aber auch perinatal und sexuell. Eine orale Übertragung ist in seltenen Fällen möglich. Die Durchseuchung in Nord- und Mitteleuropa beträgt etwa 0,1–1% der Bevölkerung.

Die Struktur des Hepatitis-B-Virus ist weitgehend bekannt. Es besteht aus einem Innenkörper (core) und einer Außenhülle (surface). Nachweis und kurvenförmiger Verlauf verschiedener serologischer Marker dienen der Diagnose und Prognose einer Hepatitis B.

Die Hülle (surface) des Hepatitis-B-Virus ist das HB_s-Antigen; der Innenkörper (core) ist das HB_c-Antigen. Ein weiterer Bestandteil des Hepatitis-B-Virus ist das HB_e-Antigen. Von diesen Antigenen können HB_s-Antigen und HB_e-Antigen im Blutserum der Patienten serologisch nachgewiesen werden. Dagegen kann HB_c-Antigen nur im Lebergewebe, nicht aber im Blutserum aufgefunden werden. Ein wichtiges Enzym des Hepatitis-B-Virus ist die DNS-Polymerase. Der Nachweis dieses Enzyms im Blutserum spricht für das Vorhandensein kompletter Hepatitisviren im Blut. Elektronenmikroskopisch können diese direkt nachgewiesen werden. Doch ist dies für die Praxis zu aufwendig. Neuerdings und mit hoher Empfindlichkeit gelingt es mit molekularbiologischen Methoden, die Hepatitis-B-Virus-DNS im Serum nachzuweisen.

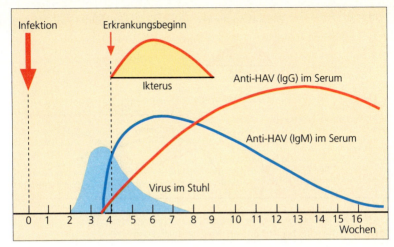

Abb. 2.**2** Schematischer Ablauf einer Hepatitis-A-Infektion

Die zeitlichen Beziehungen zwischen Infektion, Auftreten der Antigene und der Antikörper wird in der Abb. 2.3 dargestellt. Das Auftreten von Anti-HB_c und Anti-HB_s zeigt an, daß die Infektion überwunden ist. Anti-HB_s bleibt über Jahre im Serum nachweisbar und bedeutet Schutz vor erneuter Infektion mit Hepatitis-B-Viren (vgl. Impfung S. 83).

Das *Hepatitis-D-Virus* (HDV) ist ein RNS-Virus. Um infektiös zu sein, muß es von HB_s-Antigenen umhüllt sein. Deshalb entwickelt sich eine Hepatitis D nur bei Personen, die schon früher oder simultan mit Hepatitis-B-Viren infiziert sind. Die Infektion wird durch Nachweis von Antikörpern gegen Hepatitis-D-Virus-Antigen im Blut der Patienten erkannt. Das Hepatitis-D-Virus kommt bei uns selten, in den Mittelmeerländern dagegen häufiger vor. Entsprechend dem Infektionsweg von Hepatitis-B-Virus wird auch das Hepatitis-D-Virus vorwiegend parenteral, auch sexuell übertragen.

Das *Hepatitis-C-Virus* ist ein RNS-Virus. Etwa 70 % der früher als Non-A-non-B-Hepatitis bezeichneten Erkrankungen werden durch dieses Virus hervorgerufen. Auch die Hepatitis, die nach Bluttransfusionen auftritt, ist großenteils durch Hepatitisvirus C ausgelöst. Die Infektion mit diesem Virus wird am Auftreten von Antikörpern im Blut erkannt.

Die Übertragung geschieht überwiegend parenteral, perinatal, auch oral. Infizierte Blutspender sind eine wichtige Infektionsquelle.

Das *Hepatitis-E-Virus* (HEV) ist ein RNS-Virus. Es wird ähnlich Hepatitis-A-Viren übertragen. Ein kleinerer Teil der früher als Non-A-non-B-Hepatitis bezeichneten Krankheiten ist durch Hepatitis-E-Virus hervorgerufen.

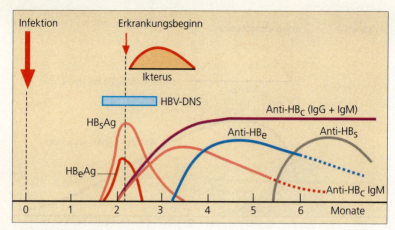

Abb. 2.**3** Schematischer Ablauf einer Hepatitis-B-Infektion

Die eingedrungenen Hepatitisviren werden vom gesunden Organismus als Antigene erkannt. Als Abwehrreaktion bildet der Wirtsorganismus Antikörper. Diese Reaktion läuft nach bestimmten Gesetzen ab und kann für die Diagnostik und Prognose der Virushepatitis benutzt werden.

Alle genannten Virusinfektionen rufen bei günstigem Verlauf eine langanhaltende Immunität hervor.

Pathophysiologie

Die in den Körper eingedrungenen Viren erreichen die Leberparenchymzellen (Hepatozyten) über den Blut- oder Lymphweg. Die Viren vermehren sich in den Leberzellen. In der Auseinandersetzung zwischen Hepatitisviren und Wirt kommt es an den infizierten Leberzellen zu immunologischen Reaktionen, die durch Lymphozyten vermittelt werden. Dadurch werden Leberzellen geschädigt; etliche sterben ab (pathologisch-histologisch als „Lebereinzelzellnekrose" bezeichnet). Die Viruselimination erfolgt wahrscheinlich immunologisch. So entwickeln sich folgende diagnostisch verwertbare Erscheinungen:

❖ Die Zellwand wird „undicht" (Permeabilitätsstörung): Zellständige *Enzyme* (z. B. Transaminasen) verlassen die Leberzelle und gelangen über den extrazellulären Saftstrom ins Blut, wo sie als wichtiges diagnostisches Symptom frühzeitig nachzuweisen sind (Abb. 2.**4**).
❖ Der Transport des Gallenfarbstoffs *Bilirubin* ist gestört: Es kommt zur Gelbsucht (Ikterus).
❖ Oft ist die Ausscheidung von *Gallensäuren* durch die Leber behindert: Es kommt zur Vermehrung der Gallensäuren im Blut und zur Anreicherung in der Haut, wodurch Juckreiz hervorgerufen wird.

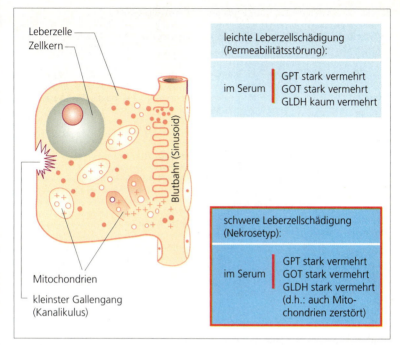

Abb. 2.**4** Enzymdiagnostik bei Leberkrankheiten. Intrazelluläre Enzymlokalisation: ● GPT im Zytoplasma, ○ GOT in Zytoplasma und Mitochondrien, + GLDH in Mitochondrien

Klinik

Die verschiedenen Formen der akuten Virushepatitis laufen in ähnlichen klinischen Bildern ab. Das klassische Krankheitsbild ist die akute Hepatitis mit Gelbsucht. Die Inkubationszeiten sind in Tab. 2.1 angegeben.

Im *präikterischen Prodromalstadium* (Vorläuferstadium) klagen die Patienten über uncharakteristische Beschwerden wie Appetitlosigkeit, Übelkeit, Unverträglichkeit von Alkohol, Fett und Nikotin. Die Leistungsfähigkeit ist vermindert: Die Patienten fühlen sich müde, matt und klagen über Konzentrationsschwäche. Weitere Symptome wie Schwindel, Meteorismus, Durchfall, Gelenkschmerzen (in ca. 20 % der Fälle) und gelegentlich Juckreiz können auftreten. Häufig entwickelt sich Fieber zwischen 37,5 und 38,5 °C. Die Leber ist druckempfindlich, evtl. etwas vergrößert und von vermehrter Konsistenz. Der Harn ist schon im Prodromalstadium dunkel gefärbt. Bilirubin und Urobilinkörper sind im Harn vermehrt. Der Stuhl ist oftmals lehmfarben. Im

Tabelle 2.**1** Merkmale zur Unterscheidung der Hepatitisformen

Kriterium	Hepatitis A	Hepatitis B	Hepatitis D	Non-A-non-B-Hepatitis Hepatitis C	Hepatitis E
Betroffenes Lebensalter	vorwiegend Jugendliche	alle Altersklassen	alle Altersklassen	Merkmale ähnlich Hepatitis B	Merkmale ähnlich Hepatitis A
Jahreszeitliche Häufung	Herbst und Winter	keine	keine		
Übertragung	vorwiegend fäkal-oral, auch sexuell	vorwiegend parenteral, auch perinatal, oral und sexuell	vorwiegend parenteral, auch sexuell		
Inkubationszeit	kurz: 14–45 Tage	lang: 30–180 Tage	90–180 Tage		
Serologie	HAV-Antikörper	HBV-Antigene und Antikörper	HDV-Antigen	HBC-Antikörper	keine Zeichen für HAV, HBV, HCV

Blutbild findet man eine relative Lymphozytose. An der Haut sieht man gelegentlich Exantheme und Petechien (punktförmige Hautblutungen). Etwa 5–8 Tage später wird der Patient bei ikterischer Verlaufsform gelb.

Das *ikterische Stadium* erkennt man zuerst am Sklerenikterus. Mit Beginn des Ikterus bessern sich bei vielen Patienten die subjektiven Beschwerden. Die Leber ist meist vergrößert und druckschmerzhaft. Gelegentlich besteht eine Milzschwellung. Im Harn können Urobilinkörper vorübergehend fehlen, insbesondere bei cholestatischer Verlaufsform (S. 81). Extrahepatische Symptome wie Bradykardie, Oberflächengastritis und Oligurie kommen vor. Selten ist eine Myokarditis vorhanden. Im ikterischen Stadium lassen sich gelegentlich im Halsbereich geringfügige Lymphknotenschwellungen tasten.

Das Bilirubin erreicht im Serum bei ikterischer Verlaufsform innerhalb weniger Tage sein Maximum. Das Ausmaß der Hyperbilirubinämie schwankt beträchtlich: Werte zwischen 2 und 20 mg/dl, in seltenen Fällen auch darüber hinaus, kommen vor. Der Anteil des konjugierten (direkten) Bilirubins beträgt ca. 50 % des Gesamtbilirubins.

Im Beginn der akuten Hepatitis sind die Blutgerinnungsfaktoren wenig verändert. Dagegen werden bei schwerem Verlauf der Virushepatitis die in der Leber synthetisierten Gerinnungsfaktoren, insbesondere Faktor II, V, VII und X, im Blut vermindert angetroffen. Deshalb ist die Kontrolle des Prothrom-

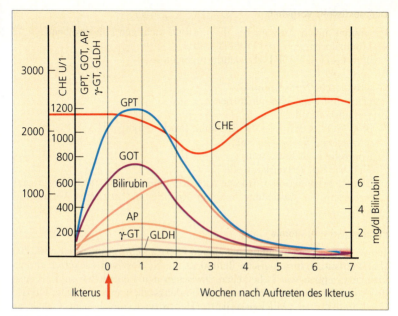

Abb. 2.**5** Verlauf einer akuten ikterischen Virushepatitis. AP = alkalische Phosphatase, CHE = Cholinesterase, γ-GT = Glutamyltransferase, GLDH = Glutamatdehydrogenase, GOT = Glutamat-Oxalazetat-Transaminase, GPT = Glutamat-Pyruvat-Transaminase

binwertes eine wichtige Methode in der Verlaufsbeurteilung: Der Übergang in eine fulminante Hepatitis kann am Absinken der genannten Gerinnungsfaktoren frühzeitig erkannt werden.

Während die Transaminasen und andere hepatozelluläre Enzyme im Blutserum der Kranken stark erhöht sind, sinkt die Cholinesterase gesetzmäßig ab. Dieses Enzym wird in den Hepatozyten synthetisiert. Bei Untergang von Leberzellen sinkt die Syntheserate, so daß die Aktivität von Cholinesterase im Serum der Kranken vermindert ist. Die Konzentration von Eisen im Serum ist erhöht (bei den meisten anderen Infektionskrankheiten vermindert).

Im *postikterischen Stadium* (Reparationsphase) ist die Gelbsucht abgeklungen, Leber und Milz sind noch tastbar, aber weniger schmerzhaft. Die pathologischen Laborwerte sind rückläufig. Abb. 2.**5** zeigt den charakteristischen Ablauf einiger Laborwerte bei akuter ikterischer Virushepatitis.

Diagnostisches Vorgehen

Programm für die Auswahl von diagnostisch wichtigen Laborproben:
1. Minimalprogramm zur Frühdiagnostik
   Blut: GOT und GPT als wichtigste Suchtests,
   Bilirubin,
   serologische Virusdiagnostik,
   Harn: Bilirubin, Urobilinkörper.
2. Verlaufskontrolle
   Blut: GOT, GPT, GLDH, Bilirubin, Prothrombin,
   serologische Virusdiagnostik.
3. Kontrolle nach Entlassung
   Blut: wie bei Verlaufskontrolle.
   Evtl. Leberpunktion 3 Monate nach Krankheitsbeginn zur histologischen
   Sicherung der Ausheilung bzw. zur Erkennung chronischer Verlaufsfor-
   men.

Pathologische Anatomie

Laparoskopisch sieht man bei der akuten Hepatitis eine große rote Leber. Der
charakteristische histologische Befund ist die Nekrose von Einzelzellen oder
kleinen Gruppen von Leberzellen. Zwischen den Leberzellen sind als Ausdruck der Entzündung einkernige Entzündungszellen angehäuft. Bei Hepatitis B findet man „Milchglaszellen" (Hepatozyten mit hohem Gehalt an
HB_3Ag).

Prognose

Die *Hepatitis A* verläuft im allgemeinen mild und ohne Komplikationen. Sie
heilt meist innerhalb von 4–6 Wochen, bisweilen erst nach 3 Monaten folgenlos ab. Oft verläuft die Infektion sogar unbemerkt. Ein Übergang in eine
chronische Hepatitis kommt nicht vor. In seltenen Fällen kann die Hepatitis
A bedrohlich verlaufen, so daß akute Leberinsuffizienz und Tod des Patienten
eintreten.

Die akute *Hepatitis B* heilt in etwa 90 % der Krankheitsfälle nach 6–12
Wochen aus. Längerwährende Verlaufsformen kommen vor. In etwa 10 % der
Erkrankungen geht die akute Virushepatitis B in eine chronische Hepatitis
über.

Die *Hepatitis C* ähnelt in ihrem Verlauf der Hepatitis B, doch ist der Ablauf
häufig wellenförmig und geht in 40–50 % der Patienten in ein chronisches
Stadium über.

Die *Hepatitis E* ähnelt in ihrem Ablauf der Hepatitis A, ist aber für Schwangere gefährlich (S. 82).

Die gleichzeitige Infektion mit *Hepatitis-B- und Hepatitis-D-Viren* verursacht einen besonders schweren Krankheitsverlauf, der relativ oft in eine
chronische Hepatitis, aber auch in eine fulminante Hepatitis einmündet.

Insgesamt liegt die Anzahl von tödlichen Verläufen bei Patienten mit akuter Virushepatitis unter 1 %.

Besondere Verlaufsformen

Anikterische Hepatitis: Anikterische Verlaufsformen, bei denen die Erkrankten keine Gelbsucht ausbilden, sind wahrscheinlich sehr häufig. Untersuchungen während Hepatitisepidemien haben gezeigt, daß mehr als die Hälfte der infizierten Personen keinen Ikterus aufweisen. (Die kindliche Hepatitis verläuft besonders häufig anikterisch.)

Die Beschwerden des Patienten mit anikterischer Hepatitis gleichen denen des Patienten mit ikterischem Verlauf. Auch bei anikterischem Verlauf steigen die Transaminasen im Blutserum an. Die Leberbiopsie zeigt ebenfalls gleiche Befunde wie bei iktersicher Hepatitis.

Auch die anikterische Hepatitis kann in ein chronisches Stadium übergehen. Vielleicht ist die Neigung zur Chronizität bei anikterischer Hepatitis sogar höher als bei ikterischer.

Hepatitis mit verzögerter Abheilung (prolongierter Verlauf): Wenn im Ablauf einer akuten Hepatitis die Leberfunktionsproben 3 Monate nach Krankheitsbeginn noch nicht wieder normalisiert sind, spricht man von Hepatitis mit verzögertem Ablauf. Meistens heilen diese Krankheitsfälle in den folgenden Wochen aus.

Cholestatische Hepatitis: Auch diese Hepatitisform hat häufig einen verzögerten Ablauf. Im klinischen Bild imponiert ein starker Ikterus mit Bilirubinwerten zwischen 15 und 30 mg/dl. Die alkalische Phosphatase ist besonders stark erhöht. Im Harn kann die Urobilinogenprobe negativ sein. Die Kranken klagen über starken Juckreiz, der auf Ablagerung von Gallensäuren in der Haut zurückgeführt wird.

Subakute Hepatitis: Es handelt sich um eine schwere Verlaufsform mit Ausbildung von Aszites, Leberinsuffizienz und schließlich tödlichem Ausgang.

Fulminante Hepatitis: Bei dieser seltenen Form der akuten Hepatitis (A–E) kommt es innerhalb weniger Tage zur Leberinsuffizienz und zum Leberkoma. Etwa 80 % der Patienten mit dieser Form der akuten Hepatitis sterben an ihrer Erkrankung.

Hepatitis in der Schwangerschaft: Die Hepatitis in der Gravidität verursacht nach derzeitiger Kenntnis keine Mißbildungen, kann aber zur Infektion des Kindes führen, und zwar prä-, intra- oder postpartal.

Die Hepatitis A verläuft bei einer Schwangeren so, wie auch außerhalb der Schwangerschaft. Eine Übertragung des Virus während der Gravidität oder postpartal auf das Kind wurde nicht beobachtet.

Die Hepatitis B zeigt ebenfalls innerhalb und außerhalb einer Schwangerschaft den gleichen Verlauf. Aber das Hepatitis-B-Virus wird häufig auf das Kind übertragen, und zwar meistens perinatal (Infektion im Geburtskanal durch das Blut der Mutter), seltener intrauterin über die Plazenta und postnatal. Neugeborene von Müttern, die Hepatitis-B-Virus infiziert sind, werden aktiv und passiv immunisiert (S. 83).

Das Hepatitis-D-Virus kann wie das Hepatitis-B-Virus auf das Kind übertragen werden. Da sich eine Infektion nur im Zusammenwirken mit Hepatitis-B-Viren entwickelt, schützt die Immunisierung gegen Hepatitis B auch vor Hepatitis D.

Das Hepatitis-C-Virus kann gleichfalls perinatal übertragen werden. Eine Schutzimpfung ist noch nicht möglich.

Eine Infektion mit Hepatitis-E-Virus, die in Europa selten vorkommt, nimmt in der Schwangerschaft oft einen gefährlichen Verlauf mit Übergang in eine fulminante Hepatitis mit hoher Letalität.

Die wichtigste *Prophylaxe* besteht in sorgfältiger Hygiene.

Differentialdiagnose

Auch andere Krankheiten als die Virushepatitis können das Symptom Ikterus bewirken. Von der akuten Virushepatitis unterscheiden sie sich durch die Anamnese, durch die Konstellation der Symptome und durch eigene charakteristische klinische, chemische und serologische Befunde. Häufige und wichtige Krankheiten, die differentialdiagnostisch von der akuten Virushepatitis abgegrenzt werden müssen, sind Verschlußikterus, Arzneimittelikterus, hämolytischer Ikterus und Schwangerschaftsikterus.

Immunität

Eine überstandene Virushepatitis hinterläßt jahrelange, wahrscheinlich lebenslange Immunität. Eine Kreuzimmunität besteht aber nicht.

Prophylaxe

Die wichtigsten prophylaktischen Maßnahmen, um die Übertragung von Hepatitisviren zu vermeiden, sind:
* Sorgfältige Hygienemaßnahmen beim Umgang mit Erkrankten,
* Impfung gegen Virushepatitis B,
* Vermeidung unnötiger Gabe von Bluttransfusionen und Blutprodukten,
* vorbeugend und bei Verdacht auf Infektion mit Hepatitis-A-Virus intramuskuläre Injektion von γ-Globulin,
* bei Verdacht auf Infektion mit Hepatitisvirus B sofortige intramuskuläre Injektion von Hyperimmunglobulinserum, evtl. in Kombination mit aktiver Impfung, sofern nicht ohnehin schon Antikörper vorhanden sind.

Virushepatitis A

Bei Exposition gegenüber Hepatitis-A-Viren ist die passive Prophylaxe mit γ-Globulin wirksam. Voraussetzung ist, daß das γ-Globulin vor der Exposition oder so früh wie möglich in der Inkubationszeit verabreicht wird. Deshalb sollen Personen mit engem Kontakt zu Hepatitis-A-Erkrankten durch intramuskuläre Gabe von γ-Globulin geschützt werden.

Chronisch gefährdete Personen, z. B. Reisende in Ländern mit hoher Hepatitis-A-Häufigkeit, können gleichfalls durch intramuskuläre Gabe von γ-Globulin geschützt werden. Der Schutz hält etwa 3 Monate an. Bei chronisch gefährdeten Personen sollte vor der Injektion der Hepatitis-A-Antikörpertiter bestimmt werden, um solche Personen zu ermitteln, die durch eine frühere Infektion mit Hepatitis-A-Viren sowieso gegen eine Neuerkrankung geschützt sind.

Virushepatitis B

Bei Inokulation von Hepatitis-B-Viren ist die intramuskuläre Injektion von Hyperimmunglobulinserum, das einen hohen Gehalt an spezifischen Antikörpern (Anti-HB$_s$) enthält, gut wirksam, wenn das Hyperimmunglobulinpräparat frühzeitig, nämlich innerhalb von Stunden nach der Inokulation der Hepatitis-B-Viren, verabreicht wird. Daher ist die Anwendung des Hyperimmunglobulinserums zur passiven Prophylaxe der Hepatitis B dann indiziert, wenn Hepatitis-B-virushaltiges Material akzidentell inokuliert wurde (Bagatellverletzungen mit Injektionsnadeln usw.).

Patienten und Personal von Dialysezentren und Infektionsstationen können prophylaktisch behandelt werden, wenn gehäuft Hepatitis-B-Fälle auftreten. Die Schutzwirkung erstreckt sich bei einmaliger Gabe auf 4–6 Monate.

Neugeborene von Hepatitis-B-Virus-positiven Müttern werden mit γ-Globulin prophylaktisch behandelt.

Virushepatitis C und E

Eine Immunisierung bei Exposition gegenüber diesen Hepatitiden ist noch nicht möglich.

Aktive Immunisierung

Ein gentechnologisch hergestellter Impfstoff, der HB$_s$Ag enthält, ist verfügbar. Mehrmalige Injektion dieses Impfstoffs bewirkt die Bildung von Antikörpern gegen HB$_s$-Antigen, wodurch ein wirksamer Schutz gegen Erkrankung an Virushepatitis B gegeben ist.

Auch gegen Hepatitis A ist ein gentechnisch hergestellter Impfstoff erhältlich.

Therapie

Allgemeinmaßnahmen

Der akut erkrankte Patient wird im allgemeinen im Krankenhaus behandelt, doch ist durchaus eine häusliche Behandlung zu vertreten, sofern es sich nicht um eine schwere Verlaufsform handelt. Man verordnet Bettruhe, die im weiteren Krankheitsverlauf gelockert wird. Kataplasmen auf dem rechten Oberbauch werden häufig angenehm empfunden.

Diätetisch versorgt man den Patienten mit einer leicht verdaulichen Kost, wobei man sich nach dem Appetit des Kranken richten kann: Besonders in den ersten Behandlungstagen wird man wegen der subjektiven Inappetenz leichte Kost bevorzugen. Kehrt der Appetit zurück, gibt man etwa 5 kleine Mahlzeiten pro Tag, die aus gemischter Kost bestehen. Fettreiche Speisen, Gebratenes und sog. blähende Speisen werden meist schlechter vertragen. Alkohol ist strikt verboten.

Pharmakotherapie

Eine spezifische Pharmakotherapie ist noch nicht bekannt. Entwickelt sich bei dem Patienten mit akuter Hepatitis ein Flüssigkeitsverlust infolge Erbrechens oder starker Inappetenz, substituiert man die fehlende Flüssigkeit durch intravenöse Infusionen. Falls erforderlich, sind leichte Sedativa erlaubt. Bei starkem Juckreiz, insbesondere bei cholestatischer Hepatitis, vermindert man den Gallensäurepool im Organismus durch Colestyramin, das oral gegeben wird.

Die sog. Leberschutzpräparate haben bei akuter Hepatitis keine gesicherte Wirkung.

Bei längerdauerndem Ikterus, insbesondere bei der cholestatischen Form, muß man den Prothrombinwert kontrollieren und evtl. Vitamin K parenteral verabreichen.

Entwickelt sich im Ablauf der akuten Hepatitis ein Coma hepaticum, so bedeutet dies akutes Leberversagen. Dann sind alle Maßnahmen der intensivmedizinischen Behandlung erforderlich (vgl. S. 93). Heute kommt auch eine Lebertransplantation in Frage.

Mit Einsetzen der Gelbsucht bessern sich meistens die subjektiven Beschwerden des Patienten. Größere körperliche Belastung soll der Patient aber mindestens 6 Wochen lang vermeiden. Bevor er sich wieder mehr belasten kann, sollten die folgenden Voraussetzungen erfüllt sein:
* subjektives Wohlbefinden,
* objektive Normalisierung von Bilirubin und Transaminasen.

Im Zweifelsfall wird man eine histologische Untersuchung der Leber vornehmen, um die Ausheilung abzusichern.

Leberbeteiligung bei Infektionskrankheiten

Hepatitis als Begleitreaktion entwickelt sich bei verschiedenen Infektionskrankheiten. Wichtige Beispiele sind:
* infektiöse Mononukleose,
* Zytomegalie,
* Herpes,
* Röteln,
* Gelbfieber,
* Leptospirosen.

Diese Krankheiten werden im Kapitel „Infektionskrankheiten" abgehandelt.

Kranke mit erworbenem Immundefektsyndrom (*a*cquired *i*mmune *d*efi-ciency *s*yndrome = AIDS) haben fast immer histologisch sichtbare Leberver-änderungen. Sog. opportunistische Infektionen führen zu einer Leberentzün-dung. Dabei handelt es sich oft um Mykobakterien (Mycobacterium avium intracellulare) und um Zytomegalieviren. Häufig werden in der Leber der AIDS-Patienten Kaposi-Sarkome gefunden.

Funktionelle Hyperbilirubinämien

Definition

Es handelt sich um eine isolierte Störung im Bilirubinstoffwechsel bei norma-ler Funktion der Leberzellen und normaler Leberstruktur. Die funktionellen Hyperbilirubinämien können in erworbene und angeborene familiäre, ererbte Formen eingeteilt werden.

Erworbene Hyperbilirubinämien

Bei dem Krankheitsbild des *hämolytischen Ikterus* entsteht die Hyperbilirubin-ämie durch ein Überangebot von Bilirubin, das durch vorzeitigen Abbau von Erythrozyten in der Milz anfällt (S. 570).

Bei anderen Krankheiten tritt eine *intravasale* Hämolyse ein, z.B. bei Mala-ria (S. 677).

Durch Zerfall unreifer Erythrozyten im Knochenmark entsteht die *Shunt-Hyperbilirubinämie* (Kurzschluß-Hyperbilirubinämie), z.B. bei perniziöser An-ämie (S. 567) oder erythropoetischer Porphyrie (S. 162).

Familiäre nichthämolytische Hyperbilirubinämien

Diese genetisch bedingten Hyperbilirubinämien können in zwei Formen ein-geteilt werden, von denen bei der einen überwiegend unkonjugiertes (indirek-tes) Bilirubin, bei der anderen überwiegend konjugiertes (direktes) Bilirubin im Blut erhöht ist.

Familiäre unkonjugierte Hyperbilirubinämien

Gilbert-Syndrom oder Meulengracht-Syndrom: 2–6% der Bevölkerung sind be-troffen. Die Symptome werden gewöhnlich erst nach der Pubertät manifest. Das Syndrom kann familiär gehäuft sein, kommt aber auch sporadisch vor.

Klinik: Die Gelbsucht tritt schubweise auf. Häufig klagen die Patienten über Mattigkeit, Ermüdbarkeit, Druckempfindlichkeit der Leber, Kopfschmerzen, Übelkeit, Reizbarkeit und ähnliche Symptome. Die Schübe der Gelbsucht können durch körperliche Anstrengung, durch Infekte oder Alkohol ausgelöst werden. Leber und Milz sind nicht vergrößert. Im Blutserum ist das indirekte Bilirubin erhöht (selten über 3 mg/dl). Die Transaminasen sind normal.

Prognose: Es handelt sich um eine harmlose Anomalie, keine eigentliche Krankheit. Eine Therapie ist unnötig.

Crigler-Najjar-Syndrom: Dieses seltene Syndrom beruht auf einem Mangel an Glucuronyltransferase, einem Enzym, welches die Konjugation des Bilirubins bewirkt. Bei Fehlen dieses Enzyms steigt das indirekte, unkonjugierte Bilirubin im Serum bis auf 40 mg/dl. Die Kinder, die mit diesem Enzymmangel geboren werden, sterben meist innerhalb des 1. Lebensjahres an Kernikterus (Gehirn). Fehlt das Enzym nicht vollständig, kann das Erwachsenenalter erreicht werden.

Familiäre konjugierte Hyperbilirubinämien

Zu dieser Gruppe gehören zwei seltene Syndrome, nämlich das Dubin-Johnson- und das Rotor-Syndrom. Sie sind differentialdiagnostisch zu beachten.

Chronische Hepatitis

Definition

Es handelt sich um keine einheitliche Krankheit, sondern um Erkrankungen mit unterschiedlicher Ätiologie und Pathogenese. Die Diagnose ist erst berechtigt, wenn die klinischen, klinisch-chemischen, immunologischen, virologischen und histologischen Zeichen einer Hepatitis mindestens 6 Monate lang ohne wesentliche Besserung bestehen.

Man unterscheidet 3 Verlaufsformen der chronischen Hepatitis:
* chronisch lobuläre Hepatitis, die auch als Minimalhepatitis bezeichnet wird,
* chronisch persistierende Hepatitis,
* chronisch aktive Hepatitis (chronisch aggressive Hepatitis).

Ätiologie und Pathogenese

Ursächlich kommen in Frage:
* akute Virushepatitis B, C, D,
* autoimmune chronisch aktive Hepatitis,
* medikamentös-toxische Faktoren.

Pathophysiologie

Bei der prompt ausheilenden akuten Virushepatitis B werden die virusbefallenen Hepatozyten durch ein lymphozytäres Immunsystem eliminiert. Man spricht vom Eliminationstyp. Bei der nicht ausheilenden akuten Hepatitis B mit Übergang in die chronische Hepatitis besteht bei dem betroffenen Patienten wahrscheinlich eine ungenügende Immunreaktion, die für die Chronizität verantwortlich ist.

Die autoimmune chronisch aktive Hepatitis betrifft überwiegend Frauen im jüngeren Lebensalter. Bei diesen Patientinnen findet man Autoantikörper, die zum einen Teil unspezifisch sind, zum anderen Teil wahrscheinlich pathogenetische Bedeutung haben. Diese letzteren sind gegen Bestandteile der Zellmembran von Hepatozyten gerichtet.

Von der virusinduzierten chronischen Hepatitis und von der autoimmunen chronischen Hepatitis sind andere Leberkrankheiten abzugrenzen, die auch unter dem Bild einer chronischen Hepatitis verlaufen können. Hierzu gehören die Leberschäden durch Alkohol, Medikamente, α_1-Antitrypsin-Mangel, die primär biliäre Zirrhose und die Eisen- und Kupferspeicherkrankheit.

Pathologische Anatomie

Man unterscheidet nach histologischen Kriterien 2 Formen der chronischen Hepatitis:

* chronisch persistierende Hepatitis,
* chronisch aktive (aggressive) Hepatitis.

Histologisch sieht man bei der *chronisch persistierenden Hepatitis*, daß die Läppchenstruktur erhalten ist. Die Portalfelder sind mit mononukleären Zellen infiltriert. Erneute histologische Untersuchung zur Verlaufsbeobachtung ist erforderlich, da die chronisch persistierende Hepatitis in eine chronisch aggressive Hepatitis übergehen kann.

Die Diagnose einer *chronisch aktiven (aggressiven)* Hepatitis erfordert Laparoskopie und Leberpunktion. Laparoskopisch sieht man eine vergrößerte Leber, deren Oberfläche vermehrt gerötet und nicht mehr glatt ist. Histologisch sind entzündliche Infiltrate sichtbar. Diese schieben sich zwischen die Leberzellbälkchen vor. Damit ist ein fortschreitender Untergang von Leberzellen verbunden (Mottenfraßnekrosen). In späteren Stadien nimmt die Fibrose (Bindegewebsvermehrung, Vernarbung) zu. Auf diesem Weg kann die chronisch aggressive Hepatitis in eine Leberzirrhose übergehen.

Klinik

Die Beschwerden der Patienten mit chronischer Hepatitis sind uncharakteristisch. Müdigkeit, Abgeschlagenheit und verminderte Leistungsfähigkeit sind häufig, aber nicht regelmäßig vorhanden. Für die Diagnose wichtig ist der Tastbefund an der Leber: Sie ist meist vergrößert und verhärtet.

Laboruntersuchungen

Im Blutserum sind Transaminasen, γ-GT, GLDH und γ-Globuline oft, aber nicht regelmäßig vermehrt. Tests auf Hepatitisvirusantigene können wichtige Hinweise geben.

Bei der autoimmunen chronisch aktiven Hepatitis findet man charakteristischerweise antinukleäre Faktoren, Antikörper gegen glatte Muskulatur und andere organunspezifische Autoantikörper.

Leberpunktion: Hat man aufgrund von Anamnese, körperlichem Untersuchungsbefund und Laborproben den Verdacht, daß eine chronische Hepatitis vorliegt, soll man eine histologische Klärung durch Leberpunktion herbeiführen, denn zur *Diagnose* einer chronischen Hepatitis gehört die histologische Verifizierung.

Therapie

Patienten mit chronisch persistierender Hepatitis bedürfen nur körperlicher Schonung und keiner medikamentösen Behandlung. Auch die Kranken mit chronisch aktiver (aggressiver) Hepatitis sollen körperlich geschont werden, wobei sich das Ausmaß der körperlichen Schonung nach dem Befinden und nach der entzündlichen Aktivität der chronischen Hepatitis richtet. Diese ist insbesondere aufgrund der histologischen und laborchemischen Kriterien einzuschätzen.

Die Kost soll gemischt sein. Eine spezielle Diät ist nicht erforderlich. Alkohol ist verboten.

Medikamentöse Therapie

Die *autoimmune chronisch aktive Hepatitis* wird entsprechend dem Entstehungsmechanismus dieser Hepatitisform immunsuppressiv und antientzündlich behandelt. Die Patienten erhalten eine Kombination von Glucocorticoiden und Azathioprin. Es handelt sich immer um eine Langzeittherapie über 2–4 Jahre. Regelmäßige Kontrolluntersuchungen sind notwendig.

Bei der *chronisch aktiven Hepatitis B* hat sich der Versuch einer immunsuppressiven Therapie mit Glucocorticoiden und Azathioprin nicht bewährt. Stattdessen wird heute die Behandlung dieser chronischen Hepatitisform mit gentechnisch hergestelltem α-Interferon über 3–4 Monate empfohlen.

Auch für die Behandlung der *chronisch aktiven Hepatitis C* gilt α-Interferon als empfehlenswert.

Eine spezielle Behandlung der *chronischen Hepatitis D* ist nicht bekannt.

Prognose

Die chronisch lobuläre Hepatitis (Minimalhepatitis) hat eine sehr gute Prognose. Auch die chronisch persistierende Hepatitis verläuft meist gutartig. Sie kann sich jedoch über Jahre hinziehen. In wenigen Fällen geht die chronisch persistierende Hepatitis in eine chronisch aktive Hepatitis über. Deshalb sind regelmäßige Verlaufskontrollen notwendig.

Die Langzeitprognose der chronisch aktiven Hepatitis B ist immer noch schwer abzuschätzen. Ein Übergang in eine Leberzirrhose tritt bei einem Teil der Patienten ein. Bei anderen Patienten verlieren sich die Zeichen der Aktivität. Auch HB_e-Antigen verschwindet bei gleichzeitiger Entwicklung von Anti-HB_e. Dieser Vorgang heißt „Serokonversion" und ist ein günstiges Zeichen.

Im Einzelfall ist aber nicht vorauszusehen, wie der Verlauf sein wird, so daß heute die medikamentöse Therapie mit α-Interferon empfohlen wird.

Wegen der schwer voraussagbaren Langzeitprognose der chronischen Hepatitis C wird auch bei dieser die Therapie mit α-Interferon empfohlen.

Leberzirrhose

Definition

Bei der Leberzirrhose handelt es sich um eine fortschreitende chronische Leberkrankheit, die zu einem Umbau der normalen Leberstruktur führt.

Ätiologie

Die zwei häufigsten Formen von Leberzirrhose sind:
* die alkoholische Zirrhose,
* die posthepatitische Zirrhose.

Seltener sind Leberzirrhosen, die als Folge eines anderen Grundleidens entstehen:
* Zirrhose bei Eisenspeicherkrankheit (Hämochromatose, S. 164),
* Zirrhose bei Kupferspeicherkrankheit (Morbus Wilson, S. 165),
* Zirrhose bei Glykogenspeicherkrankheit (S. 169),
* Zirrhose bei Herzkrankheiten (kardiale Zirrhose, S. 249),
* primär biliäre Zirrhose (S. 96),
* Zirrhose bei α_1-Antitrypsin-Mangel (S. 158).

Pathophysiologie

Fortschreitende Nekrosen von Leberzellen (Hepatozyten) führen zur Vermehrung von Bindegewebe. Über noch unbekannte Mediatoren kommt es zu einer Steigerung der Bindegewebssynthese in den Fibroblasten der Leber. Das Bindegewebe durchzieht straßenförmig die Leber. Eine ungeregelte Regeneration von Hepatozyten läßt Regeneratknoten entstehen. So wird der normale Läppchenaufbau und damit auch die Durchblutung zunehmend gestört.

Der Untergang von Hepatozyten und die Vermehrung des Bindegewebes sowie die gestörte Durchblutung vermindern die funktionelle Leistungsfähigkeit der Leber. Die Verschlechterung kann bis zur Leberinsuffizienz und zum völligen Versagen der Leberfunktion (Coma hepaticum) führen. Wegen der vielfältigen Aufgaben der Leber im Stoffwechsel des Organismus entwickeln sich infolge Verringerung der Leberzellmasse und wegen der Zunahme des Bindegewebes (Fibrose) verschiedenartige Störungen im Stoffwechsel des Gesamtorganismus. Syntheseleistungen, aber auch Entgiftungsfunktionen der Leber nehmen ab. Fehler im Eiweiß- und Aminosäurenstoffwechsel treten auf. Andere Symptome betreffen den Fettstoffwechsel und den Kohlenhydrathaushalt.

Pathologische Anatomie

Durch den zirrhotischen Umbau ist die normalerweise glatte Oberfläche der Leber höckerig geworden: Laparoskopisch erkennt man die gleichmäßig oder ungleichmäßig verteilten feinen und in späteren Stadien gröberen Höcker auf der Leberoberfläche (grobe Höckerbildung kann man manchmal schon von außen durch die Bauchdecken tasten oder sonographisch erkennen). Einige Formen der Leberzirrhose zeigen Besonderheiten in der Größe und Verteilung der Zonen von Zelluntergang, Regeneration, Entzündungszeichen und Bindegewebsvermehrung. So ist die alkoholische Leberzirrhose meist feinknotig, die posthepatitische dagegen vorwiegend grobknotig, jedoch spiegelt diese Einteilung die Ätiologie nur unsicher wider.

Die histologische Diagnose ist aus einem Gewebszylinder, der durch Nadelbiopsie gewonnen wurde, nicht immer leicht zu stellen. Ein „bröckeliger" Zylinder ist verdächtig auf das Vorliegen einer Zirrhose; diese Neigung zur Fragmentation ist Folge des zirrhotischen Umbaus. Der Pathologe erkennt mikroskopisch den unregelmäßigen Aufbau der Hepatozyten, die Vermehrung des Bindegewebes und die Zeichen der verstärkten Zellregeneration.

Typisch für eine alkoholbedingte Leberzirrhose sind die sog. Mallory-Körperchen (hyaline Degenerationsprodukte im Plasma der Leberzellen).

Klinik

Patienten mit gering aktiver Leberzirrhose können über lange Zeit ohne Symptome sein oder uncharakteristische Krankheitszeichen aufweisen. Müdigkeit, Mattigkeit, verminderte körperliche und geistige Leistungsfähigkeit sind wichtige, aber uncharakteristische Hinweise für die Lebererkrankung. Dazu kommen Appetitlosigkeit, Völlegefühl im Leib, Druck unter dem rechten Rippenbogen, Menstruations- und Potenzstörungen.

Inspektion: Im fortgeschrittenen Stadium ist der Brustkorb abgemagert, wogegen der Leib durch Meteorismus und im Spätstadium durch Aszites aufgetrieben ist. Gynäkomastie und Hodenatrophie entwickeln sich (Abb. 2.6 a).

An der *Haut* sind vielfältige Zeichen für die Lebererkrankung ablesbar:

❖ grau-gelbliche Verfärbung,
❖ Gefäßspinnen (Spider naevi = arteriell-pulsierende Kapillarerweiterungen, Abb. 2.6 b),
❖ Palmar- und Plantarerythem (symmetrische Rötung der Handflächen bzw. Fußsohlen),
❖ Weißfleckenbildung,
❖ Subikterus,
❖ Dollarscheinhaut,
❖ Nagelveränderungen,
❖ Hautblutungen (infolge Störung der Gerinnungsfaktoren),
❖ Behaarungsanomalien (Verlust der Achsel- und Schamhaare).

Palpation: Häufig tastet man eine vergrößerte und verhärtete Leber. Die Oberfläche kann höckerig sein. Bei anderen Formen ist die Leber geschrumpft und damit nicht mehr tastbar. Sehr häufig ist die Milz vergrößert.

Sonographie: Das Binnenecho der Leber ist verdichtet. Der Leberrand ist abgerundet, bisweilen sind Höcker erkennbar. Die Gefäßstrukturen in der

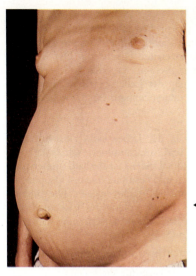

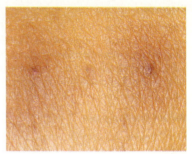

Abb. 2.**6 b** Gefäßspinnen (Spider naevi) an der Haut bei Leberzirrhose

◀ Abb. 2.**6 a** Männlicher Patient mit fort-geschrittener Leberzirrhose: Gynäkoma-stie, abgemagerter Brustkorb. Starke Vor-wölbung des Leibes mit Nabelbruch in-folge Ascites (mit freundlicher Genehmi-gung der Fa. Thomae)

Leber sind vermindert, wogegen die Pfortader als Zeichen der Blutstauung vor der Leber verbreitert ist. Die verbreiterte Pfortader und die vergrößerte Milz sind sonographisch gut zu erkennen.

Laboruntersuchungen

Wichtige Serumuntersuchungen sind:
* GOT und GPT (erhöht),*
* γ-GT (erhöht),
* GLDH (erhöht),
* CHE (erniedrigt),
* serologische Marker der Hepatitisvirusinfektion,
* Autoantikörper, z.B. antinukleäre und antimitochondriale Faktoren,
* Gerinnungsfaktoren,
* Eiweißelektrophorese (γ-Globulin vermehrt),
* Bilirubin (erhöht),
* Eisen und Kupfer.

Es muß betont werden, daß viele der biochemischen Untersuchungen normal ausfallen können, obwohl eine Leberzirrhose besteht.

---

* Abkürzungen s. S. 79

Diagnose

Anamnese, körperlicher Befund und Laborproben sind gewichtige Bausteine für die Diagnose. Bildgebende Verfahren (Sonographie, Computertomographie, Magnetresonanztomographie) ergänzen die Diagnostik. Der Verdacht auf Leberzirrhose wird mit den morphologischen Methoden gesichert. Hierzu gehören Laparoskopie mit Besichtigung der Leberoberfläche, Entnahme eines Leberzylinders und histologische Untersuchung dieses Gewebes.

Verlauf und Prognose

Der Prozeß des zirrhotischen Umbaus in der Leber kann zum Stillstand kommen, schreitet aber häufiger fort und verschlimmert schubweise die Krankheit. Für die klinische Bewertung des Leidens ist deshalb immer nach Komplikationen der Leberzirrhose zu suchen. Diese sind Aszites, Ösophagusvarizenblutung, Leberkoma und funktionelles Nierenversagen. Die Bildung von Aszites und Ösophagusvarizen sind direkte Folgen des Pfortaderhochdrucks (portale Hypertension). Auf dem Boden der Leberzirrhose kann sich ein hepatozelluläres Karzinom entwickeln (S. 101).

Anzeichen für die fortschreitende Leberzirrhose mit zunehmender Leberinsuffizienz sind:

❖ Verschlechterung im Befinden des Patienten,
❖ Verminderung der Gerinnungsfaktoren im Blut,
❖ Entwicklung von Gelbsucht, Aszites und Ösophagusvarizen,
❖ Bewußtseinstrübung (Präkoma und Koma).

Schübe der Verschlechterung können durch körperliche Belastungen, Alkoholabusus, Infekte und Magen-Darm-Blutungen ausgelöst werden.

Pfortaderhochdruck (portale Hypertension)

Ösophagusvarizen: Der zunehmende zirrhotische Umbau der Leber verengt die Blutstrombahn in der Leber und behindert dadurch den Blutdurchfluß. So entsteht „vor" der Leber ein Bluthochdruck. Infolgedessen sucht sich der Blutstrom von der Pfortader aus Umgehungsbahnen. Diese führen zu den Ösophagusvenen, die sich jetzt durch den erhöhten Druck zu Varizen erweitern. In schweren Fällen entstehen auch Venenerweiterungen im Nabelgebiet. Die Ösophagusvarizen können platzen, wodurch lebensgefährliche Blutungen entstehen.

Aszites: Eine weitere Folge des Pfortaderhochdrucks ist der Aszites (Bauchwassersucht). Der Bluthochdruck in der Pfortader bewirkt eine Vermehrung des hydrostatischen Druckes im Zuflußgebiet, d. h. im Venengebiet des Bauchraumes (Mesenterialvenen). Es kommt zum Abpressen der flüssigen Bestandteile des Blutes in den Bauchraum, also zur Bildung von Aszites. Das „Abpressen" des Blutwassers wird durch den erniedrigten Albumingehalt des Blutes begünstigt: Wenig Albumin im Blut bedeutet, daß der *onkotische* Druck erniedrigt ist und die Blutflüssigkeit deshalb schwer intravasal zu binden ist.

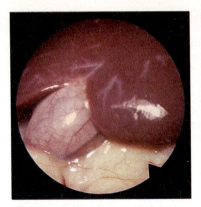 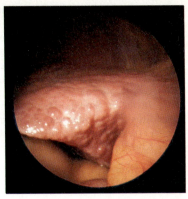

Abb. 2.**7 a** Laparoskopische Sicht auf eine normale Leber und Gallenblase

Abb. 2.**7 b** Höckeriger Umbau der Leber in laparoskopischer Sicht. Diagnose: Leberzirrhose

Mit dem Austritt von Blutflüssigkeit ist eine Verminderung der zirkulierenden Blutmenge verbunden (Hypovolämie). Als weitere Folge dieses komplizierten Mechanismus entsteht ein *Aldosteronismus.** Durch den erhöhten hydrostatischen Druck wird der Aszites gebildet, während er gleichzeitig durch den Aldosteronismus unterhalten wird. Aszites kann bei Patienten mit Leberzirrhose wenige Liter bis zu 20 l betragen. Dadurch wird der ohnehin schwerkranke Patient wesentlich behindert.

Eine andere Folge der portalen Hypertension ist eine gesteigerte Produktion von Lymphe, die durch die Leberkapsel in den Aszites „abtropft".

Faktoren für Aszitesbildung bei Leberzirrhose:

❖ Pfortaderhochdruck,
❖ Blutalbumin verringert,

❖ Aldosteronismus,
❖ Leberlymphe vermehrt.

Coma hepaticum (Leberkoma, hepatische Enzephalopathie)

Es handelt sich um ein hirnorganisches Syndrom, das verschiedene psychische, neurologische und internistische Symptome aufweist und das in verschiedenen Stadien abläuft. Vom Prodromalstadium bis zum tiefen Koma reicht das Spektrum der Symptome. Im Beginn sind Stimmungsschwankungen, geringe Verwirrtheit, verwaschene Sprache, Verlangsamung und Sprachstörung erkennbar. Schließlich ist der Patient tief komatös und reagiert nicht mehr.

Foetor hepaticus (Lebergeruch) tritt auf. Es entwickelt sich eine Blutungsneigung. Durch Hypoglykämie infolge zusammengebrochener Leberfunktion ist der Patient weiter gefährdet.

---

* Aldosteron ist ein für Wasser- und Salzhaushalt wichtiges Hormon der Nebennierenrinde. Aldosteronismus bedeutet „zuviel Aldosteron"

Die hepatische Enzephalopathie infolge Leberversagens bei fortgeschrittener Zirrhose kann das Endstadium im Verlauf einer langjährigen Leberzirrhosekrankheit sein, weil die verbliebene Restfunktion des Organs nicht mehr ausreicht. Es kann aber zu einem Leberausfall bei Patienten mit Leberzirrhose auch dann kommen, wenn bei portaler Hypertension das aus den Splanchnikusgefäßen des Bauchraumes zufließende Blut über die Kollateralen an der Leber vorbei, also unter Umgehung der Leber, in den großen Kreislauf abfließt. In dieser Situation fehlt die Entgiftungsfunktion der Leber, so daß stickstoffhaltige Substanzen, die überwiegend aus dem Darm stammen, das Gehirn erreichen und das hirnorganische Syndrom hervorrufen. Die *Prognose* dieser Komaform ist günstiger.

Niereninsuffizienz bei dekompensierter Leberzirrhose (hepatorenales Syndrom)

In der Symptomatologie der Patienten mit dekompensierter Leberzirrhose entwickelt sich häufig ein weiteres gefährliches Symptom, nämlich eine Niereninsuffizienz, die oft Ausdruck des Endstadiums der Lebererkrankung ist. Daher sprechen manche Autoren auch von der Niereninsuffizienz im Terminalstadium einer Leberzirrhose.

Die Niereninsuffizienz entwickelt sich häufig nach einer akuten Varizenblutung, im Stadium des Leberkomas, aber auch nach forcierter Diurese oder zu großer Aszitespunktion. Es handelt sich dann meist um funktionelle Störungen an der Niere, denen kein morphologisches Substrat des Nierenparenchyms zugrunde liegt.

Als diagnostische Kriterien gelten Oligurie und Azotämie sowie Retention von Natrium und Wasser durch die Niere.

Therapie: Man versucht, Störungen im Wasser- und Elektrolythaushalt sowie im Säure-Basen-Haushalt zu korrigieren. Dies gelingt besonders dann, wenn diese Störungen infolge forcierter Diuresetherapie entstanden sind. Im übrigen hängt die Prognose vom Verlauf der dekompensierten Leberzirrhose ab.

Therapie

Die *Diät* soll ausgewogen sein, das heißt, die Nahrungskalorien für Kohlenhydrate, Fett und Eiweiß sollen eine Relation von $40:40:20\%$ haben. Alkohol ist streng verboten. Die diätetischen Richtlinien ändern sich bei Eintritt von Komplikationen wie Blutung, Aszites und Enzephalopathie. Bei hepatischer Enzephalopathie muß die Proteinzufuhr deutlich vermindert und dem Zustand angepaßt werden.

Belastungen wie interkurrente Infekte, Operationen oder körperliche Überanstrengung können Schübe der Krankheit bewirken. Dann ist körperliche Schonung, evtl. Bettruhe bis zum Rückgang der Transaminasenaktivität notwendig.

Eine ursächliche medikamentöse Therapie der Leberzirrhose gibt es noch nicht. Bezüglich medikamentöser Maßnahmen bei chronisch aktiver Hepatitis mit Übergang in Zirrhose vgl. S. 88.

Der Patient soll möglichst keine unnötigen und möglicherweise die Leber schädigenden Medikamente einnehmen. Auch kann die Wirkung von Medikamenten bei Patienten mit Leberzirrhose wegen der veränderten Biotransformation unübersehbar werden.

Sonderformen der Leberzirrhose wie Hämochromatose oder Wilson-Krankheit erfordern eine spezifische medikamentöse Therapie.

Wenngleich man den Krankheitsvorgang „Leberzirrhose" nicht spezifisch behandeln kann, so sind in der Therapie der Komplikationen der Leberzirrhose wichtige therapeutische Maßnahmen indiziert und von gesicherter Wirkung. Dies bezieht sich besonders auf die moderne Behandlung von Ösophagusvarizen, Ösophagusvarizenblutung, Aszites und einigen Komaformen.

Ösophagusvarizenblutung

Stillung der akuten Blutung durch Einführen einer Sengstaken-Blakemore-Sonde oder Linton-Nachlas-Sonde zur Kompression der blutenden Varizen (Abb. 2.8 u. 2.9). Gleichzeitig Schockbehandlung, Volumenersatz und Frischblut. Nach Überwinden der akuten Situation wird eine endoskopische Umspritzung der Ösophagusvarizen zur Verhärtung der Wand (Sklerosierung) vorgenommen. Die vorgewölbten Varizen können auch mit speziellen Instrumenten abgebunden werden. Heute ist eine portokavale Shuntoperation nur selten – bei Versagen der Sklerosierungstherapie – indiziert. Medikamentös kann die akute Blutung durch Vasopressingabe bekämpft werden. Eine neue Behandlungsmethode zur Senkung des erhöhten Pfortaderdrucks ist der transjuguläre intrahepatische portosystemische Stent-Shunt (TIPS). Hierbei handelt es sich um eine Kathetertechnik, durch die innerhalb der Leber eine Verbindung zwischen Pfortader und Lebervene geschaffen wird. Dieser Shunt wird durch einen Metall-Stent offengehalten.

Aszites

Einleitende Behandlung durch Flüssigkeitsbeschränkung und salzarme Kost. Gute Erfolge durch medikamentöse Therapie mit Aldosteronantagonisten (Spironolacton) und Saluretika (z. B. Furosemid). Aszitespunktion ist nur bei quälend gespanntem Abdomen und Atemnot indiziert: 1–3 l werden entnommen.

Präkoma und Coma hepaticum

Eiweißfreie Ernährung! Der Darm wird entleert; Darmbakterien werden durch Antibiotika vernichtet, um die Ammoniakbildung zu verringern. Oft wird Laktulose bevorzugt, wodurch die Bildung und Resorption von Ammoniak vermindert werden.

Intravenös werden Aminosäurelösungen infundiert. Verschiedene Verfahren der Blutwäsche, insbesondere Plasmapherese, werden angewendet. Eine Lebertransplantation kann in besonderen Fällen erwogen werden.

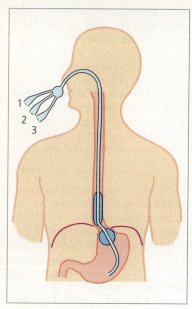

Abb. 2.**8** Sengstaken-Blakemore-Sonde
1 = Zugang zum Ösophagusballon
2 = Zugang zum Magenballon
3 = Magensonde

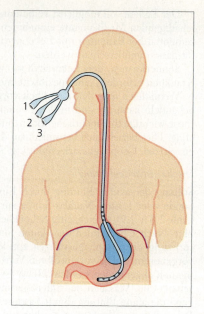

Abb. 2.**9** Linton-Nachlas-Sonde
1 = Zugang zum birnenförmigen Ballon
2 = Zugang zu den Öffnungen im
  Ösophagusbereich
3 = Magensonde

Biliäre Zirrhosen

Primär biliäre Zirrhose

Definition

Es handelt sich um das Endstadium der *chronischen nichteitrigen destruierenden Cholangitis.*

Ätiologie

Mit hoher Wahrscheinlichkeit liegt eine autoimmunologisch bedingte Krankheit vor. Dafür spricht auch die Beteiligung anderer Organsysteme, z. B. Sicca-Syndrom, Arthritis, Thyreoiditis.

Pathologische Anatomie

Man unterscheidet 4 Stadien der Krankheit: Im Stadium 1 sieht man histologisch die Zeichen der floriden Entzündung der Gallengänge und der Periportalfelder. Im 2. Stadium entwickeln sich Gallengangsproliferation und als Folge der chronischen Entzündung Fibrosen im Lebergewebe. Zunehmende Fibrosierung und fortschreitender Untergang der Gallengänge kennzeichnen das 3. Stadium. Im 4. Stadium ist die Leberzirrhose mit Ausbildung von Regeneratknoten komplett.

Klinik

Frauen sind 10mal häufiger betroffen als Männer. Es bestehen uncharakteristische Oberbauchbeschwerden. Häufig klagen die Patienten über Juckreiz als Ausdruck der intrahepatischen Cholestase. Die Leber ist in späten Stadien vergrößert, die Milz tastbar. Die extrahepatischen Syndrome (vgl. Ätiologie) erweitern die Symptomatik.

Laborproben

Charakteristischerweise sind die antimitochondrialen Antikörper als Ausdruck des immunologischen Geschehens im Blut nachweisbar. Der Nachweis gelingt in fast 100% der Patienten mit primär biliärer Zirrhose. Als Zeichen der Cholestase ist die alkalische Phosphatase im Blut erhöht. Im fortgeschrittenen Stadium ist auch Bilirubin vermehrt. Zur Abgrenzung gegenüber anderen Krankheiten mit Cholestase ist die endoskopische retrograde Cholangiographie geeignet, die die Merkmale der chronischen nichteitrigen destruierenden Cholangitis zeigt.

Therapie

Eine kausale Therapie ist nicht bekannt. Das oft quälende Symptom Juckreiz kann durch Colestyramin gebessert werden. Colestyramin bindet Gallensäuren im Darm und vermindert damit den durch Anhäufung von Gallensäuren entstehenden Juckreiz. Als weitere unspezifische Folge der Cholestase kommt es zur Behinderung der Resorption von fettlöslichen Vitaminen. Dann ist die Substitution von Vitamin A, D, E und K angezeigt. Therapieversuche mit verschiedenen immunsuppressiven Substanzen sind noch nicht abschließend zu beurteilen. Eine günstige und nebenwirkungsarme medikamentöse Behandlung besteht in langfristiger Gabe von Ursodesoxycholsäure (primäre Gallensäure). Bei Versagen der konservativen Therapie ist eine Lebertransplantation indiziert.

Lebererkrankungen in der Schwangerschaft

Man unterscheidet Leberkrankheiten, die als Folge der Schwangerschaft, also schwangerschaftsbedingt, auftreten von anderen Krankheiten, die nur „zufällig" während einer Schwangerschaft vorkommen.

Zur ersten Gruppe gehört die intrahepatische Schwangerschaftscholestase (Schwangerschaftsikterus), die neben dem Symptom Gelbsucht auch Juckreiz hervorruft. Es handelt sich um eine Cholestase, die Folge einer Überempfindlichkeit gegen Östrogene ist. Der Schwangerschaftsikterus verläuft gutartig, rezidiviert aber bei erneuter Schwangerschaft, oft auch nach Gabe östrogenhaltiger Medikamente.

Im Gegensatz zum gutartigen Schwangerschaftsikterus ist die seltene akute Schwangerschaftsfettleber eine lebensgefährliche Komplikation in der Schwangerschaft. Bei dieser seltenen Erkrankung entwickelt sich eine fulminante Hepatitis mit hoher Letalität. Intensivmedizinische Maßnahmen sind erforderlich. Durch Kaiserschnitt können Mutter und Kind gerettet werden.

Gelbsucht als Folge der Schwangerschaft kann auch Symptom einer Schwangerschaftsgestose (EPH-Gestose)* sein.

Die akute Virushepatitis kann auch während einer Schwangerschaft auftreten, gehört also zur Gruppe der Leberkrankheiten, die sich „zufällig" während der Schwangerschaft entwickeln (S. 73).

Fettleber (Steatosis hepatis)

Definition

Die Leberzellverfettung ist ein Symptom, das bei verschiedenen Krankheiten vorkommt.

Pathologische Anatomie

Im Zytoplasma der Leberzellen findet man fein- bis grobtropfige Ansammlungen von Fettvakuolen. Bei ausgeprägter Fettansammlung sind mehr als 50% der Hepatozyten betroffen. Durch die Fetteinlagerung nimmt die Leber an Größe und Gewicht zu.

Ätiologie

Die Verfettung der Hepatozyten entsteht besonders häufig bei chronischem Alkoholismus, bei Diabetes mellitus, bei Überernährung, bei Malabsorption und Fettstoffwechselstörungen.

---

* EPH-Gestose = Ödem-(*E*dema-)Proteinurie-*H*ypertonie-Gestose

Klinik

Die Patienten klagen über Druckgefühl oder geringgradige Schmerzen im rechten Oberbauch; viele haben keinerlei Beschwerden. Die vergrößerte Leber ist tastbar. Die Milz bleibt normal groß.

Die *Diagnose* einer Fettleber wird sonographisch erhärtet: Im Sonogramm ist die Echodichte der Leber vermehrt. Unter den Laborproben ist γ-GT im Serum häufig erhöht; weniger stark ist die Aktivität der Transaminasen im Serum gesteigert. Eine histologische Überprüfung der Diagnose ist bei charakteristischen klinischen, sonographischen und laborchemischen Befunden selten erforderlich.

Therapie

Ausschalten der auslösenden Noxe.

Prognose

Eine Fettleber, die infolge Diabetes mellitus oder Überernährung entsteht, geht nicht in eine Leberzirrhose über, dagegen kann die alkoholische Fettleber (s. Fettleberhepatitis, S. 99) durchaus in eine Leberzirrhose übergehen, wenn der Alkoholabusus weiter fortbesteht.

In der Regel ist die Prognose der Fettleber gut, da sich nach Ausschalten der auslösenden Noxe die Verfettung vollständig rückbildet.

Leberschädigung infolge Alkoholabusus

Chronischer Alkoholabusus kann zu verschiedenen Leberzellschäden führen. Am häufigsten entsteht infolge Alkoholabusus die Steatosis hepatis (S. 98), jedoch sind alkoholische Hepatitis und Alkoholzirrhose weitere Folgen.

Das Risiko, eine alkoholinduzierte Leberzirrhose zu erwerben, steigt mit Menge und Zeitdauer des getrunkenen Alkohols.

Die Toleranzgrenze für Alkohol liegt bei Frauen wesentlich niedriger als bei Männern. Weitere Faktoren, vielleicht genetisch determiniert, die zur Zirrhoseentwicklung disponieren, werden vermutet.

Alkoholhepatitis (Fettleberhepatitis)

Ätiologie

Die Fettleberhepatitis ist eine alkoholbedingte Hepatitis, die bei chronischem Alkoholabusus in subakuter oder akuter Form auftreten kann.

Pathologische Anatomie

Histologisch sind eine starke Verfettung, jedoch auch hepatozelluläre Nekrosen, leukozytäre Infiltrate und alkoholisches Hyalin erkennbar. Charakteristisch sind Mallory-Körperchen, wobei es sich um die hyalinhaltigen Hepatozyten handelt, die balloniert sind und von segmentkernigen Leukozyten umgeben sind. Mallory-Körperchen findet man meist im Läppchenzentrum.

Klinik

Das klinische Bild kann in leichten Fällen fast ohne Symptome sein. Bei ausgeprägter Alkoholhepatitis zeigen sich Ikterus, Fieber, Erbrechen und Durchfälle. Psychiatrische Störungen begleiten das Bild.

Laborproben

Erhöhung von Bilirubin, Transaminasen und γ-GT sind typische Symptome. Im Blutbild besteht eine Leukozytose.

Therapie

Alkoholentzug!

Prognose

Bei andauerndem Alkoholabusus kann sich eine alkoholtoxische Leberzirrhose entwickeln: Somit ist die Alkoholhepatitis ein Bindeglied zwischen alkoholischer Fettleber und alkoholischer Leberzirrhose.

Arzneimittelbedingte Leberschäden

Leberzellschäden, die durch Einnahme von Arzneimitteln bedingt sind, gewinnen zunehmend an Bedeutung. Diese unerwünschten Nebenwirkungen von Pharmaka werden in *obligate* und *fakultative* Schäden eingeteilt.

Obligat eintretende Schäden sind nach der Definition voraussagbar und oft von der zugeführten Arzneimitteldosis abhängig.

Fakultative Leberzellschäden sind nur bedingt voraussagbar und oft unabhängig von der zugeführten Dosis des Arzneimittels.

Klinik

Man unterscheidet 3 Hauptformen von Arzneimittelschäden an der Leber:

❖ Leberschädigung mit Überwiegen eines Verschlußsyndroms (Cholostase),
❖ Leberschädigung mit überwiegend hepatitisähnlichem Schädigungsmuster,
❖ gemischte Schädigungsmuster einschließlich Induzierung von Zirrhose, Adenomen und Karzinomen.

Arzneimittelbedingte Schäden an der Leber können ohne Entwicklung eines Ikterus ablaufen. Das vielgestaltige Bild der durch Arzneimittel bedingten Leberschädigung erfordert, daß bei jedem Patienten mit Leberkrankheit in der Anamnese sorgfältig nach vorausgegangener Einnahme von Arzneimitteln geforscht werden muß, da prinzipiell jedes Arzneimittel zu einer Schädigung an der Leber führen kann.

Leberschädigung durch Umweltgifte

Bei der Herstellung von Polyvinylchlorid (PVC) waren die Arbeiter früher durch Einatmen der toxischen Substanz Vinylchlorid gefährdet. Die Exposition gegenüber dem giftigen Stoff ist heutzutage stark vermindert. Das Polymer PVC (z. B. Fußbodenbelag) ist ungiftig.

Eine große Zahl chemischer Substanzen wie z. B. Tetrachlorkohlenstoff, einige Nitroverbindungen und Amine sind direkte Lebergifte, was beim Arbeiten mit solchen Substanzen vorsorgliche Maßahmen wie Atemschutzmaske, Arbeiten unter einem Abzug usw. erfordert.

Eine sehr gefährliche, oft tödlich endende Pilzvergiftung entwickelt sich nach Verzehr von Knollenblätterschwamm. Diese Pilze enthalten die Gifte Amanitin und Phalloidin. Die Vergiftung ruft zunächst eine Gastroenteritis und einige Tage später eine hochakute Hepatitis mit rasch einsetzendem Leberversagen hervor. Therapeutisch werden allgemeine intensivmedizinische Maßnahmen und Hämoperfusion angesetzt. Penicillininfusionen hemmen die Aufnahme des Giftes in die Leber.

Tumoren der Leber

Primäre Tumoren der Leber

Hier sind einzuordnen:
- primäres Leberzellkarzinom,
- Leberzelladenome,
- fokale noduläre Hyperplasie,
- Hämangiome.

Primäres Leberzellkarzinom (hepatozelluläres Karzinom)

Die Krankheit ist in Europa selten und entsteht hier meist auf dem Boden einer Leberzirrhose: Bei 4–10 % der Patienten mit Leberzirrhose entsteht ein primäres Leberzellkarzinom. Dabei gilt Hepatitis-B-DNS als Kokarzinogen.

In anderen Ländern (Afrika) entwickeln sich primäre Leberkarzinome häufig infolge Verunreinigung von Lebensmitteln mit Aflatoxin, einem Pilzgift.

Klinik

Die Krankheit entwickelt sich schleichend in der meist vergrößerten Leber. Das Karzinom kann unilokulär oder multilokulär entstehen.

Diagnostisch ist die Erhöhung von α_1-Fetoprotein kennzeichnend.

Die modernen Verfahren der Sonographie, Computertomographie, Magnetresonanztomographie und Feinnadelbiopsie sind wichtige diagnostische Hilfen bei der Entdeckung des Leberzellkarzinoms. Patienten mit Leberzirrhose sollten deshalb regelmäßig auf Entwicklung eines Leberzellkarzinoms untersucht werden.

Therapie

Operation (Leberteilresektion), zytostatische Therapie, in ausgewählten Fällen Lebertransplantation sind wichtige therapeutische Verfahren.

Prognose

Die Prognose ist ernst.

Leberzelladenome

In Beziehung zur langfristigen Einnahme von oralen Antikonzeptiva können sich gutartige Tumoren entwickeln, die histologisch hochdifferenziert sind.

Therapie

Absetzen der oralen Antikonzeptiva, Überwachung, evtl. operative Entfernung der Tumoren.

Fokale noduläre Hyperplasie

Ebenfalls einzeln oder multipel treten innerhalb einer sonst normalen Leber subkapsulär Hyperplasien auf. Eine Beziehung zur Einnahme von Antikonzeptiva ist zwar nicht gesichert, doch sollten Antikonzeptiva abgesetzt werden.

Hämangiome

Seitdem sehr häufig sonographische Untersuchungen der Leber ausgeführt werden, findet man oft Hämangiome, die zu den gutartigen Neubildungen der Leber gehören. Die starke Vaskularisierung kann im Computertomogramm nach Injektion von Kontrastmittel nachgewiesen werden. Eine Therapie ist meist unnötig.

Malignes Hämangioendotheliom

Es handelt sich um eine seltene, aber bösartige Neubildung innerhalb der Leber.

Sekundäre Lebertumoren

Dabei handelt es sich um die häufigen Metastasen innerhalb der Leber (Abb. 2.**10**), wofür als Primärtumor oft ein Karzinom im Gastrointestinaltrakt, im Pankreas, in den Gallengängen zu finden ist. Auch das Bronchialkarzinom und das Mammakarzinom sind Primärtumoren, die in die Leber metastasieren.

Leberzysten

Ätiologie

Angeborene (kongenitale) Leberzysten entstehen als Fehlbildung während der embryonalen Entwicklung. Erworbene Leberzysten können nach Trauma, bei Entzündungen (Echinokokkus) oder neoplastisch entstehen.

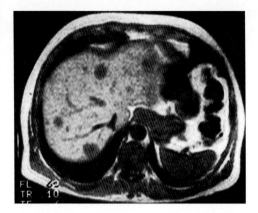

Abb. 2.**10** Magnet-Resonanz-Tomographie. Lebermetastasen bei Kolon-Karzinom

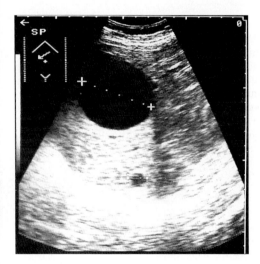

Abb. 2.**11** Sonographische Darstellung von zwei Leberzysten. Durchmesser der großen Zyste ca. 7 cm, der kleinen Zyste ca. 1,5 cm

Klinik

Solitäre Leberzysten werden häufig als Nebenbefund bei der Sonographie festgestellt (Abb. 2.**11**). Sie verursachen kaum Beschwerden. Große Zysten können Druck- und Völlegefühl hervorrufen.

Von den solitären Leberzysten muß die Zystenleber abgegrenzt werden. Hierbei handelt es sich um zahlreiche Leberzysten, die oft die gesamte Leber durchsetzen. In etwa der Hälfte der Fälle sind *Zystenleber* und *Zystennieren* kombiniert. Diese Patienten sind im Laufe ihres Lebens durch eine Niereninsuffizienz gefährdet.

Therapie

Die häufigen unkomplizierten Leberzysten, die einzeln oder zu mehreren in der Leber vorkommen, bedürfen keiner speziellen Behandlung, solange keine Komplikationen (Ruptur, Einblutung) eingetreten sind. Bei diesen unkomplizierten Verlaufsformen ist die Prognose gut. Eine Zystenleber ist nicht radikal zu operieren. Eine chirurgische Abtragung großer Zysten kann als Palliativmaßnahme versucht werden (Lebertransplantation?).

Bei Zystenleber mit gleichzeitig vorhandenen Zystennieren wird die Prognose der Krankheit meist durch die sich einstellende Niereninsuffizienz bestimmt.

Speicherkrankheiten der Leber

Zu dieser Gruppe von Leberkrankheiten gehören die Hämochromatose (Eisenspeicherkrankheit), die Wilson-Krankheit (Kupferspeicherkrankheit), die Amyloidose, bei der bestimmte Eiweißkörper abgelagert werden, die Glykogenspeicherkrankheit und einige weitere seltene Stoffwechselstörungen, bei denen Stoffwechselprodukte abgelagert werden.

Die krankhafte Speicherung der Stoffwechselprodukte führt zur Schädigung der Organe, so daß sich in der Leber Funktionsstörungen, Fibrose und Zirrhose entwickeln können.

Diese seltenen Krankheiten werden im Kapitel 5 „Krankheiten des Stoffwechsels" (S. 135) abgehandelt.

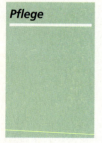

Pflege

Beispiele zur Pflege bei Patienten mit Erkrankungen der Leber

Oft handelt es sich um chronisch verlaufende Krankheiten, die sogar einen längeren Krankenhausaufenthalt erfordern. Einschneidende Veränderungen der häuslichen und der sozialen Situation bedrängen den Patienten. Häufig muß die Lebensweise umgestellt werden. Gesprächsbereitschaft und verständnisvolles Gespräch sind hilfreiche Bestandteile der Krankenpflege.

Pflegesituation

Stark ausgeprägtes Krankheitsgefühl, mit Appetitmangel, verminderter Leistungsfähigkeit, Müdigkeit, allgemeinem Unwohlsein, Fieber

Patienten mit akuten Lebererkrankungen

Pflegeziele: Linderung der Beschwerden. Psychische Unterstützung des plötzlich Erkrankten durch das Angebot stellvertretender Hilfe.

Pflegerische Maßnahmen: Bettruhe nach individuellen Bedürfnissen des Patienten und nach dem Krankheitsverlauf. Allgemein für Ruhe sorgen, möglichst Einzelzimmer anbieten. Unterstützung des Patienten bei der Körperpflege nach Bedarf. Speiseplan mit dem Patienten gemeinsam überlegen, dabei spezielle Ernährungswünsche des Patienten berücksichtigen.

Begründung und Erläuterung: Die Patienten haben ein großes Ruhebedürfnis. Deshalb sollte die Arbeitsorganisation so gestaltet sein, daß Störungen so gering wie möglich sind. Bei der Verwendung von Pflegemitteln ist darauf zu achten, daß diese alkoholfrei enthalten sind.

Druckgefühl und Schmerzen in der Lebergegend

Pflegerische Maßnahme: Beengende Kleidung ist zu vermeiden. Nach Absprache mit Arzt evtl. Wärmeapplikation.

Begründung und Erläuterung: Hierdurch soll ein Druck von außen vermieden werden. Wärme löst Spasmen.

Starker Juckreiz

Pflegerische Maßnahmen: Kühlende Waschungen, Puder oder kühlende Salben anbieten. Kleidung aus Baumwolle empfehlen. Auf kurze Fingernägel des Patienten achten. Für guten Schlaf sorgen. Evtl. Bettbogen für die Beine anbieten.

Begründung und Erläuterung: Diese Maßnahmen lindern den Juckreiz. Damit sich der Patient keine Hautverletzungen zufügt, besonders während des Schlafs, sollten die Fingernägel kurz sein.

Depressive Stimmungslage bei langwieriger chronischer Krankheit

Pflegerische Maßnahmen: Psychologische Unterstützung und Zuwendung geben, Gesprächsbereitschaft zeigen. Beschäftigung, z. B. Lesestoff, anbieten.

Begründung und Erläuterung: Nach Abklingen des schweren Krankheitsgefühls kommt es bei langwierigem Krankheitsverlauf häufig zu einer depressiven Verstimmung mit Langeweile und Ungeduld. Soziale Auswirkungen bedenken und Hilfsmöglichkeiten abwägen.

Pflegesituation

Besondere Situation: Infektiosität

Besondere Situation: Ösophagus-varizen bei Patienten mit Leberzirrhose

Ösophagus-varizenblutung

Patienten mit akuten Lebererkrankungen

Pflegerische Maßnahmen: Die Anzahl der Besucher soll so gering wie möglich sein. Im Umgang mit Ausscheidungen und Blut ist das Tragen von Handschuhen notwendig. Die besonderen Hygienemaßnahmen sind durchzuführen, z. B. Kennzeichnung von Blutproben, besonderer Vermerk im Dokumentationssystem. Eine aktive Immunisierung des Personals zum Schutz vor Infektion ist ratsam.

Begründung und Erläuterung: Durch die besonderen Maßnahmen sollen andere Patienten geschützt werden. Dies gilt ebenso für den Besuch. Näheren Körperkontakt mit dem Besuch soll der Patient vermeiden. Zu den besonderen Hygienemaßnahmen gehören die laufende und Schlußdesinfektion der Räume mit gelisteten Desinfektionsmitteln und das Einhalten von Schutzmaßnahmen. Die besondere Kennzeichnung und Dokumentation soll alle an der Behandlung Beteiligten informieren.

Pflegeziele: Auf Komplikationen vorbereitet sein. Komplikationen (Blutung) frühzeitig erkennen.

Pflegerische Maßnahmen: Bereitlegen einer funktionstüchtigen Sengstaken-Blakemore-Sonde oder Linton-Nachlas-Sonde und der dazugehörigen Materialien. Diätetische Verordnung und Konsistenz der Speisen beachten. Den Patienten darauf hinweisen, Belastungen zu vermeiden (Heben und Tragen, Pressen beim Stuhlgang). Für weichen Stuhl sorgen.

Begründung und Erläuterung: Da plötzliche Blutungen auftreten können, müssen die notwendigen Materialien in unmittelbarer Nähe des Patienten bereitgelegt werden. Die Nahrungsvorschriften sind zu beachten, um die Verletzungsgefahr der Varizen zu verringern. Bei den genannten Belastungen kommt es zu erhöhtem Druck im Abdomen (Bauchpresse), was die Gefahr einer Blutung aus den Varizen erhöht.

Pflegeziel: Blutung frühzeitig erkennen und beherrschen.

Pflegerische Maßnahmen: Beobachtung des Kreislaufs, der Bewußtseinslage und der Ausscheidungen. Einhalten der Bettruhe. Den Patienten nicht unbeobachtet lassen. Hilfestellung beim Einführen der Sonde geben. Kontrollbogen anlegen: Zeitpunkt des Legens, Angaben, mit wieviel Luft geblockt wurde, Zeitpunkt des Entblockens. Unterstützung des Patienten bei der Körperpflege. Regelmäßiges Spülen der Sonde mit physiologischer Kochsalzlösung. Akute Gefahr durch Verlagerung der Sonde.

Pflegesituation

**Ösophagus-
varizenblutung**
Fortsetzung

Patienten mit akuten Lebererkrankungen

Begründung und Erläuterung: Da die Ösophagusvarizen-
blutung eine für den Patienten bedrohliche Situation darstellt, sind eine kontinuierliche Beobachtung und rasches
Handeln notwendig. Diese bedrohliche Situation löst beim
Patienten Angst und unter Umständen Panik aus, daher ist
eine unmittelbare Betreuung und Unterstützung unerläßlich.
Das Festhalten der Zeiten (Legen und Blocken) ist wichtig,
weil die Sonde nur eine begrenzte Zeit geblockt liegen darf.
Bei längerem Liegen besteht die Gefahr von Drucknekrosen.
Das Spülen der Sonde dient zur Kontrolle der Blutstillung
und verhindert das Verstopfen der Sonde.

**Nach Sklerosie-
rung der Varizen**

Pflegeziel: auf Komplikationen achten.

Pflegerische Maßnahmen: Patient muß Bettruhe einhalten.
Nahrungskarenz. Unterstützung des Patienten bei der
Körperpflege und Durchführung von Prophylaxen. Intensive
Beobachtung und Überwachung des Patienten.

Begründung und Erläuterung: Blutungsgefahr, Mediastinitis, Pleuritis.

3 Krankheiten der Gallenblase und der Gallenwege

U. Gerlach

Nach dem Studium dieses Kapitels können Sie
- ❖ Bau und Funktion der Gallenblase und der Gallenwege beschreiben,
- ❖ diagnostische Maßnahmen bei Erkrankungen der Gallenblase und der Gallenwege nennen,
- ❖ die Beschwerden bei Gallenerkrankungen charakterisieren,
- ❖ Krankheiten der Gallenblase beschreiben,
- ❖ Behandlungsmaßnahmen bei Krankheiten von Gallenblase und Gallenwegen angeben.

Anatomie und Physiologie

Die Gallenblase hat eine annähernd birnenförmige Gestalt (Abb. 3.1). Sie ist 7–10 cm lang und faßt 35–50 ml Gallenflüssigkeit. Die muskuläre Wand der Gallenblase kann sich kontrahieren und dadurch den Inhalt durch den Ausführungsgang (Ductus cysticus) austreiben. Der Ductus cysticus verbindet sich mit dem Ductus hepaticus zum Ductus choledochus (Abb. 3.1). Der Ausführungsgang mündet in der Vater-Papille in den Zwölffingerdarm. Die Vater-Papille kann durch einen Schließmuskel (Sphincter ampullae hepatopancreaticae Oddi) verschlossen werden.

Die Galle wird in den Leberzellen kontinuierlich gebildet. Diese „Lebergalle" fließt bei Verdauungsruhe über den Ductus hepaticus und den Ductus cysticus in die Gallenblase. Hier wird die „Lebergalle" eingedickt und als „Blasengalle" gespeichert. Wird für die Verdauung Galle benötigt, entleert sich die Gallenblase durch Kontraktion ihrer Muskulatur. Dieser Mechanismus wird durch ein im Dünndarm gebildetes Enterohormon mit Namen Cholecystokinin = Sekretin in Gang gesetzt. Die in 24 Stunden gebildete Gallenmenge beträgt 700–1200 ml. Die Gallensekretion wird durch bestimmte Nahrungsbestandteile gesteigert, insbesondere durch fett- und eiweißreiche Kost.

Zusammensetzung der Gallenflüssigkeit: Die Gallenflüssigkeit enthält Bilirubin, Wasser, Gallensäuren, Gallensalze, Cholesterin, Mucin, Eiweißkörper, Fettsäuren, Bicarbonat, Calcium, Chloride.

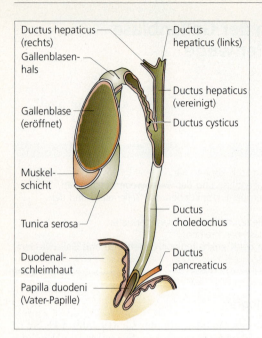

Ductus hepaticus (rechts)

Gallenblasen-hals

Gallenblase (eröffnet)

Muskel-schicht

Tunica serosa

Duodenal-schleimhaut

Papilla duodeni (Vater-Papille)

Ductus hepaticus (links)

Ductus hepaticus (vereinigt)

Ductus cysticus

Ductus choledochus

Ductus pancreaticus

Abb. 3.**1**   Gallenblase und Gallenwege

Von diesen Bestandteilen sind für die Verdauung bzw. Resorption der aufgenommenen Nahrung die Gallensäuren von besonderer Bedeutung: Sie ermöglichen es, das aufgeschlossene Nahrungsfett zu emulgieren und dadurch resorbierbar zu machen.

Pathophysiologie

Kann bei *Verschluß* der Gallenwege die Gallenflüssigkeit nicht in den Zwölffingerdarm eintreten, ist die Resorption von Fetten und fettlöslichen Vitaminen gestört.

Ist die *Zusammensetzung* der Galle fehlerhaft, kommt es zur Ausfällung von Gallenbestandteilen und damit zur Bildung von Gallensteinen, die in der Gallenblase und in den Gallenwegen gefunden werden (S. 112).

Die pathologisch zusammengesetzte Gallenflüssigkeit, die zur Bildung von Steinen führt, nennt man lithogene Galle (Lithos, griechisch = Stein).

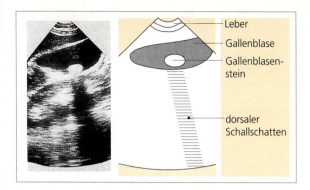

Leber

Gallenblase

Gallenblasen-
stein

dorsaler
Schallschatten

Abb. 3.**2** Chole-
zystolithiasis im
sonographischen
Bild

Untersuchungsmethoden

Die Gallenblase ist normalerweise unter der Leber versteckt, so daß man sie nicht fühlen oder perkutieren kann. Erkrankt die Gallenblase, verursacht sie oft Schmerzen, insbesondere wenn man auf die Gallengegend drückt. Ist die Gallenblase stark vergrößert, wird sie unterhalb des Leberrandes tastbar.

Eine wichtige Untersuchungsmethode zur Darstellung von Gallenblase und Gallengängen ist die Sonographie. Dieses Verfahren ist für den Patienten schonend und ungefährlich, also auch bei Allergie gegen Kontrastmittel durchführbar. Die Sonographie erlaubt eine rasche und gute Beurteilung von Größe und Lage der Gallenblase und der Gallengänge. Auch die Dicke der Gallenblasenwand läßt sich sonographisch feststellen. Insbesondere dient die Sonographie zur Diagnostik von Steinen in der Gallenblase und – weniger sicher – von Steinen in den Gallengängen. Ein charakteristischer Befund bei Gallenblasensteinen ist der sog. Schallschatten (Abb. 3.**2**).

Gegenüber der Sonographie wird die röntgenologische Darstellung der Gallenblase seltener angewendet. Sie erlaubt jedoch ein Urteil darüber, ob sonographisch festgestellte Steine Kalk enthalten. Dies ist für die Auswahl konservativer Behandlungsmethoden der Gallensteinkrankheit von Bedeutung.

Röntgenkontrastmittel zur Darstellung der Gallenblase und der Gallengänge kann oral oder intravenös gegeben werden. Es wird in den Gallenwegen angereichert und macht Gallenblase und Gallengänge röntgenologisch sichtbar (Cholezysto- und Cholangiographie).

In ausgewählten Fällen werden die Gallengänge retrograd dargestellt, indem man die Vater-Papille endoskopisch sondiert und Röntgenkontrastmittel durch das Endoskop in die Gallengänge einspritzt. Diese endoskopische retrograde Cholangiographie (ERC) gelingt auch bei Patienten mit starker Gelbsucht, bei denen eine orale oder intravenöse Röntgendarstellung versagt. Wird gleichzeitig auch der Pankreasgang gefüllt, bezeichnet man die Untersuchung als *e*ndoskopische *r*etrograde *C*holangio-*P*ankreaticographie (ERCP).

Schließlich kann perkutan ein großer Gallengang punktiert und mit Röntgenkontrastmittel gefüllt werden (perkutane transhepatische Cholangiographie = PTC).

Nach intravenöser oder oraler Füllung der Gallenblase mit Kontrastmittel kann man Cholecystokinin, Eigelb oder Magnesiumsulfat geben, was die Gallenblase zur Kontraktion reizt. Das Ausmaß der Kontraktion wird röntgenologisch festgestellt.

Führt man eine Duodenalsonde in den Zwölffingerdarm ein, kann die Gallenflüssigkeit angesaugt und untersucht werden. Die zunächst abfließende Lebergalle (A-Galle) ist hellgelb. Nach Kontraktion der Gallenblase, die durch die oben genannten Mittel zu erzielen ist, fließt dunkelbraune Blasengalle (B-Galle) ab. Die getrennt aufgefangenen Portionen werden chemisch, bakteriologisch, manchmal zytologisch untersucht, doch wird auch diese Methode heute seltener angewendet.

Gallensteinkrankheit

Definition

Befinden sich die Steine in der Gallenblase, spricht man von Cholezystolithiasis; sind die Steine in den Gallengängen (Ductus choledochus), spricht man von Choledocholithiasis. Vorstufen der Steine sind stark eingedickte Galle (sludge) und Gallengrieß.

Häufige Krankheiten, die in vielen Fällen mit Cholelithiasis (Gallensteinkrankheit) verknüpft sind, sind die akute und chronische Cholezystitis, die Cholangitis und der Verschlußikterus.

Häufigkeit

Die Gallensteinkrankheit ist eine der häufigsten Krankheiten in den westlichen Industrieländern. Deshalb rechnet man sie zu den Zivilisationskrankheiten. In der Bundesrepublik Deutschland haben ca. 12 % der Bevölkerung Gallensteine (Träger „stummer" Steine oder Gallensteinkranke). Frauen sind häufiger betroffen als Männer.

Pathogenese

Verschiedene Faktoren disponieren zur Steinbildung, insbesondere Fettsucht, Schwangerschaft, manche Stoffwechselstörungen (z. B. Hypercholesterinämie, Hypothyreose) und hämolytische Anämien. Bakterielle Gallenblasenentzündung, Stase und einige Medikamente begünstigen die Steinbildung. Steine entstehen, wenn die normale Zusammensetzung der Gallenflüssigkeit sich so ändert, daß wasserunlösliche Substanzen wie Cholesterin oder Bilirubin als Kristalle ausfallen. Die Kristalle wachsen und bilden verschieden große Steine, die einzeln oder zu mehreren gefunden werden. Am häufigsten findet man Cholesterin-Pigment-Steine, die aus Cholesterin und Bilirubin bestehen. Die-

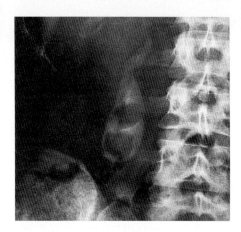

Abb. 3.**3** Röntgenaufnahme von kontrastnegativen Steinen in der Gallenblase

se Steine geben keinen Röntgenkontrast (Abb. 3.**3**). Sind die Steine kalkhaltig, sind sie dagegen röntgenkontrastpositiv.

Nach Zahl und Form der Steine unterscheidet man Cholesterinsolitärsteine (Einzelsteine), Gallengrieß (Pigmentsteine) und Cholesterin-Pigment-Steine (Facettensteine, Tonnensteine, Maulbeersteine).

Klinik

Bisweilen ist der sonographisch oder röntgenologisch gelungene Steinnachweis nur ein Zufallsbefund bei Patienten, die keinerlei Beschwerden haben; man spricht von „stummen Steinen". Oft verursachen die Gallensteine jedoch Beschwerden in wechselnder Stärke: Druck im rechten Oberbauch, Blähungen, Aufstoßen, Erbrechen sowie Unverträglichkeit von Fett, insbesondere von Speisen, die in erhitztem Fett gegart sind. Auch Hülsenfrüchte, Kaffee und hartgekochte Eier werden schlecht vertragen. Die genannten Krankheitssymptome können diskret sein, aber sie können sich auch bis zur heftigsten Gallensteinkolik steigern.

Zur Gallensteinkolik kommt es dann, wenn eine plötzliche Drucksteigerung im Gallengangsystem eintritt, z. B. bei Einklemmung eines Steines im Ductus cysticus oder in der Vater-Papille.

Die Gallensteinkolik wird durch Diätfehler, auch durch psychische Belastungen ausgelöst; sie verursacht anfallsweise krampfartige, heftige Schmerzen, die im rechten Oberbauch lokalisiert sind und in die rechte Schulter und zwischen die Schulterblätter ausstrahlen.

Dann ist die Gallenblasengegend extrem druckschmerzhaft. Oft besteht eine Abwehrspannung. Die *Kombination* der Symptome Kolik, Übelkeit und Erbrechen mit Fettintoleranz ist kennzeichnend für die Diagnose Cholelithiasis.

Je nach dem Sitz des Steines entwickelt sich eine *Gelbsucht:* Verschließt der Stein den Ductus cysticus, so ist kein oder nur ein geringfügiger Anstieg des Bilirubins im Serum zu erwarten. Verschließt der Stein den Ductus choledochus, entwickelt sich rasch eine starke Gelbsucht (Verschlußikterus, S. 118).

Verschließt ein in der Vater-Papille eingeklemmter Stein auch die gemeinsame Mündung des Pankreasganges, entsteht eine akute Pankreatitis (S. 126). Dies ist eine gefährliche Komplikation!

Komplikationen

Perforation der Gallenblasenwand, Peritonitis, Pankreatitis.

Laboruntersuchungen

Im unkomplizierten Gallensteinanfall bleiben Körpertemperatur und Laborproben im wesentlichen normal. Tritt ein Verschlußikterus ein, sind im Blut Bilirubin, alkalische Phosphatase, GLDH (Glutamatdehydrogenase) und Gallensäuren vermehrt. Die im Blut vermehrten Gallensäuren werden unter anderem in der Haut abgelagert, wo sie einen quälenden Juckreiz verursachen. Bei Verschlußikterus ist der Stuhl hell, da Gallenfarbstoffe und Abbauprodukte fehlen. Der Urin ist dunkelbraun verfärbt (Gallenfarbstoffe vermehrt).

Differentialdiagnose

Magenperforation, akute Blinddarmentzündung, akute Pankreatitis, Pleuritis, Lungenembolie, Nierenkolik, auch Herzinfarkt.

Therapie

Im akuten Steinanfall verordnet man Nahrungskarenz sowie heiße Kompressen auf die Gallenblasengegend. Man gibt spasmenlösende und schmerzstillende Medikamente.

Unter dieser Behandlung läßt der Schmerz rasch nach. Da neue Koliken und Komplikationen drohen, soll im symptomfreien Intervall die Cholezystektomie erfolgen, wenn Steine in der Gallenblase oder in den Gallenwegen vorhanden sind. Handelt es sich allein um Gallengangskonkremente (Abb. 3.4), können diese endoskopisch entfernt werden. Ist die Vater-Papille verengt (Papillenstenose), wird diese endoskopisch geschlitzt (Papillotomie), so daß die Gallengangssteine in den Zwölffingerdarm übertreten können. Sind die Gallengangssteine zu groß, um die Papille zu passieren, werden sie endoskopisch mechanisch (auch durch Laserstrahlen) zerkleinert und extrahiert.

Die operative Entfernung der Gallenblase wird heute zunehmend häufiger laparoskopisch ausgeführt ("minimal invasive Chirurgie").

Ist der Gallensteinanfall schwer und verursacht deutlichen Druckschmerz, Fieber und hohe Leukozytose, kann auch sofort operiert werden (Frühoperation), um gefährliche Komplikationen wie Gallenblasenperforation zu vermeiden. Auch nach Cholezystektomie können sich in den Gallengängen erneut

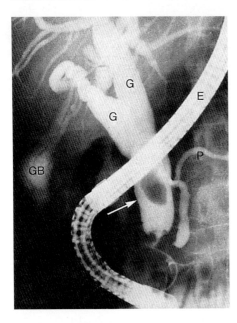

Abb. 3.**4** Choledocholithiasis. Darstellung der gestauten, erweiterten Gallengänge (G) mit Gallengangssteinen (s. Pfeil) mit zusätzlicher Anfärbung des Pankreasganges (P). Auch die Gallenblase (GB) ist teilweise mit Kontrastmittel gefüllt. E = Endoskop. Methode: ERCP

Gallensteine bilden, die dann durch Papillotomie und endoskopische Steinextraktion zu behandeln sind.

Sog. stumme Steine, die z. B. bei Ultraschalluntersuchungen zufällig gefunden werden, müssen nicht durch Cholezystektomie entfernt werden.

Röntgenkontrastnegative Steine in der Gallenblase können medikamentös behandelt werden: Durch tägliche orale Gabe von Chenodesoxycholsäure und Ursodesoxycholsäure, z. B. in einer Kombination von Chenofalk und Ursofalk können solche Steine aufgelöst werden.

Ein neues Verfahren zur Zertrümmerung von Gallensteinen ist die Lithotripsie durch Ultraschallstoßwellen.

Papillenstenose

Die verengte Papille ist ein Abflußhindernis. Verschiedene Ursachen sind bekannt. Am häufigsten ist die entzündliche Papillenstenose infolge Cholelithiasis. Selten sind Papillenkarzinome die Ursache.

Die Diagnose wird durch endoskopische Untersuchung gestellt. Die gutartige Stenose wird durch endoskopische Papillotomie beseitigt. Eine bösartige Stenose wird operativ behandelt.

Cholezystitis

Akute Cholezystitis

Definition

Es handelt sich um eine akute Gallenblasenentzündung, die meist mit Chole-zystolithiasis kombiniert ist.

Pathologische Anatomie

Man findet ein entzündliches Ödem der Gallenblasenwand, in schweren Fällen ein Gallenblasenempyem oder ulzeröse und gangränöse Entzündung der Gallenblasenwand.

Klinik

Beschwerden wie bei akuter Gallensteinkolik, verbunden mit Fieber, bisweilen Schüttelfrost und septischen Temperaturen.

Laboruntersuchungen

Fieber, Leukozytose und Linksverschiebung als Zeichen der akuten Entzündung.

Therapie

Nahrungskarenz und Schmerzbekämpfung wie bei akuter Cholelithiasis. Zusätzlich gibt man Antibiotika und evtl. Flüssigkeitsersatz durch Infusionen. Klassisch operative oder laparoskopische Therapie wie bei Cholezystolithiasis (S. 114).

Chronische Cholezystitis

Definition

Meistens besteht eine Cholelithiasis mit rezidivierenden Schüben von Gallen-blasenentzündung.

Pathologische Anatomie

Die Gallenblasenwand ist chronisch entzündet. Die verdickte Wand ist gelegentlich mit Kalk inkrustiert (Porzellangallenblase).

Klinik

Die Beschwerden ähneln den Symptomen der akuten Cholezystitis, sind aber weniger heftig.

Therapie

Die operative Entfernung der chronisch entzündeten Gallenblase ist notwendig und heilt die Erkrankung.

Cholangitis

Definition

Es handelt sich um eine bakteriell bedingte Entzündung der intrahepatischen oder extrahepatischen Gallenwege.

Pathogenese

Anlaß für die Entzündung ist eine Behinderung des Gallenabflusses, z. B. durch Steine, durch eine Schrumpfung der Vater-Papille (Papillenstenose) oder durch Tumoren.

Klinik

Nach dem Verlauf unterscheidet man eine akute und eine chronisch rezidivierende Cholangitis. Typische Beschwerden sind Schmerzen im rechten Oberbauch, Fieber, wechselnde Gelbsucht und Juckreiz.

Laboruntersuchungen

Entzündungszeichen (Beschleunigung der BSG, Leukozytose) und Symptome des Verschlußikterus sind in wechselndem Ausmaß vorhanden: Anstieg von Bilirubin, alkalischer Phosphatase, γ-GT im Serum, heller Stuhl, dunkler Urin.

Die Erreger sind gewöhnlich Kolibakterien und Enterokokken.

Komplikationen

Es können sich Leberabszesse bilden.

Therapie

Zur Behandlung des bakteriellen Infektes Antibiotika. Entfernung des Abflußhindernisses auf endoskopischem Weg durch Papillotomie mit Steinextraktion oder durch Operation.

Primär sklerosierende Cholangitis

Eine Sonderform der Cholangitis ist die primär sklerosierende Cholangitis. Dabei handelt es sich um eine seltene Krankheit, deren Ätiologie unbekannt ist. Wie andere Formen der Cholangitis kann auch diese Sonderform zu Stenosen der Gallenwege führen. Dann entstehen wieder die Zeichen der Cholestase: Gelbsucht und Juckreiz.

Diagnose

Unter den Laborproben fällt die starke Erhöhung der alkalischen Phosphatase als Zeichen der Cholestase auf. Die endoskopische Cholangiographie deckt die Stenosen an den Gallengängen auf.

Therapie

Eine sichere Therapie ist bisher nicht bekannt.

Chronische nichteitrige destruierende Cholangitis (primär biliäre Zirrhose)

Über die chronische nichteitrige destruierende Cholangitis, die zur primär biliären Zirrhose führt, ist auf S. 96 berichtet worden.

Verschlußikterus

Definition

Es handelt sich um ein *Symptom*, das bei verschiedenen Krankheiten vorkommt: Der Abfluß der in der Leber gebildeten Galle ist gestört (Cholestase). Man trennt eine extrahepatische von einer intrahepatischen Form.

Pathogenese

Der *extrahepatische* Verschlußikterus entsteht infolge Behinderung des Gallenabflusses in den großen Gallengängen oder in der Vater-Papille, am häufigsten durch Steine, Entzündungen oder Tumoren.

Ursache des *intrahepatischen* Verschlußikterus sind meistens Medikamente oder multiple Metastasen bösartiger Tumoren.

Klinik

Auf den extrahepatischen Verschluß weisen solche Symptome hin, die bei dem Krankheitsbild Cholelithiasis beschrieben sind, insbesondere Koliken. Schmerzlose Entstehung der Gelbsucht mit tastbarer Gallenblase spricht für einen bösartigen Tumor (Courvoisier-Zeichen). Einsetzen der Gelbsucht nach Gabe von Medikamenten macht einen intrahepatischen Verschlußikterus wahrscheinlich. Juckreiz gehört zu allen Formen des Verschlußikterus.

Laboruntersuchungen

Sowohl bei intra- als auch bei extrahepatischem Ikterus sind charakteristische Befunde zu erwarten:
1. Erhöhung der cholestaseanzeigenden Enzymaktivitäten im Serum (alkalische Phosphatase und γ-GT*),
2. Quotient GOT + GPT : GLDH kleiner als 10,
3. Bilirubin im Serum vermehrt,
4. Stuhl hell, Urin dunkel.

---

* γ-GT = γ-Glutamyltransferase; GOT = Glutamat-Oxalacetat-Transaminase = Aspartat-Aminotransferase; GPT = Glutamat-Pyruvat-Transaminase = Alanin-Aminotransferase; GLDH = Glutamatdehydrogenase

Differentialdiagnose

Mit den genannten Laboruntersuchungen gelingt es gut, das Syndrom Verschlußikterus zu diagnostizieren, aber nicht immer, den intrahepatischen vom extrahepatischen Typ des Verschlusses zu unterscheiden. Dazu sind Sonographie und endoskopische retrograde Gallengangsdarstellung besser geeignet. Die Differentialdiagnose soll deshalb frühzeitig geklärt werden, weil bei der extrahepatischen Form des Verschlußikterus eine endoskopische oder chirurgische Therapie notwendig ist, bei der intrahepatischen Form dagegen eine konservative Behandlung mit Absetzen der auslösenden Medikamente.

Dyskinesie der Gallenwege

Definition

Es handelt sich um funktionelle Störungen im Zusammenspiel von Sekretion der Galle, Kontraktion der Gallenblase und zugehöriger Erschlaffung des Sphincter ampullae hepatopancreaticae (Oddi).

Klinik

Es kommt zu Druckgefühl und Schmerzen in der Gallenblasengegend. Die Diagnose „Dyskinesie" darf nur gestellt werden, wenn organische Veränderungen sicher ausgeschlossen sind.

Differentialdiagnostisch ist wegen der engen Nachbarschaft an Reizkolon, irritablen Darm zu denken.

Therapie

Diät: 5 bis 6 kleine Mahlzeiten einer Gallenschonkost. Medikamentös: Spasmolytika.

Postcholezystektomie-Syndrom

Definition

Nach Cholezystektomie können Beschwerden bestehenbleiben oder neu auftreten. Sie werden unter dem Begriff „Postcholezystektomie-Syndrom" zusammengefaßt.

Ätiologie

Oft handelt es sich um zurückgelassene oder neu entstandene Steine in den Gallenwegen oder um eine chronisch rezidivierende Cholangitis. Häufig besteht eine Stenose der Vater-Papille, die endoskopisch durch Schlitzung der Papille beseitigt werden kann, oder eine Pankreatitis.

Der Verdacht auf ein „Postcholezystektomie-Syndrom" erfordert deshalb genaue diagnostische Maßnahmen.

Therapie

Je nach dem zugrundeliegenden Leiden endoskopische Papillotomie, Antibiotika, Spasmolytika.

Tumoren der Gallenblase und der Gallengänge

Pathologische Anatomie

Die Tumoren, die an Gallenblase, Gallengängen und Vater-Papille entstehen, sind überwiegend bösartige Karzinome. Gallenblasenkarzinome sind etwa doppelt so häufig wie Gallengangskarzinome.

Klinik

Die Frühsymptome des Gallenblasenkarzinoms sind uncharakteristisch, weshalb Gallenblasen- und Gallengangskarzinome meistens zu spät erkannt werden. Erst Ikterus, Dauerschmerz im rechten Oberbauch, Gewichtsabnahme, Appetitlosigkeit und allgemeines Schwächegefühl machen die bösartige Krankheit deutlich.

Diagnose

Endoskopisch retrograde Cholangiopankreatikographie (ERCP) oder direkte perkutane transhepatische Cholangiographie (PTC) zeigen Ort und Ausdehnung der bösartigen Krankheit (Abb. 3.5).

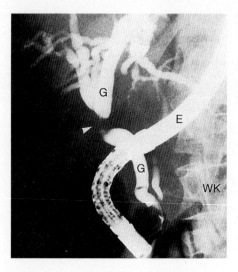

Abb. 3.**5** Endoskopisch retrograde Cholangiographie eines primären Gallengangskarzinoms. Die Stenose im Gallengang ist durch Pfeil markiert. E = Endoskop, G = Gallengang, WK = Wirbelkörper

Sonographie, Computertomographie und Kernspintomographie sind weitere bildgebende Verfahren zur Darstellung der beschriebenen Tumoren.

Therapie

Nach Möglichkeit operative Entfernung, doch erlauben frühzeitiges Einwachsen in die Leber und frühzeitige Metastasierung des Karzinoms selten eine kurative Operation. Ist eine operative Behandlung nicht mehr möglich, kann der Gallengangsverschluß häufig durch Einlegen einer Drainage vorübergehend überwunden werden. Dies gelingt auf endoskopischem Weg, indem eine Gallengangsendoprothese über die Vater-Papille in den Gallengang vorgeschoben wird. Auch perkutan kann ein dünner Katheter in einen Gallengang eingeführt werden, so daß die Galle nach außen abgeleitet werden kann.

Eine Sonderstellung nimmt das Karzinom der Vater-Papille ein. Dieses metastasiert spät, so daß die Prognose bei rechtzeitiger Operation günstiger ist.

Gutartige Tumoren der Gallenblase werden wegen der modernen sonographischen Untersuchungstechnik meist zufällig entdeckt. Polypen der Gallenblasenwand werden sonographisch vermessen und sollten regelmäßig kontrolliert werden. Größere Polypen werden besser durch Cholezystektomie entfernt, da Adenome entarten können.

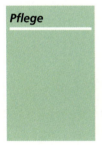

Pflege

Beispiele zur Pflege von Patienten mit Erkrankungen der Gallenwege

Oft handelt es sich um Patienten mit Gallensteinen, die über Beschwerden unterschiedlicher Stärke klagen. Es ist zu prüfen, welche vorläufigen und welche definitiven therapeutischen Verfahren, z. B. Operation, indiziert sind. Häufig muß die Lebensweise umgestellt werden. Bei plötzlicher Erkrankung ist stellvertretende Hilfe bei der Regelung häuslicher oder beruflicher Aufgaben anzubieten.

Pflegesituation

Druckgefühl im rechten Oberbauch. Unverträglichkeit von fetten Speisen, Gebratenem, Hülsenfrüchten, Kohl, Kaffee

Pflegeziele: Linderung der Beschwerden. Erkennen auslösender oder verstärkender Faktoren.

Pflegerische Maßnahmen: Für eine bequeme Lage des Patienten sorgen. Gallenschonkost empfehlen, bei Übergewicht kalorienreduziert. Feucht-heiße Kompressen nach Absprache mit Arzt auf den rechten Oberbauch legen. Beengende Kleidung (Gummibänder) vermeiden. Körpertemperatur, Farbe von Skleren, Haut, Stuhl und Urin sorgfältig beobachten und dokumentieren.

Begründung und Erläuterung: Gallenschonkost lindert Beschwerden. Wärmeanwendung löst Spasmen. Durch Beobachtung von Temperatur, Färbung von Haut, Augen, Stuhl und Urin sind Komplikationen (Entzündung, Verschlußikterus) frühzeitig zu erkennen.

4 Krankheiten des exokrinen Pankreas

U. Gerlach

Nach dem Durcharbeiten dieses Kapitels können Sie
* Aufbau und Funktion der Bauchspeicheldrüse darstellen,
* Untersuchungsmethoden beschreiben, die bei Verdacht auf Pankreas-krankheiten erforderlich sind,
* gutartige und bösartige Krankheiten des Pankreas benennen,
* exakte Auskunft über die Krankheitszeichen und die Komplikationen von Erkrankungen des Pankreas geben,
* die Behandlung, insbesondere die Diät, bei Pankreaserkrankungen darlegen.

Anatomie

Die Bauchspeicheldrüse (Pankreas) liegt in Höhe des 1. und 2. Lendenwirbel-körpers retroperitoneal. Makroskopisch unterscheidet man 3 Teile: Kopf, Körper und Schwanz des Pankreas. Der Pankreaskopf ist am breitesten und liegt in der C-förmigen Schlinge des Zwölffingerdarms (Abb. 4.**1**). Der Kör-per des Pankreas verschmälert sich und endet mit seinem Schwanz an der Milz. Mikroskopisch und funktionell besteht die Bauchspeicheldrüse aus 2 Anteilen, nämlich dem inkretorischen und dem exkretorischen (exokrinen) Teil: Im *inkretorischen* Anteil, den Langerhans-Inseln, werden Insulin und Glucagon gebildet. Krankheiten des inkretorischen Anteils (Diabetes mellitus u. a.) werden auf S. 404 f. beschrieben.

Der *exkretorische* Anteil der Bauchspeicheldrüse besteht aus einzelnen Drü-senläppchen. Das in den Läppchen gebildete Sekret wird durch die Ausfüh-rungsgänge der Drüsenläppchen in den Hauptausführungsgang sezerniert, der den Drüsenkörper in seiner ganzen Länge durchzieht. Dieser Ausfüh-rungsgang (Ductus pancreaticus) mündet meistens zusammen mit dem Duc-tus choledochus in der Vater-Papille (Abb. 4.**1**, S. 124 und Abb. 3.**1**, S. 110). Mancherlei Variationen der Gallengangs- und Pankreasmündung sind be-kannt. Ein zweiter, schwächerer Ausführungsgang des Pankreas (Ductus pan-creaticus accessorius) kommt vor.

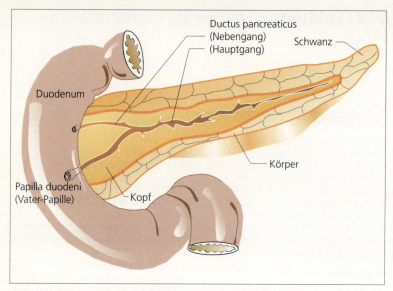

Abb. 4.**1**   Aufbau und Lage der Bauchspeicheldrüse (aufgeschnitten)

Funktionelle Bedeutung

Täglich wird etwa 1 l Pankreassaft gebildet. Er enthält Verdauungsenzyme, von denen α-Amylase, Lipase und zahlreiche Peptidasen die wichtigsten sind. Außerdem sezerniert das Pankreas Bicarbonat, das den sauren Magensaft im Zwölffingerdarm neutralisiert. Hierdurch werden optimale Bedingungen für die Wirkung der Verdauungsenzyme im Zwölffingerdarm geschaffen.

Die Tätigkeit des Pankreas wird durch verschiedene Faktoren reguliert: Nervale Reize werden über den N. vagus und den N. splanchnicus geleitet. Die hormonale Beeinflussung geschieht durch die Enterohormone Sekretin und Pankreocymin. Durch diese Mechanismen wird die Sekretion des Pankreassaftes in Abhängigkeit von der Nahrungszufuhr gesteuert.

Untersuchungsmethoden

Von den Pankreasenzymen kann α-Amylase im Serum und Urin, Lipase im Serum bestimmt werden. Im Stuhl sind die Pankreasenzyme Chymotrypsin und Trypsin meßbar. Diese Methoden dienen als Suchreaktion. Sonographisch (mit Ultraschall) und computertomographisch können Größe und Form des Pankreas beurteilt werden.

Genauer kann die Funktion des Pankreas durch Sondierung des Zwölffingerdarms und Bestimmung von Enzymen und Bicarbonat im abgesaugten Sekret bewertet werden. Die Sekretionsleistung kann nach Reiz durch Sekretin und Pankreocymin festgestellt werden. Einfacher ist der PABA-Test (S. 730).

Große Bedeutung hat die endoskopisch-retrograde Pankreatikographie (ERP) gewonnen, bei der die Vater-Papille endoskopisch kanüliert wird; dann wird Röntgenkontrastmittel eingespritzt, so daß sich der Pankreasgang deutlich sichtbar darstellen läßt (Abb. 3.4, S. 115). Diese endoskopische Untersuchung wird meist kombiniert als ERCP ausgeführt, indem Gallengänge, Gallenblase und Pankreasgang gefüllt werden: *e*ndoskopische *r*etrograde *C*holangio-*P*ankreaticographie.

Bei Mangel an Pankreassaft enthält der Stuhl vermehrt Fett und unverdautes Eiweiß (Steatorrhoe und Kreatorrhoe). Diese Bestandteile können bei chemischer Stuhluntersuchung vermehrt nachgewiesen werden. Makroskopisch sieht der fettreiche Stuhl fettig-glänzend aus.

Angeborene Pankreasveränderungen

Pancreas divisum: Es handelt sich um ein geteiltes Pankreas.

Pancreas anulare: Ein Teil der Bauchspeicheldrüse umgibt ringförmig (anulus = der Ring) das Duodenum. Dadurch kann eine Stenose des Zwölffingerdarms eintreten, die operativ behandelt wird.

Mukoviszidose (zystische Fibrose): Dabei handelt es sich um eine angeborene Dysfunktion der exokrinen Drüsen. Im Pankreas führt dies zur Insuffizienz des exkretorischen Pankreasanteils, wodurch eine Malabsorption bedingt ist. Zum Krankheitsbild gehört eine chronisch obstruktive Lungenerkrankung. Die Diagnose wird meist schon bei den betroffenen Kindern gestellt. Diagnostisch verwendet man den Schweißtest: Die Kranken sezernieren vermehrt Kochsalz im Schweiß.

Pankreaszysten: Echte Zysten können in der Bauchspeicheldrüse allein oder zugleich in Leber und Niere vorkommen. Meist werden sie als Zufallsbefund bei Ultraschalluntersuchungen gefunden.

Pankreatitis

Definition

Es handelt sich um eine Entzündung der Bauchspeicheldrüse aus verschiedenen Ursachen. Diese Erkrankung kommt in allen Schweregraden von leichten bis zu schweren, tödlich endenden Formen vor.

Nach der Verlaufsform unterscheidet man die akute und die chronische Pankreatitis.

Die akute Pankreatitis kann als einmalige Attacke ablaufen, jedoch kommen auch Rezidive vor.

Akute Pankreatitis

Definition

Es handelt sich um eine Entzündung der Bauchspeicheldrüse, die zu klinischen Symptomen, pathologisch anatomischen Schäden und zu Störungen der exokrinen und endokrinen Pankreasfunktion führt.

Ätiologie

Gallensteinleiden und Alkoholabusus sind die wesentlichen Ursachen für die Entwicklung einer akuten Pankreatitis in Europa. In seltenen Fällen wird eine akute Pankreatitis durch Medikamente ausgelöst, z. B. durch Tetracycline, Sulfonamide. Auch bei Hyperparathyreoidismus (S. 474) wird das Auftreten einer akuten Pankreatitis beobachtet. In etwa 1–3 % der diagnostischen endoskopischen retrograden Cholangio-Pankreatographien (ERCP, vgl. S. 111) kommt es zu einer akuten Pankreatitis. Hyperlipidämie, Infektionskrankheiten (Parotitis, Mumps) sind weitere Ursachen für die Entwicklung einer akuten Pankreatitis.

Pathophysiologie

Gallensteine können bei Sitz vor der Vater-Papille den Abfluß des Pankreassaftes verhindern. Dann dringt Gallenflüssigkeit rückläufig in das Pankreas ein und aktiviert die Verdauungsenzyme am falschen Ort (Selbstverdauung). Alkohol schädigt das Drüsengewebe, vergleichbar mit der Alkoholschädigung an der Leber. Die akute Pankreatitis, die durch Alkoholabusus ausgelöst wird, entsteht meist auf dem Boden einer alkoholisch bedingten chronischen Pankreatitis.

Kreislaufwirksame Pankreassekrete (besonders Kinine) und Gewebszerfall im Pankreas bewirken ein Schocksyndrom. Pleuraerguß und Aszites entwickeln sich. Die Hypovolämie verstärkt den Schock. Die vom Schock besonders betroffenen Organe Lunge und Niere sind in ihrer Funktion eingeschränkt. Es entwickeln sich Oligurie bzw. Anurie und Störungen der Blutgase.

Pathologische Anatomie

Bei der akuten Pankreatitis ist die Bauchspeicheldrüse ödematös geschwollen und von Entzündungszellen durchsetzt. Es entstehen Fettgewebs- und Parenchymnekrosen. In schweren Fällen bildet sich eine hämorrhagische Pankreasnekrose (Pankreasapoplexie).

Klinik

Die Mehrzahl der Fälle von akuter Pankreatitis verläuft als relativ leichte, seröse Form. Dagegen ist die akute hämorrhagisch nekrotisierende Pankreatitis eine lebensgefährliche Krankheit. Da auch die leichte Form jederzeit in eine schwere Pankreatitis übergehen kann, soll jede akute Pankreatitis als gefährliche Erkrankung der Bauchspeicheldrüse betrachtet werden.

Charakteristisch sind Schmerzen im Oberbauch mit Ausstrahlung in die linke Flanke. Ist der Pankreaskopf befallen, können die Schmerzen auch nach rechts ausstrahlen. Übelkeit, Erbrechen, Subileus, elastische Abwehrspannung der Bauchdecken, Fieber und Schocksymptome, Blutdruckabfall und Hypovolämie kennzeichnen das klinische Bild. Aszites und Subileus können sich entwickeln. Durch den Schock werden in erster Linie die Schockorgane Lunge und Niere betroffen.

Bildgebende Verfahren, mit denen die Schwellung des Organs und evtl. Komplikationen in der Nachbarschaft zu erkennen sind, sind Sonographie und Computertomographie.

Laboruntersuchungen

Charakteristisch ist der Anstieg von α-Amylase und Lipase im Blutserum und von α-Amylase im Urin. Oft findet man Hyperglykämie und Glukosurie. Allgemeine Entzündungszeichen stellen sich ein: erhöhte BSG und Leukozytose. Hypovolämie und Kreatininanstieg entwickeln sich als Schocksymptome.

Komplikationen

Die schwere Pankreatitis führt zu ausgeprägtem Schocksyndrom mit Blutdruckabfall und Hypovolämie.

Die totale Pankreasnekrose (Pankreasapoplexie) verläuft meist tödlich. Abgegrenzte Nekrosen können abszedieren oder sich zu Pseudozysten umwandeln.

Therapie

Basistherapie

Vollständige Nahrungskarenz wird angeordnet. In schweren Fällen werden der Magen- und Duodenalsaft über eine nasal gelegte Sonde kontinuierlich abgesaugt. Dadurch wird der Subileus, der fast immer vorhanden ist, entlastet. Alkohol ist strikt verboten.

Schockprophylaxe und -therapie

Sorgfältige Überwachung aller Vitalfunktionen!

Da der Kreislaufschock (infolge Hypovolämie) die gefährlichste Komplikation und häufigste Todesursache bei akuter Pankreatitis ist, gehören Kreislaufüberwachung, Schockprophylaxe und -therapie zu den wichtigsten Maßnahmen in der Behandlung der akuten Pankreatitis.

Die Volumensubstitution wird zweckmäßig mit Plasmaexpandern oder Blutkonserven durchgeführt. Volumenersatz von 2–3 l pro Tag ist erforderlich.

Schon bei beginnender Schocklunge ist maschinelle Beatmung indiziert. Bei Niereninsuffizienz ist eine Dialysebehandlung unbedingt notwendig. Die Serumelektrolyte werden in der akuten Phase einer Pankreatitis regelmäßig kontrolliert, um die häufig auftretende Hypokaliämie frühzeitig zu erkennen.

Schmerzbekämpfung

Die Schmerzbekämpfung zielt auf Besserung des subjektiven Befindens des Patienten und auf Verhinderung unerwünschter reflektorischer Auswirkungen auf den Kreislauf. Bei leichteren Schmerzen verwendet man Spasmoanalgetika. In schweren Fällen gibt man starke und stärkste Analgetika.

Medikamentöse Therapie

Sobald sich Anhaltspunkte für eine Nekrotisierung des Pankreasgewebes ergeben, müssen Antibiotika gegeben werden, um die gefährliche Infektion des nekrotischen Gewebes zu bekämpfen.

Alle Versuche, mit Hormonen (Somatostatin, Calcitonin, Glucagon) die Sekretion der Pankreasenzyme bei akuter Pankreatitis zu hemmen, haben keinen gesicherten therapeutischen Effekt. Das gleiche gilt für Medikamente, welche die Enzymaktivität blockieren sollen.

Spezielle Maßnahmen

Ist die Ursache der akuten Pankreatitis im Einzelfall nicht bekannt, wird die Vater-Papille endoskopisch besichtigt, und bei Papillenstenose oder bei anderen Abflußhindernissen (Stein) werden eine Papillotomie und evtl. eine Steinextraktion vorgenommen.

Indikation zur chirurgischen Therapie

Operative Maßnahmen bei akuter Pankreatitis kommen bei Versagen der konservativen Therapie in Frage, insbesondere bei schwerer nekrotisierender Pankreatitis. Chirurgisch werden Nekrosen entfernt. Durch Spülung der Bursa omentalis und der freien Bauchhöhle werden toxische Substanzen ausgewaschen.

Bei rückläufiger oder bereits abgeklungener Symptomatologie einer akuten Pankreatitis lenken erneute Oberbauchschmerzen, Temperaturanstieg, Erhöhung von Amylase und Lipase, Entwicklung einer tastbaren Resistenz im Oberbauch und sonographisch oder computertomographisch erkennbare Anschwellung des Pankreas den Verdacht darauf, daß sich ein Pankreasabszeß entwickelt. In diesem Fall ist die chirurgische Intervention notwendig. Diese besteht in Nekrosektomie und Lavage.

Nach Abklingen der akuten Phase kann sich eine Pseudozyste aus der Pankreasentzündung entwickeln. Dann kann Punktion oder operative Behandlung erforderlich werden.

Diätetisch beginnt man nach Abklingen der akuten Phase schrittweise mit Nahrungszufuhr, anfänglich Tee, Reisschleim, Haferschleim und Zwieback. Fett darf erst 2–3 Wochen nach Abklingen der akuten Erscheinungen in kleinen Mengen versucht werden.

Chronische Pankreatitis

Definition

Eine chronische Entzündung, die schubweise aufflackert, zerstört mehr und mehr Pankreasgewebe und verringert die Funktion der Bauchspeicheldrüse.

Ätiologie

Alkoholabusus ist die häufigste Ursache! Hyperkalorische Ernährung mit Fett und Eiweiß trägt zur Entwicklung bei. Dagegen ist Eiweißmangel in den Hungergebieten in Afrika und Asien Ursache der dort im Kindesalter entstehenden chronischen Pankreatitis (Kwashiorkor).

Abflußstörungen im Pankreasgang oder an der Vater-Papille können eine chronische Pankreatitis unterhalten. Eine Insuffizienz des Pankreas entwickelt sich bei Hämochromatose infolge der Eisenablagerung (S. 164). In manchen Fällen bleibt die Ursache unbekannt.

Pathophysiologie

Im Dünndarm fehlen in wechselndem Ausmaß Verdauungsenzyme und Bicarbonat. Überschreitet der Mangel an Insulin eine kritische Grenze, entsteht zudem ein Diabetes mellitus.

Pathologische Anatomie

Die entzündlichen Erscheinungen führen zu Vernarbung des Pankreas, so daß mehr und mehr funktionstüchtiges Gewebe durch Fibrose (Bindegewebe) ersetzt wird. Verkalkungen des Gewebes kommen vor.

Diagnostik

In der Diagnostik der chronischen Pankreatitis benutzt man die bildgebenden Verfahren der Sonographie und Computertomographie. Endoskopisch werden über die Vater-Papille der Pankreasgang und die Nebenäste dargestellt (endoskopische retrograde Pankreatikographie = ERP). Dabei sieht man röntgenologisch unregelmäßige Wandkonturen, Strikturen und evtl. Steine des Pankreasganges. Schon bei einer „Leeraufnahme" ohne Kontrastmittel zeigt das Röntgenbild bisweilen schollige Kalkablagerungen innerhalb des Pankreas als Ausdruck der Entzündung. In fortgeschrittenen Stadien bilden sich Pseudozysten aus.

Klinik

Das führende Symptom ist der schubweise einsetzende Schmerz, der in Abhängigkeit von der Nahrungsaufnahme auftritt. Wie bei der akuten Pankreatitis ist der Schmerz im Oberbauch mit Ausstrahlung in die linke Flanke oder in den rechten Oberbauch und in den Rücken kennzeichnend. Oft klagen die Patienten über dumpfen, anhaltenden Dauerschmerz.

Weitere Beschwerden bei chronischer Pankreatitis sind Übelkeit, Brechreiz sowie Unverträglichkeit von Fetten und süßen Speisen. Völlegefühl, Obstipation oder Durchfälle vervollständigen das klinische Bild. Pseudozysten können sich entwickeln (vgl. S. 131).

Je nach dem Ausmaß der Verödung des Pankreasgewebes kommt es zur exkretorischen Insuffizienz der Bauchspeicheldrüse (Pankreasinsuffizienz). Das heißt, es werden zu wenig Verdauungsenzyme in den Zwölffingerdarm abgegeben. Dann ist die Verdauung nicht mehr ausreichend (Maldigestion). Abmagerung der Patienten ist die Folge. Schließlich entwickelt sich durch Verödung des Inselzellapparates zusätzlich ein Diabetes mellitus.

Laboruntersuchungen

Bei Schüben der chronischen Pankreatitis findet man im Blutserum vermehrt α-Amylase und Lipase; im Urin ist die α-Amylase gleichfalls vermehrt. Zwischen den Schüben der Erkrankung können Amylase und Lipase normal sein. Im Stuhl ist die Ausscheidung von Chymotrypsin herabgesetzt (s. Untersuchungsmethoden S. 124). Der Fettgehalt des Stuhles ist vermehrt und in schweren Fällen schon makroskopisch erkennbar.

Eine genaue, aber aufwendige Methode zur Funktionsprüfung des Pankreas ist die Sondierung des Zwölffingerdarms verbunden mit Absaugen des Pankreassekrets nach Stimulierung mit Sekretin und Pankreocymin.

Therapie

Frische Schübe der chronischen Pankreatitis behandelt man wie die akute Pankreatitis durch Schmerzbekämpfung und Nahrungskarenz. Nach Abklingen einer akuten Phase wird die Diät vorsichtig aufgebaut: Fett soll ein Viertel der Tageskalorien nicht überschreiten. Mittelkettige Triglyceride sind zu bevorzugen, da diese leichter absorbiert werden. An Eiweiß werden 100–120 g pro Tag gegeben. Die Kohlenhydratmenge richtet sich nach dem Funktionszustand des inkretorischen Pankreasanteils (Langerhans-Inseln).

Die exokrine Pankreasinsuffizienz behandelt man mit Pankreasenzympräparaten.

Auch die fettlöslichen Vitamine (A, D, E, K) sollen substituiert werden. Ist bereits ein Diabets mellitus entstanden, muß Insulin gespritzt werden. Gegen die Schmerzen verordnet man Analgetika. Alkohol bleibt verboten.

Operative Maßnahmen: Hat man durch endoskopische retrograde Pankreatikographie festgestellt, daß der Pankreasgang ganz oder stellenweise entzündlich stenosiert ist, kommt eine operative Behandlung der chronischen Pankreatitis in Frage, insbesondere dann, wenn die Patienten wegen der dauernden Schmerzen nicht mehr essen und zunehmend abmagern. Teilresektionen der Bauchspeicheldrüse oder vollständige Pankreatektomie sind möglich. Dadurch können die Patienten schmerzfrei werden. Anschließend ist Substitutionsbehandlung mit Pankreasenzymen und Insulin notwendig.

Pankreaspseudozysten

Ätiologie

Pseudozysten haben keine Auskleidung mit Epithel. Sie entstehen als Folge einer Pankreasentzündung oder nach Traumen (z. B. Motorradunfall).

Klinik

Die Pseudozysten verursachen keine oder nur uncharakteristische Beschwerden wie Druck- und Völlegefühl im Oberbauch. Manchmal sind die Pseudozysten als rasch wachsende, glatte, rundliche Resistenzen im Oberbauch tastbar.

Therapie

Punktion oder chirurgische Behandlung ist bei entsprechender Größe der Pseudozysten notwendig.

Pankreaskarzinom

Häufigkeit

Unter den bösartigen Tumoren des Gastrointestinaltrakts steht das Kolonkarzinom an erster Stelle. Es folgt das Magenkarzinom und an dritter Stelle das Pankreaskarzinom. Die Häufigkeit des Pankreaskarzinoms nimmt zu.

Ätiologie

Ätiologie und Pathogenese des Pankreaskarzinoms sind unbekannt. Mögliche Risikofaktoren sind Alkohol- und Nikotinabusus.

Pathologische Anatomie

Es handelt sich überwiegend um Adenokarzinome, selten um Plattenepithelkarzinome oder um anaplastische Karzinome.

Klinik

Das Pankreaskarzinom macht sich im allgemeinen erst spät bemerkbar, wenn der Tumor schon eine beträchtliche Größe erreicht hat und bereits metastasiert ist. Die Patienten klagen über Oberbauchbeschwerden, Übelkeit, Erbrechen und Appetitlosigkeit. Das Körpergewicht nimmt ab. Manchmal weisen Thrombosen im Rahmen eines sog. paraneoplastischen Syndroms auf das Pankreaskarzinom hin.

Häufig ist ein Verschlußikterus Hinweis für die Entwicklung des Pankreaskarzinoms, das dann schon die Gallengänge ummauert hat. Verschlußikterus und Courvoisier-Zeichen sind sehr starke – allerdings spät erkennbare – Hinweise auf ein Pankreaskarzinom.

Die wichtigsten Methoden zur Erkennung des Pankreaskarzinoms sind Sonographie, Computertomographie, endoskopisch-retrograde Pankreatikographie (ERP) und zur Beurteilung der Operabilität die Angiographie. Im Zweifelsfall ist eine Probelaparotomie angezeigt.

Laboruntersuchungen

Meist ist die BSG beschleunigt. Beweisende Laborproben sind nicht bekannt. Dem Tumorantigen CA 19-9 kommt eine hinweisende Bedeutung zu.

Therapie

Wenn das Pankreaskarzinom frühzeitig erkannt wird, wird eine vollständige Entfernung des Tumors angestrebt. Wegen der frühzeitigen Metastasierung des Pankreaskarzinoms ist dies nur bei einem relativ kleinen Teil der Patienten möglich. Zur Beseitigung des Verschlußikterus und damit des quälenden Juckreizes ist eine Drainage (endoskopisch oder perkutan) möglich. Medikamentös verordnet man gegen den Juckreiz Colestyramin und Antihistaminika.

Eine Chemotherapie, auf die nicht alle Patienten ansprechen, kann die Lebensdauer verlängern.

Große Bedeutung in der Behandlung der Patienten mit fortgeschrittenem Pankreaskarzinom hat die Schmerztherapie.

Endokrin aktive Pankreas-, Magen- und Darmtumoren

Hormonbildende Tumoren dieser Organe sind sehr selten. Die Krankheiten, die zu dieser Gruppe gehören, werden auf S. 428 f. beschrieben.

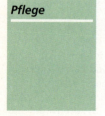

Pflege

Beispiele zur Pflege bei Patienten mit Erkrankungen des exokrinen Pankreas

Wichtige Aspekte bei der Pflege des Patienten mit Pankreaserkrankungen sind Gespräche über Ernährungs- und Lebensgewohnheiten und die Hilfe und Beratung bei der Umstellung dieser Gewohnheiten. Die Einbeziehung der Angehörigen ist für diese Umstellung notwendig.

Akute Pankreatitis mit Schmerzen und bedrohlichem Krankheitsbild

Pflegeziele: Pflege unter Bedingungen der Intensivstation. Sorge für Ruhe und Vermittlung von Sicherheit.

Pflegerische Maßnahmen: Kontrolle und Dokumentation aller Vitalzeichen. Flüssigkeitszufuhr und Medikamente nach Anweisung. Flüssigkeitsbilanzierung. Keine Nahrungszufuhr. Sorgfältige Körperpflege.

Begründung und Erklärung: Die Situation „akute Pankreatitis" ist lebensgefährlich und erfordert deswegen besonderen Einsatz aller gebotenen pflegerischen Maßnahmen und deren genaue Dokumentation, da sich der Zustand des Patienten in kurzen Zeitabschnitten ändern kann. Die Dokumentation erlaubt größere Sicherheit in der Verlaufsbeurteilung.

Chronische Pankreatitis mit Schmerzen, Unwohlsein, Unverträglichkeit von verschiedenen Speisen

Pflegeziele: Linderung der Beschwerden, psychische Unterstützung des Patienten mit chronischer und langwieriger Krankheit.

Pflegerische Maßnahmen: Diätetische Versorgung je nach Stadium, Schmerzbehandlung nach Anordnung. Beobachtung der Stuhlausscheidung (Fettstuhl?). Dokumentation des allmählichen Kostaufbaus. Eventuell notwendige Änderung der Lebensweise im Gespräch erörtern.

Begründung und Erklärung: Ist das chronische Pankreasleiden Folge von Alkoholabusus, muß in der Pflege die besondere psychische Belastung des Patienten berücksichtigt werden. Angehörige nach Absprache mit dem Patienten einbeziehen.

5 Krankheiten des Stoffwechsels

U. Gerlach

 Lernziele

Nach dem Studium dieser Abschnitte können Sie
❖ die wichtigen Erkrankungen des Stoffwechsels nennen,
❖ die Entstehung von Übergewicht und Untergewicht darlegen,
❖ eine einfache Berechnung des Normalgewichts durchführen,
❖ die Störungen des Fettstoffwechsels beschreiben,
❖ die Gefahren der Fettstoffwechselstörungen für die Arterien erklären.

Ernährungsstörungen

Vorbemerkungen

Der Energiebedarf des Menschen wird durch die Nahrungsaufnahme gedeckt. Schon bei gesunden Menschen ist der Energiebedarf recht unterschiedlich, und zwar in Abhängigkeit von Körpermaß und körperlicher Arbeit sowie von psychischen, nervösen und hormonalen Faktoren. Der Energiebedarf ist in Wachstumsphasen, Schwangerschaft, Stillzeit sowie bei verschiedenen Krankheiten gesteigert.

Die Nahrungsaufnahme wird durch Hungergefühl, Appetit und Nahrungsbedürfnis reguliert. Psychische Einflüsse, Geschmacks- und Geruchsreize, Umgebung, Stimmung und Gewohnheit, aber auch die Erziehung sind von großem Einfluß auf die Essensgewohnheiten, auf die Nahrungszufuhr und damit auf die Bilanzierung von Nahrungsaufnahme (Kalorienaufnahme*) und Nahrungsbedarf (Kalorienverbrauch).

Das Eßverhalten wird vom Großhirn gesteuert. Dieses empfängt wichtige Impulse aus einem Hungerzentrum, das im Hypothalamus liegt. Ein eigenes Sättigungszentrum beeinflußt den Hypothalamus.

Wahrscheinlich werden die Zentren durch neuroendokrine Transmitter (Boten) beeinflußt. Verschiedene Hormone (gastrointestinale Hormone, Insulin, Katecholamine) sind in die Regulationskreise eingeschaltet.

Der Thermogenese kommt große Bedeutung zu: Unter Thermogenese versteht man die Stoffwechselmechanismen, die die zugeführte Energie in

---

* 1 kcal (Kilokalorie) = 4,1868 kJ (Kilojoule)

Wärme umwandeln können, die nach außen abgegeben wird. Dadurch kann beim Gesunden Nahrungsüberschuß durch Wärmeentwicklung abgegeben werden, wogegen bei Adipositas die überflüssigen Kalorien als Fettgewebe abgelagert werden. Offenbar spielen in der Regulation des Energiehaushalts genetische Einflüsse eine Rolle, so daß man in Analogie zur Tiermedizin gute und schlechte „Futterverwerter" annimmt.

Unter Body weight set point versteht man die vielfältigen Regulationsvorgänge, die beim gesunden Erwachsenen sein Normalgewicht auf bestimmter Höhe halten.

Das Fettgewebe besteht aus Fettzellen. Ihre Zahl wächst durch Zellteilung, vor allem im frühen Kindesalter bis zum 2. Lebensjahr und in der Pubertätsphase. Später ändert sich die Zahl der Fettzellen nur noch wenig. Die Fähigkeit zur Fettspeicherung im Fettgewebe ist – entwicklungsgeschichtlich betrachtet – ein wichtiger Faktor für das Überleben in Hungerzeiten, wie sich an eindrucksvollen Beispielen aus der Zoologie (Winterschläfer) belegen läßt.

Das Körpergewicht ist eine wichtige Meßgröße, die das Verhältnis zwischen Energiebedarf und Energiezufuhr anzeigt. Eine einfache Formel, um das Körpergewicht im Verhältnis zur Körperlänge zu beurteilen, ist die Broca-Formel:

Normalgewicht in kg = Körperlänge in cm minus 100.

Das Idealgewicht liegt etwa 10–15 % niedriger.

Eine genauere Beziehung zwischen Körpergewicht und Körpergröße ergibt der Körpermassenindex (Body-mass-Index = BMI) nach der Formel:

Körpergewicht in kg : Körpergröße in m^2.

BMI-Normalwert für Frauen 19–24, für Männer 20–25.

Adipositas

Definition und Häufigkeit

Die Adipositas (von lat. adeps = Fett; Fettsucht, Obesitas) ist eine außerordentlich weit verbreitete Erkrankung, die Frauen häufiger als Männer betrifft. In der zweiten Lebenshälfte ist die Erkrankungshäufigkeit am größten. In der Bundesrepublik Deutschland übersteigen etwa 17 % der Bürger das nach der Broca-Formel errechnete Normalgewicht um mehr als 15 %.

Adipositas besteht, wenn das Gewicht die Norm um mindestens 10 % überschreitet. Extreme, unförmige Verfettungen kommen vor (Abb. 5.**1**).

Pathogenese und Pathophysiologie

Die Pathogenese der Adipositas ist multifaktoriell, jedoch sind die Zusammenhänge noch nicht genügend geklärt. Stets ist die Kalorienzufuhr des Patienten mit Übergewicht zu groß im Verhältnis zum Bedarf. Deshalb wird die nicht verbrauchte Kalorienmenge als Depotfett abgelagert und führt zum Anstieg des Körpergewichts. Vermehrter Appetit mit verminderter körperli-

Abb. 5.**1** Extreme Fettleibigkeit

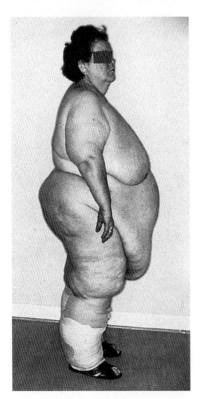

cher Bewegung ist ein Zivilisationsschaden, der dazu führt, daß der Adipöse mit großem Appetit mehr ißt, als er kalorisch verbraucht.

Pathologische Anatomie

Das überschüssige Fett wird als Depot vorwiegend im Unterhautfettgewebe, retroperitoneal und zwischen den Muskeln und deren Fasern abgelagert. Auch die großen Organe, besonders Niere und Herz, sind von Fettdepots umhüllt. Die Leberzellen sind verfettet; die Leber ist deshalb vergrößert (Fettleber). Gallensteine sind häufig vorhanden.

Klinik

Einige Kranke mit Adipositas suchen aus kosmetischen Gründen ärztliche Beratung, andere, weil sie infolge Übergewichtigkeit in ihrer körperlichen Leistungsfähigkeit herabgesetzt sind. Besonders in dieser Gruppe sind charak-

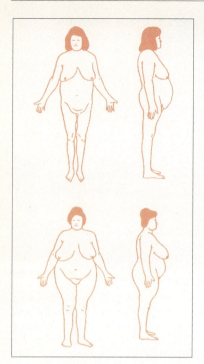

Abb. 5.**2** Unterschiedliche Formen der Fettverteilung: androider Typ (Apfelform) oben und gynoider Typ (Birnenform) unten

teristische Beschwerden zu erfahren: Die Patienten klagen über Luftnot beim Treppensteigen, Pulsbeschleunigung und Ödeme in der Knöchelgegend. Oft besteht eine Obstipation. Die Untersuchung des Patienten mit Fettleibigkeit zeigt eine mehr oder minder starke Verfettung, evtl. mit Besonderheiten bei der Fettverteilung. Man unterscheidet eine androide Fettverteilung, bei der das Fettgewebe überwiegend im Bauchbereich vermehrt ist, von einem gynoiden Typ, bei dem insbesondere die Hüftgegend betroffen ist (Abb. 5.**2**). Adipöse mit androidem Verteilungstyp sind vermehrt gefährdet. Oft sieht man an der Haut weiße Striae. Die Atmung des Adipösen ist flach und beschleunigt, da das Zwerchfell durch die Fettansammlung hochgedrängt ist.

Bei einem Übergewicht von mehr als 20% nach Broca ist vermehrt mit gesundheitlichen Schäden zu rechnen. Diese betreffen den gesamten Organismus: So findet man häufig einen Hypertonus. Die ständige Überbelastung des Herzens kann zur Herzinsuffizienz führen. Adipositas ist ein Risikofaktor für die Entwicklung der koronaren Herzkrankheit. Hier zeigt sich die Verbindung zum gestörten Fettstoffwechsel an: Die antiatherogene Cholesterinfraktion

HDL (high density lipoprotein) ist im Blut vermindert. Triglyceride sind erhöht. Oft ist die Harnsäure im Blut vermehrt. Gallensteine finden sich überdurchschnittlich häufig. Varizenbildung und Thromboembolie sind weitere Komplikationen.

Überdurchschnittlich häufig entwickeln Übergewichtige eine Zuckerkrankheit (Diabetes mellitus Typ II B, S. 406).

Die Lungenfunktion ist betroffen. Eine starke Fettsucht ist gelegentlich mit alveolärer Hyperventilation (S. 307) und ausgeprägter Schlafneigung verbunden. Dieses Syndrom nennt man Pickwick-Syndrom nach einer treffend beschriebenen Romanfigur von Charles Dickens.

Das hohe Körpergewicht belastet Bänder und Gelenke. Eine Arthrosis deformans der Kniegelenke und Senk-, Spreiz- und Knickfüße sind häufig vorhanden.

Diagnose

Anamnese, Inspektion und Bestimmung von Körpergröße und Gewicht sind die Bausteine der Diagnostik!

Cholesterin und Triglyceride sind im Serum der Patienten oft vermehrt. Sehr häufig wird eine diabetische Stoffwechsellage bei Glucosebelastungen festgestellt. Oft besteht eine Vermehrung der Harnsäure im Blut.

Nach der Fettverteilung unterscheidet man bei den Übergewichtigen androide und gynoide Fettverteilung. Die androide Form ähnelt dem männlichen Typ, kommt aber auch bei Frauen vor. Demgegenüber ähnelt der gynoide Typ der weiblichen Form der Fettverteilung mit Betonung der Hüften. Die verschiedenen Typen werden eingeordnet durch das Verhältnis von Taillenumfang zu Hüftumfang. Der androide Typ, der bei Männern und Frauen vorkommt, führt häufiger zu Komplikationen als der gynoide Typ.

Prognose

Die unbehandelte Fettsucht führt zu Komplikationen an Herz und Gefäßsystem, so daß die Lebenserwartung des Fettsuchtkranken niedriger liegt als bei Normalpersonen.

Therapie

Eine erfolgreiche Behandlung der Übergewichtigkeit ist nur dadurch möglich, daß die Energiebilanz negativ wird. Dies kann man durch Verringerung der Kalorienzufuhr oder durch Erhöhung des Kalorienverbrauchs erreichen, am besten durch eine Kombination beider Mechanismen.

Der Patient soll über seine Erkrankung und deren Entstehung eingehend aufgeklärt werden. Die Motivation, das Normalgewicht zu erreichen, ist die Voraussetzung für eine erfolgreiche diätetische Behandlung. Verschiedene Formen strenger Diätetik zur Gewichtsabnahme sind gebräuchlich.

Nach anfänglicher Diätberatung soll der Patient eine nährstoffausgewogene kalorienbeschränkte Kost einnehmen. Der Erfolg der Behandlung ist durch tägliches Wiegen zu kontrollieren. Psychische Führung und Einsicht des Kranken in den Mechanismus seiner Krankheit versprechen Erfolg, wenngleich es schwer fällt, Dauererfolge zu erzielen.

Empfehlungen für eine kalorienreduzierte (Joule-reduzierte) Mischkost

Diese Kostform enthält weniger Kalorien bzw. Joule als die übliche Normalkost. Dies wird dadurch ermöglicht, daß einige sehr kalorienreiche Lebensmittel gänzlich ausgeschlossen, andere eingeschränkt werden. Statt dessen werden ballaststoffreiche Lebensmittel und eiweißreiche, aber fettarme Lebensmittel bevorzugt.

Mit der kalorienreduzierten Mischkost sollen dem Körper weniger Kalorien (Joule) zugeführt werden, als er benötigt; dadurch wird körpereigenes Fettgewebe abgebaut.

Ratschläge an den Patienten

Verteilen Sie die tägliche Nahrungsmenge auf 5–6 kleine Mahlzeiten. Essen Sie die Einzelmahlzeit langsam, damit sich schon während der Mahlzeit ein ausreichendes Sättigungsgefühl einstellen kann.

Zusätzlich zu unseren Diätempfehlungen sollten Sie für mäßige, aber regelmäßige körperliche Bewegung sorgen. Auf eine geregelte Verdauung ist zu achten. Ihr Körpergewicht sollten Sie täglich unter den gleichen Bedingungen kontrollieren, um festzustellen, ob die Diät für Sie persönlich angemessen oder fehlerhaft zubereitet ist.

Praktische Empfehlungen für eine kalorienreduzierte Mischkost

Übergewicht abbauen heißt, mit Überlegung essen und trinken. Radikalkuren sind ungesund und ohne anhaltenden Erfolg. Der Sinn einer Diätempfehlung muß darin bestehen, daß Sie Ihre Eßgewohnheiten auf Dauer umstellen.

Erstrebenswert aus gesundheitlicher Sicht ist das Erreichen des Normalgewichts. Um das Normalgewicht zu erzielen, müssen Sie mit der Nahrung weniger Energie, d. h. weniger Kalorien, zuführen.

Damit Sie die richtigen Nahrungsmittel auswählen können, sollten Sie die Inhaltsstoffe unserer Nahrung kennen:

❖ Eiweiß ist enthalten in Milch, Käse, Quark, Joghurt, Fleisch, Fisch, Wurst und Eiern.
  1 g Eiweiß liefert ca. 4 kcal = 17 kJ.
❖ Fett ist enthalten in Butter, Margarine, Speck, Schmalz, Sahne, Mayonnaise und Öl. Außerdem enthalten alle Eiweißprodukte in unterschiedlichen Mengen Fett.
  1 g Fett liefert ca. 9 kcal = 38 kJ.

❖ Kohlenhydrate sind enthalten in Zucker, Kartoffeln, Brot, Reis, Nudeln, Obst und Nährmitteln.
1 g Kohlenhydrate liefert ca. 4 kcal = 17 kJ.
❖ Ballaststoffe* sind enthalten in Weizenkleie, dunklen Brotsorten, Vollkornreis (Naturreis), Vollkornnudeln, frischem Obst und frischem Gemüse.
❖ Vitamine und Mineralstoffe sind enthalten in frischem Obst, frischem Gemüse, Milch und Milchprodukten, Fleisch, Fisch und Vollkornprodukten.

In der praktischen Durchführung

zu empfehlen:	zu vermeiden:
❖ *Fleisch, Wurstwaren, Geflügel, Wild*	
mageres Rind-, Kalb- und Schweinefleisch, Lamm, Bratenaufschnitt, Schinken roh oder gekocht, Corned beef, Aspikwurst, Hähnchen, Putenfleisch, Geflügelwurst, Wild	fettes Schweinefleisch, Hammel, Streichwurst, Frischwurst, Blutwurst, Grützwurst, Gelbwurst, Leberrolle, Sülzen, Pasteten, Dauerwurst, Gans, Ente
❖ *Fisch und Fischwaren*	
Forelle, Hecht, Seelachs, Kabeljau (Dorsch), Seezunge, Rotzunge, Schellfisch, Scholle, Blaufelchen, Lengfisch	Karpfen, Hering, Makrele, Aal, Heilbutt (weißer und schwarzer), Lachs, Dornhai, Kaviar, Fisch in Konserven, Fisch geräuchert
❖ *Milch und Milchprodukte*	
fettarme Milch, Buttermilch, Dickmilch, Magerquark, Kefir in Magerstufe, Magerjoghurt, kalorienreduziertes Fruchtjoghurt, Käse bis zu 30% Fett i. Tr.	Trink- bzw. Vollmilch und daraus hergestellte Produkte, Käse mit mehr als 45% Fett i. Tr.
❖ *Eier*	
Ei als Fleischersatz in fettarmer Zubereitung	Eier in fettreicher Zubereitung
❖ *Fette*	
Butter oder Margarine dünn gestrichen, Halbfettmargarine, Öl als Kochfett sparsam verwendet	Speck, Schmalz, Sahne, Mayonnaise

---

* Ballaststoffe: Gesamtheit der unverdaulichen Nahrungsbestandteile (u. a. Zellulose), die durch ihr Volumen als Füllmaterial den Stofftransport im Darm fördern und die Peristaltik anregen

zu empfehlen:	zu vermeiden:
❖ *Brot- und Backwaren*	
alle Sorten Brot, besonders die dunklen	Kuchen, Torte, Kekse, Diabetesgebäck, Diabetessüßwaren
❖ *Obst*	
alle Sorten, außer den rechts stehenden, Obstkonserven ohne Zuckerzusatz oder mit Süßstoff gesüßt	Trockenobst, Bananen, Weintrauben, gezuckerte Obstkonserven
❖ *Gemüse*	
alle Sorten, außer den rechts stehenden	Hülsenfrüchte
❖ *Nährmittel*	
Vollkornreis, Vollkornnudeln	Mehl, Speisestärke, Grieß, Puddingpulver, Reis, Nudeln, Trockensuppen
❖ *Kartoffeln*	
Salzkartoffeln, Pellkartoffeln, Kartoffelbrei mit fettarmer Milch zubereitet	Pommes frites, Bratkartoffeln, Kartoffelknabbereien wie z. B. Chips
❖ *Getränke*	
Tee, Kaffee, Mineralwasser, kalorienreduzierte Limonaden und Fruchtsäfte, Gemüsesäfte	Alkoholische Getränke, Limonaden, Colagetränke, gezuckerte Obstsäfte

Wählen Sie die richtigen Garmethoden!

❖ Garen in wenig Wasser oder im Dampfdrucktopf, um den Geschmack bzw. die Vitamine von Gemüse und Kartoffeln weitgehend zu erhalten.
❖ Garzeiten nicht überschreiten (alles „bißfest" kochen).
❖ Gemüse und Kartoffeln erst kurz vor dem Garen waschen und putzen (zum Erhalt von Geschmacksstoffen und Vitaminen).
❖ Fleisch und Fisch fettarm zubereiten, z. B. in einer beschichteten Pfanne, im Grill, im Römertopf, in Brat- oder Alufolie.

Gewichtsprotokoll

Achten Sie darauf, das Körpergewicht morgens unter jeweils gleichen Bedingungen festzustellen.

Bei Einhaltung der empfohlenen Kost kann mit einer Gewichtsabnahme von 400–500 g pro Woche gerechnet werden. Bei Gewichtsstillstand oder Gewichtsanstieg innerhalb von 2 Wochen muß in der Ernährungsweise nach Fehlern gesucht werden.

Mangelernährung

Pathophysiologie

Im Gegensatz zur Adipositas handelt es sich bei Mangelernährung um eine negative Energiebilanz: Hier entspricht der Bedarf an Kalorien nicht der Energiezufuhr. Die Ursache kann eine mangelhafte Nahrungsaufnahme, verzögerte Resorption oder gestörte Verwertung der aufgenommenen Nahrung im Stoffwechsel sein.

Pathologische Anatomie

Es kommt zu einem Mangel an Depotfett und zu einer Atrophie der meisten Organe.

Magersucht (Anorexia nervosa)

Ätiologie

Die Magersucht beruht auf einer Störung der Trieblage. Sie ist in den Industrieländern in Friedenszeiten die häufigste Form der Mangelernährung. Es handelt sich um eine Krankheit auf dem Grenzgebiet zwischen innerer Medizin und Psychiatrie. Die negative Energiebilanz dieser Kranken führt zu extremen Abmagerungen, die das Leben bedrohen. Die häufigste Ursache der Anorexia nervosa ist eine abnorme psychische Reaktion der Kranken auf „unbewältigte Ereignisse". Dieser Typ der Magersucht kommt überwiegend bei jungen Mädchen (Abb. 5.3), seltener bei männlichen Jugendlichen vor.

Klinik

Leichte Formen bis zur extremen Kachexie kommen vor. Der hohläugige Gesichtsausdruck vermittelt ein greisenhaftes Aussehen. Vorspringende Jochbögen überschatten die eingefallenen Wangen. Oft zeigen die mageren, stelzenartigen Extremitäten eine deutliche Akrozyanose.

Die Abkehr von allen Interessen ist das psychische Merkmal der Patientinnen. Oftmals werden Arzt und Umgebung getäuscht, indem die Kranken zwar große Mahlzeiten einnehmen, aber anschließend heimlich erbrechen (bulimische Phasen, S. 145). Fast immer besteht bei den betroffenen Mädchen eine Hungeramenorrhoe. Häufig findet man eine Hypokaliämie. In gefährlichen

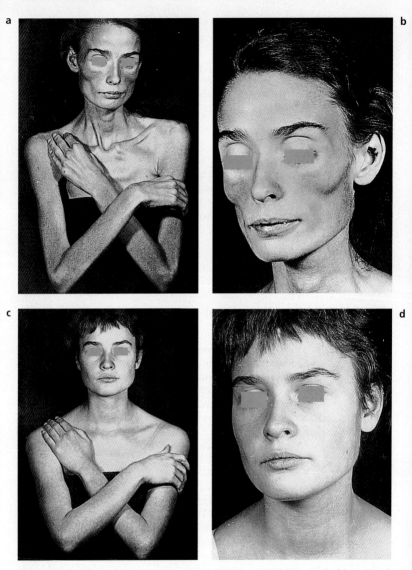

Abb. 5.**3 a – d** Anorexia nervosa bei einem 17jährigen Mädchen vor (**a, b**) und nach (**c, d**) Therapie

Stadien der Erkrankung sinkt auch der Blutdruck ab. Körpertemperatur und Pulsfrequenz sind vermindert („Spargang").

Therapie

Internistische Notfallsbehandlung sowie psychiatrische Exploration und Therapie müssen Hand in Hand gehen. Die Behandlung ist außergewöhnlich langwierig und muß über Monate bzw. Jahre fortgesetzt werden.

Bulimie (Bulimia nervosa)

Definition

Bulimie bedeutet Stierhunger oder Ochsenhunger (griechisch: bous-limos). Es handelt sich um krankhafte Anfälle von „Freßsucht" mit anschließendem Erbrechen (Eß-Brech-Sucht).

Ätiologie

Persönlichkeitsstörungen, Verhaltensfehler, soziologische und psychiatrische Faktoren sind für die Entwicklung des Krankheitsbildes von Bedeutung.

Klinik

Die Kranken leiden unter Anfällen von Freßsucht, wobei in kurzer Zeit (z. B. innerhalb von 2 Stunden) große Mahlzeiten schnell verschlungen werden. Häufig wird die „Riesenmahlzeit" wieder erbrochen. Daher die treffende Namensgebung „Eß-Brech-Anfall". Anfälle dieser Art können mehrfach pro Tag auftreten: Eß-Brech-Sucht. Das Körpergewicht kann normal oder auch vermindert sein.

Meist handelt es sich um junge Frauen, die unter ihrer Bulimie leiden, sich aber lange scheuen, davon zu sprechen. Hier spiegelt sich die psychische, manchmal psychiatrische Grundlage der Erkrankung wider.

Wegen des häufigen Wechsels zwischen Essen und Erbrechen sind die Speicheldrüsen oft geschwollen. Das Erbrechen des sauren Mageninhalts schädigt die Zähne in charakteristischer Weise. Bei langer Krankheitsdauer sind die Zähne des Oberkiefers durch die Säureeinwirkung geradezu weggeschmolzen, wogegen die Zähne des Unterkiefers durch die beim Erbrechen darüberliegende Zunge geschützt sind.

Therapie

Nach sorgfältiger Diagnose sind Psychotherapie, Verhaltenstherapie notwendig.

Störungen des Fettstoffwechsels

Hyperlipidämie

Definition

Es handelt sich um Krankheiten, bei denen im Nüchternserum vermehrt Blutfette (Lipide) gefunden werden. Einzelne oder mehrere Lipidfraktionen können vermehrt sein.

Physiologie und Pathophysiologie

Bei den Lipiden des Blutes handelt es sich vorwiegend um Cholesterin, Triglyceride und Phospholipide. Da diese Lipide nicht ohne weiteres im Blutplasma löslich sind, werden sie an verschiedene Eiweißkörper gebunden, die Apolipoproteine heißen. Die nun wasserlöslichen Komplexe aus Lipiden und Apolipoproteinen sind die Lipoproteine. Sie können in 5 Fraktionen unterteilt werden:
1. Chylomikronen,
2. VLDL,
3. IDL,
4. LDL,
5. HDL.

Zu 1: Die großen Chylomikronen entstehen in der Darmschleimhaut und transportieren die vom Darm absorbierten Nahrungsfette. Deshalb sind sie beim Gesunden nur während der Verdauungsphase im Blut nachweisbar. Sie werden durch ein Enzym (Lipoproteinlipase) zu Remnants (engl. = Überbleibsel, Restpartikel) abgebaut. Chylomikronen bestehen hauptsächlich aus Triglyceriden.

Zu 2 und 3: VLDL (very low density lipoproteins = Lipoproteine von sehr geringer Dichte) werden überwiegend in der Leber gebildet und bestehen hauptsächlich aus Triglyceriden (55 %) und Cholesterin (20 %). Durch Abspaltung von Triglyceriden verkleinern sich die VLDL über IDL (intermediate density lipoproteins = Zwischenprodukt) zu den kleineren LDL.

Zu 4: LDL (low density lipoproteins = Lipoproteine von geringer Dichte) haben einen hohen Anteil an Cholesterin (47 %).

Zu 5: HDL (high density lipoproteins = Lipoproteine von hoher Dichte) werden in der Leber gebildet und enthalten 20 % Cholesterin.

Die beschriebenen Lipoproteine werden in komplexen Vorgängen in Darm und Leber gebildet. Exogene Fettzufuhr (Nahrung), endogene Synthese und endogener Umbau und Abbau der Lipide sind in komplizierten Regulationskreisen geordnet, die einerseits durch Ernährung, andererseits durch genetische, hormonelle, enzymatische Faktoren bestimmt werden. In diesem System haben die Rezeptoren an den Zelloberflächen, die die Moleküle „erkennen" können, eine Schlüssel-Schloß-Funktion.

Wegen ihrer großen klinischen Bedeutung sind von den genannten Lipoproteinen die Cholesterinfraktionen LDL und HDL besonders wichtig, und zwar wegen ihrer direkten Verknüpfung mit der Entwicklung von Arteriosklerose (S. 276). Damit wird gleichfalls deutlich, daß die Diagnose der Fettstoffwechselkrankheiten und ihre Therapie frühzeitig erfolgen müssen.

LDL transportiert 60–70% des gesamten Cholesterins im Blut. Epidemiologische Studien haben erwiesen, daß pathologisch erhöhtes LDL-Cholesterin im Blut der Patienten das Risiko für die Entwicklung einer koronaren Herzkrankheit (S. 226) erheblich steigert, insbesondere wenn weitere Risikofaktoren wie Hochdruck, Rauchen, Adipositas bestehen.

HDL transportiert 20–30% des Gesamtcholesterins. Epidemiologische Studien haben gezeigt, daß hohe Blutspiegel von HDL-Cholesterin eine negative Korrelation zur Entstehung der koronaren Herzkrankheit haben, HDL also einen antiatherogenen Effekt („Schutzfaktor") hat. Anscheinend kann HDL in den Geweben Cholesterin mobilisieren.

Die Lipoproteine des Serums unterscheiden sich außer durch ihre *Dichte* (Bestimmung mit Ultrazentrifuge) auch durch verschiedene *Wanderungsgeschwindigkeit* bei der *Elektrophorese* des Blutserums. Mit dieser und anderen Methoden können verschiedene Typen der Hyperlipidämie nachgewiesen werden.

Für praktische Zwecke diagnostiziert man die Hyperlipidämie zunächst aus Anamnese, körperlichem Befund und durch Bestimmung von Cholesterin und Triglyceriden im Nüchternserum (Tab. 5.1).

Genauer und aufschlußreicher ist die weitere Differenzierung des Gesamtcholesterins in die HDL- und LDL-Fraktion sowie eine Beurteilung, ob Chylomikronen vorliegen. Die Bestimmung weiterer Lipoproteinfraktionen, wie z. B. Lipoprotein a, vervollständigt das Spektrum. Ist eine Hyperlipidämie festgestellt, sollte die Familie des Patienten untersucht werden.

Mit modernen Methoden kann man genetische Merkmale bestimmen, die für die Entwicklung der Hyperlipidämie Bedeutung haben. Diagnose, Prognose und Therapie können dadurch in komplizierten Krankheitsfällen besser beurteilt werden.

Das *Symptom Hyperlipidämie* ist häufig Ausdruck einer eigenständigen Krankheit (primäre Hyperlipidämie) und seltener Folge einer anderen Grundkrankheit (sekundäre Hyperlipidämie). Mischformen kommen vor.

Primäre Hyperlipidämien

Hierzu zählen die in Tab. 5.1 aufgeführten Krankheiten, die nach ihrer Häufigkeit geordnet sind.

1. Die gewöhnliche, polygene Hypercholesterinämie ist die häufigste primäre Hyperlipidämie. Vielschichtige genetische Varianten und dadurch bedingte

Tabelle 5.**1** Primäre Hyperlipidämien (nach *Assmann*)

	KHK-Risiko	Pankrea-titis-risiko	Plasma-chole-sterin	Plasma-trigly-ceride	Lipo-protein-Phänotyp	Symptome (falls vorhanden)
Gewöhnliche („polygene") Hyperchole-sterinämie	+	–	↑	N	II a	Arcus corneae, Xanthelasma
Familiäre kom-binierte Hyper-lipidämie	++	–	↑ oder N	↑ oder N	II a, II b oder IV	Arcus corneae, Xanthelasma
Familiäre Hyperchole-sterinämie	+++	–	↑↑↑	N oder ↑	II a oder II b	tendinöse Xanthome (Fingerextensor, Achillessehnen), Ar-cus corneae, Xanthe-lasma, Aortenstenose
Remnant-Hyperlipidämie	+++	±	↑↑↑	↑↑	III	tuberöse Xanthome (Ellenbogen), Hand-flächenxanthome, tendinöse Xanthome
Chylomikron-ämiesyndrom	–	+++	↑	↑↑↑	I oder V	eruptive Xanthome (Gesäß, Ellenbogen), Lipaemia retinalis, Hepatosplenomegalie
Familiäre Hypertrigly-zeridämie	?	++	↑	↑↑	IV oder V	eruptive Xanthome (Gesäß, Ellenbogen), Lipaemia retinalis, Hepatosplenomegalie
HDL-Hyper-cholesterin-ämie	–		↑	N	(erhöhte HDL-Cho-lesterin-werte)	–

Störungen des Fettstoffwechsels werden als Ursache angenommen. Auf dieser genetischen Basis führt eine kalorienreiche und fettreiche Ernäh-rung zur manifesten Krankheit. Die Patienten haben zunächst keine Be-schwerden, Xanthome fehlen; je nach Dauer und Höhe der Cholesterin-vermehrung entwickelt sich eine Arteriosklerose, z. B. koronare Herz-krankheit, die dann symptomatisch wird.

In der Familie dieser Kranken ist die koronare Herzkrankheit gehäuft, worauf in der Familienanamnese zu achten ist.

2. Bei der familiären kombinierten Hyperlipidämie sind die Lipoproteine VLDL und LDL erhöht. In der Familienanamnese ist die koronare Herz-krankheit gehäuft aufgetreten.

a

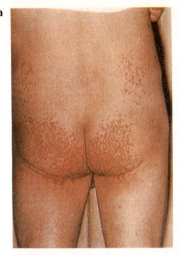

b

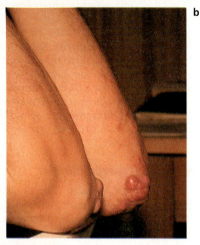

c

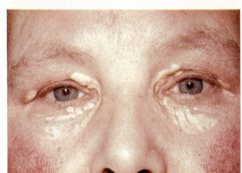

Abb. 5.**4 a – c** Xanthome.
a Eruptive Xanthome,
b Tuberöse Xanthome,
c Xanthelasmen

3. Die familiäre Hypercholesterinämie ist unter den Hyperlipidämien eine der häufigsten und gefährlichsten Formen. Das atherogene Risiko für Entwicklung der koronaren Herzkrankheit ist hoch!
   Dieser Hypercholesterinämie liegt eine genetisch bedingte verminderte Funktion des LDL-Rezeptors an den Zelloberflächen zugrunde. Deshalb ist das LDL-Cholesterin im Blut stark erhöht und zeigt das Arterioskleroserisiko an. Die Patienten haben charakteristische Sehnenxanthome (Abb. 5.**4 a – c**) und am Auge Kornealringe.
4. Bei der seltenen Remnant-Hyperlipidämie sind sowohl Cholesterin als auch Triglyceride erhöht.

5. Das Chylomikronämiesyndrom kommt selten vor. Charakteristisch sind hohe Triglyceridwerte infolge eines Mangels an Lipoproteinlipase und einem Apoliprotein (C II). Die Patienten sind durch Pankreatitis gefährdet. An der Haut treten eruptive Xanthome auf.
6. Für die familiäre Hypertriglyzeridämie sind die erhöhten Triglyceridwerte typisch. Das Risiko zur Entwicklung einer koronaren Herzkrankheit ist klein. Häufiger tritt eine Pankreatitis auf.
7. Gering erhöhte Cholesterinwerte im Blut können durch Vermehrung der HDL-Fraktion hervorgerufen sein. Da somit der antiatherogene Schutzfaktor erhöht ist, wird diese gutartige Variante auch als „Langlebigkeitssyndrom" bezeichnet.

Sekundäre Hyperlipidämien

Sekundäre Hyperlipidämien oder Dyslipoproteinämien sind Folge anderer Krankheiten. Sie können auch durch Medikamente oder Alkohol bedingt sein. Häufige Ursache der Hyperlipidämien sind in Tab. 5.2 aufgeführt.

Beispiele für Medikamente, die eine mäßig ausgeprägte Hyperlipidämie bewirken können, sind Diuretika, Anabolika, β-Blocker (ohne ISA), Übergewicht und Fehlernährung.

Endokrine Krankheiten wie Hypothyreose und Diabetes mellitus sind wichtige internistische Krankheiten, die eine sekundäre Hyperlipidämie ver-

Tabelle 5.**2** Verschiedene Ursachen der sekundären Hyperlipidämie (nach *Assmann*)

| | Häufigste Lipidanomalie | Lipoproteinveränderungen | | | |
		Chylomikronen	VLDL	LDL	HDL
Diabetes mellitus	Triglyceride ↑	↑	↑		↓
Alkoholabusus	Triglyceride ↑	↑			
Medikamente	Triglyceride und/oder Cholesterin				
Hypothyreose	Cholesterin ↑			↑	
Chronische Niereninsuffizienz	Triglyceride ↑		↑	↑ oder N	
Nephrotisches Syndrom	Cholesterin und Triglyceride ↑		↑	↑	
Cholestase	Cholesterin ↑			↑	↓
Bulimie	Triglyceride ↑	↑	↑		

ursachen. Von den Leberkrankheiten sind Cholestasesyndrome vergesellschaftet mit Hyperlipidämie. Unter den Nierenkrankheiten verursacht das nephrotische Syndrom eine sekundäre Hyperlipidämie.

In den westlichen Industrieländern ist die fettreiche hyperkalorische Ernährung in Verbindung mit erhöhtem Alkoholkonsum die häufigste Ursache für eine sekundäre Hyperlipidämie.

Alle sekundären Hyperlipidämien können die Entwicklung der Arteriosklerose beschleunigen und müssen deshalb behandelt werden. Die Behandlung richtet sich in erster Linie gegen die Grundkrankheit, wodurch die sekundäre Fettstoffwechselstörung gebessert wird.

Diagnostik

Die Hyperlipidämie bzw. Dyslipoproteinämie wird durch Bestimmung der Parameter des Fettstoffwechsels erkannt: Gesamtcholesterin, HDL, LDL, Triglyceride und Chylomikronen. Die Grundkrankheit wird durch eine sorgfältig erhobene Anamnese, durch körperliche Untersuchung und durch ein Spektrum klinisch-chemischer Methoden diagnostiziert.

Therapie

Die wichtigsten Bausteine des Therapieplanes bei Hyperlipidämie sind:
* kalorienreduzierte Kost bei Übergewicht,
* fettmodifizierte Ernährung,
* körperliche Bewegung,
* lipidsenkende Medikamente.

Die Therapieplanung berücksichtigt Typ und Schweregrad der Hyperlipidämie des einzelnen Patienten. Das individuelle Krankheitsrisiko wird durch weitere Risikofaktoren, die bei dem Patienten selbst bestehen oder in der Familie bekannt sind (Familienanamnese!), erhöht, wodurch eine Therapie besonders dringlich wird.

Der erste Behandlungsschritt ist immer eine *diätetische* Beratung mit dem Ziel, daß übergewichtige Patienten ihr Normalgewicht erreichen. Der Körpermassenindex soll kleiner als 27 sein.

Die Diät soll nicht kalorienbeschränkt, sondern fettmodifiziert sein, um den Lipidspiegel im Blut zu senken. Bei der fettmodifizierten Ernährung besteht die täglich erforderliche Kalorienmenge aus:
- Kohlenhydrate 55%,
- Eiweiß 10–15%,
- Fett bis zu 30%.

Die Fettmenge soll zu je einem Drittel aus gesättigten, einfach ungesättigten und mehrfach ungesättigten Fettsäuren zusammengesetzt sein (Tab. 5.**3**). Die Cholesterinmenge darf 300 mg täglich nicht überschreiten. Die Kost soll 35 g Ballaststoffe pro Tag enthalten, die sich hauptsächlich aus Gemüse, Hülsenfrüchten und Obst zusammensetzen. Führt diese Standarddiät zur Behandlung

Tabelle 5.**3**   Einige Beispiele für fetthaltige Nahrungsmittel

Fetthaltige Nahrungsmittel mit überwiegend gesättigten Fettsäuren   Butter, Schmalz, Speck, Palmin, Biskin, Mayonnaise, Eier, Milch und Milchprodukte, Fleisch und Wurst
Fetthaltige Nahrungsmittel mit hochungesättigten Fettsäuren   Pflanzenmargarine, Pflanzenöle und Fisch
Fetthaltige Nahrungsmittel mit hohem Cholesteringehalt   Butter, Schmalz, Speck, Eier, Milch, Käse über 30 % Fett i. Tr., fettes Fleisch, fettreiche Wurst, Innereien, Wild, Krusten- und Weichtiere

der Hyperlipidämie nicht zum gewünschten Erfolg, ist eine spezielle lipidsenkende Diät erforderlich, in der der Fett- und Cholesterinanteil der Nahrung weiter verringert wird (Tab. 5.**4**).

Bei den Patienten, deren Lipidspiegel nach Erreichen des Normalgewichts und mit spezieller lipidsenkender Diät nicht genügend einzustellen ist, ist unter Beibehaltung der Diät eine *medikamentöse* Therapie erforderlich, um das Risiko für die Entwicklung der Arteriosklerose, insbesondere der koronaren Herzkrankheit, und einer Pankreatitis zu verringern. Wirksame Medikamente, deren Auswahl sich nach der zugrundeliegenden Krankheit und nach dem Schweregrad richtet, sind z. B.

- ❖ Colestyramin,
- ❖ Fibratgruppe,
- ❖ Nicotinsäure,
- ❖ Lovastatin.

Ionenaustauscherharze, z. B. Colestyramin, werden oral gegeben, aber nicht resorbiert. Sie verringern im Darm die Rückresorption von Gallensäuren, die nun, an das Austauscherharz gebunden, mit dem Stuhl ausgeschieden werden. Deshalb wird in der Leber die Gallensäuresynthese gesteigert. Da hierfür Cholesterin gebraucht wird, sinkt in den Leberzellen das Cholesterin ab. Dann steigt die Aktivität der LDL-Rezeptoren an den Hepatozyten. Das in die Zelle aufgenommene LDL wird abgebaut, und der Cholesterinspiegel im Blut sinkt.

Fibrate erhöhen die Aktivität des Enzyms Lipoproteinlipase. Sie senken den Serumcholesterinspiegel. In der Gallenblase entwickeln sich bisweilen Cholesterinsteine.

Nicotinsäure gehört zur Gruppe der B-Vitamine. Sie senkt die Triglyceride und weniger stark das Cholesterin im Blut. Zahlreiche Nebenwirkungen (Hautrötung, gastrointestinale Beschwerden) erschweren die Anwendung.

Lovastatin: Die Medikamente dieser Gruppe hemmen das Enym HMG-CoA-Reductase. Dadurch wird die Synthese von Cholesterin deutlich vermin-

Tabelle 5.**4** Diätetische Behandlung der Hyperlipidämie (nach *Assmann*)

	Empfehlenswert	In Maßen geeignet	Nicht geeignet
Gemüse und Obst	Gemüse aller Art, frisch oder tiefgefroren, als Rohkost oder gegart; Hülsenfrüchte wie getrocknete Bohnen und Erbsen, Kichererbsen, Linsen, Sojabohnen; Kartoffeln (gekocht, als Pellkartoffeln, wenn möglich Schale mitverzehren), Kartoffelpüree, Kartoffelknödel; Pilze; Frischobst, tiefgefrorenes Obst, ungezuckertes Obstkompott	gesäuertes Gemüse (z. B. Mixed Pickles, Gewürzgurken), Gemüsekonserven; mit geeigneten Ölen zubereitete Bratkartoffeln oder Pommes frites; Avocado, Oliven; gezuckerte Obstkonserven, Trockenobst, kandierte Früchte	Bratkartoffeln oder Pommes frites, zubereitet mit Fett ungeeigneter oder unbekannter Zusammensetzung; Kartoffelchips und -sticks.
Nüsse	Walnüsse, Paranüsse, Haselnüsse, Pistazien, Edelkastanie (bei Übergewicht ungeeignet)	Erdnüsse, Mandeln, Cashewnüsse	Kokosnuß
Getreideerzeugnisse	Vollkornmehle, Vollkornbrot, Vollkorngetreideerzeugnisse; Haferflocken, Mais, Hirse, Grünkern; Vollkornreis, Vollkornteigwaren	helle Auszugsmehle, helle Brotsorten; gezuckerte Frühstückszerealien (z. B. Cornflakes), handelsübliches Müsli; weißer Reis, helle Teigwaren (Nudeln, Spaghetti); Zwieback	fetthaltige Feinbrote (z. B. Buttertoast, Croissants); Salz- und Käsegebäck; Butterkeks; Blätterteiggebäck
Zubereitete Lebensmittel	fettarme Nachspeisen z. B. Geleespeisen, Fruchtsuppe, Pudding aus fettarmer Milch; fettarme klare Suppen; fettarme Soßen	Kuchen, Gebäck, Nachspeisen, Soßen, zubereitet mit geeigneten Fetten; Fertigsuppen und -soßen; Milcheis	Kuchen, Pasteten, Nachspeisen, Soßen, zubereitet mit Fett ungeeigneter Zusammensetzung; Butter-, Sahne- oder Käsesoße; Cremesuppen; Sahneeis, Softeis
Süßwaren	Süßstoffe (Saccharin, Cyclamat, Aspartam)	Marmelade, Konfitüre, Gelee, Honig, Sirup; Fruchtbonbons, Lakritz, Fruchtgummis; Zucker (Haushaltszucker, Traubenzucker), Zuckeraustauschstoffe (Fructose, Sorbit); Kakaopulver, stark entölt	Nuß-Nougat-Creme; Schokolade, Pralinen, Schokoriegel; Nougat, Marzipan, Buttertoffees
Getränke	Kaffee, Tee, Mineralwasser, Diät- und ungezuckerte Erfrischungsgetränke; ungesüßter Fruchtsaft; Gemüsesaft	zuckerhaltige Erfrischungsgetränke; Malzbier; fettarmer Kakaotrunk; alkoholische Getränke	Trinkschokolade; Irish Coffee, Eierlikör, Sahnelikör

Fortsetzung nächste Seite

Tabelle 5.**4**   (Fortsetzung)

	Empfehlenswert	In Maßen geeignet	Nicht geeignet
Sonstige Lebensmittel	Kräuter aller Art (frisch, tiefgefroren, getrocknet); Gewürze (z. B. Paprika, Pfeffer), Senf, Essig; Sojasoße, Worcestersoße; fettarmes Salatdressing (z. B. mit Zitrone oder Magerjoghurt)	Ketchup, fettarmes Fertigdressing; Mayonnaise (50 % Fett), Remoulade, fertige Würzmischungen, Flüssiggewürze; Salz	sahnehaltiges Salatdressing, Mayonnaise (80 % Fett)

Anmerkungen

1. **Empfehlenswerte Lebensmittel** sind grundsätzlich fettarm bzw. ballaststoffreich. Diese sollten regelmäßig Hauptbestandteile der täglichen Kost sein.

2. **In Maßen geeignete Lebensmittel** enthalten mehrfach oder einfach ungesättigte Fettsäuren bzw. geringere Mengen an gesättigten Fettsäuren. Da die Kost aber fettarm sein sollte, sind diese Lebensmittel nur in Maßen erlaubt, z. B.
   a) mageres Fleisch vom Rind, Lamm oder Schwein nicht häufiger als dreimal pro Woche;

   b) fettarmer Käse ein- bis zweimal pro Woche;
   c) mit geeignetem Fett oder Öl (= reich an mehrfach ungesättigten Fettsäuren) selbst zubereitete Kuchen, Gebäck, Pasteten zweimal pro Woche;
   d) Pommes frites (mit geeignetem Fett zubereitet) einmal in zwei Wochen.

3. **Nicht geeignete Lebensmittel** enthalten große Mengen an gesättigten Fettsäuren bzw. Cholesterin und sollten daher möglichst vermieden werden.

dert. Es handelt sich also um echte Cholesterinsynthesehemmer, die von hoher Wirksamkeit sind.

Die genannten Medikamente können auch in Kombination eingesetzt werden. Bewährt hat sich z. B. die Kombination von Colestyramin mit Nicotinsäure.

Fischöl enthält Omega-3-Fettsäuren. Hohe Dosen senken den LDL-Spiegel. Eine endgültige Beurteilung über den Nutzen dieser Präparate ist noch nicht möglich.

LDL-Apherese: Die familiäre Hypercholesterinämie kommt als heterozygote oder homozygote Form vor. Bei der heterozygoten Form ist die Zahl der LDL-Rezeptoren auf 50 % reduziert. Bei der homozygoten Form sind keine Rezeptoren vorhanden.

Die heterozygote Form kann dadurch behandelt werden, daß die LDL-Rezeptor-Produktion gesteigert wird. Dies erreicht man mit den Medikamenten Nicotinsäure, HMG-CoA-Reductase-Hemmer (Lovastatin) oder durch Colestyramin. Bei der homozygoten Form versagt diese Therapie. In diesen seltenen Fällen ist eine frühzeitige Dauertherapie durch extrakorporale LDL-Apherese möglich. Dabei handelt es sich um eine „Blutwäsche", bei der dem Blutplasma LDL durch Immunabsorption entzogen wird. Für diese seltenen

Krankheitsfälle kommt auch die Transplantation einer gesunden Leber, die dann ja LDL-Rezeptoren enthält, in Frage.

Regel: Bestehen außer der Fettstoffwechselstörung noch weitere Risikofaktoren für die Entwicklung einer koronaren Herzkrankheit (Rauchen, Bluthochdruck, Familienanamnese mit gehäuftem Auftreten von koronarer Herzkrankheit, Apoplexie, Diabetes), ist die Behandlung der Hyperlipidämie besonders dringlich.

Behandlungsziele

Die Behandlungsziele sind in Tab. 5.5 dargelegt. Um diese Ziele zu erreichen, empfiehlt sich eine Aufteilung der Patienten mit Hyperlipidämie in 5 Therapiegruppen (A–E, Tab. 5.6). Die genannten Zielwerte, die nicht immer erreicht werden können, verringern das Risiko, an koronarer Herzkrankheit zu erkranken.

Besonders für Patienten mit *sekundärer Hyperlipidämie* gilt, daß die Grundkrankheit (Hypothyreose, Diabetes mellitus, Alkoholmißbrauch) behandelt werden muß, um dadurch die erhöhten Lipidspiegel im Blut zu senken.

Weitere Empfehlungen zielen darauf ab, den antiatherogenen Schutzfaktor HDL zu erhöhen. Empfohlen wird Normalisierung des Körpergewichts, Rauchverbot, Mäßigung des Alkoholverbrauchs und vermehrte regelmäßige körperliche Belastung.

Alle therapeutischen Maßnahmen haben das Ziel, die Hyperlipidämie zu senken, um die Entwicklung einer Arteriosklerose zu vermeiden, die Progredienz aufzuhalten und möglicherweise sogar eine Rückbildung arteriosklerotischer Ablagerungen zu erreichen.

Tabelle 5.**5** Behandlungsziele (nach *Assmann*)

	Ohne weiteren ausgeprägten Risikofaktor		Mit einem weiteren ausgeprägten Risikofaktor oder mehrfachen Risikofaktoren	
	mg/dl	mmol/l	mg/dl	mmol/l
LDL-Cholesterin	155	4	135	3,5
Serumcholesterin	200–215	5,2–5,7	200	5,2
Serumtriglyceride	200	2,3	200	2,3

Tabelle 5.**6**   Therapiegruppen und Wahl der lipidsenkenden Medikamente
(nach *Assmann*)

Gruppe A Cholesterin 200–250 mg/dl (5,2–6,5 mmol/l) Triglyceride < 200 mg/dl (< 2,3 mmol/l)	**Medikamentöse Therapie selten angezeigt. Falls für Patienten mit außerordentlich starker KHK-Gefährdung erforderlich, Auswahl wie in Gruppe B**
Gruppe B Cholesterin 250–300 mg/dl (6,5–7,8 mmol/l) Triglyceride < 200 mg/dl (< 2,3 mmol/l)	**Monotherapie erwägen, wenn erhöhte LDL-Cholesterinwerte trotz intensiver Diättherapie fortbestehen** Ionenaustauscherharze, in der Regel niedrig dosiert **oder aber** Nicotinsäure **oder** Fibratgruppe **oder** HMG-CoA-Reductase-Hemmer
Gruppe C Cholesterin < 200 mg/dl (< 5,2 mmol/l) Triglyceride 200–500 mg/dl (2,3–5,6 mmol/l)	**Medikamentöse Therapie umstritten** **entweder** Nicotinsäure **oder** Fibratgruppe

Gruppe D
Cholesterin
200–300 mg/dl
(5,2–7,8 mmol/l)
Triglyceride
200–500 mg/dl
(2,3–5,6 mmol/l)
	Medikamentöse Therapie erwägen, wenn erhöhte LDL-Cholesterin- und/oder Triglyceridwerte trotz intensiver Diättherapie fortbestehen
	Cholesterin bleibt erhöht, Triglyceride in Grenzen:
	          Nicotinsäure
	oder Ionenaustauscherharze
	oder HMG-CoA-Reductase-Hemmer (sobald zugelassen)
	oder Fibrat
	Triglyceride erhöht, Cholesterin in Grenzen:
	          Nicotinsäure
	oder Fibrat
	Cholesterin und Triglyceride erhöht:
	          Nicotinsäure
	oder Fibrat
	oder Fibrat plus Ionenaustauscherharze
	oder HMG-CoA-Reductase-Hemmer (sobald zugelassen)

Fortsetzung nächste Seite

Hypolipoproteinämie

Zu geringer Gehalt bzw. völliges Fehlen von Lipoproteinen im Blutplasma wird als Hypo- bzw. Alipoproteinämie bezeichnet (die Vorsilbe „hypo" bedeutet zu gering, die Vorsilbe „a" völliges Fehlen). Es handelt sich um sehr seltene genetische Defekte, die zu verzögertem Wachstum, Nervenstörungen und Muskelschwäche führen.

Tabelle 5.**6** Therapiegruppen und Wahl der lipidsenkenden Medikamente (nach *Assmann*) (Fortsetzung)

Gruppe E Cholesterin > 300 mg/dl (> 7,8 mmol/l) und/oder Triglyceride > 500 mg/dl (> 5,6 mmol/l)	**Die Wahl der medikamentösen Therapie hängt von der Diagnose der primären Fettstoffwechselstörung ab**
	a) Familiäre Hypercholesterinämie
	Ionenaustauscherharze
oder	HMG-CoA-Reductase-Hemmer
oder	Nicotinsäure
	Bei Non-Respondern: Kombinationstherapie: Ionenaustauscherharze
entweder	mit Nicotinsäure
oder	mit Fibrat
oder	mit Probucol HMG-CoA-Reductase-Hemmer mit Ionenaustauscherharzen
	b) Remnant-Hyperlipidämie
	Fibrat
oder	Nicotinsäure
	c) Familiäre Hypertriglyzeridämie
	Nicotinsäure
oder	Fibrat
	d) Familiäre kombinierte Hyperlipidämie medikamentöse Behandlung wie unter Gruppe D
	e) Primäre Chylomikronämie medikamentöse Therapie selten angezeigt

Primäre Hypolipoproteinämie

Ein Beispiel für diese Gruppe von seltenen Krankheiten ist Hypo-α-Lipoproteinämie, die auch Tangier-Krankheit heißt. Es handelt sich um eine genetisch bedingte HDL-Mangelkrankheit.

Sekundäre Hypolipoproteinämie

Nach längeren Hungerperioden oder bei Krankheiten mit schweren Resorptionsstörungen wie Sprue oder Whipple-Krankheit kann sich eine Hypolipoproteinämie einstellen.

Speicherkrankheiten

Unter diesem Oberbegriff kann man Lipidosen, Amyloidose (S. 159), α_1-Antitrypsin-Mangel (S. 158), Hämochromatose (Eisenspeicherkrankheit, S. 164), Morbus Wilson (Kupferspeicherkrankheit, S. 165) und Glykogenspeicherkrankheit (S. 169) zusammenfassen. Es handelt sich jeweils um seltene Krankheiten.

Lipidosen (Lipidspeicherkrankheiten)

Bestimmte, durch Enzyme gesteuerte Schritte im Fettstoffwechsel sind blokkiert, so daß der Fettabbau auf definierten Stufen unterbrochen ist. Die nicht weiter abbaufähigen Zwischenprodukte häufen sich im Organismus an und werden vor allem von den Zellen des retikuloendothelialen Systems gespeichert. Schäden durch diese Ablagerungen entstehen insbesondere im Gehirn. Die Speicherkrankheiten betreffen meist Kinder.

Die Lipidosen sind zum Teil nach ihren Entdeckern benannt. Beispiele sind Morbus Gaucher (bei Erwachsenen), Morbus Niemann-Pick (bei Kindern), Morbus Fabry u. a.

Störungen des Aminosäuren- und Proteinstoffwechsels

Zahlreiche genetisch bedingte Störungen des Aminosäurenstoffwechsels sind bekannt, kommen aber sehr selten vor. Die häufigste genetisch bedingte Störung des Aminosäurenstoffwechsels ist die Phenylketonurie. Diese Erbkrankheit wird durch die vorgeschriebene Screening-Untersuchung der Neugeborenen entdeckt und kann deshalb rechtzeitig behandelt werden.

Phenylketonurie

Definition

Es handelt sich um eine angeborene Störung des Stoffwechsels der Aminosäure Phenylalanin. Es fehlt das Enzym Phenylalaninhydroxylase, welches normalerweise Phenylalanin katalysiert. Deshalb ist im Blut der Patienten Phenylalanin erhöht. Durch die hohen Blutspiegel kommt es im wachsenden Organismus zu neurologischen und mentalen Störungen. Unbehandelt führt die Krankheit zu verminderter Intelligenz bis hin zu Schwachsinn.

Die im Blut vermehrte Aminosäure Phenylalanin und deren Metabolite werden im Urin vermehrt ausgeschieden (Phenylketonurie).

Die *Behandlung* besteht in einer Diät, die wenig Phenylalanin enthält.

Besonderheit: Durch die diätetische Behandlung der Phenylketonurie kommen heute mehr Patientinnen in das gebärfähige Alter. Bestehen dann bei einer Schwangeren erhöhte Blutspiegel an Phenylalanin, ist das Kind durch eine Embryopathie mit verschiedenen Mißbildungen gefährdet!

Alpha$_1$-Antitrypsin-Mangel

Der Eiweißkörper α_1-Antitrypsin ist normaler Bestandteil des Blutes. Als genetische Störung kommt α_1-Antitrypsin-Mangel vor. Dieser Defekt begünstigt die Entwicklung von Leberzirrhose (S. 89) und chronischen bronchopulmonalen Erkrankungen (S. 309).

Amyloidosen

Bei dieser Krankheitsgruppe werden Ablagerungen verschiedener Proteine in zahlreichen Organen gefunden. Die Amyloide sind im Bindegewebe (interstitiell) abgelagert. Generalisierte Amyloidosen sind häufig bei Patienten mit monoklonalen Paraproteinämien zu finden.

Reaktiv entwickeln sich generalisierte Amyloidosen auch bei chronisch entzündlichen Krankheiten, insbesondere bei chronisch rheumatischen Krankheiten, aber auch als Folge chronischer Eiterungen (Bronchiektase, Osteomyelitis).

Je nach Schweregrad und je nach dem befallenen Organ findet man Funktionseinbußen am Herzen, an peripheren Nerven, an der Niere oder am Magen-Darm-Kanal.

Eine spezifische Therapie gibt es nicht. Vor allem muß die Grundkrankheit, die zur Amyloidablagerung führt, behandelt werden.

Weitere Störungen im Stoffwechsel

 Lernziele

Beim Studium dieses Abschnittes werden Sie kennenlernen:
* seltene Störungen im Stoffwechsel des Menschen,
* Symptome, die den Verdacht auf das Vorliegen einer seltenen Stoffwechselkrankheit lenken müssen.

Störungen des Bindegewebsstoffwechsels

Zu den Systemerkrankungen des Bindegewebes gehören seltene, genetisch bedingte Krankheiten, denen ein definierter Enzymdefekt zugrunde liegt. Von den Störungen des *Kollagenstoffwechsels* (Kollagen = Faserproteine des Bindegewebes) werden 3 Beispiele genannt: Marfan-Syndrom, Ehlers-Danlos-Syndrom, Osteogenesis imperfecta. Die Grundsubstanz des Bindegewebes enthält die Mucopolysaccharide. Genetische Störungen dieser Bindegewebsbausteine sind z. B. die *Mukopolysaccharidosen*.

Gegenüber diesen seltenen Krankheiten sind Störungen des Bindegewebsstoffwechsels häufige und charakteristische Merkmale bei den rheumatischen Krankheiten, bei Arteriosklerose und im Alterungsprozeß.

a

b

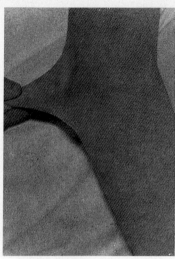
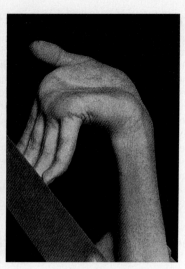

Abb. 5.**5 a** u. **b** Ehlers-Danlos-Syndrom,   **b** Überstreckbarkeit der Gelenke
a Überdehnbarkeit der Haut am Ellen-
bogen,

Marfan-Syndrom

Das klinische Bild ist durch die Kardinalsymptome Aortenaneurysma, Spin-
nenfingrigkeit, Augensymptome (Linsenschlottern, Kurzsichtigkeit, Netz-
hautablösung) gekennzeichnet.

Ehlers-Danlos-Syndrom

Bei dieser Bindegewebskrankheit sind Haut, Skelett, Augen und innere Organe betroffen. Auffällig sind die überdehnbare Haut (Abb. 5.5 a) und die Überstreckbarkeit der Gelenke (Abb. 5.5 b).

Osteogenesis imperfecta

Auch hierbei handelt es sich um eine erbliche allgemeine Bindegewebskrankheit, die allerdings vorwiegend das Knochensystem befällt, so daß eine abnorme Knochenbrüchigkeit entsteht.

Chondromalazie

Bei dieser Erkrankung des Bindegewebes ist insbesondere der Knorpel betroffen, z. B. sind die Knorpelstrukturen von Trachea und Bronchien gummiartig erweicht, so daß es zu Erstickungssymptomen kommen kann. An den Gelenken bestehen rheumatische Beschwerden.

Mukopolysaccharidosen

Mucopolysaccharide sind Glykosaminoglykane. Mukopolysaccharidosen sind seltene Speicherkrankheiten, die genetisch bedingt sind und auf definierten Enzymdefekten beruhen.

Glykosaminoglykane sind Bestandteil der Bindegewebe, die überall im Körper vorkommen. Entsprechend sind die Symptome der Mukopolysaccharidosen an vielen Organen zu finden.

Die klinischen Leitsymptome dieser Gruppe von Krankheiten sind Minderwuchs, Skelettveränderungen, Verzögerungen der geistigen Entwicklung, vergrößerte innere Organe.

Viele Patienten sterben im Kindesalter; Patienten mit leichteren Formen der Mukopolysaccharidose haben eine normale oder gering eingeschränkte Lebenserwartung.

Störungen im Stoffwechsel des Blutfarbstoffs

Physiologie und Pathophysiologie

Das Hämoglobin besteht aus dem eisenhaltigen Häm und dem Eiweißanteil Globin. Das Häm ist ein Komplex aus Eisen und Porphyrin. Die Hämsynthese geschieht hauptsächlich in den Hepatozyten und in den Vorstufen der Erythrozyten. Bei Störungen der Porphyrinsynthese entstehen Krankheiten mit dem Namen Porphyrie. Die Störung der Porphyrinsynthese kann im *Knochenmark* oder in der *Leber* liegen.

Wie bei anderen Stoffwechselkrankheiten, z. B. Störungen des Fettstoffwechsels (S. 146), ist eine Einteilung der Porphyrien in primäre, genetisch bedingte Formen und sekundäre Formen, die als Folge anderer Grundkrankheiten entstehen, zweckmäßig. Die Bezeichnung der Porphyrien als erythropoetische oder hepatische Porphyrie berücksichtigt pathophysiologische Mechanismen.

Den verschiedenen Formen der primären Porphyrie liegt eine partielle (unvollständige) Hemmung der Porphyrinsynthese zugrunde. Diese ist Folge eines genetischen Enzymdefekts. Die Störung der Porphyrinsynthese führt zu vermehrter Ablagerung von Porphyrinen und Vorstufen im Gewebe. Diese Substanzen werden oft vermehrt mit Stuhl und Urin ausgeschieden, wo sie nachweisbar und diagnostisch verwertbar sind.

Erythropoetische Porphyrie (Günther-Krankheit)

Definition

Der primäre Stoffwechseldefekt ist die verminderte Aktivität eines für die Hämsynthese wichtigen Enzyms im Knochenmark. Diese genetisch bedingte Krankheit ist sehr selten.

Klinik

Die Symptome dieser Porphyrie treten schon innerhalb der ersten 5 Lebensjahre auf. Wegen der photosensibilisierenden Wirkung der im Gewebe abgelagerten Porphyrine entstehen an den belichteten Hautstellen Blasen und Geschwüre. Diese greifen auf Unterhaut, Knorpel und Knochen über und können im Lauf der Jahre schwere Verstümmelungen bewirken.

Laboruntersuchungen

Meist besteht eine hämolytische Anämie. Der Harn ist dunkelrot verfärbt und enthält große Mengen bestimmter Porphyrine (Uro- und Coproporphyrin), die im ultravioletten Licht leuchtendrot fluoreszieren.

Wichtig: Die Ehrlich-Aldehydreaktion bzw. die Hösch-Probe (umgekehrte Aldehydprobe mit Urin) ist bei dieser Form der Porphyrie negativ.

Therapie

Schutz der Patienten vor ultraviolettem Licht. Anwendung von Lichtschutzsalben. Bei hämolytischer Anämie evtl. Exstirpation der Milz.

Hepatische Porphyrien

Definition

Fünf verschiedene Typen von primärer Porphyrie werden als hepatische Porphyrien zusammengefaßt. Von diesen sind die häufigsten die *akute intermittierende Porphyrie* und die *chronische hepatische Porphyrie* (Porphyria cutanea tarda).

Akute intermittierende Porphyrie

Auch dieser primären Stoffwechselkrankheit liegt ein Enzymdefekt zugrunde, der die Synthese des Häms in der Leber beeinträchtigt. Bei der akuten intermittierenden Porphyrie werden keine Porphyrine oder Vorstufen im Gewebe abgelagert. Deshalb besteht im Gegensatz zu anderen Porphyrien keine Photosensibilität, also auch keine Photodermatose.

Klinik

Nicht immer sind Krankheitssymptome vorhanden. Diese werden durch exogene Einflüsse, insbesondere durch Arzneimittel (Sedativa), ausgelöst. Charakteristische Symptome sind Bauchkoliken, Erbrechen und Obstipation. Oft bestehen Neuralgien und Paresen. Vielfältige psychische Veränderungen und Verwirrtheit kommen vor. Hauterscheinungen (wie bei der erythropoetischen Porphyrie) gehören nicht zum Krankheitsbild.

Die schweren Schmerzzustände im Bauchgebiet führen bisweilen – solange die Krankheit nicht bekannt ist – zu unnötigen operativen Eingriffen.

Im latenten Stadium werden die psychischen Verstimmungen oft fehlgedeutet.

Laboruntersuchungen

Der Harn nimmt unter Lichteinwirkung eine dunkelrote Farbe an (Watson-Schwarz-Test). Die Hösch-Probe ist deutlich positiv und beweisend für das Vorliegen einer akuten Porphyrie. Genauere Laboruntersuchungen zeigen, daß bei dieser Krankheit die δ-Aminolävulinsäure vermehrt mit dem Harn ausgeschieden wird.

Therapie

Gegen die heftigen Schmerzen gibt man Morphium. Hohe Cortisongaben unterbrechen bisweilen den Anfall.

Dauertropfinfusionen mit Glucoselösung sind oft sehr günstig. Alle nicht unbedingt notwendigen Medikamente und Alkohol sollen vermieden werden.

Prognose

Die Sterblichkeit beträgt bei akuten Schüben mit neurologischen Ausfällen 10 bis 15 %.

Chronische hepatische Porphyrie (Porphyria cutanea tarda)

Diese Form der Porphyrie kommt in Deutschland am häufigsten vor. Wiederum handelt es sich um einen Enzymdefekt: Die Aktivität eines für die Hämsynthese wichtigen Enzyms ist vermindert, möglicherweise primär, genetisch bedingt oder erworben. Die chronische hepatische Porphyrie ist mit einer chronischen Lebererkrankung kombiniert. Damit hat dieser Porphyrietyp eine Zwischenstellung zwischen primärer und sekundärer Porphyrie.

Die klinischen Symptome dieser Porphyrie treten in der Regel erst zwischen dem 40. und 60. Lebensjahr auf (deshalb „tarda" = verzögert).

Klinik

An der Haut (lat. cutis), besonders an den belichteten Stellen, treten Photodermatosen auf: Erosionen, Ulzera und Pigmentierungen.

Therapie

Nach Ausbruch der Krankheitssymptome ist eine Aderlaßbehandlung wirksam. Durch den damit erzielten Entzug von Eisen wird der gestörte Hämstoffwechsel günstig beeinflußt.

Leberbehandlung wie bei Zirrhose und Lichtschutz sind wichtig. Unnötige Medikamente sollen vermieden werden.

Symptomatische (sekundäre) Porphyrinurie

Es handelt sich um sekundäre Störungen des Porphyrinstoffwechsels infolge verschiedener Grundkrankheiten.

Solche Grundkrankheiten sind: Leberzellschäden, vermehrter Blutzerfall, gesteigerte Blutbildung, Bleivergiftung.

Die *Therapie* besteht in der Behandlung des Grundleidens.

Störungen des Eisenstoffwechsels

Hämochromatose (primäre, genetische Hämochromatose)

Pathophysiologie

Mit der Nahrung zugeführtes Eisen wird bei Gesunden im Darm von den Mukosazellen resorbiert.

Normalerweise wird die Eisenresorption dem Bedarf angepaßt. Diese Regulation erfolgt in der Mukosazelle. Bei der genetisch bedingten Hämochromatose ist dieser Regulationsmechanismus gestört, so daß es zu einer krankhaft vermehrten Eisenresorption kommt. Das übermäßig aufgenommene Eisen wird in allen Organen, vor allem in Leber, Pankreas, Speicheldrüsen, Lymphknoten, Herz, Milz und in den endokrinen Organen, abgelagert.

Beim gesunden Menschen beträgt der Eisenbestand weniger als 5 g. Bei Patienten mit Hämochromatose ist der Eisenbestand auf 20–40 g erhöht.

Die Symptome der Hämochromatose werden dadurch hervorgerufen, daß die mit Eisen beladenen Zellen zerstört werden, so daß die Funktion der Organe leidet.

Die Hämochromatose ist eine seltene Erbkrankheit, die überwiegend Männer betrifft. Es handelt sich um eine Eisenspeicherkrankheit.

Klinik

Die ersten Symptome sind Müdigkeit und Leistungsschwäche. Die Haut ist schmutzig-grau und bronzeartig verfärbt. Die erkrankte Leber ist vergrößert und verhärtet. Im Laufe der Jahre entwickelt sich infolge der Eisenablagerungen eine Leberzirrhose. Die entsprechende Pankreasschädigung führt zu einem Diabetes. Bronzefarbene Haut und Diabetes gaben der Krankheit auch den Namen „Bronzediabetes".

Auch andere Organe sind von der Erkrankung befallen, wodurch verschiedene endokrine Störungen wie Hypogonadismus, Nebennierenrindenschwäche oder Hypothyreose entstehen. Auch Herz und Gelenke sind von der Eisenablagerung betroffen.

Laboruntersuchungen

Die Frühdiagnose ist wichtig, um Organschäden zu vermeiden. Die wesentlichen Befunde sind Erhöhung von Eisen und Ferritin im Blutserum. Die freie Eisenbindungskapazität ist stark erniedrigt und entsprechend die Transferrinsättigung hoch. In der Leber ist der vermehrte Eisengehalt histochemisch nachweisbar.

Therapie

Das gespeicherte Eisen wird durch häufige und regelmäßig ausgeführte Aderlässe entspeichert und eliminiert. Da mit den Aderlässen auch Bluteiweiß verloren geht, wird dieser Verlust durch eine eiweißreiche Nahrung ausgeglichen. Eisenreiche Nahrungsmittel sollen eingeschränkt werden, doch ist dies wegen des weit verbreiteten Vorkommens von Eisen in Nahrungsmitteln schwer durchführbar.

Für die Zubereitung der Speisen kein Eisengeschirr verwenden, da sich daraus Eisen ablösen kann.

Zur Behandlung im weiteren Sinne gehört auch die Familienuntersuchung, da es sich um eine Erbkrankheit handelt.

Differentialdiagnostisch ist die sekundäre Hämochromatose abzugrenzen, die z. B. nach zahlreichen Transfusionen infolge Eisenüberladung vorkommen kann.

Prognose

Unbehandelt führt die Erkrankung zur fortschreitenden Leberzellschädigung und zum Diabetes mellitus; um so wichtiger ist ein frühzeitiger Beginn der Aderlaßtherapie.

Störungen des Kupferstoffwechsels

Morbus Wilson

Es handelt sich um eine seltene Kupferstoffwechselstörung, die vererbbar ist. Die primäre Stoffwechselstörung liegt in der Leber. Kupfer wird weniger als normal mit der Galle ausgeschieden. Kupfer wird vermehrt im Zentralnervensystem und in der Leber abgelagert, verursacht schwere Schäden am Gehirn und führt zur Leberzirrhose. An der Kornea des Auges entsteht der Kayser-Fleischer-Ring. Auch die Nieren sind betroffen.

Diagnose

Im Serum sind Kupfer und Coeruloplasmin (Transportprotein für Kupfer) vermindert. Weil Kupfer vermindert mit der Galle ausgeschieden wird, ist es in den Hepatozyten vermehrt. Das aus den Hepatozyten ins Blut abgegebene sog. „freie Kupfer", welches nicht an Coeruloplasmin gebunden ist, ist erhöht. Die Bestimmung des freien Kupfers ist die wichtigste diagnostische Methode.

Therapie

Steigerung der Kupferausscheidung durch D-Penicillamin. Penicillamin bildet im Blut mit Kupfer einen Komplex, der mit dem Urin ausgeschieden wird. Kupferreiche Nahrungsmittel sollen vermieden werden. Ein anderes kupferkomplexbildendes Arzneimittel ist Trien.

Störungen des Purinstoffwechsels

Gicht (Arthritis urica)

Definition

Die primäre Gicht ist eine genetisch bedingte Störung des Purinstoffwechsels. Häufig ist sie vergesellschaftet mit anderen Störungen im Kohlenhydrat- und Fettstoffwechsel. Die erbliche Störung ist wahrscheinlich polygenetisch. Männer sind wesentlich häufiger betroffen als Frauen.

Pathophysiologie

Bei Menschen ist das Endprodukt des Nucleinsäurestoffwechsels die Harnsäure. Bei Patienten mit Gicht besteht eine positive Harnsäurebilanz, d. h., es wird mehr Harnsäure gebildet als über die Niere ausgeschieden wird. Deshalb ist der Harnsäurespiegel im Blut erhöht (Hyperurikämie). Dies beruht überwiegend auf einer Verminderung der renalen Harnsäureausscheidung und selten auf einer verstärkten Harnsäurebildung im Stoffwechsel. Übersteigt der Harnsäurespiegel im Plasma und Gewebe die Grenze der Löslichkeit, kristallisiert die Harnsäure, was vor allem in Gelenken und Nieren eintritt.

Klinik

Im latenten Stadium ist die Harnsäure im Blut erhöht, andere Symptome fehlen (noch). Nach jahrelang latentem Stadium manifestiert sich die Gichtanlage in einem Gichtanfall. Reichliche Zufuhr von Eiweiß- und Purinkörpern, insbesondere in Verbindung mit Alkohol, führt zum ersten Anfall. Aus scheinbar voller Gesundheit wird ein einzelnes Gelenk befallen und bereitet heftige Schmerzen mit Schwellung und Rötung. Der erste Anfall trifft gewöhnlich das Großzehengrundgelenk (Podagra*) oder ein Fingergelenk. Im weiteren Verlauf wechseln symptomfreie Intervalle mit neuen Attacken. Unbehandelt entwickelt sich das Stadium der chronischen Gicht mit Deformierung der Gelenke und mit sichtbaren Ablagerungen (Tophi = Gichtperlen) am Ohr (Abb. 5.6). Die Ablagerung von Harnsäure in der Niere führt zur Gicht-

---

* aus dem Griechischen = Fußfangeisen

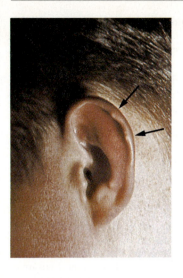

Abb. 5.**6**   Gicht. Tophi an der Ohrmuschel (Pfeile)

niere und zur Bildung von Harnsäuresteinen. Harnsäuretophi in den Knochen sind röntgenologisch als Defekte sichtbar. Befall mehrerer Gelenke täuscht Rheumatismus vor. Die Hyperurikämie gilt als sekundärer Risikofaktor für die Entwicklung der Arteriosklerose.

Hyperurikämie findet man häufig in Verbindung mit Fettsucht, Hyper-lipidämie und Zuckerkrankheit. Deshalb soll bei diesen Krankheiten stets geprüft werden, ob eine Gicht vorliegt.

Laboruntersuchungen

Bei unbehandelten Patienten ist die Harnsäure im Blutserum vermehrt. Im Gichtanfall ist die Harnsäure im Blutserum stark vermehrt.

Therapie

In der Therapie unterscheidet man die Behandlung des akuten Anfalls von der sog. Dauertherapie.

Der *akute* Gichtanfall wird am besten mit Colchizin, auch mit Indometacin und Cortison behandelt.

Lokale Maßnahmen: Das betroffene Gelenk wird ruhiggestellt und mit feuchten Umschlägen gekühlt.

Im Gegensatz zur Behandlung des akuten Anfalls wird durch die Dauerthera-pie der Harnsäuregehalt des Organismus vermindert. Dies erreicht man diä-tetisch und medikamentös:

❖ *diätetisch* durch Vermeiden von nukleoproteinreichen Innereien, insbesondere Leber und Niere, und durch Verringerung des Alkoholkonsums;
❖ *medikamentös* durch Hemmung der Harnsäureproduktion oder durch Steigerung der Harnsäureausscheidung.

Die Harnsäuresynthese wird durch das Urikostatikum Allopurinol gehemmt. Eine Dauertherapie ist erforderlich, da der genetische Defekt bestehenbleibt. Meist genügt diese Therapie zur befriedigenden Senkung des Harnsäurespiegels. Damit werden die Spätschäden verhindert.

Die Harnsäureausscheidung über die Niere kann durch das Urikosurikum Benzbromaron gesteigert werden. Dann muß die Diurese durch eine größere Trinkmenge angeregt werden, damit keine Harnsäuresteine entstehen; aus gleichem Grund muß der Harn alkalisiert werden (pH 5–7).

Sekundäre Gicht (sekundäre Hyperurikämie)

Die sekundäre Gicht entsteht bei Krankheiten mit einem vermehrten Abbau von Zellen und damit einem vermehrten Anfall von Harnsäure. Diese Hyperurikämie verursacht selten akute Anfälle. Man findet diese Form der Hyperurikämie z. B. während der medikamentösen Behandlung einer Leukämie. Auch bei Nierenkrankheiten kann sich infolge einer Ausscheidungsstörung eine Hyperurikämie entwickeln. Hyperurikämie ist eine häufige Nebenwirkung von Diuretika!

Störungen des Kohlenhydratstoffwechsels

Die wichtigste Störung des Kohlenhydratstoffwechsels ist die *Zuckerkrankheit,* Diabetes mellitus, die zu krankhafter Erhöhung des Blutzuckers, Hyperglykämie, führt. Hierüber wird S. 404 f. berichtet.

Hypoglykämie

Die Hypoglykämie (Unterzuckerung) ist ein Symptom, das bei verschiedenen Störungen auftritt. Spontan kann sich eine Hypoglykämie z. B. bei Hungerzuständen oder nach hochgradiger Muskelarbeit entwickeln. Überdosierung von Insulin oder Sulfonylharnstoffen im Rahmen der Diabetesbehandlung verursacht Hypoglykämie.

Krankheiten, bei denen zuviel Insulin produziert wird und dementsprechend Hypoglykämien eintreten, sind das Inselzelladenom (Insulinom) und das Inselzellkarzinom (S. 429).

Glykogenosen

Glykogenosen sind Glykogenspeicherkrankheiten. Es handelt sich um eine Gruppe von jeweils seltenen Typen dieser angeborenen Stoffwechselstörung. Als Folge von Enzymdefekten wird Glykogen vermehrt in Leber, Nieren, Muskeln und Zentralnervensystem abgelagert.

Hereditäre Fructoseintoleranz

Es handelt sich um eine seltene Erbkrankheit, die durch das Fehlen eines Enzyms (Fructose-1-Phosphat-Aldolase) entsteht. Wenn die Nahrung Fructose enthält, entwickeln sich schwere Hypoglykämien.

Therapie

Die Nahrung muß absolut frei von Fructose, Saccharose und dem Fructosevorläufer Sorbit sein. Ist eine Hypoglykämie aufgetreten, muß Glucose intravenös gegeben werden. Vorsicht vor fructose- oder sorbithaltigen Infusionslösungen!

Krankheiten der Muskulatur

 Lernziele

Das Studium dieses Abschnitts soll Ihnen verdeutlichen, daß es angeborene und erworbene Krankheiten der Muskulatur gibt, so daß
❖ Sie einige Symptome nennen können, die den Verdacht auf das Vorliegen einer Muskelkrankheit lenken müssen.

Muskeldystrophien

Definition und Häufigkeit

Es handelt sich um eine Gruppe seltener Muskelkrankheiten, die genetisch bedingt sind und zu Degenerationen der Skelettmuskulatur führen. Der Krankheitsverlauf ist progredient.

Die 3 häufigsten Typen dieser an sich selten vorkommenden Krankheitsgruppe können nach den vorherrschenden klinischen und genetischen Merkmalen unterschieden werden.

Klinik

1. Der fazioskapulohumerale Typ ist erblich und befällt Kinder und Erwachsene. Die Krankheit schreitet langsam fort (der Name beschreibt die hauptsächlich betroffenen Muskelpartien: Fazies = Gesicht, Skapula = Schulterblatt, Humerus = Oberarm).
2. Der Gliedmaßengürteltyp der Muskeldystrophie ist ebenfalls erblich. Vorwiegend betroffen ist die Muskulatur von Schulter- und Beckengürtel. Mit fortschreitender Krankheitsdauer werden auch andere Muskelpartien befallen.
3. Die ausgeprägteste Form der progressiven Muskeldystrophie ist die Beckengürtelform (Typ Duchenne). Die Erkrankung wird geschlechtsgebunden vererbt und befällt nur Knaben, die schon im frühen Kindesalter auffällig werden: Die Kinder können sich nur schwer aus dem Liegen aufrichten. Sie wälzen sich deshalb erst auf die Seite, knien dann und stützen sich bei weiterem Aufrichten mit den Händen auf den Beinen ab. Sie „klettern" an sich selbst hoch. Das Leiden schreitet symmetrisch fort und führt im generalisierten Stadium zu schweren Krankheitsbildern mit hochgradiger Bewegungseinschränkung.

Pathologische Anatomie

Atrophisierende Muskelfasern kommen neben verdickten Muskelbündeln vor. Andere Muskelfasern sind nekrotisch. Das interstitielle Bindegewebe wuchert.

Laboruntersuchungen

Besonders bei dem Typ Duchenne sind im Blutserum der Kranken die Muskelenzyme, z. B. Kreatinkinase, charakteristisch vermehrt. Elektromyographische und histologische Untersuchungen sind notwendig.

Therapie

Eine medikamentöse Therapie ist nicht bekannt. Nur eine geschickte Krankengymnastik, die die erhaltenen Muskelfasern trainieren soll, ist von Nutzen.

Myasthenia gravis

Definition

Bei dieser Krankheit kann die Erregung, die normalerweise vom Nerv zum Muskel übertragen wird, nicht übergeleitet werden. Die Myasthenia gravis ist nicht erblich, sondern wahrscheinlich ein Autoimmunprozeß. (Der Name bedeutet „schwere Muskelschwäche".) Deshalb ist der Nachweis eines Acetylcholin-Rezeptor-Antikörpers diagnostisch wichtig.

Klinik

Vorherrschend ist eine ungewöhnlich schnelle Ermüdbarkeit der Muskulatur. Besonders auffällig sind einzelne Muskelgruppen betroffen, z. B. die Augenmuskeln und die Augenlidheber. Im Tagesablauf schließen sich die Augen der Patienten durch Herabsinken des Oberlides immer mehr. Oft ist der Thymus vergrößert, was computertomographisch oder sonographisch feststellbar ist.

Gefährlich ist der Befall der Schluck- und Schlingmuskeln und besonders die Lähmung der interkostalen Atemmuskulatur.

Im *Elektromyogramm* zeigen sich charakteristische pathologische Reaktionen.

Pharmakodynamischer Test: Nach Injektion von Prostigmin oder Tensilon wird bei Vorliegen einer Myasthenia gravis eine (vorübergehende) eindrucksvolle Besserung der Krankheitssymptome erzielt.

Therapie

Bewährt haben sich Prostigmin oder Mestinon. Dadurch wird die Cholinesterase gehemmt. Cholinesterase ist ein Enzym, das bei der Überleitung der Erregung von Nerv auf Muskulatur wirksam ist. Durch Hemmung der Cholinesterase erhöht man die Wirkung des „Überträgerstoffes" Acetylcholin und verbessert somit die Muskelkraft. In vielen Fällen bessert die Thymektomie die Symptome. Auch Immunsuppressiva werden eingesetzt (Corticosteroide, Ciclosporin, Azathioprin). In schweren Krisen werden Antikörper mittels Plasmapherese oder mit speziellen Adsorptionsverfahren aus dem Blut entfernt.

Weitere Muskelkrankheiten

Entzündliche Muskelkrankheiten werden durch Viren hervorgerufen. So kommt es z. B. im Anschluß an eine akute Coxsackie-Virus-Infektion zu heftigen Schmerzen in der Muskulatur (Bornholm-Krankheit, S. 624).

Andere entzündliche Muskelerkrankungen wie *Polymyositis* oder *Dermatomyositis* werden auf S. 381 f. beschrieben.

Auch das Krankheitsbild des Muskelrheumatismus und das häufig vorkommende *Fibrositis-Syndrom* mit vielfältigen Beschwerden und generalisierten Muskelschmerzen werden an anderer Stelle (S. 396) abgehandelt.

Tumoren der Muskulatur sind selten. Bösartige Sarkome (Rhabdomyosarkom) kommen vor.

Ein Beispiel für eine *toxisch* bedingte Muskelerkrankung ist der Botulismus (S. 651).

Störungen des Knochenstoffwechsels

Anatomie

Fast alle Knochen des erwachsenen Skeletts bestanden ursprünglich aus Knorpel. Vom 2. Embryonalmonat an bis etwa zum 23. Lebensjahr des Menschen wird der ursprüngliche Knorpel durch Knochen ersetzt. Beim Erwachsenen sind nur geringe Anteile des knorpeligen Stützgerüstes erhalten, so Rippenknorpel, Nasenknorpel, Schwertfortsatz des Brustbeins und Gelenkknorpel.

Anatomisch sind an der Knochensubstanz 2 Hauptbestandteile zu unterscheiden:
* die kompakte Substanz (Substantia compacta),
* die schwammige Substanz (Substantia spongiosa).

Die *kompakte* Substanz ist eine wenig strukturierte harte Masse. Sie bildet vorwiegend den röhrenförmigen Mantel um den Markraum der langen Röhrenknochen.

Die *schwammige* Knochensubstanz ist aus zahlreichen feinen Knochenbälkchen in „Leichtbauweise" strukturiert. Die schwammige Substanz bildet vorwiegend die Endteile (Epiphyse) der langen Röhrenknochen.

Aber nicht alle Knochen bestanden ursprünglich aus Knorpel. Solche nicht knorpelig vorgebildeten Knochen heißen Deck- oder Belegknochen. Zu den Deckknochen gehören Schädelknochen und Gesichtsknochen.

Die Verknöcherung (Ossifikation) des ursprünglichen Knorpelgerüstes ist röntgenologisch gut zu verfolgen. So kann an der Verknöcherung der Handwurzel und an der Breite der Epiphysenfuge das Skelettalter recht genau abgeschätzt werden.

Hinweis: ist die Epiphysenfuge unter dem Einfluß von Sexualhormonen geschlossen, so ist das Längenwachstum beendet. Der fertige Knochen besteht zu etwa 70 % aus harter Substanz. Den Rest bilden Weichteile wie Gelenkknorpel, Knochenhaut, Knochenmark, Blutgefäße und Nerven.

Physiologie und Pathophysiologie

Die Hauptaufgabe des Knochensystems ist die Stützfunktion. Um den Knochen leistungsfähig und gesund zu erhalten, findet auch nach Abschluß des Längenwachstums ein reger Knochenstoffwechsel (Umbaustoffwechsel) statt. Dieser wird durch Hormone (Parathormon, Calcitonin) und Vitamin D gesteuert. Auch mechanische Einflüsse (z. B. Druck) verändern den Knochenstoffwechsel.

Neben dieser Hauptaufgabe des Skeletts tragen die Mineralien des Knochens (Calcium, Phosphat, Magnesium und Natrium) zur Regulation des allgemeinen Mineralhaushaltes im Organismus bei.

Der Knochen besteht aus einem eiweißreichen Fasergewebe (Osteoid) und den Mineralien, die in das Osteoid eingelagert sind.

Die im Knochen enthaltenen Zellen (Osteozyten) regulieren den Knochenstoffwechsel: Aufgabe der Osteoblasten ist es, Knochenmatrix zu bilden. Demgegenüber sind Osteoklasten Riesenzellen, die den Knochen abbauen.

Mit zunehmendem Lebensalter entwickelt sich als physiologischer Alternsprozeß eine Altersatrophie der Knochen, vergleichbar mit der physiologischen Altersatrophie anderer Organe wie z. B. der Haut. Übersteigt die Altersatrophie des Skeletts aber das physiologische, normale Maß im Alternsprozeß, entsteht ein krankhafter Verlust von Knochensubstanz; diesen nennt man Osteoporose.

Altersatrophie des Knochens und Osteoporose faßt man als *Osteopenie* zusammen; dieses lateinische Wort bedeutet „zu wenig Knochen".

Osteoporose kann nicht nur als krankhafter Alterungsprozeß eintreten (primäre Osteoporose), sondern auch Folge bestimmter Krankheiten sein, wie z. B. Cushing-Syndrom, Rheumatismus, Hyperthyreose, Malabsorption, Immobilisation (Bewegungsarmut), z. B. nach Lagerung in Gipsschale (sekundäre Osteoporose).

Osteogenesis imperfecta ist eine angeborene genetisch bedingte Osteopenie. Dabei handelt es sich um eine Erbkrankheit, bei der von Geburt an zuwenig Knochensubstanz gebildet wird (S. 160).

Osteoporose

Definition

Die primäre Osteoporose ist ein alternsabhängiger Prozeß. Osteoporose bedeutet „löcherige" Knochenstruktur (poros, griechisch = Loch). Zwar sind die Anteile von Grundsubstanz und Mineral regelrecht, jedoch ist zuwenig Knochenmasse vorhanden. Osteoporotischer Knochen kann mit normalem Knochen verglichen werden wie dünnes Holz mit dickem Holz. Wegen der geringeren Festigkeit neigt deshalb der osteoporotische Knochen eher zum Knochenbruch als normaler Knochen.

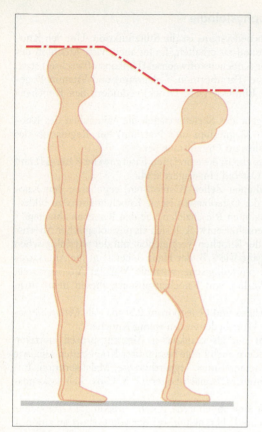

Abb. 5.**7** Schema der Haltungsänderung infolge Osteoporose: Buckelbildung und Rumpfverkürzung (aus *Minne*)

Häufigkeit

Die Osteoporose ist die häufigste generalisierte Erkrankung des Skeletts. Sie tritt öfter bei Frauen als bei Männern auf. Die häufigste Form ist die postmenopausische Osteoporose. Diese und die senile Osteoporose faßt man als Involutionsosteoporosen (Rückbildungsosteoporosen) zusammen. Eine langsame Verformung der Wirbelkörper und die damit verbundene Verformung der gesamten Wirbelsäule führen zur Verstärkung der Kyphose und der Lordose. Gibbusbildung (Buckel) und Abnahme der Körpergröße sind wichtige klinische Symptome (Abb. 5.7).

Pathologische Anatomie und Pathophysiologie

Knochengewebe in Form eines Zylinders kann durch eine Beckenkammstanze gewonnen werden. Die histologische Untersuchung zeigt die Abnahme und Verschmälerung der Knochenbälkchen.

Die Entwicklung des Knochensystems während des Wachstums nennt man Modeling. Auch der Knochen des Erwachsenen unterliegt einem ständigen Umbau, der sich aus Knochenresorption und Knochenneubildung zusammensetzt (Remodeling). Die optimale Knochenmasse wird beim Menschen um das 30.–35. Lebensjahr erreicht. Von diesem Zeitraum ab beginnt die Knochenrückbildung. Durch ein Mißverhältnis von Knochenabbau und Knochenneubildung mit Überwiegen der Knochenresorption entsteht die Osteoporose, die eine krankhafte negative Knochenbilanz darstellt.

Körperliche Inaktivität fördert die Entwicklung von Osteoporose. Langdauernde Therapie mit Corticosteroiden kann eine Osteoporose hervorrufen oder verstärken. Resorptionsstörungen (Malabsorptionssyndrom) sind ein weiterer Anlaß zur Entwicklung einer Osteoporose. Endokrinologische Krankheiten wie Hyperthyreose, Morbus Cushing, Hyperparathyreoidismus und Hypogonadismus verursachen auch eine Osteoporose.

Klinik

Führendes Symptom der Osteoporose sind ziehende Schmerzen in Brust- und Lendenwirbelsäule. Anfängliche Fehldeutung als „Rheumatismus" ist möglich.

Die Knochenschmerzen treten zunächst nur bei Belastungen auf. Schließlich sind sie dauernd vorhanden. Spontanfrakturen, besonders der Wirbelkörper, kommen vor.

Die schmerzbedingte Fehlhaltung beansprucht verstärkt die Muskulatur, die Kranken ermüden deshalb rascher. An der verspannten Muskulatur bilden sich schmerzhafte Myogelosen (Muskelhärten). Auch der Schenkelhalsbruch bei Menschen mit Altersosteoporose ist ein häufiges Ereignis.

Röntgenaufnahmen des Skeletts, insbesondere der Wirbelsäule, zeigen in fortgeschrittenen Fällen Verformungen (Keilwirbel und Kyphose) und Wirbelkörpereinbrüche. Wegen des verringerten Mineralgehaltes der Knochen ist die Strahlendurchlässigkeit erhöht, doch ist dies für eine Frühdiagnose ungenügend. Der frühzeitige Nachweis einer krankhaft verminderten Knochenmasse ist dagegen mit quantitativer Computertomographie (QCT) möglich (Knochendichtemessung), die auch vergleichende Untersuchungen zuläßt (Abb. 5.**8**).

Laboruntersuchungen

Mineralhaushalt, alkalische Phosphatase, Blutbild, Leber- und Nierenstoffwechsel, Blutsenkungsgeschwindigkeit und Elektropherogramm werden untersucht, um – wenn möglich – die verschiedenen Formen der Osteoporose

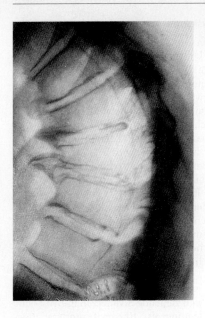

Abb. 5.**8** Seitliche Röntgenaufnahme des Thorax: Hochgradige Altersosteoporose und Kyphose der Brustwirbelsäule

zu differenzieren. Deshalb sind auch Hormonuntersuchungen von Bedeutung, um z. B. ein Cushing-Syndrom oder andere hormonelle Störungen zu erkennen.

Therapie

Die *Basistherapie* richtet sich gegen die Schmerzen: Hierzu dienen Krankengymnastik und Analgetika. Anabole Hormone können die Muskulatur kräftigen.

Diätetisch ist auf genügende Calciumzufuhr (z. B. Milch oder Calciumpräparate) zu achten.

Gehäuftes Vorkommen von Osteoporose in der Familie, früher Beginn der Menopause, Alkohol- und Nikotinabusus gelten als Risikofaktoren für die Entstehung von Osteoporose und sprechen für rechtzeitigen Beginn der Therapie.

Eine besonders wichtige, natürliche Prophylaxe ist „viel Bewegung"!

Spezielle Therapie

Die Ziele der medikamentösen Therapie sind Stimulation des Knochenanbaus und Hemmung des Knochenabbaus. Hierfür stehen 3 Gruppen von Arzneimitteln zur Verfügung:

* Fluoride,
* Östrogene und Östrogen-Progestagen-Kombinationen,
* Calcitonin.

Fluoride stimulieren die Tätigkeit der Osteoblasten und damit die Neubildung von Knochensubstanz. Natriumfluorid wird z. B. als Ossin oral verordnet. *Calcitonin* hemmt die Osteoklasten und damit den Abbau von Knochen. Außerdem wirkt Calcitonin analgetisch.

Durch Verabreichung von *Östrogenen* mit Eintritt in die Menopause kann die Entwicklung der postmenopausalen Osteoporose weitgehend verhindert werden (prophylaktische Therapie!).

Besteht bereits eine postmenopausale Osteoporose, werden gleichfalls Östrogene verordnet. Sowohl prophylaktisch als auch therapeutisch werden Kombinationspräparate aus Östrogen und Progestagen benutzt, z. B. Presomen, Trisequens, Cyclo-Progynova. Durch eine zyklische Östrogen-Progestagen-Verabreichung werden unerwünschte Nebenwirkungen der alleinigen Östrogentherapie vermieden (kardiovaskuläre Nebenwirkungen, Mammakarzinom, Ovarialkarzinom).

Bei der Therapie von *sekundären Osteoporosen* muß die Grundkrankheit behandelt werden. Die symptomatische Behandlung der Osteoporose folgt den Richtlinien, wie sie bei der primären Form beschrieben wurden.

Osteomalazie

Definition

Es handelt sich um eine Störung der Mineralisierung des Osteoids, also um eine Hemmung des Einbaus von Calcium und Phosphat in die Knochengrundsubstanz. Deshalb ist die Knochenzusammensetzung (im Gegensatz zur Osteoporose) pathologisch. Der Knochen ist weich; die Folge ist eine *Verbiegung* der Knochen.

(Erinnerung: Die Gefahr der *Osteoporose* ist der *Bruch* des Knochens.)

Tritt die Krankheit im Kindesalter auf, sind auch die Wachstumsfugen betroffen. Es entsteht das Krankheitsbild *Rachitis*.

Pathogenese

Die Osteomalazie beruht auf einem Mangel an Vitamin D oder auf einer Störung des Vitamin-D-Stoffwechsels. Auch der Verlust von Phosphat bei Nierenkrankheiten mit Tubulopathie kann zur Osteomalazie führen.

Bei Erwachsenen sind Ursachen für Vitamin-D-Mangel z. B. Mangelernährung, Malabsorptionssyndrome oder ungenügende Ultraviolettbestrahlung der Haut. Störungen des Vitamin-D-Stoffwechsels kommen vor bei Leber- und Nierenkrankheiten.

Pathologische Anatomie

Mikroskopisch erkennt man breite Osteoidsäume ohne genügende Minerali-
sation.

Klinik

Im Vordergrund stehen starke generalisierte Knochenschmerzen. Schon bei
leichter Kompression des Brustkorbs mit den Händen tritt der typische Bie-
gungsschmerz auf. Muskelschwäche stellt sich ein.
Die Folgen der Knochenschmerzen und der Muskelschwäche sind Wat-
schelgang und schließlich Gehunfähigkeit.
Röntgenuntersuchung: Das Röntgenbild ähnelt dem Befund bei Osteoporose: Die Knochendichte ist herabgesetzt. An der Wirbelsäule zeigt sich eine
Fischwirbelbildung. Die Röhrenknochen sind mehr oder weniger stark verbo-
gen; das Becken ist deformiert (Kartenherzbecken).
Als Frühsymptom kann man an den Röhrenknochen querverlaufende,
bandförmige Aufhellungen (Looser-Umbauzonen) erkennen.
Laborbefunde: In charakteristischer Weise ist die Aktivität der alkalischen
Phosphatase im Serum gesteigert. Calcium und Phosphat sind im Serum
erniedrigt.
Das Krankheitsbild der Osteomalazie gleicht in vieler Hinsicht der kindli-
chen Rachitis, die durch Mangel an Vitamin D entsteht. Deshalb wird die
Osteomalazie auch als „Rachitis der Erwachsenen" bezeichnet.

Therapie

Wenn möglich soll die das Symptom „Osteomalazie" auslösende Grundkrankheit behandelt werden, z. B. die Darmstörung, die zur Malabsorption geführt
hat.
Bei den Formen der Osteomalazie, die Folge von Vitamin-D-Mangel oder
Vitamin-D-Stoffwechselstörung sind, wird Vitamin D mit gutem Erfolg gegeben. Der Serumcalciumspiegel wird regelmäßig kontrolliert, um Überdo-
sierungen zu vermeiden.

Osteodystrophia fibrosa generalisata (Morbus Recklinghausen)

Diese wichtige Knochenerkrankung ist Folge einer Überfunktion der Nebenschilddrüsen. Sie wird deshalb als primärer Hyperparathyreoidismus bezeichnet (S. 474).

Sudeck-Syndrom (Sudeck-Osteodystrophie, Algodystrophie)

Pathogenese

Verschiedene Faktoren können eine Regulationsstörung im Knochenstoffwechsel hervorrufen, die zu einem Sudeck-Syndrom führt. Auslösende Faktoren sind Störungen des Nervensystems und der Durchblutung, verbunden mit

Ödem und Immobilisation, insbesondere nach Unfällen. Die eigentliche Ursache des Sudeck-Syndroms ist unbekannt.

Klinik

Die Krankheit befällt überwiegend Erwachsene. Nicht nur die Knochen, sondern auch Haut und Muskulatur der betroffenen Extremität sind erkrankt.

Die Patienten klagen anfangs über Schmerzen in der befallenen Extremität. Die Weichteile sind zunächst geschwollen und gerötet. Bald kommt es aber zur Atrophie von Haut, Muskulatur und Knochen.

Röntgenologisch ist die Knochenstruktur fleckförmig aufgehellt (Sudeck-Dystrophie).

Therapie und Prognose

Die therapeutischen Maßnahmen richten sich nach der Schwere der Krankheit. Analgetika, krankengymnastische Übungen und der Einsatz von Corticosteroiden werden empfohlen. Auch Calcitonin wird angewendet.

Morbus Paget (Osteodystrophia deformans Paget)

Es handelt sich um eine *lokalisierte* Knochenkrankheit. Damit steht diese Erkrankung der Knochen im Gegensatz zu den generalisierten Knochenkrankheiten wie Osteoporose, Osteomalazie und Morbus Recklinghausen.

Die Ätiologie des Morbus Paget ist unbekannt. Von manchen Autoren wird eine Virusinfektion ("slow virus infection") vermutet. Der Stoffwechsel in den betroffenen Knochen ist gesteigert, aber ungeordnet (Dystrophie).

Klinik

Die Patienten klagen über Knochenschmerzen. Die Deformierung des Knochens zeigt sich am Schädel in einer Vergrößerung des Umfangs (vergrößerte Hutweite). Die Röhrenknochen werden dicker und plump, so daß es bei längerer Krankheitsdauer zu Verbiegungen kommt.

Röntgenuntersuchung: Die Verdickung und Verbiegung des Knochens ist röntgenologisch deutlich sichtbar. Innerhalb der Knochensubstanz erkennt man teils fleckige, teils strähnige Veränderungen. Im Skelettszintigramm ist die Ausdehnung des Prozesses gut zu erfassen.

Laboruntersuchung: Die alkalische Phosphatase im Serum ist stark erhöht. Calcium und Phosphat im Serum sind meist normal.

Eine gefährliche *Komplikation* ist die Entwicklung eines Sarkoms.

Therapie

Eine ursächliche Behandlung ist nicht bekannt. Die wichtigste medikamentöse Maßnahme ist die langfristige Gabe von Calcitonin oder Diphosphonat, wodurch der Knochenumbau gestoppt wird (meßbar an der erhöhten alkalischen Phosphatase, die sich normalisiert).

Marmorknochenkrankheit (Osteopetrose)

Es handelt sich um eine seltene Erbkrankheit. Im Gegensatz zur Osteoporose entwickelt sich bei der Marmorknochenkrankheit eine abnorme Verdichtung der Knochenstruktur, die röntgenologisch deutlich zu erkennen ist. Die Patienten klagen über Knochenschmerzen. Da auch der Knochenmarkraum sklerosiert, stellt sich oft eine Anämie ein. Bei dieser schweren Verlaufsform mit häufigen Infektionen hat sich die Knochenmarkstransplantation bewährt.

Osteomyelitis

Keimverschleppung im Rahmen einer Sepsis kann zur Absiedlung von Bakterien im Knochen führen. Es entsteht eine Entzündung des Knochens und hier vor allem des Knochenmarks: Osteomyelitis. Die Behandlung ist chirurgisch und besteht meist im Eröffnen und Ausräumen der Eiterung sowie in hochdosierter antibiotischer Behandlung.

Durch hämatogene Streuung von Tuberkelbakterien kann eine spezifische tuberkulöse Osteomyelitis entstehen. Die Knochentuberkulose befällt oft die Zwischenwirbelscheiben und die Wirbelkörper. Die Wirbeltuberkulose war früher eine häufige Ursache für die Entstehung eines Buckels (Gibbus).

Auch andere Infektionskrankheiten können zu Knochenentzündungen führen, so z. B. Typhus und Lues.

Tumoren

Unter den *gutartigen* Knochentumoren ist das Osteochondrom am häufigsten. Dieser Tumor geht wahrscheinlich vom Epiphysenknorpel aus; deshalb findet man diese Tumoren hauptsächlich in der Metaphyse der langen Röhrenknochen.

Von den *bösartigen* Knochentumoren sind die Sarkome die wichtigsten. Es handelt sich um Sarkome, die vom Knorpel (Chondrosarkom), vom Knochen (Osteosarkom), vom Gefäßsystem (Angiosarkom) oder vom Bindegewebe (Fibrosarkom) ausgehen.

Therapie

Für jeden Einzelfall sind chirurgische, zytostatische und radiologische Maßnahmen zu erwägen. Die Prognose der besonders bösartigen *Osteosarkome* ist durch die moderne Chemotherapie mit Methotrexat und Cisplatin entscheidend verbessert worden.

Von den primären Knochentumoren sind die *sekundären* Knochentumoren abzugrenzen, bei denen es sich um *Metastasen* von Tumoren an anderen Organen handelt. Knochenmetastasen entstehen am häufigsten bei Karzinomen mit primärem Sitz an Brustdrüse, Prostata, Schilddrüse, Nieren, Lunge, Dickdarm und Magen.

Die klinischen Symptome von Knochentumoren sind anfangs ziehende Schmerzen und Schwellung der darüberliegenden Weichteile. Bei fortschreitender Knochenzerstörung kann es ohne entsprechende Gewalteinwirkung zur Fraktur kommen (sog. pathologische Fraktur).

Das zu den *Gammopathien* zählende *Plasmozytom* ist ein vom Knochenmark ausgehender Tumor. Es handelt sich um eine maligne Wucherung der Plasmazellen mit Bildung von Paraproteinen. Einzelheiten S. 588.

Störungen des renalen Transports (Hereditäre Tubulopathien)

 Lernziele

❖ Bei dem Studium dieses Abschnitts lernen Sie zwei seltene Krankheiten des renalen Transports mit dem Namen Diabetes kennen.

Diabetes mellitus renalis (renale Glukosurie)

Pathophysiologie

Die selten vorkommende renale Glukosurie beruht auf einer genetischen Störung im Tubulusapparat der Niere. Die mit dem Primärharn ausgeschiedene Glucose kann nicht rückresorbiert werden. Entsprechend ist der Harn zuckerhaltig, obwohl der Blutzuckerspiegel normal ist.

Klinik

Die Patienten haben meist keine Beschwerden; nur manchmal entsteht infolge des Zuckerverlustes eine Hypoglykämie mit Müdigkeit, Schwindel oder Schweißausbruch.

Diabetes insipidus renalis

Pathophysiologie und Klinik

Bei dieser Krankheit handelt es sich um eine genetisch bedingte Störung der Wasserresorption im Tubulusapparat der Niere. Der Tubulusapparat kann nicht auf das von der Hypophyse gebildete Hormon Adiuretin (antidiuretisches Hormon = Vasopressin) ansprechen. Deshalb kommt es zur Ausscheidung von großen Harnmengen mit niedrigem spezifischem Gewicht. Der Wasserverlust verursacht Durst. Entsprechend trinken diese Patienten viel.

Therapie

Man verordnet Saluretika, die eine Natriumdiurese und dadurch eine Verringerung der extrazellulären Flüssigkeit bewirken.

Störungen des Vitaminhaushalts

Physiologie und Pathophysiologie

Vitamine sind lebensnotwendige Wirkstoffe, die vom menschlichen Organismus nicht hergestellt werden können. Die Vitamine werden in fettlösliche (A, D, E, K) und wasserlösliche (B-Gruppe, Folsäure, Vitamin C) Vitamine eingeteilt. Sie entfalten schon in sehr geringen Mengen ihre optimale Wirkung im Stoffwechsel des Menschen.

Hierzulande tritt ein diätetisch bedingter Vitaminmangel kaum je ein, wenn eine normale, gemischte Kost gegessen wird. Allerdings ist bei manchen Krankheitszuständen die Resorption von Vitaminen gestört, so z.B. bei Darmkrankheiten (z.B. Malabsorptionssyndrom S. 39), wodurch es zu ausgeprägten Vitaminmangelerscheinungen (Hypovitaminose) kommen kann. Bei bestimmten Belastungen des Organismus (Infektionen, Schwangerschaft und Stillzeit) ist der Bedarf an Vitaminen erhöht.

Für die Resorption der fettlöslichen Vitamine A, D, E, K ist das Vorhandensein von Gallensäuren im Darm notwendig. Werden bei einem Verschlußikterus keine Gallensäuren über Gallengang und Vater-Papille in den Zwölffingerdarm sezerniert, ist die Resorption dieser Vitamine gestört. Praktisch wichtig ist der dadurch entstehende Mangel an Vitamin K, denn dieses Vitamin ist für die Synthese des Gerinnungsfaktors Prothrombin notwendig. Entsprechend zeigt sich Vitamin-K-Mangel am Absinken des Prothrombinspiegels im Blut.

Bei bestimmten Magenkrankheiten oder nach ausgedehnten Magenoperationen fehlt der Intrinsic factor, der in der Magenschleimhaut gebildet wird (S. 13). Ohne diesen Intrinsic factor kann Vitamin B_{12} nicht resorbiert werden. Es entsteht das Krankheitsbild der perniziösen Anämie (S. 567).

Mangel oder gänzliches Fehlen eines bestimmten Vitamins wird als Hypo- bzw. Avitaminose bezeichnet. Bei Überdosierung der fettlöslichen Vitamine A und D kann eine Hypervitaminose mit Krankheitssymptomen entstehen. Eine Überdosierung von wasserlöslichen Vitaminen verursacht keine Krankheitssymptome.

Fettlösliche Vitamine

Vitamin A (Retinol)

Vorkommen: Vitamin A ist in Fischlebertran, Säugetierleber, Eigelb, Milch und Butter vorhanden. Die biologischen Vorstufen des Vitamin A sind die Carotine. Es handelt sich dabei um Provitamin A, welches in grünen Pflanzen, in Leber und Niere sowie in Milch und Butter vorkommt. Die Provitamine können vom menschlichen Organismus in das fertige Vitamin A umgewandelt werden.

Funktionen: Vitamin A ist für die Bildung des Sehpurpurs notwendig. Auch für die normalen Lebensvorgänge von Haut, Schleimhaut und Kornea ist Vitamin A notwendig.

Vitamin-A-Mangel

Mangelerscheinungen sind Nachtblindheit, Hornhautschäden am Auge und Verhornungsanomalien an der Haut. Wegen der Störungen an der Schleimhaut entwickeln sich Heiserkeit, Mundschleimhautentzündung sowie Bronchitis.

Therapie: Zufuhr von Vitamin A.

Vitamin-A-Hypervitaminose

Wird über längere Zeit zuviel Vitamin A gegeben, kann sich ein Vergiftungsbild mit Kopfschmerzen und Müdigkeit einstellen. Die Vergiftung kann sich bis zum Koma steigern. Weitere Symptome sind an der Haut, am Knochensystem und an den inneren Organen zu erkennen.

Carotinikterus

Bei andauernder carotinreicher Ernährung, z. B. bei Säuglingen, die mit Karottenbrei gefüttert werden, entsteht der gelbrote Carotinikterus. Es handelt sich um eine harmlose Ablagerung von Carotin in der Haut.

Vitamin D (Calciferol)

Vorkommen: In Fischlebertran, Fetten, Eiern, Milch und Butter ist Vitamin D vorhanden. Die Provitamine des Vitamin D werden in der Haut gespeichert und dort durch Ultraviolettbestrahlung in das fertige Vitamin D umgewandelt.

Funktion: Vitamin D fördert die Absorption von Calcium aus dem Darm und ist für den normalen Knochenstoffwechsel notwendig.

Vitamin-D-Mangel

Entsprechend der Funktion des Vitamin D entsteht bei Mangel an diesem Vitamin bei Kindern die Rachitis, bei Erwachsenen eine Form der Osteomalazie.

Die Symptome der Rachitis sind frühzeitig am Skelettsystem zu erkennen. Bei Kindern ist die Knochen-Knorpel-Grenze an den Rippen aufgetrieben (Rosenkranzbildung). Andere Zeichen sind Deformation des Kopfes, Verbiegung der Extremitäten und des Beckens. Die Osteomalazie der Erwachsenen wurde auf S. 177 besprochen.

Therapie: Zufuhr von Vitamin D, das bei Säuglingen oft schon prophylaktisch gegeben wird.

Vitamin-D-Hypervitaminose

Bei Überdosierung therapeutischer Vitamin-D-Gaben entstehen eine Hyperkalzämie und Hyperphosphatämie mit Ablagerung von Calciumsalzen in allen Geweben. Man erkennt Verkalkungen in den Blutgefäßen und in der Niere. Allgemeinstörungen dieser Hypervitaminose sind Kopfschmerzen, Erbrechen, Magen-Darm-Störungen und Verwirrtheit.

Vitamin E (Tocopherol)

Vorkommen: In Getreidekeimlingen und Ölen ist Vitamin E vorhanden.

Funktion: Man vermutet eine Beteiligung dieses Vitamins am Stoffwechsel von Muskulatur und Kollagen. Vitamin E soll eine antikanzerogene Wirkung haben. Es ist wahrscheinlich an der Regulation der zellulären Immunität beteiligt (gemeinsam mit Selen).

Vitamin-E-Mangel

Er kommt nur sehr selten vor. Mangelerscheinungen sind Hämolyse und neuromuskuläre Störungen.

Therapie: Zufuhr von Vitamin E.

Vitamin K (Phyllochinon)

Vorkommen: Gemüse und Früchte. Normalerweise erzeugen die Darmbakterien des Menschen genügend Vitamin K.

Funktion: Vitamin K wird für die Synthese der Gerinnungsfaktoren II (Prothrombin), VII, IX und X benötigt.

Vitamin-K-Mangel

Bei Schädigung der Darmflora, z. B. bei Antibiotikatherapie, kann es zu einem Mangel an Vitamin K kommen. Da zur Resorption des Vitamin K Galle notwendig ist, tritt auch bei längerdauerndem Verschlußikterus ein Vitamin-

K-Mangel ein. Da Vitamin-K-Mangel den Prothrombinspiegel senkt, verlängert sich die Blutungszeit: Es entsteht eine Blutungsneigung.
Therapie: Zufuhr von Vitamin K.
Vitamin-K-Antagonisten werden therapeutisch eingesetzt, um die Blutgerinnungsfähigkeit herabzusetzen (z. B. Dicumarol).

Wasserlösliche Vitamine

Vitamin-B-Gruppe

Vitamin B$_1$ (Thiamin)

Vorkommen: In ungeschältem Reis und in Getreide, in tierischen Organen und Milch.
Funktion: Vitamin B$_1$ dient als Koenzym im Stoffwechsel.

Vitamin-B$_1$-Mangel

Da Vitamin B$_1$ an wichtigen Schaltstellen des Stoffwechsels benötigt wird, entstehen bei Vitamin-B$_1$-Mangel klinische Symptome an verschiedenen Organsystemen: Muskelatrophie, Extrasystolen, Nervenstörungen und Darmstörungen.
Das Vollbild des Vitamin-B-Mangels ist die Beriberi-Krankheit (heutzutage selten).
Vitamin-B-Mangel tritt in den Industrieländern meist bei chronischem Alkoholismus auf.
Therapie: Zufuhr von Vitamin B$_1$ und Beseitigung auslösender Faktoren.

Vitamin B$_2$ (Riboflavin)

Vorkommen: Milch und Milchprodukte, Leber, Vollkornerzeugnisse, Gemüse, Eier und Fleisch.
Funktion: Das Vitamin hat große Bedeutung für den intermediären Stoffwechsel.

Vitamin B$_2$-Mangel

Klinische Zeichen sind Wachstumsstörungen an den Fingernägeln, Rhagaden in den Mundwinkeln, Atrophie der Zungenschleimhaut, Einwachsen von Blutgefäßen in die Kornea.
Therapie: Zufuhr von Vitamin B$_2$.

Niacin (Nicotinsäureamid, Pellagraschutzfaktor)

Vorkommen: Vollkornerzeugnisse, Fleisch, Leber, Fisch und Gemüse.
Funktion: Das Vitamin entfaltet seine Wirkung im intermediären Stoffwechsel.

Niacinmangel

Hautentzündung und Hautpigmentierung sind die wichtigsten Symptome. Das Vollbild des Mangels an Nicotinsäureamid wird als Pellagra bezeichnet.

Vitamin B$_6$ (Pyridoxin)

Vorkommen: Getreide, Leber und Niere.
Funktion: Vitamin B$_6$ hat Bedeutung im intermediären Stoffwechsel.

Vitamin-B$_6$-Mangel

Mangelerscheinungen sind an Nervensystem, Haut und Schleimhaut erkennbar.
Therapie: Zufuhr von Vitamin B$_6$.

Folsäure

Vorkommen: Leber, Gemüse und Weizenkeimlinge.
Funktion: Das Vitamin hat wichtige Aufgaben im Intermediärstoffwechsel.

Folsäuremangel

Bei Mangel an Folsäure ist die Blutbildung gestört. Es entsteht eine makrozytäre hyperchrome Anämie mit pathologischen Vorstufen der roten Blutkörperchen im Knochenmark. Auch die Entwicklung der Granulozyten, Lymphozyten und Thrombozyten ist gestört, denn für die Ausreifung dieser Blutzellen wird sowohl Folsäure als auch Vitamin B$_{12}$ benötigt (S. 567).
Therapie: Zufuhr des fehlenden Vitamins in Verbindung mit Vitamin-B$_{12}$-Gaben.

Vitamin B$_{12}$ (Cobalamin)

Vorkommen: Leber und Niere.
Funktion: Vitamin B$_{12}$ ist für den intermediären Stoffwechsel von Bedeutung. Insbesondere ist es zum regelrechten Aufbau von Kernsäuren (Nucleinsäuren) erforderlich.

Vitamin-B$_{12}$-Mangel

Die wichtigste Ursache für einen Vitamin-B$_{12}$-Mangel ist das Fehlen von Intrinsic factor im Magen, wodurch die Resorption des Extrinsic factor, das ist Vitamin B$_{12}$, erst ermöglicht wird.

Auch andere Magenerkrankungen (Karzinom), Magenresektion oder Darmresektion können die Absorption von Vitamin B$_{12}$ verringern. Der Vitamin-B$_{12}$-Mangel führt zur perniziösen Anämie (S. 567).
Therapie: Parenterale Zufuhr, wenn der Intrinsic factor fehlt.

Vitamin C (Ascorbinsäure)

Vorkommen: Obst, Gemüse und Kartoffeln.

Unzweckmäßige Zubereitung der Nahrung (Erhitzen) vermindert den Vitamin-C-Gehalt stark.

Funktion: Wichtige Funktionen des Vitamin C liegen im intermediären Stoffwechsel. Vitamin C ist wahrscheinlich an der Regulation der zellulären Immunität beteiligt.

Vitamin-C-Mangel

Bei einseitiger Ernährung können sich Mangelsymptome einstellen, doch sind diese heutzutage selten. Frühsymptome des Vitamin-C-Mangels sind Schwäche und Mattigkeit. Das Vollbild der Vitamin-C-Mangel-Krankheit ist der Skorbut. Skorbut ist eine klassische Vitaminmangelkrankheit, die heute kaum noch vorkommt, früher aber Schiffsbesatzungen nach monatelanger Seefahrt mit Mangel an Gemüse und Kartoffeln befiel.

Das klinische Bild des Skorbuts ist gekennzeichnet durch eine Permeabilitätsstörung der Blutgefäße: Charakteristisch ist die Blutungsneigung des Zahnfleisches. Auch an der Haut entstehen punktförmige, aber auch flächenhafte Blutungen. Blutungen in die Muskulatur und in die Gelenke verursachen schmerzhafte Schwellungen. Im Laufe der Erkrankung lockern sich die Zähne und fallen schließlich aus.

Therapie: Zufuhr des fehlenden Vitamins.

Biotin (Vitamin H)

Biotin wirkt als Koenzym. Unspezifische Mangelerscheinungen wie Appetitlosigkeit und Dermatitis kommen sehr selten vor, am ehesten als „Rohe-Eier-Krankheit" bei übermäßigem Verzehr roher Eier. Das Avidin im Eiklar entzieht der Nahrung durch Komplexbildung Biotin.

Pantothensäure

Pantothensäure wirkt als Koenzym. Es beeinflußt möglicherweise den Hormonhaushalt.

Spurenelemente

Spurenelemente haben wesentliche Funktionen im Intermediärstoffwechsel. Wichtige Spurenelemente sind: Zink, Selen, Kupfer, Mangan, Chrom, Nikkel, Kobalt, Fluor.

Ein Beispiel für Stoffwechselstörungen infolge Mangels an Spurenelementen ist die Zinkmangelkrankheit Acrodermatitis enteropathica. Dabei handelt es sich um eine genetisch bedingte Resorptionsstörung für Zink im Darm.

Bei den betroffenen Kindern entwickeln sich Nekrosen an Händen und Zehen (Akrodermatitis), Haarausfall und Durchfall. Die Symptome können durch lebenslange hochdosierte Gabe von Zinkpräparaten behandelt werden.

Bemerkenswert: Diese Zusammenhänge wurden erst 1974 aufgedeckt.

Pflege

Beispiele zur Pflege bei Patienten mit Erkrankungen des Gesamtstoffwechsels

Die Erkrankungen des Gesamtstoffwechsels sind zahlreich und zeigen unterschiedliche Krankheitsmerkmale auf. Da sie zum Teil selten auftreten, werden hier nur einige pflegerische Schwerpunkte der am häufigsten vorkommenden Stoffwechselerkrankungen aufgezeigt: Patienten mit Stoffwechselerkrankungen, z. B. Gicht, Adipositas oder Fettstoffwechselerkrankungen, müssen als Basistherapie eine Diät einhalten. Schwerpunkt der pflegerischen Aufgabe ist deshalb die Gesundheitsberatung und die Motivierung der Patienten, die Diätempfehlungen einzuhalten.

Pflegesituation

Adipositas. Beratung und Unterstützung des Patienten und seiner Familie bezüglich Diätetik

Pflegeziele: Erklärendes Gespräch. Psychologische Unterstützung.

Pflegerische Maßnahmen: Diätetische Versorgung überwachen. Mit dem Patienten über das Gesundheitsrisiko sprechen. Patienten bei der Einhaltung einer Reduktionskost durch Erklärung und Gespräch unterstützen. Praktische Diätetik, Speisenzubereitung, Garmethoden erläutern, evtl. gemeinsam mit Diätassistentin. Familienmitglieder nach Absprache mit dem Patienten einbeziehen. Motivation stärken durch verständnisvolles Gespräch.

Begründung und Erläuterung: Adipositas bedeutet für den Patienten ein Gesundheitsrisiko. Die notwendige Gesundheits- und Diätberatung wird von verschiedenen Berufsgruppen durchgeführt. Der Patient muß sein Risiko kennen und konkrete, durchführbare Ratschläge erhalten, um sein Gewicht auf Dauer zu reduzieren.

6 Krankheiten des Herzens

N. van Husen

Lernziele

Auf der Grundlage einer Wiederholung der Anatomie und Physiologie des
Herzens werden Sie nach dem Durcharbeiten dieses Kapitels in der Lage sein,
❖ die allgemeinen Krankheitszeichen,
❖ die einfachen, nicht apparativen Untersuchungsmethoden des Herzens,
❖ die Grundlagen der apparativen Herzdiagnostik zu beschreiben.

Sie können ferner über verschiedene Arten und klinische Zeichen
❖ der Herzinsuffizienz,
❖ der Herzrhythmusstörungen,
❖ der Erkrankungen des Endokards, des Myokards und des Perikards begründete Angaben machen und die Grundzüge ihrer Behandlung beschreiben.

Bei Unterscheidung zwischen angeborenen und erworbenen Herzfehlern
sind Sie in der Lage,
❖ die wichtigen klinischen Symptome der diesbezüglichen Krankheiten
  anzugeben,
❖ Möglichkeiten ihrer konservativen und operativen Behandlung
  zu beschreiben.

Schließlich werden Sie mit den Ursachen und Vorboten eines Herzinfarktes
vertraut gemacht, so daß Sie
❖ über die erforderliche Diagnostik,
❖ die sofort einzuleitende Behandlung,
❖ die wesentlichen Maßnahmen der weiterführenden Therapie genaue
  Angaben machen können.

Anatomie und Physiologie

Das Herz ist ein mehrkammeriges, muskulöses Hohlorgan. Man unterscheidet ein *rechtes*, dem kleinen oder Lungenkreislauf zugeordnetes Herz von einem *linken*, dem großen oder Körperkreislauf zugeordneten Herzanteil sowie zusätzlich jeweils zwischen *Vorhof* und *Kammer* (Abb. 6.1).

Vorhof und Kammer (Ventrikel) sind durch ventilartige *Klappen* voneinander getrennt. Dem linken Ventrikel ist die Mitralklappe, dem rechten die Trikuspidalklappe zugeordnet. Weitere Klappen befinden sich im Bereich der Ausflußbahn der großen Körperschlagader (Aorta) aus dem linken Ventrikel sowie der großen Lungenarterie aus dem rechten Ventrikel (Pulmonalklappe).

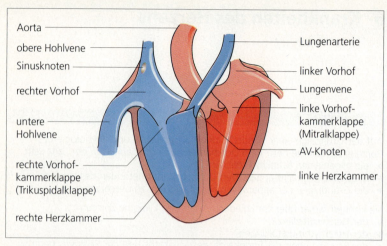

Aorta

obere Hohlvene

Sinusknoten

rechter Vorhof

untere
Hohlvene

rechte Vorhof-
kammerklappe
(Trikuspidalklappe)

rechte Herzkammer

Lungenarterie

linker Vorhof

Lungenvene

linke Vorhof-
kammerklappe
(Mitralklappe)

AV-Knoten

linke Herzkammer

Abb. 6.**1**   Schematische Darstellung der einzelnen Herzanteile

Das Herz hat die *Aufgabe*, die Bewegung des Blutes im Körper – den Kreislauf – aufrechtzuerhalten. Es bildet zusammen mit den Blutgefäßen eine funktionelle Einheit. Die verschiedenen Klappen dienen dazu, den Blutstrom in eine bestimmte Richtung zu lenken.

Das Herz arbeitet in regelmäßigem Wechsel von Zusammenziehen (Kontraktion) und Erschlaffung (Dilatation), d.h. von *Systole* und *Diastole*. Die Kontraktion ist Folge einer Muskelerregung, die von einem am rechten Vorhof gelegenen Erregungszentrum, dem Sinusknoten, ausgeht (Abb. 6.**1**). Sie breitet sich über den Vorhof zum Atrioventrikularknoten, dem AV-Knoten, aus und wird von dort über ein besonderes Reizleitungssystem – das His-Bündel – zur Kammermuskulatur fortgeleitet. In der Systole kommt es infolge der Anspannung der Herzmuskulatur zu einer Druckerhöhung im Herzen, wodurch sich die Vorhofkammerklappen schließen. Bei weiter steigendem Druck öffnen sich die Aorten- bzw. Pulmonalklappen, und ein Teil des Blutes entleert sich aus dem Ventrikel in diese Gefäße. Das bei jeder Herzaktion ausgeworfene Blut *(Schlagvolumen)* beträgt etwa 60–100 ml. Das im Herzen nach Beendigung der Systole zurückbleibende Blut bezeichnet man als *Restblut;* es beträgt ca. 70–80 ml. Sinkt der Herzinnendruck in der Diastole ab, schließen sich die Herzklappen. Ist der Kammerdruck unter denjenigen der Vorhöfe gesunken, öffnen sich die Vorhofkammerklappen, wodurch Blut einströmen kann. Den wechselnden Anforderungen des Körpers wird das Herz durch Änderung der Herzfrequenz sowie des Schlagvolumens gerecht. Die *normale Herzfrequenz* beträgt beim Erwachsenen etwa *70–80 Schläge pro Minute*

Tabelle 6.**1** Normale Herzfrequenz in Abhängigkeit vom Lebensalter

Lebensalter	Herzfrequenz
Geburt	110–150
2 Jahre	85–125
4 Jahre	75–115
6 Jahre	65–105
10 Jahre	65–100
Erwachsener	70– 80

(Tab. 6.1). Das pro Minute vom Herzen ausgeworfene Blut *(Herzminutenvolumen)* macht etwa 5–7 l aus. Eine Steigerung unter Belastung bis zu 25 l/min ist möglich.

Untersuchungsmethoden

Klinische Untersuchung

Auch ohne Einsatz aufwendiger technischer Verfahren kann der Zustand des Herz-Kreislauf-Systems durch einfache Beobachtung häufig richtig beurteilt werden.

Schon die *Inspektion* des herzkranken Patienten kann durch Suche nach Lippenzyanose, Blässe, Gesichtsrötung oder Atemnot wichtige Anhaltspunkte geben. Sichtbare Pulsationen in der Herzgegend – insbesondere gut sichtbar im 5. Zwischenrippenraum in der Mittellinie des linken Brustkorbes – können als Hinweis auf vermehrte Arbeit des Herzens gewertet werden. Eine Vorbuckelung der Rippen im Bereich der Herzgegend weist auf einen angeborenen oder bereits im frühen Kindesalter erworbenen Herzfehler hin. Eine Stauung der Halsvenen ist ein Anzeichen für eine Herzeinflußstauung. Kräftige Pulsationen der Halsschlagader finden sich bei großer Blutdruckamplitude und großem Schlagvolumen, so beispielsweise bei einer Aortenklappeninsuffizienz (S. 218). Zusätzliche Informationen gibt die *Palpation* der Herzregion. Mit flach aufgelegter Hand spürt man den hebenden, verbreiterten oder verlagerten Herzspitzenstoß bei vermehrter Arbeitsbelastung des Herzens. Dieser findet sich normalerweise im 5. Zwischenrippenraum in der Medioklavikularlinie und kann durch Druck- oder Volumenbelastung des Herzens nach links außen abweichen.

Durch Abhören *(Auskultation)* des Herzens kann der Arzt feststellen, ob perikardiale Reibegeräusche (S. 224) oder Störungen in der Funktion der Herzklappen (S. 213) vorliegen. In Verbindung mit der Pulspalpation wird ein evtl. Pulsdefizit erkannt (s. unten).

Durch Klopfuntersuchung *(Perkussion)* kann die Herzgröße orientierend ermittelt werden. Eine scheinbare Vergrößerung der Herzdämpfung wird mit dieser Methode jedoch auch beim Herzbeutelerguß gefunden. Genauere Informationen liefern Röntgenuntersuchungen wie beispielsweise die sog. Herzfernaufnahme (S. 199) oder die Echokardiographie (S. 195).

Besondere Beachtung für die Beurteilung der Herz-Kreislauf-Situation verdient die Palpation der peripheren *Pulse* (S. 258). Dabei beurteilt man sowohl die *Zahl der Pulsschläge pro Minute* als auch den *Rhythmus*. Die häufigste Unregelmäßigkeit ist der Extraschlag (Extrasystole), der vereinzelt auch bei gesunden Menschen vorkommt. Häufigere Extrasystolen deuten auf Störungen der Erregungsbildung im Herzen hin. Ist der Puls vollkommen unregelmäßig, spricht man von absoluter Arrhythmie. Ein gleichmäßig langsamer Puls (Bradykardie), der bei Belastung nicht schneller wird, kann als Hinweis auf eine mögliche Kammerautomatie angesehen werden (S. 238). Wichtig ist die Frage, ob alle Herzschläge auch in der Peripherie als Pulschlag erkennbar sind, wie es bei einem Gesunden der Fall ist. Ist die Zahl der Herzaktionen pro Minute größer als die Zahl der pro Minute in der Peripherie nachweisbaren Pulse, spricht man von einem Pulsdefizit.

Zusätzlich zum Rhythmus des Pulses wird die *Beschaffenheit der Pulswelle* (Pulsqualität) beurteilt. Ein besonders kräftiger, fast hämmernder Puls deutet auf eine große Blutdruckamplitude hin, wie sie beispielsweise bei Aorteninsuffizienz vorkommt. Ein flacher Puls ist demgegenüber bei Aortenstenose nachweisbar. Ein schneller Puls (Tachykardie) ist Zeichen einer beschleunigten Herzaktion, wie man es häufig bei Aufregung des Patienten, aber auch bei Fieber, Schilddrüsenüberfunktion, Herzmuskelentzündungen oder Herzinsuffizienz (S. 248) finden kann.

Bestehen in der Pulsqualität Unterschiede, beispielsweise zwischen dem rechten und dem linken Arm oder den oberen und den unteren Extremitäten, so ist eine arterielle Gefäßstenose als Ursache zu vermuten.

Bei herzkranken Patienten achtet man weiter auf eine krankhafte Wasseransammlung *(Ödem)*, die beim stehenden Patienten häufiger in den Beinen, beim ruhenden Patienten in den Rückenpartien nachweisbar sein kann. Davon abzugrenzen ist die Bauchwassersucht *(Aszites)*, die ebenfalls bei Herzinsuffizienz entstehen kann. Frisch aufgetretene Ödeme können gut eingedrückt werden; länger bestehende Ödeme, insbesondere der unteren Extremitäten, können dagegen deutlich verfestigt sein, so daß sie nur schwer eindrückbar sind.

Wesentlicher Bestandteil der Untersuchung herzkranker Patienten ist die *Blutdruckmessung* (S. 259). Die Messung des arteriellen Blutdrucks erfolgt beim erwachsenen Menschen unblutig mit einer etwa 15 cm breiten Blutdruckmanschette mindestens an beiden Armen, um Seitenunterschiede zu erkennen. Man wird insbesondere bei Tachykardie oder erhöhtem Blutdruck diese Untersuchung einige Zeit später noch einmal wiederholen, da nervöse Patienten leicht bei der ersten Untersuchung situativ veränderte Werte zeigen.

Spezielle Untersuchungsverfahren

Spezielle Untersuchungen des herzkranken Patienten umfassen das Elektrokardiogramm, die Echokardiographie, die Röntgenuntersuchung des Herzens in mehreren Ebenen, die Herzschallschreibung, die Messung des zentralen Venendrucks sowie die speziellen Herzkatheteruntersuchungen zur Druckmessung, Sauerstoffbestimmung im Herzblut und die röntgenologische Kontrastuntersuchung der Herzkranzgefäße.

In neuerer Zeit werden zur nichtinvasiven Untersuchung des Herzens auch die Herzbinnenraumszintigraphie sowie die Myokardszintigraphie eingesetzt, mit welcher die Durchblutung des Herzmuskels untersucht werden kann. Von den genannten *Spezialuntersuchungen* sollen die wichtigen nachfolgend besprochen werden.

Elektrokardiogramm

Mit dem *Elektrokardiogramm (EKG)* werden die bei der Herztätigkeit entstehenden Herzströme registriert. Die Ableitung der Ströme erfolgt beim Menschen nicht direkt vom Herzen, sondern mit Metallplatten von der Körperoberfläche. Dabei hat es sich bewährt, zunächst die sog. Extremitäten- oder Standardableitungen vorzunehmen, bei denen die Herzströme an den Extremitäten abgegriffen werden (Abb. 6.2). Entsprechend den paarweisen Ableitungsstellen unterscheidet man eine I., II. und III. Standardableitung. Im Bedarfsfall können zusätzliche Spezialableitungen vorgenommen werden. Zu diesen zählt man die Goldberger-Ableitungen aVR, aVL und aVF, die Nehb-Ableitungen D, A und I sowie schließlich die Brustwandableitungen, die mit V_1 bis V_6 bezeichnet werden (Abb. 6.3). Wichtig ist eine gute Befestigung der Ableitungselektroden. Zur Verbesserung der Stromleitfähigkeit können die Elektroden zusätzlich mit Leitpaste bestrichen werden, oder es wird ein kochsalzgetränktes Läppchen zwischen Elektrode und Haut gelegt. Die einzelnen Ableitungen werden entweder der Reihe nach geschrieben oder aber mit einem Mehrfachschreiber gleichzeitig registriert. Die sich so ergebende Herzstromkurve (Abb. 6.4) zeigt die jeder Herzaktion zugeordnete elektrophysiologische Potentialschwankung. Man unterscheidet eine Vorhofwelle (P-Zacke), die der Vorhoferregung zugeordnet wird, von einem QRS-Komplex, welcher der Erregungsausbreitung in den Herzkammern entspricht.

Schließlich gibt es eine T-Welle, welche die normale Herzaktion beendet. Die dazwischenliegenden Abschnitte (PQ-Strecke, ST-Strecke) geben ein Maß für die Dauer der Erregungsausbreitung.

Das EKG wird üblicherweise beim ruhenden Patienten abgeleitet. Für besondere Fragestellungen kann auch ein *Belastungs-EKG* angefertigt werden.

Zur genauen Erfassung der Erregungsausbreitung im Herzen wird in seltenen Fällen ein Ösophagus-EKG oder ein His-Bündel-EKG durchgeführt.

Mit dem *Langzeit-EKG* werden Rhythmusstörungen des Herzens untersucht. Häufig dient dazu das sog. 24-Stunden-EKG, wobei alle Herzaktionen

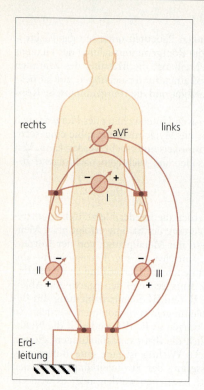

Abb. 6.**2** Elektrodenlage und Schalt-
schema bei den EKG-Standard- und
Goldberger-Ableitungen

mit einem tragbaren Aufzeichnungsgerät (sog. Holter-EKG) gespeichert und
die gewonnenen Daten mit Hilfe eines Computers ausgewertet werden.

Phonokardiographie

Die Herzschallschreibung *(Phonokardiographie)* dient dazu, die über dem Herzen zu hörenden Geräuschphänomene zu objektivieren und graphisch darzustellen. Dazu wird an typischen Auskultationsstellen, welche den einzelnen
Herzklappen zugeordnet sind, der Herzschall mit Hilfe eines Mikrophons
aufgezeichnet. Aus dem sich ergebenden Herzschallbild können wichtige
Rückschlüsse auf die Art der Erkrankung der Herzklappen gezogen werden.
Insbesondere können dadurch jene Geräuschphänomene exakt erfaßt werden,
welche sich der normalen Auskultation leicht entziehen.

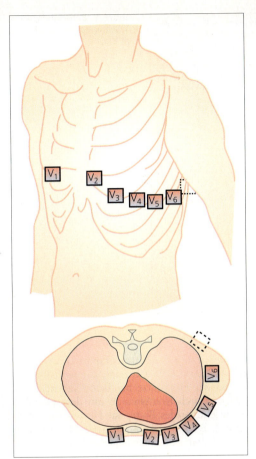

Abb. 6.**3** Ableitungspunkte für die Brustwand-(Wilson-) Ableitungen $V_1 - V_6$. Gestrichelt zusätzliche Ableitungspunkte

Ultraschall-Echokardiographie

Hochfrequente akustische Schwingungen (Ultraschallwellen) vermögen Gewebe zu durchdringen. An Grenzflächen wie beispielsweise dem Epikard oder Endokard wird der Ultraschall reflektiert. Aus diesen Reflexionswellen können Rückschlüsse auf die Beschaffenheit der reflektierenden Gewebe gezogen werden. Mit einem Schallkopf, der Ultraschallsender und -empfänger enthält, wird das Herz vom Zwischenrippenraum aus untersucht. Die reflektierten Ultraschallwellen können zeitabhängig zusammen mit dem EKG registriert werden (*eindimensionale* M-mode-Echokardiographie). Demgegenüber er-

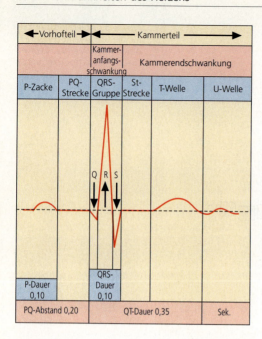

Abb. 6.**4** Benennung der Abschnitte und Ausschläge im EKG

möglicht die heute übliche *zweidimensionale* Echokardiographie eine Schnittbilddarstellung der Herzhöhlen. Wie Abb. 6.**5 a u. b** zeigt, können dabei mit dem Schallkopf beispielsweise von der Herzspitze her beide Ventrikel und beide Vorhöfe eingesehen werden. Durch Kombination mit dem Doppler-Verfahren (S. 261) kann die Flußrichtung des Blutes im Herzen dargestellt werden (sog. *Farbechokardiographie*). Bei der transösophagealen Echokardiographie kann der Schallkopf dem Herzen besonders nahe kommen, wodurch die Vorhöfe gut beurteilbar sind.

Bei der *Kontrastechokardiographie* wird zusätzlich arteriell oder venös ein Markierungsstoff gespritzt. Durch seinen echokardiographischen Nachweis in bestimmten Herzhöhlen können Rückschlüsse auf einen Shunt oder Herzklappenfehler gezogen werden.

Zentraler Venendruck

Eine wichtige Methode zur Beurteilung der Herz-Kreislauf-Funktion ist die Messung des zentralen Venendrucks (ZVD). Zu diesem Zweck wird von einer peripheren Vene (Armvene, V. jugularis, V. subclavia) aus ein Katheter bis in die herznahen Gefäßbereiche vorgeschoben und so mit einem Meßsystem verbunden, daß der Nullpunkt der Meßlatte der Herzhöhe beim liegenden

a

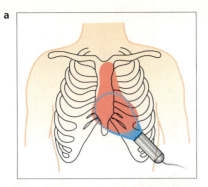

Abb. 6.**5 a** u. **b** Vierkammer-
Echokardiographie.
a Schematische Darstellung
der Position des Schall-
kopfes an der Herzspitze
beim sog. Vierkammerblick,
b Vierkammer-Echokardio-
graphie mit farblicher Markierung des Blutstromes im
linken Herzen. LA = linker
Vorhof, LV = linker Ventrikel

b

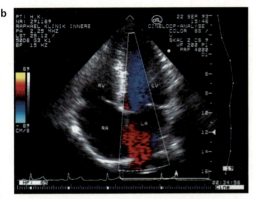

Patienten entspricht (Abb. 6.**6**). Die Höhe des Anstiegs der Meßflüssigkeit
über den so festgestellten Herznullpunkt gibt dann ein Maß für den zentralen
Venendruck. Die Messung kann auch mit einem elektromechanischen Druckwandler vorgenommen werden. Der zentrale Venendruck kann z. B. bei Insuffizienz des Herzens (S. 248) oder bei übermäßiger intravenöser Flüssigkeitszufuhr erhöht sein.

Venenpuls

Die Volumenschwankungen der Halsvene – der sog. Venenpuls – erlauben
weitergehende Rückschlüsse auf den Funktionszustand des Herzens. Der Venenpuls wird photoelektrisch registriert und meist in Verbindung mit einem
EKG aufgezeichnet. Eine Aufwärtsbewegung der Venenpulskurve spiegelt
eine Stauung in der Vene, eine Abwärtsbewegung eine Entleerung wider.

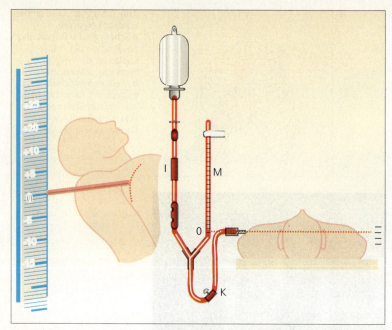

Abb. 6.6 Schematische Darstellung der Messung des zentralen Venendrucks. Linke Hälfte: Einrichten der Meßskala. Rechte Hälfte: I = Infusion, M = Manometer, 0 = Nullpunkt, K = Klemme

Farbstofftest

Ein wenig belastender Test zur Erkennung und Beurteilung einer Verbindung zwischen dem großen und dem kleinen Kreislauf ist der sog. Farbstofftest. Dabei wird über einen Venenkatheter ein Farbstoff (z. B. Indocyanin) gespritzt. Mit Hilfe einer Photozelle wird am Ohrläppchen das Erscheinen des Farbstoffs im peripheren arteriellen Blut überwacht und zeitabhängig graphisch aufgezeichnet. Aus der Art der so abgeleiteten Farbstoffverdünnungskurve können wichtige Hinweise auf Art und Ausmaß bestimmter Herzfehler gewonnen werden.

Nuklearmedizinische Untersuchungen

Bei der *Herzbinnenraumszintigraphie* wird nach intravenöser Gabe von beispielsweise Technetium 99m (^{99m}Tc) die Funktion des linken Ventrikels beurteilt durch Messung der enddiastolischen und endsystolischen Ventrikelvolumina. Zusätzlich kann die Ejektionsfraktion ermittelt werden.

Die meist mit radioaktivem Thallium durchgeführte *Myokardszintigraphie* erlaubt die Beurteilung der Durchblutung des Herzmuskels mit Abgrenzung einer Narbe und kann bei Patienten mit koronarer Herzerkrankung (S. 226) als nichtinvasive Untersuchungsmethode der invasiven Herzkatheteruntersuchung (s. unten) vorangestellt werden.

Radiologische Untersuchungen

Die klassische Röntgenuntersuchung des Herzens wird auch heute noch dazu verwendet, Lage, Größe und Form des Herzens unter Standardbedingungen zu beurteilen. Gebräuchlich sind die sog. Herzfernaufnahme und die linksanliegende Aufnahme, welche hinter dem Herzen liegende Strukturen aufdeckt. Mit der Röntgen*durchleuchtung* des Herzens wird nach Kalk der Herzklappen oder der Kranzgefäße gesucht.

Zur weitergehenden Abgrenzung gegenüber Tumoren des Mediastinums kann die *Computertomographie* eingesetzt werden, welche – besonders mit neueren Geräten – auch die Beurteilung funktioneller Parameter des Herzens erlaubt.

Mit der EKG-getriggerten *Kernspintomographie* des Herzens kann neben morphologischen und funktionellen Aspekten auch die Flußrichtung des Blutes quantitativ beurteilt werden.

Herzkatheteruntersuchungen

Man unterscheidet einen Rechtskatheter, der von einer peripheren Vene aus eingeführt wird und über den rechten Vorhof und die rechte Kammer bis in die Lungenarterie (A. pulmonalis) vorgeführt werden kann, von einem Linkskatheter (Abb. 6.7).

Die Vorbereitung des Patienten für eine Herzkatheteruntersuchung besteht zunächst in der beruhigenden Aufklärung durch den Arzt über die vorgesehene Untersuchung. Bewährt hat sich eine sedierende Behandlung am Vorabend. Wichtig ist die Rasur der Leistenbeuge, damit die arterielle Punktion problemlos möglich ist. Nach der Untersuchung sind eine kräftige Kompression der arteriellen Punktionsstelle und eine Nachkontrolle auf mögliche Blutungen von besonderer Bedeutung.

Der *Rechtsherzkatheter* wird nach dem Einschwemmballonkatheter von Swan-Ganz auch als „Einschwemmer" bezeichnet. Dieser Einschwemmer hat zwar einen etwas größeren Durchmesser, der Ballon an der Katheterspitze erlaubt aber ein leichteres Vorführen mit dem Blutstrom in die Pulmonalarterie. Nicht selten wird in der internistischen Intensivmedizin auch ein dreilumiger Einschwemmer mit Thermistorsonde verwendet. Dadurch ist es möglich, das Herzminutenvolumen nach dem Temperaturverdünnungsprinzip zu berechnen. Auch Herzschrittmachersonden können mit dem Einschwemmkatheter zum Herzen geführt werden.

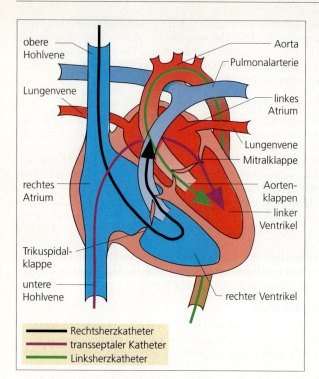

Abb. 6.**7**
Verschiedene
Wege beim
Links- und
Rechtsherz-
katheter

Ein Einschwemmkatheter wird – wie Abb. 6.**8 a–e** zeigt – in sog. Seldin-ger-Technik eingeführt. Abb. 6.7 zeigt dann den weiteren Weg des Katheters. Die korrekte Katheterlage kann entweder anhand des simultan abgeleiteten EKG oder röntgenologisch überprüft werden. Hat der Katheter die ge-wünschte Position erreicht, können mittels eines elektrischen Druckwandlers (Statham-Element) die Druckkurven registriert werden.

Beim *Linksherzkatheter* wird in der Regel die Femoralarterie punktiert und von dort der Katheter über die Aorta in das linke Herz vorgeschoben. Schließ-lich kann auch nach einer Katheterung des rechten Vorhofs von dort aus mit einer Nadel der linke Vorhof anpunktiert werden (sog. transseptaler Katheter, s. Abb. 6.7). Unter Zuhilfenahme von elektrischen Druckwandlern wird der Druck in den einzelnen Herzhöhlen oder auch die Sauerstoffsättigung des Blutes registriert. Injiziert man durch den Katheter hochkonzentriertes Rönt-genkontrastmittel, gelingt eine Röntgendarstellung der einzelnen Herzab-schnitte. Dieses wird in der Regel kinematographisch festgehalten. Mit spe-

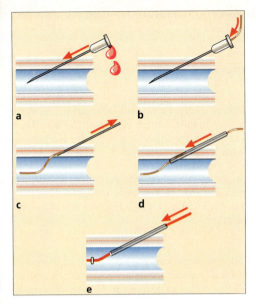

Abb. 6.**8 a–e** Einbringen eines Einschwemmkatheters in Seldinger-Technik.
a Venenpunktion, **b** Einführen des Seldinger-Drahtes, **c** Punktionskanüle wird entfernt, **d** über den Seldinger-Draht wird ein großlumiger Punktionskatheter eingelegt. Danach wird der Seldinger-Draht entfernt, **e** Einführen des Ballonkatheters

ziellen Kathetern gelingt auch die Kontrastdarstellung der Herzkranzgefäße (sog. *Koronarographie*). Mit dieser Untersuchung können Verengungen der Herzkranzgefäße erkannt und beurteilt werden. Mit einem speziellen Ballonkatheter kann versucht werden, diese Stenosen pneumatisch aufzuweiten (sog. perkutane transluminale Koronarangioplastie, PTCA, S. 235).

Erkrankungen des Endokards

Entzündungen der Herzinnenhaut bezeichnet man als *Endokarditis*. Ursächlich können verschiedene Krankheiten zugrunde liegen, wobei man bakterielle und abakterielle Endokarditiden unterscheidet.

Rheumatisches Fieber

Definition

Unter einem rheumatischen Fieber versteht man ein Krankheitsbild, das nach einer Infektion mit A-Streptokokken etwa 2 Wochen später durch entzündliche Veränderungen zu rheumatischen Folgekrankheiten führen kann, zu denen der akute Gelenkrheumatismus, die Chorea minor, rheumatische Hauterscheinungen sowie insbesondere die rheumatische Herzklappenentzündung (rheumatische Endokarditis) gehören.

Ätiologie und Pathogenese

1–2 Wochen nach einer Infektion mit β-hämolysierenden Streptokokken der Gruppe A kommt es bei etwa 2–3 % der infizierten Patienten zu einem akuten rheumatischen Fieber, das nicht durch die Bakterien selber, sondern durch eine Antigen-Antikörper-Reaktion hervorgerufen wird. Mutmaßlich ist diese allergische Reaktion gegen das Streptokokkentoxin gerichtet. Die Krankheit manifestiert sich vornehmlich an bindegewebigen Strukturen des Körpers, so z. B. an den Herzklappen oder den größeren Gelenken.

Die Tatsache, daß nur 2–3 % der Menschen nach einem Streptokokkeninfekt an einem rheumatischen Fieber erkranken, läßt vermuten, daß begünstigende Faktoren hinzukommen müssen. Neben einer erblichen Belastung spielt auch das Lebensalter eine Rolle. Der Häufigkeitsgipfel des rheumatischen Fiebers liegt im Schulkindalter.

Pathologische Anatomie

Histologisch findet sich eine ödematöse Schwellung und fibrinoide Verquellung von Fasern im befallenen Bindegewebe. Charakteristisch ist das Auftreten rheumatischer Granulome, die sich beispielsweise am Herzen als warzenförmige entzündliche Veränderungen der Herzklappen darstellen. Durch Fortschwelen der Entzündung kann es über narbige Schrumpfung zu einer Stenose und/oder zu einer Insuffizienz der Herzklappen kommen. Häufig sind beide Klappenveränderungen kombiniert. Ist zusätzlich das Myokard betroffen, so können auch dort rheumatische Knötchen nachgewiesen werden.

Klinik

Der dem rheumatischen Fieber vorausgehende Streptokokkeninfekt stellt sich klinisch ganz unterschiedlich dar: Von einer geringfügigen Rachenentzündung bis zur eitrigen Tonsillitis reicht das Spektrum. Mitunter besteht der auslösende Infekt bei Beginn des rheumatischen Fiebers noch fort.

Die eindrucksvollste Verlaufsform des rheumatischen Fiebers beginnt als *akuter Gelenkrheumatismus* mit heftigen Schmerzen in den großen Gelenken. In absteigender Häufigkeit sind Knie-, Hand-, Sprung-, Schultergelenke, Ellenbogen, Hüften, Finger, Zehen und Wirbelsäule betroffen. Die befallenen Gelenke sind geschwollen, gerötet und stark schmerzhaft, insbesondere bei Bewegung. Die Entzündung kann von Gelenk zu Gelenk „springen". Rezidivierende Fieberschübe begleiten das klinische Bild. Zusätzlich können Appetitlosigkeit, Kopf- und Bauchschmerzen auftreten.

Im Gegensatz zum akuten Gelenkrheumatismus sind die klinischen Erscheinungen der *rheumatischen Karditis* zunächst gering. Allgemeine Abgeschlagenheit, Appetitlosigkeit und Gewichtsverlust sowie Spielunlust können auftreten, wohingegen direkte Herzbeschwerden anfänglich ausgesprochen selten sind. Ein konstantes systolisches Geräusch über der Herzspitze mit Fortleitung in die Axilla kann frühzeitig auftreten. Die bei der rheumatischen Endokarditis ablaufende Klappenentzündung betrifft überwiegend die Mitralklappe. Die Zeichen einer Mitralstenose bzw. -insuffizienz treten erst später nach bindegewebiger Schrumpfung der Klappe auf (S. 213).

Klinische Zeichen einer rheumatischen Karditis sind Ruhetachykardie, Herzrhythmusstörungen sowie Veränderungen im EKG. Ist auch der Herzbeutel in die Entzündung einbezogen, so können Reibegeräusche auftreten, oder ein Erguß kann sich bilden.

Auch an der *Haut* können bei einem rheumatischen Fieber Veränderungen auftreten. Zu diesen gehören:

- ❖ Erythema anulare, ein in der 2. bis 3. Krankheitswoche auftretendes ringförmiges, blaßrotes und meist flüchtiges Exanthem am Stamm,
- ❖ rheumatische Knötchen an den Streckseiten der großen Gelenke, Erythema nodosum (seltener zu beobachten),
- ❖ Purpura rheumatica (Schoenlein-Henoch) in Form von kleinen Blutpunkten, besonders an der unteren Extremität infolge Kapillarschädigung.

Die *Chorea minor* als zerebrale Komplikation des rheumatischen Fiebers tritt erst mehrere Monate nach dem ursächlichen Streptokokkeninfekt auf. Sie kommt fast ausschließlich bei Kindern vor und ist heute selten geworden. Überschießende unwillkürliche Bewegungen, Zuckungen, Grimassen und Muskelschwäche kennzeichnen das Bild. Andere Erscheinungen des rheumatischen Fiebers können dabei fehlen.

Diagnose und Differentialdiagnose

Die Diagnose stützt sich auf die beschriebenen klinischen Zeichen. Laborchemisch findet man eine ausgeprägte Leukozytose mit Linksverschiebung im Differentialblutbild und nicht selten eine Anämie. Die Blutsenkung ist beschleunigt. In der Elektrophorese findet man eine Vermehrung der α_2-Globuline. Mit serologischen Methoden kann eine Erhöhung des Antistreptolysintiters nachgewiesen werden, die auf eine durchgemachte Infektion mit β-hämolysierenden A-Streptokokken hinweist.

Im EKG kann man Störungen der Erregungsausbreitung, Überleitung sowie Rückbildung finden. Zusätzlich können Extrasystolen auftreten.

Während die Diagnose eines rheumatischen Fiebers bei typischer Anamnese und Befall der großen Gelenke verhältnismäßig einfach bestätigt werden kann, ist die Erkennung dieser Krankheit bei atypischem Verlauf wesentlich schwieriger. Man hat daher die klinischen Krankheitszeichen in *Hauptsymptome* (Karditis, Polyarthritis, Chorea, subkutane Knötchen, Erythema marginatum) und *Nebensymptome* (Fieber, beschleunigte BSG, vorangegangener Streptokokkeninfekt, verlängerte PQ-Zeit, rheumatische Anamnese) aufgeteilt. Die Diagnose eines rheumatischen Fiebers wird angenommen, wenn ein Haupt- und zwei Nebensymptome nachweisbar sind.

Differentialdiagnostisch muß bei der besprochenen kardialen Symptomatik eine bakterielle Karditis, ein Lupus erythematodes und eine Endokarditis bei Spondylitis ankylopoetica abgegrenzt werden. Hinsichtlich der Gelenkveränderungen müssen insbesondere eine Infektarthritis und eine chronische Polyarthritis erwogen werden.

Therapie

Die Behandlung des rheumatischen Fiebers zielt einerseits auf die Ausschaltung des Streptokokkeninfektes und andererseits auf eine Verminderung der entzündlichen Reaktion, insbesondere an den Herzklappen. Daher wird antibiotisch mit Penicillin in hoher Dosis abgeschirmt und darüber hinaus antientzündlich mit Acetylsalicylsäure, nichtsteroidalen Antirheumatika sowie Glucocorticoiden behandelt. Glucocorticoide finden insbesondere bei akuten Schüben mit Herzbeteiligung in Verbindung mit den vorhergenannten Präparaten Anwendung. Die Therapie muß langfristig durchgeführt werden. Unterstützend werden Bettruhe bzw. körperliche Schonung angeraten. Schwerwiegende Herzrhythmusstörungen müssen evtl. symptomatisch behandelt werden.

Als Erfolgskriterium wird neben dem klinischen Allgemeinzustand vornehmlich die Rückbildung der Blutsenkungsbeschleunigung angesehen.

Verlauf und Prognose

Tödliche Verläufe der rheumatischen Karditis wurden vor der Antibiotikaära in etwa 20% beobachtet. Heute ist die Letalität auf etwa 2% gesunken. Rezidive sind häufig und treten fast bei jedem 2. Patienten auf. Die Spätprognose der Krankheit hängt entscheidend davon ab, ob ein Klappenfehler entsteht und wie ausgeprägt dieser ist. Bei etwa jedem 3. Patienten mit akutem rheumatischem Fieber muß mit einem Klappenfehler gerechnet werden; bei Rezidiven der rheumatischen Karditis ist die Quote erheblich höher. Vom Ausmaß des zurückgebliebenen Herzklappenfehlers hängt auch die Gesamtletalität ab, die 10 Jahre nach Beginn der Erkrankung mit etwa 20% angegeben wird.

Prophylaxe

Eine Verhinderung weiterer rheumatischer Schübe durch Streptokokkeninfekte ist unbedingt erforderlich. Die Antibiotikaprophylaxe sollte daher mindestens 5 Jahre, bei Kindern evtl. bis zum Erwachsenenalter durchgeführt werden. Auch danach sollten banale Racheninfekte vorsichtshalber sofort mit Penicillin behandelt werden.

Infektiöse (bakterielle) Endokarditis

Definition

Diese Form der Endokarditis beruht auf einer Sepsis, die zu einer bakteriellen Besiedlung der nicht selten bereits vorgeschädigten Herzklappen geführt hat. Gelegentlich findet man auch Pilze als Erreger der infektiösen Endokarditis. Auch nach Ausheilung des ursprünglichen Streuherdes kann die bakterielle Besiedlung der Herzklappen lange Zeit fortdauern.

Klinik und Diagnose

Klinisch steht oft die Sepsis im Vordergrund mit Fieber, Schüttelfrost, Leukozytenvermehrung und schwerster Beeinträchtigung des Allgemeinbefindens. Auf eine Endokarditis im Rahmen dieses akuten Krankheitsbildes können anhaltende Tachykardien, Rhythmusstörungen, EKG-Veränderungen, Verbreiterung der Herzsilhouette im Röntgenbild und eine sich entwickelnde Herzinsuffizienz hinweisen.

Endocarditis lenta: Aufgrund ihres besonderen, klinisch weniger dramatischen Bildes wird die subakut verlaufende Endocarditis lenta abgegrenzt. In etwa zwei Dritteln der Fälle sind hier vergrünende Streptokokken der krankheitsauslösende Erreger. Befallen ist meist die Aortenklappe, betroffen überwiegend das männliche Geschlecht.

Klinisch beginnt die Endocarditis lenta schleichend. Blässe, längere Zeit bestehendes leichtes Fieber, Milzvergrößerung und Herzgeräusche können auf eine Endocarditis lenta hinweisen. Als charakteristisch gelten die Mikroembolien – stecknadelkopfgroße Knötchen an Händen und Füßen durch septische Absiedlung.

Laborchemisch findet man Senkungsbeschleunigung, Leukozytose mit Linksverschiebung und Anämie. Häufig bestehen eine Proteinurie und Mikrohämaturie. Nur bei wenig mehr als der Hälfte der Patienten gelingt der Nachweis vergrünender Streptokokken in der Blutkultur.

Die *Diagnose* einer infektiösen Endokarditis wird gesichert durch den klinischen Befund, die Herzauskultation, das Echokardiogramm der Herzklappe sowie durch den Nachweis der auslösenden Bakterien bzw. Pilze in der Blutkultur.

Therapie

Symptomatisch wird Patienten mit infektiöser Endokarditis strenge Bettruhe verordnet. Digitalispräparate sind zur Behandlung der drohenden Herzinsuffizienz angezeigt. Kausal wird eine hochdosierte antibiotische Therapie durchgeführt. Bewährt haben sich Penicillin-Aminoglykosid-Kombinationen. Im übrigen richtet sich die Auswahl des Antibiotikums nach dem Ergebnis der Resistenzbestimmung des in der Blutkultur gezüchteten Erregers. Die Behandlung muß ausreichend lange durchgeführt werden – mitunter über Monate – unter Beachtung des klinischen Krankheitsbildes (Fieber) und der

Laborproben (Blutsenkung). Eine chirurgische Behandlung der infektiösen Endokarditis durch Klappenersatz kann notwendig werden bei progredientem Verlauf trotz konsequenter Antibiose, bei rezidivierenden Embolien und Zerstörung der Herzklappen.

Prognose

Die Prognose der bakteriellen Endokarditis hängt von der Grunderkrankung ab. Während die Endocarditis lenta vor der Antibiotikaära immer tödlich verlief, ist ihre Prognose heute wesentlich günstiger. Doch selbst wenn es gelingt, die Krankheit zur Ausheilung zu bringen, verbleiben nicht selten irreversible Schäden an den Herzklappen.

Prophylaxe

Prophylaktisch wird für Risikopatienten eine antibiotische Abschirmung bei solchen Eingriffen empfohlen, die zu einer vorübergehenden Bakteriämie führen können, wie Zahnextraktionen usw.

Abakterielle Endokarditis

Definition

Unter dieser Bezeichnung werden solche Endokarditiden zusammengefaßt, die als Organmanifestation am Herzen bei zugrundeliegender systemischer Erkrankung angesehen werden. In Frage kommen ursächliche Erkrankungen wie der Lupus erythematodes disseminatus, die chronische Polyarthritis oder der Morbus Bechterew (Spondylitis ankylopoetica).

Klinik

Das Auftreten von Extrasystolen, eine absolute Arrhythmie oder unter Beobachtung entstehende diastolische Herzgeräusche können klinisch auf eine Endokarditis hindeuten.

Therapie

Die abakterielle Endokarditis wird entzündungshemmend mit Salicylaten, Butazolidinderivaten oder Glucocorticoiden behandelt. Zusätzlich wird antibiotisch hochdosiert mit Penicillin abgeschirmt. Es ist Bettruhe erforderlich. Nach Abklingen der akuten Symptome wird eine Herdsanierung angestrebt.

Herzfehler

Angeborene Herzfehler

Ätiologie und Formen

Man unterscheidet zwischen angeborenen und erworbenen Herzfehlern. Die überwiegende Mehrzahl der angeborenen Herzfehler dürfte auf äußere Einflüsse, insbesondere während des ersten Schwangerschaftsdrittels, zurückgehen. Zu nennen sind Infektionen der Mutter (Röteln!), Sauerstoffmangel des Embryos und Strahlenschäden.

Aus Gründen der besseren Übersichtlichkeit wird trotz der Vielfalt der Manifestationen unterschieden zwischen Herzfehlern mit einem Übertritt von Blut aus dem linken, großen Kreislauf in den rechten, kleinen Kreislauf, einem sog. Links-rechts-Shunt (Abb. 6.**9**), und einem Rechts-links-Shunt, bei welchem Blut aus den rechtsseitigen Herzhöhlen in den großen Kreislauf übertritt. Schließlich kann man auch noch eine Gruppe von angeborenen Herzfehlern abgrenzen, bei welcher kein pathologischer Shunt nachweisbar ist.

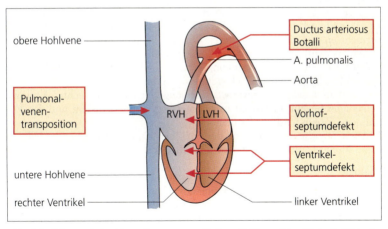

Abb. 6.**9** Schematische Darstellung von Herzfehlern mit Links-rechts-Shunt. Die Pfeile markieren die einzelnen Shunt-Stellen. RVH = rechter Vorhof, LVH = linker Vorhof

Fehlbildungen mit Links-rechts-Shunt

Offener Ductus arteriosus Botalli

Definition

Im Fetalstadium besteht eine Verbindung zwischen der Aorta und der Pulmonalarterie. Diese schließt sich üblicherweise innerhalb der ersten 3 Monate nach der Geburt. Tritt der Verschluß nicht ein, spricht man von einem offenen Ductus arteriosus Botalli. Von dieser Erkrankung sind Frauen 3mal so oft betroffen wie Männer.

Klinik und Diagnose

Die klinischen Beschwerden hängen ab vom Durchmesser des offenen Ductus arteriosus und von dem Blutvolumen, welches demzufolge meist aus dem linken Kreislauf in den rechten überströmt (Shunt-Volumen).

Bei nur kleinem Shunt-Volumen können klinische Beschwerden ganz fehlen. Bei weit offenem Ductus arteriosus Botalli bestehen bei körperlichen Anstrengungen Atemnot, Herzklopfen und Herzstiche.

Bei der Untersuchung findet man ein lautes, sowohl in der Systole wie auch in der Diastole nachweisbares Geräusch, das wegen seines typischen Klangbildes auch als Maschinengeräusch bezeichnet wird. Manchmal findet sich auch ein Schwirren über der Herzbasis. Der Blutdruck zeigt üblicherweise eine große Amplitude mit deutlich erniedrigtem diastolischem Wert. Im Röntgenbild erkennt man eine Vergrößerung des linken Herzens infolge der vermehrten Volumenarbeit. Unter Röntgendurchleuchtung sieht man eine besonders deutliche Pulsation der Lungengefäßstämme.

Im Spätstadium der Erkrankung kann es infolge eines Druckangleichs im Lungenkreislauf zu einer Rückbildung des Shunts kommen, so daß das typische Geräusch dann verschwindet. Übersteigt der Druck im rechten Kreislauf denjenigen im linken, kommt es zu einer sog. Shunt-Umkehr, und das Maschinengeräusch wird wieder deutlich.

Die Diagnose wird aufgrund der typischen klinischen Zeichen gestellt; sie kann durch Herzkatheteruntersuchung abgesichert werden.

Therapie

Die klassische Therapie ist der operative Verschluß des Ductus arteriosus Botalli. Bei Frühgeborenen kann mit Hilfe eines Prostaglandinsynthesehemmers ein Verschluß versucht werden. Berichtet wird auch über einen Verschluß durch einen mittels Herzkatheter eingebrachten Kunststoff.

Vorhofseptumdefekt

Definition

Ist die Trennwand zwischen dem linken und dem rechten Vorhof nicht vollständig verschlossen, so kommt es infolge des höheren Drucks im linken Vorhof zu einem Blutübertritt in den rechten Vorhof, mit anderen Worten: Bereits sauerstoffgesättigtes arterialisiertes Blut wird erneut dem Lungenkreislauf zugeführt.

Klinik und Diagnose

Die Menge des Shunt-Blutes bestimmt die klinischen Beschwerden. Kleinere Vorhofseptumdefekte können bis zum 3. oder 4. Lebensjahrzehnt ohne jede Beschwerde bestehen. Größere Defekte dagegen bedingen meist Luftnot und Herzklopfen. Bei der Untersuchung hört man über dem Herzen ein systolisches Strömungsgeräusch und einen konstant gespaltenen 2. Herzton. Im EKG finden sich oft ein Rechtstyp und ein inkompletter Rechtsschenkelblock. Im Röntgenbild deutet eine vermehrte Lungengefäßfüllung auf die Überlastung des rechten Kreislaufs. Der rechte Vorhof ist meist deutlich vergrößert. Gesichert wird die Diagnose durch Herzkatheteruntersuchung. Durch zusätzliche Messung des Sauerstoffdrucks und des Sauerstoffverbrauchs kann man das Shunt-Volumen berechnen.

Therapie

Die Behandlung eines Vorhofseptumdefekts besteht immer im operativen Verschluß des Defektes. Die Operationsletalität dieses Eingriffs beträgt etwa 3 %.

Ventrikelseptumdefekt

Ätiologie

Normalerweise schließt sich das Ventrikelseptum in der 7. Woche des intrauterinen Lebens. Störungen dieses Verschlusses – meist im oberen Anteil des Ventrikelseptums – führen zu Septumdefekten (Abb. 6.**9**).

Klinik und Diagnose

Das Ausmaß der klinischen Beschwerden hängt naturgemäß von der Größe des Defektes ab. Kleinere Defekte (bis etwa 0,5 cm im Durchmesser) können ohne wesentliche Beschwerden bestehen (Morbus Roger). Bei größeren Defekten kommt es zu einem ausgeprägten Blutübertritt vom linken in den rechten Ventrikel mit erheblicher Überlastung des Lungenkreislaufs. Bei bedeutsamen Fehlern findet man auskultatorisch ein deutliches systolisches Geräusch; im EKG ergeben sich Hinweise auf die Links- und Rechtshypertrophie; im Röntgenbild ist das Herz häufig allseits vergrößert, der Aortenknopf demgegenüber eher klein. Die Lungengefäße pulsieren unter Durchleuchtung stärker als gewöhnlich. Kommt eine operative Behandlung in Betracht, so wird man vorher zur genauen Abklärung der Situation eine Herzkatheteruntersuchung vornehmen. Das ist insbesondere auch deswegen erforderlich, um weitere gleichzeitig bestehende Herzfehler nicht zu übersehen.

Therapie

Die Behandlung erübrigt sich bei sehr kleinem Ventrikelseptumdefekt. Größere, funktionell bedeutsame Defekte werden operativ verschlossen. Die Letalität dieses Eingriffs ist mit 3 % verhältnismäßig gering.

Pulmonalvenen-Transposition

Eine seltenere Erkrankung mit Links-rechts-Shunt ist die Pulmonalvenen-Transposition. Bei dieser Erkrankung fließt das arterialisierte Blut in den rechten Vorhof oder in die herznahen Körpervenen zurück. Die Patienten sind nur lebensfähig, wenn gleichzeitig ein Rechts-links-Shunt im Herzen besteht, welcher den Übertritt von Blut in das linke Herz und somit in die Peripherie erlaubt. Die Sicherung der Diagnose gelingt nur über Herzkatheteruntersuchung. Therapeutisch kommt die operative Verlagerung der Venen in den linken Vorhof in Betracht.

Fehlbildungen mit Rechts-links-Shunt

Fallot-Tetralogie

Definition

Das gleichzeitige Auftreten eines Ventrikelseptumdefekts, einer Pulmonalstenose, einer überreitenden Aorta sowie einer Rechtshypertrophie wird nach dem Erstbeschreiber als Fallot-Tetralogie bezeichnet.

Klinik und Diagnose

Diese Kombination mehrerer Herzfehler geht klinisch mit einer deutlichen Zyanose sowie Trommelschlegelfingern als Ausdruck des Sauerstoffmangels einher. Typischerweise bevorzugen diese Patienten eine Hockerstellung, da dann die Hypoxie durch vermehrte Lungendurchblutung gebessert wird. Auskultatorisch findet man ein deutliches Systolikum über dem Herzen. Im EKG erkennt man die Zeichen der Rechtsbelastung. Das Röntgenbild zeigt als Ausdruck der schlechten Lungendurchblutung eine fast fehlende Gefäßzeichnung in der Lunge; die Herzsilhouette gleicht einem Holzschuh. Die Herzkatheteruntersuchung sichert die Diagnose.

Therapie und Prognose

Therapeutisch kommt eine vollständige Korrektur aller Herzfehler in Betracht. Unbehandelt liegt die Lebenserwartung der Patienten bei 20 Jahren. Sie sterben infolge Rechtsherzinsuffizienz oder an Begleiterkrankungen.

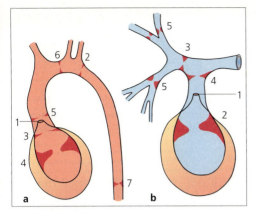

Abb. 6.**10 a** u. **b** Schematische Darstellung der angeborenen Stenosen. Die Zahlen geben die Reihenfolge der relativen Häufigkit einzelner Stenosen an

a Abstromgebiet des *linken* Ventrikels. 1 Valvuläre Aortenstenose, 2 Aortenisthmusstenose, 3 subvalvuläre Aortenstenose, 4 obstruktive Kardiomyopathie, 5 supravalvuläre Aortenstenose, 6 Arkusstenose, 7 tiefe Aortenstenose.
b Abstromgebiet des *rechten* Ventrikels. 1 Valvuläre Pulmonalstenose, 2 infundibuläre Pulmonalstenose, 3, 4 und 5 verschiedene Lokalisationen herzferner Pulmonalarterienstenosen

Transposition der Aorta

Zu den Herzfehlern mit Rechts-links-Shunt rechnet man auch die sog. Transposition der großen Gefäße, d. h., die Abgänge von Aorta und Pulmonalarterie sind vertauscht. Lebensfähig sind diese Patienten überhaupt nur, sofern zusätzlich der Blutaustausch zwischen dem rechten und dem linken Kreislauf gewährleistet ist.

Seltene Mißbildungen am Herzen sind auch die Trikuspidalatresie, arteriovenöse Fisteln in der Lunge sowie die Lungenvenentransposition.

Herzfehler ohne Shunt

Zu dieser Gruppe rechnet man jene angeborenen Mißbildungen am Herzen und an den herznahen Gefäßen, die ohne Shunt einhergehen. Sie können prinzipiell an jeder Stelle vorkommen. Die häufigeren und klinisch bedeutsameren Formen werden nachstehend kurz besprochen. Abb. 6.**10 a** u. **b** gibt eine Übersicht über ihr Vorkommen.

Pulmonalstenose

Definition

Eine Verengung im Bereich der Ausstrombahn des rechten Ventrikels wird als Pulmonalstenose bezeichnet.

Vorkommen

Die häufigste Form der Pulmonalstenose ist an der Pulmonalklappe lokalisiert (sog. valvuläre Stenose, Abb. 6.10 b). Davon abzugrenzen sind eine mehr ventrikelwärts gelegene sog. infundibuläre Stenose und in der Pulmonalarterie herzferner gelegene Stenosen.

Klinik und Diagnose

Die klinischen Beschwerden äußern sich vornehmlich in verminderter Leistungsfähigkeit, Atemnot und Druckgefühl.

Da infolge der Pulmonalstenose zu wenig sauerstoffgesättigtes Blut zur Verfügung gestellt werden kann, ist eine periphere Zyanose häufig. Auskultatorisch hört man über dem Herzen ein Systolikum. Im EKG findet man die Zeichen einer Rechtsbelastung. Röntgenologisch erkennt man eine Vergrößerung des rechten Ventrikels. Mit Hilfe des Herzkatheters können die exakten Druckwerte gemessen werden.

Therapie und Prognose

Bei stärker ausgeprägter Stenose kommt eine operative Behandlung in Betracht. In leichten Fällen ist die Prognose günstig.

Bei schweren Verläufen ist die Lebenserwartung auf 15–20 Jahre vermindert.

Aortenstenose

Definition

Die häufigste angeborene Mißbildung der Aorta ist die Stenose der Aortenklappe.

Klinik, Diagnose und Therapie

Klinisch findet sich eine eher kleine Bdlutdruckamplitude. Im EKG können Zeichen der Linksbelastung sichtbar werden. Das Röntgenbild zeigt eine ausgeprägte Hypertrophie des linken Ventrikels. Die Herzkatheteruntersuchung ermöglicht eine Druckmessung vor und nach der Stenose. Bei großer Druckdifferenz ist eine operative Korrektur empfehlenswert.

Aortenisthmusstenose

Definition

Eine besondere Form der Aortenstenose ist die Aortenisthmusstenose, welche sich meist unmittelbar distal der Mündung des Ductus arteriosus Botalli befindet (Abb. 6.**10 a**).

Klinik und Diagnose

Charakteristischerweise findet man bei dieser Erkrankung eine deutliche Blutdruckdifferenz zwischen den oberen und den unteren Extremitäten und hört ein lautes Systolikum, welches in den Rücken hinein fortgeleitet wird. Im EKG sowie im Röntgenbild erkennt man die Zeichen der Linksbelastung.

Therapie

Bei schweren Formen der Aortenisthmusstenose kommt therapeutisch eine operative Korrektur in Betracht.

Stenosen der Mitral- und Trikuspidalklappe

Seltener finden sich isolierte Stenosen der Mitral- oder Trikuspidalklappe, deren klinische Symptomatik vom Ausprägungsgrad abhängt.

Erworbene Herzklappenfehler

Ätiologie

Erworbene Herzklappenfehler entstehen häufig auf dem Boden einer abgelaufenen akuten Entzündung (Endokarditis) der Herzklappe. Diese Entzündung kann rheumatisch oder bakteriell sein: rheumatische oder bakterielle Endokarditis. Seltenere Ursachen umfassen virale, mykotische oder luetische Infektionen sowie Arteriosklerose. Dadurch können Verklebungen entstehen, die zu Stenosen führen, oder aber es entwickelt sich durch Klappenschrumpfung eine Insuffizienz. Erworbene Klappenfehler neigen infolge Fortschwelens der auslösenden Entzündung zur fortschreitenden Verschlimmerung. Auch bei gesunden Herzklappen kann eine Insuffizienz entstehen. Kommt es – beispielsweise infolge Herzinsuffizienz – zu einer Ausdehnung des Klappenringes, so können die Klappen nicht mehr vollständig schließen, und es resultiert eine Klappeninsuffizienz, die man als relative Klappeninsuffizienz bezeichnet. Kommen Stenose und Insuffizienz gleichzeitig vor, spricht man von einem kombinierten Herzfehler.

Mitralstenose

Definition

Unter Mitralstenose versteht man eine Verengung der Mitralklappe.

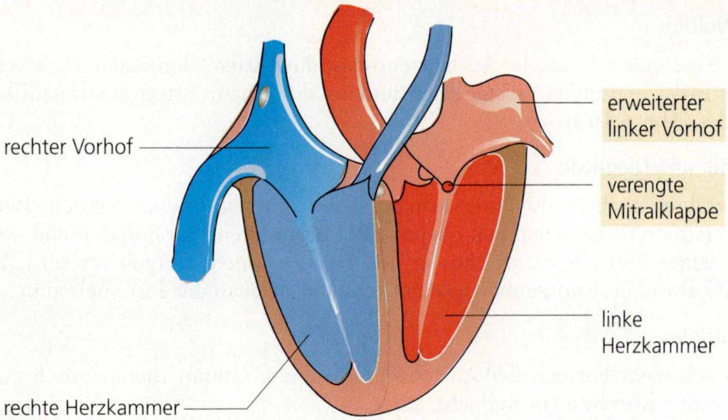

Abb. 6.**11** Schematische Darstellung der Umformung des Herzens bei Mitralstenose. Zum Vergleich s. Abb. 6.**1**

Ätiologie und Pathophysiologie

Ungefähr 90 % der Mitralstenosen entstehen auf dem Boden einer akuten rheumatischen Entzündung (S. 202). Jedoch führt erst die Verkleinerung der Mitralklappenöffnung auf ein Drittel der Norm zu wesentlichen Veränderungen der Hämodynamik. Dabei kommt es zu einem Druckanstieg im linken Vorhof (Abb. 6.**11**). Durch Überdehnung des linken Vorhofs kann Herzflimmern entstehen. Im Spätstadium der Erkrankung kommt es infolge des Blutrückstaus im Lungenkreislauf zusätzlich zu einer Überlastung des rechten Herzens. Dann kann sich ein Rückstau des Blutes in den vorgeschalteten Abschnitten entwickeln.

Klinik und Diagnose

Bei leichter Ausprägung einer Mitralstenose wird über Kurzatmigkeit, Hustenreiz, nächtliche Atemnot und blutiges Sputum geklagt. Bei längerem Verlauf stellen sich die Zeichen der Rechtsinsuffizienz mit einer Vergrößerung der Leber und Aszites ein. Schließlich können Rhythmusstörungen im Vordergrund stehen. Auskultatorisch findet man typischerweise ein rollendes, diastolisches Geräusch mit präsystolischer Verstärkung. Zusätzlich kann man einen Mitralöffnungston hören. Im Sputum dieser Patienten findet man als Ausdruck der Lungenstauung sog. Herzfehlerzellen, d. h. Zellen, die das Eisen der roten Blutkörperchen nach Austritt in die Alveolen gespeichert haben und daher mit einer Eisenfärbung erkannt werden können. Röntgenologisch sieht man auf der Übersichtsaufnahme des Thorax bereits eine Vergrößerung des linken Herzvorhofes mit einer Verdrängung der Speiseröhre und einer Aufspreizung des Tracheawinkels. In den Lungenunterfeldern mitunter sichtbare gestaute Lymphbahnen werden nach dem Erstbeschreiber als Curley-Linien bezeichnet. Im EKG findet sich eine Verbreiterung der Vorhofwelle.

Die *Diagnose* stützt sich auf die typischen klinischen Zeichen. Sie kann durch Echokardiographie untermauert werden. Bei weniger charakteristischer Ausprägung kann sie durch Druckmessungen in den einzelnen Herzkammern leicht gestellt werden.

Therapie

Bei geringgradiger Ausprägung wird man eine Mitralstenose konservativ mit körperlicher Schonung, salzarmer Kost und Diuretika behandeln. Herzglykoside werden bei Tachyarrhythmie und Herzinsuffizienz gegeben. Eine Antikoagulantientherapie zur Emboliprophylaxe bei Vorhofflimmern ist angezeigt. Ein Lungenödem kann durch Aderlaßbehandlung gebessert werden. Bei schweren Verläufen vermag eine Operation der Herzklappe in 60–70% eine entscheidende Besserung herbeizuführen. Bei schwerster Mitralstenose sind jedoch auch die Chancen einer operativen Korrektur der Stenose gering. Steht die floride Entzündung der Herzklappen im Vordergrund des klinischen Bildes, sollte diese zunächst mit konservativen Maßnahmen gebessert werden, um dann die evtl. erforderliche Operation durchführen zu können.

Prognose

Die Prognose wird von den Chancen der Operation, der Aktivität des zugrundeliegenden rheumatischen Prozesses sowie den möglichen Komplikationen wie beispielsweise einer Hirnembolie bestimmt.

Mitralinsuffizienz

Definition

Unter Mitralinsuffizienz versteht man eine Schlußunfähigkeit der Mitralklappe.

Ätiologie und pathologische Anatomie

Ursache einer Mitralinsuffizienz ist in der Mehrzahl der Fälle eine rheumatische Karditis (S. 202). Pathologisch-anatomisch findet man narbige Schrumpfungen, Perforation der Klappensegel, Klappenverkalkungen, Verkürzungen und Verklebungen der Sehnenfäden oder einen Abriß derselben (Abb. 6.**12**).

Pathophysiologie

Der mangelnde Klappenschluß führt zu einem Rückstrom von Blut in den linken Vorhof während der Systole. Maßgebend für das Ausmaß des Blutrückstroms (Regurgitation) sind die Druckverhältnisse. Ein Regurgitationsvolu-

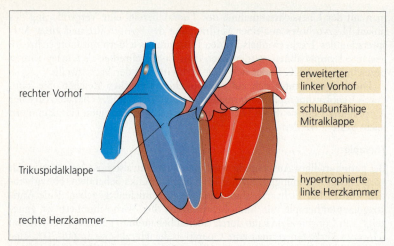

Abb. 6.**12** Schematische Darstellung der Umformung des Herzens bei Mitralinsuffizienz. Zum Vergleich s. Abb. 6.**1**

men bis zu 2 l/min kann vom linken Ventrikel noch kompensiert werden, jedoch werden mitunter wesentlich höhere Volumina gemessen.

Klinik und Diagnose

Die Patienten klagen über Atemnot bei Belastung, verstärktes Herzklopfen und gesteigerte Müdigkeit. In der Frühphase der Erkrankung sind die Beschwerden oft gering, da das Herz trotz des Pendelblutes noch ausreichend den Kreislauf aufrechterhalten kann. Auskultatorisch hört man ein hochfrequentes Dekrescendogeräusch, das je nach Schweregrad der Mitralinsuffizienz mitunter die ganze Systole einnimmt. Röntgenologisch erkennt man eine deutliche Vergrößerung des linken Vorhofs, der unter Durchleuchtung systolische Pulsationen aufweist. Der linke Ventrikel ist meist ebenfalls deutlich vergrößert. Die Vermehrung der Lungengefäßzeichnung ist nicht so ausgeprägt wie bei der Mitralstenose. Elektrokardiographisch finden sich eine Doppelung der P-Welle (sog. P mitrale) als Zeichen der Vorhofbelastung sowie Hinweise auf Linksherzüberlastung. Die Diagnose basiert auf den typischen klinischen Zeichen. Sie kann durch Echokardiographie, Herzkatheterisierung und Angiokardiographie abgesichert werden.

Therapie und Prognose

Die konservative Behandlung ähnelt derjenigen der Mitralstenose. Bei schweren Formen wird man einer Operation mit Einsatz einer Klappenprothese den

Vorzug geben. Die Prognose der konservativ behandelten Mitralinsuffizienz ähnelt derjenigen der Mitralstenose. Die beschwerdefreie Latenzperiode beträgt ungefähr 20 Jahre, nach klinischer Manifestation jedoch nur noch 3–5 Jahre. Durch operative Korrektur wird die Prognose verbessert.

Aortenklappenstenose

Häufigkeit und Formen

Die erworbene Aortenklappenstenose macht etwa 20% aller Herzfehler aus. Man unterscheidet die häufige valvuläre von einer subvalvulären und einer supravalvulären Aortenstenose (vgl. Abb. 6.10a). Als Sonderform ist die muskuläre idiopathische subvalvuläre Aortenstenose zu nennen.

Ätiologie und Pathophysiologie

Die Mehrzahl der erworbenen Aortenstenosen ist rheumatischer Natur. Infolge der Stenosierung kommt es reaktiv zu einer Hypertrophie der Muskulatur der linken Kammer.

Pathophysiologisch findet man Veränderungen der Hämodynamik erst bei einer Einengung der Öffnungsfläche der Aortenklappe auf ein Viertel. Es kommt zunächst zu einer Hypertrophie der Kammermuskulatur und später zu einer Vermehrung der Restblutmenge, einem Anstieg des diastolischen Ventrikeldrucks, einer Erhöhung des Vorhofdrucks und schließlich zu einer Herzinsuffizienz (Abb. 6.13).

Klinik

Die Patienten klagen über Ermüdbarkeit, Schwindel, pektanginöse Beschwerden und Atemnot. In schwereren Fällen können insbesondere unter Belastung Bewußtseinsstörungen hinzukommen. Auskultatorisch findet sich über der Aorta ein lautes systolisches Austreibungsgeräusch. Infolge der verminderten Auswurfmenge ist die periphere Pulswelle schwach. Der Herzspitzenstoß verlagert sich infolge der Vergrößerung des linken Ventrikels nach außen und unten.

Diagnose und Differentialdiagnose

Elektrokardiographisch finden sich die Zeichen einer Linkshypertrophie sowie Linksschädigung. Echokardiographisch kann die Linkshypertrophie quantifiziert werden. Röntgenologisch kann man eine Verkalkung der Aortenklappe sowie im Spätstadium eine Verbreiterung des Herzschattens finden. Zusätzlich findet sich poststenotisch eine Dilatation der aufsteigenden Aorta. Die Registrierung der Karotispulskurve zeigt einen trägen systolischen Kurvenanstieg und ein sog. Hahnenkammphänomen, d.h. einen gezackten Kurvenverlauf im systolischen Maximum.

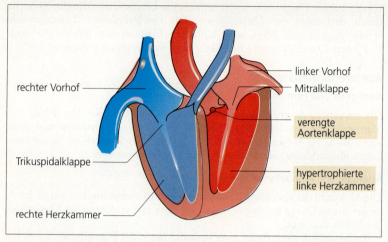

Abb. 6.**13** Schematische Darstellung der Veränderung des Herzens bei Aortenstenose. Zum Vergleich s. Abb. 6.**1**

Die Diagnose kann aus den typischen klinischen Phänomenen gestellt werden. Differentialdiagnostisch muß vornehmlich die idiopathisch hypertrophe subvalvuläre Stenose berücksichtigt werden.

Therapie

Die kausale Behandlung der Aortenstenose besteht in einer operativen Korrektur. Eine Aortenklappenprothese ist bei jeder schweren Aortenstenose in Erwägung zu ziehen. Als Noteingriff kann auch eine Kathetervalvuloplastie erwogen werden. Bei leichten Formen mit nur geringen Druckunterschieden zwischen linkem Ventrikel und Aorta kann auf die allgemein-konservative Behandlung zurückgegriffen werden.

Aortenklappeninsuffizienz

Ätiologie

Eine Aortenklappeninsuffizienz ist meist die Folge einer entzündlichen Destruktion der Aortenklappe. Betroffen ist überwiegend das männliche Geschlecht. Eine luetische Genese der erworbenen Aorteninsuffizienz ist ebenso wie eine angeborene Aorteninsuffizienz selten.

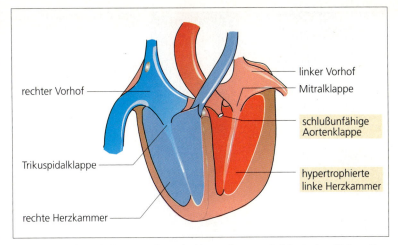

Abb. 6.**14** Schematische Darstellung der Herzumformung bei Aorteninsuffizienz. Zum Vergleich s. Abb. 6.**1**

Pathophysiologie

Pathophysiologisch führt die Aortenklappeninsuffizienz zu einer vermehrten Volumenbelastung des linken Ventrikels, zu einer Erweiterung und zu einer Wandhypertrophie (Abb. 6.**14**). Das regurgitierte Blutvolumen kann bis zu 75 % des Schlagvolumens ausmachen. Infolge der Klappeninsuffizienz fällt der diastolische Blutdruck deutlich ab, woraus sich eine große Blutdruckamplitude herleitet.

Klinik

Die Patienten klagen meist über Ermüdbarkeit, Atembeklemmung und Herzklopfen. Bei ausgeprägterer Aortenklappeninsuffizienz wird ein hämmernder Puls angegeben. Klinisch findet man eine Verlagerung des Herzspitzenstoßes nach lateral. Man hört ein funktionelles systolisches Geräusch und ein deutlich ausgeprägteres diastolisches Spindelgeräusch.

Diagnose und Differentialdiagnose

Im Röntgenbild zeigen sich eine Vergrößerung des linken Ventrikels und echokardiographisch eine Linkshypertrophie. Abb. 6.**15** zeigt den Befund bei einem kombinierten Aortenvitium. Auch im EKG findet man die Zeichen der Linkshypertrophie und evtl. die der Linksherzschädigung. Die Karotispulskurve zeigt einen raschen Anstieg mit hohem Maximum und einen steilen

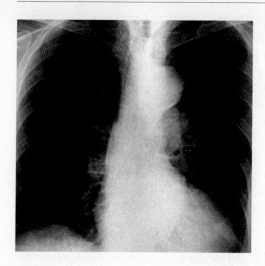

Abb. 6.**15** Röntgenbild des Thorax mit linksverbreitertem Herzen und ausladendem Aortenbogen bei kombiniertem Aortenklappenfehler

diastolischen Abfall. Durch Herzkatheterisierung können Druckwerte und Ausmaß der Insuffizienz exakt bestimmt werden.

Während die Diagnose aus der klinischen Symptomatik leicht zu stellen ist, müssen differentialdiagnostisch ein offener Ductus arteriosus Botalli, arteriovenöse Aneurysmen oder eine Pulmonalklappeninsuffizienz abgegrenzt werden.

Therapie

Die Behandlung besteht bei ausgeprägteren Formen in der operativen Korrektur durch Klappenersatz. Klinisch leicht verlaufende Fälle können infolge der relativ günstigen Prognose durch Schonung und Herzstützung auch konservativ behandelt werden.

Prognose

Die Prognose der Aortenklappeninsuffizienz ist günstiger als die der Aortenklappenstenose. Ist jedoch eine Linksherzinsuffizienz eingetreten, beträgt die Lebenserwartung nur noch wenige Jahre.

Trikuspidalstenose

Ätiologie und Pathophysiologie

Wie bei den bisher besprochenen Klappenfehlern handelt es sich auch hier um eine Verengung der Trikuspidalklappe infolge Verklebung der Klappensegel. Ein isolierter Befall der Trikuspidalklappe ist selten; häufig ist sie in Kombination mit anderen Herzklappenfehlern betroffen.

Pathophysiologisch wird eine Trikuspidalstenose erst deutlich, wenn die Klappenöffnungsfläche auf etwa ein Drittel der Norm abgesunken ist. Es kommt dann zu einer Druckerhöhung im rechten Vorhof und zu einer Stauung in den vorgeschalteten Venen.

Klinik und Diagnose

Auskultatorisch findet man ein präsystolisches und ein mesodiastolisches Geräusch. Charakteristischerweise zeigt die Venenpulsschreibung als Ausdruck der Einflußstauung eine deutlich prominente a-Welle. Seltener findet man sogar einen Leberpuls. Im Röntgenbild erkennt man eine Vergrößerung des rechten Vorhofs, im EKG als Ausdruck der Rechtsbelastung eine P-Verbreiterung. Durch Herzkatheterung kann der Druckgradient an der Trikuspidalklappe exakt gemessen werden, um den Schweregrad der Erkrankung zu beurteilen.

Therapie

Bei ausgeprägter Stenosierung ist eine operative Therapie angezeigt. Im übrigen gelten die für die konservative Behandlung genannten Maßnahmen.

Trikuspidalinsuffizienz

Ätiologie

Die Trikuspidalinsuffizienz ist in der Regel rheumatisch bedingt und findet sich häufig in Kombination mit einem Aorten- oder Mitralklappenfehler. Eine isolierte Trikuspidalinsuffizienz ist selten.

Klinik, Diagnose und Differentialdiagnose

Die durch die begleitende Aorten- oder Mitralklappenerkrankung bedingten Symptome stehen klinisch oft im Vordergrund. Auskultatorisch hört man ein systolisches Geräusch links parasternal im 4. Interkostalraum, das sich bei Inspiration verstärkt. Röntgenologisch findet man ein rechts vergrößertes Herz infolge der vermehrten Volumenbelastung. Die Jugularvenen zeigen systolische Pulsationen; desgleichen kann man einen Leberpuls tasten. Bei ausgeprägten Formen findet man zusätzlich Aszites. Differentialdiagnostisch ist die Abgrenzung wegen der begleitenden Mitral- und Aortenklappenfehler mitunter schwieriger.

Therapie

Die kausale Behandlung der schweren Trikuspidalklappeninsuffizienz besteht in operativem Klappenersatz. Bei leichteren Formen wird man einer konservativen Behandlung den Vorzug geben.

Pulmonalinsuffizienz

Eine Insuffizienz der Pulmonalklappen ist eine seltene Erkrankung. Häufiger findet man eine relative Pulmonalklappeninsuffizienz bei Herzausweitung.

Klinisch imponiert ein diastolisches Dekrescendogeräusch. Das EKG zeigt einen Rechtstyp, oft in Verbindung mit einem kompletten Rechtsschenkelblock. Röntgenologisch findet sich infolge der vermehrten Volumenbelastung des rechten Ventrikels eine Rechtsverbreiterung. Differentialdiagnostisch ist die Abgrenzung anderer Herzfehler von Bedeutung – insbesondere der Mitralstenose mit einer relativen Pulmonalinsuffizienz.

Erkrankungen des Myokards

Myokarditis

Definition

Unter Myokarditis versteht man eine entzündliche Erkrankung des Herzmuskels, die im Anschluß an einen bakteriellen oder häufiger viralen Infekt auftritt. Auch bei rheumatischen oder allergischen Erkrankungen kann eine Myokarditis begleitend hinzutreten. Sie kommt nicht selten mit Erkrankung des Endokards oder Perikards vergesellschaftet vor.

Häufigkeit

In größeren Autopsiestatistiken wird eine Myokarditis in etwa 2–5% gefunden. Bei einzelnen Infektionskrankheiten schwankt die Myokarditisrate zwischen 5 und 40%.

Ätiologie und Pathogenese

Ganz verschiedene Erkrankungen können zu einer Myokarditis führen. Die eitrige, herdförmige Myokarditis trifft man bei bakterieller Sepsis an, mitunter ohne erkennbaren Streuherd. Zahlreiche Viruserkrankungen können Anlaß einer Myokarditis infolge toxischer Herzschädigung über Autoimmunreaktionen sein. Auch Parasiten und Pilze können eine Myokarditis verursachen. Die Myokarditis bei Kollagenosen und akutem rheumatischem Fieber wird als Ausdruck einer Mesenchymreaktion gewertet.

Klinik, Diagnose und Differentialdiagnose

Anamnestisch werden häufig unspezifische Beschwerden wie Schwindel, Herzklopfen oder Stenokardien geklagt. Oft überdecken die Symptome der Grundkrankheit die klinischen Zeichen der Myokarditis. Man beobachtet Extrasystolen, Tachykardien oder Herzvergrößerung. Nicht selten bleiben die Myokarditiden jedoch auch klinisch stumm. Laborchemisch können Entzündungszeichen wie BSG-Beschleunigung auf eine Myokarditis hinweisen. Der Nachweis von Antikörpertitern gegen Viren sichert die Ätiologie der Myokarditis. Die EKG-Veränderungen bei Myokarditis sind unspezifisch. Dennoch können Veränderungen der Endstrecken – besonders wenn sie wechselnd auftreten – sowie salvenförmige Extrasystolen Zeichen einer Myokarditis sein.

Differentialdiagnostisch ist zu klären, ob die klinischen Symptome Ausdruck der Grunderkrankung oder einer eigenständigen Herzbeteiligung sind. Darüber hinaus ist zu prüfen, ob und wieweit andere Herzanteile betroffen sind.

Therapie

Unspezifisch wird strenge Bettruhe angeordnet. Die kausale Behandlung richtet sich nach der des Grundleidens. Bei der herdförmigen eitrigen Myokarditis wird versucht, durch Blutkulturen den Erreger zu ermitteln, um dann gezielt antibiotisch behandeln zu können. Auch eine Virusmyokarditis wird man vorsorglich antibiotisch abschirmen und im übrigen mit unspezifisch antientzündlicher Therapie versuchen, die Schäden des Myokards und des Reizleitungssystems gering zu halten. Stehen die Rhythmusstörungen im Vordergrund der klinischen Symptomatik, kann bei AV-Blockierung ein Herzschrittmacher (S. 239) erforderlich sein. Führt eine Myokarditis zur klinisch erkennbaren Herzinsuffizienz, folgt die Therapie den dafür gültigen Richtlinien (S. 248).

Prognose

Verlauf und Prognos einer Myokarditis hängen entscheidend von der Grundkrankheit ab. Darüber hinaus ist der Verlauf insbesondere der Virusmyokarditis sehr variabel. Schließlich hängt der Verlauf auch vom Sitz der entzündlichen Veränderung im Myokard oder Reizleitungssystem ab. Kompliziert wird der Verlauf der Myokarditis durch Beteiligung anderer Strukturen wie der Herzklappen oder des Perikards.

Kardiomyopathie

Unter Kardiomyopathie versteht man eine Erkrankung des Herzmuskels, die unterteilt wird in dilatative, hypertrophe und restriktive Form der Kardiomyopathie.

Ätiologisch kommen neben einer nicht ausgeheilten Virusmyokarditis verschiedenartige metabolisch-toxische, infektiöse oder unbekannte Mechanismen in Betracht.

Die *dilatative Kardiomyopathie* imponiert klinisch als Herzinsuffizienz. Bei der *hypertrophischen obstruktiven Kardiomyopathie* kommt es infolge Wandverdickung des Ventrikels im Spätstadium zu einer Abnahme des Schlagvolumens. Bei der *restriktiven Kardiomyopathie* liegt eine mangelnde diastolische Füllung vor.

Die *Diagnose* der Kardiomyopathien beruht überwiegend auf dem echokardiographischen Befund sowie auf der Herzkatheteruntersuchung.

Therapeutisch wird die Herzinsuffizienz in üblicher Weise behandelt. Bei hypertropher Kardiomyopathie können β-Blocker und Calciumantagonisten, evtl. auch eine operative Myotomie in Betracht kommen.

Erkrankungen des Perikards

Anatomie

Das Herz ist von einer serösen Haut bekleidet, die der Herzkammer und den Vorhöfen aufliegt und als Epikard bezeichnet wird. Im Bereich der großen Gefäße, die aus dem Herzen austreten, schlägt das Epikard in das wandständige Perikard um. Der so entstehende Herzbeutel schützt das Herz vor Erkrankungen der Umgebungsorgane, erleichtert die Bewegung des Herzens und dient gleichzeitig seiner Fixation im Brustkorb.

Akute Perikarditis

Definition

Als Perikarditis bezeichnet man eine Entzündung des viszeralen oder parietalen Blattes des Herzbeutels. Die Häufigkeit perikardialer Veränderungen wird im Sektionsgut mit etwa 5 % angegeben.

Ätiologie und Pathogenese

Zahlreiche Krankheiten können zu einer akuten Perikarditis führen. Zu nennen sind ein akutes rheumatisches Fieber, eine chronische Polyarthritis, Kollagenosen, allergische Erkrankungen, infektiöse Erkrankungen verschiedener Genese, ein Herzinfarkt, Tumoren und Stoffwechselerkrankungen (z. B. Urämie).

Pathophysiologie

Je nach auslösender Noxe kann es zu einer fibrinösen Ausschwitzung der serösen Blätter kommen, oder aber es kann sich ein seröser Erguß entwickeln. Da die Dehnbarkeit des Herzbeutels begrenzt ist, können bereits Flüssigkeitsmengen von 200–300 ml im Herzbeutel die enddiastolische Füllung der Herzkammern wesentlich behindern. Im Fall einer bakteriellen Besiedlung des Perikards kann es zu einer eitrigen Perikarditis kommen. Bei Ruptur der Herzwand entsteht durch Bluteinbruch ein Hämoperikard.

Klinik und Diagnose

Anamnestisch werden nicht selten Schmerzen von stechendem Charakter in der Herzgegend angegeben, die sich typischerweise bei Wechsel der Körperlage und atemabhängig ändern. Bei großem Herzbeutelerguß können Atemnot, Engegefühl und Blutdruckabfall hinzutreten. Perkutorisch findet man ebenso wie röntgenologisch eine deutliche Vergrößerung des Herzbeutels.

Auskultatorisch findet man bei fibrinöser Perikardentzündung ein typisches Reibegeräusch, welches mit zunehmender Ergußbildung verschwindet. Veränderungen im EKG bei einer Perikarditis deuten auf Mitbeteiligung des Myokards hin. Bei Herzbeutelerguß findet man im EKG eine Erniedrigung der Ausschläge (Niedervoltage). Beweisend für einen Perikarderguß ist der Nachweis von Flüssigkeit im Perikardbeutel mit Hilfe der Echokardiographie.

Therapie

Die Behandlung der akuten Perikarditis beginnt mit Bettruhe und richtet sich hinsichtlich der kausalen Maßnahmen nach der zugrundeliegenden Erkrankung. Bei der eitrigen Perikarditis wird man hochdosiert antibiotisch abschirmen. Bei der tuberkulösen Perikarditis ist eine tuberkulostatische Therapie erforderlich. Bei einer viral bedingten Perikarditis oder bei einer idiopathischen Perikarditis, bei der die Ursache nicht geklärt werden kann, besteht die Behandlung in unspezifisch antientzündlichen Maßnahmen sowie erforderlichenfalls in einer Herzbeutelpunktion. Die Behandlung der rheumatischen Perikarditis ist mit der des akuten rheumatischen Fiebers identisch (S. 202).

Eine urämische Perikarditis tritt im Spätstadium einer Niereninsuffizienz auf und gilt als prognostisch ungünstiges Zeichen. Ihre Behandlung ist symptomatisch. Im Vordergrund steht die Therapie der Niereninsuffizienz. Die Perikardbeteiligung bei allergischen Erkrankungen sowie bei Erkrankungen aus dem Formenkreis der Kollagenosen richtet sich nach der Behandlung des Grundleidens. Bei einer Tumorperikarditis beschränkt sich die Behandlung zumeist auf die Punktion des serösen oder hämorrhagischen Herzbeutelergusses unter gleichzeitiger Einbringung von Medikamenten zur Verklebung der Perikardblätter.

Konstriktive Perikarditis

Definition und Häufigkeit

Klingt eine akute Perikarditis nicht rasch ab, so kann es unter zunehmender Verschwielung von Epikard und Perikard zu einer narbigen Konstriktion des Herzbeutels kommen. Die Häufigkeit einer konstriktiven Perikarditis wird in Autopsiestatistiken mit etwa 1 % angegeben. Überwiegend sind Männer im 3. und 4. Lebensjahrzehnt betroffen.

Ätiologie

Die häufigste Ursache einer konstriktiven Perikarditis ist die tuberkulöse Perikarditis. Eitrige und hämorrhagische Perikarditiden können ebenfalls zu einer Pericarditis constrictiva führen. In einem Drittel der Fälle läßt sich keine eindeutige Ätiologie nachweisen.

Durch Einengung des Herzbeutels wird der Bluteinstrom in der Diastole behindert. In schweren Fällen kommt es zu einem Blutrückstau, z. B. bis in die Leber (Stauungsleber).

Klinik und Diagnose

Anamnestisch klagen die Patienten über zunehmende Müdigkeit und Belastungsdyspnoe. Druckgefühl im rechten Oberbauch sowie uncharakteristische retrosternale Beschwerden können hinzutreten. Bei der körperlichen Untersuchung findet sich eine Stauung der Halsvenen als Hinweis auf den behinderten Blutabstrom zum Herzen. Perkutorisch und röntgenologisch ist das Herz meist klein. Nicht selten können röntgenologisch Kalkspangen im Perikard nachgewiesen werden. Die Leber ist meist deutlich gestaut; eine Stauungszirrhose kommt vor. Herzgeräusche fehlen in der Regel.

Im EKG findet man in der Hälfte der Fälle eine Niederspannung und T-Negativitäten als Ausdruck des Außenschichtschadens. Phonokardiographisch kann man einen 3. Herzton registrieren, der kurz nach dem 2. Herzton auftritt und als Ausdruck einer gestörten Herztätigkeit gewertet wird. Die Druckmessung im rechten Ventrikel zeigt einen frühzeitigen enddiastolischen Druckanstieg infolge der mangelnden Kapazität der eingeengten Herzkammer.

Therapie

Die einzig kausale Behandlung der konstriktiven Perikarditis ist die operative Entfernung der die Herzaktionen behindernden Verschwielung (sog. Fensterung). Eine Operation wird immer dann vorgenommen, wenn es nicht gelingt, den zentralen Venendruck unter 15 cm Wassersäule (1,5 kPa) abzusenken. In 60–70 % werden operativ günstige Resultate erzielt.

Kann man sich zu einer Operation nicht entschließen, wird vornehmlich mit Diuretika behandelt, um einem Ödem und einer Aszitesbildung entgegenzuwirken. Eine Digitalistherapie führt selten zu einer wesentlichen Besserung.

Prognose

Infolge der Kompensationsmechanismen wie Tachykardie und Steigerung der arteriovenösen Sauerstoffdifferenz kann in günstigen Fällen eine Pericarditis constrictiva auch ohne Operation durch Jahre hin eine begrenzte körperliche Aktivität zulassen.

Koronare Herzkrankheit

Als koronare Herzkrankheit wird ein klinisch ungemein häufiges Syndrom zusammengefaßt, welches als Folge einer koronaren Minderdurchblutung aus Angina pectoris (s. unten), Herzinfarkt (S. 230) und den daraus resultierenden Erkrankungen wie Herzinsuffizienz und Herzrhythmusstörungen besteht.

Koronarinsuffizienz

Definition

Eine unzureichende Anpassung der Durchblutung des Myokards infolge stenosierender oder obliterierender Veränderungen der Herzkranzgefäße wird als Koronarinsuffizienz bezeichnet.

Unter einer relativen Koronarinsuffizienz versteht man eine Minderdurchblutung des Herzmuskels trotz normalen Koronardurchflusses, so z. B. bei starker Hypertrophie des Herzmuskels oder bei Anämie. Durch Sklerose verhärtete Koronararterien verhindern die kompensatorische Bedarfsanpassung.

Wegen ihrer besonderen Bedeutung soll die Koronarinsuffizienz im folgenden gesondert besprochen werden.

Ätiologie und Häufigkeit

Ursächlich liegt der Koronarinsuffizienz meist eine Koronarskleose oder eine Stenose zugrunde, welche beispielsweise durch Röntgendarstellung der Herzkranzgefäße (S. 200) nachgewiesen werden kann.

Eine Koronarsklerose kann in jedem Lebensalter auftreten. Männer sind etwa doppelt so häufig befallen wie Frauen. Eine isolierte Koronarsklerose ist selten; meist ist sie Symptom einer allgemeinen Gefäßsklerose des Körpers. Epidemiologisch gesehen wird eine Koronarsklerose bei folgenden *Risikofaktoren* gefunden: erhöhte Serumcholesterinspiegel mit Mangel an HDL-Cholesterin, Blutdruckerhöhung, gesteigerter Zigarettenkonsum, Übergewicht, latenter Diabetes mellitus sowie familiäre Belastung. Kombination mehrerer Risikofaktoren führt besonders häufig zu Koronarsklerose. Auch bestimmte Persönlichkeitsmerkmale wie Risikofreudigkeit oder psychosozialer Streß können eine Koronarinsuffizienz manifest werden lassen.

Pathologische Anatomie

Das Herz wird von einer rechten und einer linken Herzkranzarterie aus versorgt (Abb. 6.**16**). Es handelt sich bei diesen Arterien um funktionelle Endarterien, d. h., bei einem plötzlichen Verschluß eines dieser Gefäße besteht kein funktionstüchtiger Umgehungskreislauf. Entwickelt sich die Stenosierung jedoch langsam, können sich zum mindesten eingeschränkt Anastomosen bilden.

Klinik

Leitsymptom der koronaren Herzkrankheit ist der Herzschmerz, der in einer sehr großen Variationsbreite auftreten kann. Leichte Formen von Herzschmerz beginnen mit dem Organgefühl („ich spüre plötzlich, daß ich ein Herz habe") und reichen über deutlichere Schmerzempfindungen mit Stechen in der Herzgegend bis hin zum vital bedrohlich empfundenen Vernichtungsschmerz mit Engegefühl oder brennendem Stechen hinter dem Brustbein. Diese schwere Form des Herzschmerzes wird wegen des Beklemmungsge-

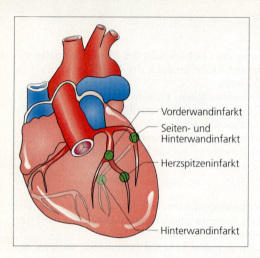

Abb. 6.**16** Schematische Darstellung der häufigsten Verschlußstellen der Koronargefäße beim Herzinfarkt

Vorderwandinfarkt

Seiten- und Hinterwandinfarkt

Herzspitzeninfarkt

Hinterwandinfarkt

fühls auch als *Angina pectoris*, d. h. Enge der Brust, bezeichnet. Meist dauern die Herzschmerzen nur kurze Zeit und treten bei körperlicher oder psychischer Belastung auf. Typischerweise strahlen Herzschmerzen in die linke Schulter, den linken Oberarm, den linken Unterarm sowie den 4. und 5. Finger links aus, können aber auch manchmal atypische Ausstrahlungszonen aufweisen und dann differentialdiagnostisch nur schwer von Gallenkoliken, Ulkusschmerzen, einer Pankreatitis oder Interkostalneuralgien abzugrenzen sein (Abb. 6.17). Von *instabiler Angina pectoris* spricht man bei Zunahme der Anfallshäufigkeit, der Anfallsintensität und -dauer sowie abnehmendem Ansprechen auf Nitropräparate (s. unten). Die instabile Angina pectoris gilt als möglicher Vorbote eines Herzinfarktes.

Es ist wichtig zu wissen, daß von psychisch labilen Patienten zahlreiche Beschwerden in die Herzgegend lokalisiert werden, die dann jedoch typischerweise nicht retrosternal, sondern mehr links kostal im Bereich der Herzspitze geklagt werden.

Diagnose

Die Diagnose eines Angina-pectoris-Anfalls wird aus der Anamnese, der Symptomatik sowie dem Ansprechen auf Nitroglycerin gestellt.

Wichtigste Untersuchungsmaßnahme ist das EKG, mit dessen Hilfe die Angina-pectoris-Beschwerden von einem Herzinfarkt (S. 230) abgegrenzt werden können. Im Angina-pectoris-Anfall beobachtet man im EKG eine T-Abflachung und eine ST-Strecken-Senkung. Häufig ist jedoch das Ruhe-EKG im Angina-pectoris-Anfall unauffällig. Bei diesen Patienten kann ein

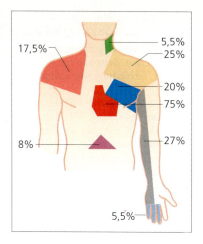

Abb. 6.**17** Typische Schmerzzonen beim frischen Herzinfarkt. Die Zahlen geben an, wieviel Prozent der Patienten über Schmerzen in dem entsprechenden Bereich klagten

Belastungs-EKG indiziert sein, um die Verdachtsdiagnose einer koronaren Herzkrankheit weiter zu erhärten. Dabei sind jedoch als absolute Kontraindikation ein frischer Herzinfarkt sowie eine manifeste Herzinsuffizienz zu beachten. Auch liefert das Belastungs-EKG nur etwa bei 80 % der Patienten mit koronarer Herzerkrankung sichere Hinweise.

Im Gegensatz zum Herzinfarkt findet man bei Angina pectoris keine Enzymaktivitätserhöhung, keine Leukozytose und keine Senkungsbeschleunigung.

Herzschmerzen sind ein häufiges, aber keineswegs obligates Symptom von Koronarinsuffizienz. Man beobachtet sowohl Patienten mit koronarographisch nachgewiesenen schwersten Stenosen ohne klinisch angegebene Herzschmerzen als auch Patienten mit den typischen klinischen Angina-pectoris-Beschwerden ohne angiographisch faßbare Veränderungen.

Differentialdiagnose

Neben dem frischen Herzinfarkt (S. 230) sind insbesondere *funktionelle Herzbeschwerden* von der Angina pectoris differentialdiagnostisch abzugrenzen. Diese sind oft bereits anamnestisch daran zu erkennen, daß sie nicht durch die oben erwähnten Belastungen ausgelöst werden, in typischen Fällen auf die Herzspitze projiziert werden und mit unterschiedlicher Intensität oft tagelang bestehen. Nicht selten werden sie sehr ausführlich geschildert. Auf die unten dargelegte Therapie mit Nitropräparaten sprechen sie nicht oder mit ungewöhnlicher Verzögerung an.

Therapie

Im akuten Angina-pectoris-Anfall besteht die Therapie in Gabe von Nitroglycerinpräparaten, die wegen ihrer raschen Resorption auch perlingual, z. B. als Zerbeißkapsel oder als Spray, gegeben werden können. Bettruhe zur Reduzierung des kardialen Sauerstoffverbrauchs, evtl. in Verbindung mit sedierenden Medikamenten, ergänzt diese Behandlung.

Zur Langzeitprophylaxe der Angina pectoris bei koronarer Herzkrankheit werden soweit möglich die Risikofaktoren reduziert (S. 227). Medikamentös verwendet man neben den Nitropräparaten in Depotform oder als Herzpflaster auch Calciumantagonisten und β-Rezeptoren-Blocker.

Die kausale Therapie der Angina pectoris besteht in Beseitigung der zugrundeliegenden Koronarstenosen. Dazu wird in geeigneten Fällen die sog. *perkutane transluminale Koronarangioplastie* eingesetzt, mit welcher umschriebene, nicht zu weit peripher gelegene Stenosen aufgeweitet werden können (S. 234). Unverändert hat auch die *Koronarchirurgie* ihren Platz in der Behandlung der koronaren Herzkrankheit. Dabei wird durch eine Umgehungsplastik mit einer Vene, Arterie oder Kunststoffprothese die Stenose überbrückt.

Langfristig berücksichtigt die Behandlung der Angina pectoris die Ausschaltung evtl. vorhandener Risikofaktoren wie Hypertonie, Diabetes mellitus, Fettstoffwechselstörungen oder Übergewicht. Sollte eine diätetische Behandlung nicht ausreichen, können den Fettspiegel senkende Medikamente verwendet werden.

Prognose

Die Prognose des Angina-pectoris-Anfalls ist außerordentlich schwierig zu stellen, da nicht mit Sicherheit vorausgesagt werden kann, ob er nicht Vorbote eines sich entwickelnden Herzinfarktes ist. Häufige und schwerere Angina-pectoris-Anfälle mit elektrokardiographisch faßbaren Veränderungen gelten als prognostisch ungünstige Zeichen.

Herzinfarkt

Definition

Unter Herzinfarkt (Myokardinfarkt) versteht man eine umschriebene Herzmuskelnekrose infolge unzureichender Sauerstoffversorgung durch die Herzkranzarterien.

Häufigkeit

Herzinfarkte treten in den letzten Jahren gehäuft auf. Zwei Faktoren sind dabei von besonderer Bedeutung: einmal die zunehmnde Überalterung der Bevölkerung und zum zweiten das Auftreten des Herzinfarktes auch schon bei jüngeren Menschen.

Ätiologie

Dem Herzinfarkt liegen ätiologisch verschiedene Faktoren zugrunde, die direkt oder indirekt eine Koronarsklerose begünstigen. Das sind im wesentlichen diejenigen Risikofaktoren, welche bereits bei der Besprechung der koronaren Herzerkrankung erwähnt wurden (S. 227).

Pathophysiologie und pathologische Anatomie

Durch Ablagerung von Thrombozyten an die sklerotisch veränderte Gefäßwand wird das Restlumen zunehmend kleiner und somit die Sauerstoffversorgung der nachgeschalteten Gebiete schlechter. Kommt es zu einer gleichzeitigen Quellung der Innenhaut der Herzkranzgefäße oder zu einem Koronarspasmus, so resultiert ein plötzlicher Koronarverschluß, der den Infarkt auslöst (Ab. 6.**16**). Pathologisch-anatomisch findet man bei einem frischen Herzinfarkt zunächst Zeichen des Zelluntergangs; nach einigen Tagen erkennt man eine reaktiv vermehrt durchblutete Randzone, von welcher aus Leukozyten einwandern.

Im weiteren Verlauf entwickelt sich dann im Bereich der infarzierten Stelle eine bindegewebige Narbe, welche sich insbesondere bei stärkerer Belastung ausbuchten kann (Aneurysma).

Klinik

Leitsymptom des Herzinfarktes ist der oft als lebensbedrohlich empfundene starke Herzschmerz (Angina pectoris, S. 228). Dieser Herzschmerz kann sich als Druck, Stich, Krampf oder Brennen hinter dem Brustbein bemerkbar machen. Zusätzlich zum Schmerz haben die Patienten meist ein starkes Angstgefühl bis hin zur Todesangst, quälende Luftnot und Schwindelgefühl. Wie Abb. 6.**18** zeigt, ist die Schmerzlokalisation bei gesichertem Herzinfarkt in der Mehrzahl der Fälle typisch. Etwa 15 % der Infarkte verlaufen dagegen klinisch stumm.

Patienten mit Herzinfarkt sind häufiger kollaptisch, fühlen sich kaltschweißig an; die Extremitäten sind kühl und die Lippen zyanotisch. Interessant ist die Beobachtung, daß der Herzinfarkt gehäuft nachts auftritt.

Komplikationen des akuten Myokardinfarkts sind Herzrhythmusstörungen, von denen insbesondere ventrikuläre Tachykardien und Kammerflimmern gefürchtet sind. Darüber hinaus kann es infolge von Pumpversagen des linken Herzens zu einem Lungenödem kommen. Eine Spätkomplikation ist das Herzwandaneurysma, sehr selten die Herzwandruptur.

Diagnose und Differentialdiagnose

Wichtigste klinische Untersuchungsmethode ist das Elektrokardiogramm, das bei etwa drei Vierteln aller Patienten mit Herzinfarkt typische Veränderungen zeigt. Charakteristisch bei einem frischen Infarkt ist die Anhebung der ST-Strecke im EKG, die am besten in den nekrosenahen Brustwandableitungen

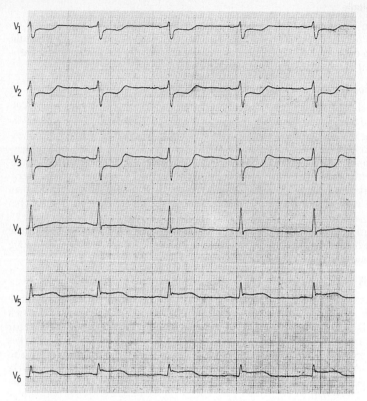

Abb. 6.**18** EKG (Brustwandableitungen, 50 mm/s) bei frischem Herzinfarkt mit typischer monophasischer   Deformierung in den linkspräkordialen Ableitungen

gefunden werden kann (Abb. 6.**18**). Darüber hinaus liefert das EKG Hinweise auf die Infarktgröße und Lokalisation. Die im EKG faßbaren Veränderungen durchlaufen bestimmte Stadien, welche das Alter des Infarktes abzuschätzen gestatten. Auch später noch kann aus dem EKG ein früher abgelaufener Infarkt oft erkannt werden.

Laborchemisch lassen sich als Ausdruck des Unterganges von Myokardzellen deren Inhaltsstoffe („Herzenzyme") im Blut erhöht nachweisen (Abb. 6.**19**). Auch mit diesem Parameter kann das Ausmaß des Infarktes abgeschätzt werden. Auch hier ergeben sich typische zeitabhängige Verläufe (Abb. 6.**19**).

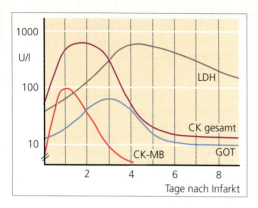

Abb. 6.**19** Verhalten der Serumaktivität einiger Enzyme nach frischem Herzinfarkt. LDH = Lactatdehydrogenase, GOT = Glutamat-Oxalacetat-Transaminase, CK = Kreatinkinase, CK-MB = herzmuskelspezifische CK

Differentialdiagnostisch ist der Herzinfarkt stets von der Angina pectoris (S. 228) abzugrenzen. Das wird in klinisch charakteristischen Fällen leicht sein, ist oft aber erst aus der Verlaufsbeobachtung sicher möglich. Weiterhin muß eine Lungenembolie (S. 289) differentialdiagnostisch ausgeschlossen werden, die sich oft durch Bluthusten zu erkennen gibt und zu keinem Enzymanstieg im Serum führt. Schließlich müssen alle jene Krankheiten abgegrenzt werden, die sich mit ihrem Schmerzbild in die Herzgegend projizieren können.

Therapie

Der Herzinfarkt ist eine lebensbedrohende Erkrankung. Daher ist mit der Behandlung unverzüglich zu beginnen, sobald die (Verdachts-)Diagnose – gestützt auf das Leitsymptom Herzschmerz, das EKG und die Herzenzyme – gestellt ist. Jede typische Angina pectoris, die trotz ausreichender Gabe von Nitropräparaten länger als 30 Minuten anhält, ist infarktverdächtig. Sind zwei der drei obengenannten Zeichen positiv, muß mit der Therapie begonnen werden.

Prähospitalphase

Bei Verdacht auf einen Herzinfarkt ist unter fortlaufender Therapie der Angina pectoris eine sofortige Krankenhausbehandlung notwendig. Zur Vorbereitung dienen die Beruhigung des Patienten und evtl. Ruhigstellung mit z. B. Diazepam sowie Schmerzbekämpfung mit z. B. Pethidin o. ä. Bei der Lagerung des Patienten orientiert man sich an der Kreislaufsituation, d. h. bei Hypotonie Kopftieflagerung; bei ausgeprägteren Schocksymptomen ist ein venöser Zugang erforderlich, um rasch medikamentös eingreifen zu können. Kommt es zu Rhythmusstörungen, wird mit den weiter unten besprochenen Maßnahmen versucht, diese zu beherrschen.

Bei Herzstillstand ist sofort mit der Reanimation zu beginnen (S. 246). Nach Einleitung der vorstehend skizzierten Frühbehandlung wird der Patient im Rettungswagen oder bei stabileren Kreislaufverhältnissen im Krankenwagen mit Arztbegleitung in ein Krankenhaus gebracht.

Krankenhausbehandlung des Infarktes

Im Krankenhaus ist es unter Fortführung der obengenannten Frühbehandlungsmaßnahmen auf der Intensivstation vorrangiges Ziel, die Infarktgröße zu begrenzen und die Infarktkomplikationen hintanzuhalten.

Der Versuch, durch Rekanalisierung der verschlossenen Koronararterie den bereifs eintretenden Schaden zu begrenzen, hat nur innerhalb von maximal 6 Stunden Aussicht auf Erfolg, da später die Herzmuskelnekrose so weit fortgeschritten ist, daß eine Reperfusion ohne Nutzen ist. Die Auflösung *(Lyse)* des die Koronararterie verschließenden Thrombus kann durch eine systemische Kurzzeitlyse mit Streptokinase versucht werden. Dazu werden z. B. 1,5 Mill. Einheiten Streptokinase intravenös innerhalb kurzer Zeit gegeben unter Kontrolle der Gerinnungsparameter, des EKG und der Herzenzyme. Auch Urokinase oder *t-PA* (tissue plasminogen activator) werden dazu eingesetzt. Nach Lyseende wird mit Heparin weiterbehandelt, um einem erneuten Verschluß der Koronararterie vorzubeugen. Den Erfolg der Lysebehandlung erkennt man am besten an der Rückbildung der ST-Hebung im EKG, womit bei etwa zwei Dritteln der Kranken gerechnet werden kann.

War die Lyse erfolgreich, so wird in Abhängigkeit vom klinischen Bild entweder unmittelbar danach oder später durch Koronarangiographie überprüft, ob dem Infarkt eine Gefäßstenose zugrunde lag, die mit perkutan transluminaler Koronarangioplastie *(PTCA)* behandelt werden kann. Dabei wird die koronarographisch dargestellte Stenose mit einem Ballonkatheter aufgesprengt (Abb. 6.20). Besonders bei Eingefäßerkrankungen kommt dieses Verfahren in Betracht. Nach einer PTCA muß mit Heparin einer erneuten Bildung eines Thrombus vorgebeugt werden. Ist wegen einer Mehrgefäßerkrankung eine PTCA nicht mehr möglich, wird geprüft, ob eine Bypass-Operation an den Herzkranzgefäßen in Betracht kommt.

Ist eine Lysebehandlung nicht mehr möglich, beschränkt sich die Behandlung auf die Gabe von Heparin, um einer Vergrößerung der Thrombose vorzubeugen. Späterhin kann der Patient auf andere Verfahren zur Antikoagulation umgestellt werden.

Gefürchtete *Komplikationen* des Herzinfarktes sind *Rhythmusstörungen*, die bei fast allen Infarktpatienten mit unterschiedlicher Intensität auftreten. Daher wird der Kranke sofort nach Krankenhausaufnahme auf der Intensivstation überwacht, um im Fall von Rhythmusstörungen sofort eingreifen zu können. Supraventrikuläre Tachykardien werden z. B. mit β-Blockern, ventrikuläre Extrasystolen mit Lidocain behandelt. Kammertachykardien werden durch Elektrokonversion und Lidocain zur Rezidivprophylaxe angegangen.

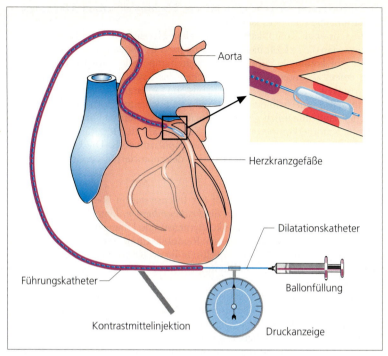

Abb. 6.20 Schematische Darstellung der perkutanen transluminalen koronaren Angioplastie (PTCA)

Im Falle bradykarder Rhythmusstörungen hilft Atropin, bei höhergradigen Blockierungen kann temporär ein Schrittmacher (S. 239) erforderlich werden.

Eine weitere mögliche Komplikation des frischen Infarktes ist die Herzinsuffizienz, die bis zum *kardiogenen Schock* führen kann. Ursache dafür ist der Untergang von Herzmuskelgewebe. Patienten mit *kardiogenem Schock* erkennt man an einer blassen, kaltschweißigen, oft zyanotisch verfärbten und schlecht durchbluteten Haut. Die Blutdruckamplitude ist klein. Es besteht eine ausgeprägte Tachykardie; die Harnbildung ist vermindert. Das Bewußtsein kann eingetrübt sein. Die Therapie des lebensbedrohlichen kardiogenen Schocks zielt auf Aufrechterhaltung des Kreislaufs, Verbesserung der Durchblutung, insbesondere im Bereich der Herzkranzarterien, sowie Steigerung der Pumpkraft des noch funktionstüchtigen Herzgewebes. Dazu werden Katecholamine (Dopamin, Dobutamin) im Perfusor gesteuert gegeben. Mit Vasodilatatoren wie Nitroglycerin versucht man, die sog. Nachlast zu senken. Die Prognose des kardiogenen Schocks ist ernst.

Die schwerste Komplikation des frischen Herzinfarktes stellt die *Herzmuskelruptur* dar, die sich oft in der 1. Woche nach Infarkteintritt ereignet. Infolge der Ruptur kommt es zu einer Herzbeuteltamponade. Infolgedessen kommt es zu einem abrupten Zusammenbrechen des Kreislaufs mit plötzlicher Bewußtlosigkeit und baldigem Atemstillstand. Charakteristischerweise findet man im EKG innerhalb der ersten Minuten noch einen normalen Herzrhythmus, der dann allmählich seine Regelmäßigkeit verliert und breit auseinanderlaufende Kammerkomplexe aufweist. Seltener als die Herzwandruptur ist die Ruptur des Herzseptums oder die eines Papillarmuskels. Die klinischen Ausfallszeichen richten sich nach der Größe des rupturierten Bereiches.

Infarktbehandlung in der Spätphase

Ist die Akutphase des Infarktes auf der Intensivstation überstanden, beginnt bei unkompliziertem Herzinfarkt die *Frühmobilisation*. Unter ärztlicher Überwachung werden vorsichtige krankengymnastische Übungen begonnen (Bettgymnastik), gefolgt von schrittweiser Remobilisation, so daß der Patient sich in der 3. Krankheitswoche wieder selbständig im Krankenhaus bewegen kann. Dabei ist darauf zu achten, ob Rhythmusstörungen oder erneute pektanginöse Beschwerden auftreten.

Medikamentös wird man die an die systemische Lyse anschließende Heparinbehandlung auf eine orale Therapie umstellen. Dazu kann Dicumarol (Marcumar) verwendet werden. Voraussetzung für einen Nutzen dieser Behandlung ist jedoch die konsequente Überwachung der Einstellung im therapeutischen Bereich. Auch Thrombozytenaggregationshemmer vom Typ der Acetylsalicylsäure werden verwendet. Aufgrund ihrer kardioprotektiven Wirkung vermögen schließlich auch β-Blocker und Nitrate die Infarktmortalität zu senken.

Nachsorge

Besonderer Beachtung bedarf die Nachsorge nach Beendigung der klinischen Behandlung des Herzinfarktes. Dazu gehört die Vermeidung aller unangebrachten körperlichen Belastungen ebenso wie die Durchführung eines vorsichtig dosierten Belastungstrainings. Die zum Infarktereignis führenden psychischen Streßfaktoren sollten möglichst ausgeschaltet werden. Selbstverständlich sind ferner ein absolutes Nikotinverbot sowie eine bestmögliche Kontrolle der den Herzinfarkt begünstigenden Risikofaktoren wie Übergewicht, Hochdruck und Diabetes mellitus.

Durch Koronarographie wird geprüft, ob die dem Infarkt zugrundeliegenden Koronarstenosen mit einer nichtoperativen *Angioplastie* oder mit einer *Bypass-Operation* behandelt werden können.

Bewährt haben sich zur besseren Wiedereingliederung in das Arbeitsleben spezielle Kurmaßnahmen, die vom überwiegenden Teil der Patienten als nutzbringend empfunden werden.

Prognose

Die Prognose des Herzinfarktes hängt vom Ausmaß und von der Lokalisation des infarzierten Gebietes ab. Darüber hinaus kommt der möglichst frühen Klinikaufnahme große Bedeutung zu. Die Frühletalität des frischen Infarktes beträgt etwa 30%. Zu dieser Letalität tragen vornehmlich die Komplikationen des Herzinfarktes wie schwere Rhythmusstörungen, kardiogener Schock, Herzwandruptur oder Herzwandaneurysmen bei. Die Spätprognose des Herzinfarktes steht in engem Zusammenhang mit den Erkrankungen, die einen Herzinfarkt auslösen und ihm zugrunde liegen, bzw. mit der Möglichkeit, solche Noxen auszuschalten.

Herzrhythmusstörungen

Erregungsbildung im Herzen

Der im rechten Vorhof lokalisierte *Sinusknoten* – nach den Erstbeschreibern auch Keith-Flack-Knoten genannt – steuert durch rhythmische Erregungsbildung die Herzfrequenz. Seine Tätigkeit wird vom autonomen Nervensystem gesteuert: Der Sympathikus wirkt frequenzsteigernd, der Vagus frequenzmindernd. Vom Sinusknoten breitet sich die Erregung diffus über die Vorhöfe zum *Atrioventrikularknoten* (AV-Knoten) aus und von dort über das His-Bündel zu den Herzkammern. Bei dem His-Bündel handelt es sich um ein spezifisches Reizleitungssystem, welches rascher Erregungen weiterleitet als die normale Kammermuskulatur. Das hat zur Folge, daß alle Abschnitte der Herzkammern praktisch gleichzeitig erregt werden. Fällt der Sinusknoten als Erregungszentrum aus, so tritt der AV-Knoten mit einer langsameren Frequenz an seine Stelle. Sollte auch dieser ausfallen, kann eine sog. Kammerautomatie mit noch geringerer Frequenz (unter 40/min) einspringen.

Gemeinsame Merkmale einer Herzrhythmusstörung umfassen Abnahme der körperlichen und geistigen Leistungsfähigkeit, unsystematischen Schwindel, Herzbeschwerden, Herzstolpern, Luftnot sowie plötzliche Bewußtlosigkeit.

Die verschiedenen klinisch bedeutsamen Herzrhythmusstörungen unterscheidet man am besten nach der Herzfrequenz in bradykarde und tachykarde Herzrhythmusstörungen. Daneben sind Extrasystolen als eine der häufigsten Formen der Herzrhythmusstörungen von Bedeutung.

Bradykarde Herzrhythmusstörungen
Pathophysiologie

Von einer Bradykardie spricht man bei einer Frequenz von unter 60 Schlägen pro Minute. Diese kann physiologisch sein bei gut trainierten Personen (Sportlerherz).

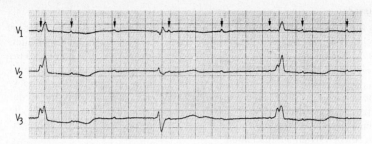

Abb. 6.**21** EKG (Brustwandableitungen, 50 mm/s) bei AV-Block III. Grades. Die Pfeile markieren die Vorhof-aktionen. Davon unabhängig einfallende Kammeraktionen

Ursache einer Bradykardie ist nicht selten eine toxisch oder arteriosklerotisch bedingte Störung im Reizleitungssystem des Herzens.

Diese kann grundsätzlich jeden Abschnitt der physiologischen Überleitung vom Vorhofknoten bis hin zur Kammermuskulatur betreffen. Als *sinuatrialen Block* bezeichnet man den Ausfall der Vorhofaktion. Ist die dadurch entstehende Pause lang genug, können sekundäre Erregungszentren in Aktion treten. Die Störung der Überleitung vom Vorhof zur Kammer wird als *atrioventrikulärer Block* bezeichnet. Von einem AV-Block I. Grades spricht man, wenn die Überleitungszeit im EKG mehr als 0,2 Sekunden beträgt. Da diese Blockbildung zu keiner klinisch nachweisbaren Störung führt, ist ihre Erkennung meist ein Zufallsbefund im EKG. Ein solcher Befund kann auch auf eine Überdosierung von Digitalispräparaten oder eine toxische Schädigung des Herzens hinweisen.

Als AV-Block II. Grades bezeichnet man die zunehmend längere Blockierung, die sich klinisch als Wenckebach-Symptomatik mit wechselnder Überleitung oder aber auch als fixfrequenter 2 : 1- oder 3 : 1-Block darstellen kann.

Ein AV-Block III. Grades ist die vollständige Blockierung der Überleitung vom Vorhof zur Kammer. Die Herzaktion wird dann durch Ersatzrhythmen, die ihren Ursprung im AV-Knoten oder aber auch in der Kammer haben, mit niedrigerer Frequenz als normal aufrechterhalten (Kammerautomatie) (Abb. 6.21).

Klinik und Diagnose

Eine Bradykardie verursacht in der Regel erst Beschwerden bei Frequenzen von unter 40 Schlägen pro Minute. Beschwerden können auch dann auftreten, wenn nach Ausbildung einer höhergradigen AV-Blockierung die Ersatzzentren nicht sofort einspringen. Es resultiert dann eine unterschiedlich lange Pause, in der es infolge der zerebralen Mangeldurchblutung zu Bewußtlosigkeit und Krämpfen kommen kann. Dieses Krankheitsbild bezeichnet man als

Adams-Stokes-Anfall. Die Diagnose einer Bradykardie gelingt in typischen Fällen bereits klinisch durch Pulsüberwachung und wird bestätigt durch das EKG zur genauen Analyse der Überleitungsstörung. Zur Erkennung von Adams-Stokes-Anfällen hat sich das 24-Stunden-EKG bewährt, welches die Pausen zwischen den Herzaktionen zu analysieren gestattet.

Therapie

Ein AV-Block II. und III. Grades oder ein Adams-Stokes-Anfall sind Indikationen zur unverzüglichen Behandlung der Reizleitungsstörung. Diese kann medikamentös sein oder in einer Schrittmacherimplantation bestehen.

Medikamentös richtet sich die Behandlung der Reizleitungsstörung nach der zugrundeliegenden Erkrankung. Die symptomatische Therapie der bradykarden Herzrhythmusstörungen umfaßt Behandlungsversuche mit Alupent oder Depot-Atropinpräparaten.

Führt diese Behandlung nicht zum Erfolg oder ist Eile geboten, muß die Herzaktion durch einen *Schrittmacher* stimuliert werden. Die Elektrostimulation des Herzens kann notfallmäßig mit einer bipolaren, in den Herzmuskel transinterkostal eingeführten Elektronadel vorgenommen werden. Wegen möglicher Komplikationen ist diese Methode jedoch weitgehend verlassen bzw. ausgesprochenen Notfällen vorbehalten. Zur vorübergehenden Elektrostimulation des Herzens gilt die transvenöse Stimulation als Methode der Wahl. Dabei wird von einer peripheren Vene aus unter röntgenologischer Kontrolle ein Schrittmacherkatheter in den rechten Ventrikel vorgeschoben. Dort wird versucht, die Sondenspitze im Myokard zu verhaken. Durch Probestimulation unter laufender EKG-Kontrolle überzeugt man sich, ob der Stimulationskatheter korrekt liegt und die gegebenen Impulse vom Myokard beantwortet werden. Zusätzlich überprüft man die sog. Impulsschwelle, die ein Maß für die Überleitung vom Stimulationskatheter zum Myokard darstellt.

Als Impulsgeber kommen für die *temporäre* Herzstimulation batteriebetriebene Geräte in Betracht, bei denen die Frequenz wie auch die Stromstärke von außen leicht eingestellt werden können. Um ein Einfallen der Schrittmacherimpulse in die Herzaktion zur falschen Zeit zu vermeiden (Gefahr des Herzflimmerns), hat es sich bewährt, sog. Demand-Schrittmacher zu verwenden. Deren Funktion wird von der R-Zacke des EKG gesteuert. In diesen Fällen tritt der Schrittmacher erst in Aktion, wenn eine vorgewählte Mindestfrequenz unterschritten wird.

Ist durch den temporären Schrittmacher die lebensbedrohliche Bradykardie erst einmal überwunden, kann in einer zweiten Sitzung ein *permanenter Schrittmacher* gelegt werden (Abb. 6.22). Dazu wird eine Batterie subkutan am Thorax implantiert und die Stimulationssonde ähnlich wie beim temporären Schrittmacher transvenös zum rechten Herzen vorgeschoben. Die Funktionsweise eines permanenten Schrittmachers wird durch Buchstaben kenntlich gemacht. Der erste Buchstabe bezeichnet die stimulierte Kammer (V = Ven-

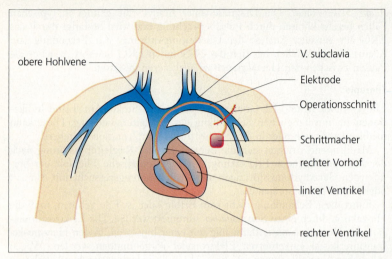

Abb. 6.**22** Schematische Darstellung eines auf der linken Thoraxseite subkutan implantierten Schrittmachers mit transvenöser Elektrode im rechten Ventrikel

trikel, A = Atrium, D = doppelt, d. h. A + V). Der zweite Buchstabe steht für die wahrnehmende Kammer. Der dritte Buchstabe gibt die Betriebsform des Schrittmachers an (T = Triggerung, I = Inhibierung, D = doppelt, d. h. P-synchron, R-inhibiert). Neuerdings verwendet man auch programmierbare Schrittmacher, was durch zusätzliche Buchstaben verdeutlicht wird. Abb. 6.**23** zeigt das Thorax-Röntgenbild eines Schrittmacher-Patienten.

Träger eines Herzschrittmachers bedürfen einer intensiven und regelmäßigen Überwachung. Unmittelbar nach Implantation eines temporären oder permanenten Schrittmachers wird üblicherweise auf einer Intensivpflegestation die Funktion des Gerätes überwacht, um sicherzustellen, daß die Schrittmacherelektrode ausreichend im Herzen fixiert ist. Die Langzeitkontrolle der Schrittmacherträger hat den Sinn, frühzeitig eine Batterieerschöpfung zu erkennen. Störungen können unmittelbar durch eine Abnahme der Pulsfrequenz erkannt werden, während im EKG noch normale Schrittmacherimpulse angezeigt werden. Droht eine Erschöpfung der Batterie, so kann diese unter Weiterbenutzung des Stimulationskatheters ohne größere Schwierigkeiten ausgetauscht werden.

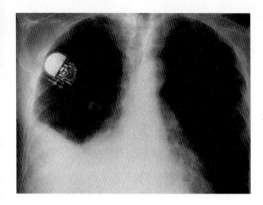

Abb. 6.**23** Röntgenbild des Thorax mit rechtsseitigem Erguß bei durch Schritt-macher behandelter brady-karder Herzinsuffizienz

Tachykarde Herzrhythmusstörungen

Ätiologie

Wie Tab. 6.**1** (S. 191) zeigt, ist die normale Herzfrequenz deutlich abhängig vom Lebensalter. Beim Erwachsenen spricht man von Tachykardie, wenn die Herzfrequenz auf über 100 Schläge pro Minute ansteigt. Die Ursachen einer Tachykardie sind vielfältig und unterschiedlich.

Eine Sinustachykardie kann Folge körperlicher Belastung oder Aufregung sein. Auch eine Schilddrüsenüberfunktion führt zur Sinustachykardie. Nicht selten deutet eine Tachykardie auf einen Volumenmangel oder einen Kreis-laufschock hin.

Bei Temperaturerhöhung tritt ebenfalls eine Beschleunigung der Herzak-tion auf, die im Mittel etwa 10 Schläge pro Minute je Grad Celsius ausmacht. Allerdings gibt es Ausnahmen von dieser Regel: Bei Typhus und Miliartuber-kulose kann der Puls verlangsamt sein.

Bei den bisher besprochenen Erkrankungen ist die Tachykardie Ausdruck einer Reaktion des Herzens auf die zugrundeliegende Krankheit. Davon ab-zugrenzen ist die primäre Sinustachykardie, die nicht mit anderen Krankhei-ten in Verbindung steht. Wegen ihrer unterschiedlichen klinischen Bedeutung und der differenten Therapie ist die Abgrenzung verschiedener Formen der Tachykardie wichtig.

Vorhofflattern und Vorhofflimmern

Pathophysiologie

Von *Vorhofflattern* spricht man, wenn die Vorhoffrequenz etwa 150–300 Schläge pro Minute ausmacht. Bei noch höheren Frequenzen spricht man von Vorhofflimmern. Die Kammerfrequenz ist bei diesen Erkrankungen je-doch in der Regel deutlich niedriger, wobei das Überleitungsverhältnis bei

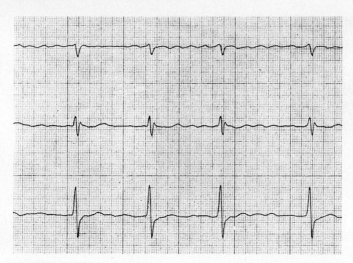

Abb. 6.**24** EKG (Standardableitun- Unterschiedliche Abstände zwischen
gen, 50 mm/s) bei Vorhofflimmern. den einzelnen Herzaktionen
Ableitung I zeigt die Flimmerwellen.

2 : 1 bis 4 : 1 zu liegen pflegt. Läßt sich kein exaktes Überleitungsverhältnis
feststellen, so handelt es sich um eine *absolute Arrhythmie.* Man findet Vorhofflattern z. B. bei Überdehnung des rechten Vorhofs infolge eines Herz-
fehlers (S. 207), bei Schilddrüsenüberfunktion oder bei entzündlichen
Herzerkrankungen.

Klinik und Therapie

Klinisch können Beschwerden bei Vorhofflimmern vollkommen fehlen, sofern
die Herzfrequenz insgesamt noch im Normalbereich liegt. Zur sicheren Diagnose wird das EKG benutzt, das eine genaue Beurteilung der Vorhoftätigkeit
sowie der Erregungsüberleitung auf die Kammer ermöglicht (Abb. 6.**24**). Die
Behandlung zielt in diesen Fällen zunächst auf Verbesserung des Grundleidens, um die Ursache des Flimmerns auszuschalten. Eine Indikation zur Behandlung des Vorhofflimmerns bzw. -flatterns besteht jedoch bei hoher Kammerfrequenz, da es dann infolge mangelnder Füllung des Herzens zwischen
den einzelnen Herzaktionen sowie infolge der fehlenden Koordinierung zwischen Vorhof- und Kammeraktion zu einem Abfall der pro Minute vom Herzen beförderten Blutmenge kommen kann. Durch hohe Dosen von Digitalis
kann versucht werden, die rasche Überleitung der Erregung auf die Herzkammer zu verhindern. Zusätzlich kann ein Behandlungsversuch mit Chinidin
oder Verapamil gemacht werden.

Paroxysmale Tachykardie

Pathophysiologie

Als paroxysmale Tachykardie wird die anfallsartige Steigerung der Herzfrequenz auf 120–200 Schläge pro Minute bezeichnet. Dabei kommt es infolge ungenügender Füllung der Ventrikel zu einem Absinken des Herzminutenvolumens und daher zu Schwindel und Ohnmacht. Man unterscheidet *supraventrikuläre Tachykardien*, die im Sinusknoten, dem Vorhofmyokard oder dem Atrioventrikularknoten ihren Ausgang nehmen, von *ventrikulären Tachykardien*, die in der Kammer entstehen.

Hochfrequente Kammertachykardien werden als Kammerflattern bezeichnet, hochfrequente unregelmäßige Herzaktionen als Kammerflimmern (Abb. 6.**25**). Ursächlich liegen meist Herzmuskelerkrankungen oder rheumatische Erkrankungen des Herzens zugrunde. Im Gegensatz zu den supraventrikulären Tachykardien sind die ventrikulären Tachykardien infolge der unphysiologischen Erregungsausbreitung in der Herzkammer wie auch infolge der tachykardiebedingten schlechten Füllung der Ventrikel von einem deutlichen Abfall des Herzzeitvolumens begleitet.

Klinik und Diagnose

Klinisch findet man bei Patienten mit paroxysmaler Tachykardie häufig plötzlich einsetzendes Herzrasen, Schwindelneigung, Blässe und einen kleinen, hochfrequenten Puls. Als beweisend für eine supraventrikuläre Tachykardie findet man im EKG korrespondierend zu jeder Kammeraktion eine Vorhofaktion. Demgegenüber erkennt man die ventrikuläre Tachykardie an dem typischen EKG (Abb. 6.**25**).

Therapie

Die Behandlung der supraventrikulären Tachykardie beginnt mit Beruhigung des Patienten sowie dem Versuch, durch eine stärkere Vagusreizung (z. B. durch Druck auf den Karotissinus oder auf den Augapfel) die Herzfrequenz zu vermindern. Medikamentös versucht man, mit Digitalisgaben in höherer Dosierung oder Substanzen vom Typ des Verapamils die paroxysmale Tachykardie zu beenden. Schließlich können solche Medikamente eingesetzt werden, welche die Erregungsausbreitung behindern, wie beispielsweise Ajmalin. Auch β-Rezeptoren-Blocker sind angewendet worden. Diese dürfen wegen der Gefahr einer Blockierung der Erregungsausbreitung nie mit Verapamil zusammen gegeben werden.

Die Behandlungsmethode der Wahl bei der ventrikulären Tachykardie ist die elektrische Kardioversion. Bei dieser *Elektrokonversion* wird mit Hilfe zweier Elektroden, die auf die Brustwand aufgesetzt werden, kurzfristig dem Herzen ein Stromstoß zugeführt, welcher die Flimmerwellen unterdrückt, woraufhin sich insbesondere bei gleichzeitiger medikamentöser Therapie ein Si-

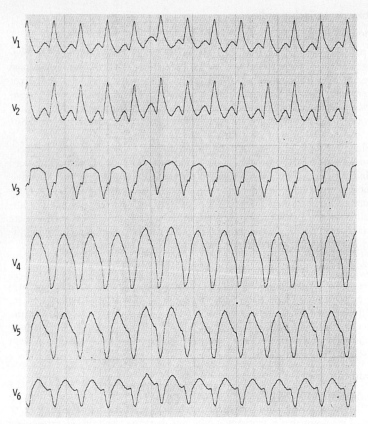

Abb. 6.**25** EKG (Brustwandableitungen, 50 mm/s) bei ventrikulärer Tachykardie

nusrhythmus einstellt. Es hat sich bewährt, den exakten Zeitpunkt der Elektrokonversion vom EKG steuern zu lassen.

Extrasystolen

Pathophysiologie

Extrasystolen sind Sonderschläge des Herzens, die in seinen Grundrhythmus eingestreut sind (Abb. 6.**26**). Man unterscheidet nach dem Entstehungsort ventrikuläre und supraventrikuläre Extrasystolen. Diese treten physiologischerweise vereinzelt bei jedem Menschen auf. Digitalisüberdosierung oder

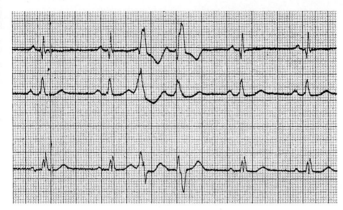

Abb. 6.**26** EKG (Standardableitungen, 25 mm/s) mit gedoppelten ventrikulären Extrasystolen

eine Hypokaliämie begünstigen ihr Auftreten. Sie gelten als harmlos, solange
sie vereinzelt auftreten. Sie können jedoch auch salvenförmig einfallen und
Ausgangspunkt einer ventrikulären Tachykardie sein. Voraussetzung dafür ist
meistens eine erhöhte Depolarisationsbereitschaft einzelner Herzabschnitte,
beispielsweise infolge vorausgegangener Entzündungen.

Klinik

Die Patienten bemerken Extrasystolen oft als Herzstolpern. Dies ist insbesondere dann der Fall, wenn eine sog. kompensatorische Pause auftritt oder
Extrasystolen gehäuft einfallen. Die Diagnose einer Extrasystolie gelingt
durch längerfristige EKG-Kontrolle (z. B. 24-Stunden-EKG, S. 193).

Die ventrikuläre Extrasystolie wird häufig klassifiziert nach Lown, gebräuchlich ist jedoch auch eine deskriptive Charakterisierung wie z. B. mono-
tope/polytope ventrikuläre Extrasystolen (VES), VES-Paare, -Salven u. ä.

Therapie

Bei der Behandlung von Herzrhythmusstörungen berücksichtigt man die zugrundeliegende Erkrankung (z. B. Elektrolytstörung, Hyperthyreose) und versucht, die meist bestehende Myokardischämie zu bessern.

Die *Indikation* zur antiarrhythmischen Therapie sollte generell streng gestellt werden. Entschließt man sich zur antiarrhythmischen Therapie, sind
sorgfältige Verlaufskontrollen unter Einschluß des 24-Stunden-EKG erforderlich, um eine paradoxe Verschlechterung der Rhythmusstörungen nicht zu
übersehen.

Alternativ zur medikamentösen Therapie tachykarder Rhythmusstörungen steht eine Reihe anderer Verfahren zur Verfügung wie die elektrische anti-tachykarde Stimulation, die Katheter- oder chirurgische Ablation bestimmter Leitungsbahnen und die Implantation eines Defibrillators.

Notmaßnahmen bei Herzstillstand

Rhythmusstörungen des Herzens, ein frischer Herzinfarkt (S. 230), eine massive Lungenembolie (S. 289) sowie Intoxikationen (S. 702) können zu einem Herz- bzw. Kreislaufstillstand führen. In dieser Situation ist höchste Eile geboten. Die Diagnose wird daher zuallererst klinisch gestellt aus den Leitsymptomen: Bewußtlosigkeit, fehlender Puls, keine erkennbare Atmung oder Schnappatmung. Graufahle Hautblässe und weite lichtstarre Pupillen ergänzen das Bild.

Die unverzüglich zu beginnende Behandlung umfaßt folgende Punkte:

❖ Atemwege freimachen,
❖ Beatmung,
❖ Zirkulation durch Herzmassage aufrechterhalten.

Die Herzmassage wird als sog. äußere (externe) Herzmassage durch rhythmische Kompression des Brustkorbs ausgeübt (Abb. 6.27 a). Voraussetzung dazu ist, daß der Patient auf einer harten Unterlage liegt. Bei im Bett liegenden Patienten kann ein Brett unter den Brustkorb geschoben werden. Bei der äußeren Herzmassage wird der Brustkorb etwa 40mal pro Minute in Richtung auf die Wirbelsäule zusammengepreßt, wodurch das Herz komprimiert wird und ein gewisser Minimalkreislauf aufrechterhalten werden kann.

Komplikationen der externen Herzmassage sind Brüche der Rippen sowie des Brustbeins. Seltener finden sich Einblutungen in die Lungen und den Herzbeutel.

Parallel zur Herzmassage muß die Atmung aufrechterhalten werden. Falls erforderlich, werden dazu zunächst die Atemwege freigemacht durch Entfernung von Fremdkörpern aus dem Mund und Rachenraum. Danach kann die Beatmung als Mund-zu-Mund-Beatmung (Abb. 6.27 b) durchgeführt werden. Wichtig ist, daß der Kopf des Patienten genügend nach hinten gestreckt wird. Selbstverständlich muß bei der Mund-zu-Mund-Beatmung die Nase zugehalten werden, um eine Aufblähung der Lunge zu erreichen. Falls verfügbar, kann auch ein sog. Doppeltubus (Abb. 15.2 c, S. 703) verwendet werden, dessen eine Hälfte in den Mund des Patienten eingeführt wird, wodurch gleichzeitig die Zunge von den Atemwegen weggedrückt wird. Die andere Hälfte des Doppeltubus nimmt der Helfer zur Beatmung in den Mund. Noch einfacher ist die Beatmung mit Hilfe einer Atemmaske und eines Atembeutels (sog. Ambu-Beutel).

Herzmassage und Beatmung müssen kombiniert durchgeführt werden, wenn die Notmaßnahmen Erfolg haben sollen. Aus diesem Grund sollten die

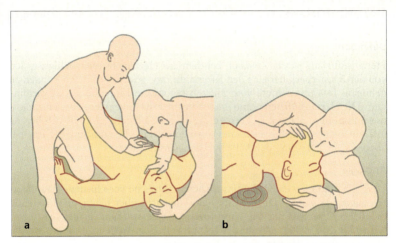

Abb. 6.**27** a u. **b** **a** Externe Herzmassage, **b** Mund-zu-Mund-Beatmung

Notmaßnahmen wenn möglich von zwei Helfern vorgenommen werden, wobei auf drei rhythmische Thoraxkompressionen zur Herzmassage eine Beatmung folgen sollte.

Die Effektivität dieser Notmaßnahmen zeigt sich an einem tastbaren Puls an der Femoralis oder Karotis sowie an einer Wiederkehr der Spontanatmung. Die Erfolgsaussichten sind um so größer, je frühzeitiger die Notmaßnahmen begonnen werden. Darüber hinaus beeinflußt die zugrundeliegende Erkrankung, wie beispielsweise die Größe des Herzinfarktes oder die Art der Rhythmusstörung, die Prognose.

Die skizzierten Notmaßnahmen sollten durchgeführt werden, bis ein Arzt eintrifft und umfassendere Wiederbelebungs-(Reanimations-)Maßnahmen durchgeführt werden können. Dazu gehören die EKG-Kontrolle der Herzaktion, um zwischen Herzstillstand und Herzflimmern unterscheiden zu können, sowie ggf. eine elektrische Defibrillation. Bei länger notwendiger Beatmung sollte eine orotracheale Intubation erfolgen. Medikamentös wird die bei Kreislaufstillstand rasch einsetzende Azidose durch Natriumbicarbonatlösung behandelt. Mit Medikamenten wie Adrenalin, Arterenol, Dopamin und Dobutamin wird versucht, durch Vasokonstriktion den Blutdruck anzuheben.

Herzinsuffizienz

Definition

Herzinsuffizienz ist ein Zustand, bei dem das Herz nicht mehr fähig ist, den von der Körperperipherie an den Kreislaufmotor gestellten Anforderungen zu genügen. Das pro Minute vom Herzen beförderte Blutvolumen ist vermindert. Die Herzinsuffizienz kann die rechte oder die linke oder beide Herzkammern betreffen. Schwerere Formen der Herzinsuffizienz machen sich bereits in Ruhe bemerkbar. Bei leichteren Formen wird die Herzinsuffizienz erst bei körperlicher Belastung deutlich (Belastungsinsuffizienz).

Ätiologie

Ursächlich können einer Herzinsuffizienz zahlreiche verschiedene Krankheiten zugrunde liegen. Tab. 6.2 gibt eine Übersicht über häufig anzutreffende mögliche Ursachen der Herzinsuffizienz. Diese werden bei den einzelnen Erkrankungen näher erläutert. Trotz der vielschichtigen Ätiologie ist die Herzinsuffizienz das gemeinsame Endresultat.

Tabelle 6.**2** Mögliche Ursachen einer Herzinsuffizienz

- Herzklappenfehler
- Herzinfarkt
- Herzwandausbuchtung (Aneurysma)
- Herzmuskelentzündung
- Rhythmusstörungen
- Sauerstoffmangel
- Einengung des Herzbeutels
- Herzbeutelerguß
- Bluthochdruck
- toxische Herzmuskelschädigung

Pathophysiologie

Eine Herzinsuffizienz entsteht bei abnormer Volumenbelastung des Herzens, kann aber auch Folge eines Volumenmangels sein. Eine erhöhte Nachlast (z. B. Hypertonie) führt ebenso zur Herzinsuffizienz wie eine starke Vasodilatation. Störungen der Kontraktilität (z. B. nach Herzinfarkt) und Veränderungen der Herzfrequenz über eine kritische Grenze hinaus können ebenfalls in eine Herzinsuffizienz münden.

Bei einer Insuffizienz des linken Herzens staut sich das Blut im kleinen (Lungen-)Kreislauf; bei Rechtsherzinsuffizienz findet sich der Rückstau in den großen Körpervenen.

Klinik und Diagnose

Eine *Linksherzinsuffizienz* kann entsprechend ihren vielfältigen Ursachen klinisch sehr unterschiedlich in Erscheinung treten: Atemnot (Dyspnoe) ist häufig das früheste Symptom. In leichteren Fällen tritt sie nur bei Belastung auf (Belastungsdyspnoe); in schwereren Fällen von Linksinsuffizienz macht sie sich schon in Ruhe bemerkbar (Ruhedyspnoe), und in schwersten Fällen kann der Patient nicht mehr flach im Bett liegen, sondern ringt mit aufgestützten Armen nach Luft (Orthopnoe). Infolge des durch die Herzinsuffizienz gestörten Gasaustausches in der Lunge besteht bei dem Patienten meist eine deutliche Blaufärbung der Haut und Schleimhaut (Zyanose) (Tab. 6.3). Charakteristisch für die Linksherzinsuffizienz ist das sog. Herzasthma: Anfälle von Luftnot, die typischerweise nachts auftreten. Als Folge der Lungenstauung kann ein *Lungenödem* entstehen, das an rasch zunehmender Atemnot, brodelndem Atemgeräusch und evtl. blutig schaumigem Sputum für den Arzt schon beim Eintreten in das Zimmer des Patienten zu erkennen ist. Zyanose, Tachykardie, Schweißausbruch sowie Todesangst vervollständigen das klinische Bild dieses lebensbedrohlichen Zustandes (s. auch S. 335).

Das Röntgenbild der Lunge zeigt bei Linksherzinsuffizienz eine vermehrte periphere Gefäßfülle und eine deutliche Erweiterung der zentralen Lungengefäße (Stauungslunge, Abb. 6.28). Liegt ein Lungenödem vor, so erkennt man röntgenologisch eine weichwolkige Eintrübung der Lungen.

Typisches klinisches Zeichen einer *Rechtsherzinsuffizienz* ist eine Druckerhöhung in den zentralen Venen, in schweren Fällen mit zusätzlicher Stauung auch der Halsvenen. Ödeme finden sich bei Rechtsinsuffizienz vorwiegend im Bereich der abhängigen Körperpartien, d. h. beim ambulanten Patienten in den Beinen und bei bettlägerigen Kranken im Rücken (Anasarka). Als Zeichen der Druckerhöhung im Bauchraum findet man häufig eine Stauungsleber, die meist weich und druckdolent ist. Die Leberfunktion wird bei solcher Leberstauung jedoch erst im Spätstadium klinisch erkennbar vermindert sein. Eine Blutstauung im Bereich des Magen-Darm-Kanals kann zu Appetitlosigkeit und Übelkeit bis hin zum Erbrechen führen. Eine Rechtsherzinsuffizienz kann auch die Nierenfunktion beeinträchtigen. In solchen

Tabelle 6.**3** Symptome bei Herzinsuffizienz

Rechtsherzinsuffizienz	Linksherzinsuffizienz
Zyanose	Orthopnoe
Halsvenenstauung	Lungenstauung
Stauungsleber	Pleuraerguß
Aszites	Lungenödem
Beinödeme	
Anasarka	

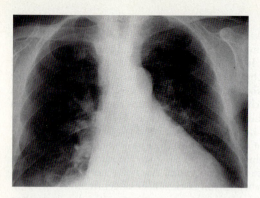

Abb. 6.**28** Röntgenbild des Thorax mit allseits deutlich vergrößertem Herzen und Stauung der zentralen Lungengefäße

Fällen findet man eine Verminderung der Harnmenge, eine Eiweißausscheidung im Urin (Proteinurie) sowie Erythrozyten im Harn.

Charakteristisches Zeichen einer Herzinsuffizienz ist eine nächtliche Harnflut *(Nykturie)*. Dabei wird das tagsüber in Form von Ödemen, zumeist der unteren Extremitäten, eingelagerte Wasser nachts infolge der durch die Ruhe verbesserten Herzfunktion rückresorbiert und dann renal ausgeschieden.

Von Globalinsuffizienz spricht man, wenn eine Rechts- wie Linksherzinsuffizienz vorliegt.

Die *Diagnose* einer Herzinsuffizienz wird klinisch gestellt anhand des Zusammentreffens der typischen o. g. Symptome.

Der Schweregrad der Herzinsuffizienz wird nach der verbliebenen Leistungsfähigkeit geschätzt (Tab. 6.**4**).

Tabelle 6.**4** Einteilung des klinischen Schweregrades von Herzkrankheiten nach der New York Heart Association (NYHA)

Grad I	Herzkranke ohne Einschränkung der körperlichen Leistungsfähigkeit
II	Patienten mit leichter Einschränkung der körperlichen Leistungsfähigkeit
III	Patienten mit starker Einschränkung der körperlichen Leistungsfähigkeit, bei Ruhe jedoch beschwerdefrei
IV	Patienten, die ohne Beschwerden keine körperliche Tätigkeit mehr ausüben können

Therapie

Die Behandlung einer Herzinsuffizienz richtet sich nach der zugrundeliegenden Erkrankung und berücksichtigt das Ausmaß der Insuffizienz. Im allgemeinen beginnt die Behandlung mit Bettruhe zur körperlichen Schonung des Patienten. Die Patienten sollten mit aufgerichtetem Oberkörper und leicht herabhängenden Beinen gelagert werden (sog. Herzlagerung).

Besteht eine Übergewichtigkeit, wird man versuchen, das Herz durch Gewichtsverminderung zu entlasten. Bei Patienten mit starker Herzinsuffizienz kann die Gabe von milden Sedativa nützlich sein. Gleichzeitig vorhandene Ödeme versucht man durch eine kochsalzarme Diät bzw. mit Unterstützung von Diuretika (s. unten) auszuschwemmen.

Die *medikamentöse Therapie* der Herzinsuffizienz berücksichtigt verschiedene Angriffspunkte: Steigerung der Kontraktionskraft des Herzens; Senkung der vom Herzen zu pumpenden Blutmenge (sog. Vorlast); Verringerung des Förderdruckes (sog. Nachlast).

Im Mittelpunkt der klassischen medikamentösen Behandlung der Herzinsuffizienz stehen die Herzglykoside (Digitalispräparate). Sie haben ihren Namen von ihrem chemischen Aufbau, der aus einem Zuckeranteil (Glykosid) und einem Sterinanteil besteht. Herzglykoside vermögen das Ausmaß, die Kraft und die Schnelligkeit der systolischen Kontraktion des Herzmuskels zu steigern. Darüber hinaus hemmen Glykoside die Reizbildung und führen zu einer Verlangsamung der Herzfrequenz. Bei schweren Fällen einer Herzinsuffizienz beginnt man die Behandlung mit intravenöser Digitalisgabe. Anderenfalls reicht eine orale Digitalismedikation aus. Die gebräuchlichen Herzglykoside (Digoxin, Digitoxin) unterscheiden sich durch ihre Resorptionsquote und ihre Abklingquote.

Zu Beginn der Behandlung wird eine höhere Dosierung gegeben und später nach den individuellen Gegebenheiten eine Erhaltungsdosis ermittelt. Die heute mögliche Bestimmung der Serumkonzentration der Herzglykoside hilft, die richtige Dosis zu finden. Eine Überdosierung von Digitalis führt unter anderem zu Extrasystolen in Form eines Pulsus bigeminus, zu Vorhofflimmern, AV-Blockierungen, Übelkeit, Erbrechen oder Gelbsehen. Bei der Digitalisbehandlung ist zu beachten, daß gleichzeitige Calciumgabe die Digitaliswirkung verstärkt und eine Kaliumgabe diese vermindern kann.

Die Senkung der *Vorlast* wird erreicht durch Diuretika, welche durch Steigerung der Urinproduktion dem Körper Wasser entziehen, sowie durch Substanzen vom Typ des Nitroglycerins, das den Druck im kleinen Kreislauf senkt. Diuretika werden gern gegeben bei Digitalisunverträglichkeit und starken Ödemen. Bei der Verwendung von Diuretika ist zu beachten, daß die rasch wirkenden häufig auch einen unerwünschten Kaliumverlust hervorrufen. Daher werden zur Dauerbehandlung gern sog. Aldosteronantagonisten verwendet, welche das natriumretinierende Hormon Aldosteron hemmen.

Die Verminderung der *Nachlast* wird erreicht durch gefäßerweiternde Mittel (Vasodilatantien, von denen besonders die ACE-Hemmer einen günstigen Effekt haben).

Sind die Möglichkeiten der vorstehend besprochenen symptomatischen Therapie einer chronischen Herzinsuffizienz ausgeschöpft und kommt auch eine kausale Behandlung (z. B. Herzklappenoperation) nicht in Betracht, spricht man von einer therapierefraktären Herzinsuffizienz. In dieser im übrigen ausweglosen Situation kann bei gutem Allgemeinzustand und jüngerem Alter heutzutage eine *Herztransplantation* erwogen werden.

In Ergänzung der vorstehend skizzierten allgemeinen Behandlungsrichtlinien einer Herzinsuffizienz können bei lebensbedrohlichen Erkrankungen wie dem *Lungenödem* zusätzliche sofortige intensivmedizinische Maßnahmen notwendig sein. Die Schwester setzt den Patienten auf, sorgt für frische, kühle Luft oder direkte Sauerstoffgabe und versucht, den Patienten zu beruhigen. Nitroglycerinkapseln helfen, den Druck im kleinen Kreislauf abzusenken. Mit Gabe eines rasch wirkenden Diuretikums (z. B. Furosemid) oder durch einen Aderlaß wird versucht, die Blutmenge und damit die Lungenstauung zu verringern. Sauerstoffbeatmung und medikamentöse Sedierung ergänzen die ohnedies erforderliche herzstützende Therapie mit Digitalis (s. auch S. 251).

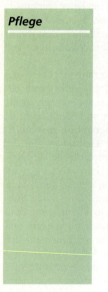

Pflege

Pflege bei Patienten mit Herzerkrankungen

Die Pflege von Patienten mit Herzerkrankungen beruht auf der aus sorgfältiger Krankenbeobachtung hergeleiteten Pflegesituation und den daraus resultierenden Pflegezielen.

In lebensbedrohlichen Situationen gehört die Einleitung lebensrettender Sofortmaßnahmen zeitgleich mit der Alarmierung des Arztes zu den Aufgaben des Pflegepersonals. Eine regelmäßige Schulung ist notwendig, um in diesen Situationen adäquat mithelfen zu können.

Patienten erleben die Herzerkrankung – seien es Rhythmusstörungen oder Schmerzen/Atemnot bei der koronaren Herzkrankheit – als einschneidendes, möglicherweise lebensbedrohendes Ereignis. Wenn Ursachen der Herzerkrankung in der Lebensführung oder den Lebensgewohnheiten zu vermuten sind, wie z. B. bei starkem Nikotinkonsum, zu kalorienreichem bzw. fettreichem Essen oder mangelnder Bewegung, ist es die Aufgabe der Pflegenden gemeinsam mit dem behandelnden Arzt, für eine regelmäßige Medikamenteneinnahme zu sorgen und dem Patienten durch Information eine Änderung der Lebensführung nahezubringen.

Pflegesituation

Herzinsuffizienz (Patient mit Atemnot, Zyanose, Tachykardie, Unruhe, Angst)

Pflegeziel: Linderung der Atemnot.

Pflegerische Maßnahmen: Lagerung: Oberkörper erhöht, möglichst auch Arme erhöht lagern. Evtl. ist Lehnstuhlbehandlung vorzuziehen. Sauerstoff nach Arztanweisung. Auf Zyanose der Lippen und Akren achten. Dokumentation von Puls und Blutdruck. Für eine ruhige Umgebung des Patienten sorgen. Verständnisvolle erklärende Gesprächsführung.

Begründung und Erläuterung: Ruhig gelegenes, gut gelüftetes und niedrig temperiertes Krankenzimmer. Mitpatienten sollen das Ruhebedürfnis des Patienten beachten. Gleiches gilt für Besucher.

Eingeschränkte Mobilität durch Herzschwäche

Pflegeziel: Unterstützung.

Pflegerische Maßnahmen: Bettruhe soweit notwendig. Unterstützung bei der Körperpflege je nach Belastbarkeit.

Begründung und Erläuterung: Um die verbliebene Selbständigkeit zu erhalten, wird die pflegerische Unterstützung der bestehenden Leistungsfähigkeit angepaßt.

Lungenödem (Atemnot mit rasselndem Atemgeräusch)

Pflegeziel: Notsituation beherrschen.

Pflegerische Maßnahmen: Sofort Arzt informieren. Oberkörper hoch, Beine tief lagern. Sauerstoffgabe nach Arztanweisung. Beobachtung des Sputums (blutig, schaumig). Kontrolle und Dokumentation der Vitalzeichen. Patient nicht allein lassen bis zur evtl. Verlegung auf die Intensivstation.

Begründung und Erläuterung: Das Lungenödem ist eine lebensbedrohliche Folge des Linksherzversagens und erfordert sofortige intensivmedizinische Versorgung des Patienten.

Angina pectoris

Pflegeziele: Angst nehmen, Schmerzen lindern.

Pflegerische Maßnahmen: Patient nicht allein lassen; Ruhe vermitteln. Sofort Arzt informieren. Nach Arztanweisung Medikamente (Nitropräparate) geben. Vitalzeichen kontrollieren und dokumentieren. Bettruhe einhalten lassen, Anstrengungen vermeiden. Sauerstoffzufuhr vorbereiten.

Begründung und Erläuterung: Der Patient muß darüber informiert werden, daß er seine Bedarfsmedikation immer bei sich haben sollte. Bettruhe und die verringerte körperliche Belastung sollen den Sauerstoffbedarf des Herzens herabsetzen.

Pflegesituation

Herzinfarkt

Pflegeziel: Überwindung der lebensbedrohlichen Situation.

Pflegerische Maßnahmen: Schon bei Verdacht sofort Arzt informieren. Verlegung des Patienten auf Intensivstation vorbereiten.

Begründung und Erläuterung: Die lebensbedrohliche Situation und insbesondere die Gefahr von Rhythmusstörungen erfordern eine engmaschige intensivmedizinische Beobachtung, um in allen Phasen des Infarktes entsprechend reagieren zu können.

Verlegung des Infarktpatienten auf die Normalstation

Pflegeziel: Bei der Überwindung des lebensbedrohlichen Ereignisses helfen.

Pflegerische Maßnahmen: Ein möglichst ruhiges, helles Patientenzimmer anbieten. Ausführlichen Übergabebericht der Intensivstation genau durchsehen, um bisherigen evtl. komplikationsreichen Krankheitsverlauf zu kennen. Gespräche des Patienten über seine Erfahrungen auf der Intensivstation fördern.

Begründung und Erläuterung: Sowohl der Herzinfarkt als auch die intensivmedizinische Versorgung werden vom Kranken oft als stark belastend empfunden.

Rhythmusstörung

Pflegeziele: Frühzeitige Erkennung. Blutung vermeiden.

Pflegerische Maßnahmen: Regelmäßig Puls und Blutdruck kontrollieren. Evtl. den Patienten nach Herzschmerzen fragen, ggf. Arzt informieren. Antikoagulantientherapie. Keine intramuskulären Spritzen! Evtl. entsprechendes Schild am Bett des Patienten anbringen.

Begründung und Erläuterung: Patienten mit Vorhofflimmern neigen zu arteriellen Embolien, zu deren Prophylaxe oft eine Antikoagulantien-Therapie durchgeführt wird.

Leistungsschwäche

Pflegeziele: Remobilisierung. Nikotinabstinenz.

Pflegerische Maßnahmen: Der Patient sollte je nach Befinden Bettruhe einhalten. Unterstützung bei der Körperpflege. Stufenweise Mobilisation nach Arztanweisung. Abbau von Risikofaktoren, z. B. Nikotin. Patient zur Aufgabe des Nikotinkonsums bewegen.

Begründung und Erläuterung: Da der Patient das akute lebensbedrohliche Krankheitsgeschehen und die starken Schmerzen noch in frischer Erinnerung hat, kann er eher zum Verzicht auf den meist jahrzehntelang gewohnten Nikotinkonsum bewegt werden.

Pflegesituation

Berufliche Probleme

Pflegeziel: Bei Lösung helfen.

Pflegerische Maßnahmen: Vermittlung eines Gesprächs mit dem Sozialarbeiter des Krankenhauses.

Begründung und Erläuterung: Nach einem Herzinfarkt erfolgt oft eine Anschlußheilbehandlung, bei welcher auch Möglichkeiten einer beruflichen Rehabilitation geprüft werden.

7 Krankheiten des Kreislauf- und Gefäßsystems

N. van Husen

Nach Durcharbeiten dieser Abschnitte werden Sie in der Lage sein,
❖ wesentliche Aussagen über die Anatomie der Gefäße zu machen,
❖ die wichtigen klinischen Untersuchungsmethoden zur Beurteilung der Kreislaufverhältnisse zu beschreiben.

Anatomie

Bau und Funktion der Arterien, der Venen sowie des Lymphgefäßsystems sind aufeinander abgestimmt.

Die *Arterien* zeigen einen dreischichtigen Bau:
❖ Innenschicht (Intima),
❖ Mittelschicht (Media),
❖ Außenschicht (Adventitia).

Die peripheren Arterien weisen in der Media zahlreiche Muskelfasern auf, mit denen der Gefäßtonus gesteuert werden kann. Demgegenüber haben die großen zentralen Arterien – wie beispielsweise die Aorta – ganz überwiegend elastische Fasern am Übergang Intima – Media und nur relativ wenig Muskelanteile.

Versorgt werden die Gefäße in den äußeren zwei Dritteln durch eine eigenständige Gefäßversorgung (Vasa vasorum). Das innere Drittel des Gefäßes wird durch Diffusion vom Blutstrom aus ernährt.

Ein besonderer Abschnitt des arteriellen Gefäßsystems sind die Kapillaren, in welchen sich der Stoffaustausch mit dem Gewebe vollzieht.

Auch die *Venen* zeigen einen dreischichtigen Aufbau. In der Regel ist jedoch die Venenwand deutlich dünner als eine vergleichbare Arterienwand. Klappen in den Venen verhindern einen Blutrückstrom bei Kreislaufstagnation.

Während die bisher besprochenen Gefäße sauerstoffreiches Blut zu den Organen (Arterien) und sauerstoffärmeres zum Herzen (Venen) transportieren, dient das *Lymphgefäßsystem* dem Transport eiweißreicher Gewebsflüssigkeit. Auch hier sind Klappen vorhanden, um einen gerichteten Lymphfluß zu gewährleisten.

Untersuchungsmethoden

Anamnese und Inspektion

Die Befragung des Patienten mit Erkrankungen des Gefäßsystems berücksichtigt die verschiedenen akuten und chronischen Auswirkungen der Gefäßerkrankung wie beispielsweise Kältegefühl in den Extremitäten oder Schmerzen nach körperlicher Anstrengung. Nähere Einzelheiten zur Anamnese finden sich bei der Besprechung der einzelnen Krankheitsbilder.

Wichtige Hinweise auf eine Gefäßerkrankung gibt oft schon die *Inspektion.* Eine einseitig blasse Extremität bei sonst normaler Körperfarbe kann auf eine arterielle Minderdurchblutung hinweisen. Zyanose der Extremität zeigt ebenfalls verminderte Durchblutung und vermehrte Sauerstoffausschöpfung des Blutes an. Demgegenüber läßt eine deutliche Schwellung einer Extremität eher eine venöse Abflußstörung vermuten.

Zeigt eine Extremität eine schwärzliche Verfärbung, spricht man von einer Gangrän; man versteht darunter das Absterben unzureichend durchbluteter Gewebsbezirke. Während die Gangrän normalerweise trocken ist, deutet eine feuchte Gangrän auf zusätzliche Infektion hin.

Palpation der arteriellen Pulse

Das Tasten (die Palpation) des Pulses ist eine wesentliche Untersuchungsmethode, um sich über die Funktion des arteriellen Kreislaufs zu informieren. Da der Puls Ausdruck des vom Herzen rhythmisch in Bewegung gehaltenen Blutstromes ist, wird durch Pulspalpation gleichzeitig ein Hinweis auf die Tätigkeit des Herzens gewonnen. Pulse können besonders gut dort palpiert werden, wo Arterien nahe an der Körperoberfläche liegen. Abb. 7.1 zeigt die wichtigen Stellen der Pulspalpation zur Kreislaufbeurteilung.

Für die tägliche Routine hat sich die Palpation des Pulses der A. radialis bewährt. Durch gleichzeitige Palpation an mehreren Stellen kann beurteilt werden, ob Seitendifferenzen in der Pulsqualität bestehen, die auf eine Durchblutungsstörung hinweisen würden. Können die peripheren Pulse an den Füßen und Händen dagegen seitengleich getastet werden, darf davon ausgegangen werden, daß zumindest größere arterielle Durchblutungsstörungen nicht vorliegen.

Durch die Palpation des Pulses können darüber hinaus wesentliche Rückschlüsse auf die Tätigkeit des Herzens gezogen werden. Ein unregelmäßiger Pulsrhythmus deutet auf Herzrhythmusstörungen hin (S. 237). Eine Beurteilung der Füllung des Pulses, d.h. der Größe der Pulswelle, gibt Hinweise auf mögliche Herzklappenfehler. Ein besonders hoher Puls (Pulsus altus) findet sich z. B. bei einer ungenügenden Schlußfunktion der Aortenklappe, ein kleiner Puls demgegenüber bei Verengung der Aortenklappe.

Ein harter Puls (Pulsus durus) wird bei erhöhtem Blutdruck gefunden, ein schwacher Puls (Pulsus mollis) bei erniedrigtem Blutdruck, wie beispielsweise im Kollaps.

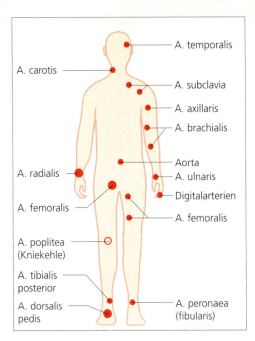

Abb. 7.**1** Palpationsstellen zur Prüfung des arteriellen Pulses

Arterienauskultation

Während der Blutstrom in normalen Arterien keine Strömungsgeräusche verursacht, können solche Geräusche durch Wandunregelmäßigkeiten (z. B. eine Verengung) oder durch besonds rasche Blutströmung entstehen. Als Ursache dieser Geräuschphänomene werden Wirbelbildungen im Blutgefäß angenommen.

Gefäße können dort auskultiert werden, wo sie verhältnismäßig nahe unter der Haut liegen. Strömungsgeräusche in Gefäßen gelten als Zeichen einer arteriellen Gefäßerkrankung. Hat die Erkrankung zu einem vollständigen Gefäßverschluß geführt, sind keine Geräuschphänomene mehr nachweisbar.

Arterieller Blutdruck

Die Messung des arteriellen Blutdrucks gehört zu jeder Patientenuntersuchung. Allgemein üblich ist die unblutige Blutdruckmessung nach Riva-Rocci (Abb. 7.**2**). Dabei wird mit Hilfe einer aufpumpbaren Blutdruckmanschette am Oberarm ein Druck aufgebaut, der den arteriellen Blutdruck übersteigt. Nach Korotkow wird in der Ellenbeuge dann die A. brachialis auskultiert. Als systolischer Blutdruckwert wird derjenige Punkt angenommen, bei welchem

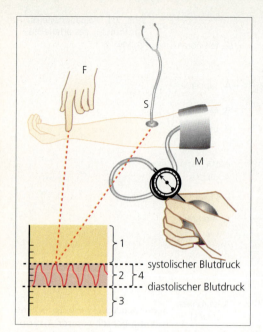

Abb. 7.**2** Messung des Blutdrucks unter Zuhilfenahme der Pulspalpation mit dem Finger (F) oder genauer mit dem Stethoskop (S). 1 = Arterie durch Manschettendruck (M) verschlossen, 2 = Blutdruck übersteigt Manschettendruck, 3 = Manschettendruck niedriger als Blutdruck, 4 = Pulswelle

systolischer Blutdruck

diastolischer Blutdruck

die arteriellen Pulsationen bei langsam nachlassendem Manschettendruck deutlich hörbar werden. Als diastolischen Druck bezeichnet man denjenigen Blutdruckwert, welcher bei deutlichem Leiserwerden der Kompressionsgeräusche zu messen ist. Der Blutdruck wird angegeben in Millimeter Quecksilbersäule (mmHg) oder in Kilopascal (kPa). Die Differenz zwischen systolischem Blutdruckwert und diastolischem Wert wird als Blutdruckamplitude bezeichnet (Abb. 7.**2**).

Bei der Messung ist darauf zu achten, daß eine ausreichend breite Manschette verwendet wird, da anderenfalls Fehlmessungen zu erwarten sind. Für Patienten mit besonders dicken Oberarmen empfiehlt sich die aus einer Tabelle zu entnehmende, meist geringfügige Korrektur für den Oberarmumfang, um somit von den gemessenen Blutdruckwerten auf die tatsächlichen (niedrigeren) Blutdruckwerte zu kommen.

Seitenvergleichende Messung und Messung an den unteren Extremitäten helfen, den Kreislauf besser zu beurteilen.

Ähnlich dem Langzeit-EKG kann auch der Blutdruck über 24 Stunden in Intervallen gemessen und registriert werden. Dadurch werden tages- und belastungsabhängige Schwankungen besser erkennbar.

Darüber hinaus kann der Blutdruck auch blutig gemessen werden, was beispielsweise in der Intensivmedizin zur kontinuierlichen automatisierten Kreislaufüberwachung genutzt wird. Dabei wird mit einer dünnen Nadel z. B. die A. radialis punktiert und der Druck über einen elektromechanischen Druckwandler (Statham-Element) registriert. Wegen der aus der arteriellen Punktion drohenden Gefahren wie Blutung u. a. ist diese Methode besonderen Situationen vorbehalten.

Oszillographie

Unter Oszillographie versteht man die Aufzeichnung der arteriellen Pulsationen mit Hilfe einer entsprechenden automatischen Blutdruckmeßvorrichtung. Die Höhe der Oszillationen ist ein Maß für die Blutdruckamplitude. Bewährt hat sich der Seitenvergleich, um verminderte Pulsationen auf einer Seite objektiv nachweisen zu können. Zusätzliche Oszillographie nach Belastung sowie nach Kälteexposition kann den Informationsgehalt dieser Untersuchungstechnik erweitern.

Mit der Venenpulskurve, Sphygmographie, werden Einzelheiten des Pulswellenablaufes elektromechanisch verstärkt und graphisch registriert.

Ultraschalluntersuchungen

Mit Ultraschall können die größeren Körperpartien wie z. B. die Aorta dargestellt und hinsichtlich ihrer Wandveränderungen beurteilt werden. Solche Untersuchungen zeigen beispielsweise die Verkalkung bei schwererer Arteriosklerose (S. 276) oder die Ausbildung von Aneurysmen (S. 284). In ähnlicher Weise können auch die großen Körpervenen untersucht werden. Hier ist z. B. der Nachweis von Thrombosen klinisch wichtig.

Ultraschall-Doppler-Untersuchung

Bei der mittels Ultraschall durchgeführten Doppler-Untersuchung wird die Strömungsgeschwindigkeit im Blutgefäß untersucht. Abb. 7.3 verdeutlicht das Prinzip: Von einem Sender werden Ultraschallwellen ausgesandt. Diese werden vom Blut reflektiert. Aus physikalischen Gründen ändert sich dabei in Abhängigkeit von der Geschwindigkeit des Blutstromes die Frequenz der reflektierten Ultraschallwellen. Diese Frequenzänderung ist somit ein Maß für die Flußgeschwindigkeit des Blutes. Sie kann akustisch oder graphisch dargestellt werden. Durch Kombination der Doppler-Technik mit der oben beschriebenen indirekten arteriellen Blutdruckmessung kann der Blutdruck auch an den konventionellen Verfahren unzugänglichen Arterien gemessen werden. Prinzipiell ist die Doppler-Methode auch für Venen anwendbar.

Moderne Ultraschallgeräte verfügen über eine Kombination von Ultraschall-Doppler- und konventioneller B-Bild-Technik *(Duplex)*, so daß der Doppler-Meßpunkt sonographisch dargestellt werden kann. Die Duplexsonographie ist insbesondere für konventionell schwer zugängliche Gefäßprovinzen geeignet.

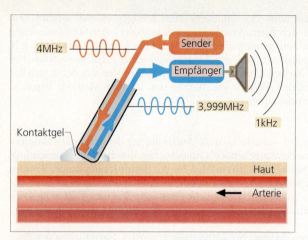

Abb. 7.**3** Ultra-schall-Doppler-Untersuchung

Röntgenuntersuchungen

Mit einer einfachen Übersichts-(Leer-)Aufnahme kann nach Kalk in den größeren Gefäßen gesucht werden. Besonders leicht stellt sich Kalk bei der Thoraxübersichtsaufnahme im Bereich der Aorta dar.

Um die Gefäße besser beurteilen zu können, wird Kontrastmittel benötigt, das bei der *digitalen Subtraktionsangiographie* (DSA) intravenös gegeben werden kann. Mit einer computerisierten Auswertungseinheit wird dann ein Bild der Arterien und Venen der untersuchten Region erstellt.

Es ist wichtig zu wissen, daß es bei solchen Kontrastuntersuchungen zu einer Allergie kommen kann, was bei modernen Kontrastmitteln jedoch selten eintritt.

Auch durch intravenöse Gabe eines radioaktiven Stoffes wie z. B. Techne-tium 99 m als Bolus kann die Durchblutung einer Gefäßregion im Vergleich zur Gegenseite verhältnismäßig einfach halbquantitativ erfaßt werden.

Kreislauffunktionsprüfungen

Ein einfacher Test, sich über das Verhalten des Kreislaufs im Liegen und Stehen zu informieren, ist der sog. *Schellong-Test* (Abb. 7.**4**). Bei diesem werden der Puls wie auch der Blutdruck des Kranken zunächst mehrfach im Liegen gemessen, um die Ausgangslage festzustellen. Sobald sich diese stabilisiert hat, werden Blutdruck und Puls unmittelbar nach dem Aufstehen und dann in minütlichen Abständen verfolgt. Bei normaler Kreislaufregulation ändert sich der Blutdruck im Stehen nur wenig; die Amplitude verkleinert sich geringfügig; die Herzfrequenz nimmt leicht zu. Ein dauerhafter Abfall gilt als pathologisch. Der Test kann durch eine Belastungsprüfung erweitert werden,

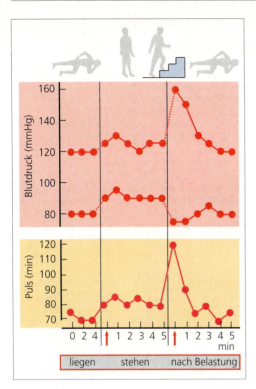

Abb. 7.**4** Kreislauffunktions-
prüfung nach Schellong

beispielsweise durch Benutzung einer bestimmten Treppenstufe oder mit Hilfe des Fahrradergometers.

Zur Beurteilung von Durchblutungen der unteren Extremitäten hat sich
der *Gehversuch* bewährt. Dabei geht der Patient in vorgegebener rascher
Schrittfolge eine beliebig lange Strecke. Mit Hilfe einer Stoppuhr wird festgestellt, wann Durchblutungsbeschwerden in den Beinen eintreten, wann der
Patient nur noch zu einem langsamen Schongang fähig ist und wann er nicht
mehr weitergehen kann, ohne eine Pause einzulegen. Mit diesem Gehversuch
kann gut die sog. Claudicatio intermittens (S. 278) erkannt werden, die charakteristischerweise nur nach Belastung deutlich wird. Je stärker die arterielle
Durchblutungsstörung, desto eher werden unter Belastung Beschwerden angegeben werden.

Zur Untersuchung einzelner Extremitäten wird der *Ratschow-Test* benutzt.
Dabei wird die reaktive Mehrdurchblutung geprüft. Zu diesem Zweck hält der

Test	Ausführung	Bewertung	
		normal	pathologisch
Gehversuch	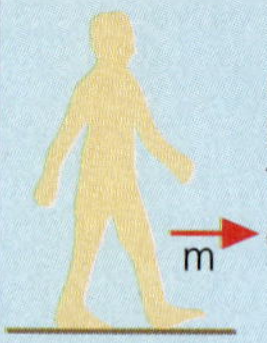 rascher Schritt konstantes Tempo ebener Boden	unbegrenzte Wegstrecke ohne Beschwerde	Schmerzen im Bein hindern am weiteren Gehen
Lagerungs-probe	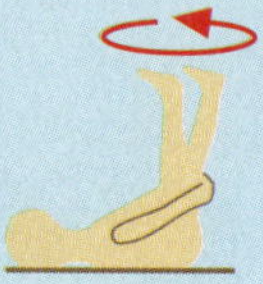 30- bis 40mal Fußrollen bei erhobenen Beinen	keine oder nur geringe Blässe der Fußsohlen	deutliche und anhaltende Blässe der Füße, besonders der Fußsohle, Wadenschmerzen
	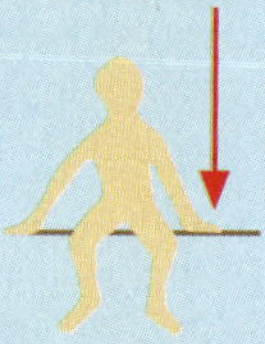 dann hinsetzen, Beine hängen lassen	deutliche reaktive Hyperämie, Venen in 5-10 Sek. gefüllt	verzögerte Rötung und Venenfüllung (über 15 Sek.)
Faustschluß-probe	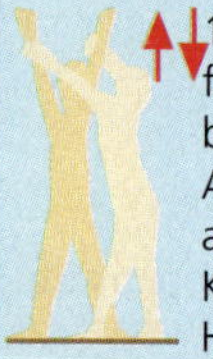 10- bis 20mal fester Faustschluß bei erhobenen Armen und arterieller Kompression am Handgelenk durch Untersucher	sofortige Rötung nach Versuchsende (Finger nicht überstrecken)	verzögerte Rötung oder Weißbleiben nach Versuchsende

Abb. 7.**5** Verschiedene Verfahren zur Prüfung der peripheren Durchblutung. Einzelheiten s. Text

Patient die zu untersuchenden Extremitäten (beispielsweise die Arme) hoch und öffnet und schließt beidseitig kräftig die Faust in kurzen Abständen für die Dauer von 2 Minuten. Nach Beendigung dieser Arbeitsleistung wird die gesunde Hand eine normale reaktive Mehrdurchblutung zeigen, während die durchblutungsgestörte Hand erst sehr viel später dazu fähig ist. Ähnlich kann auch eine Funktionsprüfung der unteren Extremitäten durch Hochlagerung und Rollen mit den Füßen vorgenommen werden (Abb. 7.5).

Kreislaufregulationsstörungen

Nach Durcharbeiten dieses Abschnitts werden Sie in der Lage sein,
❖ die Ursachen des Bluthochdrucks und -unterdrucks,
❖ die klinische Symptomatik dieser Krankheiten,
❖ die möglichen Folgekrankheiten,
❖ die Grundzüge der Therapie,
❖ die Erkennung, Beurteilung und sofortige Behandlung des Kreislaufschocks
   darzulegen.

Bluthochdruck (Hypertonie)

Definition

Unter Hochdruck (Hypertonie) versteht man eine krankhafte Steigerung des Gefäßinnendrucks. Der Bluthochdruck kann den großen Kreislauf (häufig) oder den kleinen (selten) betreffen und sich auf Arterien oder Venen erstrecken. Gemeinhin wird mit dem Begriff Hypertonie die arterielle Hypertonie des großen Kreislaufs bezeichnet.

Der arterielle Blutdruck ist auch bei gesunden Menschen nicht konstant, sondern nimmt mit steigendem Alter langsam zu. Als „Faustregel" darf gelten, daß der systolische Blutdruck soviel Millimeter Quecksilber betragen darf, wie das Alter des Patienten zuzüglich 100 ausmacht. Übersteigt der systolische Blutdruckwert diese Grenze, wird man eine Hypertonie annehmen. Eine andere Definition berücksichtigt die *diastolischen* Blutdruckwerte:
❖ 90–104 mmHg leichte Hypertonie,
❖ 105–114 mmHg mittelschwere Hypertonie,
❖ über 115 mmHg schwere Hypertonie.

Bei diastolischen Blutdruckwerten zwischen 90 und 95 mmHg spricht man von „Grenzwerthypertonie".

Häufigkeit

Die Hypertonie ist neben der Arteriosklerose die häufigste Kreislauferkrankung.

Ätiologie

Man unterscheidet ätiologisch zwischen einer primären, essentiellen Hypertonie, bei welcher man trotz intensiver Suche keine ursächliche Erkrankung nachweisen kann, und einer sekundären Hypertonie infolge verschiedener Grunderkrankungen, die zu einem Bluthochdruck führen können.

Die Ursache der häufigen *primären oder essentiellen Hypertonie* ist unbekannt. Man vermutet bei der Entstehung der essentiellen Hypertonie verschiedene Faktoren wie Erbanlagen, psychischen Streß, Umweltfaktoren, Stoffwechselstörungen und Veränderungen im endokrinen System. Angesichts der vielfältigen möglichen Ursachen der essentiellen Hypertonie wird deutlich, daß bei einem einzelnen Patienten die Entstehung nur selten kausal nachvollzogen werden kann.

Die seltenere *sekundäre Hypertonie* ist eine symptomatische Erkrankung. Die zugrundeliegenden Krankheiten, die an anderer Stelle ausführlich besprochen werden, sollen daher hier nur kurz erwähnt werden.

Die häufigste Form eines sekundären Bluthochdrucks ist die durch eine *Nierenerkrankung* ausgelöste renale Hypertonie. Dabei werden Substanzen von der Niere an das Blut abgegeben, welche die Gefäße zur Kontraktion anregen (vgl. S. 555).

Eine größere Zahl symptomatischer Hochdruckformen ist auf Hormonerkrankungen zurückzuführen. So verursacht beispielsweise eine Mehrproduktion von Adrenalin in den Nebennieren (Phäochromozytom) eine Blutdrucksteigerung. Auch eine vermehrte Produktion von Cortison in den Nebennierenrinden kann über Wasseransammlung im Körper zu einem Bluthochdruck führen. Ganz ähnlich kann auch eine hochdosierte Cortisonbehandlung einen Bluthochdruck auslösen oder verschlimmern. Zu nennen ist schließlich noch die gesteigerte Produktion des Hormons Aldosteron beim Conn-Syndrom. Dieses Hormon führt zu einer Natriumspeicherung im Körper, die ihrerseits einen Bluthochdruck zur Folge hat. Auch bei Überfunktion der Schilddrüse (Hyperthyreose) wird häufig ein erhöhter systolischer Blutdruck gefunden.

Eine besondere Form des sekundären Hochdrucks ist die *kardiovaskuläre Hypertonie*. Darunter versteht man eine Hochdruckform, die durch Erkrankungen des Herz-Kreislauf-Systems bedingt ist. Häufigste Ursache ist das Nachlassen der Elastizität des Gefäßsystems infolge Arteriosklerose. Auch bei der Kammerbradykardie (S. 237) findet man häufig einen besonders hohen systolischen, dafür aber tiefen diastolischen Blutdruckwert. Eine andere Ursache kardiovaskulärer Hypertonie ist eine Verengung im Bereich des Aortenbogens, welche oberhalb davon einen erhöhten und unterhalb davon einen erniedrigten Blutdruck aufweist. Zu nennen ist hier auch das sog. hyperkinetische Herzsyndrom, bei welchem das Herzminutenvolumen erhöht ist.

Auch in der Schwangerschaft kann es zur Hochdruckerkrankung kommen (Präeklampsie).

Pathophysiologie

Der Hochdruck stellt eine erhebliche Belastung für die Arterienwand dar, insbesondere für den Stoffwechsel der dort befindlichen Zellen. So wird verständlich, daß einerseits Stoffwechselstörungen in der Arterienwand zu einem Verlust der normalen Elastizität des Gefäßes und damit zu einem Hochdruck führen können, daß aber auch auf der anderen Seite ein Hochdruck zu Stoffwechselstörungen der Arterienwandzellen und dadurch zu einer zusätzlichen Schädigung der Arterienwand Anlaß geben kann.

Pathologische Anatomie

Pathologisch-anatomisch findet man bei Hochdruck besonders häufig eine Gefäßverkalkung (Arteriosklerose). Diese kann man in unterschiedlicher Ausprägung in allen arteriellen Gefäßgebieten nachweisen; besonders häufig ist die Aorta betroffen. Klinisch leicht erkennbar sind Veränderungen des Augenhintergrundes bei Bluthochdruck. Auch die Hirngefäße können bei Bluthochdruck verkalken und Stenosen entwickeln, so daß es zu einem Sauerstoffmangel in den nachgeschalteten Hirnabschnitten kommt.

Klinik

Bei vielen Patienten wird die Bluthochdruckerkrankung rein zufällig erkannt. Die Beschwerden von hochdruckkranken Patienten sind – unabhängig von der Entstehungsursache – meist uniform und wesentlich geprägt von der Höhe des Blutdrucks.

Häufige Klagen bei stärker ausgeprägtem Hochdruck sind Druckgefühl im Kopf, Kopfschmerzen, Klopfen im Hals und Kopf, Ohrensausen, Augenflimmern und Schwindelerscheinungen; Nasenbluten kann ebenfalls ein Hinweis sein. Patienten mit essentieller Hypertonie zeigen häufig eine auffallende Gesichtsrötung, während Patienten mit nephrogenem Hochdruck eher blaß wirken. Anamnestisch wird man besonders fragen, ob in der Familie Bluthochdruckerkrankungen oder Stoffwechselstörungen (Diabetes) bekannt sind und welche Eßgewohnheiten (Kochsalzverbrauch) bestehen.

Bei plötzlicher Blutdruckerhöhung – meist auf dem Boden einer schon vorher bestehenden Hypertonie – spricht man von einer Hochdruckkrise. Diese kann beispielsweise einen Herzinfarkt auslösen oder eine hypertensive Enzephalopathie. Diese ist gekennzeichnet durch starke Erhöhung insbesondere des diastolischen Blutdrucks (über 120 mmHg). Geklagt wird über Kopfschmerz, Übelkeit, Verwirrtheit, mitunter Sehstörungen und Luftnot. Ursächlich liegt einer Hochdruckkrise nicht selten eine Streßsituation bei bekanntem Hypertonus zugrunde. Bei anderen Patienten ist die hypertone Krise Folge einer plötzlich unterbrochenen Einnahme von antihypertensiven Medikamenten (Clonidin, β-Blocker).

Diagnose

Die *Untersuchung* des hochdruckkranken Patienten beginnt mit der Blutdruckmessung (S. 259). Dabei ist darauf zu achten, daß eine ausreichend breite Manschette verwendet wird, da anderenfalls Fehlmessungen zu erwarten sind. Für Patienten mit besonders dicken Oberarmen empfiehlt sich die aus einer Tabelle zu entnehmende, meist geringfügige Korrektur für den Oberarmumfang, um somit von den gemessenen Blutdruckwerten auf die tatsächlichen (niedrigeren) Blutdruckwerte zu kommen. Bei der Bewertung der Ergebnisse einer Blutdruckmessung ist auch zu berücksichtigen, daß Blutdruckerhöhung oft Folge situativ bedingter Aufregung ist. Wiederholte Messung in kürzeren Zeitabständen hilft, solche situativen Fehlerquellen auszuschalten. Messung an beiden Extremitäten sowie gleichzeitige Prüfung der Fußpulse erleichtern die Erkennung von Anomalien des Gefäßsystems als Ursache der Hypertonie. Wichtig ist die ärztliche Untersuchung des Augenhintergrundes, da dort der Zustand des Gefäßsystems qualifiziert beurteilt werden kann. Der Nachweis schwerer arteriosklerotischer Veränderungen läßt Rückschlüsse auf die Dauer des Leidens zu. Das *EKG* hilft, Erkrankungen des Herzens als Folge der Hypertonie zu erkennen, womit bei etwa der Hälfte der Patienten zu rechnen ist.

Mit der Röntgenaufnahme des Thorax werden die Größe und Konfiguration des Herzens sowie der großen Gefäße ebenso beurteilt wie eine evtl. Lungenstauung.

Echokardiographisch werden die Größe der Herzhöhlen und die Dicke der Muskulatur untersucht.

Wichtigster diagnostischer Schritt nach Erkennung einer Hypertonie ist die *Abklärung ihrer Ursache.* Dazu sind neben einer sorgfältigen Anamnese und körperlichen Untersuchung insbesondere folgende Laborbefunde obligatorisch: Urinstatus mit Sediment, Blutuntersuchung auf Kreatinin und Kalium, 24-Stunden-Urin auf Katecholamine. Sonographisch werden die Nieren untersucht.

Komplikationen

Typische Komplikationen der Hochdruckkrankheit ergeben sich aus den Schäden am Gefäßsystem:

❖ Herzinfarkt durch Arteriosklerose der Herzkranzgefäße,
❖ Schlaganfall durch arteriosklerotische Veränderungen der Hirngefäße.

Andere Folgen der Hypertonie sind die Herzinsuffizienz und das Asthma cardiale. Schäden der Gefäßversorgung der Augen können zur Erblindung führen.

Therapie

❖ Jeder arterielle Hypertonus ist therapiepflichtig,
❖ Kausaltherapie vor symptomatischen Maßnahmen.

Sekundäre Hochdruckerkrankungen werden durch Behandlung der zugrundeliegenden Krankheit angegangen. Läßt sich eine Grunderkrankung nicht erkennen und handelt es sich demzufolge um eine essentielle Hypertonie, so zielt die Behandlung auf die symptomatische Senkung des erhöhten Blutdrucks.

Die Behandlung des hochdruckkranken Patienten beginnt mit *allgemeinen Maßnahmen,* die stets Anwendung finden. Dazu gehört eine bestmögliche

Regelung der Lebensführung mit körperlicher Bewegung, ausreichendem Schlaf und geregelter Tätigkeit. Streßsituationen sollten vermieden werden. Erkennbare Risikofaktoren wie Übergewicht sollten durch entsprechende Diät vermindert werden. Das Rauchen sollte aufgegeben und der Alkoholkonsum eingeschränkt werden. Vor einer medikamentösen Therapie wird man zunächst versuchen, durch kochsalzarme Diät (maximal 5 g täglich) dem Körper Natrium zu entziehen, um dadurch den Blutdruck zu senken. Auch eine Kur kann das Hochdruckleiden mitunter günstig beeinflussen.

Durch vorstehend skizzierte Allgemeinmaßnahmen gelingt es oft, bei Patienten mit geringer Blutdruckerhöhung eine ausreichende Senkung des Blutdrucks zu erreichen. Ist dies nicht möglich, besteht die Indikation zur medikamentösen Hochdrucktherapie. Dazu stehen zahlreiche Medikamente zur Verfügung, die in fünf Gruppen eingeteilt werden:

* Diuretika,
* β-Rezeptoren-Blocker,
* Calciumantagonisten,
* ACE-Hemmer,
* Antisympathikotonika.

Diuretika wirken durch eine Verminderung des Natriums im Körper mit der Folge einer Reduzierung des Herzminutenvolumens. Eine häufige Nebenwirkung ist die Hypokaliämie, weswegen gerne kaliumsparende Diuretika verwendet werden. Laborkontrollen sind ratsam.

β-Blocker senken den Blutdruck durch Verminderung des Herzminutenvolumens. Nebenwirkungen umfassen Herzinsuffizienz, Bradykardie und Verschlechterung einer obstruktiven Lungenerkrankung (S. 310).

Calciumantagonisten wirken durch Verminderung des peripheren Widerstandes. Bereits nach sublingualer Gabe von Nifedipin tritt die Wirkung rasch ein. Als Nebenwirkung sind gelegentliche Kopfschmerzen und Beinödeme zu nennen.

ACE-(angiotensin-converting-enzyme-)Hemmer wirken ebenfalls durch Reduzierung des peripheren Widerstandes. Mögliche Gefahren liegen – insbesondere bei gleichzeitiger Diuretikagabe – in unerwünscht starker Blutdruckabsenkung und daraus resultierender Niereninsuffizienz. Die auf dem Markt befindlichen ACE-Hemmer unterscheiden sich durch die Halbwertszeit.

α_1-Rezeptoren-Blocker wie z.B. Prazosin wirken durch Weitstellung der Arterien. Substanzen wie Clonidin stimulieren zentrale α_2-Rezeptoren, wodurch der periphere Sympathikotonus abnimmt. Nebenwirkungen umfassen Orthostase, Natriumretention und Sedierung.

Im Sinne einer stufenweisen Behandlung werden die skizzierten Allgemeinmaßnahmen zunächst durch ein mildes Diuretikum ergänzt. Dadurch wird versucht, die diätetische Natriumrestriktion durch zusätzliche Ausschwemmung zu ergänzen. Ist die so erzielte Blutdrucksenkung noch nicht ausreichend, können zusätzlich β-Rezeptoren-Blocker verordnet werden, die insbesondere bei jüngeren Patienten auch als Monotherapie in Betracht kommen. Auch eine Monotherapie mit ACE-Hemmern und Calciumantagonisten ist gebräuchlich. Bei älteren Patienten steht der Aspekt im Vordergrund, durch möglichst einfache Therapieschemata die Mitarbeit zu gewährleisten.

Rasches therapeutisches Handeln verlangt die *Hochdruckkrise*. Sie wird behandelt durch Ruhigstellung des Patienten, intravenöse Gabe eines rasch wirkenden Diuretikums, Applikation von Nifedipin sublingual und evtl. Clonidin intravenös. Wegen der Gefahr unkontrollierter Drucksenkungen sind kurzfristige wiederholte Kontrollen des Blutdrucks unbedingt erforderlich, um den Krankheitsverlauf richtig beurteilen zu können.

Prognose

Der Verlauf einer Hochdruckkrankheit kann sehr unterschiedlich sein. Er richtet sich zum einen nach der zugrundeliegenden Erkrankung und den sich daraus ergebenden Behandlungsmöglichkeiten; zum anderen ist der Schweregrad der bereits eingetretenen Gefäßschäden für die Prognose von wesentlicher Bedeutung. Die große Zahl heute verfügbarer Antihypertensiva ermöglicht eine effektive Behandlung der Hypertonie, wodurch die Prognose entscheidend verbessert wurde. Unabhängig von der gewählten Behandlung gibt es aber offenbar Verläufe, die klinisch sehr rasch fortschreiten – sog. maligne Hypertonie –, wogegen andere Hochdruckformen nur langsam progredient verlaufen.

Hypotonie

Definition

Unter Hypotonie versteht man eine chronische abnorme Erniedrigung des arteriellen Blutdrucks.

Ätiologie

Der hypotonen Kreislaufregulationsstörung können verschiedene Faktoren zugrunde liegen. Zu nennen sind ein erniedrigtes Herzminutenvolumen oder ein verminderter peripherer Gefäßwiderstand.

Klinik

Die meisten Patienten mit einer hypotonen Kreislaufregulationsstörung klagen über Müdigkeit, Schwindel, Sehstörungen, gelegentliches Herzklopfen und andere Herzsensationen, Tachykardie, Schweißausbruch und typischerweise Farbflimmerskotome.

Diagnose und Differentialdiagnose

Die Diagnose wird durch den Nachweis eines erniedrigten Blutdrucks gesichert. Weitere Untersuchungen können helfen, das Krankheitsbild näher einzugrenzen. Im Stehversuch (Schellong-Test) zeigt sich die hypotone Kreislaufregulationsstörung besonders deutlich. Die Pulsfrequenz steigt auf Werte von über 100 pro Minute an; der arterielle Blutdruck sinkt unter gleichzeitiger Verkleinerung der Blutdruckamplitude deutlich ab.

Differentialdiagnostisch sind stets primäre von sekundären Hypotonien zu trennen, die ihrerseits Folge einer Grunderkrankung sind. Zu nennen sind in diesem Zusammenhang beispielsweise ein Mangel an Hypophysenvorderlappenhormonen oder eine Insuffizienz der Nebennierenrinde (Addison-Erkrankung) sowie zehrende Erkrankungen (z. B. Tuberkulose).

Von der bisher besprochenen chronischen Hypotonie sind Zustände rascher Blutdrucksenkung *(akute Hypotonie)* infolge vagovasaler Reflexe abzugrenzen, die bis hin zur Bewußtlosigkeit führen können. Erklärt wird der Druckabfall durch eine plötzliche Verminderung des peripheren Strömungswiderstandes. Ähnlich dürfte die Pathogenese der Ohnmacht sein, in die beispielsweise manche Menschen beim Anblick von Blut fallen. Diese plötzliche Hypotonie steht in keinem Zusammenhang mit der sonstigen Kreislaufregulation.

Therapie

Die Behandlung einer chronischen Hypotonie ist nur erforderlich, sofern sie Beschwerden bereitet. Bei den sekundären Formen der Hypotonie wird man zunächst das Grundleiden entsprechend behandeln, wodurch die Kreislaufregulationsstörung sich von selber zurückbilden wird. Vor einer medikamentösen Therapie sollte immer versucht werden, die Beschwerden durch allgemein roborierende Maßnahmen wie Bewegungsübungen, Massagen, Kneippsche Güsse, Wechselduschen u. dergl. zu bessern. Vermeidung gefäßerweiternder Mittel wie Alkohol ist selbstverständlich. Evtl. können Tee und Kaffee helfen. Bei ausgeprägten Varizen (S. 294) können Stützstrümpfe hilfreich sein.

Ist diese Behandlung erfolglos, können medikamentös Sympathikomimetika oder Substanzen vom Typ des Dihydroergotamins gegeben werden.

Prognose

Die Prognose der hypotonen Kreislaufregulationsstörung ist günstig, da alle diejenigen Komplikationen, welche bei einem erhöhten Blutdruck zu erwarten sind, weitgehend hintangehalten werden. Dadurch erreichen diese Patienten oft ein hohes Lebensalter.

Kreislaufschock

Definition

Unter einem Kreislaufschock versteht man ein akutes Mißverhältnis zwischen der zur Kreislaufzirkulation bereitstehenden Blutmenge und dem benutzten Gefäßraum. Bei einer Sonderform, dem kardiogenen Schock, steht ein Nachlassen der Pumpleistung des Herzens im Vordergrund.

Ätiologie

Die Ätiologie des *kardiogenen Schocks* ist vielfältig (Tab. 7.**1**). Ein Herzinfarkt kann zu einem Ausfall größerer Teile des Arbeitsmyokards führen, so daß das verbleibende funktionstüchtige Herzmuskelgewebe nicht mehr in der Lage ist, den Kreislauf hinreichend aufrechtzuerhalten. Auch tachykarde Rhythmusstörungen mit über 200 Schlägen pro Minute können infolge mangelner Füllung der Ventrikel zu einer deutlichen Verminderung des Herzminutenvolumens führen. Andere hämodynamisch wichtige Zustände wie die Einengung des Herzens durch eine Verkalkung des Perikards oder durch einen Perikarderguß können ebenfalls einen kardiogenen Schock zur Folge haben.

Schließlich kann auch eine Lungenembolie einen kardiogenen Schock auslösen.

Verluste von Blut, Blutplasma oder Wasser können zu einem *Volumenmangelschock* (hypovolämischer Schock) führen. Ein akuter Blutverlust kann nicht nur durch Verluste nach außen eintreten – z. B. infolge einer größeren Verletzung –, sondern er wird häufig und leicht übersehen, wenn innere Organe verletzt sind. Hier ist besonders die Organruptur nach Verkehrsunfall mit Blutung in die Bauchhöhle (z. B. Milzruptur) zu nennen. Auch in den Magen-Darm-Kanal hinein kann ein Patient größere Mengen Blut verlieren, so bei einer Ösophagusvarizenblutung, einem blutenden Magengeschwür oder einer erosiven Magenschleimhautentzündung. Ein Verlust von Blutplasma kann durch ausgedehnte seröse Entzündung eintreten, z. B. bei Pankreatitis oder Pleuritis.

Verlust von größeren Mengen Wasser wie beispielsweise bei der Cholera kann ebenfalls zu einem Volumenmangelkollaps führen. Auch nach Hautverbrennungen gehen gewöhnlich größere Mengen Flüssigkeit verloren, wodurch ein Schock entstehen kann.

Tabelle 7.**1**   Mögliche Ursachen eines Kreislaufschocks

1. *Kardiogener Schock*	Infarkt
	Rhythmusstörungen
	Herzinsuffizienz
	Perikarditis
	Lungenembolie
2. *Volumenmangelschock*	Blutverlust
	Plasmaverlust
	Wasserverlust
	Elektrolytverlust
3. *Vasodilatativer Schock*	vegetative Regulationsstörung
	anaphylaktischer Schock
	infektiös-toxische Schädigung

Die wahrscheinlich *häufigste Ursache* eines Kreislaufschocks ist ein Versagen der peripheren Kreislaufregulation (vasodilatativer Schock). Diesem liegen vielfältige Ursachen zugrunde. Zu nennen ist der bakterielle, *septische Schock*, wahrscheinlich ausgelöst durch bakterielle Toxine. Der *neurogene Schock* nach Hirntrauma oder Enzephalitis kann direkt zu einer Weitstellung der Gefäße führen. Nicht selten ist der *anaphylaktische Schock* als Ausdruck einer durch immunologische Vorgänge im Körper bedingten Antigen-Antikörper-Reaktion – z. B. infolge Transfusion nicht gruppengleichen Blutes.

Klinik

Unabhängig von der zugrundeliegenden Schockursache ist das klinische Bild durch die in Tab. 7.**2** aufgeführten Symptome charakterisiert. Bei drohendem Schock sind die Kranken unruhig. Die Haut erscheint blaß, kühl, grau-zyanotisch und ist von kaltem Schweiß bedeckt. Die Atmung ist flach bei gleichzeitiger Tachypnoe. Der Puls ist flach und tachykard. Der Blutdruck ist deutlich vermindert.

Bewährt hat sich die Orientierung mit Hilfe eines Schockindex nach Allgöwer:

$$\text{Schockindex} = \frac{\text{Herzfrequenz/min}}{\text{Blutdruck (mmHg)}}$$

Normalerweise werden Werte um etwa 0,5 gefunden.

Werte um 1 weisen auf einen drohenden Schock hin; bei über 1 kann ein Schock als gesichert angenommen werden. Es sei betont, daß nicht jeder Schockpatient unbedingt einen systolischen Blutdruck unter 100 mmHg (13 kPa) haben muß, da für Patienten mit einem hohen Ausgangsblutdruck bereits ein Abfall in den noch normalen Bereich schon einen Schock bedeuten kann.

Tabelle 7.**2** Symptome bei Kreislaufschock

– Unruhe, Blässe
– Schwindelgefühl, Schweißausbruch, kalte Extremitäten
– Blutdruckabfall
– Tachykardie
– Schockindex > 1
– Oligurie
– Azidose

Diagnose

Die Diagnose wird gestellt aufgrund des klinischen Bildes und durch den Schockindex untermauert.

Laboruntersuchungen helfen, Besonderheiten des Schocks zu erkennen. Ein erhöhter Hämatokritwert weist auf eine Bluteindickung hin. Eine Hyponatriämie findet sich häufiger als Folge vorangegangener Diuretikabehandlung. Eine Hypokaliämie besteht oft bei Durchfalleiden. Die Bestimmung der Blutgase und des Blut-pH-Wertes erleichtert die Beurteilung der evtl. eingetretenen Azidose.

Verlauf

Unbehandelt durchläuft der schockkranke Patient verschiedene Stadien, die im folgenden kurz erwähnt werden sollen. Ausgehend von einem akuten Volumenverlust kommt es zunächst zu einer reflektorischen Kontraktion der kleinen arteriellen Gefäße und zu einer Entleerung der venösen Blutspeicher. Die Katecholaminausschüttung steigt erheblich an. Durch diese Mechanismen kommt es zu einer Verschiebung des Blutes von der Peripherie nach zentral, weswegen man auch von einer *Zentralisation* spricht. Dadurch wird gewährleistet, daß lebensnotwendige Organe wie das Herz oder die Nieren noch ausreichend mit Blut versorgt werden. Der erhöhte Sympathikustonus führt zu einer Steigerung der Herzfrequenz.

Im weiteren Verlauf kommt es dann zu einem Einstrom eiweißarmer Gewebsflüssigkeit in das Gefäßgebiet, so daß zu einem Teil der Blutvolumenverlust ausgeglichen werden kann. Die infolge des Schocks eintretende Hypoxie der Peripherie kann über Histaminfreisetzung andererseits eine Weitstellung im Kapillargebiet hervorrufen. Bei gleichzeitiger Weitstellung vieler Kapillaren resultiert daraus eine merkbare Strömungsverlangsamung in der einzelnen Kapillare, was seinerseits wieder eine Thrombozytenaggregation begünstigt. In gleicher Weise begünstigend wirkt auch die vermehrte Blutsäuerung infolge Sauerstoffmangels der Zellen. Den Thrombozytenaggregaten folgen Erythrozytenaggregationen und Fibrinthromben. Dieses Stadium der übermäßigen Gerinnbarkeit geht infolge Verbrauchs an Gerinnungsfaktoren und Thrombozyten später in ein Stadium verminderter Blutgerinnbarkeit (Verbrauchskoagulopathie) über.

Im Spätstadium des Schocks kann eine toxische Schädigung des Vasomotorenzentrums eintreten, die zu einer Tonusverminderung der Gefäße führt und im ischämischen Gewebe zu Gewebstod und Nekrosen Anlaß gibt.

Therapie

Der Kreislaufschock ist eine lebensbedrohliche Erkrankung und verlangt daher eine sofortige Behandlung. Unabhängig von der zugrundeliegenden Schockursache können unverzüglich *allgemeine Behandlungsgrundsätze* Anwendung finden. Zur Verbesserung der Kreislaufbedingungen wird man den Patienten flach lagern, ihn vor Auskühlung oder Überwärmung schützen und die Beine hochlagern, um ein Versacken von Blut in die unteren Extremitäten zu verhindern. Der Patient sollte beruhigt werden und evtl. Sauerstoff erhalten. Bei den meisten Patienten mit vegetativer Dysregulation als Schockursache ist damit die akute Hypotonie bereits ausreichend behandelt. Darüber hinaus können symptomatisch Medikamente gegeben werden, die das Gefäßsystem tonisieren. Dazu gehören Substanzen wie Arterenol, Novadral und Mutterkornalkaloide. Bei Anwendung dieser Substanzen ist jedoch zu bedenken, daß sie die Zentralisation des Kreislaufs fördern können.

Bestehen klinische Hinweise auf einen *Volumenmangelschock* – beispielsweise bei einer gastrointestinalen Blutung – ist eine Volumensubstitution erforderlich. Deshalb wird möglichst frühzeitig ein sicherer venöser Zugang geschaffen. So kann rasch Vollblut oder eine kolloidale Lösung zugeführt werden, um den Volumenmangel auszugleichen. Kolloidale Plasmaersatzstoffe auf Gelatine- oder auf Dextran- sowie auf Stärkebasis stehen zur Verfügung. Wie bei jeder Transfusion ist auch bei diesen Ersatzstoffen auf die Entwicklung einer Allergie zu achten.

In Notfällen kann auch eine isotone Kochsalzlösung oder Lävulose usw. Verwendung finden. Der Blutbedarf kann je nach den klinischen Gegebenheiten mehrere Liter betragen. Bei solchen Massentransfusionen kann es notwendig sein, das Blut unter Druck in den Körper des Patienten einlaufen zu lassen, um mgölichst rasch den Volumenmangel auszugleichen. Dazu stehen verschiedene Geräte zur Verfügung; in Notfällen kann eine Blutdruckmanschette um den Infusionsbeutel gelegt und aufgepumpt werden. Infolge der Massentransfusion kann es zu metabolischen Störungen kommen, die ihre Ursache in dem mit dem Blut übertragenen Konservenstabilisator haben. Daher hat es sich bewährt, in solchen Fällen den Konserven Natriumbicarbonat zur Pufferung zuzusetzen. Insbesondere bei älteren Blutkonserven können Mikroaggregate übertragen werden, die zu Zirkulationsstörungen in der Lungenstrombahn führen können. Daher wird bei jeder Transfusion ein feinporiges Filter verwcndet. Da das Blut üblicherweise im Kühlschrank gelagert wird, ist insbesondere bei Massentransfusionen zu beachten, daß es vorher genügend erwärmt wird.

Hinsichtlich der zu infundierenden Volumina orientiert man sich entweder am nachgewiesenen Verlust oder besser an der klinischen Besserung des Schockzustandes. Genauer ist die Messung des zentralen Venendrucks (S. 196).

Da beim Schock oft die Lungenfunktion gestört ist (Schocklunge), wird man frühzeitig eine Blutgasanalyse vornehmen und evtl. auch eine maschinelle Beatmung durchführen.

Eine beim Schock zu beobachtende Nierenfunktionsstörung kann durch Gabe von osmotisch wirksamen Substanzen wie Mannit oder von Diuretika bekämpft werden.

Beim allergischen oder septischen Schock hat sich die Gabe von Glucocortikoiden mit höchster Dosierung (1–5 g) bewährt.

Da der Schock unabhängig von der Ätiologie zu einer intravasalen Gerinnung führen kann, wird frühzeitig eine Behandlung mit Heparin zur Verhinderung einer Verbrauchskoagulopathie begonnen.

Nach Einleitung der vorstehend skizzierten Sofortmaßnahmen wird die weitere Behandlung vom Verlauf der Erkrankung abhängig gemacht.

Dabei orientiert man sich am Allgemeinzustand des Patienten und seiner Bewußtseinslage und beurteilt die Hautdurchblutung. Regelmäßige kurzfristige Kontrollen von Puls und Blutdruck sowie der Körpertemperatur und der stündlichen Urinausscheidung sind obligatorisch. Darüber hinaus sind verschiedene Laboruntersuchungen wie Blutgasanalyse, Elektrolytbestimmung oder Messung der harnpflichtigen Substanzen erforderlich, um den weiteren Verlauf zu beurteilen. Besonderer Beachtung bedarf die wiederholte laborchemische Beurteilung des Gerinnungspotentials. Der Ausfall dieser Tests wird dann die weitere Therapie des Schockpatienten maßgeblich beeinflussen.

Arterienkrankheiten

 Lernziele

Nach Durcharbeiten dieses Abschnitts werden Sie in der Lage sein,
* die wichtigsten Arterienkrankheiten zu nennen,
* angeborene und erworbene Gefäßkrankheiten zu unterscheiden,
* funktionelle von organischen Krankheiten dieses Systems zu trennen,
* die klinischen Zeichen der Arteriosklerose und der arteriellen Verschlußkrankheiten wie Stenose, Embolie oder Apoplexie anzugeben und zu beschreiben,
* Möglichkeiten zur konservativen oder operativen Therapie der besprochenen Krankheiten zu benennen.

Organische Erkrankungen der Arterien

Arteriosklerose

Definition

Als Arteriosklerose bezeichnet man eine Veränderung der Arteriengefäßwand, die durch Einlagerung von Fett und Mineralien sowie Zunahme der Grundsubstanz zu einer Verdickung, Verhärtung und zu einem Elastizitätsverlust der Gefäße geführt hat.

Stehen die Fetteinlagerungen im Vordergrund, spricht man auch von *Atheromatose.*

In schweren Fällen ist die Intima von dicken, brüchigen, geschwürsähnlichen Einlagerungen (Atheromen) übersät. Diese bilden den Ausgangspunkt für lokale Thrombenbildung, die ihrerseits zu weiterer Einengung des Gefäßdurchmessers führt.

Häufigkeit

Die Arteriosklerose verursacht etwa die Hälfte aller Todesfälle.

Ätiologie

Die Ätiologie der Arteriosklerose ist vielschichtig, wobei oftmals mehrere Faktoren gleichzeitig nachzuweisen sind. Die Arteriosklerose ist zunächst eine Erkrankung des Alters. Jenseits des 50. Lebensjahres haben die meisten Menschen eine zumindest pathologisch-anatomisch nachweisbare Arteriosklerose. In neuerer Zeit werden aber auch bei jüngeren Patienten arteriosklerotische Veränderungen der peripheren Gefäße oder der Herzkranzgefäße gefunden.

Pathogenetisch sind für die Entstehung der Arteriosklerose der Blutdruck und das Strömungsverhalten des Blutes von Bedeutung, da sich die Arteriosklerose charakteristischerweise an mechanisch besonders beanspruchten Stellen des Gefäßsystems zuerst entwickelt.

So findet man frühzeitig eine Arteriosklerose im großen Kreislauf, jedoch wesentlich seltener im hypotoneren Lungenkreislauf. Entscheidende Bedeutung in der Entstehung der Arteriosklerose wird darüber hinaus den Fettstoffwechselstörungen zugeschrieben (S. 147). Eine Erhöhung des Serumcholesterinspiegels führt – sowohl tierexperimentell als auch durch Beobachtung beim Menschen nachgewiesen – zu frühzeitiger, schwerer Arteriosklerose. Auch andere Stoffwechselkrankheiten wie Diabetes mellitus und Hyperurikämie begünstigen die Entstehung einer Arteriosklerose. Demgegenüber scheinen Östrogene eine Arteriosklerose merkbar hintanzuhalten. Darüber hinaus wird die Arteriosklerose wahrscheinlich durch psychosozialen Streß und Nikotinmißbrauch begünstigt. Allen diesen Faktoren ist gemeinsam, daß sie nicht unmittelbar, sondern mittelbar über die Aktivierung von Prozessen der Gefäßwand, die im Prinzip unspezifisch sind, die Arteriosklerose ankurbeln (unspezifische Mesenchymreaktion).

Klinik

Die Arteriosklerose kann klinisch vollkommen stumm verlaufen und sich erst durch Komplikationen wie Durchblutungsstörungen bemerkbar machen. Selbst bei weit fortgeschrittener Arteriosklerose kann die allgemeine Leistungsfähigkeit noch weitgehend erhalten sein. Häufig anzutreffende Befunde sind ein erhöhter Blutdruck, palpatorisch verhärtete Gefäße (Radialispuls) und Gefäßgeräusche als Ausdruck der Strömungsbehinderung in dem befallenen Bereich. Auch Seitendifferenzen in der Pulsqualität können auf Arteriosklerose hinweisen. Sonographisch und röntgenologisch erkennt man häufig Gefäßverkalkungen, insbesondere im Bereich der Aorta. Auch an den Augenhintergrundarterien kann man die Arteriosklerose unmittelbar optisch verfolgen. Einen spezifischen Labortest für Arteriosklerose gibt es nicht. Sie kann daher nur aus ihren *indirekten Krankheitszeichen* erkannt werden.

Therapie

Die Behandlung der Arteriosklerose beschränkt sich auf Allgemeinmaßnahmen und Ausschaltung der möglicherweise begünstigenden Faktoren. Eine Rückbildung einmal eingetretener arteriosklerotischer Veränderungen dürfte jedoch nur in begrenztem Maß möglich sein.

Prognose

Die Prognose der Arteriosklerose hängt von der verbliebenen Durchblutung lebenswichtiger Organe wie Herz, Gehirn und Nieren ab. Häufig besiegelt ein Schlaganfall oder ein Herzinfarkt das weitere Schicksal des arteriosklerosekranken Patienten.

Periphere arterielle Verschlußkrankheit (PAVK)

Definition

Die Einengung des Lumens peripherer Arterien bis hin zum Verschluß derselben führt in Abhängigkeit von der Lokalisation der Verschlußstelle zu einer unterschiedlich starken Einschränkung der Durchblutung von nachgeschalteten Versorgungsgebieten. Eine besondere Erkrankung infolge verminderter Durchblutung – der Herzinfarkt – wurde bereits auf S. 226 besprochen. Im folgenden sollen wichtige Krankheitsbilder mit akuten und chronischen Durchblutungsstörungen beschrieben werden.

Ätiologie und Pathophysiologie

Pathophysiologisch liegt der Mehrzahl der Arterienstenosen bzw. Arterienverschlüsse eine arteriosklerotische Erkrankung (S. 276) zugrunde. Entsteht der Verschluß langsam, können sich bei geeigneter Verschlußlokalisation unterschiedlich wirksame Kollateralen entwickeln. Schreitet die Erkrankung dagegen rasch fort oder ist eine Kollateralentwicklung durch arteriosklerotische Veränderungen auch dieser Gefäßbezirke behindert, so tritt die bisher kompensierte Arteriostenose in ein dekompensiertes Stadium.

Klinik

Anamnestisch geben die Patienten zumeist Schmerzen bei Belastung der minderversorgten Extremität an. Bei Verschlüssen im Bereich der unteren Extremität kann der Patient in Ruhe vollkommen beschwerdefrei sein und erst nach einer bestimmten Gehstrecke kribbelnde, ziehende oder stechende Schmerzen bekommen. Diese Schmerzen können so stark werden, daß der Patient stehenbleiben muß. Nach einer gewissen Ruhepause, in der sich das Sauerstoffdefizit ausgleicht, lassen die Schmerzen nach, und ein erneutes Weitergehen ist möglich (Claudicatio intermittens).

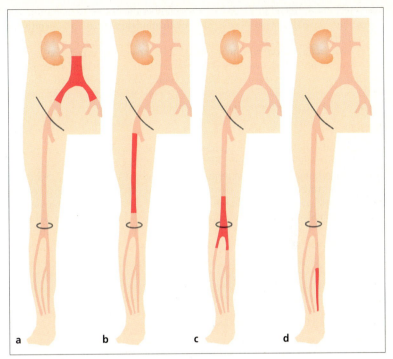

Abb. 7.**6 a – d** Lokalisation der häufigsten arteriellen Verschlüsse im Becken- und Beinbereich

Diagnose und Differentialdiagnose

Die Verdachtsdiagnose wird aufgrund der typischen Beschwerden gestellt.

Die klinische Untersuchung zeigt eine Minderdurchblutung in dem Gebiet, das der Stenose nachgeschaltet ist. Abb. 7.**6 a – d** gibt einen Überblick über häufige Stenoselokalisationen im Bereich der unteren Extremitäten. Charakteristischer Befund ist ein normaler Puls oberhalb der Stenose und ein abgeschwächter oder fehlender Puls distal. Auch der Vergleich mit der kontralateralen Seite kann helfen, die Lokalisation weiter einzugrenzen. Der Ratschow-Test oder die Gehstreckenbestimmung (S. 263) sind bewährte klinische Untersuchungsmethoden.

Spezielle Untersuchungen wie die Oszillographie oder die Strömungsmessung mit der Doppler-Methode sichern den klinischen Befund; genauere Einblicke vermittelt die farbkodierte Duplexsonographie. Wird eine oeprative Behandlung in Erwägung gezogen, kann zusätzlich eine Arteriographie in

DSA-Technik durchgeführt werden, um sich über die exakte Lokalisation, die Länge des Verschlusses sowie die Kollateralenbildung bereits präoperativ zu informieren.

Differentialdiagnostisch wird man vor der Diagnose einer arteriellen Durchblutungsstörung stets die venösen Abstromverhältnisse eingehend überprüfen, da auch venöse Abflußstörungen Beschwerden hervorrufen können. Von der Wirbelsäule ausgehende Beschwerden müssen ebenso differentialdiagnostisch erwogen werden wie eine periphere Polyneuropathie.

Verlauf

Organische Erkrankungen peripherer Arterien beginnen mit einem klinisch beschwerdefreien Stadium, in welchem die Stenose noch gering oder durch Umgehungskreisläufe vollständig kompensiert ist (Tab. 7.3). Schreitet die Stenosierung weiter fort, so wird sie sich bei Belastung klinisch zunehmend bemerkbar machen (Stadium II). Das Stadium III ist durch eine ungenügende Ruhedurchblutung gekennzeichnet, so daß bereits in Ruhe Schmerzen bestehen. Beim Stadium IV schließlich ist die Mangeldurchblutung so stark ausgeprägt, daß trophische Störungen bis hin zur Nekrose die Folge sind (Gangrän).

Tabelle 7.**3** Verschiedene Stadien der Durchblutungsstörung von Organen

Stadium	Beschwerden	Klinischer Befund	Gefäßbefund	Therapie
I	uncharakteristische Mißempfindungen	Gefäßgeräusche, Pulsdifferenzen	teilweise Stenosierung, Kollateralkreislauf	ursächliche Noxen ausschalten
II	Claudicatio intermittens	Oszillogramm und Belastungstests pathologisch	hochgradige Stenose	aktives Gefäßtraining, Sympathektomie, gefäßerweiternde Mittel
III	Ruheschmerzen	fehlende Pulse, trophische Störungen	Verschluß mit wenigen Kollateralen	Tieflagerung der Extremität, evtl. Gefäßplastik
IV	Ruheschmerzen	Gangrän, Nekrosen	keine Kollateralen	Lokalbehandlung, Antibiotikaprophylaxe, evtl. Amputation

Therapie

Die *konservative Behandlung* arterieller Durchblutungsstörungen beginnt mit einer Verminderung bzw. Ausschaltung der für die Entstehung der Arteriosklerose verantwortlichen Risikofaktoren. Darüber hinaus wird man versuchen, körpereigene Kompensationsmechanismen wie die Kollateralenbildung durch entsprechendes Intervalltraining zu verbessern. Dabei wird durch Gymnastik eine Hypoxie erzeugt, die der adäquate Reiz für die Entstehung neuer Kollateralen ist. Tab. 7.4 gibt einen Überblick über eine stadiengerechte Therapie der peripheren arteriellen Verschlußkrankheit.

In fortgeschrittenen Stadien der arteriellen Verschlußkrankheit wird man besondere Aufmerksamkeit der *örtlichen Behandlung* widmen. Dazu gehören eine Tieflagerung der erkrankten Extremität, um den Perfusionsdruck zu steigern, der Schutz der erkrankten Extremität vor Druckschäden mit Hilfe einer sog. „Hundehütte" oder mit Watteverbänden sowie die Behandlung bereits eingetretener Entzündungen durch Antibiotika.

In neuerer Zeit wird bei umschriebenen Stenosen auch eine *perkutan-transluminale Angioplastie* durchgeführt (S. 235).

Führen konservative Maßnahmen nicht zu einer Besserung der Durchblutungsstörungen oder sind trotz intensiver Bemühungen bereits Komplikationen wie eine Gangrän eingetreten, wird man sich zu einer *chirurgischen Behandlung* entschließen müssen. Bei umschriebenen Stenosen kann man einen operativen Gefäßersatz in Form körpereigener Transplantate oder bei größeren Gefäßen durch Teflonprothesen vornehmen. Amputationen sind angesichts der zahlreichen Möglichkeiten konservativer Therapie heute selten. Ist eine Amputation dennoch unvermeidbar, wird man sie ausreichend hoch vornehmen, um eine Abheilung des Stumpfes zu gewährleisten.

Prognose

Die Prognose arterieller Durchblutungsstörungen ist *zurückhaltend* zu stellen. Nach Phasen relativer Stabilität des Krankheitsbildes kann eine schubweise Verschlimmerung auftreten. Verglichen mit früheren Jahren ist aber dennoch die Prognose der peripheren arteriellen Verschlußkrankheit insgesamt günstiger geworden.

Arterielle Embolie

Definition

Unter einer arteriellen Embolie versteht man einen plötzlichen Verschluß der arteriellen Strombahn.

Ätiologie

Häufigste Ursache einer arteriellen Embolie sind abgerissene wandständige Thromben in den großen Gefäßen. Darüber hinaus können Embolien auch durch aus dem linken Vorhof oder der linken Kammer losgelöste Thromben

Tabelle 7.**4** Behandlung der peripheren arteriellen Verschlußkrankheit

Stadium	Zielsetzung	Prinzip	Verfahren
I–IV	Sekundär-prävention	Beeinflussung von Risikofaktoren	Nikotinabstinenz Diabeteseinstellung Hypertoniebehandlung Hyperlipidämiebehandlung Hyperurikämiebehandlung
		Progressionsprophylaxe	Aggregationshemmer
II	Verbesserung der Leistungs-breite	Erhöhung des Wirkungs-grades muskulärer Arbeit	Gehtraining
		Erhöhung des prä-/poststenotischen Druckgradienten	intraarterielle Infusion von Vasodilatantien
		Eröffnung der arteriellen Hauptstrombahn	Katheterdilatation (evtl. mit lokaler Fibrinolyse)
III	Erhöhung der Ruhe-durchblutung	Erhöhung des prä-/poststenotischen Druckgradienten	
		a) periphere Wider-standssenkung	intraarterielle Infusion von Vasodilatantien
		b) Erhöhung des Vorschubs	Behandlung der Herzinsuffizienz
		Verbesserung der Fließ-eigenschaften des Blutes	isovolämische Hämodilution
		Herabsetzung des Gewebedruckes	Ödemausschwemmung
		Eröffnung der arteriellen Hauptstrombahn	Katheterdilatation (evtl. mit lokaler Fibrinolyse)
IV	Abheilung von Gewebs-defekten	Infektbekämpfung	Antibiotika intraarteriell, intravenös, selten lokal, Nekrosenabtragung
		Erhöhung des prä-/poststenotischen Druckgradienten	Behandlung der Herzinsuffizienz
		Verbesserung der Fließ-eigenschaften des Blutes	isovolämische Hämodilution
		Eröffnung der arteriellen Hauptstrombahn	Katheterdilatation (evtl. mit lokaler Fibrinolyse)

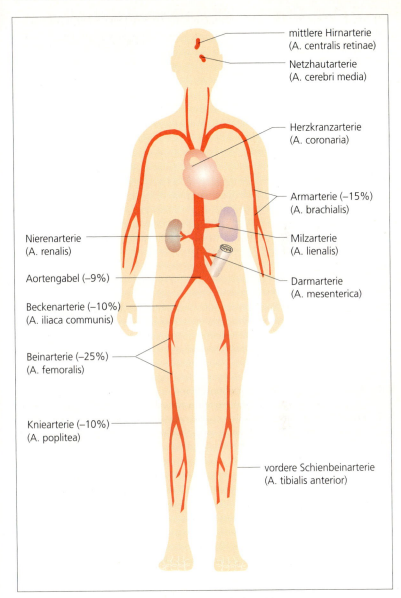

mittlere Hirnarterie
(A. centralis retinae)

Netzhautarterie
(A. cerebri media)

Herzkranzarterie
(A. coronaria)

Armarterie (–15%)
(A. brachialis)

Nierenarterie
(A. renalis)

Milzarterie
(A. lienalis)

Aortengabel (–9%)

Beckenarterie (–10%)
(A. iliaca communis)

Darmarterie
(A. mesenterica)

Beinarterie (–25%)
(A. femoralis)

Kniearterie (–10%)
(A. poplitea)

vordere Schienbeinarterie
(A. tibialis anterior)

Abb. 7.**7**   Häufige Lokalisation embolischer Arterienverschlüsse

entstehen. Diese werden z. B. in einem infarzierten Herzanteil wandständig gebildet und durch die Herzaktion losgerissen. Das thrombotische Material wird über den Blutstrom so weit nach peripher befördert, bis es zu einem vollständigen Gefäßverschluß geführt hat. Unter paradoxer Embolie versteht man eine arterielle Embolie durch Thromben aus dem venösen Kreislaufsystem, welche über ein offenes Vorhofseptum in den großen Kreislauf gelangt sind. Besonders häufig von einer Embolie befallen sind die unteren Extremitäten (Abb. 7.7).

Klinik

In charakteristischen Fällen klagen die Patienten über einen plötzlichen peitschenhiebähnlichen Schmerz, der später von bohrenden, durch die Hypoxämie der befallenen Extremität bedingten Schmerzen abgelöst wird. Die Extremität ist pulslos und wachsbleich. Entsteht demgegenüber der Verschluß auf dem Boden einer örtlich schon vorher bestehenden Arteriosklerose, so hat in der Regel längere Zeit schon eine Stenose vorgelegen, und es hat sich ein funktionstüchtiger Kollateralkreislauf entwickelt. Bei diesen Patienten ruft der dann komplette Verschluß der Stenose klinisch häufig nur geringe Beschwerden hervor.

Diagnose

Die Verdachtsdiagnose einer arteriellen Embolie wird klinisch gestellt. Sie wird gesichert durch weiterführende Untersuchungen des Kreislaufsystems mit Oszillographie, Ultraschall-Doppler-Untersuchung und evtl. Arteriographie.

Therapie

Die Behandlung des akuten embolischen Gefäßverschlusses ist *konservativ* oder *operativ*. Bei frischen Embolien kann eine thrombolytische Therapie mit z. B. Streptokinase intraarteriell versucht werden mit dem Ziel einer Auflösung des Thrombus, solange dieser noch nicht bindegewebig organisiert ist. Chirurgisch kann mit einem speziellen Ballonkatheter (Fogarty-Katheter), der in die Arterie eingeführt wird, der Embolus ausgeräumt werden. Nach erfolgreicher Lyse oder Operation ist eine Antikoagulantienbehandlung notwendig, um ein erneutes Entstehen von Thromben zu vermeiden. Die Erfolgsquote dieser Behandlung der Embolie liegt bei etwa 70 %.

Aortenaneurysma

Definition und Ätiologie

Eine besondere Komplikation der Arteriosklerose stellt das Aortenaneurysma dar (Abb. 7.8 a). Darunter versteht man eine Aussackung der Aortenwand, zumeist infolge der arteriosklerotischen Vorschädigung. Aortenaneurysmen können jedoch auch infolge einer syphilitischen Erkrankung der Hauptschlag-

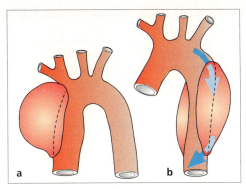

Abb. 7.**8** a u. **b** Aortenaneurysma.
a Schematische Darstellung
des Aneurysmas,
b Dissektion

ader, bei angeborenen Kollagenkrankheiten (Marfan-Syndrom) und bei Pilzinfektionen entstehen. Schließlich kann selten auch ein Unfall zu einem Aortenaneurysma führen.

Klinik und Diagnose

Größe und Sitz eines Aortenaneurysmas bestimmen wesentlich die klinische
Symptomatik. Aortenaneurysmen können klinisch vollkommen beschwerdefrei verlaufen, ebenso aber zu pulsierenden Schmerzen Anlaß geben. Röntgenologisch erkennt man insbesondere bei den im Thoraxbereich lokalisierten
Aortenaneurysmen eine umschriebene, von der Aorta nicht abgrenzbare Vorbuckelung, welche unter Durchleuchtung mit ihr zusammen pulsiert. Verkalkungen können bei alten Aneurysmen vorkommen. Aneurysmen der Bauch-
aorta können auch sonographisch gut erkannt werden. Durch Computertomographie – nativ sowie mit Kontrastmittel – kann das Aneurysma noch
sicherer beurteilt werden, wohingegen die (digitale Subtraktions-)Angiogra-
phie insbesondere bei thrombosierten Aneurysmen die wahre Größe nicht
immer erkennen läßt.

Durch fortschreitende Dehnung des Aneurysmas kann es zur *Ruptur* kom-
men, die meist zu einer tödlichen Blutung führt. Ein Aortenaneurysma kann
sich auch zwischen den Wandschichten der Aorta entwickeln (Aneurysma
dissecans). Ein solches Aneurysma dissecans kann beispielsweise infolge einer
Ruptur eines die Aortenwand versorgenden Gefäßes entstehen. Unter dem
Druck der Pulswelle sucht sich das Blut seinen Weg zwischen Intima und
Media und kann weiter distal seinen Anschluß an das Gefäßlumen finden
(Abb. 7.**8 b**).

Solche Patienten klagen klinisch über plötzlich einsetzenden starken
Schmerz, der charakteristischerweise in den Rücken ausstrahlt. Eine Schock-
symptomatik kann sich entwickeln. Durchblutungsstörungen im nachgeschal-

teten Versorgungsgebiet können auftreten. Röntgenologisch erkennt man eine längerstreckige Verbreiterung des aortalen Gefäßbandes. Oft ist ein Aneurysma dissecans die Vorstufe einer Aortenruptur. Gewinnt dagegen das Aortenaneurysma wie oben beschrieben weiter distal erneut Anschluß an die Aorta, so ist der Blutkreislauf wiederhergestellt, und die Patienten können überleben.

Therapie

Eine konservative Behandlung des Aortenaneurysmas ist verständlicherweise nicht möglich. In Frage kommt eine operative Korrektur mit Einsetzen einer Teflonprothese. Bei den oft alten Patienten ist dieser Eingriff jedoch mit einem erheblichen Risiko verbunden.

Apoplex

Definition

Eine besondere Form der arteriellen Durchblutungsstörung stellt der Schlaganfall (Apoplex) dar. Man versteht darunter eine plötzliche Durchblutungsstörung im Gehirn, die durch eine arterielle Embolie, eine Thrombose oder auch – weit seltener – durch eine Hirnblutung hervorgerufen sein kann. Ursächlich besteht oft Vorhofflimmern. Ein dem Apoplex ähnliches klinisches Bild kann sich auch bei vorübergehendem Sauerstoffmangel des Gehirns infolge plötzlichen Blutdruckabfalls entwickeln.

Klinik

Typischerweise beginnt der Apoplex ohne Vorboten mit plötzlichem Eintritt von Lähmungen und/oder Bewußtlosigkeit. Die Patienten stürzen hin, wovon die Krankheit auch ihren Namen Schlaganfall herleitet. Bei einem linkshirnigen Herd beispielsweise kommt es zu peripheren Ausfallerscheinungen auf der rechten Körperseite (und umgekehrt). Die Muskulatur der betroffenen Extremität ist schlaff. Die Reflexe sind anfänglich erloschen, später jedoch gesteigert. Charakteristisch ist ein positiver Babinski-Reflex. Im weiteren Verlauf entwickelt sich häufig eine spastische Lähmung, die bis hin zu Krämpfen gehen kann.

Diagnose und Differentialdiagnose

Die Diagnose eines Apoplexes ist in typischen Fällen leicht. In der Frühphase kann die Abgrenzung von flüchtigen Durchblutungsstörungen auf der Basis einer Arteriosklerose erhebliche Schwierigkeiten bereiten. Diese Krankheiten haben jedoch häufig eine Anamnese mit längeren zerebralen Symptomen wie Schwindel, Kopfschmerzen, Ohrensausen, Gedächtnisstörungen usw.

Die Doppler-Sonographie hilft, die Durchblutung der A. carotis zu beurteilen. Mit Hilfe der zerebralen Computertomographie kann die wichtige Differentialdiagnose zwischen intrazerebraler Massenblutung und emboli-

schem bzw. arteriosklerotischem Gefäßverschluß sicher getroffen werden.
Nur selten wird eine Kernspintomographie benötigt.

Therapie

Besondere Bedeutung kommt pflegerischen Maßnahmen zu. Die Kranken
müssen je nach Schwere des Apoplexes sachgerecht gelagert werden, um
einem Dekubitus vorzubeugen. Wichtig ist darüber hinaus eine intensive
krankengymnastische Behandlung.

Medikamentös empfiehlt sich im Falle einer zerebralen Minderdurchblutung eine Hämodilatationsbehandlung. Stehen klinisch die Zeichen eines
Hirnödems im Vordergrund, kann bei intrakranieller Blutung Dexamethason
in höherer Dosierung gegeben werden.

Symptomatisch wird man darüber hinaus eine Hypertonie bzw. Hypotonie
entsprechend korrigieren und eine evtl. bestehende Herzinsuffizienz behandeln.

Subarachnoidalblutung

Klinik und Diagnose

Eine besondere Verlaufsform der Hirnblutung ist die Subarachnoidalblutung,
nicht selten auf dem Boden eines durchgebrochenen Aneurysmas der Hirnba-
sisgefäße. Man erkennt diese Krankheit an plötzlich einsetzenden starken
Kopfschmerzen sowie Symptomen einer Meningitis mit Nackensteifigkeit, die
in schweren Fällen bis hin zur Bewußtlosigkeit reichen kann. Charakteristischerweise findet sich bei der Lumbalpunktion ein blutiger Liquor.

Therapie

Die Behandlung ist anfänglich konservativ und nach Überwindung der akuten
Krankheitsphase operativ mit dem Ziel, das subarachnoidale Hämatom auszu-
räumen.

Vaskulitiden

Definition

Unter einer Vaskulitis versteht man eine entzündliche Erkrankung der Gefäße. Im Falle der Arterien spricht man auch von Angiitis. Diese nimmt häufig
von der Gefäßinnenschicht (Intima) ihren Ausgang und führt zu fibrinoiden
Auflagerungen und zellulären Entzündungsreaktionen an der Gefäßwand.
Von den zahlreichen Erkrankungsformen sollen die klinisch wichtigen im
folgenden erwähnt werden.

Endangiitis obliterans

Vorkommen

Diese auch als Winiwarter-Bürger-Krankheit bezeichnete Entzündung der Arterien tritt im Gegensatz zur Arteriosklerose bereits bei jüngeren Patienten auf. Sie wird typischerweise in peripheren Gefäßabschnitten mit Intimawucherungen, welche zu Gefäßverengungen führen, gesehen. Betroffen ist überwiegend das männliche Geschlecht; häufig manifestiert sich die Krankheit in den unteren Extremitäten.

Klinik

Die Patienten leiden unter Durchblutungsstörungen und intermittierendem Hinken bis hin zur Gangrän. Eine Beteiligung der Venen kann vorkommen. Laborchemisch finden sich häufiger sog. Immunphänomene.

Therapie

Die Therapie beschränkt sich auf die bei der Arteriosklerose aufgezeigten Maßnahmen. Besonders wichtig ist die Nikotinabstinenz.

Panarteriitis nodosa

Siehe S. 383.

Arteriitis temporalis

Siehe S. 382.

Angeborene Gefäßmißbildungen

Eine wichtige angeborene Gefäßmißbildung, die Aortenisthmusstenose, wurde bereits im Kapitel 6 „Krankheiten des Herzens" auf S. 213 besprochen.

Arteriovenöse Fistel

Ätiologie und Pathophysiologie

Zu erwähnen sind angeborene arteriovenöse Fisteln, d. h. Kurzschlüsse zwischen einer Arterie und einer Vene unter Aussparung des peripheren Kapillarbettes. Dadurch kann es zu einer erheblichen Minderdurchblutung der ausgesparten Peripherie kommen. Solche arteriovenösen Fisteln können auch traumatisch (Schußverletzung) oder iatrogen (z. B. Nierenpunktion) entstehen. Die Schwere der Erkrankung wird vom Ausmaß des Shunt-Volumens sowie vom Blutbedarf der Peripherie bestimmt.

Therapie

Die Behandlung besteht im operativen Verschluß des Shunts.

Morbus Osler

Definition

Als Osler-Erkrankung bezeichnet man angeborene, dominant vererbliche Teleangiektasien an Haut und Schleimhäuten mit der Neigung zu Blutungen.

Klinik

Oft klagen die Patienten aus scheinbar voller Gesundheit über stärkere Blutungen. Schon die Inspektion der Mundschleimhaut zeigt häufig als Ursache multiple punktförmige Knötchen von 1–3 mm Durchmesser, die charakteristischerweise auf Spateldruck hin abblassen.

Die Erkrankung wird meist im 4. Lebensjahrzehnt manifest und neigt zur Verschlimmerung mit zunehmendem Bluthusten und Blutungen aus dem Magen-Darm-Kanal. Tödliche Blutungen werden in etwa 5 % der Fälle beobachtet.

Therapie

Die Behandlung des Morbus Osler besteht in symptomatischer Gabe von Blut im Falle der fortgeschrittenen Anämie. Sofern umschriebene Osler-Knötchen als Blutungsquelle in Frage kommen und erreicht sind, kann eine Elektrokoagulation oder Laser-Photokoagulation versucht werden.

Lungenembolie

Definition

Unter einer Lungenembolie versteht man die plötzlich entstandene Verlegung der Lungenarterien durch einen aus dem Venensystem oder dem rechten Herzen stammenden Thrombus. Siehe auch S. 336.

Häufigkeit, Ätiologie und Pathophysiologie

Die Lungenembolie ist eine häufige Erkrankung. Größere oder kleinere Embolien sind etwa bei der Hälfte aller Sektionen nachweisbar. Gut ein Drittel aller Venenthrombosen (S. 297) führt zu einer Lungenembolie. Bei plötzlicher Druckerhöhung im venösen System durch Betätigung der Bauchpresse, Husten oder Aufstehen nach längerem Liegen kann es zur Ablösung von Thromben kommen, welche dann eine Embolie hervorrufen. Die plötzliche Verlegung größerer Abschnitte der Lungenstrombahn stellt für das rechte Herz eine akute Mehrbelastung dar. Durch Ausfall der Durchblutung bestimmter Lungenpartien kommt es zu einer reflektorischen Bronchokonstriktion in diesem Bereich, die bei entsprechend ausgedehnten Bezirken zu einer respiratorischen Insuffizienz führen kann. Verminderter Blutrückstrom zum linken Herzen kann eine Hypotonie bis hin zum Schock zur Folge haben.

Klinik und Diagnose

Die *Anamnese* der Patienten mit Lungenembolie ist nicht selten leer. Nur bei einem Drittel dieser Patienten läßt sich anamnestisch eine Venenthrombose eruieren. Die Lungenembolie verläuft nicht selten klinisch ungewöhnlich dramatisch. Etwa die Hälfte der Patienten klagt über plötzliche Schmerzen im Thoraxbereich. Die *Diagnose* stützt sich in solchen Fällen auf häufige, aber unspezifische Befunde wie Tachykardie und Tachypnoe. Husten und insbesondere Bluthusten (Hämoptoe) weisen eindringlich auf eine Lungenembolie hin. Als Ausdruck des akuten Syndroms kann eine Leukozytose bestehen.

Im EKG kann man infolge der plötzlichen Mehrbelastung des rechten Herzens charakteristische Veränderungen finden. Das Röntgenbild der Lunge zeigt bei unkomplizierter Lungenembolie nur uncharakteristische Befunde. Typisch ist eine periphere keilförmige Verschattung. Bessere Hinweise auf die Durchblutung der Lunge gibt die Lungenszintigraphie. Eine sichere Beurteilung des Gefäßsystems der Lunge erlaubt die Pulmonalangiographie.

Differentialdiagnostisch sind bei einer schweren Lungenembolie in erster Linie ein Herzinfarkt abzugrenzen, des weiteren diejenigen Erkrankungen, die zu einer akuten Rechtsherzbelastung führen können.

Verlauf

Der Verlauf der Erkrankung hängt vom Ausmaß der blockierten Lungenstrombahn ab. Kleine Lungenembolien können klinisch unbemerkt verlaufen. Schwere Lungenembolien führen zu einem Kreislaufschock und insbesondere bei wiederholtem Auftreten nicht selten zum Tode.

Therapie

Die Lungenembolie verlangt sofortige stationäre Behandlung. Immer sind symptomatische Maßnahmen angezeigt wie Schmerzbekämpfung, Sauerstoffgabe und Herzstützung zur Aufrechterhaltung des peripheren Kreislaufs. Darüber hinaus wird man bei einer schweren Lungenembolie versuchen, durch intravenöse Gabe von Streptokinasepräparaten eine Thrombusauflösung zu erreichen. Stehen nach angiographischer Sicherung der Diagnose entsprechende Operationsmöglichkeiten zur Verfügung, kann man unverzüglich eine Embolektomie vornehmen. Wegen der dazu erforderlichen Thorakotomie ist der Eingriff jedoch nicht ungefährlich. Die Behandlung mit Antikoagulantien verhindert die Entstehung sekundärer Thromben im Emboliegebiet.

Prophylaxe

Die Bildung venöser Thromben – insbesondere bei bettlägerigen Patienten – zu verhindern, ist die wichtigste Prophylaxe der Lungenembolie. Bei Besprechung der Venenkrankheiten wird darauf näher eingegangen. Bei gefährdeten Patienten hat sich die prophylaktische Behandlung mit Antikoagulantien als günstig erwiesen.

Funktionelle Durchblutungsstörungen

Morbus Raynaud

Definition

Als Raynaud-Krankheit wird eine vorübergehende Engstellung von Endarterien, z. B. der Finger, mit der Folge einer Durchblutungsstörung verstanden. Diese tritt besonders bei Erniedrigung der Umgebungstemperatur auf und ist Ausdruck einer Störung der zentralnervösen Regulation des Gefäßtonus.

Vorkommen

Die Krankheit tritt gehäuft bei Frauen auf, kann aber auch bei jüngeren Männern gelegentlich beobachtet werden.

Ätiologie und Pathophysiologie

Die Ätiologie der Raynaud-Krankheit ist unbekannt. Auffallend ist eine dauernde Engstellung der Endarterien. Auf dieser Basis führen zusätzliche physiologische Kontraktionsreize dann bereits zu einer unzureichenden arteriellen Durchblutung im Versorgungsgebiet.

Klinik

Die Patienten klagen anamnestisch häufig über Kälteempfindlichkeit. Ein größerer Teil der Patienten erleidet solche Gefäßspasmen aber auch bei Aufregung. Es kann zu einem kurzfristigen Absterben einzelner Finger kommen. Normalerweise beginnt der Raynaud-Anfall mit einer deutlichen Blässe der Finger, die in eine blaurote Verfärbung übergeht. Die Anfallsdauer beträgt meistens nur eine halbe Stunde. Häufig wird über stechende Schmerzen und Kribbeln geklagt. Neben den Fingern können auch die Zehen, die Nase oder die Ohren befallen sein.

Diagnose und Differentialdiagnose

Die Verdachtsdiagnose wird durch spezielle Untersuchungsmethoden gesichert. Während die Pulse im anfallsfreien Stadium normal sind, erscheinen sie im Verlauf eines Anfalls, der während einer Kälteexposition ausgelöst wird, deutlich abgeschwächt, was durch Oszillographie objektiv nachgewiesen werden kann. Angiographisch erkennt man ebenfalls eine deutliche Engstellung der peripheren Arterien.

Differentialdiagnostisch ist die Abgrenzung von organischen Arterienerkrankungen wichtig. Es gilt auch zu bedenken, daß übermäßiger Nikotingenuß sowie Intoxikationen mit Ergotamin, Arsen oder Blei Raynaud-ähnliche Krankheitsbilder hervorrufen können.

Therapie

Die Therapie der Raynaud-Krankheit ist nur symptomatisch möglich. Wichtig ist der Schutz vor Kälteexposition durch entsprechende Bekleidung und die Vermeidung gefäßverengender Noxen durch vollständige Nikotinabstinenz. Neuerdings wird eine medikamentöse Therapie mit Nifedipin versucht. Vorübergehende Hilfe bringt die Sympathektomie.

Migräne

Definition und Ätiologie

Als Migräne wird das anfallsweise Auftreten von Kopfschmerzen bezeichnet. Der Kopfschmerz kann Stunden bis Tage bestehenbleiben und ist oft halbseitig lokalisiert. Ätiologisch werden Regulationsstörungen im Tonus der Hirngefäße angenommen. Psychische Einflüsse spielen eine Rolle. Manche Formen der migränoiden Kopfschmerzen können auch durch Veränderungen im Halswirbelsäulenbereich erklärt werden.

Klinik

Der Migräneanfall beginnt häufig mit Erbrechen, Flimmerskotom und Hörstörungen. Die Beschwerden können Stunden bis Tage anhalten. Frauen sind doppelt so häufig betroffen wie Männer. Die Anfallshäufigkeit ist stark schwankend.

Therapie

Die Behandlung zielt auf Beseitigung des akuten Schmerzanfalls. Bewährt haben sich Kombinationen von Ergotamin und Coffeinpräparaten. Das Erbrechen wird symptomatisch behandelt. Zur Therapie des akuten Migräneanfalles wird seit kurzem Sumatriptan (Imigran®) mit gutem Erfolg eingesetzt. Als Dauerbehandlung können tonisierende Ergotaminpräparate gegeben werden.

Kälteagglutininkrankheit

Definition und Pathophysiologie

Bei dieser Erkrankung kommt es bei Kälteexposition zu einer bei Wärme rückbildungsfähigen Agglutination von Erythrozyten. Betroffen sind häufiger Männer im 4. Lebensjahrzehnt.

Pathophysiologisch werden abnorme Kälteantikörper gebildet, deren Nachweis die Diagnose sichert.

Klinik

Die Patienten klagen über ein Absterben und Blauwerden aller kälteexponierten Körperstellen. Im Gegensatz zur Raynaud-Krankheit sind die Beschwerden nicht psychisch, sondern ausschließlich durch Kältereiz auslösbar und bei Wärmeapplikation sofort rückbildungsfähig.

Diagnose

Die Diagnose wird durch entsprechende Exposition wahrscheinlich gemacht und durch den Nachweis von Kälteagglutininen gesichert.

Therapie

Die Therapie besteht in Schutz vor Kälteexposition.

Venenkrankheiten

 Lernziele

Nach Durcharbeiten dieser Abschnitte werden Sie in der Lage sein,
* die wichtigen Venenerkrankungen zu nennen,
* die möglichen Komplikationen dieser Erkrankungen und ihre Verhütung zu beschreiben,
* die Grundzüge der Therapie anzugeben,
* differentialdiagnostisch die Erkrankungen des Lymphgefäßsystems abzugrenzen.

Varikosis

Definition

Als Varikosis wird eine knotige Aufweitung und eine serpentinenähnliche Schlängelung der Venen bezeichnet.

Vorkommen

Diese Krankheit ist bei etwa einem Drittel der Bevölkerung nachweisbar. Frauen sind etwas häufiger betroffen als Männer. Die Erkrankungswahrscheinlichkeit steigt mit dem Alter an.

Ätiologie

Ätiologisch ist für das Entstehen einer Varikosis das angeborene Fehlen oder die erworbene Insuffizienz der Venenklappen bedeutsam. Auch hormonale Faktoren spielen eine Rolle, wie das Beispiel der Graviditätsvarikosis zeigt. Darüber hinaus begünstigen angeborene Bindegewebsschwäche, Übergewicht und stehende Arbeitsweise die Bildung von Varizen.

Klinik

Der Grad der Beschwerden bei Varikosis wird durch die Ausprägung der Krankheit und die möglichen Komplikationen bestimmt. Geringere Varizen werden häufig nur als Schönheitsfehler empfunden, ohne eigentliche Beschwerden zu verursachen. Geklagt werden Schwere, Spannungsgefühl und nächtliche Wadenkrämpfe.

Diagnose

Die Diagnose wird durch das typische Bild und besondere Venenfunktionsprüfungen gestellt. Insbesondere vor einer in Erwägung zu ziehenden operativen Therapie wird die Schlußfähigkeit der Venenklappen mit dem *Trendelenburg-Test* geprüft. Dabei wird durch Hochlagerung des Beines zunächst eine Entleerung der Venen herbeigeführt, anschließend distal der Einmündungsstelle der V. saphena mit dem Stauschlauch eine Kompression erzeugt und dann bei stehenden Patienten geprüft, von wo aus sich die Venen bei liegendem Stauschlauch oder nach Lösen desselben füllen. Dadurch sind Rückschlüsse auf die Strömungsverhältnisse in den Varizen möglich.

Komplikationen

Besondere Beachtung verdienen die Komplikationen der Varikosis. Durch Platzen von Varixknoten, oft schon durch geringe Traumen, kann es zu einer Blutung kommen. Ekzematöse Hautveränderungen sind häufig. Eine Komplikation ist die *Thrombophlebitis*. Bei weit fortgeschrittener Varikosis bilden sich *Ulcera cruris*.

Durch eingehende Untersuchung muß geprüft werden, wie die arterielle Gefäßversorgung beschaffen ist, um eine Miterkrankung der Arterien nicht zu übersehen.

Therapie

Konservative Maßnahmen zielen auf Verbesserung der Strömungsverhältnisse in den Varizen durch Erhöhung des venösen Tonus, durch Gehen, Kompression mit Gummistrümpfen und Hochlagerung der Beine des liegenden Patienten. Wichtig ist insbesondere das richtige Wickeln der Beine, um die Strömung in den Varizen zu beschleunigen (Abb. 7.**9**).

Die Verödungsbehandlung (Sklerosierung) besteht in Injektion gefäßwandschädigender Mittel in die blutleere Varize beim hochgelagerten Bein. Auf diese Weise können kleinere Varizen gut zur Abheilung gebracht werden. Die Komplikationsrate dieser Therapieform ist bei entsprechender Übung sehr gering.

Operativ können Varizen nach sorgfältiger Ligatur aller Seitenäste durch sog. Stripping extrahiert werden. Kontraindikation gegen operatives Vorgehen sind hohes Alter und arterielle Durchblutungsstörungen.

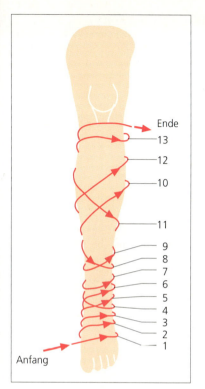

Abb. 7.**9** Richtiges Bandagieren der unteren Extremität

Ende

13

12

10

11

9
8
7
6
5
4
3
2
1

Anfang

Thrombophlebitis

Definition

Als Phlebitis bezeichnet man eine Entzündung der Venen. Da diese fast immer zusammen mit einer venösen Thrombose auftritt, hat sich die Bezeichnung Thrombophlebitis eingebürgert.

Oberflächliche Thrombophlebitis

Ätiologie

Häufigste Ursache einer oberflächlichen Thrombophlebitis ist die Varikosis. Auch nach Injektion kann sich eine Thrombophlebitis bilden.

Klinik

Klinisch klagen die Patienten über Schmerzen im entzündeten Venenbereich. Dieser ist gerötet, überwärmt und druckdolent (auf Druck schmerzempfindlich). Da der venöse Abstrom über die tiefen, großen Venen erfolgt, ist bei oberflächlicher Thrombophlebitis keinerlei Ödem nachweisbar.

Differentialdiagnose

Wichtig ist die Abgrenzung gegenüber der tiefen Thrombophlebitis, da die daraus resultierenden therapeutischen Konsequenzen sehr verschieden sein können.

Therapie

Die Behandlung der Thrombophlebitits zielt auf
❖ Beseitigung der Schmerzen,
❖ Verhinderung des Übergreifens der Entzündung auf die tiefen Venen.

Dazu haben sich lokal angewandte Antiphlogistika und exakte Kompressionsverbände bewährt. Eine Immobilisation des Patienten bei oberflächlicher Thrombophlebitis ist kontraindiziert. Nächtliche Hochlagerung der Beine verbessert die Strömungsgeschwindigkeit des Blutes in den Venen. Alkoholumschläge werden häufig als angenehm empfunden. Bei Patienten, die aus anderen Gründen bettlägerig sind, kann zusätzlich eine Antikoagulantienbehandlung durchgeführt werden.

Tiefe Thrombophlebitis

Definition

Unter tiefer Thrombophlebitis versteht man eine durch einen Thrombus ausgelöste Entzündung der tiefen Venen.

Klinik

Bei etwa drei Viertel der Patienten beginnt die Krankheit in den Venen der Wadenmuskulatur. Ursächlich liegt häufig eine Blutstase zugrunde, die durch Bettlägerigkeit und Operation begünstigt wird. Darüber hinaus besteht oft eine lokale Schädigung der Venenintima. Auch Änderungen im labilen Gleichgewicht zwischen gerinnungshemmenden und -aktivierenden Blutfaktoren eine Rolle spielen, so bei Karzinomleiden oder bei angeborenem Antithrombin-III-Mangel.

Die Patienten klagen oft über einen Schmerz in der befallenen Wadenmuskulatur, etwa so wie bei Muskelkater. Bei vollständig verschließendem Thrombus kommt es zu einem Ödem infolge der venösen Abflußbehinderung. Bei Thrombophlebitis der großen Beckenvenen kann es zu einer Stauung und Blaufärbung des gesamten Beines kommen.

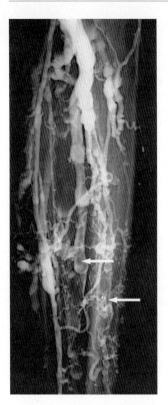

Abb. 7.**10** Röntgendarstellung der Unterschenkelvenen (Phlebographie) mit zahlreichen frischen Thromben (Pfeile)

Eine Sonderform der Thrombophlebitis ist die Achselvenenthrombose Paget-Schroetter, die oft nach ungewohnter schwerer körperlicher Arbeit auftritt.

Diagnose

Die Diagnose wird gestellt durch den typischen klinischen Befund mit Druckschmerz im Bereich der befallenen Venenlogen. Sie kann gesichert werden durch Phlebographie. Diese ermöglicht die Darstellung eines flottierenden Thrombus als Hinweis auf eine drohende Lungenembolie (Abb. 7.**10**). Im Bereich der großen Beinvenen kann auch in Ultraschall-Doppler-Technik die freie Durchgängigkeit nichtinvasiv überprüft werden. Eine genauere Aussage erlaubt die Duplexsonographie.

Differentialdiagnostisch muß die arterielle Verschlußkrankheit abgegrenzt werden.

Therapie

Die Behandlung der frischen Bein- und Beckenvenenthrombophlebitis besteht in der medikamentösen Auflösung (Lyse) mit Streptokinase oder Urokinase. Kontraindikationen wie eine kurz zurückliegende Operation sind zu beachten. Bei dieser Behandlung wird das Fibrinolysesystem des Körpers aktiviert und dadurch der Thrombus aufgelöst. Zur Therapiekontrolle dient die Phlebographie. Die Nachbehandlung besteht in Heparinisierung und später Antikoagulation mit z. B. Dicumarol. Ist eine Lysebehandlung kontraindiziert, kann bei Thrombose größerer Venen auch eine Thrombektomie durchgeführt werden. Bei älteren Thromben wird auf die Lysebehandlung oder -operation wegen mangelnder Erfolgsaussicht verzichtet. In diesem Fall besteht die Therapie in Antikoagulation mit Heparin, die später auf Dicumarol umgestellt wird. Die Therapie muß konsequent für 3–6 Monate durchgeführt werden, um eine Lungenembolie oder ein postthrombotisches Syndrom mit chronischer venöser Stauung bestmöglich zu verhindern.

Prophylaxe

Besondere Beachtung verdient die Prophylaxe der tiefen Thrombophlebitis. Dazu werden bettlägerige Patienten möglichst frühzeitig mobilisiert. Kompressionsverbände bzw. -strümpfe sorgen für eine Beschleunigung des venösen Blutrückflusses. Bewährt hat sich zur medikamentösen Prophylaxe die Gabe von Heparin subkutan in niedriger Dosierung (sog. Low-dose-Heparinisierung).

Lymphgefäßkrankheiten

Lymphangitis

Definition

Unter Lymphangitis versteht man eine Entzündung der Lymphbahnen. In der Regel nimmt die Lymphangitis ihren Ausgang von einer bakteriellen Infektion der Haut und breitet sich in denjenigen Lymphbahnen aus, welche den Infektionsherd drainieren.

Klinik

Man erkennt eine Lymphangitis klinisch an einem roten Streifen an der betroffenen Extremität, der sich vom Infektionsherd aus zentralwärts ausbreitet und der entzündeten Lymphbahn entspricht. Die regionären Lymphknoten können schmerzhaft geschwollen sein. Temperaturerhöhung ist möglich.

Therapie

Die Behandlung besteht in Ruhigstellung der erkrankten Extremität, feuchten Umschlägen, desinfizierenden Mitteln (Chlorin) sowie in einer antibiotischen Therapie. Evtl. ist eine chirurgische Sanierung des Streuherdes angezeigt.

Lymphödem

Definition

Unter einem Lymphödem versteht man eine nicht schmerzhafte Weichteilschwellung. Während frische Ödeme leicht eindrückbar sind und charakteristische Dellen hinterlassen, können chronische Ödeme derb verhärtet sein, so daß ihre Erkennung gelegentlich Schwierigkeiten bereitet. Ein ungewöhnlich stark ausgebildetes Lymphödem wird als Elephantiasis bezeichnet.

Ätiologie

Man unterscheidet ein primäres, wahrscheinlich erbliches Lymphödem von sekundären Lymphödemen im Gefolge einer lymphabflußbehindernden Erkrankung.

Als mögliche Ursache eines sekundären Lymphödems kommt in Frage: lokale Verlegung der Lymphbahnen nach vorangegangener Operation oder durch Vernarbung infolge Unfall. Auch Bestrahlungen können durch bindegewebige Schrumpfung zu einem Lymphödem Anlaß geben.

Nicht selten sind parasitäre Erkrankungen Ursache eines Lymphödems, so beispielsweise bei der Erkrankung mit dem Wurm *Filaria bancrofti*. Eine Lymphangitis kann ebenfalls zu einer Lymphabflußstörung und damit zu einem Lymphödem führen. Schließlich verursachen gelegentlich Metastasen durch Verlegung der Lymphbahnen (Lymphangitis carcinomatosa) ein Lymphödem.

Diagnose

Bei der Diagnose eines Lymphödems müssen arterielle Durchblutungsstörungen und Abflußstörungen der Venen ausgeschlossen werden. Die Darstellung der Lymphbahnen gelingt durch Injektion öliger Kontrastmittel oder mit Hilfe der Lymphknotenszintigraphie.

Therapie

In der Behandlung des Lymphödems versucht man, die Ursachen zu beseitigen. Symptomatisch wird darüber hinaus eine Entwässerung angestrebt, und die geschwollene Extremität wird periodisch hochgelagert. Physikalische Maßnahmen mit kräftiger Bandagierung, Massage und einem Gymnastikprogramm unterstützen diese Behandlung. Prophylaktisch wird man darüber hinaus der Entstehung eines Erysipels durch antibiotische Abschirmung vorzubeugen versuchen.

Eine operative Behandlung ist nur bei schweren Formen der Elephantiasis angezeigt. Maßnahmen zur Wiederherstellung des Lymphabflusses können dann ebenso angebracht sein wie resezierende Verfahren, bei welchen das ödemgetränkte Fettgewebe entfernt wird.

Pflege

Pflege bei Erkrankungen des Kreislauf- und Gefäßsystems

Eine sorgfältige und regelmäßige Patientenbeobachtung mit Dokumentation von Puls, Blutdruck und Bewußtseinslage ist erforderlich, um Störungen der Kreislaufregulation frühzeitig erkennen und rasch behandeln zu können.

Intensive Pflege benötigen Patienten mit einem Apoplex, der je nach Ausmaß schwere körperliche und seelische Beeinträchtigungen verursachen kann. Die rehabilitative Pflege bei diesen Patienten in enger Zusammenarbeit mit Krankengymnasten und evtl. Logopäden ist von entscheidender Bedeutung für den weiteren Krankheitsverlauf.

Arterielle Durchblutungsstörungen können je nach Krankheitsstadium die Lebensführung erheblich beeinträchtigen. Schmerzen beim Gehen oder gar in Ruhe und das Kältegefühl der betroffenen Extremität stehen beim Patienten im Vordergrund. Die Angst vor einer evtl. notwendigen Amputation erfordert pflegerische Begleitung und Beistand.

Pflegesituation

Hypertonie

Pflegeziel: Beruhigung des Kranken.

Pflegerische Maßnahmen: Blutdruck regelmäßig messen und protokollieren. Arzt bei Anstieg informieren. Aufregung für den Patienten vermeiden. Patient bei Einhaltung einer Diät unterstützen.

Begründung und Erklärungen: Kochsalzarme Kost hift, den Blutdruck zu senken.

Hypertone Krise (klopfender Kopfschmerz, evtl. Augenflimmern, Übelkeit)

Pflegeziel: Komplikationen verhindern.

Pflegerische Maßnahmen: Sofort Arzt informieren. Nach Arztanweisung auf konsequente und pünktliche Einnahme der verordneten Medikamente achten.

Begründung und Erklärungen: Die hypertone Krise ist eine lebensbedrohliche Situation, welche unter Umständen zur Hirnmassenblutung führen kann.

Pflegesituation

Kreislaufschock (kaltschweißige Haut, Tachykardie, beschleunigte Atmung)

Pflegeziel: Durchblutung aufrechterhalten.

Pflegerische Maßnahmen: Patient in Schocklage bringen. Puls und Blutdruck messen. Sofort Arzt informieren. Nach Arztanweisung Infusionen vorbereiten und Therapie durchführen. Patient beruhigen und nicht allein lassen.

Begründung und Erklärungen: Der Kreislaufschock kann Ausdruck einer lebensgefährlichen Erkrankung sein und muß unverzüglich behandelt werden. Patienten mit Kreislaufschock sind oft ängstlich, brauchen eine beruhigende Ansprache.

Arterielle Verschlußkrankheit (Kältegefühl, Kribbeln und Pulslosigkeit der entsprechenden Extremität)

Pflegeziel: Durchblutung verbessern.

Pflegerische Maßnahmen: Betroffene Extremität tief lagern. Watteverbände locker anlegen, evtl. Bettbogen verwenden. Keine Antithrombosestrümpfe verwenden! Schmerzmittel nach Verordnung geben. Unterstützung bei der Körperpflege und Mobilisation je nach Belastbarkeit.

Begründung und Erklärungen: Durch Tieflagerung wird der Perfusionsdruck erhöht. Dadurch wird das Bein vor mechanischen Läsionen geschützt und gleichzeitig warm gehalten.

Trophische Hautveränderungen bei arterieller Verschlußkrankheit

Pflegeziel: Nekrosen begrenzen.

Pflegerische Maßnahmen: Täglich Haut sorgfältig beobachten und Veränderungen dokumentieren. Bei trockener Haut diese vorsichtig einfetten. Beim Schneiden der Fußnägel Verletzungen sorgsam vermeiden.

Begründung und Erklärungen: Hautverletzungen heilen bei arterieller Minderdurchblutung besonders schlecht.

Apoplex-Schluckstörungen

Pflegeziel: Aspirationspneumonie vermeiden.

Pflegerische Maßnahmen: Nach Arztanweisung Nährsonde legen oder parenterale Ernährung durchführen. Falls möglich, Patienten zum Essen aufsetzen. Kleine Trinkmengen/kleine Bissen anbieten. Patient auffordern, nicht auf der betroffenen Seite zu kauen.

Begründung und Erklärungen: Wenn der Patient auf der betroffenen Seite kaut, können Speisereste in der Wangentasche verbleiben.

Pflegesituation

Apoplex-Sensibilitätsstörungen

Pflegeziel: Verbrennungen vermeiden.

Pflegerische Maßnahmen: Keine Wärmflasche auf der betroffenen Seite verwenden. Patient anhalten, bei der Körperpflege die Wassertemperatur mit der gesunden Hand zu prüfen.

Begründung und Erklärungen: Patient kann infolge von Sensibilitätsstörungen die drohende Überwärmung nicht wahrnehmen.

Urin/Stuhlinkontinenz

Pflegeziel: Verbesserung durch Training.

Pflegerische Maßnahmen: Beobachtung und Dokumentation der Ausscheidung. Frühzeitig mit dem Toilettentraining beginnen. Ggf. ballaststoffreiche und kalorienreduzierte Kost anbieten.

Begründung und Erklärungen: Durch Urininkontinenz droht Harnwegsinfekt. Frühzeitiges Training verbessert die Prognose.

Aphasie

Pflegeziel: Kommunikation verbessern.

Pflegerische Maßnahmen: Patient oft ansprechen, soweit möglich, das Gesagte durch Mimik und Zeigen verdeutlichen. Patient motivieren zu sprechen, dabei Geduld aufbringen, damit der Patient sich nicht unter Druck gesetzt fühlt. Auch wenn der Patient nicht sprechen kann, ihn über die vorstehenden pflegerischen Maßnahmen informieren.

Begründung und Erklärungen: Der plötzliche Verlust der Sprache und somit Behinderung dieser Kommunikation ist für den Patienten belastend. Eine gute Zusammenarbeit mit dem Logopäden ist hilfreich zur Förderung und Rehabilitation des Patienten.

8 Krankheiten der Atmungsorgane

U. Gerlach

 Lernziele

Nach dem Studium dieses Kapitels können Sie auf der Grundlage von Anatomie und Physiologie der Atmungsorgane
* Lungenfunktionsprüfungen erklären,
* die akuten Krankheiten von Luftröhre und Lunge beschreiben,
* die besonders häufigen chronischen Atemwegserkrankungen nennen,
* Pflege und Behandlung von Patienten mit chronischen Lungenerkrankungen schildern, die Berufskrankheit Silikose beschreiben,
* Lungenveränderungen bei Herz- und Kreislauferkrankungen erläutern,
* die bösartigen Tumoren von Bronchialsystem und Lunge sowie die Frühsymptome des Bronchialkarzinoms darlegen,
* Behandlungsmethoden bei Bronchialkarzinom beschreiben,
* Erkrankungen von Pleura und Mediastinum nennen,
* den Begriff Pneumothorax und die Symptome dieser Erkrankung erläutern.

Anatomie

Die sauerstoffhaltige Luft wird über ein Höhlen- und Röhrensystem in die Lunge geleitet. Die Luftwege werden in *obere* und *untere* Luftwege eingeteilt.

Zu den oberen Luftwegen gehören die Nasenhöhlen und der Rachen (Pharynx).

Bei den unteren Luftwegen unterscheidet man Kehlkopf (Larynx), Luftröhre (Trachea), Luftröhrenäste (Bronchialbaum) und Lungen (Einzahl: Pulmo, Mehrzahl: Pulmones).

Die Nase ist mit Riechschleimhaut ausgekleidet; sonst besteht die Schleimhaut der oberen und unteren Luftwege überwiegend aus Flimmerepithel.

Die unteren Luftwege beginnen mit dem Kehlkopf. Er ist aus mehreren Knorpeln zusammengesetzt, die die Stimmbänder schützen.

Der Kehlkopf leitet die Luft in die zylindrische Luftröhre weiter, die aus hufeisenförmigen Knorpelspangen besteht. Die Rückwand der Trachea ist durch Muskeln verschlossen. Der Durchmesser der Luftröhre beträgt etwa 2 cm. Die Luftröhre teilt sich nach 10–12 cm in die zwei Hauptbronchien, die sich baumähnlich in die Lungen hinein verzweigen.

Die Lungen sind paarige Organe (Abb. 8.1). Ihre Oberfläche ist vom Brustfell (Pleura) überzogen. Die rechte Lunge ist in 3 Lappen, die linke Lunge in nur 2 Lappen unterteilt. Am Lungenhilus (Lungenwurzel) treten

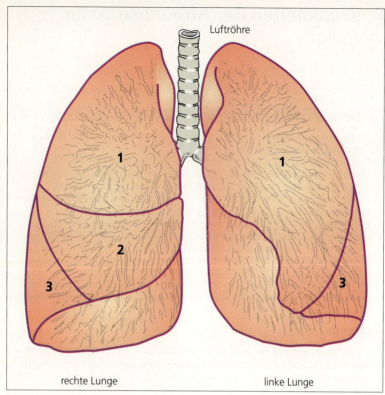

Abb. 8.**1**   Aufbau der Lunge. 1 = Oberlappen, 2 = Mittellappen, 3 = Unterlappen

Blutgefäße, Bronchialäste und Nerven in die Lunge ein. Im Lungenhilus sind regelmäßig Lymphknoten zu finden, die sich bei Erkrankungen der Lunge häufig verdicken und röntgenologisch erkennbar sind.

Der eigentliche Gasaustausch findet in den Lungenbläschen (Alveolen) statt. Ihre Gesamtoberfläche beträgt etwa 100 m². Die Wand der Alveolen enthält Pneumozyten, Bindegewebszellen und Blutkapillaren. Die Innenfläche der Alveolarwand ist von einer dünnen Schicht aus Phospholipiden bedeckt. Sie schützen vor Atelektase (Antiatelektasefaktor).

Mehrere Alveolen bilden einen Azinus, der die kleinste morphologische Funktionseinheit in der Lunge ist. Etwa 5 Azini bilden einen Lobulus (Lungenläppchen). Diese wiederum werden zu den großen Lungenlappen zusammengesetzt.

Von der Pleura aus ziehen Bindegewebsschichten zwischen die Lungenläppchen. Diese anatomischen Vorbemerkungen sind für das Verständnis von
z. B. Pneumonie und Lungenfibrose wichtig.

Physiologie

Auf dem Weg von der Umwelt in die Alveolen wird die eingeatmete Luft
angewärmt, angefeuchtet und gereinigt. Außerdem wird sie auf dem Weg
entlang der Nasenschleimhaut auf Geruch und Temperatur überprüft. In den
Alveolen wird der Sauerstoff der Atmungsluft von den Blutkapillaren der
Alveolarwand aufgenommen. Gleichzeitig wird die Kohlensäure aus dem Blut
abgegeben. Um dieses Ziel des Gaswechsels zu erreichen, muß die Luft periodisch ein- und ausgeatmet werden (Inspiration = Einatmung, Exspiration =
Ausatmung).

Untersuchungsmethoden

Anamnese und Inspektion

In der *Anamnese* fragt man nach den Leitsymptomen für Lungenkrankheiten:
Husten, Auswurf, Atemnot.

Bei der *Inspektion* betrachtet man die Thoraxform und achtet darauf, ob die
Atembewegungen seitengleich sind. Auch der Atemtyp muß beobachtet werden: Es wird festgestellt, ob die Atmung gleichmäßig ist oder etwa periodisch
zu- und abnimmt (Cheyne-Stokes-Atemtyp, der sich insbesondere bei zerebralen Durchblutungsstörungen einstellt). Gleichmäßige, jedoch sehr tiefe
und langsame Atemzüge bezeichnet man als Kußmaul-Atmung; sie ist oft
Folge einer Azidose, z. B. bei Diabetes mellitus oder Urämie.

Zwischen maximaler In- und Exspiration ändert sich der Thoraxumfang
normalerweise um mehr als 5 cm.

Eine Blausucht (Zyanose) tritt dann ein, wenn die Hautkapillaren mehr als
5 g% (3 mmol/l) reduziertes Hämoglobin enthalten. Eine Zyanose kommt
z. B. bei Störungen des Gasaustausches in der Lunge vor.

Perkussion und Auskultation

Der normale *Perkussionsschall* über der Lunge ist sonor. Eine sog. Dämpfung
des Klopfschalls tritt über Infiltration der Lunge, Pleuraerguß oder Pleuraschwarte ein. Durch Perkussion wird auch die maximale Verschieblichkeit der
Zwerchfelle (untere Lungengrenze) bestimmt. Zwischen der unteren Lungengrenze bei tiefer Inspiration und anschließender tiefer Exspiration beträgt die
Verschieblichkeit 5–6 cm.

Bei *Auskultation* mit dem Stethoskop hört man über der Lunge während
der gesamten Einatmungszeit Bläschenatmen (Vesikuläratmen). Bei der Exspiration ist dieses Atemgeräusch nur kurz hörbar.

Bronchialatmen hört man beim Gesunden über der Trachea und über den Hauptbronchien. Bronchialatmen, das über anderen Lungenabschnitten hörbar wird, ist pathologisch. Es kommt z. B. bei Lungenentzündungen vor. Häufig treten Rasselgeräusche auf. Sie werden durch flüssiges Sekret oder Sekretfäden hervorgerufen, die pathologischerweise in den Bronchien vorkommen, z. B. bei Bronchitis. Nach dem Geräuschcharakter unterscheidet man feuchte und trockene Rasselgeräusche. Feuchte Rasselgeräusche sind typisch für Bronchitis, trockene Rasselgeräusche (Giemen, Pfeifen, Brummen) typisch für Bronchialasthma.

Palpation: Stimmfremitus, S. 346.

Sputumuntersuchung

Auswurf (Sputum) ist das Sekret der Schleimhaut aus oberen und unteren Luftwegen. Bei der Beurteilung des Auswurfs ist es wichtig, auf die

❖ Menge,
❖ Beschaffenheit (schaumig oder zäh),
❖ Farbe (gelblich, rötlich)

zu achten. Die Bestandteile des Sputums werden mikroskopisch genauer untersucht (Bakterien, Pilze). Kulturen geben Aufschluß über die Art der vorhandenen Erreger.

Radiologische Untersuchung

Bei vielen Erkrankungen der Lunge und des Rippenfells kommt der *Röntgenuntersuchung* des Thorax die überragende diagnostische Bedeutung zu. Röntgenaufnahmen und Durchleuchtung können durch Schichtaufnahmen (Tomographie) und Computertomographie ergänzt werden. Eine Bronchographie, bei der das Bronchialsystem mit Kontrastmittel gefüllt wird, ist seltener erforderlich.

Die Methoden der *Angiographie* (Gefäßdarstellung) und der *Szintigraphie* (nuklearmedizinische Technik) ergänzen in bestimmten Fällen die Untersuchung.

Endoskopische Untersuchung (Bronchoskopie)

Die endoskopische Betrachtung des Bronchialsystems, ggf. in Verbindung mit Probeexzision, ist eine häufig verwendete Methode, die insbesondere dann angewendet wird, wenn Verdacht auf ein Bronchialkarzinom besteht. Sie dient zur histologischen Sicherung des Befundes und zur Beurteilung der Operationsmöglichkeit.

Mittels bronchoalveolärer Lavage (BAL) werden Zellen und Sekret aus Alveolen und Bronchialsystem herausgespült; das so gewonnene Material wird mikroskopisch und kulturell untersucht.

Lungenfunktionsprüfungen

In Lungenfunktionsprüfungen werden die Leistungen der Lungen bzw. deren Einschränkung festgestellt.

Spirometrie

Mit dieser Methode werden die Ventilationsgrößen (Atmungsgrößen) geprüft. Das normale Volumen eines Atemzuges beträgt etwa 500 ml. Die *Vitalkapazität* ist die Luftmenge, die zwischen maximaler Ein- und Ausatmung bewegt wird. Die normale Vitalkapazität ist abhängig von Größe, Alter, Geschlecht und Gewicht des Untersuchten. Im *Tiffeneau-Test* wird diejenige Luftmenge gemessen, welche maximal pro Sekunde ausgeatmet werden kann.

Eine eingeschränkte Vitalkapazität spricht für eine restriktive Ventilationsstörung. Dagegen zeigt der Tiffeneau-Test vorwiegend obstruktive Ventilationsstörungen an. Kombinationen zwischen obstruktiver und restriktiver Ventilationsstörung sind häufig.

Beispiele für restriktive Ventilationsstörungen sind Lungenfibrosen mit herabgesetzter Dehnbarkeit der Lungen oder herabgesetzter Beweglichkeit des Thorax, wie z. B. bei Kyphoskoliose und Pleuraschwarte. Entzündliche Verengungen des Bronchialbaumes (Stenosen der Atemwege) sind Beispiele für obstruktive Ventilationsstörungen.

Mittels größerer apparativer Ausrüstung kann man auch die Dehnbarkeit der Lunge messen (Compliance).

Blutgasanalyse

Die Bestimmung der arteriellen Blutgase in körperlicher Ruhe und unter Belastung ist von großer praktischer Bedeutung für die Beurteilung vieler Krankheitszustände und zur Beurteilung der Operabilität und des Anästhesieverfahrens. Die Untersuchung wird im Arterienblut vorgenommen, das man durch Punktion der A. femoralis im Leistenkanal gewinnt. Mit annähernd genauem Ergebnis kann auch Kapillarblut aus dem Ohrläppchen verwendet werden, das man nach sog. Arterialisierung (durch Einreiben des Ohrläppchens mit hyperämisierenden Salben) gewinnt.

Wichtige Meßgrößen bei der arteriellen Blutgasanalyse sind:

* Sauerstoffdruck (pO_2): normal 89 Torr (11,9 kPa),
* Kohlensäuredruck (pCO_2): normal 38 ± 2 Torr ($5,1 \pm 0,3$ kPa),
* aktuelles Bicarbonat: alkaligebundene Kohlensäure, bei aktuellem Druck und aktueller Temperatur untersucht,
* Standardbicarbonat: alkaligebundene Kohlensäure, unter Standardbedingungen, d. h. nach Sauerstoffsättigung bei pCO_2 von 40 Torr (5,3 kPa) und bei 38 °C untersucht = Alkalireserve.

Die Blutgasanalyse gibt wichtige Einblicke in Krankheitsvorgänge bei verschiedenen Lungenerkrankungen, auch bei Lungenstauung infolge Herzinsuffizienz. Blutgasanalysen sind von entscheidender Bedeutung bei der Kontrolle von Beatmungspatienten.

Säure-Basen-Haushalt

Gasaustausch und Stoffwechsel stehen in engem Zusammenhang. In diesem Geschehen ist die Bestimmung des pH-Wertes des Blutes eine wichtige Meßgröße für den Säure-Basen-Haushalt. Normalerweise ist der pH-Wert des Blutes streng auf 7,4 einreguliert. Eine Abnahme des pH-Wertes bezeichnet man als Azidose, eine Zunahme des pH-Wertes als Alkalose.

Künstliche, maschinelle Beatmung

Im Rahmen der inneren Medizin kommt eine künstliche, maschinelle Beatmung für solche Patienten in Frage, bei denen die eigene Atmung aus pulmonalen oder extrapulmonalen Ursachen versagt.

Pulmonale Ursachen des Versagens der Atmung sind fortgeschrittene chronisch obstruktive Lungenerkrankungen. Ein Sauerstoffdruck (pO_2) unter 50 Torr (6,7 kPa) führt zu Unruhe, Krämpfen, Psychosen, dann zu Schläfrigkeit und schließlich zum Koma.

Extrapulmonale Ursachen sind Vergiftungen, Nervenerkrankungen (Polyneuritis) und seltene Muskelerkrankungen.

Während der maschinellen Beatmung sind genaue Kontrollen von Atemvolumen, Blutdruck, Blutgasen und Elektrolyten notwendig. Die Beatmungskanüle muß häufig gesäubert werden. Die Bronchien sind regelmäßig abzusaugen. Der Kranke benötigt eine Dauerwache.

Akute Krankheiten der Nase und der Bronchien

Von diesen Krankheiten sind drei besonders häufig:

Rhinitis acuta (akuter Schnupfen)

Infektion mit Schnupfenviren (Rhinoviren, S. 615).

Laryngitis acuta

Akute Kehlkopfentzündung im Rahmen einer Rachenentzündung mit dem Hauptsymptom Heiserkeit (S. 615).

Akute Bronchitis

Definition und Ätiologie

Es handelt sich um eine Schädigung der Schleimhaut der oberen und unteren Luftwege.

Die akute Bronchitis tritt im Rahmen einer Entzündung der gesamten oberen Luftwege auf, meist infolge Virusinfektion und sekundärer Bakterienbesiedlung. Bei immunsupprimierten Patienten kommen auch Pilzinfektionen vor. Auch physikalische Reize wie starke Luftverschmutzung (Rauch, Ruß), starke Schwankungen von Temperatur und Feuchtigkeit, Lösungsmittel, Säuredämpfe usw. können eine akute Bronchitis auslösen.

Klinik

Die Kranken klagen über Husten und Auswurf sowie Schmerzen hinter dem Brustbein. Oft besteht Fieber.

Therapie

Hustendämpfende Mittel erleichtern dem Patienten die Beschwerden. Antibiotika sind vom 3. Krankheitstag an wegen der häufigen Superinfektion mit Bakterien angezeigt.

Chronische unspezifische Lungenerkrankungen

Drei häufige Lungenerkrankungen, die jeweils chronisch und unspezifisch sind, haben als Leitsymptome Husten, Auswurf und Atemnot. Es handelt sich um:

* chronische Bronchitis (S. 309),
* Asthma bronchiale (S. 311),
* Lungenemphysem (S. 315).

Chronische Bronchitis

Definition

Es handelt sich um Patienten mit chronischem oder rezidivierendem Husten und Auswurf. Diese Symptome müssen, um die Diagnose zu rechtfertigen, an den meisten Tagen des Jahres, aber wenigstens ein Vierteljahr lang in mindestens 2 aufeinanderfolgenden Jahren vorhanden sein.

Die chronische Bronchitis ist eine der häufigsten Krankheiten überhaupt und aus der Gruppe der chronischen unspezifischen Lungenerkrankungen die häufigste. Sie verursacht sehr oft zeitweilige Arbeitsunfähigkeit und vorzeitige Invalidität.

Ätiologie

Rauch (Zigarettenrauch!), Staub, virale und bakterielle Infekte sind exogene Faktoren, die die Bronchialschleimhaut schädigen. Daneben sind endogene Faktoren (Konstitution) von Bedeutung, vor allem eine besondere Empfindlichkeit der Bronchialschleimhaut gegen Umwelteinflüsse.

Ein weiterer Faktor in der Entstehung der chronischen Bronchitis ist der überlastete Reinigungsmechanismus der Atemwege, wie er z. B. durch fortwährende Inhalation von Schadstoffen (z. B. Rauch) entsteht.

Pathologische Anatomie

Entzündliche Infiltrate, Geschwüre und Vernarbungen finden sich in wechselnder Ausprägung in der Bronchialwand.

Klinik

Die chronische Bronchitis verläuft in Schüben, die durch die ätiologisch wichtigen Noxen ausgelöst werden. Jahreszeitlich bedingt häufen sich die Schübe bei naßkalter Witterung. Husten und Auswurf sind die ersten, oft wetterabhängigen Symptome. Nach Anamnese und Befund ist es zweckmäßig, 2 Formen der chronischen Bronchitis zu unterscheiden:

❖ chronisch-nichtobstruktive Bronchitis (unkomplizierte chronische Bronchitis),

❖ chronisch obstruktive Bronchitis (asthmatoide Bronchitis).

Bei der unkomplizierten *chronisch nichtobstruktiven Bronchitis,* wie sie bei den meisten starken Rauchern besteht, ist der Auswurf zuerst schleimig. Atemnot besteht nicht. Auskultatorisch hört man trockene und feuchte Rasselgeräusche. Bei vielen dieser Patienten besteht kaum Krankheitsgefühl. Bei schweren Formen ist die Belästigung durch größere Sputummengen und ständiges Husten groß. Dann ist auch das Allgemeinbefinden gestört. Typisches Beispiel dieser Bronchitisform ist die Raucherbronchitis.

Die BSG kann beschleunigt sein. Die geschädigte Schleimhaut begünstigt zusätzliche virale und bakterielle Entzündungen. Dann wird das Sputum eitrig und ändert seine Farbe in Gelbgrün oder Grau. Die größte Sputummenge wird morgens ausgehustet. Infolge Schwellung der entzündeten Schleimhaut stellt sich Atemnot ein.

Die *chronisch obstruktive Bronchitis* kann sich aus einer chronisch nichtobstruktiven Bronchitis entwickeln. Jedoch kann die chronisch obstruktive Bronchitis auch von Anfang an obstruktiv verlaufen.

Die chronisch obstruktive Bronchitis hat großen Krankheitswert. Dies zeigt sich schon im klinischen Bild, in dem neben Husten und Auswurf nun die Atemnot im Vordergrund steht. Auskultatorisch hört man trockene und feuchte Rasselgeräusche. Patienten mit chronisch obstruktiver Bronchitis sind durch die Entwicklung von Bronchopneumonien zusätzlich gefährdet.

Je nach dem Grad der Entzündung bestehen BSG-Beschleunigung und Leukozytose. Da in der erkrankten Lunge der Gasaustausch behindert ist, entwickelt sich kompensatorisch manchmal eine Polyglobulie (Vermehrung der roten Blutkörperchen). Ausdruck des gestörten Gasaustausches ist die Zyanose des Patienten.

Die Obstruktion ist das pathophysiologisch wichtige Merkmal der chronisch obstruktiven Bronchitis. Die 3 Faktoren, welche zur Obstruktion (Verlegung, Verstopfung) der Bronchiolen führen, sind:

* entzündliche Schwellung der Bronchialschleimhaut,
* Spasmus der Bronchialmuskulatur,
* Bildung von zähem, glasigem Schleim (Dyskrinie = gestörte Sekretion).

Es handelt sich um dieselben Faktoren, die auch bei Asthma bronchiale (S. 312) zur Obstruktion führen.

Röntgenuntersuchung

Die chronische Bronchitis an sich bietet keine charakteristischen röntgenologischen Symptome. Die Röntgenuntersuchung des Thorax läßt aber wichtige Komplikationen der Erkrankung erkennen, wie Bronchopneumonie, Emphysem und Cor pulmonale. Insbesondere dient die Röntgenuntersuchung dazu, andere Erkrankungen, die die Symptome einer chronischen Bronchitis nachahmen, auszuschließen, so z.B. Bronchialkarzinom und Tuberkulose.

Komplikationen

Im Verlauf der chronisch-obstruktiven Bronchitis entwickelt sich häufig ein Lungenemphysem. Klinische und röntgenologische Zeichen lassen diese Komplikation erkennen (S. 316). Durch den emphysematösen Umbau des Lungengewebes wird die Lungendurchblutung behindert, so daß der rechte Herzanteil vermehrt belastet wird. Es entwickelt sich ein Cor pulmonale. Bei fortdauernder und übermäßiger Belastung kann sich eine Rechtsherzinsuffizienz einstellen mit den zusätzlichen Symptomen Halsvenenstauung, Lebervergrößerung, Knöchel- und Unterschenkelödem. Die weiteren Folgen von Lungenemphysem und Cor pulmonale sind die respiratorische Insuffizienz (Versagen der Sauerstoffversorgung) und das Rechtsherzversagen, was zum Tod dieser Patienten führen kann.

Therapie

Die wichtigsten Bausteine des Therapieplans sind: Ausschalten der Noxen (Rauchverbot!), Antibiotika und Bronchodilatatoren (bei obstruktiver Bronchitis). Einzelheiten S. 315, 317 f.

Asthma bronchiale

Definition

Asthma bronchiale (Bronchialasthma) verursacht anfallsweise eintretende Atemnot durch reversible Obstruktion des Bronchialsystems. (Asthma – aus dem Griechischen – bedeutet erschwertes Atmen.)

Ätiologie und Pathogenese

Allen Asthmaformen liegt eine abnorme Reaktionsbereitschaft des Bronchialsystems zugrunde. Im Asthmaanfall reagiert die Muskulatur des Bronchialsystems mit spastischer Kontraktion *(Bronchospasmus)*. Gleichzeitig reagiert die Schleimhaut des Bronchialsystems mit *ödematöser Schwellung*. Von der Bronchialschleimhaut wird abnormer glasiger, zäher Schleim gebildet (*Dyskrinie* = gestörte Sekretion).

Die 3 genannten Faktoren, Bronchospasmus, Schleimhautschwellung und Dyskrinie, bedingen die Obstruktion der Atemwege im Asthmaanfall.

Die Atemwegsverlegung (Obstruktion) führt zu Überblähung und Minderbelüftung (Hypoventilation) der Alveolen. Da die Ausatmung behindert ist, ist das thorakale Gasvolumen vermehrt. Die Lunge ist insgesamt überbläht; der Thorax wird deshalb faßförmig. Die eingeatmete Luft kann nur schwer wieder ausgeatmet werden. Deshalb wird der Druck der Exspirationsmuskulatur gesteigert, doch dadurch wird der intrathorakale Druck so stark erhöht, daß die kleinen Luftröhrenäste zusätzlich komprimiert werden.

Der pathophysiologisch gleichartige Mechanismus der Atemwegsobstruktion bei Asthma bronchiale kann durch verschiedene Ursachen ausgelöst werden. Dementsprechend sind 2 Hauptgruppen von Asthma bronchiale zu unterscheiden:

❖ Extrinsic Asthma oder exogen-allergisches Asthma, bei dieser Asthmaform liegt eine allergische Reaktion vor.

❖ Intrinsic Asthma, bei dieser Asthmaform liegt eine Intoleranzreaktion vor.

Extrinsic Asthma (exogen-allergisches Asthma)

Diese Asthmaform ist durch die Einatmung von *Allergenen* ausgelöst. Die allergische Reaktion tritt als Sofortreaktion ein (Typ-I-Allergie). Sie wird durch Antikörper aus der Gruppe der Immunglobuline E vermittelt.

Das exogen-allergische Asthma tritt schon in der Kindheit und nur selten jenseits des 35. Lebensjahres erstmals auf.

Der Ausdruck exogen-allergisches Asthma soll darauf hinweisen, daß die Allergene exogen, d. h. von außen, durch Inhalation in das Bronchialsystem eintreten. Am häufigsten wird das allergische Asthma durch Hausstaub, Tierschuppen, Tierhaare, Federn, Pollen und Pilzsporen ausgelöst. Abb. 8.2 gibt einen Überblick über die ungefähren Flugzeiten von Pollen.

In der Anamnese der Kranken mit allergischem Asthma erfährt man oft, daß in der Säuglingszeit Milchschorf bestanden hat und daß sich später eine Neurodermitis entwickelte. Oft wechseln Schübe von Neurodermitis und Asthma bronchiale im Laufe der Zeit ab.

In der Familienanamnese des Asthmapatienten findet man gehäuft ebenfalls Asthma bronchiale, aber auch Heuschnupfen, Milchschorf und Neurodermitis. (Diese Krankheiten werden als Atopien zusammengefaßt.)

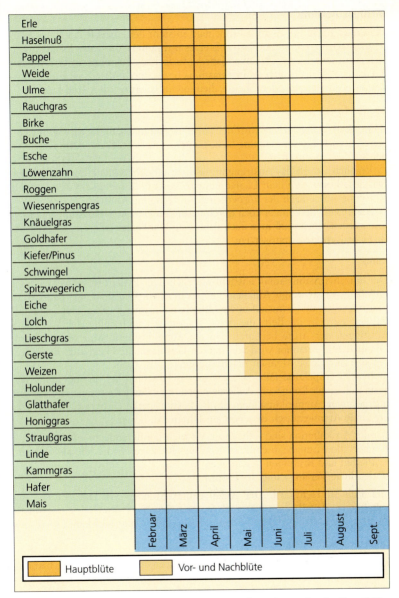

Abb. 8.**2** Pollenkalender, Flugzeit der wichtigsten Pollen mit Angabe der Hauptblüte- und Vor- bzw. Nachblütezeit

Intrinsic Asthma

Bei dieser Form des Asthma bronchiale entsteht der einzelne Anfall als Intoleranzreaktion, also ohne Nachweis eines bstimmten Allergens. Es entwickelt sich meist jenseits des 40. Lebensjahres. Auslösende Faktoren sind Infekte der Atemwege (deshalb auch als Infektasthma bezeichnet). Aber auch andere Auslöser wie Analgetika oder Chemikalien, die inhaliert werden, sind bekannt.

Sonderformen

Beim *Anstrengungsasthma* wird der einzelne Asthmaanfall durch vorangegangene körperliche Anstrengung, z. B. Laufen, ausgelöst. Diese Asthmaform ist bei Kindern anzutreffen.

Fraglich ist, ob das Anstrengungsasthma tatsächlich eine Sonderform ist. Da diese Form *nach* dem Laufen eintritt, könnte es sich auch um die vagale Erholungsphase nach der körperlichen Anstrengung handeln.

Asthmaanfälle können auch durch besondere *psychische* Belastungen ausgelöst werden, doch muß man auch dann eine krankhafte Übererregbarkeit des Bronchialsystems voraussetzen.

Klinik

Der einzelne Asthmaanfall entsteht plötzlich. Der Patient ist schweißbedeckt und blaß, in schweren Anfällen auch zyanotisch. Oft steht der Patient am Fenster, stützt die Arme auf und atmet pfeifend. Im schweren Anfall sitzt der Patient aufrecht im Bett, die Arme aufgestützt, und ringt nach Luft. Das Aufstützen der Arme bedeutet, daß die Atemhilfsmuskulatur benutzt wird. Die quälende Atemnot wird von starken Hustenanfällen begleitet. Es entleeren sich nur kleine Mengen zähen Sputums.

Bei der Inspektion fällt die Zyanose des Patienten bei verringertem Gasaustausch in der Lunge auf. Außerdem sieht man den faßförmigen Thorax mit nur geringen Atemexkursionen, das Perkussionsgeräusch ist hypersonor. Das pfeifende Atemgeräusch ist schon auf Distanz zu hören.

Bei der Auskultation sind 2 diagnostisch wichtige Befunde zu erheben:
❖ über allen Lungenabschnitten trockene Rasselgeräusche, die als Giemen, Pfeifen und Brummen beschrieben werden,
❖ deutliche Verlängerung des Exspiriums.

Der Puls ist tachykard. Der Anfall dauert Stunden bis Tage. Einen lang anhaltenden Anfall nennt man auch Status asthmaticus. Am Ende eines Anfalls entleert der Patient größere Mengen des glasigen, zähen Schleims.

Laboruntersuchungen

Im *Sputum* findet man mikroskopisch zahlreiche eosinophile Zellen, Curschmann-Spiralen und Charcot-Leyden-Kristalle. Im Blutbild ist häufig eine Vermehrung der eosinophilen Zellen nachweisbar.

Außerhalb des Anfalls versucht man, die anfallsauslösenden Allergene zu bestimmen. Hierzu dienen Allergentests an der Haut des Patienten. Allergene können auch durch Inhalation einer geringen Konzentration überprüft werden. Bei positivem Ausfall eines solchen Inhalationstests entsteht ein Bronchospasmus, der mittels Lungenfunktionsprüfung bestimmt wird.

Da sich bei dem Patienten mit exogen allergischem Asthma spezifische, auf die Allergene gerichtete Antikörper bilden, kann man auch direkt nach diesen Antikörpern suchen: Es handelt sich um Immunglobuline der Klasse E (IgE-Antikörper), die man im Blut des Patienten mit radioaktiven Methoden bestimmt (RAST-Test = Radio-allergo-sorbent-test).

Therapie

Man unterscheidet die Therapie des akuten Asthmaanfalls von den Maßnahmen, die im Intervall zu ergreifen sind. Meist gelingt es, den akuten Asthmaanfall im Laufe einer Stunde zu bessern. Immer aber ist das Asthma eine ernstzunehmende Erkrankung, insbesondere dann, wenn der Anfall sich zum Status asthmaticus ausweitet, der mit Versagen des rechten Herzens tödlich enden kann.

Die *medikamentöse Therapie* kann unterteilt werden in:
1. symptomatische Therapie mit Bronchodilatatoren:
   * β_2-Adrenorezeptor-Agonisten (= β_2-Sympathikomimetika),
     Wirkung: Bronchospasmolyse, z. B. Fenoterol als Dosier-Aerosol,
   * Theophyllin,
     intravenös rasch wirksame Bronchodilatation;
2. antientzündliche Therapie:
   Wirkung: Hemmung der Entzündungsmediatoren, keine Spasmolyse,
   * z. B. Cromoglicinsäure als Dosier-Aerosol,
   * Glucocorticosteroide (Inhalation, oral, intravenös von ausgezeichneter Wirkung);
3. Sekretolytika, Mukolytika, Expektorantien:
   Wirksamkeit nur gering;
4. Kombination von β_2-Adrenorezeptor-Agonist mit Glucocorticosteroiden gut geeignet zur ambulanten Behandlung, evtl. zusätzlich Cromoglicinsäure.

Weitere Behandlungsmaßnahmen S. 317.

Lungenemphysem

Definition

Es handelt sich um den Verlust von Alveolarsepten, der nicht mehr rückgängig zu machen ist. Die Lungen sind überbläht und enthalten mehr Luft als normal (Emphysem – aus dem Griechischen – bedeutet Aufblähung). Die Lungenerweiterung kann einzelne Abschnitte oder die gesamte Lunge betreffen. Deshalb unterscheidet man:

- ❖ generalisierte Emphyseme,
- ❖ lokalisierte Emphyseme.

Ätiologie und Pathogenese

Generalisierte Emphyseme sind die häufigste Form. Die wichtigsten exogenen Faktoren sind Tabakrauchen und Luftverschmutzung (z. B. Cadmiumstaub). Dadurch entsteht eine Entzündung in den Azini, wobei gewebsabbauende Enzyme aus Makrophagen frei werden, die zur Autolyse der Alveolarwand beitragen. Ein wichtiger endogener Faktor ist der genetisch bedingte Mangel an einem Enzymhemmstoff (α_1-Proteaseinhibitor). Dadurch wird der Stoffwechsel der Alveolen gestört. Besonders betroffen ist Elastin als Baustein des Bindegewebes.

Emphyseme werden meist zwischen dem 35. und 60. Lebensjahr manifest, weil die auslösenden Faktoren jahrelang einwirken müssen, bevor die Symptome des Emphysems auftreten. Das Altern an sich führt nicht zum Lungenemphysem.

Zu den *lokalisierten* Emphysemen gehört das bullöse Lungenemphysem: Es handelt sich um blasige Hohlräume, die einen Durchmesser von mehr als 1 cm haben. Sie können zum Spontanpneumothorax führen (S. 348).

Pathologische Anatomie

Die Trennwände der Alveolen sind zerstört. Mehrere Alveolen vereinigen sich und bilden verschieden große Blasen (Bullae).

Klinik

Wichtigstes Symptom ist die dauernde Atemnot. Jeder geringgradige Infekt der Atemwege bewirkt eine deutliche Verschlechterung des Zustandes, da die Bronchialschleimhaut infolge der Entzündung anschwillt und dadurch die Atemwege einengt. Sekretstau in den Bronchien verschlimmert den Zustand.

Die Inspektion zeigt den faßförmigen Thorax mit geringen Atemexkursionen. Im fortgeschrittenen Stadium sieht man die Zyanose des Patienten infolge mangelnden Gasaustausches.

Perkussorisch hört man hypersonoren Klopfschall (Schachtelton).

Auskultatorisch hört man abgeschwächtes Atmen, bei zusätzlichem Infekt und Bronchospasmus trockene und feuchte Rasselgeräusche (spastische Emphysembronchitis).

Röntgenuntersuchung

Die Lungen sind vermehrt strahlendurchlässig, denn durch die Verminderung der Alveolarwände sind auch die darin verlaufenden Blutgefäße reduziert, so daß die Röntgenstrahlen das Lungengewebe besser durchdringen können. Röntgenologisch erkennt man auch den faßförmigen Thorax: Dementsprechend sind die Zwischenrippenräume breit. Das Zwerchfell steht tief. Die Zwerchfellbeweglichkeit ist vermindert. Es handelt sich also um Zeichen der Inspirationsstellung des Thorax.

Komplikationen

In fortgeschrittenen Fällen entwickelt sich ein Cor pulmonale, später evtl. Rechtsherzinsuffizienz mit den Symptomen Tachykardie, Halsvenenstauung, Stauungsleber, Stauungsgastritis, Stauungsniere, Ödeme an den Beinen.

Emphysemblasen können platzen, so daß sich ein Spontanpneumothorax mit plötzlich einsetzender Verschlimmerung der Atemnot entwickelt (S. 348).

Therapie der chronischen unspezifischen Lungenerkrankungen

Die Grundzüge der Therapie von chronischer Bronchitis, Asthma bronchiale und Lungenemphysem ähneln sich ebenso wie die in den einzelnen Abschnitten beschriebenen Symptome dieser Krankheiten. Da es sich um unspezifische Krankheiten handelt, richtet sich die Therapie nach dem zugrundeliegenden pathophysiologischen Vorgang. Die Komponenten dieses Vorganges sind je nach Krankheit unterschiedlich zusammengesetzt. Am wichtigsten im Therapieplan ist die Bekämpfung der *Obstruktion*. Verschiedene medikamentöse Maßnahmen mit unterschiedlichem Angriffspunkt gehören zum Therapieplan, dessen Einzelkomponenten aus Tab. 8.1 zu ersehen sind.

Tabelle 8.**1** Wichtige Komponenten im Therapieplan bei chronischen unspezifischen Lungenerkrankungen

Pathogene Faktoren	Therapieziel	Behandlung
Obstruktionsentstehung – Bronchospasmus	Obstruktionsbekämpfung – Bronchospasmolyse	β_2-Adrenorezeptor-Agonist
– ödematöse Schwellung	– antientzündliche Wirkung – antiallergische Wirkung – abschwellende Wirkung	Cromoglicinsäure Glucocorticoide
– Dyskrinie	– Verflüssigung – Auswurfförderung	Sekretolytika Expektorantien
Bakterieller Superinfekt	Bekämpfung der Bakterien	Antibiotika
Herzbelastung	Herzkraftförderung	Digitalis
Vorbeugung	Änderung der Hyperreagibilität und Exposition	Beeinflussung der Entzündungsmediatoren Expositionsminderung Hyposensibilisierung

Die Medikamente können als Tabletten (auch in Depotform), als Dosieraerosol, als intravenöse Injektion oder als Dauertropfinfusion angewendet werden. Die Wahl der Applikationsform richtet sich gleichfalls nach dem Stadium der Krankheit: So wird man im akuten Asthmaanfall die Therapie mit der rasch wirksamen inhalativen oder intravenösen Applikation eines Bronchospasmolytikums beginnen.

Allgemeinmaßnahmen wie vorsichtige Sedierung, Flüssigkeitszufuhr und Flüssigkeitsbilanzierung, kontrollierte Sauerstoffzufuhr haben gleichfalls ihren Platz im Therapieplan. Die Sedierung muß „vorsichtig" vorgenommen werden, um das Atemzentrum nicht zu beeinträchtigen.

Aus demselben Grund sind Morphin und Morphinderivate bei obstruktiven Lungenerkrankungen gefährlich. In Notfällen ist künstliche Beatmung oder Absaugen von Bronchialsekret (Bronchiallavage) indiziert.

Immer muß man auf unverträgliche Arzneimittel*mischungen* und unerwünschte Arzneimittelwirkungen achten: So können β-Rezeptoren-Blocker den Spasmus der Bronchialmuskulatur verstärken und dürfen deshalb nur dann weiter verordnet werden, wenn unbedingte Notwendigkeit wegen einer Herzkrankheit besteht.

Außerhalb des akuten Anfalls von Atemnot sind atemgymnastische Übungen von großem Wert. Oft ist eine Hyposensibilisierung bei identifizierten Allergenen erfolgreich.

Zur Behandlung gehört auch, dem chronisch Kranken genaue Verhaltensmaßregeln zur Prophylaxe und zur allgemeinen Lebensführung zu geben. Beispiele hierfür sind striktes Rauchverbot, Vermeiden auslösender Noxen, Beachten des Pollenflugwarndienstes (Abb. 8.2), evtl. sogar Berufswechsel (Bäckerasthma).

Anmerkung: Mehl- oder Bäckerasthma, das bei Bäckern nach Inhalation von Mehlstaub eintritt, wird als Berufskrankheit anerkannt.

Alveolitis

Die Entzündung der Alveolen wird als Alveolitis bezeichnet. Es handelt sich um eine allergische Spätreaktion (Typ-III-Allergie). Diese ist durch Immunglobuline vom Typ IgG vermittelt. Es entsteht eine restriktive Ventilationsstörung.

Die allergische Alveolitis kann durch verschiedene Allergene hervorgerufen werden, die der Patient eingeatmet hat.

Oft erhält man aus der Anamnese wichtige diagnostische Hinweise: Am häufigsten kommt die allergische Alveolitis bei Haltern von Tieren (Wellensittich, Tauben) nach Einatmen von Vogelexkrementen vor. Die entstehenden Krankheitsbilder nennt man deshalb auch Taubenzüchterkrankheit oder Vogelhalterlunge.

Auch Landwirte können durch Einatmen von Antigenen aus schimmeligem Heu erkranken (Farmerlunge).

Es handelt sich insgesamt um relativ seltene Krankheiten, deren auslösende Antigene im Serum nachgewiesen werden können.

Therapeutisch muß die Exposition vermieden werden. Im akuten Stadium hilft Cortison.

Verlauf

Man kann akute und chronische Formen unterscheiden. Besteht die Exposition fort, kann sich eine diffuse Lungenfibrose entwickeln.

Bronchiektasen (Bronchiektasie)

Definition

Bronchiektasen sind Erweiterungen (Ektasen) der Bronchien. Einmal vorhandene Bronchiektasen sind nicht rückbildungsfähig.

Ätiologie

Bronchiektasen können als Entwicklungsstörung der Bronchialanlage angeboren sein. Häufigere Ursachen von erworbenen Bronchiektasen sind bronchopulmonale Infektionen mit Viren oder Bakterien einschließlich Masern und Keuchhusten im frühen Kindesalter. Im Erwachsenenalter rufen chronische Bronchitis, Tuberkulose und Pleuraschwarten Bronchiektasen hervor.

Pathologische Anatomie

Am häufigsten sind die Unterlappen betroffen. Die Wand der Bronchien ist teilweise zerstört und *sackförmig* (häufig bei angeborenen Formen) oder *zylindrisch* (häufig bei erworbenen Formen) erweitert. Das umgebende Lungengewebe ist in verschiedenem Ausmaß mitgeschädigt und zeigt Atelektasen (luftleere Lungenabschnitte), Fibrosen (Bindegewebsvermehrung) und Emphysem.

Klinik

Das typische Symptom ist der Auswurf. Besonders morgens werden große Mengen entleert, die sich über Nacht in den Bronchiektasen angesammelt haben. Kopftieflagerung fördert die Expektoration: „Maulvolle" Expektoration ergibt 100–200 ml eines übelriechenden eitrigen Sputums. Es setzt sich in einem Spitzglas in 3 Schichten ab: oben schaumig-wäßrig, in der Mitte schleimig, unten ballenförmig-eitrig. Blutbeimengungen sind häufig. Chronischer Husten mit mehr oder weniger Sputum quält den Patienten über den ganzen Tag. Bei der Inspektion des Patienten sieht man häufig Trommelschlegelfinger, die wahrscheinlich auf den gestörten Blutkreislauf der Lunge zurückzuführen sind (Anastomosen zwischen Bronchialarterien und Lungen-kreislauf).

Auskultatorisch hört man feuchte Rasselgeräusche.

Laboruntersuchungen: Je nach dem Grad der Entzündung in den Bronchiek-tasen bestehen Fieber, beschleunigte BSG und Leukozytose.

Röntgenuntersuchung: Auf der Übersichtsaufnahme des Thorax und bei Schichtaufnahmen kann schon der Verdacht auf Bronchiektasen geäußert wer-den. Beweiskräftiger ist die Bronchographie, bei der Menge und Form der Bronchiektasen direkt sichtbar werden.

Komplikationen

Bronchopneumonie, Hämoptoe, Abszeß und Empyem sind häufige Kompli-kationen. Wie nach vielen, jahrelang schwelenden eitrigen Entzündungen kann sich auch bei Bronchiektasen eine Amyloidose (S. 159) entwickeln.

Therapie

Bei Bronchiektasen in einem umschriebenen Lungengebiet ist eine operative Entfernung der befallenen Lungensegmente möglich. Ist der Prozeß für eine operative Behandlung zu ausgedehnt, wird eine langfristige antibiotische Behandlung notwendig. Der Patient ist anzuhalten, die Bronchiektasen durch Abhusten in Hängelage (Quincke-Hängelage) regelmäßig morgens zu ent-leeren.

Lungenentzündung (Pneumonie)

Die Pneumonie ist eine Entzündung des Lungenparenchyms mit folgenden *Leitsymptomen:*

❖ Husten,
❖ Auswurf,
❖ Fieber,
❖ Schmerzen bei der Atmung.

Die Pneumonie wird durch eine Vielzahl von Erregern (Bakterien, Viren, Pilze, Protozoen) hervorgerufen. Auch allergische Reaktionen, chemische und physikalische (Pneumonie nach Bestrahlung) Noxen können eine Pneumonie hervorrufen.

Infektionsweg: Bakterielle Pneumonien werden häufig von Mensch zu Mensch durch Tröpfcheninfektion übertragen. Andere Infektionswege sind Klimaanlagen, Luftbefeuchter u. ä. Es ist aber zu betonen, daß weder aus dem Verteilungsmuster der pneumonischen Entzündung noch aus dem klinischen Bild sichere Rückschlüsse auf die Art der Erreger und damit auf die zweck-mäßige Therapie gezogen werden können. Dazu sind spezielle diagnostische Maßnahmen notwendig (S. 322).

Wichtiger als die klassische Einteilung der Pneumonieformen ist heute die diagnostische Klärung

❖ des Erregertyps (Ätiologie),
❖ des Infektionsortes (ambulant oder Krankenhaus),
❖ des Ablaufs (akut oder chronisch),
❖ einer Grundkrankheit,
❖ des Röntgenbefundes (Ausdehnung und Verteilung der Herde).

Trotzdem sind Einteilungen in unterschiedliche Formen der Pneumonie sinnvoll, weil sie das Verständnis für den pathophysiologischen Vorgang in der Lunge fördern und die Wahl des therapeutischen Verfahrens erleichtern.

Aufgrund der *Lokalisation* der Entzündung in der Lunge werden 3 Pneumonieformen unterschieden.

Alveoläre oder lobuläre Pneumonien: Die Erreger gelangen durch die Luftwege (aerogen) in die Lungenläppchen und breiten sich von einer Alveole zur nächsten aus, so daß ein ganzer Lappen betroffen ist. Die anatomischen Grenzen der Lappen oder Segmente werden nicht immer eingehalten. Deshalb ist die früher gebräuchliche Bezeichnung Lappenpneumonie (Lobärpneumonie) durch alveoläre oder lobuläre Pneumonie ersetzt worden.

Segmentale Pneumonie oder Bronchopneumonie: Bei dieser Pneumonieform breitet sich die Entzündung entlang dem Bronchialbaum aus und dringt von den größeren und kleinen Luftröhrenästen direkt in das umgebende Lungengewebe ein. Die Segmentgrenzen werden selten überschritten. Wegen der herdförmigen Ausbreitung über die Bronchien und wegen der segmentalen Begrenzung erhielt diese Pneumonieform die Bezeichnung segmentale Pneumonie oder Bronchopneumonie.

Interstitielle Pneumonie: Bei dieser Form trifft die Entzündung primär das Lungengerüst, also das Gewebe um die kleinen Bronchialäste (Bronchioli) und die Wand der Alveolen. Erst sekundär füllen sich herdförmig oder diffus die Alveolen mit entzündlichem Exsudat.

Nach dem *Verlauf* der Lungenentzündung kann man akute, chronische und rezidivierende Formen unterscheiden.

Nach dem *Ort*, an dem die Lungenentzündung erworben wurde, unterscheidet man außerhalb oder innerhalb eines Krankenhauses erworbene Pneumonien. Diese Trennung ist deshalb sinnvoll, weil unterschiedliche Erregertypen vorherrschen. Auch sind im Krankenhaus erworbene Erreger oft resistent gegen Antibiotika. Im Krankenhaus erworbene Pneumonien nennt man nosokomiale Pneumonien (S. 324).

Alveoläre oder lobuläre Pneumonie

Ätiologie

Wichtige Erreger sind Pneumokokken, Streptokokken, Staphylokokken und Klebsiellen.

Pathologische Anatomie

Infolge der Entzündung werden die Kapillaren in der Wand der Alveolen durchlässig. Entzündliches, fibrinreiches Exsudat tritt in den Alveolarraum über. Rote und weiße Blutkörperchen folgen nach. Das Exsudat gerinnt. Dadurch erhält der befallene Lungenlappen eine verfestigte Konsistenz. In späteren Stadien wird das Exsudat wieder verflüssigt. Der klassische Verlauf der Pneumonie wird heute durch die frühzeitig einsetzende und gut wirksame Therapie abgewandelt.

Klinik

Die klassiche Lobärpneumonie beginnt aus voller Gesundheit mit Schüttelfrost und hohem Fieber. Die Patienten sind kurzatmig. Es besteht starker Husten mit rostfarbenem Auswurf. Der Patient hat starke, atmungsabhängige Schmerzen in der befallenen Brustkorbhälfte. Oft tritt ein Herpes an den Lippen auf. Die Kranken sind vom Kreislaufschock bedroht.

Auskultatorisch hört man über den befallenen Lungenlappen im Beginn Rasselgeräusche, später das charakteristische Bronchialatmen. Perkussorisch ist eine Dämpfung festzustellen, denn der befallene Lappen enthält weniger Luft als normal (Vergleich: Schilderung der pathologischen Anatomie).

Anmerkung: Bei älteren Kranken kann das sonst charakteristische Fieber fehlen.

Diagnostik

Erste Anhaltspunkte gibt die *Anamnese*, wobei nach Krankheiten in der Umgebung (Exposition), nach besonderen Ereignissen wie z. B. Unterkühlung u. a. gefragt wird.

Entscheidende Bedeutung für die Feststellung einer Lungenentzündung hat die *Röntgenuntersuchung*. Der befallene Lungenabschnitt ist verschattet (Abb. 8.**3**).

Immer ist eine *bakteriologische Untersuchung* notwendig. Das Untersuchungsmaterial muß vor Beginn der Antibiotikatherapie gewonnen werden: Nach Ausspülen der Mundhöhle wird Sputum möglichst aus den tieferen Luftwegen ausgehustet und mikroskopisch und kulturell untersucht. Nicht immer werden die verursachenden Erreger gefunden. Die positive Ausbeute erhöht sich, wenn Sekret bronchoskopisch gezielt oder durch Lavage gewonnen wird.

Da die bakteriologische Untersuchung einschließlich Resistenzprüfung im allgemeinen 1–2 Tage dauert, beginnt man sofort nach der Probenentnahme mit der antibiotischen Therapie, die nach Eintreffen des bakteriologischen Ergebnisses evtl. umgestellt wird. Eine möglichst exakte Bestimmung des Erregers der Pneumonie ist deshalb von großem Wert, weil heute sehr wirksame Medikamente gegen die verschiedenen Erreger mit unterschiedlicher Indikation zur Verfügung stehen.

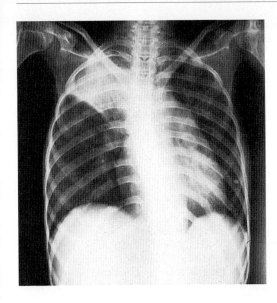

Abb. 8.**3** Lobärpneumonie im rechten Oberlappen

Typische und häufige Erreger der Pneumonie sind Pneumokokken (Streptococcus pneumoniae), andere Streptokokken, Staphylokokken, Viren, Protozoen und Pilze. Allerdings hat sich das Spektrum der Erreger in den letzten Jahren sehr verbreitert (vgl. Opportunistische Pneumonie, S. 324).

Als Zeichen der hochgradigen und schweren Entzündung findet man eine Erhöhung der BSG und eine Leukozytose mit starker Linksverschiebung. Die rostbraune Färbung des Sputums beruht auf beigemengten Erythrozyten.

Therapie

Bettruhe sowie Antibiotika, wodurch das Fieber innerhalb von 24–48 Stunden gesenkt wird. Sinkt das Fieber nicht, kann es sich um einen gegenüber dem verwendeten Antibiotikum resistenten Bakterienstamm handeln, oder die Pneumonie wurde durch Viren oder Pilze hervorgerufen.

* Bei schwerem Verlauf und im Alter Digitalisierung,
* bei Zyanose und Atemnot Sauerstoff,
* evtl. Schockprophylaxe und Schocktherapie,
* hustendämpfende Mittel,
* Luftanfeuchtung (Ultraschallvernebler).

Pflege

Neben den genannten therapeutischen Maßnahmen ist die allgemeine Pflege des Patienten mit Lungenentzündung von großer Bedeutung, um Komplikationen nach Möglichkeit zu verhüten. Fieberdelirien kommen vor. Dann sind Sonderwachen erforderlich.

Verlaufsformen

Die Pneumonie kann einen oder mehrere Lappen befallen. Verschiedene Lappen können auch nacheinander betroffen sein: Wanderpneumonie.

Komplikationen

* Trockene und feuchte Pleuritis (S. 345),
* Lungenödem (S. 335),
* verzögerte Lösung der Pneumonie,
* Lungenabszeß (S. 328),
* Pleuraempyem (S. 348).

Prognose

Seitdem der Münsteraner Universitätsprofessor und Nobelpreisträger Gerhard Domagk die therapeutische Wirkung der Sulfonamide entdeckte und seitdem die Antibiotika gefunden wurden (Penicillin von Sir Alexander Fleming in London), hat sich die Prognose der bakteriellen Pneumonie und anderer bakterieller Infektionskrankheiten entscheidend gebessert; aber immer noch sind ältere und geschwächte Patienten erheblich gefährdet.

Besondere Formen der Pneumonie

Nosokomial* erworbene Pneumonien

Häufig handelt es sich um Pneumonien, die im Krankenhaus erworben wurden. Oft verlaufen diese Pneumonien schwerer als eine ambulant erworbene Lungenentzündung, weil bei den stationären Patienten z. B. eine schwere Grundkrankheit oder Immunsuppression besteht. Auch sind Krankenhauskeime oft resistent gegen Antibiotika.

Die Infektion geschieht häufig über die Hände des Pflegepersonals, über Tröpfcheninfektion oder Klimaanlagen. Auch deshalb ist bei der Pflege Schwerkranker besonders auf Hygienemaßnahmen Wert zu legen, um Krankenhausinfektionen (Hospitalismus) zu vermeiden.

Opportunistische Pneumonien

Es handelt sich um gefährliche Lungenentzündungen, die bei Patienten mit geschwächter Immunabwehr auftreten. Wichtige Beispiele für das Vorkommen von Immunschwäche sind

* angeborener Immundefekt,
* Mangelernährung,

---

* Nosokomiale Infektionen werden durch Mikroorganismen jedweder Art hervorgerufen (nosokomial, griechisch = die Krankenhäuser betreffend)

❖ Knochenmarkserkrankungen,
❖ schwere, zehrende Krankheiten,
❖ hohes Alter,
❖ Behandlung mit Zytostatika oder Immunsuppressiva,
❖ AIDS (erworbenes Immunmangelsyndrom).

Häufige Erreger der opportunistischen Pneumonie sind
❖ Bakterien (Streptokokken, Staphylokokken, Klebsiellen, Legionellen, Pseudomonas),
❖ Viren (Herpesviren, Zytomegalievirus),
❖ Pilze (Candida, Aspergillus, Pneumoncystis carinii, Toxoplasmen).

Aspirationspneumonien

Diese Pneumonieform entwickelt sich nach Aspiration von z. B.
❖ Speisen,
❖ Magensaft,
❖ Erbrochenem,
❖ Fremdkörpern,
❖ eitrigem Material aus Mund und Nase.

Patienten mit Bewußtseinsstörungen, Schocksyndromen, Schluckstörungen und Krampfleiden sind durch Aspiration besonders gefährdet. Eine Aspirationspneumonie ist immer eine schwerwiegende Komplikation. Deshalb ist besondere Vorsicht bei Fütterungsversuchen bei Patienten mit Schluckstörung und Bewußtseinsstörung geboten.

Therapie

Antibiotika, Absaugen, Spülung.

Pilzpneumonien (Lungenmykosen)

Definition

Es handelt sich meist um chronische Pneumonien, die durch Pilze verursacht werden. Hierzulande sind am häufigsten Candidamykosen (Soor, Monilia), Aktinomykose und Aspergillose.

Pathogenese

Gesunde Menschen erkranken selten an einer Pilzpneumonie. Meist handelt es sich um Patienten, deren Abwehrkraft aufgrund anderer Erkrankungen oder wegen einer vorausgegangenen aggressiven resistenzschwächenden Therapie gemindert war. Als Beispiel sind Patienten mit Leukämie oder bösartigen Tumoren zu nennen, die mit Cortison, Antibiotika und Chemotherapeutika wegen ihrer Grundkrankheit behandelt wurden.

Wichtig für die Pflege: Als Teilursache für den häufigen Pilzbefall unter der genannten Behandlung Schwerkranker ist die Reduktion der Bakterienflora anzusehen, die normalerweise die Schleimhäute in Mund und Rachen besiedelt. Deshalb sind sorgfältige Vorsorgemaßnahmen in der täglichen Pflege der Schwerkranken von großer Bedeutung. Nach jeder Mahlzeit muß der Mund gut gespült werden, um Speisereste zu beseitigen. Schon prophylaktisch, besonders bei den ersten Anzeichen eines Soorbelages auf der Zunge, sind Mundspülungen und Lutschtabletten mit antimykotischen Wirkstoffen zu verordnen. So kann schweren Komplikationen einer Grundkrankheit vorgebeugt werden.

Pathologische Anatomie

Diffus in der Lunge bilden sich Entzündungen, Granulationsgewebe und Abszesse.

Klinik

Das Krankheitsbild der Lungenmykose ist schwer und lebensbedrohlich. Es besteht Fieber. Der Allgemeinzustand ist stark reduziert. Man versucht, die Pilze aus dem Sputum mikroskopisch und kulturell zu identifizieren.

Therapie

Antimykotika.

Prognose

Es handelt sich stets um lebensbedrohende Erkrankungen, deren Prognose weitgehend vom Grundleiden bestimmt wird.

Allergische Lungenentzündungen

Hierzulande ist das eosinophile Lungeninfiltrat (Löffler) die wichtigste Erkrankung aus dieser Gruppe.

Bei dem eosinophilen Lungeninfiltrat handelt es sich um flüchtige, nur einige Tage röntgenologisch sichtbare rundliche Lungenherde, die zuerst von Löffler beschrieben wurden. Sie bestehen vorwiegend aus eosinophilen Zellen und zeigen damit ihre allergische Entstehung an.

Innerhalb von 6–7 Tagen nach Infektion des Menschen mit Eiern des Eingeweidewurmes Askaris (Mehrzahl Askariden) wandern die ausgeschlüpften Larven durch die Darmwand über Leber und rechtes Herz in die Lunge und verursachen dort als allergische Reaktion Lungeninfiltrate, die 10–20 Tage bestehenbleiben. Im Stuhl der Patienten sind zu dieser Zeit noch keine Wurmeier nachweisbar, sondern erst 2–3 Monate später.

Klinik

Oft werden die eosinophilen Lungeninfiltrate zufällig entdeckt. Die Patienten schildern Müdigkeit, Kopfschmerz, Husten und Atembeschwerden.

Im Blutbild findet man die charakteristische Eosinophilie.

Therapie

Wurmmittel. Eine besondere Behandlung des Lungeninfiltrates ist nicht erforderlich.

Auch andere *Parasiten* können eosinophile Lungeninfiltrate verursachen, sind bei uns aber selten. Als Beispiel sei die Infektion mit Echinokokken genannt.

Bei der Echinokokkose (S. 671) ist der Mensch Zwischenwirt für den Hundebandwurm. An der Lunge können sich Zysten entwickeln. Diese Zysten sollen reseziert werden, da bei Ruptur die Gefahr der Aussaat und der gefährlichen allergischen Reaktion besteht.

Eosinophile Lungeninfiltrate kommen auch als allergische Reaktion auf Medikamente vor.

Rheumatische Lungeninfiltrate

Selten entstehen bei rheumatoider Arthritis herdförmige Lungeninfiltrate oder diffuse Lungenfibrosen (S. 329).

Weitere Lungenveränderungen, die bei sog. Kollagenosen, Lupus erythematodes, Sklerodermie, Dermatomyositis, Wegener-Granulomatose, Sharp-Syndrom, vorkommen, werden im Kapitel 9 (Rheumatische Krankheiten) beschrieben.

Segmentale Pneumonie (Bronchopneumonie)

Ätiologie

Häufig entsteht diese Form der Pneumonie in einer vorgeschädigten Lunge oder bei geschwächter Abwehrlage. Die verschiedensten Erreger werden gefunden, doch ist Staphylococcus aureus besonders typisch.

Auch Patienten mit Herzinsuffizienz neigen vor allem bei Bettlägerigkeit zur Ausbildung von bakteriellen hypostatischen Pneumonien, die man auch Stauungspneumonie nennt. Diese entsteht infolge von Blutstauung (Hypostase) und Minderbeatmung (Hypoventilation) in den unteren Lungenabschnitten. Oft handelt es sich um ältere Menschen oder um frisch operierte Patienten. Immer ist die Lungenembolie (S. 336) eine äußerst wichtige Differentialdiagnose!

Klinik

Die Erkrankung befällt häufig Patienten mit vorgeschädigten Atmungsorganen. Die Störung des Allgemeinbefindens ist nicht so ausgeprägt wie bei Lobärpneumonie. Die Temperatur steigt langsamer an. Eitriges Sputum wird entleert. Mit dem Stethoskop sind feuchte Rasselgeräusche und umschriebenes Bronchialatmen zu hören.

Laboruntersuchungen: Die Blutsenkung ist beschleunigt. Im Blutbild findet man eine Leukozytose.

Röntgenuntersuchung: Diffus verteilt sieht man über beiden Lungen pfennig- bis markstückgroße Herde, die sich nicht an die Lappengrenzen halten.

Therapie

Man behandelt mit Bettruhe, Antibiotika und evtl. Digitalispräparaten. Nach Abklingen der akuten Symptome muß eine Grundkrankheit (chronische Bronchitis) gesucht und gesondert behandelt werden.

Hinweis zur Pflege

Die Prophylaxe ist besonders wichtig! Atemübungen, mehrmals tägliche Aufforderung zum tiefen Durchatmen, Einreibungen, Abklatschen und Anhalten zum Abhusten sind wichtige pflegerische Maßnahmen.

Prognose

Im allgemeinen gut, doch sind Patienten mit geschwächter Immunabwehr und ausgedehnten Lungenherden gefährdet.

Pneumonie nach Lungenembolie

Siehe S. 337.

Toxische Lungenentzündungen

Bei Arbeiten mit Säuren, z. B. mit Salpetersäure, können Nitrosegase entstehen, die bei Einatmung schwere Reizungen der Bronchien und Bronchopneumonie verursachen. Dann kann sich aus dem anfänglichen Reizhusten in wenigen Stunden ein gefährliches toxisches Lungenödem entwickeln.

Therapie

Je nach Krankheitsstadium und Schwere sind Sauerstoffatmung, Herz- und Kreislauftherapie notwendig. Ist ein Lungenödem eingetreten, sind spezielle Behandlungsmaßnahmen notwendig (S. 335). Zur Vermeidung eines bakteriellen Superinfektes gibt man Antibiotika.

Lungenabszeß

Definition

Es handelt sich um eine umschriebene, eitrige Einschmelzung von Lungengewebe.

Pathophysiologie

Im Verlauf von *Pneumonien* kann Lungengewebe eitrig einschmelzen.

Bei *Sepsis* können Bakterien hämatogen verstreut werden, in der Lunge stranden und dort multiple Abszesse bilden.

Klinik

Schweres Krankheitsbild, hohes Fieber und eitriger Auswurf sind hervorstechende Symptome.

Laboruntersuchungen: Als Zeichen der Entzündung Beschleunigung der BSG; Leukozytose.

Röntgenuntersuchung: Oft kann man eine Abszeßhöhle mit Flüssigkeitsspiegel und darüberliegender Gaskuppel erkennen.

Therapie

In der Mehrzahl der Fälle heilt der Lungenabszeß unter antibiotischer Behandlung aus. Bei Versagen der konservativen Therapie ist eine operative Behandlung (Drainage oder Resektion) notwendig.

Lungenfibrosen

Definition

Die Lungenfibrose ist ein morphologischer Begriff. Es handelt sich um die Folge von ätiologisch verschiedenartigen Entzündungen in der Lunge, die eine reaktive Vermehrung von Bindegewebe im Lungengerüst bewirken und so – trotz verschiedener Ursachen – zu dem einheitlichen Endstadium Lungenfibrose führen.

Die wichtigen hier einzuordnenden Krankheitsbilder sind:
* Pneumokoniosen,
* Sarkoidose (Morbus Boeck),
* Lungenfibrose bei Kollagenosen,
* Lungenfibrose durch Medikamente.

Pneumokoniosen (Staublungenkrankheiten)

Staub besteht aus festen Partikeln. Langfristige Inhalation verschiedener Stäube kann zur Staublunge führen. Ursächlich kommen zahlreiche anorganische und organische Stäube in Betracht.

Zwei wichtige Beispiele für Pneumokoniosen, die als Berufskrankheit durch Inhalation von Staub entstehen, sind
* die Silikose durch Inhalation von quarzhaltigem Staub,
* die Asbestose durch Inhalation von Asbeststaub, der Silikate enthält (deshalb gehört die Asbestose zur Gruppe der Silikatosen).

Silikose (Steinstaublunge)

Sie ist die wichtigste Form unter den Pneumokoniosen.

Ätiologie

Die Silikose wird durch jahrelanges Einatmen von Steinstaub, z. B. bei Bergleuten, hervorgerufen. Der schädigende Anteil im Steinstaub ist Quarz. Die Kieselsäure des Quarzes bewirkt die reaktive Vermehrung des Bindegewebes. In den inhalierten Stäuben kommt Kieselsäure frei in Form des Quarzes oder gebunden als Silikat vor. Die schädigenden quarzhaltigen Staubteilchen in einer Größenordnung von $0,5-2$ µm gelangen durch Inhalation in die Alveolen. Zelluläre und immunologische Reaktionen führen zur Bindegewebsvermehrung und zur Lungenfibrose.

Betroffener Personenkreis: Bergleute, Sandstrahlbläser, Steinhauer.

Pathologische Anatomie

Ein Teil des inhalierten Quarzstaubes wird in den Alveolen phagozytiert. Die folgende Bindegewebsvermehrung zeigt sich zunächst als kleine, vereinzelt stehende Knötchen. Diese vergrößern sich und fließen zusammen, so daß ausgedehnte silikotische Bezirke entstehen. Auch nach Beendigung der Staubeinwirkung kann die Silikose noch fortschreiten.

Klinik

Husten und Atemnot sind die häufigsten subjektiven Symptome.

Röntgenuntersuchung: Im Röntgenbild erkennt man die der Atemnot zugrundeliegende Bindegewebsvermehrung in der Lunge, die zunächst kleinfleckig, später knoten- und schwielenförmig aussieht.

Laboruntersuchungen: Das Ausmaß der Funktionsstörung wird durch die Lungenfunktionsprüfung erfaßt.

Komplikationen

In einem Drittel der Fälle entwickelt sich als wichtige Komplikation eine Tuberkulose (Silikotuberkulose). Mit Fortschreiten der Silikose wird die Belastung des rechten Herzens größer, so daß sich eine Rechtsherzinsuffizienz einstellen kann.

Therapie

Eine spezifische Therapie der Silikose ist nicht bekannt. Dagegen muß eine vorhandene Tuberkulose mit Tuberkulostatika behandelt werden. Husten und Atemnot werden symptomatisch behandelt wie bei chronischer Bronchitis (S. 317).

Prophylaxe

Die Arbeitsplätze sollen möglichst frei von Steinstaub sein. Masken schützen vor Inhalation von Staub. Bei gefährdeten Arbeitern sind Röntgenkontrollen notwendig.

Versicherungsrechtliche Bedeutung

Die Silikose wird als Berufskrankheit anerkannt und ist entschädigungspflichtig.

Asbestose (Asbeststaublunge)

Asbest besteht aus faserförmigen Silikaten. Asbestfeinstaub, aus faser- oder nadelförmigen Kristallen bestehend, wird inhaliert, gelangt in die Bronchioli und Alveolen. Dort dringen die Asbestnadeln in das Gewebe ein und verursachen als Fremdkörper eine Vermehrung des Bindegewebes, das stark zur Schrumpfung neigt.

Klinik

Husten, Auswurf, Atemnot und Schmerzen sind die uncharakteristischen klinischen Symptome des Patienten mit Asbeststaublunge. Schwerwiegende Komplikationen sind das Bronchuskarzinom und das Pleuramesotheliom, die sich als Folge der Asbestose entwickeln können.

Röntgenologisch ist die Bindegewebsvermehrung streifen- oder netzartig sichtbar.

Therapie

Da es keine ursächliche Behandlung gibt, beschränkt sich die Therapie auf die Symptome der Krankheit. Um so wichtiger ist die Vermeidung der Exposition (Prophylaxe).

Berufskrankheit

Auch die Asbestose wird als Berufskrankheit anerkannt.

Sarkoidose (Morbus Boeck)

Definition

Es handelt sich um eine systemische Krankheit mit Bildung von Granulomen. Die Krankheit kann *alle* Organe befallen, doch ist die Lunge regelmäßig betroffen.

Ätiologie

Die Ursache der Erkrankung ist unbekannt. Es wird angenommen, daß die Sarkoidose eine einheitliche Reaktion auf verschiedene Faktoren ist, wobei Änderungen im Immunsystem eine Rolle spielen.

Pathologische Anatomie

Lunge, Leber und Milz sind am häufigsten befallen. Charakteristische Symptome finden sich auch an Haut und Augen. Die Krankheit bildet als pathologisch-anatomisches Charakteristikum Granulome, die Epitheloidzellen enthalten. Im Gegensatz zur Tuberkulose entstehen keine Verkäsungen im Inneren der Granulome.

Klinik

Manchmal beginnt die Krankheit akut mit charakteristischem Erythema nodosum und hoher Blutsenkungsgeschwindigkeit (Löfgren-Syndrom). Häufiger suchen die Patienten wegen uncharakteristischer Beschwerden den Arzt auf, der bei einer Röntgenuntersuchung die Sarkoidose im Hilus der Lungen feststellt.

Aufgrund des *Röntgenbefundes* unterscheidet man drei Stadien der Lungensarkoidose:

* Im 1. Stadium bestehen beiderseitige Schwellungen der Hiluslymphknoten ohne Lungenbefall.
* Im 2. Stadium entstehen Herde von unterschiedlicher Größe in den Lungenfeldern.
* Im 3. Stadium überwiegen Narbenbildungen (Lungenfibrose) mit Schrumpfungsvorgängen.

Aufgrund des Röntgenbildes kann die Verdachtsdiagnose gestellt werden; sie wird durch Leberpunktion oder Probeexzision von Lymphknoten und Haut gesichert.

Laboruntersuchungen: Die Tuberkulinprobe ist im Gegensatz zur Tuberkulose fast immer negativ, was mit den Änderungen im Immunsystem zusammenhängt. Die Aktivität von Angiotensin-converting-enzyme (ACE) im Blut ist erhöht und gilt als Hinweis auf die Aktivität der Sarkoidose.

In der bronchoalveolären Lavage (BAL) werden mikroskopisch die ausgewaschenen Lymphozyten gezählt und differenziert. Damit kann die Aktivität der Krankheit gut beurteilt werden.

Lungenfunktionsprüfungen zeigen frühzeitig einen gestörten Gasaustausch an.

Therapie

Akute Krankheitserscheinungen (Löfgren-Syndrom) und Beteiligung der Augen und des Zentralnervensystems erfordern eine Behandlung mit Corticosteroiden. Sonst genügt im Stadium 1 der Erkrankung eine sorgfältige ärztliche Kontrolle, da die Krankheit oft spontan abheilt.

Die Stadien 2 und 3 der Sarkoidose werden langfristig mit Corticosteroiden behandelt.

Prognose

Stadium 1 und beginnendes Stadium 2 können noch vollständig ausheilen. Das fortgeschrittene Stadium 2 und Stadium 3 führen zur Fibrose, zur Lungenfunktionsstörung und zur Rechtsherzbelastung. Dadurch sind die Patienten im Laufe der Jahre durch Rechtsherzinsuffizienz gefährdet.

Lungenfibrose bei Kollagenosen

Lungenfibrosen entstehen auch bei Kollagenosen und rheumatischen Krankheiten, wie z. B.

* Sklerodermie (S. 379),
* Lupus erythematodes (S. 376),
* Dermatomyositis (S. 381),
* rheumatoide Arthritis (S. 360),
* Vasculitis (S. 382).

Medikamentös induzierte Lungenfibrosen

Lungenfibrosen können nach Einnahme von Medikamenten, z. B. bei Therapie mit Zytostatika, entstehen.

Lungenveränderungen bei Herz- und Kreislauferkrankungen

Die hier einzuordnenden Vorgänge sind:

* Schocklunge (ARDS),
* pulmonale Hypertonie,
* Lungenstauung,
* Lungenödem,
* Lungenembolie und Lungeninfarkt.

Akutes Atemnotsyndrom des Erwachsenen, Adult respiratory distress syndrome = ARDS, Schocklunge

Definition

Bei dem ARD-Syndrom handelt es sich um ein Lungenödem, wobei sich die Flüssigkeit sowohl in den Alveolen als auch im Zwischengewebe (interstitiell) befindet. Dadurch wird der Gasaustausch in der Lunge behindert. Das akute Atemnotsyndrom kann sich bei Patienten mit Sepsis, Peritonitis, Pankreatitis, nach schweren Traumen und Operationen entwickeln.

Das akute Atemnotsyndrom ist stets eine lebensbedrohliche Komplikation im Rahmen eines allgemeinen Schocksyndroms, doch kann das Atemnotsyndrom auch schon einsetzen, bevor andere Schocksymptome sichtbar werden.

Pathogenese

Mangeldurchblutung im Schock, Toxine, Endotoxine oder Fettembolien schädigen die Kapillaren in der Alveolarwand: Infolge Flüssigkeitsaustritts entsteht das Ödem. Bei chronischem Verlauf kann sich durch Bindegewebsvermehrung eine Lungenfibrose entwickeln.

Krankheitsbild

Atemnot und Schmerzen beim Atmen sind die führenden Symptome. Die Sauerstoffsättigung im Blut (pO_{2a}) fällt ab. Im Röntgenbild sieht man die Zeichen des Lungenödems.

Therapie

Die Grundkrankheit muß behandelt werden, also die Schockursachen, Pankreatitis, Peritonitis, Traumafolgen.

Die Atmung und damit der Gasaustausch müssen frühzeitig unterstützt werden, zunächst durch Sauerstoffzufuhr, bei ungenügendem Anstieg des pO_{2a} durch maschinelle Beatmung, die exakt überwacht werden muß.

Antibiotika und niedrig dosierte Heparingaben sind indiziert. Der Nutzen von Glucocorticoiden ist nicht gesichert.

Von großer Bedeutung ist die optimale Pflege mit Überwachung aller meßbaren Funktionen auf einer Intensivstation, da die Prognose des Patienten mit Schocklunge immer sehr ernst ist.

Pulmonale Hypertonie – Cor pulmonale

Definition

Der Blutdruck im Lungenkreislauf ist erhöht, weil der normalerweise niedrige Widerstand im Lungenkreislauf infolge pulmonaler Ursache angestiegen ist. Dadurch wird das rechte Herz verstärkt belastet: es entwickelt sich das Cor pulmonale.

Pathogenese

❖ Akute Entstehung:
    z. B. bei Lungenembolie (durch akuten Verschluß einer Strombahn),
❖ chronische Entstehung:
    z. B. bei chronischer Bronchitis oder bei Lungenfibrosen
    (durch Einengung der Strombahn).

Klinik

Zunächst stehen die Symptome der Grundkrankheit im Vordergrund. Später entwickeln sich Atemnot, Zyanose und Tachykardie.

Diagnose

Die Diagnose läßt sich durch Rechtsherzkatheterisierung sichern.

Therapie

Behandlung der Grundkrankheit.

Lungenstauung

Definition

Lungenstauung oder Stauungslunge ist die Überfüllung der Blutgefäße in Lunge und Bronchialbaum.

Pathophysiologie

Es handelt sich um eine Funktionsminderung des linken Herzens bei erhaltener Kraft des rechten Herzens. Dadurch kommt es zur Stauung *vor* dem linken Herzen; das bedeutet Blutdruckerhöhung und Blutüberfüllung in der Lunge.

Klinik

Atemnot, Husten und Auswurf sind die wichtigsten Symptome. Diese Beschwerden nehmen bei Belastung zu (Belastungsdyspnoe). Auch nachts sind die Beschwerden stärker.

Therapie

Behandlung der Grundkrankheit, also der Herzinsuffizienz.

Akutes Lungenödem

Definition

Es handelt sich um einen Austritt von Blutflüssigkeit in die Alveolen der Lunge.

Ätiologie

Am häufigsten wird das Lungenödem durch akutes Linksherzversagen ausgelöst. Akutes Versagen des linken Herzens ist oft Folge von Herzinfarkt und Bluthochdruckkrise. Bei akutem Linksherzversagen wird der Blutdruck in den Kapillaren der Alveolen stark erhöht. Deshalb tritt Flüssigkeit aus den Kapillaren in den Alveolarraum über. In den flüssigkeitsgefüllten Alveolen ist der Gasaustausch erheblich vermindert.

Auch toxisch-infektiöse Noxen können die Durchlässigkeit der Alveolarkapillaren vergrößern (Störung der Permeabilität). Als Beispiele sind zu nennen: Gase (Phosgen, Nitrosegase), Säuredämpfe, Toxine von Bakterien und allergische Vorgänge.

Schließlich haben Sterbende öfter ein Lungenödem infolge Versagens des linken Ventrikels.

Klinik

Schon auf Entfernung erkennt man die hochgradige Atemnot des Patienten mit Lungenödem. Gleichfalls auf Entfernung (sozusagen schon von der Tür des Krankenzimmers aus) hört man lautes, röchelndes Trachealrasseln. Lippen und Haut sind deutlich zyanotisch. Der Patient ringt nach Luft, versucht, sich aufzusetzen, und läßt im Gesichtsausdruck seine Todesangst erkennen. Oft hustet der Patient schaumiges, rötlich tingiertes Sputum in großen Mengen aus.

Therapie (sofort und eilig!)

- ❖ Morphin zur Sedierung,
- ❖ Aderlaß zur Verminderung der Blutüberfüllung in den Lungen, nicht bei Herzinfarkt,
- ❖ Diuretika zur Verminderung des Blutvolumens,
- ❖ Digitalis intravenös, Nitroglycerinkapseln (lingual), Corticosteroide bei toxisch-allergischem Lungenödem,
- ❖ Sauerstoffzufuhr, evtl. Überdruckbeatmung,
- ❖ Lagerung des Patienten: Oberkörper aufrichten und abstützen, Beine tieflagern. Vorübergehend Staubinden an den Extremitäten (unblutiger Aderlaß).

Lungenembolie und Lungeninfarkt

Definition

Die *Lungenembolie* ist eine Thromboembolie (s. auch S. 296); das bedeutet: Verschleppung eines Thrombus in die Pulmonalarterie bzw. deren Aufzweigungen. Dadurch kommt es zum Verschluß einer oder mehrerer Gefäßprovinzen in der Lunge.

Beim *Lungeninfarkt* handelt es sich um eine Lungenembolie, bei der die embolisierte Gefäßprovinz hämorrhagisch infarziert wird (blutige Nekrose).

Häufigkeit

Die Thromboembolie ist eine häufige und gefährliche Krankheit. Bei etwa 5 % aller Sektionen findet man als Todesursache die Thromboembolie.

Ätiologie

Die Thromboembolie ist Folge einer Venenthrombose, die zu über 90 % in den Venen der Beine, des Beckens und des Abdomens lokalisiert ist. Thromben können aber auch im rechten Ventrikel und rechten Vorhof sein und von dort aus embolisieren.

Klinik

Kleine Lungenembolien verursachen nur eine geringe Symptomatologie: geringe, aber plötzlich auftretende Atemnot, Tachykardie, subfebriler Temperaturanstieg. Kleine Lungenembolien sind oft „Vorläuferembolien", das soll heißen, sie können Vorboten einer großen, tödlichen Embolie sein.

Große Embolien führen zu Atemnot, Brustschmerzen, Übelkeit und zu den Symptomen des schweren Schocks mit Bewußtseinstrübung. Mit diesen Symptomen kann das Krankheitsbild der Thromboembolie sehr den Symptomen bei Herzinfarkt ähneln.

Hämorrhagisches Sputum ist oft ein Zeichen des sich entwickelnden Lungeninfarktes. Erreicht die Infarzierung die Pleura, sind heftige, atemabhängige Schmerzen und hämorrhagischer Pleuraerguß die Folgen.

Ein besonderes thromboembolisches Krankheitsbild entsteht dann, wenn es sich um rezidivierende Mikroembolien handelt. Bei diesen Patienten entwickelt sich eine zunehmende Dekompensation des rechten Herzens.

Laborbefunde bei Lungenembolie: Leukozytose, beschleunigte BSG (anfangs noch normal!) sind wenig ergiebige Befunde.

Diagnostik: Die Diagnose soll nach Möglichkeit klinisch gestellt werden. Durch Perfusions- und Ventilationsszintigraphie und durch angiographische Untersuchung kann die Diagnose frühzeitig gesichert werden.

Im EKG sind oft die Zeichen der Rechtsherzbelastung zu erkennen. Röntgenologisch nachweisbare Verschattungen sind erst 12 bis 24 Stunden nach Eintritt des Ereignisses zu erkennen.

Komplikationen

Aus der Embolie und dem Lungeninfarkt können sich Schocksyndrom, Pneumonie und Lungenabszeß entwickeln.

Therapie

Spezielle Maßnahmen

Nach gesicherter Diagnose sofortige Thrombolyse mit einem fibrinolytisch wirksamen Medikament (Streptokinase, Urokinase).

Liegt eine fulminante, lebensbedrohliche große Embolie vor (evtl. mit passagerem Herzstillstand), die nicht mittels Fibrinolyse innerhalb 1 Stunde beherrscht werden konnte, kann eine operative Embolektomie angestrebt werden.

Heparin löst einen Embolus nicht auf, verhindert aber zusätzliche Thrombosierung.

Die Nachbehandlung erfordert eine Therapie mit Marcumar für etwa 12 Monate (Nachbehandlung nach tiefer Beinvenenthrombose ohne Embolie etwa 6 Monate).

Allgemeine Maßnahmen

❖ Alkaloide zur Schmerzbekämpfung,
❖ Schockbehandlung, evtl. Anhebung des Blutdrucks,
❖ Sauerstoffzufuhr,
❖ falls keine Kontraindikationen vorliegen: Behandlung mit Streptokinase zur Auflösung des Thrombus, später mit Antikoagulantien.

Thromboseprophylaxe ist eine besonders wichtige Aufgabe im Krankenhaus. Bei Bettlägerigen sind prophylaktisch Kompressionsstrümpfe zu empfehlen. Krankengymnastische Übungen mit aktiver Bewegung der Beine sind – soweit die Grundkrankheit dies erlaubt – regelmäßig auszuführen. Niedrig dosierte Heparingaben verringern die Thrombosegefahr erheblich.

Varizen, die zur Phlebitis neigen, sollen zu gegebener Zeit verödet oder operativ behandelt werden.

Arterielle Embolie

Siehe S. 281.

Geschwülste der Bronchien und Lungen

Bronchialkarzinom

Definition

Bösartige Neubildungen in Trachea, Bronchien und Lunge werden als „Bronchialkarzinom" zusammengefaßt.

Häufigkeit

Das Bronchialkarzinom ist der häufigste bösartige Tumor bei Männern. Auch bei Frauen hat die Inzidenz der Bronchialkarzinome zugenommen.

Ätiologie

Inhalationsrauchen von Zigaretten ist die Hauptursache für die Entstehung von Bronchialkrebs. Aus der prozentualen Zunahme von Raucherinnen erklärt sich auch, daß der Anteil von Frauen mit Bronchialkarzinom angestiegen ist. Um 1950 erkrankten 10mal mehr Männer als Frauen, heute ist das Verhältnis von erkrankten Männern zu erkrankten Frauen 5:1. Die ursächliche Bedeutung des Inhalationsrauchens von Zigaretten erweist sich auch dadurch, daß sich das Risiko bei Exrauchern im Laufe der Jahre vermindert. Sowohl die festen Bestandteile im Tabakrauch als auch die Rauchgase enthalten Karzinogene. Filterzigaretten vermindern das Risiko kaum.

Umwelteinflüsse, auch Luftverschmutzung und Autoabgase erhöhen das Krebsrisiko, sind aber von wesentlich geringerem Gewicht als Inhalationsrauchen.

Berufliche Einflüsse: Radioaktive Substanzen wie Uran sind gesicherte Karzinogene. Joachimsthaler und Schneeberger Lungenkrebs sind Beispiele für die Entwicklung von Bronchialkarzinomen bei Arbeitern im Uranerzbergbau. Inhalation von Asbeststaub kann die Entwicklung von Bronchialkarzinomen und bösartigen Pleuratumoren induzieren (S. 331). Einige Metalle, wie z. B. Chrom und Nickel, führen bei Industriearbeitern nach langjähriger Exposition zu Lungenkrebs.

Somit sind exogene Einflüsse gesicherte Faktoren für die Entstehung von Bronchialkarzinomen. Dagegen ist noch umstritten, ob auch endogenen, genetischen Faktoren eine ursächliche Rolle für die Entwicklung dieser Karzinome zukommt.

Narbenkarzinome können in alten Narben der Lungen entstehen, z. B. in Tuberkulosenarben.

Pathologie und Histologie

Die histologische und zytologische Klassifikation der Bronchialkarzinome ist von großer Bedeutung für die Auswahl der Therapie. Man unterscheidet 5 Gruppen:

- Plattenepithelkarzinom (40–50%),
- kleinzelliges Karzinom (15–25%),
- Adenokarzinom (15–20%),
- großzellige Karzinome (4%),
- Mischformen (4%).

Die Tumorverdopplungszeit als Maß für die Wachstumsgeschwindigkeit beträgt bei kleinzelligen Karzinomen 30 Tage. Diese Karzinome metastasieren frühzeitig. Bei den anderen Formen des Bronchialkarzinoms beträgt die Tumorverdopplungszeit 100–200 Tage. Diese letzteren metastasieren spät.

Klinik

Die symptomarmen Frühstadien des Bronchialkrebses sind außerordentlich schwer zu erkennen. Vieldeutige Symptome wie hartnäckiger Husten, Auswurf (manchmal blutig) und Fieberschübe, die anderweitig nicht geklärt sind und länger als 14 Tage dauern, müssen immer den Verdacht auf das Vorliegen eines Bronchialkarzinoms lenken und Anlaß zu weiteren (röntgenologischen) Untersuchungen sein. Sind erst Symptome wie Gewichtsverlust, Heiserkeit und metastasenbedingte Knochenschmerzen vorhanden, ist die Krankheit bereits sehr weit fortgeschritten.

Röntgenuntersuchung: Zentrale Bronchialkarzinome sind als „Hilusvergrößerung" zu erkennen. Die Röntgenuntersuchung bei Verdacht auf Bronchialkarzinom im Frühstadium ist besonders verantwortungsbeladen. Deshalb sind Durchleuchtung, Thoraxübersichts-, -seiten- und -zielaufnahmen, Schichtaufnahmen und Computertomographie für die Diagnostik erforderlich. Manchmal ist auf den Tomogrammen die Einengung eines Bronchialastes durch den Tumor direkt erkennbar.

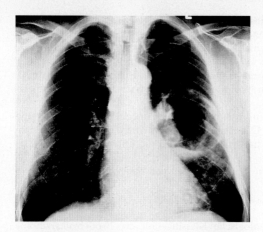

Abb. 8.**4**   Plattenepithelkarzinom links mit großer,
nekrotischer Zerfallshöhle.
Hiluslymphome

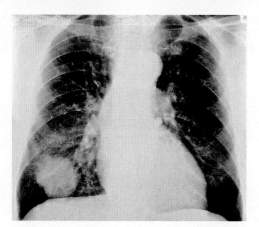

Abb. 8.**5**   Peripheres Bronchialkarzinom rechts

Periphere Bronchialkarzinome sind als rundliche Herde leichter nachweisbar als zentrale Karzinome (Abb. 8.**4**, 8.**5**).

Hat der Bronchialtumor das Lumen des Bronchialastes eingeengt, entsteht
jenseits der Stenose (poststenotisch) häufig eine bakterielle Pneumonie. Behindert ein Bronchialkarzinom die Belüftung eines Lungensegments, zeigt
sich dies im Röntgenbild durch Atelektase (unbelüfteter Lungenabschnitt)
oder Dystelektase (wenig belüfteter Lungenabschnitt) an: Das nicht belüftete
Lungengewebe gibt vermehrt Röntgenschatten.

a

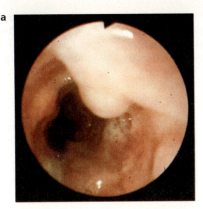

Abb. 8.**6 a** Bronchoskopi-
sche Aufnahme eines Bron-
chialkarzinoms im rechten
oberen Bronchialast (histologisch Plattenepithel-
karzinom), **b** Skizze des
Bronchialbaumes

b

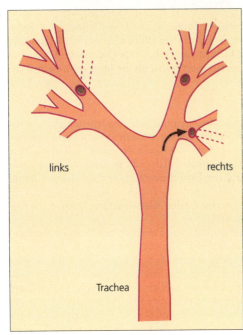

Laboruntersuchungen: Die zytologische Untersuchung des Sputums auf Karzinomzellen bzw. -zellverbände ist eine diagnostisch wichtige und den Patienten nicht belastende Untersuchungsmethode. Blutuntersuchungen sind wenig ergiebig. Tumormarker haben eine gewisse Bedeutung in der Verlaufskontrolle.

Endoskopie: Verstärkt sich röntgenologisch der Verdacht auf Bronchialkarzinom, ist eine *Bronchoskopie* mit histologischer Sicherung des Befundes erforderlich (Abb. 8.**6**).

Bei einer *Mediastinoskopie* kann festgestellt werden, ob das diagnostizierte Bronchialkarzinom schon zu Metastasen in den Hiluslymphknoten geführt hat (was für die Beurteilung einer operativen Behandlung wichtig ist).

Gelingt mit den genannten Methoden bei fortbestehendem Verdacht auf Bronchialkarzinom keine Sicherung der Diagnose, ist eine *diagnostische Thorakotomie* indiziert.

Metastasierung

Das Bronchialkarzinom metastasiert häufig in die Lymphknoten des Bronchialbaumes und des Mediastinums. Auf dem Blutweg entstehen Metastasen vor allem in Leber, Knochen, Gehirn und Niere. Das kleinzellige Bronchialkarzinom wächst rascher und metastasiert früher als die übrigen Bronchialkarzinome.

Therapie

Für die Planung der Therapie ist die Kenntnis der Tumorhistologie und des Stadiums der Tumorkrankheit ausschlaggebend. Deshalb wird vor Therapiebeginn die Tumorausbreitung genau untersucht (staging) und nach dem internationalen TNM-Schema klassifiziert (Tab. 8.**2**). In diesem Schema steht T für Tumor, N für regionale Lymphknotenmetastasen (Noduli) und M für Metastasen.

Eine andere Methode der internationalen Klassifizierung benutzt die Stadieneinteilung von 0–IV (Tab. 8.**3**).

Prinzipiell stehen für die Behandlung von Patienten mit Bronchialkarzinomen chirurgische, zytostatische und radiologische Methoden zur Verfügung.

Mit chirurgischer Therapie wird – besonders in Frühfällen – die radikale Entfernung des befallenen Lungenabschnittes und der regionalen Lymphknoten als kurative Therapie angestrebt. Besonders für die nicht kleinzelligen Formen des Bronchialkarzinoms ist die operative Behandlung die erfolgreichste Therapie. Eine operative kurative Therapie bei kleinzelligem Bronchialkarzinom ist seltener möglich, am ehesten noch im Tumorstadium T_1 ohne Metastasen.

In der Behandlung der kleinzelligen Bronchialkarzinome hat sich die Therapie mit modernen Zytostatika in Verbindung mit Strahlentherapie als erfolgreich erwiesen und ist für diese Karzinomform zur Methode der Wahl geworden. So konnte die Überlebenszeit der Patienten mit kleinzelligem

Tabelle 8.**2** Tumorklassifikation nach American Joint Committee for Cancer Staging and End Results Reporting

T = Primärtumor
T_0 = Kein Primärtumor nachzuweisen
T_x = Tumor allein nachgewiesen durch maligne Zellen im Sputum, aber nicht erkennbar auf Röntgenbild oder durch Bronchoskopie
T_1 = Tumor 3 cm oder kleiner, umgeben von Lungengewebe oder viszeraler Pleura, proximaler Lappenbronchus bei Bronchoskopie tumorfrei
T_2 = Tumor größer als 3 cm. Tumor jeder Größe mit Atelektase oder obstruktiver Entzündung bis Hilus, jedoch weniger als ganze Lunge befallen. Bronchoskopie: Tumor mindestens 2 cm distal der Karina
T_3 = Tumor jeder Größe mit Übergriff auf benachbarte Strukturen (Thoraxwand, Zwerchfell, Mediastinum). Tumor weniger als 2 cm distal der Karina, Tumor mit Atelektase oder obstruktiver Pneumonie einer ganzen Lunge oder mit Pleuraerguß

N = Regionale Lymphknoten
N_0 = Keine regionalen Lymphknoten
N_1 = Lymphknoten auf derselben Hilusseite (einschließlich Ausdehnung des Primärtumors bis zum Hilus)
N_2 = Lymphknoten im Mediastinum (Bifurkation, tracheobronchial, paratracheal)

M = Metastasen
M_0 = Keine Fernmetastasen
M_1 = Fernmetastasen

Tabelle 8.**3** Stadiengruppierung des Bronchialkarzinoms in bezug zur TNM-Klassifikation (UICC 1987)

Okkultes Karzinom	TX	N0	M0
Stadium 0	Tis	N0	M0
Stadium I	T1	N0	M0
	T2	N0	M0
Stadium II	T1	N1	M0
	T2	N1	M0
Stadium IIIA	T1	N2	M0
	T2	N2	M0
	T3	N0, N1, N2	M0
Stadium IIIB	jedes T	N3	M0
	T4	jedes N	M0
Stadium IV	jedes T	jedes N	M1

Bronchialkarzinom deutlich verlängert werden, und zwar in erträglicher Lebensqualität.

Ist ein Patient mit nicht kleinzelligem Karzinom im fortgeschrittenen Stadium nicht mehr operabel, ist die Strahlentherapie die Methode der Wahl. Diese kann mit Zytostatika kombiniert werden.

Neuere Entwicklungen betreffen die Rekanalisierung eines Bronchus, der durch Tumormassen verschlossen ist. Dies ist die wichtigste Indikation für eine endobronchiale Lasertherapie. Eine endobronchiale Strahlentherapie (after loading) kann angeschlossen werden. Es handelt sich um palliative Maßnahmen, die dem Patienten das Atmen und Leben erleichtern.

Palliative Therapie

Patienten mit fortgeschrittener Tumorkrankheit leiden oft unter sehr starken Schmerzen, besonders wenn sich Metastasen im Knochensystem und im Retroperitonealraum ausbreiten. Dann ist eine wirksame *Schmerztherapie* die wichtigste Aufgabe.

Reichen einfache Schmerzmittel, wie z. B Paracetamol, nicht mehr aus, wird man Opioide und Opiate einsetzen. Es kommt darauf an, diese Schmerzmittel regelmäßig in bestimmten Abständen oder sogar kontinuierlich zu geben, um möglichst andauernde Schmerzfreiheit zu erreichen. In diesen schweren Krankheitsstadien – oft im letzten Lebensabschnitt – sollen Morphinpräparate nicht zu spät und in so hoher Dosierung eingesetzt werden, daß die Schmerzen verschwinden. Je nach Lokalisation der Schmerzen ist auch eine peridurale kontinuierliche Gabe von Morphin möglich.

Durch Metastasen bedingte Knochenschmerzen können durch Bestrahlung gemildert werden.

Die palliative Therapie richtet sich mit *symptomatischen* Maßnahmen auch gegen Bronchitis, Atemnot oder Obstipation.

Besondere Aufmerksamkeit, Einfühlungsvermögen und behutsame Gesprächsführung, die das Vertrauen des Schwerkranken gewinnt, sind Voraussetzung für einen hilfreichen Umgang mit Schwerkranken, die mit berechtigter Sorge und Angst in die Zukunft schauen.

Nachsorge

Nachsorgeprogramme umfassen ambulante Überwachung, psychosoziale Fürsorge, evtl. Rehabilitationsverfahren.

Prophylaxe

Bei kaum einer anderen Krankheit ist eine so wirksame Prophylaxe wie beim Bronchialkarzinom bekannt, nämlich Nichtrauchen!

Lungenmetastasen

Bösartige Krebse anderer Organe metastasieren häufig in die Lungen und sind dort als Rundherde zu erkennen. Dies kommt vor allem bei den folgenden Primärtumoren vor: Hypernephrom, Seminom, Prostatakarzinom, Mammakarzinom, Magenkarzinom und Schilddrüsenkarzinom.

Semimaligne Bronchialadenome

Zylindrome im Bronchus verursachen Atemnot und Stridor (hörbares pfeifendes Atemgeräusch). *Karzinoide* entwickeln sich aus Drüsenzellen der Bronchialwand. Sie sind endokrin aktiv und verursachen das Karzinoidsyndrom (S. 431).

Paraneoplastische Syndrome

Bei Patienten mit Bronchialkarzinom kommen paraneoplastische Syndrome vor. Diese können schon vor Entdeckung des Bronchialkarzinoms auftreten. Paraneoplastische Syndrome werden zum Teil durch Bildung von Hormonen in dem Bronchialkarzinom ausgelöst, z. B. Hyperkalzämie durch Parathormon. Andere, nicht hormonelle Hauptsymptome der paraneoplastischen Syndrome sind z. B. Thrombosen, Myasthenie, Dermatomyositis.

Gutartige Lungentumoren

Im Vergleich zum bösartigen Bronchialkarzinom sind gutartige Tumoren der Lunge selten. Sie kommen als Fibrome, Lipome und Chondrome vor. Auch arteriovenöse Aneurysmen in der Lunge sind bekannt, z. B. im Rahmen der Osler-Erkrankung (S. 289).

Krankheiten des Rippenfells

Pleuritis

Definition

Entzündliche Veränderungen des Rippenfells (Pleura) können trocken (Pleuritis sicca) oder mit Pleuraerguß (Pleuritis exsudativa) ablaufen. Die trockene Pleuritis ist meist das Durchgangsstadium zur feuchten Pleuritis mit wenig oder viel Ergußflüssigkeit (bis zu mehreren Litern).

Ätiologie

* Herzinsuffizienz,
* Infektion (Bakterien, Tuberkulose, Viren),
* entzündliche Erkrankungen der Lunge: Pneumonie, Thromboembolie, Tuberkulose,

❖ Pleurakarzinose bei Bronchialkarzinom, Magenkarzinom, Mammakarzinom, Schilddrüsenkarzinom,
❖ Begleiterguß bei Oberbaucherkrankungen (Durchwanderungspleuritis): Pankreatitis, subphrenischer Abszeß,
❖ Kollagenosen: insbesondere Lupus erythematodes disseminatus,
❖ rheumatoide Arthritis,
❖ Wurmerkrankungen.

Wichtig: Bei älteren Menschen ist eine Tumorkrankheit häufigste Ursache der Pleuritis.

Pathologische Anatomie

Die normalerweise glatte, spiegelnde Oberfläche des Rippenfells wird bei Pleuritis durch Fibrinauflagerungen rauh, so daß (bei der trockenen Form) die Pleurablätter schmerzhaft aufeinander reiben.

Klinik

Führendes Symptom der trockenen Pleuritis ist der atemabhängige Schmerz. Bei Ergußbildung wird der Schmerz geringer, da die aufeinander reibenden entzündeten Pleurablätter durch die dazwischenliegende Flüssigkeit voneinander abgedrängt werden. Bei großem Erguß kann der Schmerz deshalb verschwinden.

Bei der *Inspektion* sieht man, daß die erkrankte Seite geringere Atemexkursionen hat. *Auskultatorisch* hört man bei Pleuritis sicca ein charakteristisches Pleurareiben, das als „ohrnahes Reiben" bezeichnet wird. Über dem Erguß ist das Atemgeräusch abgeschwächt oder bei starker Ergußbildung aufgehoben.

Perkussorisch hört man über dem Erguß nicht mehr den normalen, sonoren Lungenklopfschall, sondern eine „Dämpfung".

Auch der *Stimmfremitus* ist über dem Erguß aufgehoben. Stimmfremitus prüft man, indem man den Patienten mit tiefer Stimme 99 sagen läßt und gleichzeitig mit der aufgelegten Handkante die durch Schallwellen bedingte Erschütterung (Fremitus) der Thoraxwand palpiert. Je nach der Grundkrankheit bestehen subfebrile oder hochfebrile Temperaturen.

Röntgenuntersuchung: Bei Pleuritis sicca ist die Röntgenuntersuchung unergiebig; bei Pleuritis exsudativa sieht man im Beginn beim stehenden Patienten die Flüssigkeit in den Zwerchfell-Rippen-Winkeln. Bei stärkerer Ergußbildung steigt die röntgenologisch erkennbare Verschattung schulterwärts an (einseitig oder doppelseitig, Abb. 8.7).

Probepunktion: Die Untersuchung der Punktionsflüssigkeit ist für die Diagnostik wichtig. Blutiges Exsudat spricht vor allem bei älteren Menschen für ein Tumorleiden. Auch die Pleuritis nach Lungeninfarkt verursacht blutiges (hämorrhagisches) Exsudat. Die Untersuchung des Zellgehaltes in der Exsudatflüssigkeit kann zu einer genauen Diagnose führen, so z. B. der Nachweis von Tumorzellen bei Krebskrankheiten oder von Lupus-erythematodes-Zellen bei Kollagenosen.

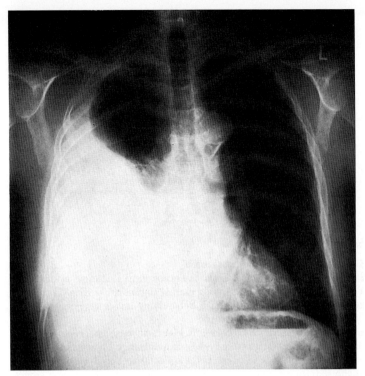

Abb. 8.**7** Rechtsseitiger Pleuraerguß, der in typischer Weise seitlich ansteigt

Differentialdiagnose

Der Erguß bei Pleuritis exsudativa ist, wie der Name der Erkrankung sagt, ein Exsudat, also ein entzündlicher, eiweißreicher Erguß. Davon muß immer das sog. Pleuratranssudat (Stauungserguß) abgegrenzt werden, das eiweißarm ist. Transsudate kommen am häufigsten bei Herzinsuffizienz vor. Die Transsudatbildung beginnt meist im rechten Pleuraraum. Außerdem kommen Transsudate bei Mangel an Bluteiweiß vor (vgl. Aszites bei Leberzirrhose und nephrotischem Syndrom).

Zur Unterscheidung von Exsudat und Transsudat werden mit der durch Probepunktion gewonnenen Flüssigkeit die in Tab. 8.**4** dargestellten einfachen Untersuchungen vorgenommen.

Tabelle 8.4 Unterschiede zwischen Exsudat und Transsudat

	Transsudat	**Exsudat**
Farbe	hellgelb, klar	trübe, evtl. hämorrhagisch
Spezifisches Gewicht	kleiner als 1 016	größer als 1 016
Rivalta-Probe*	negativ	positiv
Proteingehalt	kleiner als 3 g/dl	größer als 3 g/dl
Mikroskopische Untersuchung	kaum Zellgehalt	rote und weiße Blutkörperchen, evtl. Tumorzellen oder LE-Zellen**

*   Ergußflüssigkeit wird tropfenweise in ein Reagenzglas mit 3%iger Essigsäure gegeben.
    Bei Exsudat entsteht eine stark milchige Schlierenbildung aus geronnenem Eiweiß
** LE-Zellen = Lupus-erythematodes-Zellen

Therapie und Komplikationen

Das Grundleiden muß behandelt werden!

Manchmal ist wegen erheblicher Atemnot eine Punktion erforderlich. Mehr als 800–1000 ml sollen nicht auf einmal abgelassen werden (Gefahr des Lungenödems). Eine symptomatische Behandlung mit Analgetika ist vor allem bei Pleuritis sicca notwendig.

Eine Pleuritis exsudativa kann in eine Pleuraschwarte übergehen und später sogar verkalken. Strangförmige oder mantelförmige Pleuraschwarten sind röntgenologisch gut zu erkennen. Bei ausgedehnter Verschwartung ist eine erhebliche Belüftungsstörung der Lunge die Folge. Man spricht von „gefesselter Lunge". Dann ist eine operative Behandlung zu erwägen.

Das Pleuraexsudat während oder nach einer Pneumonie kann sich eitrig umwandeln: Man spricht von eitriger Pleuritis oder *Pleuraempyem*. Bei der Probepunktion entleert sich dickflüssiges, gelbes Exsudat, in dem mikroskopisch massenhaft Leukozyten und Bakterien zu erkennen sind. Nach Resistenzbestimmung ist eine hochdosierte antibiotische Behandlung (intravenös und intrapleural) erforderlich. Bei Versagen der konservativen Therapie sind chirurgische Maßnahmen mit Drainagebehandlung notwendig.

Pneumothorax

Definition

Pneumothorax bedeutet Luftansammlung im Pleuraraum. Thoraxverletzungen, z.B. bei Unfällen, können eine krankhafte Verbindung zwischen Außenluft und Pleuraraum herstellen (*äußerer* Pneumothorax). Dringt die Luft durch Defekt der Lunge in den Pleuraraum ein, spricht man von *innerem* Pneumothorax.

Ätiologie

Unfälle (Rippenbrüche, Stichverletzungen) führen zum äußeren Pneumothorax, der chirurgisch versorgt wird. Im Rahmen der inneren Medizin ist der innere Pneumothorax infolge geplatzter Emphysemblasen am häufigsten (Spontanpneumothorax, S. 316).
Auch die Lungentuberkulose kann Ursache eines Spontanpneumothorax sein.

Therapeutischer Pneumothorax: Zur Behandlung der Lungentuberkulose wurde früher ein künstlicher Pneumothorax angelegt, um tuberkulöse Kavernen zu verschließen. Das Verfahren wird heute nicht mehr angewendet.

Pathophysiologie

Normalerweise herrscht im Pleuraspalt ein Unterdruck gegenüber dem intrapulmonalen Druck. Dringt Luft in den Pleuraspalt ein, kollabiert die Lunge partiell oder total infolge ihrer Eigenelastizität.

Sonderform: Als Ventil- oder Spannungspneumothorax bezeichnet man diejenige Form des Pneumothorax, bei welcher die Verbindung zur Außenluft nur während des Inspiriums offen ist. Die Folge des Ventilpneumothorax ist eine ständig steigende Luftmenge im Pleuraraum; dadurch wird das Mediastinum (Mittelfell) zur gegenüberliegenden Seite verdrängt, wodurch eine lebensbedrohliche Situation entsteht: Die großen Venenstämme, die zum Herzen führen, können abgeknickt werden.

Klinik

Leitsymptome sind akut einsetzender Schmerz und sofort danach Atemnot und Hustenreiz. Oft geht eine größere körperliche Anstrengung voraus.
Bei der Inspektion sieht man ein Zurückbleiben der betroffenen Thoraxhälfte bei der Atmung. Die Perkussion ergibt hypersonoren Klopfschall (normal: sonor). Auskultatorisch ist das Atemgeräusch abgeschwächt bzw. aufgehoben. Gleichfalls ist der Stimmfremitus nur schwach tastbar oder fehlt ganz.
Bei länger bestehendem Pneumothorax entsteht oft ein Pleuraexsudat.
Die Symptome des Spontanpneumothorax können als Lungenembolie oder Herzinfarkt fehlgedeutet werden.
Die *Röntgenuntersuchung* zeigt beim totalen Pneumothorax die kollabierte Lunge als schattendichtes Gebilde in Hilusnähe (Abb. 8.**8**). Bei partiellem Pneumothorax sieht man eine mantelförmige Luftschicht, welche die Lunge umhüllt (Mantelpneumothorax).

Therapie

Äußerer Pneumothorax: sofortiges Verschließen der äußeren Thoraxwunde.
Innerer Pneumothorax: Als Allgemeinmaßnahmen wendet man Sedierung, Hustendämpfung, Sauerstoffzufuhr und Bettruhe an.

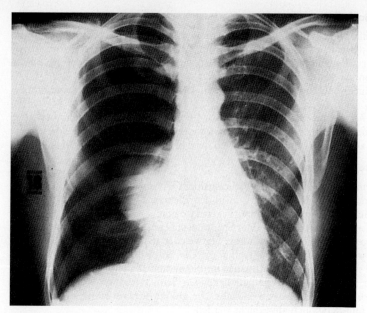

Abb. 8.**8**   Rechtsseitiger Pneumothorax. Die rechte Lunge ist zu einem schatten-
dichten Gebilde in Hilusnähe kollabiert

Bei kleinem Spontanpneumothorax kann man einige Tage abwarten, da die
innere Fistel häufig von selbst verklebt. Dann wird die in den Pleuraraum
eingedrungene Luft von selbst resorbiert.

Bildet sich der Pneumothorax auf diese Weise nicht zurück, wird die Luft
aus dem Pleuraraum mittels Dauersaugdrainage abgesaugt. Bei totalem Pneumothorax wird man von vornherein die Dauersaugdrainage anlegen. Dadurch
erreicht man, daß die kollabierte Lunge sich wieder ausdehnt und daß die
beiden Pleurablätter im Bereich der Fistel verkleben. Manchmal muß die
verletzte Pleurastelle thorakoskopisch aufgesucht und durch Elektrokoagulation verschlossen werden.

Beim gefährlichen Spannungspneumothorax muß der Überdruck sofort
entlastet werden, da längeres Zuwarten die bedrohliche Mediastinalverdrän-
gung verstärkt.

Prognose

Die Prognose ist bei rechtzeitiger Behandlung günstig.

Tumoren der Pleura

Pathologische Anatomie

Primäre Pleuratumoren, die vom Rippenfell selbst ausgehen, sind selten. Man kennt gutartige, aber auch bösartige primäre Pleuratumoren. Unter den bösartigen Tumoren ist das Pleuramesotheliom der wichtigste Tumor.

Sekundäre Pleuratumoren sind Metastasen bösartiger Tumoren in anderen Organen.

Klinik

Gutartige Pleuratumoren werden bisweilen zufällig bei Röntgenuntersuchungen entdeckt. Das bösartige Pleuramesotheliom verursacht Brustschmerzen und blutigen Pleuraerguß.

Therapie und Prognose

Eine chirurgische Therapie der bösartigen Pleuratumoren kann versucht werden. Es werden auch Zytostatika und Kobaltbestrahlungen angewendet. Die Ergußbildung wird durch Instillation von z. B. gelöstem Tetracyclin behandelt. Dadurch verkleben die Pleurablätter (Pleurodese).

Trotz aller Maßnahmen ist die Prognose schlecht.

Krankheiten des Mediastinums

Mediastinitis

Definition

Eine Entzündung des Mediastinums (Mittelfell) nennt man Mediastinitis. Es handelt sich um eine seltene, schwere Krankheit, die sofortiger Behandlung bedarf.

Ätiologie

Die Erreger, die eine bakterielle Mediastinitis hervorrufen, stammen am häufigsten aus Eiterungsprozessen in der Umgebung, wie z. B. Abszeß im Rachenraum. Aber auch nach Perforationen der Speiseröhre (z. B. Karzinomdurchbruch, Divertikeldurchbruch) kann sich eine eitrige Mediastinitis entwickeln.

Klinik

Starke Schmerzen hinter dem Brustbein, Fieber, Leukozytose und beschleunigte BSG sind die wichtigen Symptome.

Therapie und Prognose

Nach Möglichkeit sollen die Perforation und der Eiterherd operativ beseitigt werden. Hohe Dosen von Antibiotika sind in jedem Falle notwendig. Die Prognose der Mediastinitis ist ernst.

Mediastinalemphysem

Bei Fistelbildungen in Luftröhre oder Speiseröhre kann Luft in das Mediastinum eindringen. Solche Fistelbildungen sind meist die Folge von Tumoren oder von Verletzungen bei Ösophagoskopie bzw. Bronchoskopie.

Auch bei Spontanpneumothorax kann ein Mediastinalemphysem entstehen.

Mediastinaltumoren

Pathologische Anatomie

Gutartige Tumoren des Mediastinums, die aber bösartig entarten können, sind z. B. Teratom und Dermoidzyste. Thymustumoren sind relativ häufige Tumoren im vorderen Mediastinum (vgl. Myasthenia gravis, S. 170). Eine intrathorakale Struma taucht ebenfalls in das vordere Mediastinum ein (Diagnose mittels Schilddrüsenszintigraphie).

Von den malignen Tumoren sind insbesondere die Lymphogranulomatose und das Lymphosarkom zu nennen.

Klinik

Besonders die bösartigen Tumoren des Mediastinums komprimieren die V. cava superior und führen zum Krankheitsbild der oberen Einflußstauung mit den charakteristischen Zeichen der gestauten Halsvenen und in schweren Fällen mit Ödemen des Kopfes. Ummauerung des N. laryngeus recurrens durch bösartige Krankheitsprozesse verursacht Heiserkeit. Ist der N. phrenicus, der gleichfalls durch das Mediastinum verläuft, komprimiert, kommt es zur Zwerchfellähmung.

Röntgenuntersuchung: Wichtiges Symptom ist die „Mediastinalverbreiterung".

Therapie

Es kommen Operation, Strahlenbehandlung und Zytostatika in Frage.

Pflege

Beispiele zur Pflege bei Patienten mit Erkrankungen der Atemwege

Erkrankungen der Atemwege bedeuten für den Patienten oftmals eine erhebliche Beeinträchtigung. Durch eine erschwerte Atmung ist der Patient in seiner körperlichen Leistungsfähigkeit, aber auch in seiner verbalen Kommunikation eingeschränkt.

Eine wichtige Aufgabe der täglichen Pflege liegt in der konsequenten Pneumonieprophylaxe. Der Patient soll durch gezielte pflegerische Anleitung Atemtechnik und Atemübungen erlernen. Er soll angehalten werden, seine Leistungen abzuwägen und Anstrengungen vorausschauend zu dosieren.

Pflegesituation

Angst und Unruhe bei Atemnot

Pflegeziele: Subjektive Beruhigung und objektive Verbesserung der Atemnot.

Pflegerische Maßnahmen: Patienten nicht allein lassen und Ruhe vermitteln. Medikamente nach Arztverordnung verabreichen.

Begründung und Erläuterung: Jeder Patient, bei dem Atemnot besteht, muß sorgfältig beobachtet werden. Bei dem ersten Anzeichen der Verschlechterung muß der Arzt benachrichtigt werden.

Husten, Auswurf, Atemnot

Pflegeziel: Linderung.

Pflegerische Maßnahmen: Den Patienten beim Husten/Abhusten unterstützen; Sputummenge und Konsistenz beobachten. Einübung einer produktiven und zweckmäßigen Hustentechnik. Regelmäßiges „Abklatschen" und Einreiben. Für frische und angefeuchtete Zimmerluft sorgen. Besonders bei Reizhusten lauwarme Getränke und Bonbons anbieten; für die Nacht Getränke bereitstellen. Patienten darauf hinweisen, durch die Nase einzuatmen. Täglich muß die aktuelle Atemsituation des Patienten festgestellt werden (Pflegeanamnese). Nach Anweisung die der zugrundeliegenden Krankheit angepaßte Atemtechnik mit dem Patienten trainieren (z. B. Einatmung durch die Nase, Ausatmung mit Hilfe der Lippenbremse). Je nach Krankheitssituation eine die Atmung erleichternde Sitzposition (aufrecht mit aufgestützten Armen) oder Lagerung (Seitenlage mit angewinkeltem Bein) empfehlen und einüben.

Pflegesituation

Husten, Aus-
wurf, Atemnot
Fortsetzung

Begründung und Erläuterung: Kontrolle der Wirksamkeit der Therapie. Durch eine angepaßte Atemtechnik wird ein wirkungsvolles, schonendes Abhusten von Sekret erreicht; unterstützend sind dabei Inhalationen und Getränke. Veränderungen müssen erkannt und in das Dokumentationssystem eingetragen werden. Bei Verschlechterung der Atemsituation ist der Arzt zu verständigen. Mit der Lippenbremse wird verhindert, daß sich beim Ausatmen die Luftwege durch die Druckänderung verschließen. Gleichzeitig wird durch das langsame Ausströmen der Ausatmungsluft die Atemfrequenz verlangsamt, was bei Atemnot die für den Patients bedrohliche Situation entspannt.

9 Rheumatische Krankheiten

W. Wirth

Lernziele

Der Lernende soll grundlegende Kenntnisse über das Wesen der rheumatischen Erkrankung, über die unterschiedlichen Erscheinungsformen des Rheumatismus sowie über die Behandlungsmöglichkeiten und Vorbeugungsmaßnahmen erwerben, so daß er in der Lage ist, nach Durcharbeiten des Textes
- ❖ die Vorgänge im Bindegewebe darzulegen, die bei der rheumatischen Entzündung ablaufen,
- ❖ die einzelnen Krankheitsbilder des Rheumatismus zu beschreiben und in ihren wichtigen Merkmalen untereinander abzugrenzen,
- ❖ die Untersuchungsverfahren zur Erkennung der einzelnen Krankheitsformen unter Einschluß der wichtigen Röntgenmerkmale und Laboratoriumsbefunde darzulegen,
- ❖ die Grundlagen der medikamentösen Behandlung und die Möglichkeiten der physikalisch-balneologischen Maßnahmen aufzuzählen.

Häufigkeit, Anatomie und Pathophysiologie

Kranke mit rheumatischen Beschwerden stellen einen nicht unerheblichen Teil der Patienten in der Sprechstunde des praktischen Arztes dar. Mehr als 10 Millionen Tage Arbeitsunfähigkeit im Jahr gehen in der Bundesrepublik Deutschland auf das Konto Rheumatismus. Diesbezügliche Heilbehandlungen, Rehabilitationsmaßnahmen sowie Rentenverfahren erfordern hohe Summen. Die große medizinische und soziale Bedeutung der rheumatischen Erkrankungen hat zunehmend das Interesse von Wissenschaft und Öffentlichkeit wachgerufen und den Kampf gegen den Rheumatismus intensiviert.

Der Rheumatismus ist eine Erkrankung des Bindegewebes. Bindegewebe kommt überall in unserem Körper als verbindendes und stützendes Gewebe vor. Es besteht aus den Bindegewebszellen (Fibroblasten), die Fasern (kollagene Fasern, elastische Fasern) und Grundsubstanz (Mucopolysaccharid-Eiweiß-Komplexe) produzieren. Die Zusammensetzung und die Menge der einzelnen Komponenten wechseln mit den Aufgaben des Bindegewebes. Sie sind im Knorpel anders als z. B. in der Gelenkkapsel, in der Sehne, in der Muskulatur oder im Gefäßbindegewebe.

Mit zunehmendem Alter verliert das Bindegewebe an Elastizität und Wassergehalt, der Mensch wird „steifer", sein Bindegewebe nutzt sich ab (Gelenkflächen, Bandscheiben) = *degenerative Gelenkerkrankungen = Arthrosen.*

Auf innere und äußere Reize reagiert das Bindegewebe empfindlich. Der Stoffwechsel der Bindegewebszellen wird verändert, und damit wird die Zusammensetzung der Grundsubstanz und der Faserelemente beeinflußt. So können Hormone das Bindegewebe auflockern (Schwangerschaft), während Bakterientoxine, Kältereize, Immunreaktionen oder wahrscheinlich auch Viren Entzündungsreaktionen auszulösen vermögen = *entzündlicher Gelenkrheumatismus.*

Fehlbelastungen, reflektorische Verspannungen und Klimareize führen zur Bindegewebsschädigung außerhalb der Gelenke = *Weichteilrheumatismus.*

Die vielfältige Verbreitung des Bindegewebes in unserem Körper und die vielfachen Reize, die das Bindegewebe treffen können, machen es verständlich, daß die rheumatischen Erkrankungen oft ein sehr buntes und von Mensch zu Mensch wechselndes klinisches Erscheinungsbild zeigen.

Wenn auch im Einzelfall eine strenge Einteilung oft nicht möglich ist, so lassen sich doch die rheumatischen Erkrankungen zu größeren Gruppen und besonders geprägten Untergruppen einteilen, die in Tab. 9.1 wiedergegeben sind.

Tabelle 9.1   Einteilung der rheumatischen Erkrankungen

Entzündlicher Rheumatismus
- rheumatisches Fieber
- Gelenkinfektion
- chronische Polyarthritis
- juvenile Arthritis
- Psoriasisarthritis
- symptomatische und reaktive Arthritiden
- Reiter-Syndrom
- Spondylitis ankylopoetica
- Kollagenosen

Degenerative Gelenkerkrankungen/Arthrosen
- Koxarthrose, Gonarthrose
- Fingerpolyarthrose
- Arthrose der Wirbelsäule

Weichteilrheumatismus
- Tendopathie, Tendovaginopathie, Bursopathie
- Muskelrheumatismus
- Periarthropathie
- Pannikulitis

Rheumatisches Fieber (akuter Gelenkrheumatismus)

Ätiologie und Pathogenese

Racheninfekte (Tonsillitis) mit hämolysierend wachsenden Streptokokken der Gruppe A spielen eine ursächliche Rolle für die Entstehung des rheumatischen Fiebers. 2–3 Wochen nach einem solchen Infekt treten bei einem Teil der Erkrankten (2–3 %) rheumatische Folgekrankheiten auf, zu denen der akute Gelenkrheumatismus, die Chorea minor, rheumatische Hauterscheinungen und besonders die rheumatische Herzklappenentzündung gehören. Es handelt sich dabei nicht um einen direkten Befall der Gelenke oder der Herzklappen mit Streptokokken, sondern um eine Reaktion gegen Streptokokkentoxin (Antigen-Antikörper-Reaktion) an diesen Geweben, die die Entzündungsreaktion durch Freisetzung von Entzündungsstoffen auslöst. Die Zeit von 2–3 Wochen nach Beginn des Infektes ist erforderlich, damit sich genügend Antikörper gegen Streptokokkenbestandteile (Toxine) bilden können. Die Streptokokkenantikörper lassen sich bei den Erkrankten im Serum nachweisen (z. B. Antistreptolysinreaktion).

Die Tatsache, daß nur 2–3 % der Menschen nach einem Streptokokkeninfekt an einem rheumatischen Fieber erkranken, weist darauf hin, daß begünstigende Faktoren hinzukommen müssen. Neben einer erblichen Belastung (Rheumafamilien) spielen auch die klimatischen Bedingungen (Festlandklima mit starken Temperaturdifferenzen) und das Lebensalter eine Rolle. Der Häufigkeitsgipfel des rheumatischen Fiebers liegt im Schulkindalter. Säuglinge oder Erwachsene erkranken selten.

Pathologische Anatomie

Histologisch findet man eine ödematöse Schwellung und eine sog. fibrinoide Verquellung von Fasern im befallenen Bindegewebe. Besonders charakteristisch ist das Auftreten rheumatischer Granulome (Aschoff-Geipel-Knötchen), vorwiegend am Herzen. Durch Vernarbung der entzündeten Klappen und Zerstörung der klappennahen Herzmuskulatur entstehen die folgenschweren Herzklappenfehler (S. 213).

Klinik

Das klinische Bild des vorausgehenden Streptokokkeninfektes reicht von einer geringfügigen Pharyngitis bis zur eitrigen Tonsillitis. Nicht selten schwelt der Racheninfekt bis zum Auftreten des rheumatischen Fiebers weiter. Das rheumatische Fieber selbst kann sehr unterschiedlich beginnen, und man hat gerade in den letzten Jahren zunehmend unterschwellige Verlaufsformen mit geringer Gelenkbeteiligung, aber folgenschwerer Herzklappenbeteiligung kennengelernt.

Die eindrucksvollste Verlaufsform des rheumatischen Fiebers beginnt akut mit Fieber und heftigen Schmerzen in den *großen Gelenken*, besonders denen der unteren Extremität. Die Gelenke sind geschwollen, gerötet, die Entzündung springt von Gelenk zu Gelenk und kann auch die kleinen Hand- und Fußgelenke sowie die Wirbelsäulengelenke miteinbeziehen. Jede Bewegung ist stark schmerzhaft. Begleitend kommen Appetitlosigkeit, Kopfschmerzen und Bauchschmerzen vor. Im Erguß der entzündeten Gelenke findet man vermehrt neutrophile Leukozyten. Der wechselnde Gelenkbefall kann sich über Wochen mit rezidivierenden Fieberschüben hinziehen. Im Röntgenbild sind auch nach langem Verlauf lediglich Weichteilschwellung und Ergußbildung zu sehen. Eine Gelenkzerstörung kommt praktisch nicht vor; deswegen heilt der akute Gelenkrheumatismus in der Regel auch folgenlos ab.

Das *Herz* ist beim rheumatischen Fieber oft mit allen 3 Schichten – Endokard, Myokard und Perikard – beteiligt (S. 202).

Erscheinungen an der *Haut* im Rahmen des rheumatischen Fiebers sind:
* Erythema anulare, ein in der 2.–3. Krankheitswoche auftretendes ringförmiges, blaßrotes und meist flüchtiges Exanthem am Stamm,
* rheumatische Knötchen an den Streckseiten der großen Gelenke,
* Erythema nodosum, seltener zu beobachten,
* Purpura rheumatica (Schoenlein-Henoch) in Form von kleinen Blutpunkten, besonders an der unteren Extremität infolge Kapillarschädigung durch die Antigen-Antikörper-Komplexe.

Die *Chorea minor* als zerebrale Komplikation des rheumatischen Fiebers tritt erst mehrere Monate nach dem ursächlichen Streptokokkeninfekt auf. Sie kommt fast ausschließlich bei Kindern vor und ist heute selten geworden. Überschießende unwillkürliche Bewegungen, Zuckungen, Grimassieren und Muskelschwäche kennzeichnen das Bild. Andere Erscheinungen des rheumatischen Fiebers können dabei fehlen.

Selten treten klinisch Entzündungserscheinungen an anderen Organen wie Lunge, Niere, Bauchlymphknoten und Arterien in Erscheinung, obwohl histologisch an diesen Organen in der Regel rheumatische Veränderungen zu finden sind.

Diagnose

Entzündungsspezifische Laborbefunde:
* deutliche Beschleunigung der Blutkörperchensenkungsreaktion,
* Erhöhung des C-reaktiven Proteins im Serum, ein normalerweise nicht nachweisbares Protein, das mit dem C-Polysaccharid von Streptokokken ein Präzipitat bildet,
* Vermehrung der α_2-Globuline bei Verminderung der Albumine in der Serumelektrophorese,
* Fibrinogenerhöhung,
* Leukozytose mit Linksverschiebung.

Streptokokkenspezifische Laborbefunde:

❖ Antikörper gegen Streptokokkenenzyme als spezifischer Nachweis für einen Streptokokkeninfekt. Im allgemeinen werden die Antikörper gegen Streptolysin O bestimmt (Antistreptolysin-[ASL-]Titer).

Therapie

Antibiotische Therapie:

❖ Penicillin hat in einer Dosis von 1–2 Mill. Einheiten pro Tag eine verläßliche keimabtötende Wirkung auf Streptokokken. Nach Abklingen der akuten Erscheinungen werden zur Dauerprophylaxe 1,2 Mill. Einheiten einmal im Monat intramuskulär gegeben.

Antientzündliche Therapie:

❖ Acetylsalicylsäure (Nebenwirkungen wie Übelkeit, Erbrechen, Ohrensausen, Schwindel und Unruhe sind zu beachten),
❖ nichtsteroidale Antirheumatika (NSAR),
❖ Glucocorticoide in den akuten Schüben, besonders bei Karditis in Kombination mit einem der beiden oben genannten Medikamente.

Allgemeine und symptomatische Therapie:

❖ Bettruhe und körperliche Schonung,
❖ evtl. Behandlung von Herzrhythmusstörungen (S. 238, 242).

Prophylaxe

Eine Verhinderung weiterer rheumatischer Schübe durch Streptokokkeninfekte ist unbedingt erforderlich. Die Antibiotikaprophylaxe sollte mindestens 5 Jahre, bei Kindern mindestens bis zum 18. Lebensjahr durchgeführt werden. Auch später müssen banale Racheninfekte sofort mit Penicillin behandelt werden, da die vorgeschädigten Herzklappen sehr empfindlich auf einen neuen entzündlichen Reiz reagieren.

Gelenkinfektion

Ätiologie und Klinik

Bei dieser Form gelangen die Krankheitserreger selbst auf dem Blut- und Lymphwege (z.B. bei einer Sepsis, S. 654) oder fortgeleitet aus der Umgebung in das Gelenk und rufen hier eine seröse, fibrinöse oder in schweren Fällen eine eitrige Gelenkentzündung hervor. Das betroffene Gelenk ist geschwollen, gerötet, heiß und schmerzhaft. Am häufigsten sind die Hüftgelenke (Säuglinge) und Kniegelenke betroffen. Die eitrigen Entzündungen können durch die Knorpelschicht auf die angrenzenden Knochen übergreifen. Fehlstellung und völlige Versteifung des Gelenks sind dann die Folge. Staphylokokken, Streptokokken, Pneumokokken, Gonokokken, Tuberkelbakterien, aber auch Salmonellen und seltener andere gramnegative Bakterien spielen ätiologisch eine Rolle und können in den meisten Fällen aus dem Gelenkpunktat gezüchtet werden.

Therapie

Die Therapie besteht in Ruhigstellung des entzündeten Gelenks und hochdosierter Antibiotikatherapie. Die Antibiotika können auch lokal in Form einer Spüldrainage in das Gelenk gegeben werden. Die Beseitigung des möglichen Ausgangsherdes der Bakterien ist in jedem Fall wichtig.

Chronische Polyarthritis (rheumatoide Arthritis)

Häufigkeit, Ätiologie und Pathogenese

Die chronische Polyarthritis (c. P.) ist der typische entzündliche Gelenkrheumatismus des Erwachsenen. Frauen erkranken 3mal häufiger als Männer. Das Hauptmanifestationsalter liegt zwischen dem 30. und 40. Lebensjahr, jedoch können auch Säuglinge und alte Menschen an einer chronischen Polyarthritis erkranken.

Die Ursache der chronischen Polyarthritis ist nicht bekannt. Es sind offenbar immer viele Faktoren an der Auslösung beteiligt. Auf dem Boden einer erblichen Disposition und wahrscheinlich einer Infektion spielen z. B. Kälte, Nässe, Überanstrengung sowie klimatische und hormonelle Einflüsse eine Rolle. Das Bindegewebe des Rheumatikers reagiert empfindlicher und heftiger auf diese Reize als das anderer Menschen („unspezifische gesteigerte Mesenchymreaktion"). Die Folge sind Stoffwechselstörungen im Bindegewebe und schließlich Zell- und Gewebsuntergang, die den Ausgangspunkt der chronischen Entzündung bilden.

Neben dem Bindegewebe des Rheumatikers reagiert auch sein Immunsystem überempfindlicher als bei anderen Menschen. Es entstehen Antikörper gegen das vorgeschädigte Bindegewebe (Immunglobuline der Klasse G = IgG), die die Entzündung im Gewebe verstärken und unterhalten. In einem zweiten Schritt bilden sich beim Rheumatiker weitere Antikörper gegen den ersten Antikörper, die als sog. *Rheumafaktoren* (RF) im Serum, im Gelenkgewebe und im Gelenkerguß nachweisbar sind. In das Bindegewebe einwandernde Entzündungszellen phagozytieren die Immunkomplexe. Dabei gehen die Zellen zum Teil zugrunde; ihre Verdauungsenzyme (lysosomale Enzyme) lösen wieder eine neue Mesenchymreaktion aus, und der Kreis einer sich verselbständigenden Entzündung schließt sich (Abb. 9.**1**).

Pathologische Anatomie

Histologisch beginnt der rheumatische Entzündungsprozeß in der Gelenkkapsel mit Fibrineinlagerung, Zellwucherung und Infiltration von Lymphozyten und Plasmazellen. In einem weiteren Schritt entsteht ein zerstörend wach-

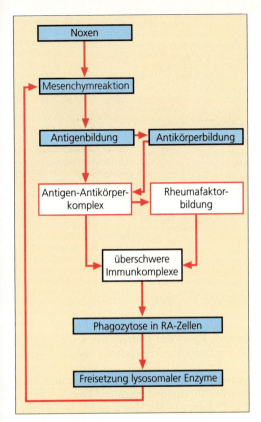

Abb. 9.1 Pathogenese des rheumatischen Gewebsschadens. RA = Rhagozyten

sendes Granulationsgewebe, das einerseits den Gelenkknorpel und Knochen zerstört und andererseits durch die Gelenkkapsel nach außen wächst und Sehnen und Bänder des Halteapparats des Gelenks zerstört, so daß Fehlstellungen der Gelenke eintreten können. Da der Rheumatismus immer das gesamte Bindegewebe betrifft, finden sich auch in anderen Organen (Haut, Herz, Gefäße, Lungen, Lymphknoten) Zellaktivierung, Zellinfiltration und Rheumaknotenbildung.

Klinik

Die chronische Polyarthritis befällt in typischer Weise zuerst die Finger- und Handgelenke beider Hände. Die Fingerendgelenke bleiben frei. Schubweise treten in Wochen und Monaten weitere Gelenke hinzu, wie z. B. Zehen- und

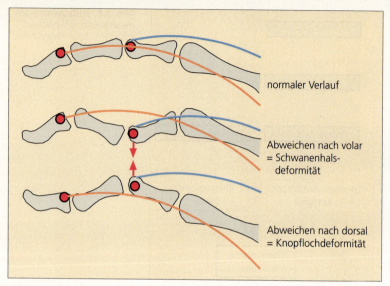

normaler Verlauf

Abweichen nach volar
= Schwanenhals-
deformität

Abweichen nach dorsal
= Knopflochdeformität

Abb. 9.2 Deformierung der Fingergelenke bei chronischer Polyarthritis

Fußgelenke, Ellenbogen-, Schulter-, Knie- und Hüftgelenke sowie auch die Kiefergelenke (vorübergehend), die Sternoklavikulargelenke und die Gelenke der Halswirbelsäule.

Vor dem Auftreten der eigentlichen Gelenkentzündung fallen manchmal Appetitlosigkeit, Leistungsschwäche, Mißempfindungen und Durchblutungsstörungen in den Händen, Schweißneigung in den Handinnenflächen, Druckempfindlichkeit (Händedruck), Spannungsgefühl und Kraftlosigkeit auf. Besonders eindrucksvoll ist die zunehmende „Morgensteifigkeit" der Hände von einer bis zu mehreren Stunden.

Die Hände gewinnen ein charakteristisches Aussehen (Abb. 9.2):
* Schwellung und Überwärmung der entzündeten Gelenke,
* spindelförmige Schwellung der Fingermittelgelenke,
* Schwund der Muskulatur (Mm. interossei),
* glatte, dünne Haut, zum Teil mit Einlagerung eines bräunlichen Pigments,
* Einschränkung der Beweglichkeit, mangelnder Faustschluß.

Die fortschreitende Entzündung führt zur Zerstörung der Gelenkflächen und bezieht Sehnen, Sehnenscheiden und Bänder mit ein. Die Folge davon sind
* Nervenkompression,
* ulnare Deviation,
* Knopflochdeformität,

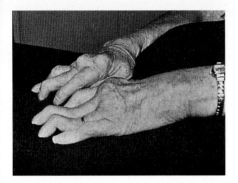

Abb. 9.**3**   Typische Handstellung bei chronischer Polyarthritis

❖ Schwanenhalsdeformität der Finger (Abb. 9.**3**),
❖ knöcherne Versteifung (selten).

Diagnose

Röntgenbefunde

Röntgenologisch entsteht zuerst eine gelenknahe Entkalkung (Osteoporose), besonders am Hand- und Vorfußskelett. Im weiteren Verlauf bilden sich durch das zerstörend wachsende Granulationsgewebe Knochendefekte (Usuren) an den Ansatzstellen der Gelenkkapseln aus. Durch Schwund des Knorpels wird der Gelenkspalt verschmälert. Knorpel und darunterliegende Knochenschicht zeigen an den Gelenkflächen Defekte. Die Gelenkknochen weichen aus ihrer normalen Stellung (Subluxation).

Zusammengefaßt findet man im Röntgenbild:
❖ gelenknahe Osteoporose,
❖ Usuren,
❖ Gelenkspaltverschmälerung,
❖ Knorpel- und Knochenzerstörung,
❖ Subluxation, Deviation.

Laborbefunde

Allgemeinentzündliche Zeichen:
❖ BSG mäßig beschleunigt,
❖ C-reaktives Protein erhöht,
❖ α-Globuline vermehrt in der akuten Phase,
❖ γ-Globuline vermehrt in der chronischen Phase,
❖ Fibrinogen erhöht,
❖ Eisengehalt im Serum vermindert,
❖ Kupfergehalt im Serum vermehrt.

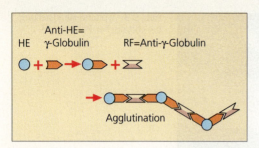

Abb. 9.**4** Schematischer Ablauf des Waaler-Rose-Tests. HE = Hammelblut-erythrozyten, Anti-HE = Anti-körper gegen HE = γ-Globu-lin, RF = Rheumafaktor = Anti-γ-Globulin

Rheumaspezifische Zeichen:

❖ Nachweis von Rheumafaktoren (70–80 %),
❖ Nachweis von antinukleären Faktoren (10 %),
❖ Nachweis von Rhagozyten in der Gelenkflüssigkeit.

Bei den Rheumafaktoren handelt es sich um Antikörper der IgG- und der IgM-Klasse, die gegen körpereigenes IgG (erster Antikörper, S. 606) gerichtet sind. Diese Tatsache macht man sich für den Nachweis zunutze: Man belädt Schaferythrozyten (Waaler-Rose-Test) oder Latexpartikel (Rheuma-Latextest) mit γ-Globulin und gibt das Serum des Rheumapatienten hinzu. Sind in dem Serum Antikörper (Rheumafaktor = RF) gegen IgG vorhanden, so verbinden sie sich mit dem IgG an den Trägerteilchen und verursachen ein Zusammen-haften (Agglutination) der Teilchen (Abb. 9.4).

In etwa 20 % der Fälle mit chronischer Polyarthritis findet man im Serum keine Rheumafaktoren (sog. seronegative chronische Polyarthritis). In diesen Fällen sind aber im entzündeten Gelenkgewebe ebenfalls Immunkomplexe nachweisbar.

Als weiterer Ausdruck der fehlgesteuerten Immunreaktion beim Rheuma-tiker sind Antikörper anzusehen, die gegen Zellkerne gerichtet sind und be-sonders beim systematisierten Lupus erythematodes (S. 376) eine Rolle spie-len. Sie sind auch bei der chronischen Polyarthritis in etwa 10 % der Fälle nachweisbar.

Im Gelenkerguß findet man eine Vermehrung der polymorphkernigen Granulozyten, die zum Teil die Immunkomplexe phagozytiert haben und wegen ihres traubenartigen Inhalts als Rhagozyten bezeichnet werden. Die Viskosität der Synovialflüssigkeit ist herabgesetzt.

Verlauf

Der Verlauf der chronischen Polyarthritis kann sehr unterschiedlich sein. Schon der Beginn muß nicht schleichend und symmetrisch an den kleinen Finger- und Zehengelenken sein, sondern die chronische Polyarthritis kann durchaus einmal akut und asymmetrisch an wenigen und auch den größeren Gelenken beginnen. Weitere Gelenke treten schubweise über Monate und

Jahre hinzu, mit Entzündungen, Fehlbildung und schließlich Versteifung. Im weiteren Verlauf scheint die Erkrankung manchmal stillzustehen. Manchmal werden in schneller Reihenfolge fast alle Gelenke betroffen. In anderen Fällen bleibt die chronische Polyarthritis jahrelang auf wenige Gelenke beschränkt.

Im Alter verläuft die chronische Polyarthritis teils leichter und teils mit großer Tendenz zum Fortschreiten. Nicht selten mischen sich die Entzündungszeichen mit den Zeichen und Beschwerden des Gelenkverschleißes im Alter (Arthrose), so daß man von einer Pfropfarthritis spricht. Die Polyarthritis im Kindesalter wird gesondert besprochen (S. 367).

Die dauernden Schmerzen, die Unfähigkeit, alltägliche Verrichtungen durchzuführen (z. B. einen Wasserhahn aufzudrehen, einen Knopf zuzumachen) und die Bewegungsfähigkeit schließen den Rheumakranken oft vom gewohnten normalen Familienleben und auch gesellschaftlichen Leben aus. Um so auffallender ist die meist zu beobachtende Geduld der Patienten ihrem Leiden gegenüber.

Therapie

Allgemeine Maßnahmen

Entsprechend den Überlegungen zur Entstehung der chronischen Polyarthritis sind alle Maßnahmen, die schädigende Noxen ausschalten, von besonderer Bedeutung für eine erfolgreiche Therapie. Vor allen Dingen sind Nässe, Kälte, Infekte und Überanstrengung zu vermeiden. Ein feuchtes Schlafzimmer (Neubau) oder die Angewohnheit, auch in der kalten Jahreszeit bei geöffnetem Fenster zu schlafen, können die übrigen therapeutischen Maßnahmen erschweren und zunichte machen.

Medikamentöse Therapie

Von einem antirheumatisch wirkenden Medikament ist ein Dreifaches zu fordern:
1. daß es die überschießende Bindegewebsreaktion hemmt,
2. daß es die nachfolgende Entzündungsreaktion beeinflußt,
3. daß es die immunologischen Reaktionen eindämmt.

Glucocorticoide der Nebennierenrinde erfüllen am besten diese Forderung, sind aber wegen ihrer Nebenwirkungen nur begrenzt einsetzbar. Von der großen Zahl der Antirheumatika unterscheidet man solche, die – in kleinen Dosen über Monate und Jahre gegeben – die Basis der Behandlung bilden (Chloroquin, Gold, D-Penicillamin, Azulfidine, Immunsuppressiva) und ebenso langfristig die mesenchymalen und immunologischen Reaktionen im Bindegewebe hemmen *(Basistherapeutika)*.

Zusätzlich sind Mittel zu geben, die vorwiegend die Entzündungsreaktion im Bindegewebe hemmen und die Aktivität der Fibroblasten zu bremsen vermögen. Einem Teil dieser Mittel kommt auch eine schmerzstillende Wirkung zu *(nichtsteroidale Antirheumatika)*.

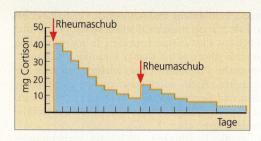

Akut entzündliche Rheumaschübe sind die Domäne der *Glucocorticoide*, die in Form einer Stoßtherapie kurzfristig einzusetzen sind (Abb. 9.**5**).

Lokalbehandlung

In den letzten Jahren hat die lokale Behandlung einzelner besonders von der rheumatischen Entzündung betroffener Gelenke an Bedeutung gewonnen. Neben einer äußeren Behandlung mit entzündungshemmenden *Salben* und *Gelen* bietet sich die Möglichkeit, *radioaktive Substanzen* (z. B. radioaktiv markiertes Yttrium oder Gold) oder Verödungsmittel (z. B. Varicocid) in den Gelenkraum einzuspritzen, um dadurch die entzündete Gelenkschleimhaut (Synovia) zu veröden.

Auch die Entfernung (arthroskopisch oder operativ) der entzündeten und zerstörend wachsenden Synovia zum möglichst frühen Zeitpunkt wird angestrebt. Mit der Entfernung des Hauptentzündungsherdes bessern sich auch oft andere, weniger stark betroffene Gelenke.

Zu den operativen Möglichkeiten gehören heute ferner die Befreiung eingeklemmter Nerven und Sehnen, die Korrektur von Gelenkfehlstellungen und schließlich der Ersatz von zerstörten Gelenken durch künstliche Gelenke (Endoprothesen).

Physikalisch-balneologische Therapie

Ziel der physikalisch-therapeutischen Maßnahmen (Bewegungsübungen, Gymnastik, Bäder, Massagen) ist es, die Beweglichkeit der Gelenke zu erhalten bzw. wiederherzustellen und durch Auflockerung sowie durch Förderung der Durchblutung schmerzstillend und entzündungshemmend zu wirken. In den akut entzündlichen Phasen der Erkrankung ist Zurückhaltung geboten, da jede Überbelastung eines Gelenkes einen neuen Entzündungsreiz darstellt. Das gilt auch besonders für die Anwendung von Wärme (Fango, Moor, heiße Bäder). Ein akut entzündliches Gelenk ist eher mit kühlenden Packungen zu behandeln (Kälte = Kryotherapie).

In diesen Therapieplan hinein gehört auch das Wiedererlernen alltäglicher Verrichtungen, wozu unter Umständen speziell angefertigte Hilfsmittel benutzt werden müssen. Dieser Maßnahmen, die in die Beschäftigungstherapie übergehen, hat sich besonders die Deutsche Rheumaliga angenommen.

Sonderformen der chronischen Polyarthritis

Abweichend vom klassischen Verlauf der chronischen Polyarthritis werden bei Kindern und bei Erwachsenen, zum Teil in Kombination mit anderen Erkrankungen, besondere Verlaufsformen (Syndrome) beobachtet.

Juvenile chronische Arthritis

Der chronische Gelenkrheumatismus tritt im Kindes- und Jugendalter in verschiedenen Krankheitsformen auf. Neben einer hochakuten fieberhaften Gelenkentzündung mit Beteiligung der inneren Organe (Still-Syndrom) kommen chronische Gelenkentzündungen vor, die viele Gelenke einschließen (polyartikulär) und keinen Rheumafaktor aufweisen, während andere nur wenige Gelenke betreffen (oligoartikulär) und zum Teil wie die Bechterewsche Erkrankung die Wirbelsäule mit einbeziehen. Ein kleiner Teil der juvenilen chronischen Arthritisfälle zeigt alle Merkmale der chronischen Polyarthritis der Erwachsenen mit einem positiven Rheumafaktornachweis.

Das *Still-Syndrom* beginnt hochakut mit Fieber, Lymphknotenschwellung, Leber- und Milzvergrößerung, Hauterscheinungen (Erythema multiforme) und einer Karditis und Serositis. Die Gelenke werden im Verlauf der mit Schüben einhergehenden Erkrankung zunehmend betroffen. Finger- und Handgelenke, Kniegelenke, Sprunggelenke und Hüftgelenke sind geschwollen und schmerzhaft versteift. Die Entzündung führt zu schweren Zerstörungen an den Gelenken, zu Wachstumsschäden und zu knöchernen Versteifungen (Ankylosen).

Die *nicht systemischen Verlaufsformen* der juvenilen chronischen Polyarthritis stellen die häufigste Form des Gelenkrheumatismus im Kindesalter dar. Die Erkrankung beginnt häufig asymmetrisch an einem großen Gelenk (Knie, Hüfte). Bei vielen Kindern fallen zu Beginn nicht die Entzündungszeichen an den Gelenken, sondern die Schonhaltung des betroffenen Gelenkes auf. Bei einem Teil der Kinder werden über Monate und Jahre zahlreiche Gelenke befallen (polyartikuläre Form). Bei anderen bleibt die Erkrankung auf wenige Gelenke beschränkt (mono- oder oligoartikuläre Form). Jungen mit HLA-B27-Antigen neigen zum Befall der Iliosakralgelenke und später wahrscheinlich zum Übergang in eine Bechterewsche Erkrankung (S. 373). Mädchen mit antinukleären Antikörpern (ANA) im Serum sind besonders gefährdet durch eine chronisch-rezidivierende Iridozyklitis.

Die *rheumatische Iridozyklitis*, die bei allen Formen der juvenilen chronischen Polyarthritis auftreten kann, ist besonders heimtückisch. In den Frühphasen macht sie oft wenig Beschwerden wie Augenrötung, Schmerzen und Lichtscheu, so daß bleibende Schäden durch Verklebungen (Synechien) und

Linsentrübung bis zur Erblindung die Folge sein können. Frühzeitige und regelmäßige Untersuchungen der Augen mit der Spaltlampe sind daher unbedingt erforderlich.

Therapie

Die Therapie der juvenilen chronischen Polyarthritis entspricht in ihren Grundzügen der Therapie der Erwachsenenpolyarthritis. Basistherapeutika wie Gold und die nichtsteroidalen Antirheumatika werden von den Kindern meist recht gut vertragen. Das lebensbedrohliche akute Still-Syndrom muß oft mit Cortison und auch mit Immunsuppressiva behandelt werden. Die Iridozyklitis erfordert eine frühzeitige lokale Cortisonbehandlung.

Felty-Syndrom

Das Felty-Syndrom entspricht der chronischen Polyarthritis der Erwachsenen, aber mit deutlicher Milzvergrößerung und ausgeprägter Granulozytopenie. Leber und Lymphknoten können geschwollen sein. Es lassen sich Rheumafaktoren nachweisen. Neben der antirheumatischen Behandlung kann in ausgeprägten Fällen eine Entfernung der Milz (Splenektomie) versucht werden.

Caplan-Syndrom

Die Steinstaublunge (Silikose) der Bergleute kann mit einer chronischen Polyarthritis kombiniert sein. In diesen Fällen bilden sich bevorzugt silikotische Rundherde in der Lunge. Die Silikose kann der Arthritis vorausgehen oder nachfolgen. Es sind Rheumafaktoren nachweisbar. Gelegentlich werden auch rheumafaktorpositive Lungenfibrosen bei Bergleuten gefunden, ohne daß eine Arthritis besteht. Es ist anzunehmen, daß beim Caplan-Syndrom sich der Reiz des Quarzstaubes auf das Gewebe mit der besonderen rheumatischen Reaktion des Bindegewebes kombiniert.

Sjögren-Syndrom

Klinik

Unter Sjögren-Syndrom versteht man die Kombination einer chronischen Polyarthritis mit Trockenheit der Augen *(Xerophthalmie)* und des Mundes *(Xerostomie)*, bedingt durch eine Autoimmunerkrankung der Tränen- und Speicheldrüsen mit Versagen der Sekretion. Augenbrennen, Augenentzündungen und eine sehr belästigende Mundtrockenheit sind die Folgen. Besonders betroffen sind Frauen in der Menopause. Andere Organe mit sekretorischen Drüsen wie die Schleimhäute des Magen-Darm-Trakts, der Genitalien oder auch des Pankreas können mitbetroffen sein. Die Arthritis geht dem Drüsenbefall um Jahre voraus. Außer bei der chronischen Polyarthritis wird das Sjögren-Syndrom auch bei anderen Autoimmunerkrankungen gefunden. Gelegentlich findet man nur den Drüsenbefall (Sicca-Syndrom).

Diagnose

Das Versiegen der Tränenflüssigkeit kann mit dem *Schirmer-Test* geprüft werden. Dabei wird ein kleiner Filterpapierstreifen mit einem Ende in den unteren Lidwinkel eingelegt und die benetzte Strecke nach 5 Minuten gemessen (normal mindestens 1 cm). Als Ausdruck einer erblichen Veranlagung findet man bei den Patienten gehäuft die Zellantigene HLA-B8 und HLA-D$_w$3. Im Serum lassen sich neben Rheumafaktoren Antikörper gegen Zellkernbestandteile (SS-A-, SS-B-Antigen) nachweisen.

Therapie

Die Therapie ist symptomatisch durch künstliche Tränenflüssigkeit und Anregen der Sekretion durch Zitrone und Gaben von Bisolvon.

Arthropathia psoriatica

Pathogenese und Differetialdiagnose

Die Polyarthritis bei Psoriasis (Schuppenflechte) unterscheidet sich in einer Reihe von Krankheitszeichen von der gewöhnlichen chronischen Polyarthritis und weist Beziehungen zu anderen HLA-B27-assoziierten, seronegativen Spondylarthritiden (Morbus Bechterew, Reiter-Syndrom, Yersinia-Arthritis) auf. Männer erkranken häufiger als Frauen. In 75 % der Fälle geht die Psoriasis der Gelenkerkrankung um Jahre voraus; in 15 % der Fälle besteht ein gleichzeitiger Beginn; in 10 % der Fälle folgt die Psoriasis der Polyarthritis.

Klinik

Die Erkrankung beginnt mit Gelenk- und Muskelschmerzen meist asymmetrisch an wenigen kleinen oder großen Gelenken. Ein Viertel der Fälle beginnt akut wie ein Gichtanfall. Typisch sind das Springen der Entzündung von einem Gelenk zum anderen und der schubweise Verlauf, der in etwa der Hälfte der Fälle von einem Schub der Hautkrankheit begleitet ist. Während der Schübe kann Fieber auftreten. Besonders häufig findet man bei der Psoriasisarthritis eine Nagelpsoriasis (Abb. 9.**6**).

Besonderheiten der Lokalisation:

❖ Befall auch der Endgelenke an Fingern und Zehen,
❖ Befall aller Gelenke an einem Finger mit starker Schwellung ohne Überwärmung = Würstelfinger,
❖ regellose Deviation der Finger durch starke gelenknahe Knochenzerstörung,

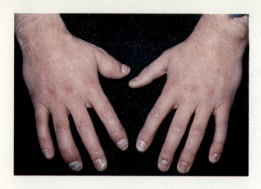

Abb. 9.**6** Psoriasis-Arthritis der Hände mit Endgelenks-befall und Nagelpsoriasis

- ❖ zum Teil Befall der Iliosakralfugen und der Wirbelgelenke (HLA-B27-positiv),
- ❖ Neigung zur Ankylosierung der großen Gelenke und zur Fibrosierung der periartikulären Gewebe.

Diagnose

Untersuchung:
- ❖ mehr diffuse als gelenknahe Osteoporose,
- ❖ viele kleine Usuren und Zysten mit becherförmigem Knochenschwund und Periostanbau an den Rändern auf der einen Seite sowie bleistiftartiger Zuspitzung auf der Gegenseite des Gelenkanteils.

Laboruntersuchungen:
- ❖ Rheumafaktoren meist nicht nachweisbar,
- ❖ BSG nur im Schub deutlich erhöht,
- ❖ Serumharnsäure und Serumcholesterin durch die Psoriasis erhöht,
- ❖ überdurchschnittlich häufiger Nachweis des Zellmembranantigens HLA-B27.

Therapie

Die Therapie ist durch die gleichzeitige Hauterkrankung erschwert, da durch Medikamente Schübe der Psoriasis ausgelöst werden können. Neben nichtsteroidalen Antirheumatika werden als Basistherapeutika Gold, Azulfidine und Methotrexat eingesetzt. Methotrexat beeinflußt gleichzeitig Hauterscheinungen und Arthritis günstig.

Symptomatische und reaktive Arthritiden

Während oder nach einer Reihe bakterieller und viraler Infektionen werden vorübergehende Gelenkentzündungen beobachtet. Röteln (S. 633), Scharlach (S. 642), Masern (S. 632) und Hepatitis B (S. 74), gehören zu diesen Erkrankungen. Man nimmt an, daß sich im Verlauf der Infektion Antigen-Antikörper-Komplexe bilden, die sich an den Gelenkschleimhäuten ablagern und dadurch die Entzündung verursachen. Bei den Viruskrankheiten kann auch die Vermehrung der Viren in den Zellen der Gelenkschleimhaut die Entzündung auslösen. Das klinische Bild reicht von Gelenk- und Weichteilschmerzen bis zu einer deutlichen Gelenkschwellung. Die Reaktionen klingen meist in Tagen bis Wochen ab, ohne Schäden zu hinterlassen.

Zur Gruppe der symptomatischen Arthritiden gehören auch Gelenkentzündungen, die im Verlauf einer Colitis ulcerosa (S. 56), des Morbus Crohn (S. 53) und des Morbus Whipple (S. 42) auftreten. Schübe der Gelenkentzündung gehen mit den Schüben der Grundkrankheit parallel. In einem Teil der Fälle kommt es zu einem hartnäckigen Befall der Iliosakralgelenke und der kleinen Wirbelgelenke, ähnlich wie beim Morbus Bechterew (S. 373).

Eine akute Gelenkbeteiligung der unteren Extremität mit begleitendem Erythema nodosum wird bei der Sarkoidose beobachtet (Löfgren-Syndrom, S. 332).

Als *paraneoplastisches Syndrom* bezeichnet man wechselnde Gelenkschwellungen bei malignen Tumoren.

Eine besondere Gruppe von *reaktiven Arthritiden* wird nach Infektionen mit Darmbakterien wie Yersinien (S. 656), Salmonellen (S. 646), Shigellen (S. 649) und Campylobacter jejuni sowie nach Infektionen im Urogenitaltrakt mit Chlamydien und Mykoplasmen (S. 639) beobachtet. Menschen mit einer offenbar besonderen Veranlagung, die gehäuft das Zelloberflächenantigen HLA-B27 tragen, erkranken 1–2 Wochen nach der Darm- oder Harnwegsinfektion an einer akuten Gelenkentzündung. Charakteristisch ist der asymmetrische Befall der unteren Extremitäten mit z. B. einem Kniegelenk, einem Sprunggelenk und einer mittleren Zehe. An den Händen sind gelegentlich die Handgelenke und einzelne Fingergrundgelenke betroffen. Die Gelenke sind überwärmt und meist blaurötlich geschwollen. Die Beschwerden der Darm- bzw. Blaseninfektion sind zu diesem Zeitpunkt in der Regel schon abgeklungen, es kann aber noch Fieber auftreten. Im Serum findet man die Zeichen der akuten Entzündung, die Haut kann in Form eines Erythema nodosum, das Auge durch eine Konjunktivitis mitbeteiligt sein.

Die auslösenden Keime werden oft nicht mehr im Stuhl oder Urin gefunden. Man nimmt heute an, daß Bakterienteile (Peptidfragmente) oder auch Bakterien selbst (Chlamydien) infolge der Immunfehlregulation in die Gelenke verschleppt werden. Die Diagnose wird gesichert durch den Nachweis der entsprechenden Antikörper im Serum. Rheumafaktoren lassen sich nicht nachweisen (seronegative, HLA-B27-assoziierte reaktive Arthritis). Die Gelenkentzündung verläuft in Schüben, die oft bis zu 2 Jahren abklingend den Patienten belästigen. Die Entwicklung eines chronischen Verlaufs mit Gelenkzerstörung ist selten.

Die Behandlung erfolgt mit nichtsteroidalen Antirheumatika oral oder auch lokal in Form von Salben oder Gel. In den akuten Phasen sind Eispackungen indiziert. Bestehen noch Zeichen einer Darm- oder Harnwegsinfektion, werden Antibiotika (Tetracycline) gegeben.

Als reaktive Arthritis wurde in den letzten Jahren in den USA (Stadt Lyme = *Lyme-Arthritis*) die Gelenkmanifestation einer Borrelieninfektion aufgedeckt. Die Borrelien werden durch Zecken übertragen (s. auch S. 653). Es entwickelt sich in den meisten Fällen zunächst das schon 1900 erstmals beschriebene Erythema chronicum migrans. Später folgen eine atrophierende Hautentzündung (Acrodermatitis atrophicans) und kleine Knötchen an der Bißstelle (Lymphadenosis cutis benigna).

In der 2. Phase der Erkrankung kann vorübergehend das Nervensystem befallen sein unter Beteiligung der Hirnhaut und der peripheren Nerven (Meningopolyneuritis). In einem Teil der Fälle beobachtet man auch eine Herzbeteiligung (Myoperikarditis). Die Gelenkentzündung zeigt sich in dieser Phase unter dem Bild einer reaktiven Arthritis.

Unbehandelt können sich in der 3. Phase eine fortschreitende Enzephalomyelitis sowie hartnäckige Acrodermatitis atrophicans entwickeln.

Antikörper gegen die Borrelien lassen sich im Serum 4–6 Wochen nach Infektionsbeginn nachweisen.

Die Behandlung erfolgt mit Tetracyclinen oder Cephalosporinen über 2 bis 3 Wochen, bei Kindern mit Penicillin. Gegen die Gelenkreaktionen gibt man Antirheumatika.

Reiter-Syndrom

Als besondere Form einer reaktiven Arthritis wird das *Reiter-Syndrom* abgegrenzt. Es besteht aus einer Kombination von Gelenkentzündung (Arthritis), Harnröhrenentzündung (Urethritis) und Augenentzündung (Konjunktivitis). In einem Teil der Fälle gesellen sich Haut- und Schleimhautläsionen hinzu. Als auslösende Keime der Urethritis finden sich auffällig häufig Chlamydien (S. 619). In etwa einem Drittel der Fälle gehen dem Reiter-Syndrom Darminfekte (Shigellen, Salmonellen, Yersinien) voraus. Das Zellantigen HLA-B27 läßt sich in 70–80 % der Fälle nachweisen. Männer im Alter zwischen 20 und 40 Jahren erkranken wesentlich häufiger als Frauen.

Klinik und Differentialdiagnose

Urethritis, Konjunktivitis und Arthritis können unter Fieberanstieg im Abstand von Tagen nacheinander auftreten; Abweichungen dieses Ablaufes sind aber nicht selten. Die Gelenkentzündung betrifft die mittleren Gelenke

(Sprung-, Knie-, Hand-, Ellenbogengelenke). Ein Befall der Iliosakralgelenke (manchmal einseitig) und des Fersenbeins (Fersenschmerz) erinnert zusammen mit dem positiven HLA-B27-Befund an eine Bechterew-Erkrankung. Bei chronischem Verlauf (10–20%) kommen Übergänge des Reiter-Syndroms in eine Bechterew-Erkrankung vor. An den Fußsohlen, Handinnenflächen, an der Mundschleimhaut und Glans penis tritt in einem Teil der Fälle Blasenbildung auf.

Therapie

Auslösende Entzündungen (Darminfekte, Urogenitalinfekte) werden antibiotisch behandelt.

Die Behandlung der Arthritis entspricht der Behandlung einer chronischen Polyarthritis (S. 373). Eine Basistherapie ist nur bei chronischem Verlauf indiziert.

Spondylitis ankylosans (Bechterew-Krankheit)

Ätiologie, Pathogenese und Häufigkeit

Die Spondylitis ankylosans (SpA), von Strümpell, Marie und Bechterew zuerst beschrieben und oft als Morbus Bechterew bezeichnet, ist durch eine versteifende Entzündung des Achsenskeletts und der achsenskelettnahen Gelenke gekennzeichnet. Es besteht eine ausgesprochene Neigung zur Verkalkung der Bänder und der äußeren Bandscheibenanteile der Wirbelsäule. Über die Ursache der Spondylitis ankylosans ist nichts bekannt, während eine Vererbung der Anlage heute als gesichert gelten kann. Einerseits findet sich eine Häufung des Leidens in bestimmten Familien, andererseits läßt sich ein gemeinsames Zellantigen (HLA-B27) in über 90% der Fälle nachweisen, das in der Normalbevölkerung nur zu etwa 6–7% vorkommt.

Männer weisen häufiger fortgeschrittenere Stadien auf als Frauen; der Häufigkeitsgipfel liegt zwischen dem 20. und 30. Lebensjahr.

Klinik und Diagnose

In ihrer Spätform ist die Spondylitis ankylosans schon im Straßenbild zu erkennen (Abb. 9.**7**). Der Beginn ist sehr schleichend, und es vergehen meistens mehrere Jahre, bis aufgrund der ersten röntgenologisch sichtbaren Veränderungen an den Iliosakralfugen die Diagnose sicher gestellt werden kann (Abb. 9.**8**). Erste Zeichen der Erkrankung sind:

❖ nächtlicher Ruheschmerz im Kreuz, besonders in der 2. Nachthälfte,
❖ rezidivierende Kreuzschmerzen (Lumbalgien) mit Ausstrahlung in Oberschenkel und Leiste,
❖ Hüftgelenk- und Kniegelenkschmerzen,
❖ Fersenschmerzen (Achillessehne, Schleimbeutel),

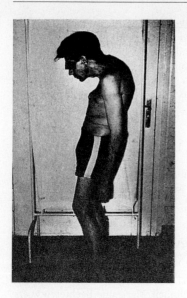

Abb. 9.**7** Typische Haltung eines Patienten mit Morbus Bechterew

* Steifigkeitsgefühl im Kreuz und Thoraxbereich,
* allgemeine Abgeschlagenheit, Gewichtsabnahme,
* später auch Husten, Nies- und Erschütterungsschmerz in der Wirbelsäule,
* Augenentzündung (einseitige Iridozyklitis).

Röntgenologisch findet man zuerst die Zeichen einer Entzündung der Iliosakralgelenke mit unscharfer Zeichnung der Gelenkränder, Sklerosierung und schließlich Verknöcherung der Gelenke.

An der Wirbelsäule entsteht, beginnend an der unteren Brustwirbelsäule, seltener der Halswirbelsäule, durch Verknöcherung der Bandscheibenränder und des vorderen Längsbandes die typische Bambusstabwirbelsäule. Die kleinen Wirbelgelenke (Spondylarthritis) sind ebenso von der Entzündung und Versteifung betroffen wie die Rippengelenke und das Brustbein.

Entzündliche Verkalkungen finden sich an den Sehnenansätzen des Fersenbeins, an den Muskel- und Sehnenansatzstellen des Beckens sowie an der Symphyse.

Die schmerzhafte Versteifung verläuft in Schüben und kann in 2 bis 20 Jahren das Endstadium mit Streckung der natürlichen Lendenwirbelsäulenkrümmung, zunehmender Krümmung der Brustwirbelsäule (Kyphose), Starrwerden des Thorax, Versteifung der Halswirbelsäule und zunehmender Versteifung der Hüft- und Schultergelenke erreichen. Verschiedene Untersuchungsmethoden messen den Grad der Versteifung:

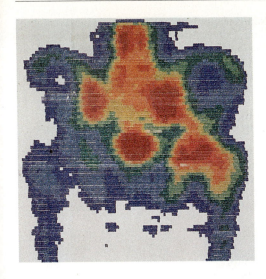

Abb. 9.**8** Szintigraphische Darstellung der Entzündung in den Iliosacralgelenken des linken Hüftgelenks und der Lendenwirbelsäule bei einem Bechterew-Patienten

* Hinterhaupt-Wand-Abstand,
* Kinn-Brustbein-Abstand,
* Finger-Boden-Abstand,
* Atembreite,
* Auseinanderweichen der Dornfortsätze beim Beugen (Schober-Zeichen),
* Schmerzauslösung im Iliosakralgelenk (Mennell-Handgriff).

Im Laufe der Jahre kann die schmerzhafte Versteifung in eine völlige knöcherne Starre übergehen. Die Muskulatur atrophiert; die vorher beschleunigte BKS normalisiert sich; die Thoraxstarre führt zur Emphysembronchitis und Rechtsherzbelastung. Als Komplikation kann eine Nierenamyloidose hinzutreten. Im jugendlichen Alter beginnt die Spondylitis ankylosans häufig an einzelnen Gelenken der unteren Extremität und befällt zunächst in 10 % der Fälle nur ein Iliosakralgelenk. Die Spondylitis ankylosans im Jugendalter kann besonders bei Mädchen im frühen Stadium zum Stillstand kommen.

Therapie

* Entzündungshemmung und Schmerzlinderung durch Antirheumatika und Analgetika,
* Erhaltung der Beweglichkeit durch Bewegungstherapie, Massagen, Bäder, Wärmeanwendung und spezielle Übungstherapie gegen die Kyphose und Thoraxstarre sowie flache Lagerung auf harter Unterlage nachts,

❖ Strahlentherapie mit Röntgenbestrahlung (Wirbelsäule, Iliosakralfugen) und radioaktivem Thorium X unter Abwägung der möglichen Nebenwirkungen dieser Behandlung (Spätleukämie, Knochenmarksverödung), heute selten angewandt,
❖ operative Korrektur der verkrümmten Wirbelsäule.

Kollagenosen (Kollagenkrankheiten)

Als Kollagenosen werden neben der chronischen Polyarthritis vier rheumatische Erkrankungen zusammengefaßt, bei denen man zuerst als gemeinsamen Angriffspunkt der auslösenden Schädigungen das Kollagen (sprich Bindegewebe) erkannt hat. Heute wissen wir, daß alle rheumatischen Erkrankungen das Bindegewebe betreffen. Zu den Kollagenosen im engeren Sinne gehören:
❖ systemischer Lupus erythematodes,
❖ Sklerodermie,
❖ Polymyositis/Dermatomyositis,
❖ Panarteriitis (s. Vaskulitiden).

Systemischer Lupus erythematodes (SLE)

Ätiologie, Pathogenese und Häufigkeit

Der Lupus erythematodes, auch systematisierter Lupus erythematodes (SLE) genannt, ist die gefährlichste rheumatische Erkrankung, die unbehandelt in wenigen Monaten zum Tode führen kann. Die Krankheit hat ihren Namen von einer nur auf die Haut beschränkten Verlaufsform, dem Lupus erythematodes chronicus discoides, der dem Lupus vulgaris (Hauttuberkulose) ähnlich sieht. Auch die Hautform kann nach Jahren in die disseminierte, d. h. viele Organe befallende Form übergehen. Frauen erkranken weitaus häufiger als Männer. Die Ursache des systemischen Lupus erythematodes ist unbekannt. Wie bei der chronischen Polyarthritis lösen aber viele Faktoren auf dem Boden einer ererbten Anlage einen akuten Schub dieser Erkrankung aus. Dazu gehören:
❖ Medikamente (Schmerzmittel, Schlafmittel, Antibiotika),
❖ operative Eingriffe,
❖ Infekte,
❖ Sonnenbestrahlung,
❖ Schwangerschaft.

Den Krankheitserscheinungen zugrunde liegt eine Fehlreaktion des Immunsystems mit Bildung von Antikörpern gegen körpereigene Zellkerne (antinukleäre Faktoren), aber auch gegen Erythrozyten, Granulozyten, Thrombozyten und Gerinnungsfaktoren (Lupusantikoagulans, S. 598). Es entstehen Antigen-Antikörper-Komplexe, die sich an Zell- und Gefäßmembranen anlagern und dabei Entzündungsstoffe freisetzen.

Klinik

Dem akuten Schub der Krankheit können für Monate bis Jahre Symptome vorausgehen wie

 ❖ Gelenkbeschwerden,
 ❖ Durchblutungsstörungen an den Händen (raynaudartig),
 ❖ Fieberschübe,
 ❖ Gesichtsschwellungen,
 ❖ Lupus erythematodes chronicus discoides.

Der akute Schub ist gekennzeichnet durch hohes Fieber, Erytheme an den belichteten Hautstellen, vorzugsweise schmetterlingsförmig über Nase und Wangen (Abb. 9.9), durch Gelenkentzündung, feuchte Rippenfellentzündung, Anämie, Leukopenie und evtl. Blutungsneigung sowie in manchen Fällen durch Zeichen einer Enzephalitis und Schädigung peripherer Nerven. In der Lunge können herdförmige Verschattungen auftreten. Entscheidend wird das Schicksal der Kranken durch den Befall des Herzens und besonders der Nieren bestimmt.

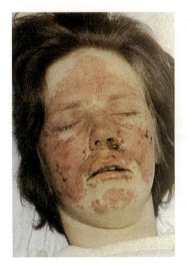

Abb. 9.**9** Schmetterlingsförmige Hauterscheinungen im Gesicht einer Patientin mit Lupus erythematodes

Am Herzen finden sich:

❖ Entzündung des Perikards und der Koronararterien,
❖ Rhythmusstörungen infolge Myokardentzündung,
❖ Beteiligung der Herzklappen in Form wärzchenartiger Auflagerungen (verruköse Endokarditis nach Libman-Sacks);

an der Niere:

❖ Entzündung der Glomerulusschlingen (Glomerulonephritis),
❖ Zerstörung der Tubulusepithelien (Nephrose).

Die Folgen sind Eiweißverlust, Hochdruck und schließlich Nierenversagen.

Diagnose

Rezidivierende, nicht auf Antibiotika ansprechende Fieberschübe mit Hauterscheinungen, Arthritis und maximaler BSG-Beschleunigung weisen auf einen systemischen Lupus erythematodes hin.

Im Serum lassen sich Antikörper gegen Kernbestandteile allgemein (antinukleäre Antikörper = ANA) und spezifisch gegen native doppelsträngige DNS und das Sm-Antigen nachweisen.

Nachweis von LE-Zellen (Leukozyten mit phagozytierten Kernbestandteilen).

Therapie

❖ Glucocorticoide im akuten Schub,
❖ Chloroquin (Resochin) zur Dauerbehandlung und/oder
❖ Immunsuppressiva, die den Zellstoffwechsel gerade der aktivierten, antikörperbildenden Lymphozyten hemmen (Azathioprin, Cyclophosphamid, Cyclosporine),
❖ Plasmapherese im akuten Schub.

Prognose

Bei einem Teil der Patienten verläuft die Erkrankung akut mit rasch aufeinander folgenden Schüben und frühzeitiger Nierenbeteiligung; unbehandelt kann sie in Monaten tödlich enden. Ein anderer Teil kann akut oder auch schleichend beginnen, weist aber lange Perioden von Stillständen der Erkrankung auf und spricht gut auf eine medikamentöse Behandlung an. In diesen Fällen sind Verläufe über 20 Jahre und sogar Heilung durch eine konsequente Behandlung heute möglich.

Medikamenteninduzierter Lupus erythematodes

Bestimmte Medikamente wie Hydralazin, Procainamid, Hydantoine oder α-Methyldopa rufen Krankheitsbilder wie einen systemischen Lupus erythematodes einschließlich der Bildung von Zellkernantikörpern (einzelsträngige DNS, Desoxyribonucleoprotein) hervor. Die Krankheitszeichen bilden sich nach Absetzen der Medikamente zurück.

Mischkollagenosen, Sharp-Syndrom

Bei etwa 10–20% der Fälle von chronischer Polyarthritis finden sich neben den Rheumafaktoren auch antinukleäre Antikörper (ANA). In solchen Fällen muß man auf die Zeichen einer begleitenden Gefäßwandentzündung (Vaskulitis, S. 382) achten. Findet man darüber hinaus Symptome eines Lupus erythematodes, einer Myositis oder einer Sklerodermie, so spricht man von Mischkollagenosen. Es handelt sich um Krankheitsbilder, bei denen sich in unterschiedlicher Zahl und Stärke Antikörper gegen Zellkernbestandteile im Serum nachweisen lassen mit einer unterschiedlichen Organschädigung. Sie können keinem definierten Krankheitsbild der Kollagenosen zugeordnet werden.

Ein Krankheitsbild mit Zeichen der Polyarthritis, Raynaud-Phänomen, Sklerodermiezeichen, Muskelentzündung und Lupusnephritis wurde von Sharp 1979 als Krankheitseinheit abgegrenzt. Bei ihm lassen sich konstant Antikörper gegen einen bestimmten Zellkernbestandteil (Fraktion eines extrahierbaren nukleären Antigens = ENA) nachweisen.

Die Therapie entspricht der des Lupus erythematodes.

Progressive Sklerodermie

Häufigkeit und Pathogenese

Die progressive Sklerodermie ist eine Erkrankung des gesamten Bindegewebes. An der Haut sind die Erscheinungen wegen des Bindegewebsreichtums besonders augenfällig. Frauen sind 4mal häufiger betroffen als Männer.

Die Zahl der Zellen, die Grundsubstanz und Fasern produzieren, ist erhöht, ihr Stoffwechsel gesteigert. Man findet Ödembildung und Faserverquellung in Haut und Unterhaut mit Entzündungsreaktionen und Verschluß der kleinen Arterien. Es folgen Fibrosierung und Atrophie. Durchblutungs- und Ernährungsstörungen sind die Folge.

Klinik

Die Erkrankung beginnt mit anfallsartigen Durchblutungsstörungen, besonders bei Kälteeinwirkung an den Händen (raynaudartiges Vorstadium). Nach Monaten entwickelt sich eine derbe, wachsartige Schwellung. Die Finger zeigen fleckig-livide Verfärbungen. Die Haut wird atrophisch, glatt gespannt. An den Fingerspitzen bilden sich rattenbißähnliche Nekrosen; der Knochen der Endglieder löst sich auf.

Die Verhärtung der Haut und auch der Gelenkkapseln fixiert die Finger in Beugestellung und führt zur knöchernen Überbrückung der Gelenke (Sklerodaktylie).

In einer Reihe von Fällen greift der Prozeß weiter auf die Arme, den Hals und das Gesicht über. Die Gesichtszüge werden durch die Verhärtung starr, die Nase wird spitz, der Mund kleiner, mit straffer Faltenbildung, besonders an der Oberlippe (Abb. 9.**10**).

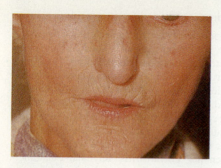

Abb. 9.**10** Veränderungen der Mundpartie bei Sklerodermie

Bei einer weiteren Verlaufsform werden auch die Schleimhäute und innere Organe beteiligt. Erkennbare Zeichen dieser Ausbreitung sind:

* Zungenbandverkürzung,
* Atrophie der Zungen- und Mundschleimhaut,
* ein starrer, verkürzter Ösophagus ohne Peristaltik im Röntgenbild,
* eine netzig-streifige Lungenzeichnung, Atemstörungen und Neigung zu Lungenentzündung,
* Myokardfibrose mit Herzinsuffizienz,
* Beteiligung der Nieren mit Hochdruck im Endstadium,
* subkutane Verkalkungen im Röntgenbild.

Ein Teil der Fälle von progressiver Sklerodermie ist von Muskelentzündung und einem Sjögren-Syndrom begleitet.

Neben diesem gewöhnlichen Verlauf, der viele Jahre auf die Veränderungen an Händen, Gesicht und Schleimhäuten beschränkt bleiben kann, gibt es selten einen akuten Verlauf mit Befall des ganzen Rumpfes und sehr frühzeitig auch der inneren Organe.

Diagnose

* BSG-Erhöhung,
* Vermehrung der γ-Globuline,
* Rheumafaktoren in 20 % der Fälle positiv,
* Ausscheidung von Kollagen- und Grundsubstanzabbauprodukten im Urin,
* Antikernantikörper, speziell gegen das Antigen Scl-70.

Therapie

Allgemeine Therapie:
* Vermeidung von Kälte,
* Hautpflege (Thiomucase-Salbe),
* Übungsbehandlung.

Medikamentöse Therapie:

❖ Glucocorticoide im Anfangsstadium,

❖ Chloroquin, D-Penicillamin, Griseofulvin, Zytostatika, Vitamin E, durchblutungsfördernde Substanzen und Hormone (Progesteron) in den späteren Krankheitsstadien.

Durch die Behandlung kann der Krankheitsprozeß nur zeitweise aufgehalten werden.

Polymyositis / Dermatomyositis

Pathologische Anatomie

Bei der Polymyositis sind Muskulatur und Blutgefäße, bei der Dermatomyositis auch die Haut aus unbekannter Ursache von dem rheumatischen Entzündungsprozeß betroffen. Frauen und Männer erkranken gleich häufig. In der Haut findet man ein grundsubstanzreiches Ödem; die Fasern sind gequollen und zerfallen. Die Muskeln zeigen Zellinfiltrate, Ödeme sowie Auflösung der Muskelfasern und schließlich Atrophie. Die Gefäße sind besonders bei der Manifestation im Kindesalter entzündlich beteiligt.

Klinik

Die Erkrankung beginnt meist akut mit allgemeinem Krankheitsgefühl, Fieber und Muskelschmerzen. Das *Gesicht* ist geschwollen: Um die Augen und an Nase und Wangen erscheint ein lilarotes Erythem, das sich auf den Hals ausdehnen kann. Die Patienten sehen schläfrig-traurig aus.

Die *Muskulatur* ist schubweise schmerzhaft geschwollen. Es besteht eine ausgesprochene Muskelschwäche. Betroffen sind die Stammuskeln und stammnahen Muskelgruppen. Es entwickelt sich ein Muskelschwund mit gleichzeitigem Verlust der Fettpolster. Ein Befall der Kehlkopf- und Schluckmuskulatur führt zur gefährlichen Schluckstörung. Die *Hände* sind fleckförmig gerötet und zeigen lokale Gefäßerweiterungen (Teleangiektasien). Der Nagelfalz ist verdickt und entzündet. Durch den Verschluß kleiner Gefäße entstehen Hautnekrosen.

An den *Schleimhäuten* finden sich in einem Teil der Fälle Rötung, Schwellung und Bläschenbildung.

Herz (Muskelentzündung), Lunge und Leber (Zellinfiltrate, Vernarbung) sowie die glatte Muskulatur von Magen, Darm und Harnblase können mitbeteiligt sein. Ein Übergang in systemischen Lupus erythematodes wird gelegentlich beobachtet. Auffallend ist der überdurchschnittlich häufige Nachweis von bösartigen Geschwülsten im Verlauf der Erkrankung.

Diagnose

Außer allgemein entzündlichen Zeichen (BSG, Elektrophorese) finden sich infolge der Muskelentzündung eine Erhöhung der Muskelenzyme im Serum

(Kreatininphosphokinase, Aldolase), eine vermehrte Ausscheidung von Kreatinin und Kreatinin im Urin sowie eine Veränderung der elektrischen Muskelaktionsströme im Elektromyogramm (EMG). Im Serum finden sich Rheumafaktoren (50%) und ANA (20%). Diagnosesicherung durch histologische Untersuchung einer Haut-Muskel-Probe.

Therapie

❖ Hautpflege, keine physikalische Therapie,
❖ Chloroquin (Resochin) als Basistherapie,
❖ Glucocorticoide in akuten Phasen,
❖ Immunsuppressiva im chronischen Verlauf,
❖ Tumorsuche und möglichst frühzeitige operative Entfernung der Tumoren.

Vaskulitiden

Aufgrund einer Virusinfektion, durch Fehlregulation des Immunsystems (Autoantikörperbildung) oder durch bisher unbekannte Ursachen können sich Immunkomplexe im zirkulierenden Blut oder an den Gefäßwänden selbst bilden und direkt oder durch Vermittlung von Entzündungszellen unter aktivierung von Komplement zu einer zerstörenden Gefäßentzündung führen. Je nachdem welche Gefäßregion in welchem Organ (z. B. Haut, Niere, Nervensystem) betroffen ist, entstehen unterschiedliche Krankheitsbilder. Die Entzündung kann von der Gefäßintima, der Media oder allen drei Gefäßschichten ihren Ausgang nehmen. Die Gefäßwände werden teils zerstört, teils bilden sich Granulome. Fast immer folgt eine Thrombenbildung und in vielen Fällen ein Verschluß des Gefäßes. In der Gefäßwand lassen sich mit Hilfe der Immunfluoreszenz Immunkomplexe, Komplement und in Einzelfällen auch Virusantigen nachweisen.

Die größeren und mittleren Arterien sind bei der *Riesenzellarteriitis* betroffen.

Als *Arteriitis cranialis (temporalis*, Abb. 9.11*)* läßt sich diese Vaskulitis in über 50% der Fälle bei der Polymyalgia rheumatica (S. 396) nachweisen. Die Patienten klagen über Schläfenkopfschmerzen. Der Befall der Augenarterien führt zur Sehstörung und unbehandelt auch zur Erblindung. Gelegentlich sind die Arterien der Kau- und Zungenmuskulatur, des Herzens sowie die Mesenterialarterien betroffen.

Beim *Aortenbogensyndrom (Takayasu-Arteriitis)* führt die Riesenzellarteriitis zum Verschluß der Abgangsarterien des Aortenbogens. Betroffen sind vorwiegend junge Frauen. Die Einengung oder der Verschluß der Gefäße führt zur zerebralen Durchblutungsstörung und zum Verlust der Armpulse.

Die *granulomatösen Vaskulitiden* spielen sich an den mittleren und kleinen Arterien und Venen ab.

Bei der *Wegenerschen Granulomatose* entstehen aus unbekannter Ursache nekrotisierende Granulome an der Nasen-Rachen-Schleimhaut, in der Lunge,

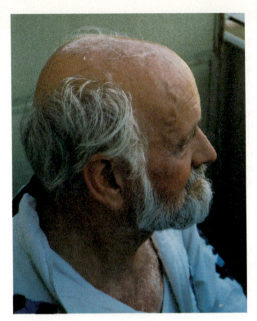

Abb. 9.**11** Entzündung der
Schläfenarterie – Arteriitis
temporalis

an Nerven und in den Nieren. Im Serum finden sich spezielle, gegen das
Plasma von Leukozyten gerichtete Antikörper (ANCA). Allergische Reaktionen mit flüchtigen Lungeninfiltraten, Asthma, verstopfter Nase und hoher
Bluteosinophilie sowie auch Hautgranulomen kennzeichnen die *allergisch-gra-
nulomatöse Angiitis (Churg-Strauss)*. Rezidivierende Aphthen an der Mund-
und Genitalschleimhaut, nekrotisierende Gefäßentzündungen in der Haut
und im Gehirn sowie Gelenk- und Augenentzündungen finden sich bei *Morbus Behçet*.

Mittlere und kleine Arterien sind auch bei der *Panarteriitis nodosa* betroffen.
In den Herden der nekrotisierenden Vaskulitis läßt sich auffallend oft das
Hepatitis-B-Antigen nachweisen. Wiederholte Fieberschübe, Gewichtsverlust, Muskel- und Gelenkschmerzen, Hautausschläge sowie hohe Entzündungszeichen im Serum kennzeichnen das allgemeine schwere Krankheitsbild.
Hinzu treten die Erscheinungen eines wechselnden Organbefalls. Es können
die Gefäße der Nieren, des Herzens, der Nerven oder des Abdomens betroffen sein. Im Kindesalter sind besonders die Koronararterien befallen. Ein
verwandtes Bild bei Kindern unter 5 Jahren mit Halslymphknotenschwellung,
Herzbeteiligung und septischen Temperaturen ist als *Kawasaki-Syndrom* beschrieben.

Die *leukoklastische Vaskulitis (Hypersensitivitätsangiitis)* spielt sich an den Arteriolen und Venolen ab. In den Gefäßwänden finden sich neben Nekrosen auch Zellinfiltrate mit zerfallenden Leukozyten. Die Gefäßwände werden undicht, so daß an vielen Stellen punktförmig Blut austritt.

Bei der *Purpura Schoenlein-Henoch* sind Haut, Nieren und Darm betroffen. In den Herden findet man Immunglobuline der Klasse IgA. Die Ursache ist unbekannt. Ebenfalls unbekannter Ätiologie sind umschriebene leukoklastische Entzündungen von Arterien oder Venen der Haut, die mit wochen- bis monatelangen Pausen in Schüben auftreten.

Um den Typ der leukoklastischen Vaskulitis an Kapillaren und Venolen handelt es sich auch beiden Hautreaktionen im Rahmen der Kollagenosen, der chronischen Polyarthritis, anderer Autoimmunkrankheiten oder maligner Erkrankungen (Leukämie, Kryoglobulinämie) und Infektionskrankheiten (Streptokokkeninfekt).

Therapie

Das Mittel der Wahl in den akuten Schüben einer Vaskulitis ist Cortison. Als Initialdosis werden oft 100 mg täglich benötigt. Die Dauer der Behandlung in absteigender Dosierung kann viele Monate, unter Umständen Jahre betragen. Bei den chronischen und rezidivierenden Verläufen setzt man zusätzlich Immunsuppressiva wie Azathioprin, Cyclophosphamid oder Cyclosporin A ein. Im Serum kreisende Immunkomplexe lassen sich kurzfristig durch eine Plasmapherese auswaschen.

Arthrosen (degenerativer Rheumatismus)

Ätiologie

Im Einleitungskapitel zu den rheumatischen Erkrankungen hatten wir festgestellt:

❖ Das Bindegewebe ist aus verschiedenen Elementen (Zellen, Fasern, Grundsubstanz, Versorgungsnerven- und Gefäßsystem) aufgebaut,
❖ die Zusammensetzung der einzelnen Elemente hängt von der Funktion des Bindegewebes ab,
❖ das Bindegewebe unterliegt einem Alterungs- und Verschleißprozeß.

Spätestens ab dem 30. Lebensjahr kann man solche Abnutzungserscheinungen an vielen Gelenken mikroskopisch feststellen, später auch im Röntgenbild erkennen. Beschwerden müssen mit diesen Veränderungen nicht verbunden sein.

Arthrosen als Krankheit sehen wir dann, wenn ein über die Altersveränderungen hinausgehender Abbau und Umbau der Gelenke stattfindet. Neben einer erblichen Disposition (primäre Arthrose) kann für die Entstehung einer Arthrose eine Reihe schädigender Faktoren eine Rolle spielen (sekundäre Arthrosen):

* mechanische Überbelastung und Fehlbelastung (z.B. O-Beine, einseitige sportliche Belastung, Preßluftbohrerschäden),
* wiederholte entzündliche Schädigungen,
* Stoffwechselkrankheiten mit Ablagerungen von Stoffwechselprodukten in die Gelenkgewebe (z.B. bei Gicht, Hämochromatose),
* Ernährungs- und Durchblutungsstörungen,
* hormonelle Faktoren (besonders hormonelle Umstellung im Klimakterium).

Pathologische Anatomie und Pathophysiologie

Pathologisch-anatomisch beginnt der Arthroseprozeß am Gelenkknorpel. Die Gelenkoberfläche wird rauh, splittert zunehmend faserig auf und zeigt allmählich tiefergreifende Defekte, die schließlich die Knochenschicht erreichen. Neben diesen Abbauvorgängen laufen gleichzeitig Anbau- und Umbauprozesse als Reaktion auf die Schädigung an. An den Gelenkrändern kommt es zu Knochenanbau, wodurch die charakteristischen Randwülste der arthrotischen Gelenke entstehen (Abb. 9.12). Die Gelenkschleimhaut reagiert mit Reizerscheinung (Erguß) und gelegentlich mit Entzündung (aktivierte bzw. dekompensierte Arthrose).

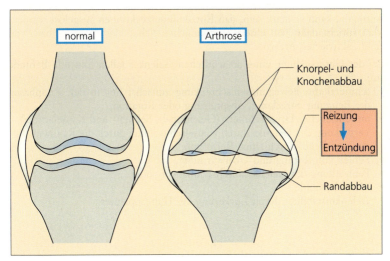

Abb. 9.**12** Schematische Darstellung des Gelenkumbaus bei Arthrosen

Sehnen und Bänder werden durch die Fehlbelastung der arthrotischen Gelenke in Mitleidenschaft gezogen; die Muskulatur reagiert mit schmerzhafter reflektorischer Verkrampfung.

Klinik

Leitsymptom der Arthrose ist der *Schmerz*. Er tritt zunächst nur nach Belastung auf, später auch schon bei einfachen Bewegungen und schließlich als Dauerschmerz. Sehr charakteristisch ist der *Anlaufschmerz* morgens bzw. nach längerem Ruhen des Gelenks. Nach kurzer Einlaufzeit kann dann in den Anfangsstadien der Arthrose das Gelenk wieder normal bewegt werden. Die Schmerzen strahlen oft aus und lösen reflektorisch schmerzhafte Muskelverspannungen aus. Mitbeteiligung der Gelenkkapsel und Ergußbildung bedingen ein *Steifigkeits- und Spannungsgefühl* in den betroffenen Gelenken (Periarthropathie).

Das zweite wichtige Merkmal der Arthrose ist die *Bewegungseinschränkung*. Sie ist in erster Linie schmerzbedingt. Später schränken auch die Umbauvorgänge am Gelenk die Beweglichkeit ein. Die Schonung eines arthrotischen Gelenkes bringt oft eine Überbelastung anderer Gelenke, Sehnen, Bänder und Muskelpartien mit sich, wodurch hier neue Arthrosereize und Schmerzen ausgelöst werden können.

Neben der Überbelastung verstärken Kälte, Nässe, aber auch ein Wetterwechsel die arthrotischen Beschwerden, was durch die zusätzliche Reizung des schon durch die Arthrose aktivierten Bindegewebes leicht zu verstehen ist. Die Reizung eines arthrotischen Gelenkes, zu der auch Stoffwechselprodukte beitragen, kann so stark sein, daß Entzündungsreaktionen ausgelöst werden. Man spricht dann von einem entzündlichen Schub der Arthrose bzw. von einer „aktivierten Arthrose".

Bei der Untersuchung eines arthrotischen Gelenkes fallen folgende Befunde auf:

❖ schmerzhafte Bewegungseinschränkung zunächst nur in den Endphasen der Beugung, Streckung, Abspreizung oder Rotation,
❖ umschriebener Druckschmerz (Gelenkspalt, Sehnen- und Kapselansatz),
❖ Verdickung des Gelenks durch Kapselschwellung, durch die Randwulstbildung und evtl. durch einen Reizerguß,
❖ Fehlen von Rötung und Überwärmung,
❖ Fehlstellung des Gelenks durch Umbauvorgänge,
❖ Muskelatrophie,
❖ Gelenkinstabilität durch Lockerung des Halteapparates.

Diagnose

Röntgenuntersuchung

* Randwulstbildung schon in frühen Stadien (Osteophyten),
* Geröllzystenbildung durch Schwund des Knorpels und der angrenzenden Knochenschicht,
* Knochenverdichtung (Sklerosierung) unterhalb der Knorpelschicht als Reaktion auf den Knorpelschwund und die dadurch bedingte vermehrte Belastung des Knochens,
* Gelenkspaltverschmälerung infolge Knorpelschwunds.

Laboruntersuchungen

Blut- und Serumuntersuchungen fallen normal aus, ausgenommen bei Stoffwechselerkrankungen oder sekundärer Arthritis. Das Gelenkpunktat zeigt eine mäßige Zellzahlvermehrung (bis 2000 Zellen/ml), davon überwiegend Lymphozyten und Monozyten. Die Viskosität der Gelenkflüssigkeit ist herabgesetzt.

Therapie und Prophylaxe

Wichtige *therapeutische Maßnahmen* sind:
* Entlastung des arthrotischen Gelenks, ohne die notwendige Bewegung einzuschränken (z. B. Beseitigung eines Übergewichts, Stockhilfe, Korsett),
* Schmerz- und Entzündungsbeseitigung durch Hemmung der überschießenden Bindegewebsreaktion durch Antirheumatika, Glucocorticoidgaben in die Gelenke, Packungen mit durchblutungsfördernden und entzündungshemmenden Salben, Hemmung abbauender Enzyme und Entzündungsvermittler (Mediatoren) durch sog. Knorpelschutzpräparate,
* physikalische Therapie mit Wärmeanwendung (Bäder, Moorpackungen, Fango, Kurzwelle) oder Kälteanwendung (in Reizphasen) und Übungsbehandlung (Bewegungsbad, Lockerungsübungen, Muskeltraining, Massagen),
* Röntgenreizbestrahlung einzelner Gelenke,
* operativ-orthopädische Maßnahmen (Versteifungs-, Entlastungsoperationen, wobei heute dem Gelenkersatz eine besondere Rolle zukommt).

Prophylaktische Maßnahmen:
* Früherkennung angeborener oder erworbener Fehlstellungen, die ein Gelenk unphysiologisch belasten (z. B. Hüftfehlanlagen, Beinverkürzung, Fehlhaltung der Wirbelsäule, Fußfehlstellungen,
* ausgewogene und vielseitige körperliche Bewegung und Ausgleichstraining bei einseitiger beruflicher oder sportlicher Belastung (Leistungssport!).

Besonders häufig von arthrotischen Veränderungen betroffen sind Hüftgelenke, Kniegelenke, kleine Gelenke an Fingern und Zehen sowie die Wirbelsäule. Ihre Besonderheiten sollen deshalb gesondert besprochen werden.

Arthrose des Hüftgelenks – Koxarthrose

Ätiologie

Die Koxarthrose macht sich klinisch meistens nach dem 50. Lebensjahr bemerkbar. Wegbereiter sind einmal angeborene Fehlbildungen der Gelenkpfanne, Entwicklungsstörungen am Gelenkkopf, Fehlstellung der Beine, wiederholte kleine Traumen, Entzündungen und im späteren Leben besonders das Übergewicht und die damit verbundenen Stoffwechselstörungen sowie arterielle oder venöse Durchblutungsstörungen und schließlich hormonelle Umstellungsphasen (Klimakterium).

Klinik

Die langsam einsetzenden Schmerzen strahlen in die Leisten, ins Gesäß, in den Rücken und in die Oberschenkel bis zum Knie aus. Gelegentlich projizieren sie sich auch nur in das Knie. Bei der Untersuchung findet man als Frühzeichen eine Einschränkung der Abwinklung nach außen (Abduktion kleiner als 40 Grad) und der Innenrotation. Das Bein wird zur Schmerzentlastung leicht nach außen rotiert und angewinkelt gehalten. Daraus entwickelt sich das typische Hinken.

Diagnose

Das Röntgenbild gibt Auskunft über das Ausmaß der arthrotischen Veränderungen und Hinweise auf ihre mögliche Ursache.

Therapie

In der Therapie der Koxarthrose hat heute neben der Entlastung und medikamentösen Schmerzbeseitigung sowie der physikalisch-balneologischen Behandlung der teilweise oder vollständige Gelenkersatz besondere Bedeutung gewonnen.

Arthrose des Kniegelenks – Gonarthrose

Häufigkeit und Ätiologie

Die Gonarthrose ist die häufigste Form der Gelenkarthrose. Frauen sind 4mal häufiger betroffen als Männer. Fehlbildungen an Füßen, Hüftgelenken, am Knie selbst, Fehlbelastung (Gewicht) oder auch Verletzungen (Fußball, Ski) sind die Hauptursachen.

Klinik

Klinisch fallen besonders der Anlaufschmerz, die Kälteempfindlichkeit und der Belastungsschmerz nach längerem Gehen (berg- oder treppenabwärts) besonders früh auf.

Bei der Untersuchung sind Kapselverdickung, Ergußbildung und Randwulstbildung sowie Reibegeräusche meist gut zu erkennen. Auf die Lockerung des Bandapparates ist zu achten. Beugung, Streckung und Rotation sind in der Endphase frühzeitig schmerzhaft eingeschränkt.

Diagnose und Therapie

Röntgenologisch ist bei der Kniegelenkarthrose über die üblichen Zeichen hinaus auf die frühzeitig erkennbare Entrundung der Gelenkränder, die Ausziehung der Kreuzbandhöcker und die Knochenwulstbildung an der Hinterwand der Patella zu achten.

Therapeutisch sind alle bereits besprochenen Maßnahmen einzusetzen.

Fingerpolyarthrose

Klinik

Unter Polyarthrose versteht man eine meist symmetrisch an den Fingerendgelenken, zum Teil auch an den Fingermittelgelenken, einzelnen Fingergrundgelenken und dem Daumenwurzelgelenk auftretende Arthrose. Betroffen sind überwiegend Frauen im Klimakterium. Kennzeichnend ist ein langsamer Beginn ohne Allgemeinerscheinungen oder Entzündungszeichen mit Steifigkeitsgefühl, Kälteempfindlichkeit, Anlaufschmerzen, Kraftlosigkeit. An der Dorsalseite der Fingerendgelenke entstehen durch Knorpel-Knochen-Wucherungen die typischen *Heberden-Knötchen* (Abb. 9.13). Auch an den Mittelgelenken können knotenartige Gelenkauftreibungen *(Bouchard-Knoten)* zu tasten sein. Die Arthrose des Daumenwurzelgelenks wird als *Rhizarthrose* bezeichnet.

In vielen Fällen sind alle drei Gelenkgruppen befallen. Schubweise können Reizzustände entstehen, die an entzündliche Gelenkreaktionen erinnern. Der fortschreitende Fingergelenkumbau führt zu einer seitlichen Abknickung der Endglieder in Beugestellung. Meistens besteht gleichzeitig ein Halswirbelsäulensyndrom (S. 391).

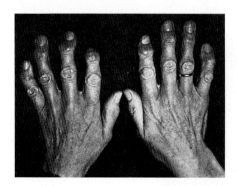

Abb. 9.**13** Arthrose der kleinen Gelenke (Polyarthrose) mit Heberden-Knötchen

Abgesehen von der *Großzehengrundgelenkarthrose* sind Arthrosen an den übrigen Hand- und Fußgelenken seltener.

Therapie

Man behandelt die Reizzustände mit Antirheumatika und die arthrotischen Beschwerden mit lokalen Salbenverbänden (Schwefelsalben, Cortisonsalben, durchblutungsfördernde und antiphlogistikahaltige Salben), evtl. auch mit einer Röntgenreizbestrahlung. Das Daumengrundgelenk kann operativ versteift werden.

Degenerative Erkrankungen der Wirbelsäule

Ätiologie und Pathogenese

Jeder Mensch weist mit zunehmendem Alter Veränderungen an der Wirbelsäule auf. Mechanische, hormonelle, stoffwechsel- und durchblutungsbedingte Faktoren können den Degenerationsprozeß verstärken. Im Röntgenbild sichtbare Veränderungen gehen dabei nicht immer mit den klinischen Beschwerden parallel. Geringe Schäden können durch Nervenreizung starke Schmerzen auslösen (z. B. Ischiassyndrom), während ein erheblicher Wirbelsäulenumbau völlig symptomlos sein kann.

Die Bandscheibendegeneration *(Chondrose)* führt zu einer zunächst oft einseitigen Verschmälerung des Wirbelkörperabstandes. Der innere Kern der Bandscheibe (Nucleus pulposus) durchbricht die umgebende Bindegewebskapsel (Anulus fibrosus) und drückt auf Bänder, Nervenwurzeln und evtl. sogar auf das Rückenmark. Die Wirbelkörper reagieren auf die Schädigung mit Sklerosierung der Deckplatten und Randspornbildung *(reaktive Osteochondrose und Osteophytose,* Abb. 9.**14***)*. Die entstehende Lockerung des Bandapparates erlaubt ein Abgleiten der Wirbelkörper *(Spondylolisthesis)*.

Verbunden mit der Bandscheibendegeneration ist oft eine Arthrose der kleinen Wirbelgelenke *(Spondylarthrose)*, die der Arthrose der Extremitätengelenke gleicht.

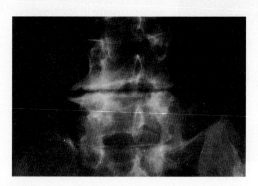

Abb. 9.**14** Bandscheibendegeneration L 4/L 5 mit seitlicher Abstützungsreaktion (Spondylophyt)

Klinik

Die Beschwerden durch die degenerativen Veränderungen an der Wirbelsäule sind sehr mannigfach und vom Sitz der Schädigung abhängig. Sie setzen sich aus Schmerzen am Ort der Schädigung, radikulären Schmerzen entsprechend dem Versorgungsbereich der gereizten Nerven und pseudoradikulären Schmerzen von gereizten Ansätzen der Sehnen, Bänder und Muskeln (s. Weichteilrheumatismus) zusammen. In den meisten Fällen sind motorische, sensible und vegetative Nervenbahnen betroffen.

Bandscheibendegenerationen an der *Lendenwirbelsäule*, besonders zwischen L_4-L_5 und L_5-S_1, führen

❖ zur akuten Lumbago (Hexenschuß) mit plötzlichen heftigsten Schmerzen im Lendenwirbelsäulenbereich bis zu Bewegungslosigkeit,

❖ zum meist einseitigen Ischiassyndrom mit Ausstrahlung der Schmerzen entlang des Ischiasnervs über die Außen- und Beugeseite des Oberschenkels, dem Unterschenkel bis zu den Zehen, verbunden mit Abschwächung des Patellarsehnenreflexes und sogar mit Muskelschwäche,

❖ zur chronischen Lumbago, die sich immer wieder bei falschen Bewegungen, Kältetraumen, Infekten oder auch bei Müdigkeit und Abgeschlagenheit bemerkbar macht.

Die degenerativen Veränderungen an der *Brustwirbelsäule* verursachen trotz der oft ausgeprägten röntgenologisch sichtbaren Veränderungen selten Beschwerden.

An der *Halswirbelsäule* tritt zu den üblichen degenerativen Veränderungen der Gelenke noch die Arthrose der Processus uncinati am seitlichen Rand der Wirbelkörper, die die Zwischenwirbellöcher (Foramina intervertebralia) zusätzlich einengen. Die enge Nachbarschaft zur Vertebralarterie mit ihrem sympathischen Nervengeflecht schafft weitere Reizmöglichkeiten. Neben dem akuten Zwischenwirbelsyndrom mit der plötzlichen, sehr schmerzhaften Nackensteife können deshalb auch über die Gefäße und Nervengeflechte Kopfschmerzen ausgelöst werden (zervikozephales Syndrom). Die Reizung der Nervenwurzeln führt zu in die Schulter und in die Arme bis hin zu den Fingerspitzen ausstrahlenden Schmerzen (Zervikobrachialgie, Halswirbelsäulensyndrom).

Als Sonderform der Wirbelsäulendegeneration wird die *Spondylosis hyperostotica* abgegrenzt, die in höherem Alter vorwiegend bei Männern auftritt und auffallend häufig von Diabets, Gicht und Hyperlipidämie begleitet ist. Charakteristisches Merkmal ist eine überschießende Randspornbildung an den Vorderkanten der Wirbelsäule mit Verknöcherung des vorderen Längsbandes. Die Wirbelsäule erscheint an der ventralen Seite wie mit Zuckerguß überzogen. Auch an anderen Gelenken fallen bei diesen Patienten überschießende Spondylosen auf. Die Patienten leiden weniger unter Schmerzen als unter einer zunehmenden Versteifung.

Therapie

Die Therapie der degenerativen Erkrankung der Wirbelsäule umfaßt:

❖ Ruhigstellung (Lagerung, Korsett, Halskrawatte),
❖ Schmerzstillung, Entzündungsbekämpfung und Muskelentspannung (Antirheumatika, Muskelrelaxantien, Umspritzung der gereizten Nerven),
❖ physikalisch-balneologische Maßnahmen (Wärme, Bewegungsübungen, Massage, Streckung, chiropraktische Verfahren),
❖ Operation (Entfernung der degenerierten Bandscheibe).

Weichteilrheumatismus

Ätiologie, Klinik und Therapie

Der Weichteilrheumatismus oder extraartikuläre Rheumatismus (Tab. 9.2) gehört zu den häufigsten rheumatischen Erkrankungen. Man versteht darunter schmerzhafte Zustände von Sehnen, Bändern, Schleimbeuteln, Unterhautfettgewebe, Nervengewebe und Muskeln. Die Ursachen der Schmerzzustände sind degenerative Prozesse, zum Teil auch sekundäre Entzündungsreaktionen. Ausgelöst wird der Weichteilrheumatismus durch mannigfache Reize wie umschriebene Schädigung (Verletzung, Druck, Überbeanspruchung), Klimaeinflüsse, Infektionen oder auch Nervenreizung. Psychische Faktoren und vegetative Fehlsteuerung können darüber hinaus eine ursächliche Rolle spielen. Hervorstechendes Merkmal des Weichteilrheumatismus ist der bewegungs- und belastungsabhängige Schmerz, der wechselnd stark dauernd besteht und nach längeren Ruhepausen besonders intensiv verspürt wird. In den meisten Fällen lassen sich umschriebene Schmerzpunkte und Gewebsverdickungen tasten. Die benachbarten Gelenke können infolge schmerzhafter Schonhaltung sowie Funktionsausfalls der zugehörigen Sehnen und Muskelgruppen und durch Schrumpfung des periartikulären Gewebes versteifen.

Tabelle 9.**2** Weichteilrheumatismus

Definition	schmerzhafte Zustände an Sehnen, Bändern, Schleimbeuteln, Muskulatur, Unterthautgewebe
Auslösende Faktoren	Traumen (Druck, Überbelastung, Verletzung), Klimaeinflüsse, Infektionen, Nervenreizung, psychische Faktoren
Charakteristikum	bewegungs- und belastungsabhängige Schmerzen (bes. nach Ruhepausen), Schmerzpunkte, Gewebsverdickungen
Therapie	physikalische Therapie, Balneotherapie, Entspannung und Durchblutungsförderung, lokale Infiltration, psychotherapeutische Maßnahmen

Therapeutisch ist der Weichteilrheumatismus eine Domäne der physikalischen und balneologischen Therapie, wobei mit der wichtigen Bewegungstherapie entspannende und durchblutungsfördernde Maßnahmen im Vordergrund stehen. Entsprechend wirkende Medikamente und lokale Infiltrationen unterstützen diese Maßnahmen. Der psychischen Entspannung und Entkrampfung sollte besondere Aufmerksamkeit bei diesen Krankheitsbildern geschenkt werden.

Für eine gezielte Therapie ist es wichtig, innerhalb der vielfältigen Formen des Rheumatismus bestimmte Krankheitsgruppen zu unterscheiden:

1. Rheumatismus der Sehnen, Bänder, Faszien, Sehnenscheiden, Schleimbeutel (Tendopathien – Tendovaginopathien – Bursopathien),
2. Periarthropathia humeroscapularis,
3. Muskelrheumatismus (Myositis – Polymyalgia rheumatica – Tendomyose),
4. Pannikulose.

Tendopathien – Tendovaginopathien – Bursopathien

Die häufigste Erkrankungsgruppe des Weichteilrheumatismus besteht aus schmerzhaften Reizzuständen

❖ an den Ansatzstellen von Sehnen, Bändern und Faszien (Insertionstendopathie, Insertionsligamentopathie),
❖ im Sehnenverlauf und an den Sehnenscheiden (Tendinopathie, Tendovaginopathie),
❖ an den Schleimbeuteln (Bursopathie).

Insertionstendopathien

Ätiologie und Pathogenese

Druck und Überlastung führen zu degenerativen Veränderungen an den Ansatzstellen der Sehnen, des Bandapparates oder auch der Gelenkkapsel. Ist das Periost miteinbezogen, so spricht man von Tendoperiostopathie. Das degenerierte Gewebe kann verkalken und verknöchern; degenerierte Sehnen können reißen (Achillessehne).

Als *Dupuytren-Kontraktur* wird eine narbige Schrumpfung der Innenhandfaszie bezeichnet, der eine Kollagenfehlbildung zugrunde liegt. Zunehmend entwickelt sich dabei eine Beugekontraktur der Finger, die letztlich nur operativ gelöst werden kann. Überdurchschnittlich häufig besteht dabei ein chronischer Leberzellschaden (S. 86).

Klinik

Das Beschwerdebild der Tendopathie äußert sich in lokalem Druckschmerz an den Ansatzstellen und ausstrahlenden Schmerzen zur Peripherie hin bei Bewegung der zugehörigen Muskulatur. Am häufigsten sind die Sehnen und Bänderansätze am Epicondylus humeri (Tennisarm), an der Wirbelsäule, am Becken und an der Ferse (Achillessehne, Plantaraponeurose) betroffen.

Therapie

Therapeutisch werden Schonung, Wärme, Muskelentspannung, entzündungshemmende Salben und lokale Cortisoninjektionen angewandt.

Tendopathie, Tendovaginopathie

Infolge Überlastung können degenerative und entzündliche Veränderungen im Bindegewebe der Sehnen und der Sehnenscheiden auftreten. Bewegungsschmerz, Bildung schmerzhafter knötchenförmiger Verdickungen und manchmal ein knirschendes Geräusch (Schneeballknirschen) sind die typischen Zeichen für dieses Krankheitsbild.

Schnellender Finger: An Engstellen, wie z. B. an den querverlaufenden Faszien der Hohlhand, können die Sehnenknoten den Bewegungsablauf sperren. Das Hindernis läßt sich dann nur ruckartig überwinden. Eine operative Spaltung der Sehnenscheide einschließlich der Entfernung des Knotens beseitigt das Hemmnis.

Nervenkompressionssyndrome: Verdickungen an Sehnen und Sehnenscheiden können an engen Durchtrittsstellen auf benachbarte Nerven drücken und zu lokalen und ausstrahlenden Schmerzen, Mißempfindungen, Bewegungseinschränkung und Ernährungsstörung im Versorgungsgebiet des Nervs (Muskelatrophie) führen. Die Beschwerden sind charakteristischerweise in den frühen Morgenstunden besonders ausgeprägt. Neben dem bei der chronischen Polyarthritis häufig auftretenden Karpaltunnelsyndrom (N. medianus) können auch andere Nerven an Engstellen an Handgelenk, Ellenbogen (N. ulnaris) oder Fuß (N. tibialis) betroffen sein. Die Beseitigung der Kompression ist in vielen Fällen nur operativ möglich.

Bursopathien

Eine Reizung oder Entzündung von Schleimbeuteln (Bursitis) kann durch Druckbelastung, im Rahmen einer rheumatischen Gelenkentzündung, durch Stoffwechselprodukte (Gicht) oder auch durch Bakterienabsiedlung entstehen. Neben vorgebildeten Schleimbeuteln können sich unter dem Reiz einer chronischen Druckbelastung (z. B. enge Schuhe) neue Schleimbeutel bilden. Kalkablagerungen in Schleimbeuteln werden röntgenologisch auch ohne klinische Erscheinungen relativ oft angetroffen.

Klinisch äußert sich die Bursitis durch Schwellung, Schmerzhaftigkeit, Bewegungsbehinderung und evtl. auch durch Rötung und Überwärmung der darüberliegenden Haut. Häufig betroffen sind die Schleimbeutel des Schultergelenks, des Kniegelenks, des Hüftgelenks, des Ellenbogengelenks und der Achillessehne. Ruhigstellung, Druckentlastung, eine Antientzündungsbehandlung sowie operative Entfernung sind die therapeutischen Mittel.

Hygrom: chronisch erweiterter und mit Flüssigkeit gefüllter sackartiger Schleimbeutel bei chronischer Polyarthritis.

Ganglion: schleimbeutelähnliche, derbzystische Geschwulst, meist an der Streckseite des Handgelenks von einer Sehnenscheide ausgehend.

Periarthropathia humeroscapularis

Ätiologie und Pathogenese

Schulterschmerzen und Schultersteife gehören zu den häufigen Formen des Weichteilrheumatismus. An den degenerativen Veränderungen (Periarthropathie) und an den entzündlichen Veränderungen (Periarthritis) um das Schultergelenk sind Muskeln, Sehnen und Schleimbeutel beteiligt, besonders die gemeinsame Sehnenendplatte von M. supra- und infraspinatus und die lange Bizepssehne. Risse und Verkalkungen der Sehnenanteile, Entzündung der Schleimbeutel (Bursa subacromialis) und schließlich auch arthrotische Veränderungen der Schultergelenke (besonders des Humeroskapulargelenks) mit nachfolgender Schrumpfung der Gelenkkapsel führen zur akuten oder chronischen schmerzhaften Einschränkung der Schulter und können auf die Dauer eine bleibende Versteifung (ankylosierende Periarthropathie) bewirken (Abb. 9.**15**).

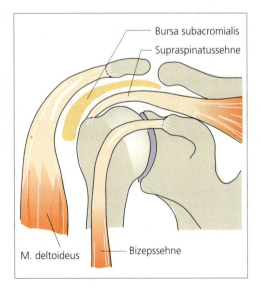

Abb. 9.**15** Bau des Schultergelenks

Bursa subacromialis

Supraspinatussehne

M. deltoideus

Bizepssehne

Klinik und Diagnose

Klinisch sind bei der chronischen Form Schmerzen bei Abduzieren und Rotieren des Oberarmes und nachts beim Liegen auf der betroffenen Schulter typisch, während bei der akuten Form der Arm bewegungsunfähig in einer Schonhaltung mit angewinkeltem Unterarm an den Thorax gelegt wird. Umschriebene Druckschmerzpunkte am Schultergelenk weisen auf die Hauptentzündungsherde hin. Röntgenologisch lassen sich oft Verkalkungen (Supraspinatussehne, Bursa subacromialis), aber auch arthrotische Veränderungen nachweisen.

Therapie

Therapeutisch erfordern akute Reizzustände Ruhigstellung und Schmerzbekämpfung, während das chronische Stadium durch Wärmeanwendung und Muskellockerung behandelt wird. Cortisoninjektionen an die Schmerzpunkte und Entlastungspunktionen entzündeter Schleimbeutel können schlagartig Besserung bringen.

Muskelrheumatismus

Definition und Ätiologie

Unter Muskelrheumatismus werden verschiedene Beschwerdebilder zusammengefaßt, deren Hauptkennzeichen der Muskelschmerz (Myalgie) ist. Die Ursachen des Muskelschmerzes reichen von einer direkten Entzündung der Muskulatur über eine reflektorische Begleitreaktion bis hin zu stark psychisch geprägten Muskelverspannungen.

Myositis

Eine Entzündung der Muskulatur kommt primär ohne erkennbare Ursache vor, wie z. B. bei der Dermatomyositis bzw. der fortschreitenden verkalkenden Myositis; oder die Entzündung kommt als Begleitreaktion sekundär bei bösartigen Tumoren, Infektionskrankheiten oder Allergien vor. Histologisch findet man eine Verquellung des Muskelbindegewebes und eine Auflösung von Muskelfasern.

Polymyalgia rheumatica

Die Polymyalgia rheumatica tritt vorwiegend jenseits des 50. Lebensjahres auf. Frauen erkranken häufiger als Männer. Die Ursache der Erkrankung ist nicht eindeutig geklärt. Vorausgehend, gleichzeitig oder nachfolgend findet sich in hohem Prozentsatz (50–80%) eine Riesenzellarteriitis (S. 382). Man leitet daraus ab, daß beide Krankheitsbilder eine gemeinsame Ursache besitzen.

Klinik

Das Krankheitsbild entwickelt sich nach einem uncharakteristischen Vorstadium meist innerhalb weniger Tage mit schwer zu beschreibenden Schmerzen und Steifigkeitsgefühl in den Muskeln der Oberarme, des Schultergürtels und des Nackens (Pelerinenform). Bei einem Teil der Patienten bestehen gleichzeitig ähnliche Beschwerden im Beckengürtel- und Oberschenkelbereich. Die schmerzhafte Versteifung ist in den frühen Morgenstunden am stärksten ausgeprägt und bessert sich im Laufe des Tages. Leichtes Fieber besteht oft über längere Zeit. Das Allgemeinbefinden ist bis zur depressiven Verstimmung beeinträchtigt. Die Patienten nehmen ab und werden anämisch. Bei etwa einem Fünftel der Fälle besteht gleichzeitig eine Entzündung der Hand-, Knie- oder Fußgelenke mit deutlicher Schwellung. Zu Beginn der Erkrankung ist dann oft schwer zu unterscheiden, ob eine chronische Polyarthritis mit Begleitmyositis oder eine Polymyalgie mit Gelenkbeteiligung vorliegt. In etwa 20 % der Fälle bestehen Schläfenkopfschmerzen (Arteriitis temporalis).

Diagnose

Charakteristisch sind die hohen Entzündungswerte mit BSG-Erhöhung über 100 mm nach Westergren in der 1. Stunde, deutlich überhöhtem α_2-Globulin und C-reaktivem Protein und erniedrigtem Serumeisenspiegel mit nachfolgender Eisenmangelanämie. Dagegen finden sich keine erhöhten Muskelfermente oder Rheumafaktoren. Auch histologisch und elektrophysiologisch (EMG) erscheint die Muskulatur normal. Nur das Elektronenmikroskop zeigt eine intrazelluläre Schädigung der Muskelfasern an. Auf die begleitende Riesenzellarteriitis an den Kopfarterien wurde schon hingewiesen.

Verlauf und Therapie

Die Polymyalgia rheumatica verläuft über Jahre. Bei vielen Patienten heilt die Erkrankung innerhalb von 2 Jahren aus. Andere Fälle können in Schüben deutlich länger bestehen.

Therapie der Wahl ist die Gabe von Cortison. Innerhalb von Stunden lassen die Beschwerden so deutlich nach, daß die Patienten sich wie neugeboren fühlen. Das schnelle Ansprechen kann als diagnostisches Kriterium gewertet werden. Die Behandlung ist über viele Monate bis Jahre erforderlich. Man beginnt bei erkennbarem Befall der Arterien mit höheren Dosen (80–100 mg Decortin täglich) und versucht unter Beobachtung der Beschwerden des Patienten und der Entzündungswerte die niedrigste Dauerdosis zu erreichen (7,5–15 mg täglich). Nebenwirkungen der Langzeitcortisonbehandlung sind, abgesehen von einer Verstärkung der Altersosteoporose, erstaunlich selten. Wichtig ist das sehr langfristige Ausschleichen der Cortisondosen über Monate.

Tendomyose

Klinik und Ätiologie

Die Tendomyose ist gekennzeichnet durch ziehende Muskelschmerzen und ein Steifigkeitsgefühl, besonders nach Ruhepausen zu Beginn einer Bewegung. Man ertastet umschrieben schmerzhafte Muskelstellen (Myogelosen) oder eine Verhärtung eines ganzen Muskels oder einer Muskelgruppe (Hartspann). Reflektorisch treten Tendomyosen bei vielen Erkrankungen des Gelenkapparates auf, am häufigsten bei degenerativen Prozessen der Wirbelsäule. Tendomyosen kommen aber auch ohne einen erkennbaren Grundprozeß bei Menschen mit einem „empfindlichen" Bindegewebe vor. Kältereize, Nässe und nicht zuletzt psychische Belastungen führen zu einer schmerzhaften Daueranspannung der Muskulatur.

Therapie

Die auslösenden psychischen Faktoren können so im Vordergrund stehen, daß eine Psychotherapie angezeigt ist. Sonst stehen Wärmeanwendung, Massagen und Lockerungsübungen ganz im Vordergrund, die durch muskelrelaxierende Medikamente unterstützt werden können.

Schulter-Hand-Syndrom

Einem Schulter-Hand-Syndrom begegnen wir nach längerer Ruhigstellung eines Armes, nach einer Armlähmung (Schlaganfall), beim Bronchialkarzinom mit Durchwanderung zur Thoraxwand, aber ebenso häufig auch ohne erkennbare Ursache. Das Syndrom ist gekennzeichnet durch eine schmerzhafte Schultersteife in Verbindung mit trophischen Störungen am Handskelett (Sudeck-Atrophie), Schwellung des Handrückens, Versteifung und Beugekontraktur der Finger und Durchblutungsstörungen der Hand (Reflexdystrophie). Aktive und passive Bewegungsübungen sowie eine Stellatumblockade sind die therapeutischen Mittel.

Pannikulose

Die Pannikulose hat als Zellulitis, Matratzenphänomen, Orangenhautphänomen oder Apfelsinenschalenmuster Schlagzeilen gemacht. Ihre Hauptursache ist nach wie vor unbekannt, und ihre Einordnung als rheumatische Erkrankung ist umstritten. Betroffen sind vorwiegend Oberschenkel, Hüften und Schulterpartien adipöser Frauen. Es kommt zu einer Verhärtung der bindegewebigen Septen des subkutanen Fettgewebes, was eine vermehrte Wasser- und Fetteinlagerung zur Folge hat. Beim Pressen oder Kneifen des Gewebes entsteht ein stechender, oft langanhaltender Schmerz. Eine wirksame Therapie gibt es bisher nicht, Gewichtsabnahme und Gymnastik können das Beschwerdebild lindern.

Pflegeschwerpunkte bei rheumatischen Erkrankungen

Für die pflegerische Versorgung der Patienten sind die Art der Erkrankung sowie der individuelle Verlauf der Erkrankung von entscheidender Bedeutung.

Außerdem führt die therapeutisch-pflegerische Behandlung des Patienten weit über den Krankenhausaufenthalt hinaus und umfaßt neben dem Pflegepersonal vor allem auch Krankengymnasten und Ergotherapeuten. Bereits bei der Diagnosestellung wird ggf. ein umfassender Rehabilitationsplan aufgestellt.

Eine besondere Bedeutung kommt der psychischen Unterstützung zu. Unter Einbeziehung der Ressourcen des Patienten und unter Berücksichtigung seiner aktuellen krankheitsbedingten Einschränkung muß immer wieder eine individuelle Einschätzung vorgenommen werden.

Eine weitere wichtige Rolle spielt auch die Integration der Angehörigen in den Pflege- und Behandlungsplan.

Kontaktadressen von Selbsthilfegruppen bieten eine wertvolle Hilfe bei der Neuorientierung der Erkrankten.

Zwei für die Pflegemaßnahmen wichtige Aspekte bilden die Säulen des Krankheitsbildes:
a) Entstehung von Kontrakturen,
b) Entstehung von Schmerzen und Entzündungen.

Die Beweglichkeit und die Beweglichkeitseinschränkung müssen regelmäßig überprüft und dokumentiert werden.

Von Bedeutung ist die Kontrakturprophylaxe, da vor allem durch kontinuierliche Bewegungsübungen Fehlstellungen und Gelenkversteifungen vermieden werden können.

Neben diesen Aktivitätsphasen müssen jedoch auch gezielte Ruhephasen eingeplant werden, in denen der Patient fachgerecht und bequem im Bett liegt. Die Gelenke werden in Mittelstellung unter Einsatz von Lagerungsmitteln gelagert.

Die Intensität der Bewegungstherapie hängt vom Schweregrad der Symptome ab, Eigenaktivität gilt es zu fördern.

Bei der Körperpflege wird der Patient, falls notwendig, unterstützt (subsidiäre Pflege), zusätzlich können in Absprache mit dem Ergotherapeuten Hilfsmittel eingesetzt werden, die der Patient schrittweise selbst benutzen kann.

Auch hier gilt es Eigenaktivität zu fördern, das stufenweise Eintrainieren der Aktivitäten soll unter Einbeziehung der Angehörigen stattfinden.

Einen großen Raum bei der Therapie von Rheumakranken nimmt die oft lebenslang notwendige Einnahme von schmerz- und entzündungshemmenden Medikamenten ein.

Eine gute Krankenbeobachtung hilft die Schmerzintensität zu erfassen und die notwendige Medikation gezielt anzuwenden (Schmerzschema). Die Pflegemaßnahmen schließen die Überwachung der Medikamenteneinnahme, das Erkennen

Pflege

von Nebenwirkungen (z. B. bei Cortison Ödeme, bei Antirheumatika Blutungen oder Magenbeschwerden) sowie
ein frühzeitiges Erkennen einer Schmerzmittelabhängigkeit
mit ein. Zugleich bedeutet das, daß der Patient umfassend
über die Art und den Zeitpunkt der Medikamenteneinnahme
sowie die Nebenwirkungen der verordneten Präparate
informiert ist.

Außerdem sind regelmäßige Gewichtskontrollen und
damit verbunden möglicherweise eine gewichtsreduzierende
Diät bei Adipositas wegen der Gelenkbelastung von Bedeutung.

10 Krankheiten des endokrinen Systems

H. Wagner

Krankheiten der Inselzellen des Pankreas

Auf der Grundlage einer kurzen Wiederholung der Anatomie und Physiologie des endokrinen Systems der Bauchspeicheldrüse wird der Lernende nach dem Durcharbeiten des Abschnitts in der Lage sein,
* die verschiedenen Stadien des Diabetes mellitus sowie deren Diagnostik zu nennen,
* die klinische Symptomatik des Diabetes-mellitus-Kranken zu beschreiben,
* die akuten und chronischen Komplikationen beim Diabetes mellitus zu erläutern,
* die gemeinsamen und unterschiedlichen Therapieformen des jugendlichen und Altersdiabetes wiederzugeben.

Anatomie und Physiologie

Neben dem exokrinen Anteil der Bauchspeicheldrüse umfaßt der endokrin funktionierende Parenchymanteil mit ca. 1–2% des gesamten Gewebes etwa 1 Million *Langerhans-Inseln* mit einem Durchmesser von 0,1–0,3 mm. In den Langerhans-Inseln, die über das gesamte Pankreas verteilt sind, lassen sich histologisch A-, B- und D-Zellen unterscheiden. Es werden in den A-Zellen Glucagon, in den B-Zellen Insulin, in den D-Zellen Somatostatin und pankreatisches Polypeptid (PP) gebildet.

Normalerweise sind beim Erwachsenen ca. 150–250 IE (= Internationale Einheiten) *Insulin* in den B-Zellen gespeichert. Der venöse Abstrom und somit auch der der Pankreashormone erfolgt direkt in das Pfortadersystem der Leber. Das Insulin wird innerhalb der B-Zelle zunächst in einer größeren Vorstufe, dem Proinsulin (Abb. 10.1), gebildet. Diese Vorstufensubstanz besteht aus der A- und der B-Kette des Insulins, die zusätzlich durch eine Peptidbrücke (C-Peptid, connecting peptide) verbunden ist und nur geringfügig biologisch aktiv ist. Vor der Ausschleusung aus der B-Zelle wird das C-Peptid abgespalten, und es entsteht das biologisch aktive Insulin. Neben dem Insulin kommen auch in geringem Anteil Proinsulin und C-Peptid im Blut vor.

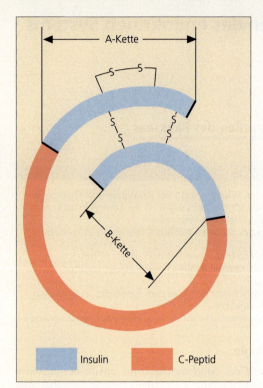

Abb. 10.**1** Proinsulinmolekül, bestehend aus Insulin (A- und B-Kette) sowie C-Peptid

Insulin ist im nüchternen Zustand in einer Konzentration von etwa $10 \, \mu E$ (= 0,4 ng) und nach einer Mahlzeit in etwa $75 \, \mu E$ (= 3 ng)/ml Serum nachweisbar. Insulin wird überwiegend in der Leber, aber auch in der Niere abgebaut.

Insulin ist *das* zentrale Regulationshormon für den gesamten Intermediärstoffwechsel und reguliert die Speicherung und Verwertung von Kohlenhydraten, Fett und Proteinen. Somit erstreckt sich der aktive Wirkungsbereich des Insulins auf die drei Zielgewebe Leber, Fettgewebe und Skelettmuskeln (Abb. 10.**2**).

Insulin bewirkt im Blut folgende Veränderungen:

1. *Senkung der Glucosekonzentration*, indem im Fettgewebe und in der Muskulatur vermehrt Glucose aufgenommen und umgesetzt wird und in der Leber eine verminderte Gluconeogenese stattfindet;

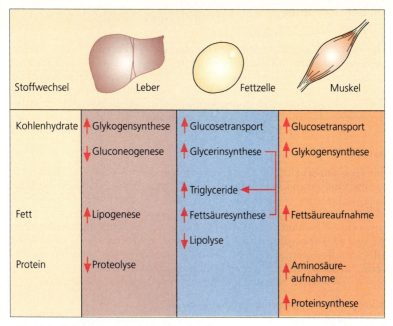

Abb. 10.**2** Zielorgane und Wirkung des Insulins

2. *Senkung der Fettsäurenkonzentration,* indem aus dem Fettgewebe vermindert Fettsäuren freigesetzt (Antilipolysewirkung) und verstärkt in die Muskulatur aufgenommen werden;

3. *geringgradige Senkung der Aminosäurenkonzentrationen,* indem in der Muskulatur eine erhöhte Aufnahme von Aminosäuren und in der Leber ein verminderter Verbrauch von Aminosäuren für die Gluconeogenese stattfindet.

Wesentliche Zielorgane des Glucagons sind Leber und Fettgewebe (Abb. 10.**2**). Glucagon bewirkt durch Stimulation von Glykogenabbau und Gluconeogenese in der Leber und durch Hemmung der Glykogensynthese einen Anstieg des Blutzuckers. Im Fettgewebe wird die Lipolyse durch Glucagon gesteigert. Der physiologische Wirkungsbereich von Somatostatin und pankreatischem Polypeptid ist bislang nur ungenügend abgeklärt.

Die Regulation der Insulinsekretion erfolgt im wesentlichen durch die Glucosekonzentration des Blutes. Eine Stimulierung der Insulinproduktion bewirken des weiteren Aminosäuren sowie gastrointestinale Hormone (z. B. gastrointestinales Polypeptid = GIP) und z. B. Glucocorticoide, Glucagon und Wachstumshormon.

Diabetes mellitus

Definition

Der Diabetes mellitus ist eine erbliche, chronisch verlaufende Stoffwechseler-krankung, die durch Störungen sowohl im Kohlenhydrat- als auch im Fett-und Eiweißstoffwechsel gekennzeichnet ist. Beim Diabets mellitus besteht ein absoluter oder relativer Mangel an Insulin. Im Verlauf der diabetischen Stoff-wechselstörung kann es zu akuten Stoffwechselentgleisungen sowie zu diabe-testypischen chronischen Komplikationen (diabetisches Spätsyndrom) in ver-schiedenen Organen kommen.

Häufigkeit

Die Gesamtmorbidität an Zuckerkranken hat in den letzten drei Dekaden in Deutschland erheblich zugenommen und beträgt etwa 2–3% der Bevölke-rung, wobei etwa 15–25% der Bevölkerung Genträger sind. Der Diabetes mellitus ist überwiegend eine Erkrankung des höheren Lebensalters; der bevorzugte Abschnitt für die Manifestation ist der Zeitraum zwischen dem 50. und 65. Lebensjahr; 75% aller Diabetiker sind älter als 50 Jahre. Etwa 10% der Bevölkerung jenseits des 65. Lebensjahres sind manifest zucker-krank, wobei der Prozentsatz an latenten Diabetikern in diesen Altersklassen etwa 3- bis 4mal so hoch liegt. Frauen erkranken häufiger als Männer.

Ätiologie, Pathogenese und Pathophysiologie

Aufgrund klinischer Erfahrungen kann zwischen einem primären und einem sekundären Diabetes mellitus unterschieden werden. Der *primäre Diabetes mellitus* ist hereditär bedingt und wird in einen jugendlichen (juvenile onset-type, Typ-I-Diabetes) und einen Altersdiabetes (maturity onset-Type, Typ-II-Diabetes) eingeteilt (Tab. 10.1). Verschiedene Belastungsfaktoren wie z.B. Übergewichtigkeit, Infekte, vermehrte Streßsituationen, endokrine Regula-tionsstörungen in Pubertät, Schwangerschaft und Klimakterium können, wenn sie auf einen genetisch determinierten Organismus treffen, zur Manife-station eines Typ-II-Diabetes beitragen.

Der *sekundäre, nicht genetisch bedingte Diabetes mellitus* ist als Symptom einer übergeordneten Krankheit zuzurechnen oder wird durch bestimmte Medika-mente (z.B. Glucocorticoide, Thiazide) induziert.

Folgende Erkrankungen sind zu nennen:
* Diabetes nach traumatischer Zerstörung oder chirurgischer Entfernung des Pankreas,
* Diabetes nach rezidivierenden Pankreatitiden,
* Diabetes bei Hämochromatose,
* Diabetes mellitus bei Überfunktion endokriner Drüsen wie Akromegalie, Cushing-Syndrom, Phäochromozytom, Hyperthyreose.

Tabelle 10.**1** Die wichtigsten Kriterien des Diabetes

Diabetestyp	Juveniler Diabetes (Typ I)	Erwachsenendiabetes (Typ II)
Vorwiegendes Manifestationsalter	15.–30. Lebensjahr	nach dem 40. Lebensjahr
Manifestationsdauer	oft akuter bis subakuter Beginn	häufig lang
Körperbau	asthenisch	sthenisch
Insulin im Blut und Pankreas	gering bis fehlend	oft normal
Ketoseneigung	ausgeprägt	gering
Insulinempfindlichkeit	empfindlich	resistent
Ansprechbarkeit auf Sulfonylharnstoffe	fehlt	meist gut
Stoffwechselverhalten	labil	stabil

Nach dem Vorschlag der Weltgesundheitsorganisation wird der Krankheitsverlauf des Diabetes mellitus in verschiedene Stadien eingeteilt:

1. *Potentieller Diabetes mellitus (Prädiabetes):* Diese Diagnose kann erst retrospektiv nach Manifestwerden der Zuckerkrankheit gestellt werden und ist somit als Vorstadium vor Ausbruch der Stoffwechselstörung zu werten. Es wird hierunter die Phase von der Geburt bis zum ersten Auftreten der Erkrankung verstanden. Die Verdachtsdiagnose kann gestellt werden bei:
   - besonderer erblicher Belastung (beide oder ein Elternteil, einer von eineiigen Zwillingen diabetisch),
   - Müttern, die von einem Kind mit mehr als 4,5 kg an Gewicht entbunden haben,
   - Frauen mit einer Häufung von Totgeburten, die sich nicht auf eine Rh-Inkompatibilität zurückführen läßt.
2. *Latenter Diabetes mellitus:* Die Glucosetoleranz fällt nur unter besonderen Belastungssituationen wie Streß, Gravidität, Adipositas oder Infektionen pathologisch aus.
3. *Subklinischer (asymptomatischer, chemischer) Diabetes mellitus:* Es besteht eine pathologische Glucosetoleranz ohne manifesten Diabetes mellitus.
4. Der *manifeste Diabetes mellitus* ist gekennzeichnet durch eine Nüchternhyperglykämie (Blutzuckerwerte höher als 120 mg/dl [kapillär oder venös als Vollblut entnommen] = 6,7 mmol/l) bei normaler Ernährung, Glukosurie sowie eventuell diabetestypische Komplikationen.

Im Mittelpunkt der Pathogenese des Diabetes mellitus steht der absolute oder relative *Insulinmangel*. Der jugendliche Diabetestyp ist durch einen absoluten Insulinmangel gekennzeichnet, der in der Regel kurzfristig ohne lange Manifestationsdauer auftritt. Ursächlich werden auf dem Boden einer genetischen Disposition u. a. autoimmunologische Prozesse, aber auch pankreotoxische Viren wie z. B. Coxsackie-B_4-Viren sowie die Erreger von Mumps, Mononukleose und Röteln, die zu einer Schädigung der Langerhans-Inseln mit fehlender Insulinsekretion führen, diskutiert.

Als Ausdruck der Autoimmuninsulinitis finden sich neben
– lymphozytären Infiltrationen der Langerhans-Inseln auch
– Autoantikörper wie z. B. Inselzellantikörper sowie Insulinantikörper.

Im Unterschied zum jugendlichen Diabetes mellitus beträgt die Manifestationsdauer beim Erwachsenendiabetes, bei dem zwischen einem Typ IIA (normalgewichtig) und einem Typ IIB (übergewichtig) unterschieden wird, oft viele Jahre. Die Insulinsekretion bei diesem Diabetestyp ist nicht vermindert, sondern kann z. B. bei bestehender Übergewichtigkeit nach oraler Glucosegabe verzögert und gesteigert auftreten. Der Insulinmangel ist somit relativ, d. h., die sezernierte Insulinmenge reicht nicht aus, um einen normalen Blutzuckerspiegel zu gewährleisten.

Aus den physiologischen Wirkungen des Insulins auf die verschiedenen Gewebe lassen sich die Auswirkungen beim Vorliegen eines Insulinmangels beim Diabetes mellitus zwanglos ableiten. Infolge verminderter Glucoseaufnahme und -verwertung in Fettgewebe und Muskulatur bei gleichzeitiger Steigerung der Gluconeogenese in der Leber resultieren Hyperglykämie, Glukosurie, Polyurie (osmotische Diurese) und Exsikkose. Folge der gesteigerten Lipolyse sind die aus den Fettsäuren in der Leber gebildeten Ketosäuren (Acetessigsäure, β-Hydroxybuttersäure, Aceton). Die vermehrt anfallenden Fettsäuren werden darüber hinaus in der Leber als Fett gespeichert (diabetische Fettleber) und zum Teil in Lipoproteine niedriger Dichte (very low density lipoproteins = VLDL) eingebaut, so daß die diabetische Hyperlipoproteinämie vom Typ IV entsteht. Die gesteigerte Proteolyse in der Muskulatur sowie die vermehrte Verwertung der Aminosäuren zur Gluconeogenese in der Leber erklären den Gewichtsverlust.

Klinik

Als subjektive Beschwerden geben die Patienten häufig allgemeine Abgeschlagenheit und Arbeitsunlust, depressive Verstimmung, Gewichtsverlust und Appetitsteigerung sowie vermehrten Durst mit Harnflut an. Weitere Symptome sind Hautjucken, Furunkulose, Karbunkel (Nacken!), Pruritus vulvae et ani, Sehstörungen, Neuritiden, verminderte Wundheilung sowie Potenzstörung.

Bei der körperlichen Untersuchung findet sich oft ein „gesundes Aussehen" wie vermehrte Gesichtsrötung (Rubeosis diabetica). Wie zuvor dargelegt, läßt sich aufgrund klinischer Erfahrungen und pathogenetischer Vorstellungen der jugendliche vom Erwachsenen-(Alters-)Diabetes unterscheiden.

Der Patient mit Diabetes mellitus vom juvenilen Typ ist gekennzeichnet durch asthenischen Körperbau, geringen Insulingehalt des Pankreas, ausgeprägte Ketoseneigung, Insulinempfindlichkeit, fehlende Ansprechbarkeit auf orale Antidiabetika sowie Neigung zu labiler Stoffwechsellage.

Der Altersdiabetiker weist einen sthenischen Körperbau auf (80% der Altersdiabetiker sind adipös), häufig normalen Insulingehalt des Pankreas, geringe Ketoseneigung, relative Insulinresistenz, oft gutes Ansprechen auf orale Antidiabetika sowie in der Mehrzahl der Fälle eine stabilere Stoffwechsellage.

Diagnose

Die heute üblichen Belastungsmethoden zur Diabetesfrüherkennung bzw. des subklinischen Diabetes mellitus sind der
– einzeitige orale Glucosetoleranztest sowie der
– intravenöse Glucosetoleranztest.

Von besonderer Bedeutung ist der *einzeitige Glucosetoleranztest* mit 100 g Glucose. Vorbedingung für die Durchführung dieses Provokationstests ist eine zweitägige Vorperiode, in der eine kohlenhydratreiche Nahrung mit ca. 200–250 g Kohlenhydraten pro Tag verabreicht wird. Opulente Mahlzeiten sowie Fasten, Bettruhe oder übermäßige körperliche Betätigung sind zu vermeiden. Der Test wird morgens nüchtern am ruhenden Patienten mit Verabreichung von 100 g Glucose oder besser entsprechendem Oligosaccharidgemisch, gelöst in ca. 300 ml Flüssigkeit, durchgeführt. Blutzuckerbestimmungen werden zum Zeitpunkt 0 vor sowie 60 und 120 Minuten nach Glucosegabe durchgeführt. Der maximale Blutzuckerwert sollte nicht über 220 mg/dl (12,2 mmol/l) und der 120-Minuten-Wert nicht über 150 mg/dl (8,3 mmol/l) liegen. Eine herabgesetzte Glucosetoleranz findet sich für den 2-Stunden-Wert zwischen 120 und 150 mg/dl (6,7 und 8,3 mmol/l) und für den maximalen Wert zwischen 160 und 220 mg/dl (8,9 und 12,2 mmol/l). Der Normale weist einen 60-Minuten-Wert unter 160 mg/dl (8,9 mmol/l) auf und einen 120-Minuten-Wert unter 120 mg/dl (6,7 mmol/l). Die orale Glucosebelastung ist eine schonende, physiologische und gleichzeitig bewährte Methode zur Überprüfung der Funktion des endokrinen Pankreas.

Der *intravenöse Glucosetoleranztest*, der mit 0,33–0,5 g Glucose/kg Körpergewicht durchgeführt wird, ist häufig in Kliniken als Routinemethode eingeführt und in der Regel wissenschaftlichen Fragestellungen vorbehalten. Als Ausdruck der Blutglucoseelimination wurde der K-Wert formuliert, eine Rechengröße, die unter 0,81 als pathologisch, zwischen 0,8 und 1,2 als fraglich pathologisch und zwischen 1,2 und 2,2 als normal anzusehen ist.

Der *intravenöse Tolbutamintest* mit 1 g Tolbutamid wird sehr selten durchgeführt. Tolbutamid bewirkt als Sulfonylharnstoffabkömmling über eine Insulinausschüttung aus der B-Zelle des Pankreas einen Blutzuckerabfall, der als Maß für die Funktionsfähigkeit der B-Zelle angesehen werden kann.

Der *Blutzucker* wird *enzymatisch* mittels der Glucoseoxidase-Peroxidase-(GOD-POD-)Methode venös oder im Kapillarblut gemessen. In der Notfalldiagnostik kann der Blutzuckerspiegel quantitativ durch Teststreifen sowie Blutzuckermeßgeräte (Glucostix, Hämo-Glucotest) abgeschätzt werden.

Der *Urinzucker* (im 24-Stunden-Urin) wird quantitativ enzymatisch bestimmt oder kann mittels Teststreifen (Glucotest, Diastix) abgeschätzt werden. Der Nachweis von Ketokörpern wird mittels der Legal-Probe (Natriumnitroprussid) geführt. Auf dem gleichen Prinzip beruht der qualitative Nachweis mit Acetest-Tabletten und Ketostix-Papierstreifen.

Die Diagnose eines manifesten Diabetes mellitus ergibt sich aus dem Nachweis eines erhöhten Nüchternblutzuckers von über 130 mg/dl (7,2 mmol/l) enzymatisch im Kapillarblut sowie erhöhter Blutzuckerwerte von im Tagesprofil über 160 mg/dl (8,9 mmol). Desweiteren kann der Zucker- und Acetonnachweis im Urin positiv sein. Gesichert wird die Diagnose durch mehrere Blutzuckerbestimmungen an aufeinanderfolgenden Tagen sowie im Zweifelsfalle durch oralen oder intravenösen Glucosetoleranztest.

Bewährt hat sich darüber hinaus in der Diagnostik des Diabetes mellitus die Bestimmung des Glykohämoglobins (HbA$_1$ oder HbA$_{1c}$), dessen Normalwert < 8 % des Gesamthämoglobins beträgt. HbA$_1$ entsteht durch nichtenzymatische Glykosilierung (= „Zuckeranlagerung") des Hämoglobins und gibt als „Blutzuckergedächtnis" die Blutzuckerstoffwechsellage des Patienten für die Dauer der Erythrozytenüberlebenszeit (= Summe der BZ-Werte 1–2 Monate *vor* HbA$_1$-Bestimmung) wieder.

Als Ausdruck der Störung des Fettstoffwechsels können beim Diabetes mellitus sog. sekundäre Fettstoffwechselstörungen auftreten. Überwiegend handelt es sich hierbei um Hyperlipoproteinämien vom Typ IV und II (nach Fredrickson).

Differentialdiagnose

Differentialdiagnostisch müssen nichtdiabetische Mellituren, renale Glukosurien, Blutzuckererhöhung bei Streßsituationen sowie Glukosurie und Blutzuckererhöhung bei Magen- und Lebererkrankungen, Hyperthyreose, Akromegalie, Phäochromozytom, Cushing-Syndrom sowie Glucocorticoidtherapie abgegrenzt werden.

Komplikationen

Akute Komplikationen

In der Systematik kann zwischen hyper- und hypoglykämischen Krisen unterschieden werden.

Die schwerste Form der diabetischen Stoffwechselentgleisung sind die hyperglykämischen Krisen, die durch komplexe Störungen des Kohlenhydrat-,

Fett-, Protein-, Wasser-, Mineral- sowie Säure- und Basenhaushalts infolge Insulinmangels gekennzeichnet sind.

Ätiopathogenetisch lassen sich 3 wesentliche Formen unterscheiden:
1. ketoazidotisches Koma,
2. hyperosmolares nichtketoazidotisches Koma,
3. lactatazidotisches Koma.

Das *ketoazidotische Koma* wird insbesondere bei jüngeren Diabetikern, die insulinbedürftig sind, angetroffen. Neben einer Hyperglykämie, die oft 600 mg/dl (33 mmol/l) nicht überschreitet, bestehen Glukosurie, Ketonämie sowie Ketonurie. Als Ausdruck der metabolischen Azidose besteht häufig eine tiefe, beschleunigte Atmung (Kußmaul-Atmung).

Das *hyperosmolare Koma* betrifft überwiegend ältere Diabetiker und tritt nicht selten als Erstmanifestation eines Diabetes mellitus auf. Bei dieser Form des Komas besteht eine ausgeprägte Hyperglykämie mit Blutzuckerwerten häufig über 1000 mg/dl (56 mmol/l), während Ketoazidose und somit Kußmaul-Atmung sowie Acetongeruch des Atems fehlen. Des weiteren ist diese Form des Komas durch ausgeprägte Hyperosmolarität, starke Hypernatriämie sowie massive intra- und extrazelluläre Dehydratation gekennzeichnet, wobei der Hämatokritwert 90 % erreichen kann.

Ursächlich verantwortlich für derartige Stoffwechselentgleisungen sind akute Infektionen, Gastroenteritiden, Pankreatitis, akute Pyelonephritis, zerebraler Insult, Herzinfarkt, psychische Belastung sowie unsachgemäß behandelter Diabetes mellitus.

Beide Komaformen entwickeln sich langsam über Tage und ähneln einander in der Symptomatik. Als Vorzeichen lassen sich Müdigkeit, Apathie, Appetitlosigkeit, Übelkeit, Erbrechen, Durst, Polydipsie und Polyurie nachweisen. Gelegentlich bestehen Bauchschmerzen (Pseudoperitonitis diabetica). Zeichen der Exsikkose sind weiche Bulbi, trockene Haut und Schleimhäute. Des weiteren werden flacher, tachykarder Puls, Blutdruckabfall sowie Oligurie und Anurie beobachtet. Im Praecoma diabeticum besteht Bewußtseinseintrübung, die im Koma in Bewußtlosigkeit mit Hypo- oder Areflexie sowie herabgesetztem Muskeltonus übergeht.

Das hyperosmolare Koma ist durch eine besondere neurologische Symptomatik, einhergehend mit Tremor und Muskelzuckungen sowie zerebralen Krampfanfällen, gekennzeichnet.

Die seltene *Lactatazidose* geht mit Lactatspiegelerhöhungen im Serum und mit oft mäßiger Hyperglykämie einher. Es besteht eine verminderte Metabolisierung von Lactat und Pyruvat. Ursächlich verantwortlich ist eine Biguanidtherapie bei Niereninsuffizienz, kardiovaskulärer Insuffizienz, Leberinsuffizienz sowie gleichzeitig bestehender Alkoholismus.

Bei der *Differentialdiagnose* müssen neben dem hypoglykämischen Schock verschiedene andere endokrine Komaformen (thyreotoxische Krise, Addison-Koma, Coma hypothyreoticum), das urämische und Leberkoma sowie Intoxikationen (Barbiturate, Hypnotika, Salicylate, Kohlenmonoxid) und das zerebrale Koma in Erwägung gezogen werden.

Als weitere akute Stoffwechselkomplikation des Diabetes mellitus ist der *hypoglykämische Schock*, bei dem es zu einem Absinken des Blutzuckers unter 40 mg/dl (2,2 mmol/l) kommt, zu nennen. Ursächlich verantwortlich sind Überdosierung von Insulin oder β-zytotropen Substanzen, insbesondere Glibenclamid. Darüber hinaus können auch übermäßige Muskelarbeit sowie massiver Alkoholkonsum hypoglykämisierend wirken. Bei raschem Blutzuckerabfall treten, bedingt durch die adrenale Gegenregulation, folgende Schocksymptome auf:
– Heißhunger,
– Zittern, Blässe,
– Schweißausbruch,
– Kälte- und/oder Hitzegefühl,
– Herzklopfen, Angst und Unruhe.

Der allmähliche Blutzuckerabfall ist, bedingt durch einen Glucosemangel des Nervensystems, durch folgende Schocksymptome gekennzeichnet:
– Merkschwäche, Konzentrationsmangel,
– Schläfrigkeit, Gähnen,
– Benommenheit, Verwirrtheit,
– Sprachstörungen, Sehstörungen,
– Kribbeln (um den Mund herum),
– allgemeine Schwäche (Mundlähmung),
– Wesensänderung (Aggressivität, auch Depression),
– Bewußtlosigkeit, Krämpfe.

Bei älteren Patienten verlaufen Hypoglykämien häufig atypisch und können einen apoplektischen Insult oder einen Myokardinfarkt vortäuschen.

Differentialdiagnostisch kommen die diabetischen hyperglykämischen Komata sowie die dort unter Differentialdiagnose genannten Komaformen in Betracht.

Nichtakute Komplikationen

Zu den nichtakuten Komplikationen des Diabetes mellitus müssen neben den Gefäßschäden die Neuropathien sowie häufig anzutreffende Pyelonephritiden gezählt werden. Bei den diabetischen Gefäßveränderungen (Abb. 10.3) wird zwischen einer diabetesspezifischen Mikroangiopathie und einer weniger spezifischen Makroangiopathie, unter der eine vorzeitig und verstärkt sich manifestierende Arteriosklerose verstanden wird, unterschieden. Für die Entstehung und das Ausmaß der Gefäßkomplikationen sind die Dauer des Diabetes mellitus, vor allem jedoch die Güte der Einstellung verantwortlich. Bei einem gut eingestellten Diabetiker ist z. B. eine Retinopathie auch nach über 20 Diabetesjahren eine Seltenheit, während der schlecht eingestellte und nachlässig kontrollierte Patient deratige Gefäßkomplikationen teilweise schon in

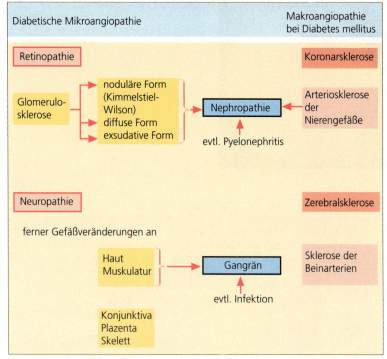

Abb. 10.**3** Nichtakute Komplikationen des Diabetes mellitus (diabetisches Spätsyndrom sowie Zusammenhänge zwischen Mikro- und Makroangiopathie des Diabetikers)

erheblichem Ausmaß bereits nach 5–10 Diabetesjahren aufweist. In der Regel sind etwa 10–15 Jahre nach Manifestation des Diabetes mellitus diabetische Angiopathien nachweisbar. Etwa 80% aller Diabetiker sterben an den Komplikationen des Gefäßsystems.

Die diabetische Mikroangiopathie manifestiert sich bevorzugt als Retinopathie, Nephropathie (Glomerulosklerose, Kimmelstiel-Wilson-Syndrom) und Neuropathie. Darüber hinaus finden sich bei der Neuropathie als Ausdruck direkt-metabolischer Einwirkungen Schädigungen des Axons an den myelinfreien Nervenfasern.

Die wichtigsten klinischen Manifestationen der autonomen diabetischen Neuropathie sind in der folgenden Zusammenstellung aufgeführt:
❖ *Herzkreislaufsystem:* Ruhetachykardie, Verlust der Herzfrequenzvarianz, orthostatische Hypertonie, schmerzlose koronare Ischämie.

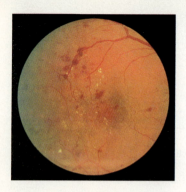

Abb. 10.**4** Retinopathia diabetica bei fortgeschrittenem juvenilem Diabetes mellitus.
Neben Gefäßneubildungen finden sich
multiple Blutungen im Augenhintergrund

❖ Magen-Darm-Trakt: Ösophagusatonie, Magenatonie (Gastroparese), Ma-
genentleerungsstörungen, Diarrhoe – wäßriger Durchfall, Obstipation.
❖ *Urogenitalsystem:* Blasenatonie, Überlaufblase, Atonie der Ureteren, erek-
tile Impotenz, retrograde Ejakulation, Verlust des Hodendruckschmerzes.
❖ *Metabolische Störungen:* fehlende hormonelle Gegenregulation in der Hypo-
glykämie, Ausfall der objektiven Beschwerden bei Hypoglykämie.
❖ *Pupillenreaktion:* Miosis, gestörter Pupillenreflex.
❖ *Trophik:* Hyperkeratose, Druckulkus, Knochenatrophie.
❖ *Thermoregulation:* Sudorie, motorische und vasomotorische Störungen
(Dyshidrose).

Die neurologischen Manifestationen, einhergehend mit Neuritiden, Areflexie,
Verlust des Vibrationssinnes sowie Blasenstörungen, sind häufig rückbildungsfähig. Die Patienten klagen über

❖ Schmerzen in den Unterschenkeln sowie Füßen und Händen,
❖ Wadenkrämpfe,
❖ Fußbrennen (burning feet), unruhige Beine (restless legs),
❖ Parästhesien (= „Kribbeln", „Ameisenlaufen", „Pelzigsein") in Fingern und
Zehen.

Ein Therapieversuch mit α-Liponsäure (z. B. Thioctacid) intravenös in hohen
Dosen ist angezeigt.

Neben der Retinopathie mit Mikroaneurysmen lassen sich an den Augen
Brechungsanomalien, frühzeitige Katarakt sowie Glaskörper- und Netzhaut-
blutungen nachweisen (Abb. 10.4).

Die diabetische Nephropathie ist häufig mit Infektionen der Harnwege
kombiniert. Gelegentlich kommt es zum akuten, schmerzhaften Krankheitsbild der Papillennekrose mit Nierenkolik, Hämaturie und Fieber.

Die Makroangiopathie des Diabetes mellitus ist überwiegend an den Zere-
bral- und Koronargefäßen sowie an den Arterien der unteren Extremitäten
lokalisiert und führt geschlechtsunabhängig zu frühzeitiger Koronarsklerose,

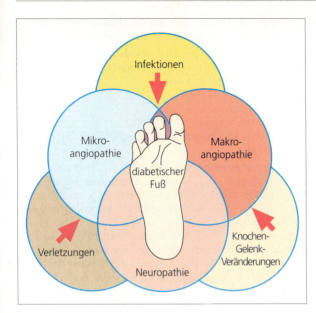

Abb. 10.**5** Der diabetische Fuß

Zerebralsklerose sowie Sklerose der Beinarterien (Gangrän) und oftmals auch zur Sklerose der Nierengefäße. Myokardinfarkt-charakteristische Mikrodefekte und zerebrale Insulte sind beim Diabetiker doppelt so häufig anzutreffen wie bei gesunden Normalpersonen.

Schlechte Wundheilung, Neigung zu Pilzinfektionen, Xanthelasmen, Furunkel oder Karbunkel sind Zeichen der verminderten Resistenz des Diabetikers gegenüber allgemeinen Infektionen einschließlich Tuberkulose.

Die Füße des Diabetikers sind besonders gefährdet! Bei verminderter Durchblutung infolge Makro- und/oder Mikroangiopathie kommt es bei dünner Haut zu einer verzögerten und erschwerten Wundheilung. Infektionen bei kleinen Hautrissen führen zu einem „offenen Fuß", wobei nicht selten Knochenbeteiligungen nachweisbar sind. Durch die oft gleichzeitig bestehende Polyneuropathie spürt der Diabetiker kleine Verletzungen und Druckstellen, u. a. bedingt durch unpassendes Schuhwerk, nicht.

In Abb. 10.**5** sind die verschiedenen Faktoren, die zu einem diabetischen Fuß führen, graphisch dargestellt (s. auch Abb. 10.**7** auf Seite 416).

Therapie

Ziel der Diabetestherapie ist die optimale Stoffwechselkompensation, so daß ein Zustand mit Beschwerdefreiheit und Leistungsfähigkeit in Beruf und Alltag erreicht wird. Damit können die prognostisch entscheidenden Spätkomplikationen vermieden oder ihr Auftreten zumindest hinausgezögert werden.

Bei Einhaltung folgender Kriterien gilt ein Diabetes als *optimal eingestellt:*
1. Nüchternblutzucker kleiner als 130 mg/dl (7,2 mmol/l); 1 Stunde postprandial kleiner als 160 mg/dl (8,9 mmol/l);
2. $HbA_1 < 8\%$,
3. Urinzucker und Aceton negativ,
4. Normalisierung des Fettstoffwechsels,
5. Vermeidung starker Blutzuckerschwankungen einschließlich Hyper- und Hypoglykämiesymptomatik.

Besonders bei Diabetikern mit juvenilem Diabetes (Typ I) gelingt eine derartige optimale Einstellung oft nicht, so daß auf die Normalisierung des Blutzuckers verzichtet und mäßig erhöhte Blutzuckerwerte (d. h. nüchtern bis 160 mg/dl [8,9 mmol/l], postprandial bis 200 mg/dl [11,1 mmol/l] und eine Glukosurie bis 10 g/Tag) in Kauf genommen werden müssen. Der HbA_1-Wert liegt dann zwischen 9–10%. Bei HbA_1-Werten über 10% ist die Einstellung des Diabetes als „schlecht" einzuordnen und kann somit nicht toleriert werden. In der Abb. 10.**6** sind die Parameter für die Qualität der Stoffwechseleinstellung übersichtlich dargestellt. Allerdings sollte der mit oralen Antidiabetika eingestellte Erwachsenendiabetes (Typ II) urinzuckerfrei sein, wobei die Tagesblutzucker die obengenannten Kriterien (s. unter 1.) erfüllen müssen.

In Ergänzung zum HbA_1-Wert kann Fructosamin – hierbei handelt es sich um verzuckerte Serumeiweiße – gemessen werden. Der Fructosaminwert repräsentiert den mittleren Blutzuckerspiegel der letzten 2 Wochen; eine gute Stoffwechselführung ist durch einen Fructosaminwert < 300 µmol/l gekennzeichnet.

Zur Erreichung dieses Ziels stehen verschiedene therapeutische Maßnahmen, die die aktive Mitarbeit des Patienten erfordern, zur Verfügung:
1. Regelung der Lebensweise sowie regelmäßige körperliche Tätigkeit,
2. Diät,
3. medikamentöse Behandlung mit oralen Antidiabetika oder Insulin,
4. Behandlung der diabetischen Komplikationen.

Für den Erfolg therapeutischer Bemühungen sind auch entscheidend:
❖ konsequente Beratung und Schulung des Patienten,
❖ Selbstkontrolle der Urinzucker- und/oder Blutzuckerwerte, einhergehend mit Protokollierung der Werte,
❖ Selbstadaptation (Selbstanpassung) der Insulindosis, d. h. Variation der Insulinmenge um ca. 2–4 IE durch den Patienten selbst.

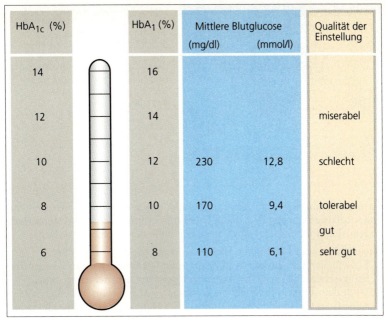

HbA$_{1c}$ (%)		HbA$_1$ (%)	Mittlere Blutglucose (mg/dl)	(mmol/l)	Qualität der Einstellung
14		16			
12		14			miserabel
10		12	230	12,8	schlecht
8		10	170	9,4	tolerabel
					gut
6		8	110	6,1	sehr gut

Abb. 10.**6** Qualität der Stoffwechseleinstellung (HbA$_1$- bzw. HbA$_{1c}$-Bestimmung). Glykosiliertes Hämoglobin (Fraktionen HbA$_1$ oder HbA$_{1c}$) spiegelt die mittlere Blutzuckereinstellung der letzten 6 Wochen wider

Als wesentliche Inhalte der Diabetikerschulung sind zu nennen:
– Ursache und Symptome des Diabetes mellitus,
– natürlicher Verlauf und Komplikationen,
– Bedeutung der guten Stoffwechseleinstellung,
– Bedeutung der Diät und körperlichen Aktivität,
– Umsetzung des Diätplans in die tägliche Kost,
– Lebens- und Hygieneregeln, soziale Fragen,
– Stoffwechselselbstkontrolle,
– Wirkungsweise und Anwendung blutzuckersenkender Medikamente,
– Regeln für die Selbstanpassung der Therapie unter Einschluß besonderer Situationen,
– Insulininjektion,
– Erkennen und Verhindern hypoglykämischer Zustände.

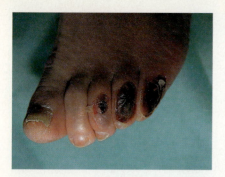

Abb. 10.**7** Gangränöse Veränderungen des Fußes eines 55jährigen Diabetikers nach 18jähriger Diabetesdauer. Es besteht nicht nur eine Mikro- und Makroangiopathie der unteren Extremitäten, sondern auch eine Neuropathie. Darüber hinaus wurde zu enges Schuhwerk getragen

Da beim Diabetiker eine Abwehrschwäche gegenüber Infektionen besteht, sind sorgfältige Körperpflege und Hygienemaßnahmen dringend erforderlich. Regelmäßig muß eine bewußte Pflege der Füße durchgeführt werden.

Nachstehend sind wesentliche Richtlinien zur Fußpflege aufgeführt:

- ❖ Füße täglich mit lauwarmem Wasser unter Vermeidung hautreizender Seifen waschen und sorgfältig, besonders zwischen den Zehen, trocknen.
- ❖ Nach dem Fußbad die Füße bei trockener, spröder Haut mit einer milden Salbe (Lanolin, Coldcreme) einreiben. Bei Neigung zu Fußschweiß Fissanpuder anwenden.
- ❖ Barfußgehen, auch im Schlaf- und Badezimmer, vermeiden; auch kleinste Verletzungen können Ausgangspunkt einer schweren Infektion werden.
- ❖ Einschnürende Socken und Strumpfhalter sowie zu enge Schuhe dürfen nicht getragen werden (Abb. 10.7).
- ❖ Zehennägel sind nur nach Fußbad und unter Vermeidung jeglicher Verletzung zu feilen. Zur Reinigung der Stellen unter den Nägeln spitze und scharfe Gegenstände, wie z. B. spitze Nagelfeilen, vermeiden. Es sollte ein kleiner, um einen Zahnstocher oder ein Streichholz gewickelter Wattebausch verwendet werden.
- ❖ Wird die Fußpflege von einer Kosmetikerin übernommen, so sollte diese auf den Diabetes mellitus hingewiesen werden.
- ❖ Wärmeflaschen und Heizkissen sind wegen der Gefahr von Hautverbrennungen verboten. Wärmeschutz durch Wollsocken ist deshalb vorzuziehen.
- ❖ Verletzungen an den Füßen sind dem Arzt zu zeigen.
- ❖ Eine Selbstbehandlung von Hühneraugen und sonstigen Druckstellen sollte nicht durchgeführt werden.

Neben dem manifesten Diabetes mellitus sind bereits die Früh-(Vor-)Stadien des Diabetes mellitus behandlungsbedürftig, um eine Manifestation zu vermeiden. Insbesondere sollten die diabetogenen Belastungsfaktoren, wie z. B.

Adipositas, ausgeschaltet werden. Darüber hinaus muß bei der Therapie mit Corticoiden und Saluretika auf eine strenge Indikationsstellung geachtet werden.

Regelung der Lebensweise

Bei der Regelung der Lebensweise ist neben einem geregelten Tagesablauf (Achtung: möglichst Vermeidung von Schichtarbeit) auf eine möglichst gleichmäßige körperliche Betätigung zu achten. Muskelarbeit senkt den Blutzucker. Allerdings sind Art und Ausmaß körperlicher Aktivität den Möglichkeiten und Fähigkeiten des einzelnen Patienten anzupassen. Am besten ist die sportliche Betätigung in einer Mannschaft oder Gruppe. Bettlägerige Patienten sollen isometrische Muskelübungen vornehmen.

Übermäßige körperliche Betätigung kann sowohl zu hyper- als auch hypoglykämischen Reaktionen führen. Auch psychische Belastungen (z. B. Prüfungssituationen) bewirken hyperglykämische Reaktionen.

Diät

Grundlage jeder Diabetestherapie ist Diät. Da es keine Einheitsdiät gibt, benötigt jeder Diabetiker aufgrund seiner Stoffwechselstörung eine individuelle Diät, die vom Arzt in Zusammenarbeit mit einer Diätassistentin zusammengestellt wird. Durch diätetische Einstellung allein lassen sich ca. 30 % der Diabetiker optimal behandeln. Grundsätzlich gilt, daß die Diät des Diabetikers energiegerecht, fettbegrenzt und kohlenhydratreich zugunsten der Ballaststoffe sein soll. Übergewichtige Diabetiker werden bis zur Erreichung des Idealgewichts mit einer energiereduzierten Mischkost behandelt.

> *Behandlung von Soll- und Idealgewicht:*
> 1. Sollgewicht in Kilogramm nach Broca-Index:
>   Körpergröße in Zentimeter minus 100.
> 2. Idealgewicht
>   bei Männern: Broca-Index minus 10 %,
>   bei Frauen: Broca-Index minus 15 %.

Der notwendige tägliche Kalorienbedarf des Patienten wird nach Alter, Geschlecht, Größe, Gewicht und beruflicher Tätigkeit variiert. Für die Diabetiker mit Idealgewicht wird der tägliche Kalorienbedarf nach Tab. 10.2 berechnet. Ein Diabetiker mit einem Idealgewicht von 70,0 kg, der eine leichte körperliche Tätigkeit ausübt, benötigt pro Tag also $70 \times 32 = 2240$ Kalorien (9380 kJ). Anstelle der Maßeinheit Kalorie wurde die Einheit Joule eingeführt. Der Umrechnungsfaktor beträgt 4,18 (1 kcal = 4,18 kJ).

Die ermittelte Kalorienmenge wird auf die einzelnen Grundnährstoffe verteilt, wobei der Anteil an Eiweiß ca. 15–20 %, an Fett 30 % und an Kohlenhydraten 50–55 % betragen sollte (Tab. 10.3).

Tabelle 10.**2** Bestimmung des täglichen Kalorienbedarfs in Abhängigkeit von der körperlichen Arbeit (kcal/kg Idealgewicht)

	pro kg Körpergewicht
Bei Bettruhe	20 – 25 kcal (84 – 105 kJ)
Bei leichter körperlicher Arbeit	32 kcal (134 kJ)
Bei mittelschwerer körperlicher Arbeit	37 kcal (155 kJ)
Bei schwerer körperlicher Arbeit	40 kcal (167 kJ)

Tabelle 10.**3** Aufteilung der Grundnährstoffe in einer Diabetesdiät von 2 000 kcal (8 400 kJ)

	Eiweiß	Fett	Kohlenhydrate (KH)
Kalorienanteil %	17	30	53
Kalorienmenge	340	600	1 060
g Nährstoffe	83	64	259
1 g KH = 4,1 kcal (17,2 kJ)	1 g Fett = 9,3 kcal (38,9 kJ)	1 g Eiweiß = 4,1 kcal (17,2 kJ)	

Zur Angabe der Kohlenhydratmenge hat sich in Deutschland die Broteinheit (BE) als die in einer Scheibe Graubrot von 25 g Gewicht enthaltene Kohlenhydratmenge (12 g KH) eingebürgert. Zum Austausch der Kohlenhydrate kann von Äquivalenztabellen, die im Buchhandel oder von der pharmazeutischen Industrie erhältlich sind, Gebrauch gemacht werden. Die tägliche Nahrungsmenge muß, wie in Tab. 10.4 dargestellt, auf 6 – 7 relativ kleine Mahlzeiten verteilt werden, damit der Stoffwechsel nicht überlastet wird, so daß nicht zu stark schwankende Blutzuckerwerte auftreten.

Die verordnete Kohlenhydratmenge sollte schwer aufschließbar und deshalb langsam resorbierbar sein (z. B. Körnerbrot, Kartoffeln, Gemüse, Hülsenfrüchte und Obst). *Grundsätzlich verboten* ist der Verzehr von schnell resorbierbaren Kohlenhydraten wie freier Zucker sowie Nahrungsmitteln, die reich an schnell resorbierbaren Zuckern sind, wie z. B. Honig, Weintrauben, Rosinen, Datteln, Feigen, Südweine, Konfitüren, Bonbons, Schokoladenerzeugnisse, Backwaren u. a. Als Süßstoffe sind Saccharin und Cyclamat oder Zuckeraustauschstoffe wie Fructose, Sorbit, Xylit und Mannit zu verwenden. Die Zuckeraustauschstoffe werden mit in die BE-Berechnung der Kohlenhydrate einbezogen (12 g Zuckeraustauschstoff = 1 BE) erlaubt.

Bei der Auswahl der Nahrungsfette muß auf das in Fleisch und Wurstwaren sowie anderen Nahrungsmitteln enthaltene *versteckte* Fett geachtet wer-

Tabelle 10.**4** Tageskostbeispiel für die Diabetesdiät mit 2 000 kcal (8 370 kJ); 83 g Eiweiß, 64 g Fett, 259 g Kohlenhydrate

I. Frühstück (40 g KH)	75 g Körnerbrot 10 g Diätmargarine 25 g Diätkonfitüre 20 g magerer Belag
II. Frühstück (30 g KH)	40 g Körnermüsli 100 ml Buttermilch
Mittagessen (51 g KH)	100 g Fleisch, mager, Rohgewicht ca. 80 g, gar 200 g Gemüse 180 g Kartoffeln 7 g Kochfett 150 g Pudding, kohlenhydratvermindert
Nachmittagsmahlzeit (48 g KH)	50 g Körnerbrot 10 g Diätmargarine 25 g Diätkonfitüre 150 g Frischobst (1 Portion)
Abendessen (42 g KH)	75 g Körnerbrot 10 g Diätmargarine 40 g magerer Belag 200 g Rohkost 2 g Öl für eine Marinade
Spätmahlzeit (48 g KH)	300 g Frischobst (2 Portionen) 1 Diätfruchtdickmilch, 1,5 % Fett

den, so daß für den Brotaufstrich ca. ein Drittel der Fettmenge zur Verfügung steht. Das Fett sollte reich an mehrfach ungesättigten Fettsäuren sein (Sonnenblumen- oder Distelöle, Margarine mit hohem Gehalt an Polyenfettsäuren).

Eiweiß in fettarmen Sorten von Fleisch, Fisch und Käse und in beschränkter Menge in Milch und Eiern sollte bevorzugt werden.

Kohlenhydratreiche Alkoholika wie z. B. Liköre, süße Schnäpse, Südwein, Sekt und Bier sind verboten; kohlenhydratfreie oder kohlenhydratarme Alkoholika wie Weinbrand, Cognac, Whisky, Gin, Rum, ungesüßte Obstbranntweine sind erlaubt, müssen jedoch in die Kalorienberechnung einbezogen werden (1 g Alkohol = 7 Kalorien = 29 Kilojoule). Gegen den Genuß von Gewürzen, Kaffee, Tee bestehen bei Diabetikern keine Bedenken.

Lebensmittel für Diabetiker stellen keinen notwendigen Bestandteil der Diabetesdiät dar, weil sie häufig einen hohen Energiegehalt haben, recht teuer sind und die Zuckeraustauschstoffe gastroenterologische Beschwerden hervorrufen können.

Jedoch sind kalorienarme und zuckerfreie Nahrungsmittel und Getränke, die mit Süßstoffen ohne Nährwert gesüßt sind, für viele Diabetiker nützlich.

Medikamentöse Therapie

Die orale Antidiabetika (Tab. 10.5) werden wegen ihres unterschiedlichen Wirkungsmechanismus in 3 Gruppen eingeteilt:
– Sulfonylharnstoffderivate,
– Biguanidderivate,
– Glucosidasehemmer.

Die *Sulfonylharnstoffe* bewirken im wesentlichen über vermehrte Ausschüttung von endogenem Insulin eine Senkung des Blutzuckers.

Die *Biguanide* stimulieren nicht die Insulinsekretion, sondern wirken in erster Linie über verminderte Glucoseresorption aus dem Darm, gesteigerte periphere Glucoseverwertung sowie Verminderung der Glucoseneubildung blutzuckersenkend. Die Behandlung mit Biguaniden wird heutzutage wegen der gefährlichen Komplikation der Lactatazidose nur noch selten durchgeführt.

Der bekannteste und am besten untersuchte *Glucosidasehemmer* ist die Acarbose (Glucobay). Dieser Enzyminhibitor hemmt die enzymatische Aufspaltung der Kohlenhydrate, so daß die Kohlenhydratverdauung verzögert wird. Blutzuckeranstiege nach Kohlenhydratgabe verlaufen unter Acarbosetherapie deutlich abgemildert.

In Tab. 10.5 sind Namen, Handelsbezeichnungen und mittlere Tagesdosis einiger wichtiger oraler Antidiabetika aufgeführt. In der Regel wird die Behandlung mit einem Präparat, das eine milde blutzuckersenkende Wirkung besitzt, einschleichend begonnen. Ist der blutzuckersenkende Effekt dieser Substanz nicht mehr ausreichend, muß ein Medikament, das stärker wirksam ist, z. B. Glibenclamid, zum Einsatz kommen. Allerdings ist das Hypoglyk-

Tabelle 10.**5** Orale Antidiabetika, nach Wirkstoffgruppen aufgelistet (Sulfonylharnstoff- und Biguanidderivate)

Trivialname	Handelsname	Mittlere Tagesdosis
Sulfonylharnstoffderivate		
Milde Wirkung		
Tolbutamid	Rastinon, Artosin	500–1 500 mg
Gliquidon	Glurenorm	15–120 mg
Glibornurid	Glutril	12,5–75 mg
Glisoxepid	Pro-Diaban	2–16 mg
Starke Wirkung		
Glibenclamid	Euglucon N	1,5–15 mg
Biguanidderivat		
Metformin	Glucophage	1 000–1 500 mg

ämierisiko bei den Medikamenten mit starker Wirkung größer als bei denen mit milder Wirkung.

Das *Biguanidderivat* ist in Tab. 10.5 lediglich der Vollständigkeit halber aufgeführt. Metformin wird kaum noch eingesetzt.

Als Nebenwirkung der Sulfonylharnstoffbehandlung treten selten Arzneimittelexantheme sowie toxisch-allergische Knochenmarksschädigungen (Thrombo-, Leukopenie) auf. Kontraindikationen für eine Therapie mit oralen Antidiabetika sind:

❖ Insulinmangeldiabetes,
❖ Schwangerschaft,
❖ schwere Niereninsuffizienz, Leberinsuffizienz,
❖ Präkoma oder Coma diabeticum,
❖ schwere diabetische Spätschäden (z. B. Gangrän),
❖ Sulfonylharnstoffallergie.

Häufigere Nebenwirkungen der Sulfonylharnstoffderivate sind hypoglykämische Zustände. Einige Medikamente wie z. B. Salicylate, Antirheumatika, β-Rezeptoren-Blocker und Alkohol können die blutzuckersenkende Wirkung und damit das Hypoglykämierisiko verstärken, während z. B. orale Kontrazeptiva, Glucocorticoide, Saluretika sowie trizyklische Antidepressiva die blutzuckersenkende Wirkung abschwächen können.

Die *Behandlung mit Insulin* ist angezeigt bei:
1. Präkoma und Coma diabeticum,
2. juvenilem Diabetes mellitus (Typ I),
3. diabetischen Schwangeren,
4. Patienten mit dem Typ des Erwachsenendiabetes, bei denen sich im Verlauf eine Diät und/oder orale Antidiabetikabehandlung als nicht ausreichend erweist (= Spätversager).

Die gebräuchlichen Insulinpräparate werden aus den Bauchspeicheldrüsen *einer* Tierspezies, Rind oder Schwein (sog. Monospezies-Insuline), hergestellt. Während Rinderinsuline im allgemeinen nicht mehr verwendet werden, werden hochgereinigte Schweineinsuline auch weiterhin eingesetzt. Durch chromatographische Verfahren sind die meisten Insulinsorten besonders hoch gereinigt, um eine Antikörperbildung gegen das injizierte Insulin möglichst gering zu halten (MC bzw. CS/CR-Insulin der Firmen Novo und Hoechst). Darüber hinaus sind heute Humaninsuline in ausreichender Menge verfügbar, so daß die Behandlung des neuentdeckten Diabetes mit menschlichem Insulin durchgeführt werden sollte. Humaninsuline werden mit Hilfe der Gentechnik chemisch-synthetisch hergestellt, werden häufig eingesetzt und verdrängen zunehmend die Schweineinsuline.

Die Dosierung des Insulins erfolgt in Internationalen Einheiten (1 mg = 24 IE), wobei 40 IE in 1 ml enthalten sind. Zur Injektion von Insulin sollten nur Spritzen verwendet werden, die eine Insulinskala aufweisen, die auf

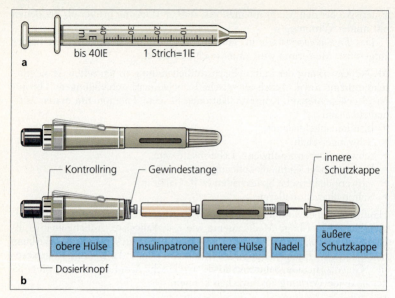

Abb. 10.**8**a u. **b** Insulinspritzen, Skala in internationalen Einheiten (IE). **a** Einmal- spritze aus Kunststoff, **b** „OptiPen" für intensivierte Insulintherapie

40 IE/ml geeicht ist (Abb. 10.**8**a). Zur subkutanen Injektion von Insulin hat sich die 11-mm-Kurzkanüle bewährt. Als Injektionshilfen haben sich in den letzten Jahren die Pens bewährt (Abb. 10.**8**b). Die Pens verdanken ihren Namen ihrer Ähnlichkeit mit einem Füllfederhalter. Der Insulinvorrat kann mittels einer Patrone ausgewechselt werden. Durch Drücken des Knopfes am Ende des Pens werden exakte Insulinmengen durch eine feine Nadel abgegeben. Durch diese Vereinfachung führt der Patient sein Insulin immer spritzfertig mit sich.

Geeignete Körperstellen zur Injektion von Insulin (auch zum Selberspritzen) sind die Oberschenkel vorn sowie der Bauch unterhalb des Nabels (Abb. 10.**9**). Die Spritzfelder müssen bei regelmäßigem Spritzen von Insulin stets gewechselt werden, da sich an der Injektionsstelle Narben bilden können, die den Wirkungsablauf des Insulins beeinträchtigen. So sollte z.B. beim Spritzen in den Oberschenkel die 1. Spritze rechts, die 2. links, die 3. wiederum rechts und die 4. links gesetzt werden, wobei beim Spritzen ein Mindestabstand von Zweifingerbreite von der letzten Einstichstelle auf dem gleichen Oberschenkel gewährleistet sein muß.

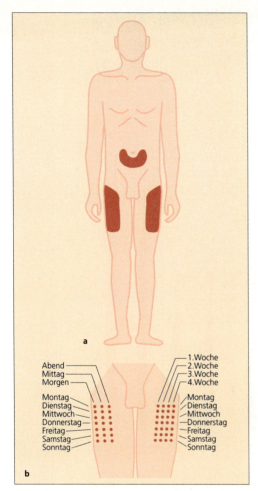

An Insulinpräparaten stehen Altinsuline mit raschem Wirkungseintritt und kurzer Wirkungsdauer (4–8 h), Intermediärinsuline mit mittlerer Wirkungsdauer (9–16 h) und Verzögerungsinsuline mit langer Wirkungsdauer (14–28 h) (Abb. 10.**10**) zur Verfügung.

Altinsulin wird nur in Notfällen (Coma hyperglycaemicum) intravenös, sonst wie alle anderen Insulinsorten subkutan gespritzt. In der Regel wird die Ersteinstellung mit Insulin unter klinischer Beobachtung durchgeführt, wobei

Präparat	Zubereitung	pH	Wirkung (Tag / Nacht)	Wirkungsdauer in Stunden	Wirkungsmaximum nach Stunden
Insulin Actrapid HM 40 Novo/Nordisk	klare Lösung	7		5 (4–6)	1/2–1
H-Insulin Hoechst	klare Lösung	3		7 (6–8)	1–2
Komb-H-Insulin Hoechst	klare Lösung	3		11 (9–14)	3–4
Insulin Actraphane Novo/Nordisk/ Boehringer Mannheim	Suspension	7		13 (10–14)	4–5
Depot-H-Insulin Hoechst	Suspension	3		13 (10–16)	4–5
Basal-H-Insulin Hoechst	Suspension	7		24 (18–26)	3–8
Insulin Insulatard Novo Nordisk	Suspension	7		26 (22–28)	6–10

Uhrzeit — Tag: 7 9 11 13 15 17 19 — Nacht: 21 23 1 3 5 7

0 2 4 6 8 10 12 14 16 18 20 22 24 Std.

Abb. 10.**10** Wirkungsdauer und -maximum einiger Insulinpräparate

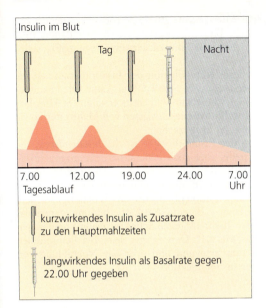

Abb. 10.**11** Therapie-konzept der intensivierten Insulintherapie

je nach Stoffwechsellage eine Gesamttagesdosis im Bereich von 24–48 IE gewählt wird. Unter Kontrolle des Blutzuckertagesprofils (Nüchternwert, 11-Uhr-Wert und 17-Uhr-Wert) und der Harnzuckermessung aus mindestens 2 Portionen (Tag und Nacht) oder 3 getrennten Sammelperioden (7–15 Uhr, 15–23 Uhr, 23–7 Uhr) kann die Insulindosierung kontrolliert und die Einstellung optimiert werden. Eine Einzeldosis von einem Depotinsulin wird als sog. Einmalgabe nicht gegeben; bei ausgewählten Patienten kann eine Einzeldosis Depotinsulin mit einer Sulfonylharnstofftherapie kombiniert werden. Erfahrungsgemäß werden 2 Injektionen von Depotinsulin (30–60 min vor dem Frühstück bzw. 30–60 min vor dem Abendessen) vorgenommen, wobei in der Regel morgens ⅔ und abends ⅓ der Insulingesamtdosis injiziert werden.

Bei ausgewählten Patienten, die sich mit der herkömmlichen Insulinbehandlung nicht gut einstellen lassen, kann der Blutglucosespiegel durch Insulininfusionspumpen (sog. offenes System) geregelt werden. Diese Patienten müssen eine regelmäßige konsequente Stoffwechselkontrolle selbständig durchführen. Darüber hinaus setzt sich zunehmend das Konzept der intensivierten Insulintherapie durch (Abb. 10.**11**). Durch abendliche Gabe eines Langzeitinsulins wird ein Basisinsulinspiegel im Blut erhalten. Durch Gabe von Altinsulin zu den Hauptmahlzeiten (25–30% der Gesamtdosis vor dem

Frühstück, 15–20% vor dem Mittagessen, 20–25% vor dem Abendessen) lassen sich oft normoglykämische Blutzuckerwerte erzielen. Der Patient muß jedoch intensiv geschult sein und seine Blutzuckerwerte regelmäßig selbst kontrollieren.

Die gefährlichste und häufigste Komplikation der Insulintherapie ist die *Hypoglykämie*, die bis zum *hypoglykämischen Schock* führen kann. Die charakteristischen Symptome der Hypoglykämie wurden bereits erwähnt (S. 410). Ursächlich kommen fehlerhafte Insulintherapie, Auslassen von Mahlzeiten sowie ungewohnte körperliche Betätigung in Betracht.

Eine weitere Komplikation der Insulintherapie ist die *Insulinallergie*, die meist lokal an der Injektionsstelle, aber auch generalisiert als angioneurotisches Ödem oder generalisierte Urtikaria auftreten kann. Als Insulinresistenz wird ein mangelhaftes Ansprechen auf Insulin angenommen, wenn z.B. mehr als 80 IE Insulin täglich zur Kompensation des Stoffwechsels benötigt werden. Ursache der Insulinresistenz kann z.B. eine Antikörperbildung gegen das artfremde Insulin (gegen Rinder- mehr als gegen Schweineinsulin) oder gegen Begleitsubstanzen im Präparat wie z.B. Depotträger sein. Bei der seltenen Insulindystrophie kommt es zum Schwund und/oder zur Neubildung von Fettgewebe an Stellen häufiger Insulininjektion.

Coma diabeticum

Ziel der Therapie ist hier ein möglichst rascher Ausgleich der Hyperglykämie, der Ketoazidose sowie des Wasser- und Elektrolytverlustes, wobei eine allzu schnelle Normalisierung der laborchemischen Parameter durchaus auch nachteilige Folgen haben kann.

Insulin wird nach einer Bolusinjektion von 20 IE Insulin i.v. als Dauerinfusion intravenös in einer Dosis von 4–12 IE Altinsulin/h bis zu einem Blutzuckerwert von 250–300 mg/dl (13,9–16,7 mmol/l) infundiert. Anschließend werden etwa 1000 ml 5%ige Glucose mit 16 IE Altinsulin über 5 Stunden infundiert. Der Ausgleich des Flüssigkeitsdefizits ist besonders wichtig und erfolgt mit physiologischer Kochsalzlösung; bei Erhöhung des Serumnatriums über 155 mmol/l wird mit 0,45%iger Kochsalzlösung rehydriert. Neben vorsichtiger Kaliumgabe sollte auch Phosphat substituiert werden. Bei pH-Werten unter 7,1 erfolgt zum Ausgleich der Azidose die Gabe von Bicarbonat. Gaben von Antibiotika sowie Herz- und Kreislaufmitteln sind weitere therapeutische Maßnahmen (Achtung: Digitalis erst nach Stabilisierung der Elektrolytsituation).

Da beim hyperosmolaren Koma eine weitaus stärkere Exsikkose vorliegt, muß oft mit bis zu 16 l Flüssigkeit rehydriert werden. Die übrige Behandlung entspricht im wesentlichen der des ketoazidotischen Komas.

Hypoglykämischer Schock

Hinsichtlich der Gefahren eines hypoglykämischen Schocks muß der Diabetiker immer einige Zuckerstückchen oder Traubenzuckertabletten bei sich führen, die bei den ersten Anzeichen einer Hypoglykämie zugeführt werden sollten. Darüber hinaus ist das Mitführen eines *Diabetikerausweises* unerläßlich. Bei eingetrübtem Bewußtsein oder Bewußtlosigkeit werden hochprozentige Glucoselösung und/oder Glucagon intravenös oder subkutan verabreicht. Bewußtlosen Patienten wird niemals Zuckerlösung eingeflößt. Die Einweisung in ein Krankenhaus ist unbedingt erforderlich.

Operative Eingriffe

Bei operativen Eingriffen ist beim Diabetiker besondere Aufmerksamkeit geboten. Bei kleineren Eingriffen und stabiler Stoffwechsellage werden Patienten mit oralen Antidiabetika nicht auf Insulin umgestellt. Insulinbedürftige Diabetiker werden präoperativ auf 3–4 Injektionen Altinsulin pro Tag umgestellt. Während der 24 Stunden nach der Operation gibt man unter häufiger Blutzuckerkontrolle 5%ige Glucoselösung und Altinsulin intravenös.

Um evtl. Stoffwechselentgleisungen am Operationstag bzw. an den folgenden Tagen auffangen zu können, sollte der Operationszeitpunkt nach Möglichkeit für den frühen Vormittag eines Wochentages am Wochenanfang (nicht Freitag!) vorgesehen werden. Eine Lokalanästhesie ist für den Stoffwechsel weniger belastend als eine Allgemeinnarkose.

Diabetes und Schwangerschaft

Die Schwangerschaft stellt für den mütterlichen Organismus und den Stoffwechsel der Diabetikerin eine Belastung dar. Insbesondere wegen des hormonalen Faktors der Plazenta (human placental lactogen = HPL) wirkt eine Schwangerschaft diabetogen, d. h. diabetesmanifestationsfördernd.

Während das Mortalitätsrisiko einer diabetischen Mutter unter 1% liegt, beträgt für das Kind auch heute noch das Risiko durchschnittlich 20–50%. Verantwortlich hierfür ist die stark wechselhafte mütterliche Glucosetoleranz während der Schwangerschaft, die für das Kind mehrfache Gefährdungen beinhaltet. Bewährt hat sich, daß die Diabetikerin während der Schwangerschaft von einem diabetologisch erfahrenen Internisten und Geburtshelfer betreut wird. Die diabetische Schwangere muß während der gesamten Schwangerschaft normoglykämisch, d. h. optimal eingestellt sein. Darüber hinaus ist anzustreben, bereits vor Eintreten einer Schwangerschaft, d. h. präkonzeptionell, auf normale Blutzuckerwerte einzustellen, um auf diese Art und Weise die Mißbildungsrate der Feten zu senken.

Im 1. Trimenon bessert sich die Stoffwechselsituation einer Diabetikerin durch eine gesteigerte Insulinempfindlichkeit. Um Hypoglykämien, die in der Phase der Organogenese zu Mißbildungen des Fetus führen können, zu vermeiden, wird die tägliche Insulinmenge reduziert. Im 2. und 3. Trimenon der

Schwangerschaft erhöht sich allmählich der Insulinbedarf um 25–100%, so daß eine gute Diabeteseinstellung oft nur mit 3 täglichen Insulininjektionen möglich ist, wobei einige Patienten 4- oder 5mal Insulin injizieren müssen. Die Hyperglykämie führt reaktiv beim Fetus zu einem funktionellen Hyperinsulinismus, der für dessen Kohlenhydratfettmast (Übergröße, sog. Riesenkinder) verantwortlich ist. Gleichzeitig besteht eine Unreife infolge der Plazentainsuffizienz, so daß die Gefahr des intrauterinen Fruchttodes groß ist. Postpartal drohen Hypoglykämie und ein Atemnotsyndrom. Bei schlechter Stoffwechselführung der diabetischen Mutter steigt die Neigung zu Fehlgeburten, Gestosen und Hydramnion.

Mindestens ab der 32. Woche sollte die Schwangere stationär eingewiesen werden. Die kindliche Mortalität wird durch eine frühzeitige Entbindung (37.–38. Schwangerschaftswoche) mittels Geburtseinleitung oder Schnittentbindung gesenkt.

Prognose

Die endgültige Prognose eines Diabetikers wird durch seine Intelligenz, Einsicht und Einstellung zu seiner Erkrankung und den möglichen Komplikationen bestimmt.

Die Langzeitprognose des Diabetes mellitus ist vor allem abhängig von den vaskulären Komplikationen, deren Entwicklung und Progredienz insbesondere durch die Dauer der Erkrankung und die Güte der Einstellung bedingt sind. Zum Teil schreiten jedoch die Sekundärveränderungen auch unabhängig von der Sorgfalt der Behandlung weiter fort.

Der Diabetiker stirbt überwiegend an den Folgen einer Koronar- sowie Zerebralsklerose oder einer Pyelonephritis.

Die durchschnittliche Lebenserwartung ist beim jugendlichen Diabetiker um 10, beim Altersdiabetiker um 4–10 Jahre bei Vergleich mit der Gesamtbevölkerung verkürzt.

Endokrin aktive Pankreas-, Magen- und Darmtumoren

Die Häufigkeit dieser hormonal aktiven Tumoren ist gering. Klinische Bedeutung kommen nur dem Insulinom und dem Gastrinom zu. Die weiteren endokrin-aktiven Pankreastumoren (Vipom, Glukagonom, PPom, Somatostatinom) stellen Raritäten dar.

Zur Ätiopathogenese dieser Tumoren wird die Apud-Hypothese herangezogen. Das Apud-Zellsystem-(*A*mine-*a*nd-*p*recursor-*u*ptake-and-*d*ecarboxylation)Zellsystem wird durch Zellen neuroektodermaler Herkunft, die Peptidhormone produzieren können, gebildet. Zum Apud-Zellsystem werden die G-Zellen des Magens, die enterochromaffinen Zellen des Darmes, Zellen der Pankreasinseln, die C-Zellen der Schilddrüse und Zellen des Hypophysenvorderlappens zugerechnet.

Insulinom

Ätiologie und Pathogenese

Durch Überproduktion von Insulin in Adenomen oder Karzinomen des Pankreas entsteht beim Erwachsenen der Hyperinsulinismus mit dem Leitsymptom der Hypoglykämie.

Seltener und fast ausschließlich bei Kindern wird eine Hypertrophie und Hyperplasie sämtlicher Inselzellen beschrieben. Meistens sind die Adenome im Pankreasschwanz und Mittelteil lokalisiert, seltener im Pankreaskopf.

Klinik

Im Vordergrund stehen vegetative Symptome wie Schwindel, Schweißausbrüche, Zittern und Heißhunger sowie Tremor und Herzklopfen. Die Beschwerden treten besonders bei nüchternen Patienten morgens und nach körperlicher Belastung auf. Zentralnervöse Symptome sind Brechreiz, Lähmungserscheinungen, Krämpfe und Bewußtlosigkeit. Da Persönlichkeitsveränderungen und psychiatrische Symptome auftreten können, werden die Patienten gelegentlich in eine Nervenklinik eingewiesen. Bei länger dauerndem Hyperinsulinismus besteht als Folge des Heißhungers eine Übergewichtigkeit.

Die sog. *Whipple-Trias* besteht aus:
1. anamnestischen Angaben über Hunger und Schwächeanfälle, Schweißausbrüche sowie Parästhesien während des Fastens,
2. Nüchternblutzuckerwerten unter 30 mg/dl (1,7 mmol/l),
3. schlagartiger Besserung der Beschwerden nach intravenöser Glucoseinjektion.

Diagnose

❖ Bestimmung des Nüchternblutzuckers.
❖ Fastenversuch, bei dem der Patient bis zu 72 Stunden keine Nahrung erhält und dem sich evtl. eine körperliche Belastung anschließt. Bei den meisten Patienten resultiert unter diesen Umständen ein Abfall des Nüchternblutzuckers unter 30 mg/dl (1,7 mmol/l) mit Auftreten von typischen hypoglykämischen Zeichen.
❖ Tolbutamidtest mit 1 g Tolbutamid (Rastinon) intravenös. Dieser Test ist, da der Blutzucker rasch unter 30 mg/dl (1,7 mmol/l) sinken kann, nicht ungefährlich und kann nur unter ständiger ärztlicher Kontrolle durchgeführt werden.
❖ Insulinsuppressionstest, bei dem Insulin infundiert wird und der Blutzucker sowie die C-Peptid-Serumkonzentration kontrolliert werden.

Insgesamt ist bei der Labordiagnostik typisch, daß im Verhältnis zur erniedrigten Blutglucose relativ oder absolut erhöhte Seruminsulinkonzentrationen nachweisbar sind.

Differentialdiagnose

Auch andere Krankheiten können spontan Hypoglykämien bewirken. Differentialdiagnostisch müssen neben der exogenen Überinsulinierung (s. unter Diabetes mellitus, S. 410) Erkrankungen der Leber, wie z. B. Leberzirrhose, sowie Hypophysen- und Nebennierenrindenfunktionsstörungen (S. 436 ff. u. 493 ff.) abgegrenzt werden. Darüber hinaus gehen große extrapankreatische Tumoren, das Dumping-Syndrom sowie Vorstadien des Diabetes mellitus mit Hypoglykämien einher. Auch bei relativ labilen Patienten kommen funktionelle Hypoglykämien als Regulationsstörung vor.

Therapie

Der akute hypoglykämische Anfall wird durch sofortige intravenöse Injektion von hochprozentiger Glucoselösung behandelt. In schweren Fällen sind länger dauernde Glucoseinfusionen erforderlich. Adenome werden operativ entfernt; ggf. wird eine Teilresektion oder Totalexstirpation des Pankreas durchgeführt.

Gastrinom (Zollinger-Ellison-Syndrom)

Klinik

Bei diesem handelt es sich um „Nicht-B-Zellen-Tumoren" des Pankreas, die mit einer Hypersekretion des Magens und therapieresistenten Ulcera ventriculi und/oder duodeni einhergehen. Wäßrige Diarrhoen sowie gelegentlich Diarrhoeische Fettstühle sind nachweisbar.

Therapie

Die Therapie der Wahl ist die totale Gastrektomie, da das Pankreasadenom oft nicht auffindbar ist. Der Versuch einer Dauertherapie mit H_2-Rezeptoren-Blockern (z. B. Zantic) oder Protonenpumpenhemmern (z. B. Omeprazol [Antra]) ist bei hohem Operationsrisiko gestattet.

Verner-Morrison-Syndrom („pankreatische Cholera")

Begleitsymptome sind wäßrige Diarrhoen, Hypoglykämie und Hypo- bzw. Achlorhydrie. Ursächlich verantwortlich sind nach heutigen Kenntnissen Pankreastumoren, in denen das gastrointestinale Hormon "vasoactive intestinal polypeptide" (VIP) gebildet wird.

Störungen der Gewebshormone und Mediatoren

Physiologie

Als *Gewebshormone* werden Substanzen bezeichnet, die nicht in endokrinen Drüsen, sondern in spezialisierten Zellen in verschiedenen Geweben und Organen gebildet weden. Zu ihren Zielzellen gelangen sie entweder auf dem Blutweg (endokrin), oder sie üben ihre Wirkung lokalisiert auf benachbarte Zellen (parakrin) aus.

Mediatoren oder Mediatorstoffe sind hormonähnliche Substanzen, die aus Zellen oder Zellverbänden in verschiedenen Organen freigesetzt werden und in der Regel am Ort ihrer Freisetzung wirken.

Bei den Gewebshormonen sind insbesondere die verschiedenen gastrointestinalen Hormone von Bedeutung, die im Gastrointestinaltrakt sowie im Pankreas gebildet werden und die vorwiegend die Funktion der Verdauungsorgane beeinflussen. Nach heutigen Kenntnissen handelt es sich dabei um folgende Hormone:

I. Gastrinfamilie:
1. Gastrin,
2. Pancreocymin (Cholecystokinin);

II. Glucagonfamilie:
1. Glucagon,
2. Secretin,
3. Gastric inhibitory polypeptide (GIP),
4. Vasoactive intestinal polypeptide (VIP),
5. pankreatisches Polypeptid (PP);

III. Motilin;
IV. Somatostatin.

Erkrankungen, die mit Überproduktion von Gastrin und Vasoactive intestinal polypeptide (VIP) einhergehen, wurden bereits beschrieben (S. 430). Auch Tumoren, die vermehrt Glucagon bilden, sog. Glukagonome sowie Tumoren, die vermehrt Somatostatin = Somatostatinome, und solche, die vermehrt pankreatisches Polypeptid (sog. PPome) bilden können, sind bekannt.

Zu den Mediatoren zählen Histamin, Serotonin, Kinine (z. B. Bradykinin) und Prostaglandine. Nahe verwandt mit den Kininen ist das Renin-Angiotensin-System der Niere (S. 484). In der Pathogenese allergischer Reaktionen, bei Entzündungsprozessen, Endotoxinschock und Verbrennungen spielt die Freisetzung der Mediatorstoffe eine wichtige Rolle.

Karzinoidsyndrom

Ätiologie und Pathogenese

Von besonderem klinischem Interesse ist das Serotonin, dessen vermehrte Sekretion das Karzinoidsyndrom hervorruft. Pathologisch-anatomisch bilden sich Hyperplasien und Tumoren des Gelbe-Zellen-Systems in Dünndarm und Pankreas, selten im Bronchialsystem. Metastasierung in Leber und Lymphknoten ist möglich.

Klinik

In der Regel beginnt das Krankheitsbild mit Durchfällen sowie anfallsweise auftretenden Rötungen von Gesicht, Hals und Oberkörper sowie Hitzegefühl (Flush-Syndrom). Spätsymptom ist eine Herzinsuffizienz infolge Klappenerkrankung im rechten Herzen.

Diagnose

Die Diagnose wird gesichert durch Bestimmung des Serotoninmetaboliten 5-Hydroxyindolessigsäure im 24-Stunden-Urin.

Therapie und Prognose

Die Therapie besteht, wenn möglich, in der chirurgischen Entfernung des Tumors. Gaben von Glucocorticoiden, Serotoninantagonisten sowie Somatostatinanaloga bessern die Flush-Symptomatik bzw. hemmen die Diarrhoe.

Die Prognose ist ungünstig, wenn nicht eine operative Therapie durchgeführt werden kann.

Krankheiten des Hypophysen-Zwischenhirn-Systems

 Lernziele

Auf der Grundlage einer kurzen Wiederholung der Anatomie und Physiologie des Hypophysen-Zwischenhirn-Systems wird der Lernende nach dem Durcharbeiten dieses Abschnitts in die Lage versetzt,
- Zusammenhänge zwischen Hypothalamus und Hypophysenhormonen zu erkennen sowie die Funktionen der einzelnen Hypophysenhormone zu beschreiben,
- Über- und Unterfunktion der Hypophyse zu definieren,
- zwischen den verschiedenen endokrinen aktiven und inaktiven Hypophysentumoren zu unterscheiden,
- die klinischen Zeichen der Krankheiten der Hypophyse wiederzugeben,
- die Grundzüge der Diagnostik sowie der operativen und konservativen Therapie zu erläutern.

Anatomie und Physiologie

Hypothalamus (Zwischenhirn) und Hypophyse bilden eine enge anatomische und funktionelle Einheit (Abb. 10.**12**). In den verschiedenen Kernen des *Hypothalamus* werden neurosekretorische Hormone gebildet, die die endokrine Aktivität der Hypophyse steuern. Die hypothalamischen Hormone gelangen über einen speziellen Pfortaderkreislauf in den Hypophysenvorderlappen.

Das hypothalamohypophysäre System funktioniert als Schnittstelle zwischen Nerven- und Hormonsystem. Der Hypothalamus stellt das Bindeglied zwischen den höheren Hirnzentren und der Hypophyse dar und ist somit sowohl von diesen Zentren als auch von den im Blut kreisenden Hormonen beeinflußbar. Es ist somit ohne weiteres verständlich, daß z. B. psychische Erregungen via Hypothalamus und Hypophyse auf das gesamte Endokrinium und Vegetativum Auswirkungen haben können. Umgekehrt können

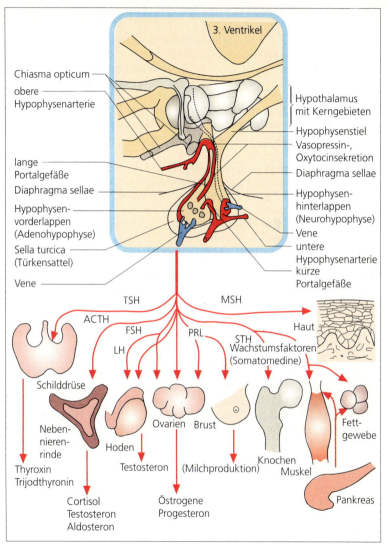

Abb. 10.**12** Zusammenhänge zwischen Hypothalamus, Hypophyse und den abhängigen Hormondrüsen sowie Organen. Im Hypothalamus mit seinen Kerngebieten werden die für jedes Hormon der Hypophyse entsprechenden Releasing- und Inhibiting-Hormone gebildet. Diese fördern oder hemmen die Ausschüttung von Hypophysenhormonen. Die Hypophysenhormone ihrerseits regulieren einzelne Drüsen und/oder beeinflussen verschiedene Organe (s. Text)

ihrerseits Fehlregulationen im Hormonhaushalt Rückwirkungen auf die Psyche haben.

Das endokrine System ist streng hierarchisch in 3 Ebenen mit sog. Rückkopplungs-(Feedback-)Mechanismen gegliedert:

❖ Das oberste Steuerungszentrum ist der Hypothalamus.

❖ Die zweite Ebene bildet die Hypophyse, wobei aus dem Hypophysenvorderlappen unter Einfluß der hypothalamischen Releasinghormone die glandotropen Hormone TSH, ACTH, FSH und LH freigesetzt werden.

❖ Die dritte Ebene stellen die peripheren endokrinen Drüsen wie Schilddrüse, Nebennierenrinde und Keimdrüsen mit ihren Rückkopplungsmechanismen dar.

Die nicht glandotropen Hormone Prolactin und Wachstumshormon Somatotropin (STH) wirken direkt auf ihr Zielgewebe.

Man unterscheidet heute zwischen *hypothalamischen Hormonen*, die *stimulierend* (releasing hormones), und solchen, die *hemmend* (inhibiting hormones) wirken. Einige hypothalamische Hormone werden nach Aufklärung der Eiweißstruktur synthetisch hergestellt.

Funktionstests mit dem hypothalamischen thyreotropinausschüttenden Hormon (thyreotropin releasing hormone = TRH), dem luteinisierenden Hormon-Releasinghormon (luteinizing hormone releasing hormone = LH-RH) sowie dem Corticotropin releasing hormone (CRH) haben die Diagnostik von Erkrankungen des endokrinen Systems beträchtlich erweitert und verfeinert.

Im Hypothalamus werden im Nucleus paraventricularis und Nucleus supraopticus Oxytocin und Vasopressin (= Adiuretin) produziert, auf Nervenbahnen in den Hypophysenhinterlappen geleitet und dort gespeichert.

Die *Hypophyse* (Gewicht ca. 0,5 – 0,6 g) liegt in der Sella turcica (Türkensattel); sie läßt sich morphologisch in 3 Abschnitte unterteilen: Adenohypophyse (Hypophysenvorderlappen, HVL), Pars intermedia (Hypophysenmittellappen) und Neurohypophyse (Hypophysenhinterlappen, HHL). Die Hypophyse wird als übergeordnete Drüse bezeichnet, weil einige ihrer Hormone wie ACTH, TSH, LH und FSH die Tätigkeit anderer endokriner Drüsen (Nebennierenrinde, Schilddrüse, Gonaden) steuern.

Im Hypophysenvorderlappen werden in verschiedenen Zelltypen folgende Hormone gebildet:

1. *Wachstumshormon* (somatotropes Hormon = STH, growth hormone = GH) und *Prolactin* (Prl) früher auch luteotropes Hormon = LTH) werden in den eosinophilen Zellen gebildet.

Das Wachstumshormon beeinflußt sowohl den Eiweiß- als auch den Fett-, Kohlenhydrat- und Elektrolytstoffwechsel und fördert das Längenwachstum der Knochen sowie das Wachstum der Organe.

Prolactin ist, wie das Wachstumshormon, ein reines Proteinhormon, fördert die Milchproduktion und nimmt Einfluß auf die Keimdrüsen.

2. Das *adrenokortikotrope Hormon* (ACTH) wird in den basophilen Zellen des HVL und das *melanozytenstimulierende Hormon* (MSH) in den basophilen Zellen des Zwischenlappens gebildet. Beide Hormone sind reine Eiweißhormone. Beide Hormone entstehen durch Spaltung eines größeren Vorläuferhormons (Proopiomelanocortin). Aus dieser Vorstufe entstehen durch Spaltung u. a. auch β-Endorphine, die als körpereigene Opiate die typischen Eigenschaften der Opiate haben.

   ACTH wirkt im Rückkopplungskreis auf die Nebennierenrinde und darüber hinaus auf das Fettgewebe. MSH fördert die Einlagerung von Pigmentkörnchen in Melanozyten und bewirkt somit eine vermehrte Bräunung der Haut.

3. Das *thyreoideastimulierende Hormon* (TSH) ist ein Glykoproteidhormon und wird in den basophilen Zellen des HVL gebildet. Es fördert die Produktion von Schilddrüsenhormonen (s. auch Rückkopplungskreis unter Schilddrüse, S. 450).

4. In den basophilen Zellen werden die *Gonadotropine* FSH (follikelstimulierendes Hormon) und LH (luteinisierendes Hormon) gebildet. Beide Hormone sind Glykoproteidhormone, d. h., neben Protein enthalten sie Kohlenhydratgruppen.

   FSH bewirkt die Follikelreifung bis nahe zur Sprungreife sowie eine niedrige Östrogensekretion bei der Frau. Beim männlichen Organismus fördert FSH die Entwicklung der Samenzellen im Hoden.

   LH fördert die Steroidhormonproduktion in den Keimdrüsen und somit die Produktion von Östrogenen und Gestagenen im Corpus luteum bei der Frau bzw. beim Mann die Testosteronproduktion in den Leydig-Zwischenzellen.

   Zeitlich und mengenmäßig sinnvoll abgestimmt bewirkt LH zusammen mit FSH die volle Follikelreifung, den Follikelsprung und die Gelbkörper-(Corpus-luteum-)Bildung.

5. Adiuretin (ADH) und *Oxytocin* sind reine Eiweißhormone und werden lediglich im HHL gespeichert. ADH wirkt an den Nierentubuli, indem es zu vermehrter Wasserresorption und Antidiurese führt. Oxytocin fördert die Milchejektion der Brustdrüse und die Kontraktion der Uterusmuskulatur.

Unterfunktion des Hypohysenvorderlappens (Hypophysenvorderlappeninsuffizienz)

Definition

Das sehr seltene Krankheitsbild der Hypophysenvorderlappeninsuffizienz ist gekennzeichnet durch den Ausfall eines oder mehrerer Hormone des Hypophysenvorderlappens (HVL).

Ätiologie, Pathogenese und Pathophysiologie

Als Ursache für die HVL-Insuffizienz kommen neben der ischämischen HVL-Nekrose (Sheehan-Syndrom) intra- und extraselläre Tumoren, Granulome (z. B. Morbus Boeck) sowie Schädel-Hirn-Traumata in Betracht. Bei Kindern und Jugendlichen läßt sich häufig keine Ursache eruieren. Darüber hinaus besteht eine HVL-Insuffizienz nach operativer Entfernung der Hypophyse. Dem Sheehan-Syndrom liegt eine Störung der Blutversorgung der Hypophyse bei schwerem postpartalem Blutverlust und Kollaps zugrunde. Erst nach Ausfall von über 70 % des HVL-Parenchyms wird die HVL-Insuffizienz manifest. Das klinische Bild ist abhängig von dem Ausmaß der Zerstörung des HVL und dem Ausfall der tropen Hormone, insbesondere dem des TSH und des ACTH sowie der Gonadotropine. Bei Ausfall des TSH kommt es zu dem Bild der sekundären Schilddrüsenunterfunktion, bei Ausfall von ACTH zu einer sekundären Nebennierenrindeninsuffizienz und bei Ausfall der Gonadotropine zur Unterfunktion der Gonaden.

Klinik

Es kann unterschieden werden zwischen einer mehr chronischen Verlaufsform und einer akuten Verlaufsform der HVL-Insuffizienz. Eine akute HVL-Insuffizienz kann sich kurzfristig nach Hypophysektomie, schweren Schädel-Hirn-Traumen oder als Sheehan-Syndrom entwickeln. Besteht ein Hypophysentumor, entwickeln sich die klinischen Symptome langsam. Anamnestisch werden Oligomenorrhö, Amenorrhö oder Verlust von Libido und Potenz angegeben. Neben Schlappheit und Müdigkeit besteht eine verminderte Widerstandskraft gegenüber Belastungen sowie eine Kälteempfindlichkeit. Kraftlosigkeit, Schlafsucht, Apathie sowie Bewußtseinseintrübungen bis hin zum hypophysären Koma treten auf.

Die Haut ist trocken und dünn und zeigt eine fahle Blässe (alabasterartig). Das Kopfhaar ist struppig; es bestehen eine mangelnde Achsel- und Schambehaarung sowie ein Ausfall der seitlichen Augenbrauenpartien und des Kopfhaares. Der Gesichtsausdruck ist mimikarm und ausdruckslos.

Diagnose

Laborchemisch bestehen Anämie, Hypoglykämie sowie Hyponatriämie. Als Ausdruck der sekundären Schilddrüsenunterfunktion werden niedrige T_4-Spiegel gemessen und TSH steigt nach intravenöser Applikation von synthetischem TRH nicht an, da die TSH-produzierenden Zellen ausgefallen sind. Unter Insulinhypoglykämie (Vorsicht!) und Arginininfusion ist ein verminderter Anstieg des Wachstumshormons meßbar. LH und FSH sind basal erniedrigt und lassen sich durch synthetisches LH-RH nicht oder nur ungenügend stimulieren. ACTH läßt sich durch Vasopressininjektion nicht oder nur vermindert ausschütten.

Laborprogramm zur Diagnostik:

❖ Blut: Glucose, Natrium, Blutbild.

❖ Wachstumshormon, TSH, Prolactin, LH, FSH, ACTH und Cortisol basal und unter Funktionstests (TRH-Test, Vasopressintest, ACTH-Test, Argininfusionstest, LH-RH-Test s. unter Akromegalie, S. 440).

❖ Die Bestimmung der 17-OH-Cortikoide und 17-Ketosteroide im Urin ist heutzutage obsolet.

❖ Röntgen: Schädelaufnahme, evtl. Zielaufnahmen oder Tomographie der Sella.

❖ Computertomogramm und/oder Kernspintomogramm (NMR) des Kopfes.

Bei Kindern: röntgenologische Bestimmung des Skelettalters an den Handwurzelknochen.

Augenuntersuchungen: Bestimmung des Gesichtsfeldes (insbesondere bei rot).

Differentialdiagnose

Differentialdiagnostisch muß insbesondere die Anorexia nervosa abgegrenzt werden, die sehr viel häufiger mit einer Kachexie einhergeht als die HVL-Insuffizienz. Die primäre Nebennierenrindeninsuffizienz (Morbus Addison) und die primäre Schilddrüsenunterfunktion (thyreogenes Myxödem) lassen sich aufgrund der heutigen laborchemischen Möglichkeiten unschwer erkennen. Die weitere Differentialdiagnose umfaßt auch – der schweren Hypoglykämien wegen – den organischen Hyperinsulinismus (Inselzelladenom).

Therapie

Besteht ein Tumor, so wird dieser chirurgisch angegangen, und/oder es wird eine Röntgen- oder eine Isotopenbestrahlung vorgenommen. Die endokrine Substitutionsbehandlung umfaßt die Behandlung der Nebennireninsuffizienz (s. Morbus Addison, S. 493 ff.), der sekundären Schilddrüsenunterfunktion (s. Schilddrüsenunterfunktion, S. 464 ff.) und der Gonaden. Bei Männern werden Depot-Testosteronpräparate 3- bis 4wöchentlich verabreicht, während bei Frauen Anabolika und Androgen-Östrogen-Kombinationspräparate zur Anwendung kommen. Besteht ein Minderwuchs mit offenen Epiphysenfugen, so wird mit menschlichem Wachstumshormon intramuskulär behandelt.

Prognose

Die Prognose ist im wesentlichen abhängig von der Grunderkrankung und z. B. beim Sheehan-Syndrom bei ausreichender Substitutionsbehandlung gut. Die Patienten müssen darauf hingewiesen werden, daß – insbesondere bei Auftreten von Streßsituationen wie Infektionen, Operationen oder körperlichen Anstrengungen – die Cortisondosis erhöht werden muß.

Hypophysärer Zwergwuchs

Definition

Ursächlich liegt diesem Krankheitsbild ein Wachstumshormonmangel zugrunde, so daß unbehandelt ein proportionierter Zwergwuchs mit einer Körpergröße von etwa 145 cm bei Männern und 135 cm bei Frauen entsteht.

Ätiologie und Pathogenese

Ätiologisch sind Kraniopharyngeome sowie chromophobe Hypophysenadenome, Geburtstraumata und Schädel-Hirn-Traumen, bei denen es zu einer Schädigung der wachstumshormonproduzierenden Zellen kommt, in Betracht zu ziehen. In etwa der Hälfte der Fälle läßt sich keine Ursache eruieren. Gleichzeitig mit dem Mangel an Wachstumshormon kann auch ein Defizit von anderen HVL-Hormonen vorliegen.

Klinik

Ab etwa dem 2. Lebensjahr ist ein Wachstumsrückstand erkennbar, wobei das Wachstum jedoch nie vollständig sistiert und die Patienten im Erwachsenenalter eine Größe von etwa 140–150 cm bei noch offenen Epiphysenfugen erreichen. Der Körperbau ist bis auf einen etwas vergrößerten Kopf in der Regel wohlproportioniert. Neben einem puppenhaften Gesicht finden sich kleine Hände und kleine Füße (Akromikrie), eine stark verzögerte Entwicklung der zweiten Zähne und trockene, kühle und besonders um den Mund herum feingefältelte Haut. Die Intelligenz ist normal entwickelt. Bei Vorliegen eines Tumors (z.B. suprasselläres Kraniopharyngeom) ist das Krankheitsbild weniger einheitlich. Neurologische Symptome können auftreten.

Diagnose

Laborchemisch kann der Phosphatspiegel im Serum erniedrigt sein. Die Diagnose wird anhand der Wachstumshormonbestimmung im Serum unter Funktionstests gesichert (Insulinhypoglykämietest und Arginininfusionstest).

Laborprogramm zur Diagnostik

❖ Blut: Phosphatspiegel, alkalische Phosphatase.
❖ Überprüfung der Funktion des HVL mittels Funktionstests (s. Laborprogramm zur Diagnostik bei Akromegalie, S. 440).
❖ Röntgen: Schädel, evtl. Sellaspezialaufnahmen, Handskelett zur Bestimmung des Knochenalters.

Differentialdiagnose

In der Regel ist die Diagnose des hypophysären Zwergwuchses aufgrund der exakten endokrinologischen Diagnostik unschwer zu stellen. Bei den meisten Kindern, die unter dem Verdacht eines hypophysären Klein- oder Zwergwuchses vorgestellt werden, handelt es sich um ein familiär gehäuft auftreten-

des verlangsamtes Wachstum auf konstitutioneller Basis, das nicht therapie-
bedürftig ist. Des weiteren müssen differentialdiagnostisch abgegrenzt werden: Progerie (Hutchinson-Gilford-Syndrom), Chondrodystrophie, Mongo-
lismus, Pseudohypoparathyreoidismus, Gonadendyskinesie (Ullrich-Turner-
Syndrom), Minderwuchs infolge mangelhafter Nahrungszufuhr oder ungenügender Resorption von Nahrungsstoffen, Minderwuchs infolge von ungenügendem Sauerstoffangebot (Herzfehler, Bronchiektasien), Vitaminmangel-
krankheiten sowie Minderwuchs infolge von langdauernder Glucocorticoid-
behandlung.

Therapie

Bei Vorliegen eines Tumors ist eine chirurgische und zusätzlich evtl. eine
radiologische Behandlung vonnöten. Frühzeitig sollte mit der Gabe von
menschlichen Wachstumshormonpräparaten, die heutzutage ausreichend zur
Verfügung stehen, begonnen werden.

Prognose

Liegt dem Leiden ein Tumor zugrunde, ist die Prognose eher ungünstig.
Sonst ist die Prognose gut.

Überfunktion des Hypophysenvorderlappens

Bei den Krankheiten des HVL, die mit einer Überfunktion verbunden sind,
kann eine Mehrsekretion eines oder mehrerer HVL-Hormone vorliegen.

Pathologisch-anatomisch kann eine Hyperplasie oder ein Mikroadenom
oder ein Tumor des HVL der Mehrsekretion zugrunde liegen.

Mehrsekretion von Wachstumshormon führt zu:
- Akromegalie,
- hypophysärem Riesenwuchs (Gigantismus).

Definition

Sowohl bei der Akromegalie als auch bei hypophysärem Gigantismus (Riesenwuchs) besteht eine Überproduktion von hypophysärem Wachstumshormon.
Vor der Pubertät, also vor Abschluß des normalen Knochenwachstums, d. h.
bei offenen Epiphysenfugen, entsteht das Krankheitsbild des Gigantismus.
Nach Abschluß des normalen Knochenwachstums, also beim Erwachsenen,
entsteht das Krankheitsbild der Akromegalie.

Ätiologie und Pathogenese

Pathologisch-anatomisch liegt der Krankheit in der Regel ein eosinophiles
Adenom, seltener eine Hyperplasie der eosinophilen Zellen zugrunde. Da
Wachstumshormon auf Knochenwachstum, Eiweiß- und Kohlenhydratstoff-
wechsel einwirkt, kommt es zu einer vermehrten Knochenbildung, einer Förderung des Eiweißanbaues und einer Verschlechterung des Kohlenhydrat-

stoffwechsels in dem Sinne, daß Wachstumshormon diabetogen wirkt. Bei
größeren Tumoren kann es zu Ausfällen von hypophysären Hormonen durch
Schädigung der entsprechenden Zellen und Auftreten klinischer Ausfallerscheinungen kommen. Darüber hinaus können als Ausdruck des suprasellären
Wachstums des Tumors Kopfschmerzen sowie Sehstörungen auftreten.

Akromegalie

Klinik

Das klinische Bild läßt sich zwanglos durch die Überproduktion von Wachstumshormon sowie durch die evtl. vorliegenden Ausfälle anderer hypophysärer Hormone erklären. Die Patienten berichten über eine Größenzunahme
von Händen (größere Handschuhe, Ringe passen nicht mehr) und Füßen
(größere Schuhe) sowie des Kopfes (größere Hutnummer). Männer klagen
über Störungen von Libido und Potenz, während bei Frauen Oligo- und
Amenorrhö vorliegen. Das klinische Bild ist weiterhin durch das Wachstum
von Nase, Zunge und Unterkiefer gekennzeichnet (Abb. 10.13 a u. b). Die
Haut wird derb und locker. Die Stimme ist tief und rauh. Es bestehen vergrö-
berte Gesichtszüge, vermehrtes Schwitzen sowie Parästhesien an Händen und
Füßen. Die Hände sind bärentatzenartig deformiert (Abb. 10.13 c). Die inneren Organe sind ebenfalls vergrößert (Splanchnomegalie). Die Röntgenaufnahme des Schädels zeigt häufig eine Sellaerweiterung, eine Hyperostosis
frontalis interna sowie eine Verdickung der Kopfschwarte. Zeichen des Hypophysentumors sind Kopfschmerzen und Sehstörungen (bitemporale Hemianopsie).

Diagnose

Laborchemisch finden sich erhöhte Phosphatspiegel im Serum sowie ein subklinischer oder manifester Diabetes mellitus. Beweisend sind erhöhte Wachstumshormonserumspiegel, die sich nicht durch eine Hyperglykämie, z.B.
während eines oralen Glucosetoleranztests (S. 407) supprimieren lassen. Als
Ausdruck der Autonomie des Tumors (fehlende Regulation durch hypothalamische Hormone) steigen häufig unter dem Insulinhypoglykämietest die
Wachstumshormonserumspiegel nicht an (Sekretionsstarre).

Des weiteren werden die übrigen hypophysären Partialfunktionen abgeklärt:

❖ Hypophysen-Schilddrüsen-System: TRH-Test mit TSH-Bestimmung im
  Serum, Serum-T_4,
❖ Hypophysen-Gonaden-System: LH-RH-Test mit LH- und FSH-Bestim-
  mung im Serum; Serumöstrogene und -testosteron,
❖ Hypophysen-Nebennierenrinden-System: Insulinhypoglykämietest (0,1 –
  0,15 IE Altinsulin i.v.) mit Wachstumshormon-, ACTH- und Cortisolbe-
  stimmung im Plasma,
❖ Prolactinbestimmung im Serum während des TRH-Tests.

a

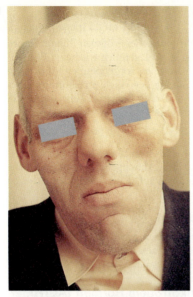

b

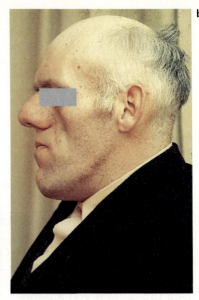

c

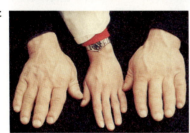

Abb. 10.**13 a–c** Akromegalie
a u. **b** Neben vergröberten Gesichts-
zügen besteht eine Vergrößerung des
Unterkiefers, Verdickung der Unterlippe,
Vergrößerung der Nase
c „Bärentatzenartige" Hände im Vergleich mit normaler Hand (Mitte)

Röntgenuntersuchung: Lokalisationsdiagnostik: Röntgenuntersuchung des Schädels seitlich und a.-p., ggf. Sellatomographie. CT und Kernspintomographie
(NMR) des Schädels. Gesichtsfeldüberprüfung und neurologische Untersuchung (Hirnnervenfunktion) ergänzen die Diagnostik.
Konsultation eines Augenarztes.

Differentialdiagnose

Das konstitutionelle Akromegaloid läßt sich anhand der normalen Wachs-
tumshormonspiegel leicht von der Akromegalie unterscheiden.

Therapie

Die Therapie der Wahl ist ein operativer Eingriff, der in der Regel paranasal-transethmoidal-transsphenoidal ausgeführt wird. Bei größeren Tumoren wird eine transfrontale Operation vonnöten sein. Gelegentlich wird eine Bestrahlung oder Implantation von radioaktiven Isotopen vorgenommen. Auch kann der Versuch einer medikamentösen Hemmung der Wachstumshormonsekretion durch z.B. Bromocriptin (Pravidel) und/oder Somatostatinanaloga, z.B. Octreotide (Sandostatin), unternommen werden.

Prognose

Die Prognose ist abhängig vom Auftreten und Ausmaß des Krankheitsprozesses und dem Zeitpunkt, zu dem die Behandlung durchgeführt wird. Unbehandelt treten Herz- und Kreislaufkomplikationen auf, denen der Patient erliegen kann.

Hypophysärer Riesenwuchs (Gigantismus)

Vor und während der Pubertät kommt es durch vermehrte Wachstumshormonproduktion zu einem abnormen Größenwachstum.
Diagnose und Therapie s. oben unter Akromegalie.

Überproduktion von adrenokortikotropem Hormon (ACTH) (Morbus Cushing)

Ursache des Morbus Cushing kann ein basophiles Hypophysenadenom sein, das mit einer Mehrproduktion von ACTH einhergeht. Nach neueren Kenntnissen besteht in der überwiegenden Zahl der Fälle eine hypothalamisch-hypophysäre Fehlregulation, wobei eine vermehrte Sekretion von corticotropin-ausschüttendem Hormon (Corticotropin *r*eleasing *h*ormone = CRH) aus dem Hypothalamus vorliegt, das seinerseits zu einer vermehrten ACTH-Produktion führt. Die vermehrte ACTH-Sekretion bewirkt eine doppelseitige Nebennierenrindenhyperplasie mit Überproduktion von Glucocorticoiden. Das Krankheitsbild ist durch die Symptome des Hyperkortizismus (s. S. 483 ff.) gekennzeichnet.

Überproduktion von Prolactin (Hyperprolaktinämiesyndrom)

Ätiologie

Das Krankheitsbild der Hyperprolaktinämie kann ursächlich durch einen prolactinproduzierenden Hypophysentumor (Prolaktinom) bedingt sein. Das Prolaktinom, oft als Mikroadenom vorliegend, ist nach neueren Untersuchungen der häufigste endokrin aktive Hypophysentumor. Darüber hinaus können auch andere endokrin aktive oder inaktive Hypophysentumoren durch Irritation des Hypothalamus eine Hyperprolaktinämie bedingen.

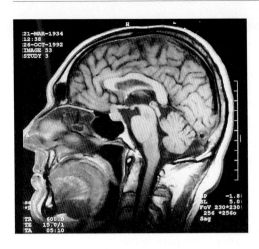

Abb. 10.**14** Kernspintomogramm eines Kopfes. Im Bereich der Sella findet sich ein Prolaktinom

Medikamentös wird eine Prolaktinämie durch Östrogene, Neuroleptika und Antidepressiva, Reserpin und α-Methyldopa, Metoclopramid, Cimetidin und Antihistaminika induziert.

Klinik

Das Krankheitsbild scheint bei Frauen häufiger vorzukommen als bei Männern. Die Frauen klagen über Zyklusstörungen oder sind amenorrhoisch, es besteht eine Galaktorrhö (Milchproduktion außerhalb der Stillzeit). Etwa 20 % der sekundären Amenorrhoen werden durch eine Hyperprolaktinämie hervorgerufen. Darüber hinaus können Hirsutismus und Akne nachweisbar sein. Männer klagen über Verlust bzw. Minderung von Libido und Potenz.

Diagnose

Laborchemisch finden sich erhöhte Prolactinserumspiegel im Tagesprofil sowie unter Stimulationstests (z. B. TRH-Test).

Die üblichen Untersuchungen zur Diagnostik eines Hypophysentumors werden durchgeführt (s. oben unter Akromegalie). In Abb. 10.**14** erkennt man deutlich ein Prolaktinom im Bereich des Hypophysenvorderlappens im Kernspintomogramm.

Therapie

Operativer Eingriff oder Hemmung der Prolactinsekretion mit Bromocriptin.

Prognose

Bei Nichtvorliegen eines größeren Hypophysentumors in der Regel günstig.

Endokrin inaktive Hypophysentumoren

Pathologische Anatomie

Die wesentlichen hormonell inaktiven Hypophysentumoren sind chromophobe Adenome und Kraniopharyngeome. Während die chromophoben Adenome oft intrasellär wachsen, wuchern Kraniopharyngeome häufig suprasellär, z. B. in den Hypothalamus. Kraniopharyngeome treten in der Regel vor dem 20. Lebensjahr auf, sind mit großen Zysten durchsetzt und neigen zu Verkalkungen.

Gelegentlich siedeln sich Metastasen maligner Tumoren (z. B. Mammakarzinom) im Hypothalamus-Hypophysen-Bereich ab.

Klinik

Klinisch können neben neurologischen Ausfallserscheinungen Optikusatrophie und Erblindung auftreten. Störungen der Hypothalamusfunktion gehen mit Diabetes insipidus, Stupor sowie Hypo- oder Hyperthermie einher.

Diagnostik und Therapie s. oben unter Akromegalie.

Krankheiten des Hypothalamus-Neurohypophysen-Systems

Diabetes insipidus

Definition

Das Krankheitsbild des Diabetes insipidus ist durch einen absoluten oder relativen Adiuretin-(*antid*iuretisches *H*ormon = ADH-)Mangel verursacht. Die Folge ist eine mangelhafte oder fehlende Rückresorption von Wasser in der Niere.

Ätiologie und Pathogenese

Die zentrale Regulation des Wasserhaushaltes wird durch die beiden Größen „ADH-Sekretion" und „Durstgefühl" gesteuert. Bei *ADH-Mangel* ist die Niere unfähig, ausreichend Wasser zu resorbieren, so daß eine *Polyurie* resultiert. Bei normalem Funktionieren des Durstzentrums kommt es dann kompensatorisch zu einer sekundären Polydipsie, so daß im allgemeinen keine wesentliche Dehydratation auftritt, d. h., es liegt zumeist eine normale oder nur geringgradig gesteigerte Serumosmolalität vor. Nach der Lokalisation der Schädigung kann zwischen einem zentralen und einem peripheren renalen Diabetes insipidus unterschieden werden.

Gewöhnlich tritt die Erkrankung sporadisch auf und wird dann als idiopathisch bezeichnet. Seltener kann sie als dominantes Erbleiden nachweisbar sein. Darüber hinaus kann der Diabetes insipidus durch Kopftraumata oder Operationen in der Nähe der Hypophyse verursacht werden. Störungen in der funktionellen Verbindung zwischen Hypothalamus und Hypophysenhinterlappen – verursacht durch Trauma, Infektion, primäre Tumoren oder metastatische Absiedlungen, Gefäßprozesse oder Systemerkrankungen – werden als symptomatischer Diabetes insipidus bezeichnet. Gelegentlich treten nur transitorische (vorübergehende) Formen des Diabetes insipidus, z. B. nach Hypophysektomie oder Schädel-Hirn-Traumata auf; eine Dauertherapie für diese Formen ist nicht nötig.

Klinik

Die wichtigen klinischen Zeichen sind ein ungewöhnliches Durstgefühl sowie eine starke Polyurie. Die zwanghafte Polydipsie belästigt die Patienten außerordentlich, vor allem durch die Störung der Nachtruhe und die Erschwerung des beruflichen und gesellschaftlichen Lebens. Je nach Ätiologie kann jedoch auch eine Begleitsymptomatik, die auf weitere lokale Läsionen im Zwischenhirnbereich hinweist (wie z. B. bitemporale Hemianopsie, Kopfschmerzen), vorhanden sein. Bei Flüssigkeitseinschränkung kommt es zu einem ausgeprägten Gewichtsverlust, Dehydratation, Kopfschmerzen, Reizbarkeit, Ermüdbarkeit, Muskelschmerzen, Hypothermie und Tachykardie. Die Harnvolumina liegen zwischen 4 und 10 l pro Tag. Das spezifische Gewicht des wasserhellen Harns ist erniedrigt (< 1005).

Diagnose

Die Indikation zur Diagnostik besteht dann, wenn die Trink-/Urinmenge über 3 l pro Tag beträgt. In der Regel schließt ein Durchschlafen ohne Aufwachen zum Trinken und Wasserlassen einen Diabetes insipidus weitgehend aus.
1. Durstversuch, bei dem nach Unterbrechung der Flüssigkeitszufuhr fortlaufend Serum- und Urinosmolalität sowie das Körpergewicht bestimmt werden. Als Kriterien gelten: Ein maximaler Wert der Urinosmolalität unter 400 mOsmol/l bei einem Gewichtsverlust, der der Urinmenge entspricht, beweist einen Diabetes insipidus. Die Serumosmolalität liegt dann über 295 mOsmol/l. Der Gewichtsverlust soll 5 % des Körpergewichts nicht überschreiten (Kollapsgefahr! Versuch abbrechen!). Liegt ein kompletter ADH-Mangel vor, konzentrieren Patienten mit Diabetes insipidus ihren Urin nicht über die Serumosmolalität hinaus. Eine Urinosmolalität zwischen 400 und 800 mOsmol/l wird oft bei psychogener Polydipsie erreicht.
2. Bei pathologischem Ausfall des Durstversuchs wird die Diagnostik des Diabetes insipidus komplettiert durch die Gabe von Vasopressin (als DDAVP = Minirin) zum Ausschluß eines renalen Diabetes insipidus.
3. Besteht der Verdacht auf Flüssigkeitsaufnahme während des Durstversuchs, sollte ein Infusionstest mit 5 %iger NaCl-Lösung (Hickey-Hare-Test) durchgeführt werden.
4. Der Nicotintest ist obsolet.
5. ADH-Bestimmung im Blut.

Lokalisationsdiagnostik s. unter Akromegalie.

Differentialdiagnose

Differentialdiagnostisch muß im wesentlichen die psychogene Polydipsie abgegrenzt werden, die meist Frauen betrifft. Darüber hinaus müssen funktionelle oder strukturelle Störungen der Niere sowie der Diabetes mellitus in Betracht gezogen werden.

Therapie

Neben der Behandlung der Grundkrankheit (z. B. Operation bei Hypophysentumoren) ist die Substitutionsbehandlung von ADH in Form eines synthetischen ADH-Präparates (*Desamino-D-Arginin-Vaso*pressin, DDAVP, Minirin), das intranasal appliziert wird, angezeigt. Gelegentlich lassen sich bei inkomplettem Ausfall des Adiuretins Besserungen mit Saluretika (Thiazide), Chlorpropamid (Diabetoral) oder Tegretal erzielen. In geringgradig ausgeprägten Fällen ist eine Besserung der klinischen Symptomatik durch Einschränkung der Kochsalzzufuhr und/oder Gabe natriuretischer Medikamente zu erzielen.

Prognose

Die Prognose ist entscheidend abhängig von dem Grundleiden. Transitorische Formen des Diabetes insipidus sind nach Kopftraumata beschrieben worden. Formen, die durch eine organische Gehirnerkrankung verursacht werden, haben schlechte Heilungsaussichten, zumal chirurgische Maßnahmen selten die Ursachen beseitigen können.

Überproduktion von Adiuretin (Schwartz-Bartter-Syndrom)

Dem Schwartz-Bartter-Syndrom liegt ursächlich eine zerebrale Regulationsstörung der ADH-Ausschüttung oder eine vermehrte Bildung von ADH-ähnlichen Substanzen in Tumoren (z. B. Bronchialkarzinom) zugrunde. Bei dem sehr seltenen Krankheitsbild besteht eine erhöhte renale Rückresorption von freiem Wasser, die zur Überwässerung und Verdünnung von Körperflüssigkeiten führt ("Wasservergiftung").

Laborchemisch bestehen eine Hyponatriämie (Serum) und eine Hypernatriurie (Harn).

Krankheiten der Schilddrüse

 Lernziele

Auf der Grundlage einer kurzen Wiederholung der Anatomie und Physiologie der Schilddrüse wird der Lernende nach dem Durcharbeiten dieses Abschnitts in der Lage sein,

❖ Über- und Unterfunktion der Schilddrüse aufgrund der Kenntnisse des Hypothalamus-Hypophysen-Schilddrüsen-Regulationskreises zu erläutern,
❖ die wichtigsten Krankheiten der Schilddrüse samt ihren Symptomen und klinischen Befunden anzugeben,
❖ die Grundzüge der Diagnostik,
❖ die konservativen und/oder operativen Therapieformen der Schilddrüsenkrankheiten zu beschreiben.

Anatomie und Physiologie

Die Schilddrüse (Abb. 10.**15**) ist ein hufeisenförmiges Organ, das aus zwei taubeneigroßen Lappen besteht, und, verbunden durch einen kleinen Mittellappen vorn am Hals, vor und beiderseits neben der Luftröhre, dicht unterhalb des Kehlkopfes liegt. An der Hinterseite der Seitenlappen liegen die vier Epithelkörperchen. Die Blutversorgung des beim Erwachsenen 20–25 g schweren weichen Organs wird durch die beiden Aa. thyreoideae superiores (aus den Aa. carotides externae) und die Aa. thyreoideae inferiores (aus dem Truncus thyreocervicalis) gewährleistet. Die Schilddrüse, die von der Gesamtblutmenge des Körpers etwa 16mal in 24 Stunden durchströmt wird, ist damit etwa 100fach besser durchblutet als die Muskulatur der Extremitäten und ca. 4- bis 5mal besser als die Nieren.

Die Nn. laryngei recurrentes, die die innere Kehlkopfmuskulatur innervieren, verlaufen an der Rückseite beider Schilddrüsenlappen.

Feingeweblich besteht die Schilddrüse aus zahlreichen kleinen Läppchen, die aus Follikeln aufgebaut sind. Hier werden die beiden Hormone Trijodthyronin und Tetrajodthyronin (Kurzform: Thyroxin) produziert. Im interfollikulären Bindegewebe sind vereinzelte Zellen, wie auch Zellgruppen eingestreut (parafollikuläre Zellen). Diese werden als C-Zellen bezeichnet und produzieren den Antagonisten des Parathormons, das Calcitonin.

Trijodthyronin wird im medizinischen Alltag kurz mit T_3 (= da 3 Jodatome im Molekül) und Tetrajodthyronin mit T_4 (= da 4 Jodatome im Molekül) bezeichnet (Abb. 10.**16**).

Die Schilddrüse ist für die Synthese beider Hormone auf einen normalen *Jodstoffwechsel* angewiesen. Der tägliche Jodbedarf liegt zwischen 100 und 200 µg. Jod wird mit Wasser und Nahrung aufgenommen und in elementarer Form oder als anionisches Jodid im Magen-Darm-Trakt resorbiert. Aus dem

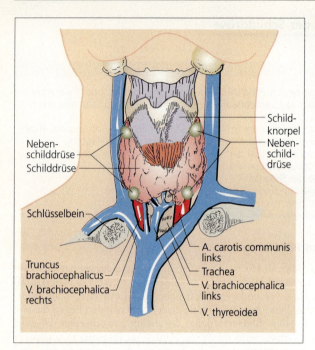

Abb. 10.**15**
Lage der Schild-
drüse und der
Nebenschilddrü-
sen. Die Neben-
schilddrüsen
liegen auf der
Rückseite der
Schilddrüse

Schild-
knorpel

Neben-
schild-
drüse

Neben-
schilddrüse

Schilddrüse

Schlüsselbein

A. carotis communis
links

Truncus
brachiocephalicus

Trachea

V. brachiocephalica
rechts

V. brachiocephalica
links

V. thyreoidea

Blut wird das Jodid aktiv in die Schilddrüsenzelle transportiert (Jodination) und dort mittels Peroxidase zu elementarem Jod oxidiert und an Tyrosinreste angelagert (Jodisation).

Monojodtyrosin und Dijodtyrosin werden in der Schilddrüsenzelle an ein Glykoproteid, das Thyreoglobulin, gebunden und dort zu T_3 und T_4 gekoppelt. Die Schilddrüse vermag beide Schilddrüsenhormone, gebunden an Thyreoglobulin, derart zu speichern, daß der Vorrat für etwa 2 Monate reicht. Den Bedürfnissen des Organismus entsprechend werden beide Schilddrüsenhormone nach Abkopplung vom Thyreoglobulin an das Blut abgegeben.

Täglich werden ca. 92 μg T_4 und 8 μg T_3 von der Schilddrüse sezerniert.

Darüber hinaus entsteht T_3 zum überwiegenden Teil mit ca. 26 μg pro Tag aus der peripheren Dejodierung (Abspaltung eines Jodatoms) von Thyroxin in der Leber.

Im Blut werden beide Schilddrüsenhormone an Eiweiße reversibel gebunden und transportiert (TBP = thyroxinbindende Proteine). Das wichtigste Trägerprotein ist das thyroxinbindende Globulin (TBG). Lediglich ca. 1‰ des T_4 und 5‰ des T_3 liegen in freier Form (FT$_3$ und FT$_4$, Abb. 10.**17**) in der Blutbahn vor und sind somit biologisch, d. h. sowohl an den peripheren

Abb. 10.**16** Aufbau der wichtigsten Schilddrüsenhormone Tetrajodthyronin (Thyroxin, T_4) und Trijodthyronin (T_3). Trijodthyronin entsteht überwiegend im Körper durch die Abspaltung eines Jodatoms vom Thyroxin

Körperzellen wie auch im Hypothalamus-Hypophysen-Schilddrüsen-Regulationskreis, wirksam.

Die Schilddrüse wird durch das im Hypothalamus gebildete thyreotropinausschüttende Hormon (*t*hyreotropin-*r*eleasing-*h*ormone = TRH), das auf die Synthese und Freisetzung des thyreoideastimulierenden Hormons (TSH) im Hypophysenvorderlappen (HVL) fördernd einwirkt, gesteuert (Abb. 10.**16**).

Im Regelkreis Hypothalamus-Hypophyse-Schilddrüse wirken die beiden Schilddrüsenhormone negativ rückkoppelnd, d. h., bei erhöhten Plasmakonzentrationen von T_3 und T_4 resultiert eine verminderte TSH-Ausschüttung (s. unter Hyperthyreose). Liegen andererseits erniedrigte Plasmaspiegel von T_3 und T_4 vor, besteht eine gesteigerte Ausschüttung von TSH aus dem HVL (s. unter Hypothyreose).

TSH stimuliert in der Schilddrüse die Jodination, die Jodisation, die Kopplung von Monojod- und Dijodtyrosin und die Ausschüttung von T_3 und T_4 ins Blut.

Die biologische Halbwertszeit von T_4 beträgt ca. 7 Tage, die von T_3 ca. 1 Tag. Beide Schilddrüsenhormone werden vorwiegend in Leber und Niere abgebaut. Die biologische Halbwertszeit der Schilddrüsenhormone ist bei Hypothyreose verlängert, bei Hyperthyreose verkürzt.

Die Schilddrüsenhormone *fördern:*

- ❖ Glucoseresorption,
- ❖ Kohlenhydratumsatz,
- ❖ Sauerstoffverbrauch,
- ❖ Wärmeproduktion,
- ❖ Cholesterinabbau,
- ❖ Eiweißsynthese,
- ❖ Entwicklung von zentralem Nervensystem und Intelligenz, Genitalorganen, Skelettreifung, Muskelkontraktilität, Herzfrequenz, Schlag- und Minutenvolumen, Blutdruckamplitude.

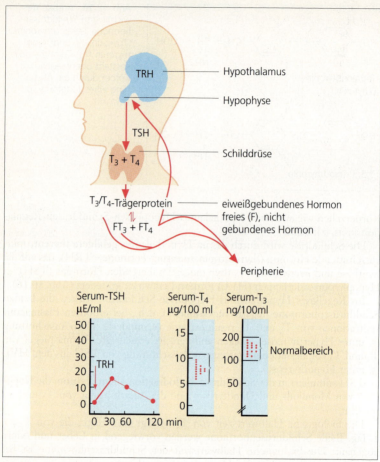

Abb. 10.**17** Hypothalamus-Hypophysen-Schilddrüsen-Regulation bei euthyreoter Stoffwechsellage. Die normalen Serumkonzentrationen an Thyroxin liegen bei Messung mittels Radioimmunoassay und Enzymimmunoassay (EIA) zwischen 5 und 11 µg/100 ml, die für Trijodthyronin zwischen 100 und 200 ng/100 ml. Die basalen TSH-Konzentrationen liegen zwischen 0 und 1,5 µE/ml und steigen nach intravenöser Applikation von 200 µg TRH auf ca. 15 µE 30 min nach der Injektion an (dicker Balken = 0 min und 30 min, TSH-Wert = TRH-TSH-Kurztest). Danach Abfall der TSH-Serumkonzentration

Die Schilddrüsenhormone *hemmen:*
* Bildung energiereicher Phosphate,
* Glykogensynthese,
* Kohlenhydrattoleranz,
* Eiweißsynthese,
* Energieausnutzung.

Diagnostische Verfahren

Bei der Untersuchung von Schilddrüsenerkrankungen ist es zweckmäßig, Veränderungen der Anatomie der Schilddrüse wie Lage, Form, Größe sowie Konsistenz von Veränderungen der Funktion getrennt zu bestimmen und die Ergebnisse, wie in Tab. 10.6 dargestellt, zu einer Diagnose zu vereinen.

Die Erhebung einer eingehenden Anamnese steht am Beginn der Untersuchung. Es werden Fragen nach Schilddrüsenerkrankungen in der Familie sowie in der eigenen Vorgeschichte gestellt: darüber hinaus wird Auskunft über die Einnahme strumigener Medikamente sowie Exposition mit Jod eingeholt. Bei der Untersuchung des Halses und der Schilddrüse werden Größe, Beschaffenheit, Lage, Form, Druckschmerzhaftigkeit und Knotenbildung des Organs registriert. Desweiteren wird registriert, ob Heiserkeit, Stridor oder Dyspnoe sowie Lymphknotenschwellungen, Einflußstauung oder Hautrötung bestehen.

Bei der körperlichen Untersuchung wird
* das Körpergewicht festgestellt,
* nach Wärme- oder Kälteintoleranz, Unruhe, Nervosität gefragt;
* die Beschaffenheit der Haut (warm/kühl, feucht/trocken, zart/pastös),
* Reflexverhalten, Fingertremor,
* Herz-Kreislauf-System und
* die Augensymptome (S. 458) untersucht.

Tabelle 10.**6** Spezifische Untersuchungsverfahren

Schilddrüsenfunktion
- Anamnese
- klinische Untersuchung
- Serum: T_4, T_3, TBG/TBK, fT_4, TSH, TRH-Test
- Technetium-99m-Uptake-Test/Radiojodtest
- Funktionsszintigraphie

Schilddrüsenmorphologie
- Inspektion, Palpation
- Sonographie, Szintigraphie
- Feinnadelzytologie

Vorgeschichte, geklagte Beschwerden sowie die erhobenen Befunde führen zu einer Arbeitsdiagnose, die durch Untersuchung am Patienten (In-vivo-Untersuchungen) wie auch durch Analysen von Blut- und Gewebeproben (In-vitro-Untersuchungen) erhärtet wird.

Die allgemeinen Laboruntersuchungen wie Nachweis von Entzündungszeichen, Hypercholesterinämie oder eine Erhöhung der Kreatinkinase (CK) bei Verdacht auf Hypothyreose bzw. eine Erhöhung der alkalischen Phosphatase bei Verdacht auf Hyperthyreose geben nützliche Hinweise. Beweisend für eine Schilddrüsenerkrankung sind jedoch die schilddrüsenspezifischen In-vitro-Untersuchungen.

Labortechnische In-vitro-Untersuchungen

Die schilddrüsenspezifischen Serumuntersuchungen sind in Tab. 10.**7** dargestellt.

Gesamtthyroxin im Serum: Thyroxin (T_4) wird ausschließlich in der Schilddrüse gebildet und ist somit als das eigentliche Schilddrüsenhormon anzusehen. Die T_4-Bestimmung ergibt die Primärinformation über die Schilddrüsenfunktionslage und ist zumindest bei jeder Erstuntersuchung erforderlich. Der Normbereich des Gesamt-T_4 im Serum liegt zwischen 5 und 11,5 µg/dl entsprechend 65–150 nmol/l (s. Abb. 10.**17**, S. 450).

Gesamttrijodthyronin im Serum: Das Trijodthyronin (T_3) wird zu einem kleineren Anteil in der Schilddrüse gebildet; der weit überwiegende Anteil jedoch stammt aus dem peripheren Abbau von Thyroxin (z. B. in der Leber).

Die T_3-Messung wird zusätzlich zur T_4-Bestimmung durchgeführt bei Verdacht auf

❖ isolierte T_3-Hyperthyreose bei normalem T_4,
❖ endokriner Ophthalmopathie,
❖ autonomem Adenom.

Der Normbereich des Gesamttrijodthyronins im Serum liegt zwischen 0,6 und 2 ng/ml, entsprechend 0,9–3,1 nmol/l (Abb. 10.**17**, S. 450).

Tabelle 10.**7** Schilddrüsenspezifische Serumuntersuchungen

T_4	Gesamtthyroxin	T_4/TBG	T_4/TBG-Quotient
T_3	Gesamttrijodthyronin	fT_4	freies Thyroxin
TBG	thyroxinbindendes Globulin	fT_3	freies Trijodthyronin
TBK	freie Thyroxin-Bindungskapazität	TSH	thyreoideastimulierendes Hormon
FT_4-Index	freier Thyroxinindex	TG	Thyreoglobulin
TSI	thyreoideastimulierende Immunglobuline	TRAK	TSH-Rezeptor-Antikörper
		TAK	Thyreoglobulin-Antikörper
TBIAb	TSH-Bindung-inhibierende Antikörper	MAK	mikrosomale Antikörper

Thyroxinbindendes Globulin (TBG) und freie Thyroxinbindungskapazität (TBK):
Die beiden Schilddrüsenhormone T_4 und T_3 werden im Blut überwiegend, an Serumeiweiße gebunden, transportiert.
In die Körperzelle aufgenommen und biologisch wirksam werden können nur die nicht gebundenen Anteile der Schilddrüsenhormone, die sog. freien Schilddrüsenhormone. Es sind somit nicht die Gesamtkonzentrationen an Schilddrüsenhormonen im Serum, sondern die Spiegel an freien Hormonen klinisch von Bedeutung.
Durch viele extrathyreoidale Einflüsse kann die Eiweißbindung der Schilddrüsenhormone verändert werden, so daß zur Beurteilung der Serumhormonspiegel eine Information über die Eiweißbindungsverhältnisse unbedingt notwendig ist. Das wichtigste spezifisch hormonbindende Serumeiweiß ist das thyroxinbindende Globulin (TBG, s. Abb. 10.**17**).
Durch Messung des TBG-Spiegels im Blut und rechnerische Kombination mit dem Gesamtthyroxinspiegel wird der T_4/TBG-Quotient gebildet. Durch diesen Wert läßt sich die Konzentration des freien Thyroxins im Blut abschätzen. Ein im Ergebnis gleichlautendes Verfahren stellt die Messung der freien Thyroxinbindungskapazität (TBK) dar.
Die Messung der freien Schilddrüsenhormone im Blut ist ebenfalls möglich. In der Praxis hat sich jedoch die direkte Messung von freiem Thyroxin und freiem Trijodthyronin nicht durchgesetzt.
Thyreoideastimulierendes Hormon (TSH) im Serum: Als empfindlichster Wert zur Beurteilung der Versorgung des Körpers mit Schilddrüsenhormonen gilt die Messung der Serum-TSH-Konzentration. Eindeutig über die Norm erhöhte TSH-Spiegel sind beweisend für einen latenten oder manifesten Schilddrüsenhormonmangel, also für eine primäre (thyreogene) Schilddrüsenunterfunktion. Die TSH-Bestimmung ist daher die Grundlage des Screenings auf Hypothyreose bei Neugeborenen.
Eindeutig erniedrigte oder nicht mehr meßbare TSH-Serumspiegel sind charakteristisch für erhöhte Schilddrüsenhormonkonzentrationen im Körper. Der Grund hierfür kann eine erhöhte Schilddrüsenhormonproduktion der Schilddrüse oder aber Therapie mit Schilddrüsenhormonen sein. Die sehr seltenen hypophysären oder hypothalamischen Hypothyreosen führen gleichfalls zu pathologisch verminderten oder nicht mehr meßbaren TSH-Werten: Hierbei finden sich dann jedoch auch niedrige Schilddrüsenhormonspiegel.
Die sensitive Bestimmung des basalen TSH wird durchgeführt
– zum Beweis einer euthyreoten Stoffwechsellage,
– zum Beweis einer hypothyreoten Stoffwechsellage,
– bei Screening auf angeborene Hypothyreose,
– zur Beurteilung einer Schilddrüsenhormonsubstitution,
– bei der Überwachung einer Schilddrüsenhormonsuppressionstherapie,
– bei Schilddrüsenkarzinom.

Thyreotropin-releasing-Hormon (TRH-Stimulationstest): Hierbei wird TSH im Blut gemessen. TRH wird in der Dosis von 200–400 µg intravenös zur Stimulation der endogenen TSH-Reserve des Hypophysenvorderlappens appliziert. Bei Gesunden kommt es zu einem deutlichen Anstieg des TSH 30 Minuten nach Gabe von TRH *(TRH-Kurztest)* (Abb. 10.**17**, S. 450). Bei Hyperthyreose ist kein Anstieg des TSH nach TRH-Applikation und bei Hypothyreose ein erhöhter Anstieg des TSH nach TRH nachweisbar.

Schilddrüsenantikörper

Thyreoglobulinantikörper (TAK) – mikrosomale Antikörper (MAK): In der Ätiopathogenese vieler Hypothyreosen, eines Teils der Hyperthyreosen, der endokrinen Ophthalmopathie sowie bei Schilddrüsenentzündungen sind autoimmunologische Prozesse von Bedeutung, so daß die Bestimmung zirkulierender Antikörper im Serum wichtig ist. Bei der Hyperthyreose vom Typ Morbus Basedow sind vorwiegend MAK nachweisbar; bei einer chronischen Thyreoiditis (Hashimoto) sind beide Antikörper deutlich erhöht, während bei der subakuten Thyreoiditis (de Quervain) TAK nur vorübergehend nachweisbar sind.

Thyreoideastimulierende Immunglobuline (TSI) = TSH-Rezeptor-Antikörper (TRAK): Die TSI sind Autoantikörper. TSI finden sich bei immunogener Hyperthyreose vom Typ Morbus Basedow (in ca. 80% positiv); sie sind bei der Hyperthyreose, bedingt durch autonome Adenome, immer negativ.

Tumormarker: Thyreoglobulin (TG) wird in den Schilddrüsenzellen gebildet und darf nach totaler Schilddrüsenentfernung bei Schilddrüsenkarzinom nicht mehr im Serum nachweisbar sein. TG ist der empfindlichste Parameter zur Suche nach Rezidiven oder Metastasen eines Schilddrüsenkarzinoms.

Calcitonin wird in den parafollikulären C-Zellen der Schilddrüse produziert. Beim medullären Schilddrüsenkarzinom (C-Zell-Karzinom) wird vermehrt Calcitonin produziert, das im Serum gemessen wird.

Labortechnische In-vivo-Untersuchungen

Sonographie: Aufgrund ihrer oberflächlichen Lage und der parenchymatösen Organstruktur bietet sich die Schilddrüse zur sonographischen Untersuchung an. Die Sonographie ist nebenwirkungsfrei und kann beliebig oft wiederholt werden. Bei normalgroßer Schilddrüse sowie parenchymatösen Strumen ohne Knotenbildung ist die Sonographie allein ausreichend. Eine zusätzliche Szintigraphie ist nur dann angezeigt, wenn Knoten in der Schilddrüse tastbar und/oder sonographisch sichtbar sind. In Abb. 10.**18** sind verschiedene Sonogrammbefunde graphisch dargestellt.

Mit Hilfe der Sonographie werden Lage, Form und Größe der Schilddrüse sowie das Schilddrüsenvolumen gemessen. Aufgrund der Echostruktur und/oder des Nachweises herdförmiger Veränderungen in Beziehung zu den Organen in der Schilddrüsenumgebung wird die Diagnose eines krankhaften Prozesses gestellt.

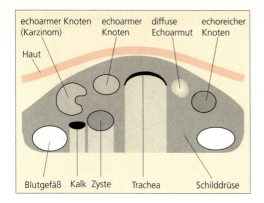

echoarmer Knoten (Karzinom)
echoarmer Knoten
diffuse Echoarmut
echoreicher Knoten
Haut

Blutgefäß Kalk Zyste Trachea Schilddrüse

Abb. 10.**18** Halsquerschnitt im Sonogramm. Schema möglicher Sonogramm-befunde

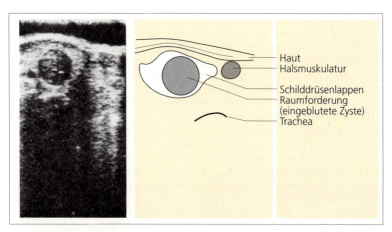

Haut
Halsmuskulatur
Schilddrüsenlappen
Raumforderung (eingeblutete Zyste)
Trachea

Abb. 10.**19** Schilddrüsenzyste

Die Sonographie der Schilddrüse wird durchgeführt:
❖ zur Bestimmung von Form, Lage und Größe der Schilddrüse,
❖ Nachweis von Zysten (Abb. 10.**19**),
❖ Nachweis von Adenomen,
❖ in der Therapiekontrolle der blanden Struma,
❖ bei Schilddrüsenmalignom, Hypothyreose, Thyreoiditis.

Quantitative Funktionsszintigraphie: Zur Schilddrüsenszintigraphie werden radioaktives Jod (^{123}J) oder das jodanaloge ^{99m}Tc-Pertechnetat verabfolgt. Die

a 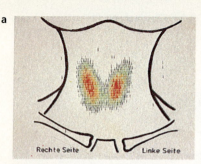 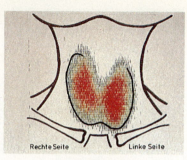 b

Abb. 10.**20 a** u. **b** Schilddrüsen-
szintigramme mit ^{99m}Tc-Pertechnetat;
a Normale Schilddrüse,

b Diffuse, euthyreote Struma

radioaktive Substanz wird aus dem Blut aktiv in die Schilddrüsenzellen aufgenommen. Das Ausmaß der Anreicherung ist eine Funktion der schilddrüsenspezifischen Stoffwechselaktivität. Mit der Szintigraphie kann die Stoffwechselaktivität tastbarer Knotenbildungen beurteilt und die weitere Diagnostik
differenziert werden. Ein sog. „kalter Knoten" (Zyste, Blutung, Karzinom)
speichert nicht. Ein warmer oder „heißer" Knoten (autonomes Adenom) speichert stärker als das übrige Schilddrüsengewebe (Abb. 10.**20**).

Die quantitative Funktionsszintigraphie gestattet die Beurteilung des Aus-
maßes auch einer (durch Jodmangel?) noch euthyreoten Autonomie sowie die
definitive Diagnose des autonomen Adenoms.

Suppressionstest mit T_3 oder T_4: Der Test, bei dem nach Gabe von Trijodthyronin oder Thyroxinpräparaten ein Radiojodtest durchgeführt wird, läßt erkennen, ob die Schilddrüse dem Regelmechanismus von Hypothalamus-Hy-
pophyse unterliegt oder nicht. Fehlende oder mangelnde Suppression der
Schilddrüse ist ein krankheitstypisches Zeichen bei Hyperthyreose.

Feinnadelpunktion: Zum Tumorausschluß sowie zur Diagnostik einer Thyreoiditis hat sich die Feinnadelpunktion mit anschließender zytologischer Untersuchung des Punktats bewährt. Die Feinnadelpunktion ist für den Patienten wenig belastend und stellt eine einfache ungefährliche Methode dar.

Röntgen- und computertomographische Untersuchungen: Im Rahmen der Betreuung von Strumapatienten können Röntgenuntersuchungen der Trachea
(und des Ösophagus) zum Nachweis oder Ausschluß einer Tracheomalazie
erforderlich werden. Thoraxaufnahmen klären die Lage und Nachbarschaft
einer intrathorakalen Struma.

Das Orbita-CT gibt bei endokriner Ophthalmopathie pathognomonische
Bilder; das Thorax-CT kann bei großen, insbesondere intrathorakalen Strumen präoperativ sehr hilfreich sein.

Klinik der Schilddrüsenerkrankungen

Hyperthyreose (Überfunktion der Schilddrüse)

Definition

Das Krankheitsbild der Schilddrüsenüberfunktion beruht auf einer vermehrten endogenen Schilddrüsenhormonproduktion, die autonom erfolgt, d.h. ohne Kontrolle durch die übergeordneten Zentren (s. Abb. 10.**17**, S. 450). Durch vermehrte exogene Zufuhr von Schilddrüsenhormonen kann ebenfalls eine Hyperthyreose verursacht werden.

Häufigkeit

In der Bundesrepublik Deutschland besteht bei ca. 70 000–100 000 Menschen eine Schilddrüsenüberfunktion.

Ätiologie und Pathogenese

Im einzelnen lassen sich verschiedene Gruppen von Hyperthyreosen unterscheiden:
1. Hyperthyreosen, die mit oder ohne endokrine Ophthalmopathie oder Dermatopathie einhergehen:
   a) Hyperthyreose ohne Struma,
   b) Hyperthyreose mit Struma diffusa oder Struma nodosa;
2. Hyperthyreosen ohne endokrine Ophthalmopathie oder Dermatopathie:
   a) autonomes Adenom mit Hyperthyreose,
   b) Hyperthyreose durch Adenokarzinom der Schilddrüse,
   c) Hyperthyreose bei Thyreoiditis;
3. Hyperthyreose durch TSH oder TSH-ähnliche Aktivitäten:
   a) HVL-Adenome,
   b) paraneoplastisches Syndrom;
4. Hyperthyreosis factitia.

Zu 1: Nur bei etwa einem Drittel der Patienten besteht das Vollbild der Basedow-Erkrankung, d.h., es finden sich neben der Überfunktion ein Kropf sowie ein Exophthalmus (Abb. 10.**21**).

Die Entstehung des Morbus Basedow ist weitgehend ungeklärt; möglicherweise gehört dieses Krankheitsbild in den Formenkreis der Autoimmunerkrankungen. Es besteht die Vorstellung, daß die schilddrüsenstimulierenden Immunglobuline (z.B. TSI = *t*hyroid *s*timulating *i*mmunglobulins) einschließlich LATS (= *l*ong *a*cting *t*hyroid *s*timulator), die im lymphatischen Gewebe produziert werden und denen Antikörpercharakter (IgG) zukommt, auf die Schilddrüse eine ähnliche Wirkung wie TSH ausüben. Dadurch wird eine übermäßige Produktion von T_3 und T_4 induziert. Etwa ein Drittel dieser Patienten mit Schilddrüsenüberfunktion vom Typ Morbus Basedow fallen durch Symptome der endokrinen Ophthalmopathie (Exophthalmus, Lid-

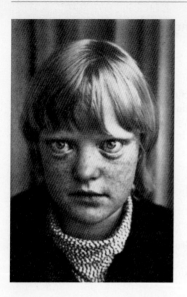

Abb. 10.**21** Patientin mit Hyperthyreose und endokriner Ophthalmopathie

ödeme, übermäßiger Tränenfluß, Augenmuskelparesen) auf. Die endokrine Ophthalmopathie ist als ein genetisch determinierter autoimmunologischer Prozeß aufzufassen, bei dem es zu mehr oder weniger stark ausgeprägten lymphozytären Infiltrationen der retroorbitalen Muskeln, verbunden mit Ödem und Ablagerungen von Mucopolysacchariden, kommt.

Zu 2: Ist das autonome Adenom „kompensiert", so liegt eine euthyreote Stoffwechselsituation (= normale Schilddrüsenfunktionslage) vor, d. h., es besteht keine Hyperthyreose, und die übrige Schilddrüse unterliegt dem Regulationsmechanismus durch den Hypothalamus und die Hypophyse. Beim „dekompensierten" autonomen Adenom besteht eine hyperthyreote Stoffwechsellage, d. h., das autonome Adenom produziert nunmehr vermehrt Schilddrüsenhormone, so daß die übergeordneten Zentren, nämlich Hypophyse und Hypothalamus sowie die übrige Schilddrüse, d. h. das umgebende Schilddrüsengewebe des autonomen Adenoms, stillgelegt sind.

Das autonome Adenom geht nie mit einer endokrinen Ophthalmopathie einher. In der Regel liegt ein einzelner, gelegentlich liegen mehrere autonome Knoten vor.

In den Anfangsstadien einer Thyreoiditis vom Typ de Quervain oder Hashimoto oder bei Schilddrüsenkarzinom kann es zu übermäßiger Schilddrüsenhormonsekretion, einhergehend mit den Symptomen einer Hyperthyreose, kommen.

Zu 3: In sehr seltenen Fällen wird eine Hyperthyreose durch TSH-ähnliche Eiweißkörper, die in Tumoren gebildet werden, hervorgerufen.

Zu 4: Unter Hyperthyreosis factitia wird die artifizielle Hyperthyreose durch vermehrte exogene Zufuhr von Schilddrüsenhormonpräparaten (Überdosierung durch übermäßige Einnahme) verstanden.

Klinik

Die Hyperthyreose manifestiert sich häufig in den sog. endokrinen Umstellungszeiten wie Pubertät und Klimakterium. Frauen sind etwa 4- bis 8mal häufiger betroffen als Männer. Als *Leitsymptome* gelten Nervosität, Schwitzen, Wärmeintoleranz (Neigung zu Aufenthalt im kalten Zimmer), Herzklopfen, vermehrte Ermüdbarkeit, Gewichtsabnahme, Belastungsdyspnoe, allgemeine Schwäche, vermehrter Stuhlgang und Haarausfall. *Leitbefunde* sind Struma, feinschlägiger Fingertremor, Tachykardie, große Blutdruckamplituden von über 60 mmHg (8 kPa), warme, feuchte Hände, Augensymptome (Glanzauge, starrer Blick, s. auch endokrine Ophthalmopathie, S. 458). In höherem Lebensalter und bei autonomem Schilddrüsenadenom treten bevorzugt mono- und oligosymptomatische Verlaufsformen auf, d. h., es liegt lediglich eins (mono-) oder wenige (oligo-) der charakteristischen Symptome vor. In Abb. 10.22 sind die klinischen Symptome der Hyperthyreose Typ Morbus Basedow graphisch dargestellt.

Diagnose

Klinische Verdachtsdiagnose

Eine Hyperthyreose wird durch den Nachweis erhöhter freier Schilddrüsenhormonspiegel (Tab. 10.8) eines supprimierten TSH-Titers (sensitiv) im Serum oder eines negativen TRH-Tests gesichert.

Tabelle 10.**8** Stufendiagnostik bei Verdacht auf Hyperthyreose

Basisdiagnostik
- Anamnese und körperliche Untersuchung
- TSH (sensitiv), fT_3, fT_4 oder T_3, T_4 und TBG/TBK
- Sonographie, Funktionsszintigraphie

In Zweifelsfällen weiterführende Diagnostik
- Funktionsszintigraphie nach T_4-Suppression
- Schilddrüsenantikörper: MAK und TRAK
- Punktionszytologie
- TRH-Test

In Sonderfällen oder vor ^{131}J-Therapie
- Radiojodtest

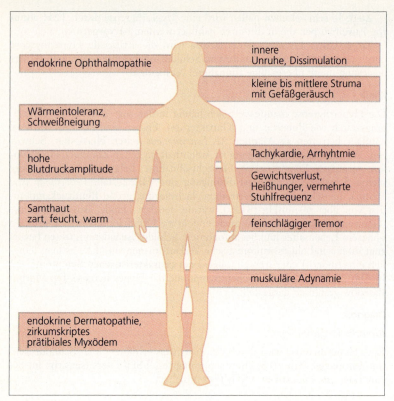

Abb. 10.**22** Das klinische Bild der Hyperthyreose Typ Morbus Basedow

Normaler TSH-Spiegel oder ein positives Ergebnis im TRH-Test schließen eine Hyperthyreose mit hoher Wahrscheinlichkeit aus (Tab. 10.**8**).

Eine Differenzierung der pathogenetischen Form der Hyperthyreose ist unbedingt erforderlich, da hiervon die einzuschlagende Therapie abhängt.

Ophthalmopathie: Konsultation eines Augenarztes.

Differentialdiagnose

In erster Linie müssen ausgeschlossen werden: vegetative Dystonie, einhergehend mit kühlen und feuchten Händen (warme Hände bei Hyperthyreose!), Kälteintoleranz (bevorzugt wird der Aufenthalt in warmen Räumen), Tachykardien, Tremor, Dermographismus, ebenso das Phäochromozytom, bei dem ebenfalls Tachykardie, Tremor und Hyperhidrose nachgewiesen werden können, wobei jedoch keine erhöhte Blutdruckamplitude registriert wird.

Differentialdiagnostisch müssen bei der thyreotoxischen Krise das urämische, hepatische und diabetische Koma sowie der hypoglykämische Schock und die Myasthenie in Erwägung gezogen werden.

Verlauf

Die Hyperthyreose verläuft ohne Behandlung schubweise und kann sowohl in der thyreotoxischen Krise gipfeln als auch oft nach jahrelangem Verlauf ausheilen.

Die Letalität der thyreotoxischen Krise beträgt auch heute noch 30–50 %.

Bei schon vorher bestehender Hyperthyreose kann die Krise durch ein Überangebot von Jod (wie es z. B. in Röntgenkontrastmitteln [Cholangio-, Urogramm, Angiographie], Darmantiseptika [z. B. Mexaform S] sowie Expektorantien vorhanden ist), durch allgemeine Streßeinflüsse und Operationen ausgelöst werden.

In der Regel bestehen in der thyreotoxischen Krise sämtliche Zeichen der Hyperthyreose, wobei die Patienten zunehmend adynam, exsikkiert, desorientiert und schließlich komatös werden. Darüber hinaus finden sich Tachykardien, Tachyarrhythmien sowie Herzinsuffizienz. Fieber um 39–40 °C ist die Regel. Der Tod erfolgt infolge Herz-Kreislauf-Versagens.

Therapie

Allgemeinmaßnahmen

Der hyperthyreote Patient sollte jede Art von Aufregungen meiden. Abzuraten ist von Urlaub in heißen Zonen sowie von direkter Sonnenbestrahlung, einem Aufenthalt in jodhaltiger Meeresluft oder im Hochgebirge. Das Klima mäßiger Höhenlagen (600–1200 m über dem Meeresspiegel) ist am günstigsten.

Im Falle erforderlicher Krankenhausbehandlung bei schweren Verlaufsformen wird Bettruhe in einem 1- bis 2-Bett-Zimmer verordnet. Körperliche Schonung sowie sedierende Medikamente sind angeraten. Diätetisch versorgt man den Patienten vitaminreich sowie mit hochwertiger eiweißreicher Kost.

Spezifische Therapie

Ziel der Behandlung ist, die übermäßige Produktion von Schilddrüsenhormonen zu bremsen. Hierfür stehen 3 Behandlungsformen zur Verfügung:
1. zeitweilige reversible Hemmung der Zellfunktion (Blockierung der Schilddrüsenhormonsynthese) mit Medikamenten (Thyreostatika);

Endgültige irreversible Verminderung der Zellzahl durch
2. Bestrahlung mit Jod 131,
3. Operation.

Zu 1: Aufgrund des Wirkungsmechanismus werden 2 Gruppen von Thyreostatika unterschieden:
a) Jodisationshemmer (Carbimazole, Mercaptoimidazole und Thiourazile).
b) Jodinationshemmer (Perchlorat),

Perchlorate hemmen *kompetitiv* die thyreoidale Jodaufnahme, während die Jodisationshemmer die an der Hormonbildung beteiligten Enzyme blockieren.
Bevorzugt angewandt werden heute Carbimazol, Methimazol sowie Thiourazil. Perchlorate werden selten verordnet. Die Behandlung wird in Abhängigkeit von der Schwere der Hyperthyreose mit höheren Dosen begonnen und nach Normalisierung der Stoffwechsellage nach 4–8 Wochen auf die Erhaltungsdosis reduziert. Etwa zu diesem Zeitpunkt ist dann die Kombination des Thyreostatikums mit einem Schilddrüsenhormonpräparat zur Vermeidung einer thyreostatikainduzierten Hypothyreose angezeigt. Darüber hinaus werden β-Blocker verordnet.

Als mögliche Nebenwirkungen der Therapie sind zu beachten: Exantheme, Urtikaria, Cholostase, Magen-Darm-Beschwerden, Polyneuritis sowie Diarrhoen. Auch Blutbildschäden wie Granulozytopenien, Agranulozytose und Thrombozytopenien werden beschrieben.

Da *teratogene* Wirkungen der Thyreostatika nicht bekannt sind, ist die medikamentöse Behandlung einer Hyperthyreose in der Schwangerschaft möglich.

Therapiekontrolle: Zunächst in 2wöchigen, dann in 1- bis 2monatigen Abständen wird die Rückbildung des klinischen Bildes sowie die Höhe der Pulsfrequenz und der Blutdruckamplitude kontrolliert. Laborchemisch werden der T_4- und bei Verdacht auf ein Hyperthyreoserezidiv der T_3-Spiegel im Serum gemessen. Gegebenenfalls wird ein Radiojodtest zur Kontrolle der Supprimierbarkeit nach ca. 1 Jahr Therapie durchgeführt. Darüber hinaus sind Kontrollen des Blutbildes sowie der „Leberparameter" GOT, GPT, alkalische Phosphatase und Bilirubin indiziert.

Zu 2: Eine heute sehr häufig angewandte Therapieform bei der Schilddrüsenüberfunktion ist die Radiojodtherapie. Die Behandlung ist ab dem 35. bis 40. Lebensjahr angebracht und muß in speziellen nuklearmedizinischen Einheiten durchgeführt werden. Dabei ist ein stationärer Aufenthalt vonnöten. Indikationen sind insbesondere Hyperthyreosen ohne Vergrößerung der Schilddrüse sowie Rezidive einer Hyperthyreose nach operativem Eingriff.

Da der Wirkungseintritt des radioaktiven Jods nur langsam erfolgt, kann im Bedarfsfall zwischenzeitlich eine Behandlung mit Thyreostatika und Schilddrüsenhormon durchgeführt werden. Das Risiko dieser Behandlungsform ist die bei einzeitiger Applikation von ^{131}J in ca. 30%, bei fraktionierter Gabe in 2–3% der Fälle nachfolgende Hypothyreose, so daß eine lebenslange Gabe von Schilddrüsenhormonen notwendig wird.

Als Kontraindikationen für die Radiojodtherapie gelten Alter unter 35 Jahren, Schwangerschaft sowie Laktationsphase.

Therapiekontrolle s. unter 1.

Zu 3: Da eine hyperthyreote Struma nur während einer euthyreoten Stoffwechsellage operiert werden darf, muß präoperativ eine medikamentöse Behandlung mit Thyreostatika und Sedativa stattfinden. Zusätzlich wird etwa 10 Tage vor dem Operationstermin eine Jodbehandlung (Plummerung) mit Lugol-Lösung in steigender Dosierung eingeleitet. Nach Strumektomie wird die Jodgabe ausschleichend abgesetzt.

Wichtigste Indikation für den operativen Eingriff, bei dem subtotal reseziert wird, ist die große hyperthyreote Knotenstruma. Operativ angegangen werden darüber hinaus autonome Adenome.

Komplikationen der operativen Therapie sind:
- ❖ parathyreoprive Tetanie (durch wesentliche Entfernung der Nebenschilddrüsen, S. 477 ff.)
- ❖ N.-laryngeus-recurrens-Läsionen (Sprachstörungen, Heiserkeit),
- ❖ häufigere Hyperthyreoserezidive und Späthypothyreose als bei Radiojodtherapie.

Therapie der thyreotoxischen Krise

Bei dieser lebensbedrohlichen Verlaufsform der Hyperthyreose ist eine stationäre Behandlung unbedingt vonnöten.

Neben intravenöser Verabfolgung von Methylmercaptoimidazol (Favistan) sowie Prednisolon (z. B. Urbason solubile) sind Sympathikolytika (β-Blocker), Digitalispräparate sowie Antibiotika indiziert. Darüber hinaus sollten Wasser- und Elektrolythaushalt substituiert und eine hochkalorische Ernährung sollte durchgeführt werden. Bei den schwersten Formen der thyreotoxischen Krise sollten darüber hinaus durch Plasmapherese die Schilddrüsenhormone im Blut direkt vermindert werden. Nach Abklingen der Krise wird mit einer der drei erwähnten Therapieformen weiterbehandelt.

Besonderheiten bei der Patientenpflege

Bei endokriner Ophthalmopathie sollten rauchige Zimmer vermieden werden. Neben lokal anzuwendenden entzündungshemmenden Salben und Tropfen sind das Tragen einer getönten Brille tagsüber sowie von Augenklappen nachts und Hochlagerung des Kopfes empfehlenswert.

Prognose

Durch entsprechende Behandlung und sorgfältige langdauernde Kontrolle sind die Erfolge gut.

Hypothyreose (Unterfunktion der Schilddrüse)

Definition

Das Krankheitsbild der Hypothyreose wird durch einen Mangel an Schilddrüsenhormonen ausgelöst und unterhalten.

Ätiologie und Pathogenese

Hinsichtlich der Lokalisation und Entstehung werden verschiedene Formen der Schilddrüsenunterfunktion unterschieden. Eine Hypothyreose kann mit oder ohne Struma einhergehen sowie angeboren oder erworben sein.

1. Die *primäre* (thyreogene) Schilddrüsenunterfunktion ist dadurch gekennzeichnet, daß die Ursache der Unterproduktion an Schilddrüsenhormon in der Schilddrüse selbst liegt.
   Die *angeborene* Hypothyreose (Kretinismus) tritt endemisch in Kropfendemiegebieten oder sporadisch auf. Ursache können exogener Jodmangel oder eine andere ortsständige Kropfnoxe sein.
   Ursachen des sporadischen Kretinismus sind neben Aplasie (Fehlen der Schilddrüse) und Dysplasie (z. B. Zungengrundschilddrüse) 6 verschiedene angeborene Enzymdefekte der Schilddrüsenhormonsynthese bekannt, so daß kein biologisch aktives Hormon entsteht.
   Postnatal erworbene primäre Hypothyreosen beruhen in der Regel ursächlich auf entzündlichen Prozessen, therapeutischen Folgen (medikamentös, postoperativ, nach Strahlenbehandlung mit Jod 131), oder sie sind infolge der Zerstörung des Schilddrüsengewebes durch Tumorwachstum entstanden.
2. Die *sekundäre* Hypothyreose entsteht durch Zerstörung der TSH-produzierenden Zellen des Hypophysenvorderlappens infolge z. B. von Traumata oder Tumor.
3. Bei der *sehr seltenen tertiären* Form der Hypothyreose besteht ein angeborener Mangel an endogenem TRH im Hypothalamus, so daß die Stimulierung der TSH-produzierenden Zellen der Hypophyse fehlt und über die TSH-Minderproduktion eine erniedrigte Schilddrüsenhormonsekretion resultiert.
4. Weitere *sehr seltene* Hypothyreosen sind bedingt durch Schilddrüsenhormonverluste bei Nephrosen oder entzündlichen Darmerkrankungen (exsudative Enteropathie).

Hypothyreose im Säuglings- oder Kindesalter

Häufigkeit

Die Häufigkeit einer angeborenen Neugeborenenhypothyreose beträgt etwa 1 : 6000.

Pathogenese

In Abhängigkeit von der Dauer und Höhe des Schilddrüsenhormonmangels während der Fetal- oder Postpartalzeit finden sich beim Kretinismus charakteristische irreversible Veränderungen am Skelettsystem (Rückstand des Knochenalters gegenüber dem Lebensalter, Hüftgelenkveränderungen, disproportionierter Minderwuchs, kurze und breite Hände) sowie am Zentralnervensystem, einhergehend mit Schwerhörigkeit und Rückstand der geistigen Reife bis zur kompletten Idiotie. Die Zahnentwicklung ist verzögert.

Klinik

Leitsymptome sind Trink- und Eßfaulheit, Verstopfung, starke Schläfrigkeit, körperliche und geistige Tätigkeit sowie spröde und trockene Haut. Weitere hypothyreote Zeichen sind verlängerter Neugeborenenikterus (mehr als 10 Tage Dauer), große Zunge, „Trommelbauch" mit Nabelhernie.

Diagnose

Bei allen Neugeborenen wird TSH aus dem Fersenblut bestimmt.

Weiterführende Diagnostik:
- TRH-Test sowie T_4-Bestimmungen im Serum,
- Röntgen: Handgelenk und Handwurzelknochen (Epiphysendyskinesie), Wirbelsäule (Plattenwirbel).

Differentialdiagnose

Differentialdiagnostisch müssen insbesondere andere Minderwuchsformen abgeklärt werden.

Therapie

Postpartal: Substitution mit Schilddrüsenhormonen.

Prognose

Beim angeborenen Kretinismus kann im allgemeinen eine normale geistige Entwicklung durch Behandlung mit Schilddrüsenhormonen nicht erzielt werden.

Dagegen kommt es zu einer – wenn auch verzögerten – normalen Skelett- und Geschlechtsreife.

Hypothyreose im Erwachsenenalter

Klinik

Beschwerden und klinische Befunde bei der erworbenen Hypothyreose des Erwachsenen sind im wesentlichen abhängig vom Ausmaß und von der Dauer des Schilddrüsenhormonmangels; sie variieren vom voll ausgebildeten Myxödem bis zu leichteren Verlaufsformen der Hypothyreose. In höherem Lebensalter nimmt die Häufigkeit der Schilddrüsenunterfunktion zu und wird, da die klinischen Symptome selten voll ausgebildet sind, gelegentlich übersehen.

Charakteristische klinische Symptome sind:

❖ Minderung der körperlichen und geistigen Leistungsfähigkeit,
❖ psychische Verlangsamung und Neigung zu Depressionen,
❖ gesteigerte Kälteempfindlichkeit (Kältetoleranz),
❖ trockene, kühle, teigige, rauhe Haut,
❖ Stuhlverstopfung,
❖ veränderter Gesichtsausdruck („mimische Starre"),
❖ Schwerhörigkeit.
❖ Darüber hinaus kommt es bei der Hypothyreose zu Gewichtszunahme, Heiserkeit, pektanginösen Anfällen sowie Amenorrhö bzw. Potenz- und Libidoverlust. Der Puls ist niedrig, und das Herz kann allseits vergrößert sein („Myxödemherz"), und ein Perikarderguß kann bestehen.

Nur bei etwa 13 % der Patienten mit Hypothyreose bildet sich als schwere Verlaufsform ein Myxödem, eine generalisierte muzinöse Gewebsschwellung, aus.

Die schwerste Form der Hypothyreose ist das hypothyreote Koma, das mit hochgradiger Somnolenz bis zur Bewußtlosigkeit, erloschenen Reflexen, Verlangsamung von Atemfrequenz und Puls sowie ausgeprägter Hypothermie einhergeht.

In Abb. 10.23 sind klinische Symptome und Befunde bei Hypothyreose zusammenfassend dargestellt.

Diagnose

Die *Basisdiagnostik* besteht in der Bestimmung der Gesamtthyroxinkonzentration im Serum sowie in der Durchführung eines sog. Bindungstests (z.B. TBK-Test, TBG-Messung).

Zur Unterscheidung, welche Ursache eine Hypothyreose hat, bietet sich der TRH-Test an.

Bei primärer Hypothyreose bestehen erhöhte basale TSH-Serumspiegel, die nach intravenöser Gabe von synthetischem TRH überhöht ansteigen.

Bei der sekundären Hypothyreose liegen die basalen TSH-Serumspiegel im Normbereich und steigen nach intravenöser Gabe von TRH nicht oder nur geringfügig an.

Zum Ausschluß einer Autoimmunthyreoiditis: Bestimmung der Thyreoglobulinantikörper sowie mikrosomalen Antikörper im Serum.

Schilddrüsenszintigraphie mit ^{99m}Tc-Pertechnetat sollte vor allem bei Verdacht auf eine ektopische, d.h. nicht an der üblichen Stelle gelegene Schilddrüse durchgeführt werden.

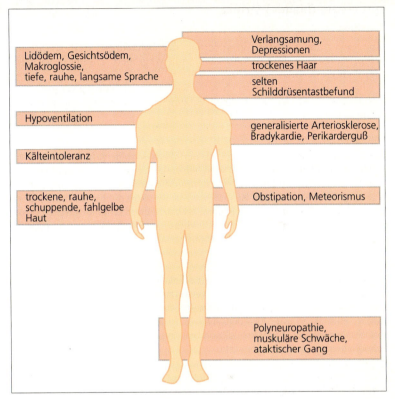

Abb. 10.**23** Das klinische Bild der Hypothyreose

Therapie

Die Therapie der Wahl ist die Schilddrüsenhormonsubstitution mit synthetischen Hormonen. Die Behandlung wird mit reinen L-Thyroxin-Präparaten durchgeführt.

Die Therapie erfolgt zunächst mit niedrigen Dosen beginnend und wird über 2 – 4 Monate langsam bis zur vollen Substitutionsdosis (ca. 0,2 mg L-Thyroxin) gesteigert.

Prognose

Bei regelmäßiger und ausreichender Einnahme der Schilddrüsenhormonpräparate (lebenslang!) ist die Prognose gut.

Euthyreote (blande) Struma

Definition

Eine sicht- und tastbare Vergrößerung der Schilddrüse wird als Struma (Kropf) bezeichnet. Eine Struma kann diffus vergrößert sein und/oder einen oder mehrere Knoten aufweisen.

Unter euthyreoter (blander) Struma wird eine Schilddrüsenvergrößerung verstanden, die weder durch einen entzündlichen noch bösartigen Prozeß bedingt ist.

Häufigkeit

Als tägliche Jodaufnahme werden von der Weltgesundheitsorganisation 150–200 µg empfohlen. Diese Menge wird jedoch in der Bundesrepublik Deutschland nicht erreicht; im Durchschnitt beträgt die tägliche Jodaufnahme mit der Nahrung 50–60 µg. Somit ist die gesamte Bundesrepublik Deutschland als ein „Jodmangelgebiet" zu bezeichnen, wobei Süddeutschland stärker betroffen ist als Norddeutschland. Etwa 10 Millionen Bundesbürger (ca. jeder 6.) sind Kropfträger. Frauen erkranken häufiger als Männer.

Ätiologie und Pathogenese

Neben dem Jodmangel sind wesentliche Faktoren, die eine Struma auslösen können, strumigene Noxen, Jodfehlverwertung sowie übermäßiger Schilddrüsenhormonbedarf in sog. endokrinen Umstellungszeiten (Pubertät, Gravidität, Klimakterium). Aus dem Defizit von Thyroxin im Blut resultiert eine Steigerung der TSH-Produktion des Hypophysenvorderlappens, die die Schilddrüsenvergrößerung bewirkt.

Klinik

Nach klinischen Gesichtspunkten hat sich folgende Größeneinteilung der Struma bewährt:

Grad I: soeben sichtbare Vergrößerung der Schilddrüse,
Grad II: deutlich sicht- und tastbare Vergrößerung der Schilddrüse,
Grad III: sicht- und tastbare Vergrößerung der Schilddrüse mit Stauungs- und Kompressionszeichen (Stridor, Einengung von Luft- und Speiseröhre, Gefäßstauung).

Des weiteren kann die Schilddrüse sich hinter bzw. unter dem Brustbein ausbreiten (substernale bzw. retrosternale Struma). Mechanische Verdrängung und Einengung der Luftröhre, einhergehend mit Luftnot und Stridor, sind die Folge. Gelegentlich wird über Schluckbeschwerden geklagt. Größere Strumen bewirken oft eine Einflußstauung der Halsvenen.

Diagnose

1. Kontrolle von Gesamt-T_4 und sog. Bindungstest (z. B. TBK-Test, TBG-Messung) im Blut.
2. Ausweitung der Diagnostik: TRH-Test.
3. Sonographie der Schilddrüse. Die sonographische Untersuchung der Schilddrüse hat sich derart bewährt, daß sie bei sämtlichen Erkrankungen der Schilddrüse vor dem Szintigramm eingesetzt wird. Insbesondere ist die Sonographie bei Jugendlichen und in der Schwangerschaft indiziert (fehlende Strahlenbelastung!). Allerdings kann die Sonographie das Szintigramm nicht ersetzen (s. unter 4.).
4. Das Schilddrüsenszintigramm (nicht bei Jugendlichen oder in der Schwangerschaft) mittels ^{99m}Tc gibt exakte Auskunft über Größe, Lokalisation sowie Funktion der einzelnen Strumaabschnitte. Neben Knoten mit vermehrter Speicherung („warme" Knoten) lassen sich sog. „kalte Knoten" oder „kühle Knoten", die nicht Radioaktivität speichern, nachweisen. Kalte Knoten sind stets malignom- oder metastasenverdächtig.

Fakultativ:
5. Röntgenuntersuchung: Bei Ausweitung der Lokalisationsdiagnostik kann eine Röntgenuntersuchung des Halses und oberen Thorax einschließlich Breischluck zur Überprüfung von Größe und Lage der Struma sowie Nachweis einer möglichen Verdrängung oder Einengung von Luft- und Speiseröhre durchgeführt werden.
6. Bei kalten Knoten: Feinnadelbiopsie der Schilddrüse mit zytologischer Unterscheidung zwischen Gut- und Bösartigkeit des gewonnenen Zellmaterials sollte folgen.

Therapie

Jede Struma ist behandlungsbedürftig. Ziel der Behandlung ist die Verkleinerung der Struma. Diese kann medikamentös, operativ oder mittels Radiojodtherapie erfolgen. In den meisten Fällen wird eine langzeitige Behandlung mit synthetischen Schilddrüsenhormonpräparaten zur Suppression des TSH aus dem Hypophysenvorderlappen und zur Substitution des Hormonbedarfs des Körpers zur Entlastung der Schilddrüse durchgeführt.

Bewährt haben sich in der Dauertherapie reine L-Thyroxin-Präparate in der Dosis von 100–150 µg/Tag. Kombinationspräparate von T_4 und T_3 werden nur noch sehr selten eingesetzt.

Bei Kindern, Jugendlichen und Erwachsenen bis ca. 40 Jahre scheint auch bereits eine höherdosierte Jodsubstitution zur Strumarückbildung zu führen. Eine definitive Angabe zur optimalen Joddosierung kann noch nicht gemacht werden. Tägliche Jodgaben von 100 µg (Kinder), 200–300 µg (Jugendliche) und 200–400 µg (Erwachsene) zeigen gute Ergebnisse.

Bei großen Strumen, die mit mechanischen Komplikationen einhergehen, sowie kalten Knoten besteht eine absolute Operationsindikation. Zur Vorbeugung gegen die Entwicklung einer erneuten Struma nach operativem Eingriff folgt eine langjährige Hormonsubstitution. Bei Patienten, die das 40. Lebensjahr überschritten haben und nicht operationsfähig sind, kann eine Radiojodtherapie durchgeführt werden.

Als Therapiekontrolle dienen die Messung des Halsumfangs sowie die Überprüfung der Gesamtthyroxinkonzentration im Serum und in besonderen Fällen der TRH-Test.

Prognose

Durch frühzeitige und konsequente Behandlung mit Schilddrüsenhormonen kann die Größenzunahme eines Kropfes verhindert bzw. eine Rückbildung erzielt werden, so daß ernstliche Komplikationen wie z. B. Einengungen der Luftröhre oder das Entstehen von „kalten" und „warmen" Knoten verhindert werden.

Je jünger der Patient, je diffuser die Struma, desto größer ist der Erfolg.

Entzündungen (Thyreoiditis)

Es werden verschiedene Formen der Schilddrüsenentzündung unterschieden:
1. akute Thyreoiditis,
2. subakute Thyreoiditis,
3. chronische Thyreoiditis.

Die *akute Schilddrüsenentzündung (Thyreoiditis)* geht mit starken Schmerzen, Druckempfindlichkeit, Rötung und Schwellung im Bereich der Schilddrüse einher. Darüber hinaus können die lokalen Lymphknoten vergrößert sein sowie Fieber und Schluckbeschwerden bestehen. Ursache der akuten Thyreoiditis sind bakterielle oder Virusinfekte. Neben Bettruhe sind kalte Umschläge sowie Eiskrawatten auf den Hals indiziert. Darüber hinaus werden entzündungshemmende Medikamente, Antibiotika sowie zur „Ruhigstellung" der Schilddrüse synthetische Schilddrüsenhormone gegeben.

Szintigraphisch findet sich im Bezirk der Thyreoiditis keine Speicherung der Radioaktivität.

Bei der *subakuten Thyreoiditis granulomatosa* (de Quervain) ist der Beginn schleichend, während der Verlauf länger dauert (4–7 Monate) als bei der akuten Thyreoiditis.

Therapie s. oben, zusätzlich Glucocorticoide.

Bei der *chronischen Thyreoiditis* wird zwischen der lymphomatösen Thyreoiditis (Autoimmunthyreoiditis Hashimoto) und der sehr seltenen eisenharten Thyreoiditis (Riedel) unterschieden.

Klinisch verläuft die Hashimoto-Thyreoiditis in der Regel sehr blande und vom Patienten kaum oder nicht bemerkt. Diagnostische Maßnahmen werden meist begonnen, wenn der Patient über Zeichen einer Schilddrüsenunterfunk-

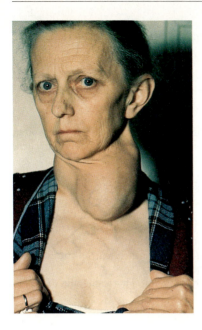

Abb. 10.**24** Patientin mit anaplastischem Schilddrüsenkarzinom

tion klagt, d.h., daß das Schilddrüsengewebe bereits durch den Entzündungsprozeß zerstört ist und eine Minderproduktion an Schilddrüsenhormonen vorliegt. Die Diagnose wird durch Bestimmung von Thyroxin im Serum, Schilddrüsenantikörpern (s. Hypothyreose) im Blut sowie Feinnadelbiopsie der Schilddrüse gesichert.

Therapeutisch werden neben Glucocorticoiden Schilddrüsenhormone eingesetzt. Bei Unterfunktion ist lebenslange Schilddrüsenhormongabe erforderlich.

Bei rechtzeitiger Diagnosestellung und adäquater Behandlung ist die Prognose gut.

Tumoren

Pathologische Anatomie

Neben gutartigen Tumoren der Schilddrüse sind die bösartigen Schilddrüsentumoren, die in Skelett und Lunge metastasieren können, sehr selten. Der Schilddrüsenkrebs macht etwa 0,5 % aller Krebserkrankungen aus. Neben differenzierten Adenokarzinomen, die in der Lage sind, Schilddrüsenhormone zu produzieren, und die von allen Karzinomen am häufigsten vorkommen

(50–90% der Schilddrüsenkarzinome), gibt es undifferenzierte sowie Karzinome der C-Zellen (S. 447). Sehr selten kommen Fibrosarkome vor.

Klinik

Malignomverdächtig sind schnelles und infiltratives Wachstum sowie derbe Beschaffenheit und schlechte Verschieblichkeit von Schilddrüsenknoten.

Diagnose

Die Diagnose wird gesichert durch szintigraphischen Nachweis von „kalten Knoten" sowie zytologischen oder histologischen Nachweis von Tumorzellen.

Therapie

Die Therapie besteht in einer radikalen Schilddrüsenentfernung und anschließender Radiojodtherapie zur Ausschaltung des operativ nicht entfernten, funktionstüchtigen Schilddrüsengewebes sowie von Metastasen (Abb. 10.25). Schilddrüsenkarzinome, die nicht Jod 131 anreichern, werden perkutan bestrahlt. Darüber hinaus werden Zytostatika eingesetzt.

Die postoperativ auftretende Hypothyreose wird durch Substitution mit synthetischen Schilddrüsenhormonen behandelt.

Therapiekontrollen einschließlich Messung von Thyreoglobulin (TG) erfolgen in 3- bis 6monatigen Abständen.

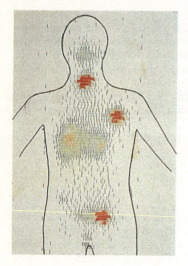

Abb. 10.25 Ganzkörperszintigramm mit ^{131}J bei metastasierendem Schilddrüsenkarzinom. Es stellen sich die Schilddrüsenreste (Zustand nach operativer Entfernung des Organs) sowie Metastasen im Bereich der Lunge und des knöchernen Beckens dar. Darüber hinaus speichert auch die gesunde Leber die Radioaktivität

Prognose

Die Prognose ist direkt abhängig vom Lebensalter, von der Tumorausbreitung und dem Malignitätsgrad des Geschwulsttyps.

Differenzierte Tumoren haben bei Vergleich mit undifferenzierten (Karzinomen), die kein oder wenig Jod 131 speichern, oder mit Sarkomen eine günstigere Prognose.

Krankheiten der Nebenschilddrüsen

 Lernziele

Auf der Grundlage einer kurzen Wiederholung der Anatomie und Physiologie der Nebenschilddrüsen wird der Lernende nach dem Durcharbeiten dieses Abschnitts über die „Krankheiten der Nebenschilddrüsen"
* Über- und Unterfunktionen der Nebenschilddrüsen definieren,
* Ursachen der Über- und Unterfunktion der Nebenschilddrüsen angeben,
* die klinische Symptomatik,
* die Grundzüge der Therapie dieser Krankheiten beschreiben können.

Anatomie und Physiologie

Die vier etwa linsengroßen Nebenschilddrüsen (Glandulae parathyreoideae) liegen auf der Rückfläche der Schilddrüse (s. Abb. 10.**15**, S. 448). In den Nebenschilddrüsen wird das Polypeptidhormon Parathormon (PTH) gebildet. Im Blut wird PTH abgebaut, und die entstehenden Fragmente erschweren seine radioimmunologische Messung. Die Regulation der PTH-Sekretion erfolgt über die Calciumkonzentration im Serum. Der Abfall des Serumcalciumspiegels bewirkt eine Ausschüttung von PTH, während eine erhöhte Calciumkonzentration im Serum die Produktion von PTH hemmt. Darüber hinaus stimulieren erhöhte Phosphatserumspiegel die PTH-Sekretion. PTH löst am Knochen Calcium und Phosphat heraus und hemmt an der Niere die Phosphatrückresorption. Die Calciumresorption im Darm wird durch PTH verstärkt. Für diese Wirkungen des PTH ist die Anwesenheit von Vitamin D erforderlich.

Calcitonin wirkt hypokalzämisch und hypophosphatämisch und hemmt die Knochenresorption (s. S. 447).

Bei der systematischen Einteilung der Erkrankungen kann zwischen Über- und Unterfunktion der Nebenschilddrüsen unterschieden werden.

Hyperparathyreoidismus

Definition

Der Hyperparathyreoidismus ist durch das Vorliegen von erhöhten PTH-Serumkonzentrationen gekennzeichnet. Es wird unterschieden zwischen dem primären Hyperparathyreoidismus, dessen Ursache eine Erkrankung der Nebenschilddrüsen selbst ist, und dem sekundären Hyperparathyreoidismus, der durch das Vorliegen einer Hypokalzämie im Serum verschiedenster Genese hervorgerufen wird.

Primärer Hyperparathyreoidismus

Häufigkeit

In epidemiologischen Untersuchungen wurde bei 1850 Patienten 1 Fall von primärem Hyperparathyreoidismus festgestellt.

Ätiologie

Aufgrund von solitären Adenomen (80%), multiplen Adenomen (5%), Hyperplasie (15%), selten Karzinomen (1%) der Nebenschilddrüsen liegen erhöhte PTH-Serumspiegel vor. Gelegentlich können Bronchialkarzinome im Rahmen einer paraneoplastischen Endokrinopathie PTH sezernieren und einen Hyperparathyreoidismus bedingen. Darüber hinaus kann das Krankheitsbild des primären Hyperparathyreoidismus auch im Zusammenhang mit weiteren Hormonstörungen (multiglanduläre Endokrinopathie) auftreten.

Pathophysiologie

PTH bewirkt eine Mobilisation von Calcium und Phosphat am Knochen mit den Folgen einer allgemeinen oder lokalen Demineralisation (Knochenabbau). Erhöhte Calciumserumspiegel sind die Folge. Das vermehrt anfallende Phosphat wird in der Niere durch die bestehenden erhöhten PTH-Spiegel vermindert rückresorbiert, so daß im Serum eine erniedrigte Phosphatkonzentration und im Urin eine Hyperphosphaturie resultieren.

Gastrin- und Säureproduktion des Magens werden durch die Hyperkalzämie gefördert. In der Bauchspeicheldrüse besteht eine erhöhte Calciumkonzentration des Pankreassaftes. Darüber hinaus bewirkt die Hyperkalzämie Änderungen im Nerven- und Muskelstoffwechsel.

Klinik

Somit lassen sich Krankheitsbild und klinische Symptome zwanglos durch die Wirkungen des erhöhten PTH-Spiegels erklären:

* Ostitis fibrosa generalisata (Morbus Recklinghausen), einhergehend mit Knochenzysten, Milchglasschädel, Osteosklerose, Akroosteolyse,
* rezidivierende Nephrolithiasis und/oder Nephrokalzinose,
* peptische Ulzera an Magen und/oder Duodenum,

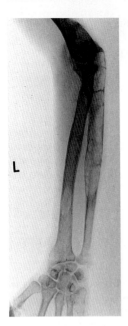

Abb. 10.**26** Primärer Hyperparathyreoidismus. Osteoporose des Skelettsystems mit zystischen Auftreibungen

❖ rezidivierende Pankreatitiden,
❖ Hyperkalzämiesyndrom, einhergehend mit psychischen und neurologischen Veränderungen.

Liegen allgemeine Symptome wie Appetitlosigkeit, Übelkeit, Adynamie, Kopfschmerzen, Polyurie, Polydipsie oder Obstipation vor, so ist die Diagnose „Hyperparathyreoidismus" schwer zu stellen.

Rezidivierende Steinleiden der ableitenden Harnwege oder der Gallenblase lassen am ehesten an einen Hyperparathyreoidismus denken. Darüber hinaus muß beim chronischen Ulkusleiden, rezidivierenden Pankreatitiden oder Spontanfrakturen an eine Überfunktion der Epithelkörperchen gedacht werden.

Gelegentlich wird die Erkrankung erst während der schwersten Form der Erkrankung, der hyperkalzämischen Krise, einhergehend mit Temperaturerhöhungen, Polyurie, Exsikkose, Verwirrung, Bewußtseinseintrübung und Koma, erkannt.

Diagnose

Blut: Calcium und Phosphat sowie PTH (Messung des intakten Parathormons mittels Radioimmunoassay). Fakultativ: alkalische Phosphatase (erhöht!).

Harn: Phosphat (Bestimmung der tubulären Phosphatrückresorptionsrate!).

Die Lokalisation der Adenome kann mittels der Sonographie versucht werden oder – besser – bei der Angiographie durch stufenweise Blutentnahme aus den Venen der Schilddrüse und Messung der PTH-Konzentration erfolgen.

Differentialdiagnose

Differentialdiagnostisch müssen andere Erkrankungen, die mit chronischen Nierensteinleiden einhergehen und/oder bei denen erhöhte Calciumserumspiegel nachweisbar sind, abgegrenzt werden. Solche Krankheiten sind z. B. Vitamin-D-Intoxikation, Sarkoidose, Hyperthyreose, Immobilisationsosteoporose, Tumoren mit und ohne Skelettmetastasen, das Milch-Alkali-Syndrom.

Verlauf

1. Als hyperkalzämische Krise kurzfristig tödlich.
2. Chronische Verlaufsform, einhergehend mit irreversiblen Nierenschäden.

Therapie

Grundsätzlich besteht die Therapie in der operativen Entfernung der vergrößerten Epithelkörperchen. Präoperativ sollte, insbesondere bei der hyperkalzämischen Krise, eine Senkung des Calciumspiegels herbeigeführt werden. Neben hypokalzämischer Diät, Gabe von Furosemid zusammen mit mehreren Litern physiologischer NaCl-Lösung und intravenösen Phosphatinfusionen oder oraler Phosphatzufuhr kann zusätzlich die Calcitonintherapie probiert werden. Cave: Digitalisierung (Digitalisüberempfindlichkeit bei Hyperkalzämie).

Postoperativ werden zur Tetanieprophylaxe unter Kontrolle des Serumcalciums Calcium oral oder intravenös oder Vitamin D gegeben.

Prognose

Die Prognose der chronischen Verlaufsform des primären Hyperparathyreoidismus ist im wesentlichen abhängig von dem Ausmaß der Schäden der Organmanifestationen; insbesondere wird sie durch den Nierenschaden bestimmt. Die akute hyperkalzämische Krise verläuft auch heute noch häufig tödlich.

Sekundärer Hyperparathyreoidismus

Ätiologie und Pathogenese

Der sekundäre Hyperparathyreoidismus ist gekennzeichnet durch die Überproduktion von PTH, hervorgerufen durch extraparathyreoidale Ursachen, wie z. B. bei enteraler Malabsorption, Niereninsuffizienz, Rachitis und Pseudohyperparathyreoidismus.

Die häufigste Ursache des sekundären Hyperparathyreoidismus ist die Hypokalzämie bei Niereninsuffizienz. Infolge der chronischen Nierenerkrankung kommt es zu einer Störung im Vitamin-D-Stoffwechsel in der Form, daß die aktive Form des Vitamin D in den Nieren vermindert gebildet wird und dadurch im Darmtrakt Calcium vermindert resorbiert wird.

Klinik

Anamnestisch bestehen Hinweise auf eine chronische Nierenerkrankung oder ein Malabsorptionssyndrom. Skelettveränderungen sind sowohl bei der intestinalen wie auch bei der renalen Form röntgenologisch nachweisbar.

Diagnose

Laborchemisch findet sich bei intakter Nierenfunktion neben einem erniedrigten Serumphosphat ein erniedrigtes Serumcalcium.

Erhöhte Phosphatspiegel lassen sich aufgrund des Phosphatstaus bei eingeschränkter Nierenfunktion nachweisen.

Laborprogramm zur Diagnostik s. oben unter primärem Hyperparathyreoidismus.

Therapie

Unter Kontrolle von Serumcalcium und Phosphatspiegel wird bis zur Normokalzämie Vitamin D_3 gegeben. Gleichzeitig sollte versucht werden, durch Gabe von Aluminiumhydroxid das Serumphosphat zu senken. Liegt die hyperkalzämische Form des sekundären Hyperparathyreoidismus vor, ist ein operativer Eingriff vonnöten.

Prophylaxe

Die entscheidende prophylaktische Maßnahme bei renaler Osteopathie ist die Gabe von Vitamin D_3 oder seines aktiven Metaboliten.

Hypoparathyreoidismus

Definition

Der Hypoparathyreoidismus ist eine Calciumstoffwechselerkrankung, die durch eine verminderte Bildung von PTH hervorgerufen wird.

Ätiologie, Pathogenese und Pathophysiologie

Häufigste Ursache der Nebenschilddrüsenunterfunktion ist die unbeabsichtigte Entfernung der Nebenschilddrüsen bei subtotaler Strumektomie oder bei Radikaloperation infolge Schilddrüsenkarzinoms. Eine Nebenschilddrüseninsuffizienz kann sich in Zeiten erhöhten Calciumbedarfs einstellen, wie z. B. in der Schwangerschaft, während der Laktationsphase sowie bei Infektionen. Auch der angeborene Hypoparathyreoidismus wird beschrieben.

Die biochemischen Symptome Hypokalzämie, Hyperphosphatämie, Hypo-
kalzurie und Hypophosphaturie erklären sich aus den Wirkungen des PTH
an Knochen, Darm und Niere. Des weiteren werden Veränderungen im Ma-
gnesiumstoffwechsel (Hypomagnesiämie) beschrieben.

Klinik

Die Diagnose „Nebenschilddrüseninsuffizienz" wird einfach, wenn in der Vorgeschichte Schilddrüsenoperationen, insbesondere wiederholte Operationen,
angegeben werden. Die Patienten klagen über tetanische Anfälle, einhergehend mit Muskelschmerzen, Parästhesien sowie tonischen Kontraktionen der
Muskeln, z. B. an Händen, Füßen und in der Mundgegend. In schweren Fällen
entsteht die „Geburtshelferhand" (Adduktion von Daumen, Zusammenpressen
der Finger, gelegentlich Bildung einer Faust) sowie der „Karpfenmund" (kontrahierte Oberlippe). Im Rahmen des tetanischen Syndroms können Spasmen
der Bronchien, Stenokardien, Gallenkoliken, Migräneanfälle sowie Laryngo-
spasmus auftreten. Auch das Auftreten von epileptischen Anfällen wie bei der
Epilepsie wird bei der Nebenschilddrüseninsuffizienz beschrieben.

Bei chronischer Nebenschilddrüseninsuffizienz kommt es zu beiderseitiger
Katarakt, Haarausfall, schuppiger Haut, brüchigen Nägeln, Schmelzdefekten
an den Zähnen. Positives Chvostek-Zeichen (Zucken von Mundwinkeln, Na-
senflügeln und des M. orbicularis oculi bei Beklopfen des N. facialis vor dem
äußeren Gehörgang) sowie positives Trousseau-Zeichen (Pfötchenstellung der
Hand nach ca. 3 Minuten langem Druck in einer Blutdruckmanschette am
Oberarm oberhalb des systolischen Wertes) sichern die Diagnose „Nebenschilddrüseninsuffizienz" weiter ab.

Diagnose

Blut: Calcium und Magnesium erniedrigt, Phosphat erhöht: Parathormon
erniedrigt.
Urin: Calcium erniedrigt (negative Sulkowitch-Probe).

Differentialdiagnose

Differentialdiagnostisch muß die hypokalzämische Tetanie gegenüber tetanischen Anfällen bei Normokalzämie, wie z. B. bei vegetativer Übererregbarkeit
oder Hyperventilation, abgegrenzt werden.

Bei der überwiegenden Anzahl der tetanischen Anfälle liegt eine Normokalzämie vor. Des weiteren müssen Hypokalzämien anderer Genese abgegrenzt werden, wie z. B. bei Vitamin-D-Mangel, Malabsorptionssyndrom,
Niereninsuffizienz, akute Pankreatitis, Intoxikationen (z. B. mit Calcium),
Calcitoninüberproduktion bei medullärem Schilddrüsenkarzinom.

Verlauf

Die operativ bedingte Nebenschilddrüseninsuffizienz pflegt etwa 2–4 Tage nach operativem Eingriff mit tetanischen Symptomen zu beginnen und in der Regel nach einigen Tagen bis Wochen wieder zu verschwinden. Gelegentlich kann es jedoch auch zu einer akuten Nebenschilddrüseninsuffizienz, bei der sämtliche zuvor aufgeführten Symptome bestehen, kommen.

Therapie

Behandlung des akuten tetanischen Anfalls

10–20 ml 20%iger Calciumgluconatlösung werden langsam intravenös injiziert. In schweren Fällen ist eine Dauerinfusion über 3–4 Stunden vonnöten.

Therapie der chronischen Hypokalzämie

Neben einer calciumreichen und phosphatarmen Kost (Meidung von Milch und Käse) erfolgt die Dauertherapie mit Vitamin-D-Präparaten oder AT10 (Dihydrotachysterin). Darüber hinaus kann Calcium per os substituiert werden.

Zur Kontrolle des Therapieerfolges werden anfangs wöchentlich, später monatlich Blutcalciumbestimmungen durchgeführt.

Prognose

Bei prompter Diagnosestellung sind die Erfolgsaussichten der Therapie gut. Die in der Regel lebenslange Behandlung des Hypoparathyreoidismus macht die Mitarbeit des Patienten zur Vermeidung von Über- und Unterdosierung der Medikamente notwendig.

Pseudohypoparathyreoidismus

Ätiologie und Pathogenese

Der Pseudohypoparathyreoidismus ist ein seltenes, dominant vererbbares Leiden, bei dem eine Nebenschilddrüseninsuffizienz dadurch vorgetäuscht wird, daß die Körperzellen auf das PTH nicht ansprechen. Aufgrund der peripheren PTH-Resistenz besteht ein erhöhter PTH-Spiegel. Es finden sich allerdings biochemische Kriterien des Hypoparathyreoidismus wie Hypokalzämie und Hyperphosphatämie.

Klinik

Das Krankheitsbild ist gekennzeichnet durch Minderwuchs, Verkürzungen der Metakarpal- und Metatarsalknochen, Hüftgelenkdysplasien, Tetanie, Weichteilverkalkungen, mangelhafte Zahnentwicklung, Kataraktbildung, Rundgesicht, Oligophrenie.

Therapie

Vitamin D, evtl. Probenecid.

Krankheiten der Nebennieren

Auf der Grundlage einer kurzen Wiederholung der Anatomie und Physiologie der Nebennieren wird der Lernende nach dem Durcharbeiten dieses Abschnitts über die „Krankheiten der Nebennieren" in die Lage versetzt,

❖ Über- und Unterfunktion der Nebennierenrinde in das Regulationssystem des Hypothalamus-Hypophysen-Nebennierenrinden-Funktionskreises einzuordnen,
❖ die klinischen Zeichen und Befunde der Krankheiten der Nebennierenrinde sowie des -marks zu beschreiben,
❖ diagnostische Verfahren sowie die Therapie dieser Krankheiten darzulegen.

Anatomie

Die beiden Nebennieren liegen retroperitoneal etwa in Höhe des 1. Lendenwirbelkörpers und bedecken die oberen Pole der beiden Nieren (Abb. 10.27). Das *Gewicht* der Nebennieren beträgt je etwa 4–6 g. Morphologisch und funktionell wird zwischen dem *Mark* und der das Mark umschließenden *Rinde* der Nebenniere unterschieden.

Die *Blutversorgung* der Nebennieren erfolgt im wesentlichen über 3 Arterien: Aa. phrenicae inferiores, A. suprarenalis media der Aorta und Nierenarterien. Das venöse Blut wird rechts direkt in die V. cava, links in die V. renalis sinistra abgeleitet.

Die *nervöse Versorgung* der Nebennieren erfolgt beiderseits vom Plexus suprarenalis, wobei die Nervenfasern durch die Rinde in das Mark gelangen.

Krankheiten der Nebennierenrinde

Anatomie und Physiologie

Morphologisch und funktionell läßt sich die Nebennierenrinde (NNR) in *3 Zonen* unterteilen. Die äußere, direkt unter der Kapsel liegende Zona glomerulosa produziert vorwiegend Mineralocorticoide, die mittlere Zona fasciculata Glucocorticoide, während in der inneren Zona reticularis überwiegend Androgene und Östrogene gebildet werden. Während die Hormonproduktion in der Zona glomerulosa nur unwesentlich durch ACTH beeinflußt wird, ist insbesondere die Glucocorticoidproduktion und auch die Sekretion der Sexualsteroide auf eine intakte ACTH-Produktion angewiesen. In Tab. 10.9 sind die wichtigen Vertreter der NNR-Hormone und ihre wesentlichen Eigenschaften zusammengefaßt.

Die Steuerung der Produktion der NNR-Glucocorticoide und Sexualsteroide erfolgt über den negativen Rückkopplungsregelkreis Hypothalamus-

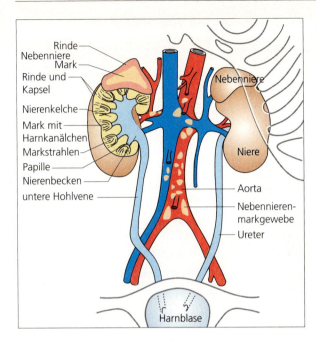

Abb. 10.**27**
Bau und Lage
von Nieren und
Nebennieren

Rinde
Nebenniere
Mark
Rinde und
Kapsel
Nierenkelche
Mark mit
Harnkanälchen
Markstrahlen
Papille
Nierenbecken
untere Hohlvene

Nebenniere
Niere
Aorta
Nebennieren-
markgewebe
Ureter

Harnblase

Hypophyse-NNR, der in Abb. 10.**28** dargestellt ist. Das im Hypothalamus gebildete corticotropinausschüttende Hormon (corticotropin releasing hormone = CRH) steuert die Bildung und Ausschüttung des adrenokortikotropen Hormons (ACTH) im Hypophysenvorderlappen, das seinerseits wiederum fördernd auf die Glucocorticoid- und Sexualsteroidsynthese der NNR einwirkt. Sinkt z. B. der Blutcortisolspiegel ab, ist eine vermehrte CRH- und ACTH-Ausschüttung die Folge, so daß sich wieder ein normaler Cortisolspiegel im Blut einstellt.

Unabhängig von diesem Regulationssystem wird die Aldosteronausschüttung stimuliert durch Angiotensin II, erhöhte Kaliumkonzentration, erniedrigte Natriumkonzentration sowie Volumenverminderungen im Blutgefäßsystem.

Das *Renin-Angiotensin-Aldosteron-System* (RAAS) ist in Abb. 10.**29** (S. 484) schematisch dargestellt. Renin wird in den juxtaglomerulären Zellen der Niere gebildet und an das Blut abgegeben. Aus dem in der Leber gebildeten Angiotensinogen spaltet Renin das Angiotensin I ab. Mit Hilfe des in der Lunge synthetisierten Angiotensinkonversionsenzyms (ACE) (s. auch Morbus Boeck, S. 331) entsteht das biologisch aktive Angiotensin II. Angio-

Tabelle 10.**9**   Physiologie der wichtigsten Nebennierenrindenhormone

	Zona glomerulosa	**Zona fasciculata**	**Zona reticularis**
	Mineralocorticoide	*Glucocorticoide*	*Androgene*
Beeinflussung	anorganischer Stoffwechsel	organischer Stoffwechsel	organischer Stoffwechsel
Hauptvertreter	Aldosteron	Cortisol	Dehydroepi- androsteron Testosteron
Hauptwirkung	Na$^+$-Retention in der Niere K$^+$-Abgabe in der Niere sek. Flüssigkeits- retention	Gluconeogenese mit Hyper- glykämie und Proteinabbau Verminderung des Wassereintritts in die Zelle	Proteinsynthese Virilisierung
Sekretionsrate	50–250 µg/24 h	10–40 mg/24 h	6–10 mg/24 h
Plasma- konzentration	2–15 µg/100 ml	6–25 µg/100 ml	Männer: 0,13–1,4 µg/100 ml Frauen: 0,14–1,06 µg/100 ml
Nachweis im Urin als	Aldosteron 5–10 mg/24 h	17-Hydroxy- corticoide 3–13 mg/24 h	17-Ketosteroide Männer: 10–15 mg/24 h Frauen: 6–15 mg/24 h

tensin II stellt einen wesentlichen Faktor der Blutdruckregulation dar (s. Bluthochdrucktherapie, ACE-Hemmer, S. 269). Durch seinen vasokonstriktorischen Effekt auf die Arteriolenmuskulatur wirkt Angiotensin II blutdrucksteigernd. Angiotensin II ist darüber hinaus der stärkste Stimulator für die Biosynthese und Sekretion von Aldosteron aus der Nebennierenrinde.

Darüber hinaus besteht ein endogener Tagesrhythmus des Plasmacortisols mit einem Maximum gegen 6 Uhr und einem Minimum gegen 24 Uhr (wichtig in der Diagnostik der Überfunktion der NNR, Abb. 10.**30**). Im Blut werden die NNR-Hormone, an Eiweiß gebunden, transportiert. Nur das freie, nicht an Eiweiß gebundene Hormon ist stoffwechselwirksam.

Der überwiegende Teil der NNR-Hormone wird in der Leber metabolisiert und über die Nieren ausgeschieden.

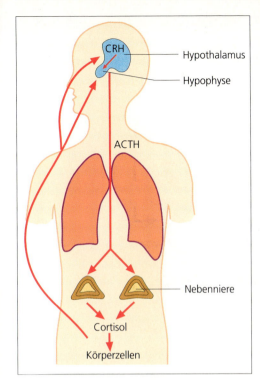

Abb. 10.**28** Normaler Hypothalamus-Hypophysen-Nebennierenrinden-Regulationskreis. Das im Hypothalamus gebildete CRH stimuliert die ACTH-Produktion im Hypophysenvorderlappen, die ihrerseits wiederum die Cortisolproduktion der Nebennierenrinde fördert. Cortisol hat einen hemmenden Einfluß sowohl auf die ACTH-produzierenden Zellen des Hypophysenvorderlappens wie auch auf den Hypothalamus

Überfunktion der Nebennierenrinde

Bei diesen Erkrankungen der NNR liegt die Überproduktion einer oder mehrerer Hormongruppen vor.

Cushing-Syndrom

Definition

Das Cushing-Syndrom ist gekennzeichnet durch ein vermehrtes Vorhandensein von Glucocorticoiden (Hyperkortizismus) und deren Einwirkung auf die Körperzellen.

Häufigkeit, Ätiologie und Pathogenese

Das Cushing-Syndrom, hervorgerufen durch eine körpereigene Überproduktion von Glucocorticoiden, ist eine *seltene* Erkrankung, wohingegen das sog.

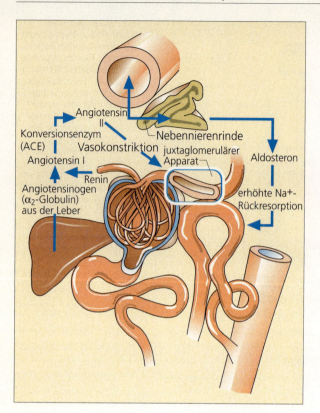

Abb. 10.**29**
Renin-Angio-
tensin-Aldoste-
ron-System
(RAAS)

iatrogene Cushing-Syndrom als Folge der Therapie mit pharmakologischen Glucocorticoiddosen *häufiger* beobachtet wird.

Ursächlich sind beim Cushing-Syndrom folgende Möglichkeiten in Betracht zu ziehen:

1. Zentral-hypothalamisch, einhergehend mit vermehrter Sekretion von CRH, ACTH und konsekutiver beidseitiger NNR-Hyperplasie mit Überproduktion von Glucocorticoiden.

   Bei diesem Morbus Cushing im engeren Sinn, der die häufigste Form (80%) eines Cushing-Syndroms ist, kann anatomisch noch ein normal funktionierender Hypophysenvorderlappen oder bereits schon ein basophiles Adenom bestehen.

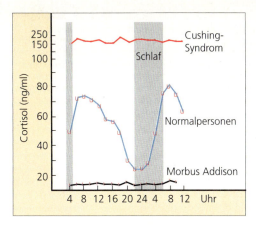

Abb. 10.**30** Cortisol-Tagesprofil bei Normalpersonen, Patienten mit Cushing-Syndrom und Morbus Addison. Normalpersonen weisen einen ausgeprägten Tagesrhythmus mit einem Maximum in den frühen Morgenstunden und einem Abfall über den Tag bis gegen Mitternacht auf. Beim Morbus Addison liegt die Cortisolproduktion darnieder; beim Cushing-Syndrom finden sich erhöhte Cortisolserumkonzentrationen ohne Tagesrhythmus („Sekretionsstarre")

2. „Paraneoplastisch", „ektopisch" oder „extrahypophysär" gebildetes ACTH oder ACTH-ähnliche Peptide, z. B. in Bronchialkarzinomen, Phäochromozytomen, Thymomen, bewirken über beiderseitige Hyperplasie der NNR eine erhöhte Glucocorticoidproduktion.
3. NNR-Tumoren (Adenome oder Karzinome) bilden autonom, d. h. unabhängig von der übergeordneten ACTH-Regulation, vermehrt Glucocorticoide.
4. Durch übermäßige, lang anhaltende exogene Zufuhr von natürlichen oder synthetischen Corticosteroiden wird ein sog. „iatrogenes" Cushing-Syndrom erzeugt.

Die Symptome des Cushing-Syndroms finden ihre Erklärung in den Wirkungen der Glucocorticoide auf die Körperzellen.

Klinik

Im Gegensatz zu der normalen Adipositas teilen die Patienten häufig ein mehr plötzliches Auftreten der Gewichtsvermehrung mit. Es besteht eine Fettverteilungsstörung mit bevorzugtem Fettansatz in Gesicht, Nacken und Körperstamm. Darüber hinaus wird über allgemeine Schwäche und Ermüdbarkeit sowie über Störungen in der Sexualsphäre geklagt. Nicht selten treten Depressionen auf, so daß die Patienten zunächst in eine psychiatrische Klinik eingewiesen werden.

Leitsymptome sind rotes, rundes Vollmondgesicht, Stammfettsucht mit grazilen Extremitäten, Büffelnacken, blaurote Striae, Akne und Hirsutismus, Neigung zu petechialen Blutungen sowie Psychosen (Abb. 10.**31**).

a

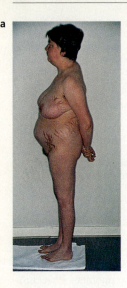

Abb. 10.**31 a – c   a** Patientin mit endogenem Hyperkortizismus in Folge Nebennierenadenoms rechts. Es findet
sich die charakteristische Fettverteilung (Stammfettsucht,
Nackenhöcker) bei grazilen Extremitäten sowie Striae
rubrae an Bauch, Hüfte sowie im Bereich der Brust der
Achsel. **b** Es zeigt sich ein eindeutiges Nebennieren-
rindenadenom rechts im Nebennierenrindenszintigramm.
c li. Seite Patientin vor der Erkrankung, re. Seite Patientin
wenige Monate nach Einsetzen der Krankheit

Diagnose

Biochemisch finden sich ein subklinischer oder manifester Diabetes mellitus,
gelegentlich eine Hypokaliämie im Serum sowie eine hypokaliämische Alkalose. Häufig besteht ein Bluthochdruck. Im Blutbild läßt sich neben einer
Lymphopenie eine niedrige Gesamteosinophilenzahl nachweisen.

Röntgenologisch findet man eine Osteoporose des Stammskeletts, im fortgeschrittenen Stadium einhergehend mit Veränderungen der Wirbelkörper
(sog. Fischwirbel), besonders in der Lendenwirbelsäule.

Blut:

1. Die Bestimmung der Plasmacortisolkonzentrationen im Tagesablauf (8,
   12, 16 Uhr) ergibt erhöhte Werte bei aufgehobenem Tagesrhythmus
   (s. Abb. 10.**30**).
2. Corticoidsuppressionstest mit Dexamethason in steigender Dosierung. Ein
   orientierender Schnelltest zur Differenzierung zwischen einfacher Adipositas und Cushing-Syndrom wird folgendermaßen durchgeführt: 1. Tag um
   8 Uhr Blutentnahme zur Plasmacortisolbestimmung, orale Applikation von
   2 mg Dexamethason um 23 Uhr und am darauffolgenden 2. Tag um 8 Uhr
   erneute Blutentnahme zur Plasmacortisolbestimmung. Interpretation: Bei
   einfacher Adipositas ist das Absinken des Cortisolspiegels um über 50 %
   des Ausgangswertes der Fall. Bei Nichtabsinken der Plasmacortisolkonzen-
   tration: Verdacht auf Cushing-Syndrom; höhere Dexamethasondosen sind
   anzuwenden.

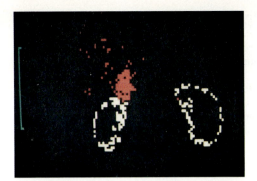

Abb. 10.**31 b**

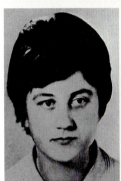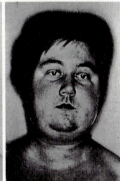

Abb. 10.**31 c**

3. Die ACTH-Plasmabestimmung gibt Auskunft darüber, ob eine NNR-Hyperplasie beiderseits, ein sog. ektopisches ACTH-Syndrom oder ein NNR-Tumor vorliegt. Das ACTH im Plasma ist bei beidseitiger NNR-Hyperplasie und beim ektopischen ACTH-Syndrom erhöht, während bei NNR-Tumoren erniedrigte ACTH-Plasmakonzentrationen nachweisbar sind.

4. Zusätzlich zur Plasmacortisolbestimmung wird beim hochdosierten Dexamethasontest das freie Cortisol im Urin gemessen. Die Bestimmung der 17-Ketosteroide und 17-OH-Corticosteroide im Urin ist obsolet.

Die Ergebnisse der Funktionsdiagnostik werden wie folgt interpretiert:

– Morbus Cushing (Cushingsche Krankheit): Plasma-ACTH normal bis erhöht, signifikante Suppression.
– NNR-Adenome-Karzinome: Plasma-ACTH nicht meßbar oder sehr niedrig, keine Suppression mit Dexamethason.
– Ektopes ACTH-Syndrom: ACTH sehr hoch, meist keine Suppression.

Lokalisationsdiagnostik: Zur Lokalisation bei hormonanalytischem Verdacht auf hypophysäres Cushing-Syndrom s. unter Akromegalie, S. 440 ff.

Der Nebennierentumor wird erfaßt durch

❖ Sonogramm (Untersuchung mittels Ultraschall, am wenigsten eingreifende Untersuchung!),
❖ Computertomographie des Abdomens, evtl. Kernspintomographie,
❖ Nebennierenszintigramm mit Jod-131-Cholesterol,
❖ selektive, bilaterale Nebennierenvenenkatheterisierung; Zweck: Blutentnahme für Cortisolbestimmung sowie anschließende Nebennierenvenographie.

Differentialdiagnose

Differentialdiagnostisch müssen nicht nur die einzelnen Formen des Cushing-Syndroms untereinander, sondern auch gegen die einfache Adipositas und das adrenogenitale Syndrom (S. 488 ff.) abgegrenzt werden.

Verlauf

Einem im Kindesalter auftretenden Cushing-Syndrom, das häufig mit einer Wachstumshemmung oder einem Wachstumsstillstand einhergeht, liegt in der Regel ein Adenom oder Karzinom der Nebennierenrinde zugrunde.

Therapie

Bei Tumoren der Nebennierenrinde oder ACTH-produzierenden Tumoren ist die operative Entfernung erforderlich.

Bei beidseitiger Adrenalektomie oder Hypophysektomie muß mit hohen Dosen von Cortison (z. B. Hydrocortison) sofort substituiert, die Dosierung nach einigen Tagen allmählich reduziert und später auf eine normale Erhaltungsdosis wie beim Morbus Addison (S. 493 ff.) umgesetzt werden.

Bei NNR-Karzinom werden Adrenostatika, z. B. o,p'-DDD (*ortho-para-Dichlorodiphenyldichloräthan*), eingesetzt.

Kongenitales adrenogenitales Syndrom (AGS)

Definition

Das Krankheitsbild des adrenogenitalen Syndroms ist durch eine übermäßige Bildung von Androgenen gekennzeichnet.

Häufigkeit

Bei der seltenen Erkrankung kommt etwa 1 Fall von AGS auf 50 000 – 67 000 Lebendgeborene.

Ätiologie, Pathogenese und Pathophysiologie

Beim adrenogenitalen Syndrom besteht ein genetisch bedingter Enzymdefekt in der Cortisolsynthese. In 95 % der Fälle besteht ein 21-Hydroxylase-Defekt, in etwa 4% der Fälle ein 11β-Hydroxylase-Defekt. Aufgrund des Enzymdefektes entstehen Vorläufer des Cortisols, die biologisch als Androgene oder zum Teil auch als Mineralocorticosteroide wirksam sind. Da Cortisol vermindert sezerniert wird, wird aufgrund des Rückkopplungsmechanismus vermehrt ACTH gebildet, das seinerseits wieder eine vermehrte Bildung von Cortisolvorläufern mit androgener Wirkung herbeiführt. Infolge der verminderten Cortisolproduktion besteht oft eine subklinische Nebenniereninsuffizienz. Da auch die Aldosteronproduktion manchmal mitgestört ist, kann es zum „Salzverlustsyndrom" kommen. Das Krankheitsbild des AGS mit 11β-Hydroxylase-Defekt ist durch einen hohen Blutdruck gekennzeichnet.

Klinik

Die entstehenden Krankheitsbilder werden beim Mädchen als „Pseudohermaphroditismus femininus", bei Knaben als „Pseudopubertas praecox" bezeichnet.

Beim weiblichen Geschlecht kommt es zu einer Vermännlichung des äußeren Genitales, einhergehend mit Vergrößerung der Klitoris sowie ungefähr ab dem 2. Lebensjahr männlicher Schambehaarung und Akne. Beim männlichen Geschlecht imponiert eine Vergrößerung des Penis sowie frühzeitige Virilisierung. Infolge der Androgenwirkung besteht zunächst eine beschleunigte Größenentwicklung; da jedoch ein verfrühter Epiphysenschluß eintritt, resultiert ein untersetzter Körperbau. Bei beiden Geschlechtern besteht eine ausgeprägte Entwicklung der Muskulatur („infantiler Herkules"). Beim weiblichen Geschlecht findet sich oft eine gemeinsame Mündung von Urethra und Vagina im Urogenitalsinus. Da die Gonadotropinausschüttung gehemmt ist, besteht eine primäre Amenorrhö und eine Sterilität. Weitere Zeichen des Androgenüberschusses beim weiblichen Geschlecht sind Bartwuchs, Glatze und tiefe Stimme.

Bei Knaben besteht eine fehlende Vergrößerung der Hoden infolge der gehemmten Gonadotropinausschüttung aus dem Hypophysenvorderlappen und eine Azoospermie.

Diagnose

Plasma: Cortisol, Testosteron, 17-Hydroxyprogesteron, Androstendion, ACTH, Chromosomenanalyse.

Weitere Diagnostik in Speziallaboratorien.

Lokalisationsdiagnostik. Evtl. Sonographie zur Beurteilung der Nebennierenrindenhyperplasie.

Differentialdiagnose

Differentialdiagnostisch müssen die verschiedenen Formen des AGS untereinander durch z. B. chromatographische Auftrennung von NNR-Steroiden abgegrenzt werden; darüber hinaus müssen weitere Formen der Pubertas praecox in Erwägung gezogen werden.

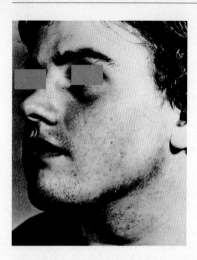

Abb. 10.**32**   Hirsutismus eines Mädchens mit adrenogenitalem Syndrom (AGS)

Therapie und Prognose

Lebenslange Substitution des Cortisols mit synthetischen Glucocorticoiden, wobei als Therapiekontrolle die Normalisierung der ACTH-Plasmaspiegel und die Ausscheidung der Ketosteroide dient.

Die Therapieerfolge sind um so befriedigender, je früher die Behandlung einsetzt. Bereits eingetretene Genitalmißbildungen müssen chirurgisch korrigiert werden. Bei akutem Salzverlustsyndrom müssen Flüssigkeits- und Elektrolytverluste ersetzt und Mineralocorticoide appliziert werden.

Überproduktion von Androgenen durch Nebennierenrindentumoren („postnatale Form" des adrenogenitalen Syndroms)

Definition

Dem Krankheitsbild liegt eine übermäßige Androgenproduktion aufgrund eines NNR-Tumors vor.

Häufigkeit, Ätiologie und Pathophysiologie

Das sehr seltene Krankheitsbild kommt bei beiden Geschlechtern gleich häufig vor. Aufgrund der auffälligen Virilisierung wird die Diagnose bei Frauen leichter gestellt als bei Männern. Liegt der Erkrankungsbeginn vor der Pubertät, tritt bei männlichen Patienten eine Pseudopubertas praecox ein, beim weiblichen Geschlecht finden sich sämtliche klinische Zeichen des konnatalen AGS mit Ausnahme der Geschlechtsmißbildungen.

Dem Krankheitsbild kann ein benigner Tumor der NNR oder ein Karzinom zugrunde liegen. Neben der Virilisierung treten bei erwachsenen Frauen eine Amenorrhö sowie eine Vertiefung der Stimme auf.

Diagnose und Differentialdiagnose

Blut: Testosteron, Cortisol, 17α-Hydroxyprogesteron, Androstendion im Serum.
Weitere Diagnostik in Speziallaboratorien.
Lokalisationsdiagnostik s. unter Cushing-Syndrom, S. 487.
Differentialdiagnose s. unter Kongenitale Form des AGS (S. 488) und Cushing-Syndrom (S. 487) sowie Hirsutismus.

Therapie

Operative Entfernung des Tumors bei Karzinom, Strahlentherapie sowie Adrenostatika.

Prognose

Nach erfolgreicher Operation unbeeinträchtigte Lebenserwartung. Ungünstige Prognose bei NNR-Karzinomen.

Nebennierenrindentumoren mit Überproduktion von Östrogenen

Häufigkeit und pathologische Anatomie

Östrogenbildende Nebennierentumoren – meist handelt es sich um Karzinome – sind extrem selten. Derartige Tumoren kommen bei Frauen sehr selten vor; beim Mann bewirken sie eine Feminisierung, einhergehend mit Gynäkomastie und Hodenatrophie.

Diagnose

Östrogene in Serum und Urin.

Therapie

Operation.

Überproduktion von Mineralocorticoiden

Bei der systematischen Einteilung hinsichtlich der Funktionszustände der NNR im Zusammenhang mit Überproduktion von Mineralocorticoiden wird zwischen einem primären Hyperaldosteronismus (Conn-Syndrom) und einem sekundären Hyperaldosteronismus unterschieden.

Primärer Hyperaldosteronismus (Conn-Syndrom)

Definition

Bei primärem Hyperaldosteronismus (Conn-Syndrom) besteht eine gesteigerte Aldosteronbildung der NNR infolge eines Tumors (in der Regel Adenom, selten Karzinom) oder beidseitiger NNR-Hyperplasie.

Häufigkeit, pathologische Anatomie und Pathophysiologie

Bei etwa 0,5 % aller Hypertoniker eines unausgewählten Krankengutes liegt ein Conn-Syndrom vor. Frauen werden etwa doppelt so häufig betroffen wie Männer. 70–80 % der Fälle weisen einen solitären, autonom produzierenden NNR-Tumor auf. In etwa 20–30 % kommt eine bilaterale Nebennierenrindenhyperplasie vor, die grob- oder kleinknotig bzw. diffus ausgebildet sein kann.

Aufgrund der erhöhten Aldosteronproduktion finden sich im Plasma Hypernatriämie, Hyperchlorämie, Hypokaliämie, Hypomagnesiämie und Hypervolämie sowie metabolische Alkalose. Die renale Reninsekretion ist supprimiert.

Klinik

Die Patienten klagen über Kopfschmerzen, Muskelschwäche und Lähmungen als Ausdruck der Hypokaliämie, so daß das Krankheitsbild der periodischen Lähmung nachgeahmt werden kann, sowie über Parästhesien und tetanische Symptome. Polydipsie sowie nächtliche Polyurie werden ebenfalls angegeben. Obstipation und Ödemneigung sind selten. Ein häufiges Symptom ist der oft gutartige Bluthochdruck; es sind jedoch mehrfach maligne Verlaufsformen des Hypertonus nachgewiesen worden.

Diagnose

Blut: Kalium, Natrium und Kontrolle des Säure-Basen-Haushaltes; Aldosteron, Renin.
Harn: Aldosteron, Kalium.
Lokalisationsdiagnostik s. unter Cushing-Syndrom (S. 487).

Differentialdiagnose

Differentialdiagnostisch müssen andere Hochdruckformen sowie der sekundäre Hyperaldosteronismus abgegrenzt werden. Darüber hinaus muß an das Vorliegen eines Pseudo-Conn-Syndroms gedacht werden, das durch Einnahme von Lakritzen oder Carbenoxolon (Biogastrone), das in der Behandlung von Magen- und Duodenalgeschwüren angewandt wird, verursacht wird.

Weiter sollten in der Differentialdiagnose periodische Lähmungen, Kalium- und Natriumverlustniere, Überdosierung von Saluretika und Laxantien sowie Einnahme von Ovulationshemmern in Betracht gezogen werden.

Therapie

Operative Entfernung des NNR-Tumors bzw. Adrenalektomie; sonst bei beidseitiger NNR-Hyperplasie medikamentöse Therapie mit dem Aldosteronantagonisten Spironolacton sowie Thiaziden.

Sekundärer Hyperaldosteronismus

Als sekundärer Hyperaldosteronismus werden Krankheitszustände bezeichnet, bei denen die *Ursache* der erhöhten Aldosteronproduktion nicht in der Nebennierenrinde, sondern *extraadrenal* liegt. Die klinisch wichtigsten Krankheitsbilder mit sekundärem Hyperaldosteronismus sind durch eine Stimulation des Renin-Angiotensin-Systems gekennzeichnet. Im einzelnen unterscheidet man:
1. Ödemkrankheiten bei Leberzirrhose, Herzinsuffizienz und Nephrose sowie idiopathische Ödeme,
2. renovaskuläre Hypertonie sowie Hypertonie bei Nierentumoren, Phäochromozytom und Hyperthyreose,
3. Bartter-Syndrom (Hyperplasie des juxtaglomerulären Apparates der Niere durch Unempfindlichkeit der Gefäßwandmuskulatur auf Angiotensin).

Unterfunktion der Nebennierenrinde (NNR-Insuffizienz)

Die Systematik unterscheidet zwischen einer primären und einer sekundären NNR-Insuffizienz. Bei der primären NNR-Insuffizienz liegt die Ursache in der Nebennierenrinde selbst, wohingegen bei der sekundären NNR-Insuffizienz ein Ausfall der ACTH-produzierenden Zellen des Hypophysenvorderlappens besteht.

Primäre Nebennierenrindeninsuffizienz (Morbus Addison)

Definition

Der Morbus Addison ist durch einen Mangel an NNR-Hormon (Cortisol und Aldosteron) gekennzeichnet. Es werden zwei Verlaufsformen unterschieden, die chronische und die akute NNR-Insuffizienz (Addison-Krise).

Chronische Nebennierenrindeninsuffizienz

Häufigkeit, Ätiologie und Pathogenese

Bei Kindern tritt die NNR-Insuffizienz in der Regel nur im Rahmen eines adrenogenitalen Syndroms auf.

Die nicht sehr häufig vorkommende Erkrankung tritt bevorzugt zwischen dem 20. und 50. Lebensjahr auf. Ursache des Morbus Addison ist die Zerstörung des NNR-Gewebes durch autoimmunologische Prozesse (Mehrzahl der Fälle, ca. 60%), Tuberkulose, Infektion, destruierende Tumoren. Die NNR-Insuffizienz wird bei ca. 90%igem Ausfall der NNR manifest. Reaktiv werden aufgrund des Ausfalls an Cortisol ACTH und MSH (Melanozytenstimulierendes Hormon) vermehrt sezerniert.

Klinik

Neben allgemeinen Symptomen wie Schwäche, Adynamie, vorzeitige Ermüdbarkeit bei geringsten körperlichen Belastungen, Anorexie stehen gastrointestinale Symptome wie Erbrechen, Übelkeit, Durchfälle und Obstipation im

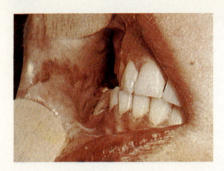

Abb. 10.**33** Morbus Addison.
Braune Pigmentierung der Mundschleimhaut in Höhe der Zahnreihen

Vordergrund. Bei Männern findet sich häufig eine Verminderung von Libido
und Potenz, bei Frauen entwickelt sich eine Amenorrhö. Des weiteren besteht
eine Neigung zu Hypoglykämien.

Leitsymptom ist die verstärkte Pigmentation der Haut, insbesondere an den
belichteten Stellen, sowie der Mundschleimhaut in Höhe der Zahnreihen
(Abb. 10.**33**). Gleichzeitig besteht Hyperpigmentation der Mamillen und frischen Narben. Etwa 10% der Patienten haben gleichzeitig eine Vitiligo
(„Weißfleckenkrankheit"). Weitere Befunde sind erniedrigter Blutdruck, fehlende oder spärliche Achsel- und Schambehaarung sowie verkleinertes Herz.
Verkalkungen der Nebennieren im Röntgenbild weisen auf eine abgelaufene
tuberkulöse NNR-Entzündung hin.

Diagnose

Blut: Im weißen Blutbild mäßige Leukopenie und Lymphozytose. Erniedrigtes Natrium und erhöhtes Kalium. Erniedrigte Cortisol- (s. Abb. 10.**30**,
S. 485) und reaktiv erhöhte ACTH-Plasmakonzentration. Erniedrigter bzw.
an der unteren Normgrenze liegender Nüchternblutzucker.

So wird ein ACTH-Kurztest durchgeführt: Nach Blutentnahme am frühen
Vormittag zur Bestimmung von Plasmacortisol wird 1 Ampulle Synacthen,
d. h. 0,25 mg, intravenös gespritzt. Weitere Blutentnahmen erfolgen nach 30,
60 und 90 Minuten zur Cortisolbestimmung. Normalerweise steigt das Plasmacortisol vom Normalwert um mindestens 7 µg/dl, Zeitpunkt 60 Minuten
nach ACTH-Gabe, an. Bei Morbus Addison ist der Basiswert erniedrigt oder
niedrig normal, und es erfolgt kein Cortisolanstieg. Fakultativ kann zusätzlich
Aldosteron im 24-Stunden-Urin gemessen werden.

Besteht der Verdacht auf Autoimmunadrenalitis wird Blut zur Bestimmung
von Antikörpern gegen NNR-Gewebe in Speziallaboratorien eingesandt.

Erweiterte Diagnostik: ACTH-Test (Applikation von Depot-ACTH i. m.
über mehrere Tage oder mehrstündige ACTH-Infusion) und Bestimmung der

Blutcortisolspiegel und/oder Ausscheidung von 17-Hydroxycorticosteroiden im Urin; Interpretation: fehlender Anstieg spricht für NNR-Insuffizienz.

Differentialdiagnose

Die Hyperpigmentation kommt auch bei anderen Krankheiten wie verschiedenen Hautkrankheiten, Hämochromatose, Porphyrie, Leberzirrhose, chronischer Nephritis, Sprue, Argyrose sowie konstitutionell vor. Des weiteren muß der Morbus Addison von der Anorexia nervosa und von der idiopathischen Hypotonie abgegrenzt werden. Das Symptom „Adynamie" muß differentialdiagnostisch gegen Hyperparathyreoidismus, Myopathie, Hyperthyreose oder Myasthenia gravis abgegrenzt werden.

Therapie

Lebenslange Substitution von Gluco- und Mineralocorticoiden. Durch orale Substitution von Cortison oder Cortisonacetat (30–40 mg/Tag) werden etwa $2/3$ der Patienten aufgrund des klinischen Befundes gut eingestellt. Besteht weiterhin eine Hypotonie, wird zusätzlich mit Mineralocorticoiden, die oral oder intramuskulär verabreicht werden können, substituiert. Die Patienten müssen darauf hingewiesen werden, daß bei auftretenden Infekten sowie Traumen (Unfälle oder Operationen) eine intensivere Substitution vonnöten ist (Mitgabe eines Addison-Ausweises).

Prognose

Bei sorgfältiger Substitutionsbehandlung ist die Lebenserwartung des Addison-Kranken günstig. Die endgültige Prognose ist jedoch abhängig von der Intelligenz des Patienten und der Intensität der ärztlichen Überwachung. Besteht eine floride Tuberkulose, sind Tuberkulostatika einzusetzen.

Akute Nebennierenrindeninsuffizienz (Addison-Krise)

Definition

Die akute NNR-Insuffizienz ist ein lebensbedrohliches Krankheitsbild, das durch Entzug oder ungenügende exogene Zufuhr von NNR-Hormonen verursacht wird.

Ätiologie

Die Addison-Krise kann sowohl im Verlauf einer chronischen NNR-Insuffizienz durch plötzliches Auftreten von Belastungssituationen wie Trauma, Operationen, Infektionen oder anhaltendes Fasten als auch im Gefolge einer Zerstörung beider Nebennieren durch Infektionen wie z. B. bei der Meningokokkensepsis (Waterhouse-Friderichsen-Syndrom), durch Blutungen als z. B. Folge einer Antikoagulantientherapie, Thrombosen oder metastasierende Karzinome sowie durch Verletzungen bei Unfällen hervorgerufen werden.

Klinik

Die Patienten klagen über Müdigkeit, Übelkeit, Erbrechen und gelegentlich Durchfälle sowie über Kopfschmerzen. Der Blutdruck ist erniedrigt; das Fieber kann über 40 °C ansteigen. Darüber hinaus bestehen gelegentlich Bauchschmerzen (Pseudoperitonitis) und Verwirrtheitszustände bis hin zum Koma. Neben einer verstärkten Hautpigmentierung findet sich eine deutliche Exsikkose sowie eine Hypoglykämie.

Diagnose

Laborchemisch sind Blutzuckerspiegel und Natrium im Serum erniedrigt, bei erhöhten Serumkaliumwerten.

Weiteres Laborprogramm zur Diagnostik s. unter Chronische NNR-Insuffizienz.

Differentialdiagnose

Die akute NNR-Insuffizienz ist gegenüber anderen Komaformen wie diabetischem Koma, zerebralem Insult, akuten Vergiftungen und anderen mit hohem Fieber einhergehenden Zuständen abzugrenzen.

Therapie

Hochdosierte intravenöse Injektionen von Glucocorticoiden (z. B. Hydrocortison oder Prednisolon) und Mineralocorticoiden (Aldosteron oder Desoxycorticosteron) sowie Infusionen von Elektrolyten (Kochsalzlösung), Plasmaexpander und blutdrucksteigernden Medikamenten. Infektionen sind in typischer Weise mit Antibiotika anzugehen. Traubenzuckerlösungen. Diese Behandlung sollte bereits bei dem dringenden Verdacht auf eine akute NNR-Insuffizienz begonnen werden.

Sekundäre Nebenniereninsuffizienz

Siehe unter Hypophysenvorderlappeninsuffizienz (S. 435 ff.), Therapie s. oben.

Krankheiten des Nebennierenmarks

Anatomie und Physiologie

Das Nebennierenmark (s. Abb. 10.27, S. 481), das von der Nebennierenrinde umschlossen wird, wird dem chromaffinen System zugerechnet. Darüber hinaus findet man chromaffines Gewebe in den Ganglien des sympathischen Nervenstranges sowie im Zuckerkandl-Organ vor der Aortenbifurkation. Die Ganglienzellen des Sympathikus bilden ausschließlich Noradrenalin, während das Nebennierenmark etwa zu 20 % Noradrenalin und zu 80 % Adrenalin produziert.

Bei der systematischen Einteilung kann zwichen Über- und Unterfunktion des Nebennierenmarks unterschieden werden. Bei der Überfunktion wieder-

a

b

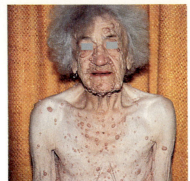

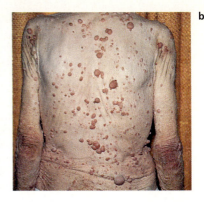

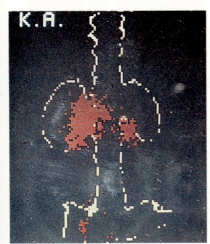

Abb. 10.**34 a–c** Patientin mit Morbus Recklinghausen, einer neuroektodermalen Erkrankung. Es finden sich die charakteristischen Neurofibrome und die irregulären und asymmetrischen Café-au-lait-Flecken. Bei der Patientin bestand des weiteren ein Phäochromozytom. **c** MIBG (Meta-Jodobenzyl-Guanidin-)Szintigraphie eines malignen Phäochromozytoms

um differenziert man zwischen Phäochromozytom, Neuroblastom und Ganglioneurom. Die wichtigste Erkrankung ist das Phäochromozytom.

Phäochromozytom

Definition

Das Phäochromozytom ist ein Tumor der chromaffinen Zellen des sympathoadrenalen Systems, der mit erhöhter Produktion der Katecholamine Dopamin, Adrenalin und Noradrenalin einhergeht. Als Paragangliome werden Tumoren des chromaffinen Gewebes außerhalb des Nebennierenmarks bezeichnet.

Häufigkeit

Etwa 0,1–0,5 % aller Hochdruckerkrankungen sind durch ein Phäochromozytom verursacht. Das Prädilektionsalter liegt zwischen dem 20. und 50. Lebensjahr. Familiäre Häufung wurde beschrieben.

Ätiologie und Pathologie

Während die Tumoren des Nebennierenmarks überwiegend Adrenalin und nur geringe Mengen an Noradrenalin produzieren, bilden die extraadrenal gelegenen chromaffinen Geschwülste fast nur Noradrenalin. In etwa 50–80 % der Fälle liegen solitäre adrenale, einseitige Tumoren (rechts mehr als links), in etwa 10 % doppelseitige und in etwa 10 % extraadrenale, meist paravertebral-abdominale Tumoren vor. In 5–10 % der Fälle liegt ein Phäochromozytom vor, kombiniert mit der Neurofibromatose Recklinghausen. Das Zusammentreffen von dem doppelseitigen Phäochromozytom mit medullärem Schilddrüsenkarzinom, das zunehmend häufiger beschrieben wird, wird als Sipple-Syndrom (erhöhte Calcitoninsekretion) bezeichnet.

Weniger als 5 % aller Phäochromozytome sind bösartig.

Klinik

Die klinische Symptomatik ist das Resultat einer gesteigerten Adrenalin- und Noradrenalinproduktion. Die Patienten klagen über Nervosität, generalisierte Schweißausbrüche, Schwindelgefühl, Herzklopfen und pektanginöse Beschwerden. Heftigste Kopfschmerzen, besonders im Bereich der Schläfen, werden in 50 % der Fälle beschrieben; darüber hinaus bestehen Sehstörungen, Ohrensausen sowie manchmal sogar epileptiforme Krämpfe.

Das *Leitsymptom* ist die anfallsweise auftretende (in 40 %) oder permanent bestehende (in 60 %) Hypertonie. Im Anfall sehen die Patienten blaß aus, der Puls ist beschleunigt, und die Extremitäten sind kühl. Unter dieser Blutdruckkrise – wobei gelegentlich Werte über 300 mmHg (40 kPa) systolisch gemessen werden – treten die oben genannten Beschwerden ein. Auslösend für die einzelnen Krisen wirken physische und psychische Streßsituationen. Defäkationen oder auch bestimmte Körperbewegungen. Die Anfälle können wenige Minuten, aber auch Stunden andauern. Zwischen den Anfällen ist der Blutdruck normal oder sogar erniedrigt. Gelegentlich kann es zu Lungenödem und Kollaps oder zu Schlaganfall und Herzinfarkt kommen. Nach dem Anfall treten Schweißausbruch sowie Polyurie auf. Es können eine Hyperglykämie sowie eine Glukosurie bestehen.

Diagnose

Blut: Bestimmung der Katecholamine im Plasma, Blutzucker.

Urin: Bestimmung der Katecholamine, evtl. zusätzlich Metanephrin, Normetanephrin und Vanillinmandelsäure (bei alleiniger Bestimmung wenig aussagekräftig) im 24-Stunden-Urin, besonders während oder nach dem Anfall.

Der 24-Stunden-Urin muß angesäuert werden (z. B. mit 10 ml 6n HCl), um eine Zerstörung der Katecholamine zu vermeiden. Vor und während der Sammelperiode sollten Mandeln, Bananen, Vanille, Käse und Nüsse nicht gegessen werden; es sollte nicht geraucht, und es sollten auch nicht Tee und Bohnenkaffee getrunken werden. Sedativa, Antihypertensiva, Diuretika, Breitbandantibiotika, Antidepressiva sollten 2 bis 5 Tage vor Beginn der Sammelperiode abgesetzt werden.

Die Provokationstests, die bislang während normaler Blutdruckphasen angewandt wurden und bei denen immer Phentolamin (Regitin) als Antidot bereitgehalten werden mußte, um einen exzessiven Blutdruckanstieg zu verhindern, haben an Bedeutung verloren. Gelegentlich wird noch der Glucagontest, bei dem die Plasmakatecholamine nach Glucagon intravenös bestimmt werden, angewendet.

Bei der Lokalisationsdiagnostik des Tumors hat sich neben der Sonographie und Computertomographie besonders die Szintigraphie des Nebennierenmarks mittels ^{131}J-Benzylguanidin bewährt. Zusätzlich kann bei der Phlebographie eine stufenweise Blutentnahme für die Katecholaminbestimmung zur Lokalisationsdiagnostik erfolgen.

Der Glucosetoleranztest ist positiv im Sinne eines subklinischen Diabetes mellitus, oder es besteht manifester Diabetes mellitus. Gelegentlich fällt die Eiweißprobe im Urin positiv aus.

Augenärztliche Untersuchung.

Differentialdiagnose

Differentialdiagnostisch muß das Phäochromozytom gegen andere Hypertonieformen sowie gegen Schilddrüsenüberfunktion, Diabetes mellitus, psychovegetative Erkrankungen, Nierenerkrankungen sowie Blutdruckkrisen bei Porphyrie und Bleivergiftung abgegrenzt werden.

Therapie

Die Therapie der Wahl ist die chirurgische Entfernung des Tumors. Während der Operation kann es durch die Manipulation zur exzessiven Ausschüttung von Katecholaminen kommen, und es können Blutdruckkrisen entstehen. Nach der Operation sind hypotone Krisen nicht selten. Vor und während des operativen Eingriffs wird daher eine Behandlung mit α- und β-blockierenden Substanzen durchgeführt. Nach erfolgter Operation sind gelegentlich Noradrenalininfusionen zur Bekämpfung der Hypotonie notwendig.

Prognose

Die Prognose ist vom Zeitpunkt der Diagnosestellung abhängig. Die Entfernung des Tumors bedeutet praktisch Heilung. Bei frühzeitiger Diagnosestellung und vor Eintreten kardiovaskulärer Schäden kommt es zur Restitutio ad integrum.

Unterfunktion des Nebennierenmarks

Krankheiten, bei denen eine Unterfunktion des Nebennierenmarks vorliegt, sind sehr selten. Nach bilateraler Adrenalektomie – wobei eine vollständige Entfernung des Nebennierenmarks vorliegt – ist eine Substitution mit Adrenalin und Noradrenalin nicht notwendig.

Der Vollständigkeit halber werden 2 Krankheitsbilder, die aus Störungen der Katecholaminbildung beruhen, aufgeführt:
- Hypoglykämie bei Säuglingen und Kindern (McQuarrie-Zetterström-Syndrom),
- sog. familiäre Dysautonomie (rezessiv vererbte Entwicklungsstörung des vegetativen Nervensystems).

Krankheiten der Gonaden

Lernziele

Auf der Grundlage einer kurzen Wiederholung der Anatomie und Physiologie der männlichen Keimdrüsen wird der Lernende nach dem Durcharbeiten dieses Abschnitts in die Lage versetzt,
- Ursache, Erscheinungsbild sowie einige Möglichkeiten der Therapie der verschiedenen Formen von Krankheiten der männlichen Keimdrüsen zu beschreiben,
- Auskunft über Intersexualität zu geben,
- seine Kenntnisse über Pubertas praecox, Hirsutismus sowie Gynäkomastie darzulegen.

Krankheiten der Testes

Anatomie und Physiologie

Die Testes beginnen sich ab der 8. Woche der embryonalen Entwicklung aus den Zellen der Urnierenfalte zu entwickeln, wobei sich der Wolff-Gang zu Ductus deferens und Nebenhoden (Epididymis) umformt. Aus der Bauchhöhle wandern die Testes im 8. Monat durch den Leistenring in den Hodensack (Skrotum) ein, wobei sie durch ein Septum voneinander getrennt liegen. Vorbedingung für eine normale Entwicklung der Testes ist eine normale Funktion der beiden gonadotropen Hormone des Hypophysenvorderlappens, des FSH (follikelstimulierendes Hormon) und LH (luteinisierendes Hormon), und der übergeordneten Regulation durch den Hypothalamus. Die eiförmig, paarig angelegten Testes wiegen beim erwachsenen Mann zusammen etwa 35 g (20–60 g).

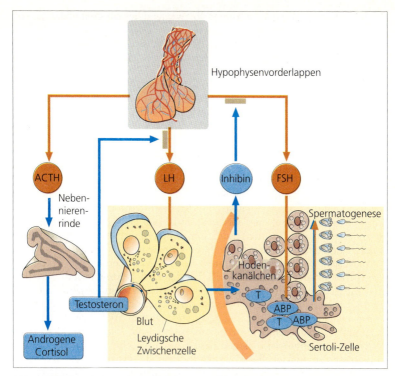

Abb. 10.**35** Regulation der endokrinen und exokrinen Funktion des Hodens und Testosteronwirkung. Die Leydig-Zellen bilden unter Stimulation von LH Testosteron und geben es in die Blutbahn bzw. ins Interstitium des Hodens ab. Die Wirkung von Testosteron auf die Samenkanälchen erfolgt durch Zwischenschaltung der Sertoli-Zellen, die ihrerseits von FSH zur Synthese eines Bindungsproteins (ABP) für Testosteron und Dihydrotestosteron angeregt werden. Über Inhibin besitzen sie eine hemmende Wirkung auf die hypophysäre FSH-Sekretion

Entsprechend der doppelten Funktion der Testes läßt sich histologisch das interstitielle Gewebe von den tubulären Drüsen unterscheiden. Die *exokrine* Funktion ist an die tubulären Drüsen (Tubuli seminiferi, Samenkanälchen) geknüpft. Im normalen Ablauf der Spermatogenese werden hier befruchtungsfähige Samenzellen (Spermatozoen) gebildet. Des weiteren wird in diesen Zellen ein Hormon, das Inhibin, produziert, das eine Rolle in der Regulation des FSH des Hypophysenvorderlappens derart besitzen soll, daß es die FSH-Sekretion unterdrückt (Abb. 10.**35**).

Die *endokrine* Funktion, worunter überwiegend Testosteronbildung zu verstehen ist, ist an die Leydig-Zwischenzellen des Interstitiums gekoppelt. Darüber hinaus werden im Hoden in geringerer Menge auch Östrogene gebildet. Für den ungestörten Ablauf der Spermatogenese ist eine normale Testosteronkonzentration unbedingt erforderlich.

Weitere Wirkungen des Testosterons betreffen das Genitale, die sekundären Geschlechtsmerkmale, die Eiweißsynthese, vor allem im Muskelgewebe, das Wachstum und die Skeletreife sowie die Psyche.

Die Regulation der endokrinen und exokrinen Funktion erfolgt über das Hypothalamus-Hypophysen-System. Im Hypothalamus wird luteinisierungshormonausschüttendes Hormon (luteinizing hormone releasing hormone = LH-RH) gebildet, das die Ausschüttung von LH (ICSH = interstitialzellenstimulierendes Hormon) und FSH fördert. LH ist verantwortlich für die Stimulierung der Hormonproduktion in den Leydig-Zellen, während FSH vor allem auf die Spermatogenese einwirkt. Testosteron und Östradiol wirken ihrerseits hemmend auf die Sekretion von LH im Hypophysenvorderlappen. Ist andererseits die Hormonproduktion in den Testes vermindert, resultiert reaktiv eine vermehrte Ausschüttung der Gonadotropine.

Im Verlauf der Pubertät kommt es zu einer Veräußerung der Testes, einhergehend mit der Entwicklung der Leydig-Zwischenzellen und später der Spermatogenese. Während der Zeit des stärksten Wachstumsschubs um etwa das 14. Lebensjahr steigt die Testosteronkonzentration im Plasma steil an.

Mit zunehmendem Alter, besonders etwa ab dem 50. Lebensjahr, kommt es zu einem Abfall der Testosteronkonzentration im Plasma bei gleichzeitig ansteigenden Östradiol-, LH- und FSH-Plasmaspiegeln. Auffallend ist jedoch eine erhebliche individuelle Schwankungsbreite der Einzelwerte.

Krankheiten der Testes können einmal die exkretorische, zum anderen die inkretorische oder beide Partialfunktionen des Hodens gemeinsam betreffen. Das Versagen der Hodenfunktion wird als Hodeninsuffizienz oder als Hypogonadismus bezeichnet. Bei primären Hodenerkrankungen liegt die Ursache der Störung in den Testes selbst, so daß erhöhte Plasmaspiegel an Gonadotropinen resultieren (hypergonadotroper Hypogonadismus). Der sekundäre Hypogonadismus, bei dem die Störung im Bereich des Hypothalamus-Hypophysen-Systems liegt, geht mit erniedrigten Gonadotropinplasmaspiegeln einher (hypogonadotroper Hypogonadismus). Ein Hypogonadismus kann genetisch bedingt sein sowie vor oder nach Einsetzen der Pubertät auftreten.

Unterfunktion der Testes

Primärer Hypogonadismus

Ätiologie

Der primäre Hodenschaden kann bedingt sein durch:
1. Anlage- und Entwicklungsstörungen (z. B. kongenitale Anorchie, Klinefelter-Syndrom),
2. Hodenschädigung bei der Geburt (Beckenendlage), Gefäßverletzungen, Infektionen (Mumpsorchitis, selten jedoch vor der Pubertät), Leberzirrhose, traumatische Schädigungen, Climacterium virile.

Klinik

Aussehen und Psyche der Patienten sind beim primären (hypergonadotropen) Hypogonadismus abhängig von dem Zeitpunkt des Auftretens der Schädigung sowie der Dauer und Stärke des Testosteronmangelsyndroms. Bei Auftreten des Hypogonadismus vor der Pubertät (präpuberaler Hodenschaden) entwickelt sich, da die Epiphysenfugen noch offen sind, durch Weiterwachsen der Röhrenknochen ein eunuchoider Hochwuchs (Stehriese, Sitzzwerg). Wegen des Fehlens der anabolen Wirkung des Testosterons entwickelt sich die Skelettmuskulatur nur mangelhaft, oft besteht auch eine Osteoporose. Die sekundären Geschlechtsmerkmale bleiben unentwickelt, Stimmbruch und Bartwuchs fehlen. Penis, Hoden und Prostata bleiben klein, Libido und Potenz fehlen.

Bei postpuberalem Auftreten des Testosteronmangels sind die Epiphysenfugen bereits geschlossen, so daß ein Hochwuchs nicht mehr eintreten kann. Es kommt zur Ausbildung einer Osteoporose; Potenz und Libido werden vermindert oder erlöschen; Prostata und Samenblase schrumpfen; die tiefe Stimme bleibt unverändert bestehen. Im Gegensatz zu Patienten mit präpuberalem Hodenschaden stehen bei postpuberalem Androgenmangel die psychischen Ausfallserscheinungen im Vordergrund.

Das Ejakulatvolumen kann bis zur Aspermie (kein Ejakulat) reduziert sein. Alle Grade der Beeinträchtigung von Zahl (Oligo- bis hin zur Azoospermie), Beweglichkeit und Form der Spermien kommen vor.

Diagnose

Laborchemisch sind die Plasmatestosteronkonzentration sowie die Testosteronausscheidung im Harn erniedrigt. Die basalen LH- und FSH-Serumspiegel sind erhöht. Des weiteren kann zur Abklärung der endokrinen Kapazität des Hodens der HCG-Test (s. S. 506) durchgeführt werden.

Die exokrine Hodenfunktion wird durch eine Untersuchung von mindestens 2 Ejakulaten nach jeweiliger Karenzzeit von 2–7 Tagen kontrolliert.

Klinefelter-Syndrom (sklerosierende Tubulusdegeneration)

Ätiologie und Häufigkeit

Das Klinefelter-Syndrom ist eine Sonderform des primären Hypogonadismus und ist den Chromosomenstörungen zuzurechnen. Die Ursache ist ein überzähliges X-Chromosom. Die häufigste Chromosomenformel ist 47,XXY. Die Häufigkeit des Klinefelter-Syndroms beträgt etwa 1 bis 2 Fälle auf 1000 erwachsene Männer.

Klinik

Das Krankheitsbild wird meist erst während oder nach der Pubertät klinisch manifest. Die Pubertät tritt häufig verspätet ein, und die Sekundärbehaarung bleibt spärlich. Der Stimmumschlag ist häufig unvollständig, bei ca. 60% der Patienten besteht eine Gynäkomastie. Die meist übergroßen Patienten neigen zu Fettansatz um Hüften, Nates und Brüsten. Es besteht infolge des Hormonmangels frühzeitig eine Osteoporose. Der Intelligenzgrad ist vermindert, Potenzstörungen können schon ab dem 25. Lebensjahr auftreten. Als obligates Symptom finden sich meist extrem kleine, erbsen- bis taubeneigroße Hoden im Skrotum.

Diagnose

Die Diagnose wird aus der Hodenhypoplasie und dem positiven Chromatinbefund bei rein männlichem Phänotyp gestellt. Neben Oligo- und Azoospermie finden sich eine Erniedrigung der Testosteronwerte in Plasma und Urin und eine Erhöhung beider Gonadotropine in Plasma und Urin.

Therapie

Zur Therapie der endokrinen Insuffizienz wird Testosteron eingesetzt. Bewährt hat sich für eine Dauersubstitution die intramuskuläre Gabe von 250 mg Testosteronenanthat (Testoviron-Depot 250 mg) alle drei Wochen.

Die Behandlung der exokrinen Insuffizienz ist schwierig; es wird zur Zeit z.B. die Gabe von Kallikrein (Padutin 100) versucht.

Climacterium virile

Im Unterschied zum weiblichen Klimakterium, das durch hormonelle Veränderungen mit absinkender Östrogenproduktion und Enthemmung der gonadotropen Hypophysenfunktion sowie eine charakteristische klinische Symptomatik gekennzeichnet ist, steht eine endgültige Fassung des Begriffes „Climacterium virile" noch aus. Überwiegend liegen die Symptome mehr auf psychischem denn auf physischem Gebiet. Als subjektive Beschwerden stehen erhöhte Reizbarkeit, Nervosität, Abgeschlagenheit, rasche Ermüdbarkeit, Nachlassen der Konzentrationsfähigkeit, Gedächtnisschwäche, Schlaflosigkeit, Stenokardien, Herzjagen und Herzklopfen, Potenzstörungen, depressive Verstimmung und das Gefühl des Selbstwertverlustes im Vordergrund. Ein ursächlicher Zusammenhang zwischen diesen Befunden und dem veränderten Androgenhaushalt konnte bisher nicht aufgezeigt werden.

Aus den zuvor genannten Gründen sollte ein Behandlungsversuch mit Testosteronpräparaten nur bei gesichertem Testosteronmangel durchgeführt werden.

Sekundärer Hypogonadismus

Dem sekundären Hypogonadismus liegen hypophysäre und/oder hypothalamische Störungen zugrunde. Entweder besteht eine isolierte Beeinträchtigung der FSH- oder LH-Produktion, oder beide Funktionen entfallen gemeinsam. Als Folge treten im Hoden selektiv Funktionsausfall der Tubulus- und/oder Leydig-Zwischenzellen bzw. Störungen sämtlicher Hodenfunktionen ein. Formen der sekundären Hodeninsuffizienz sind:

1. prä- oder postpuberale Hypophyseninsuffizienz, oft hervorgerufen durch einen Hypophysentumor,
2. Kallmann-Syndrom (fehlender Geruchssinn, Defekt im Hypothalamus),
3. Prader-Labhart-Willi-Syndrom,
4. fertile Eunuchen (Pasqualini-Syndrom),
5. idiopathische Pubertas tarda (verzögerte Pubertät).

Lageanomalien der Testes

Pathologische Anatomie

Die Hoden wandern aus dem Bauchraum durch den Leistenkanal in das Skrotum. In der Regel ist der physiologische Herabtritt (Deszensus) bei der Geburt, spätestens jedoch gegen Ende des 1. Lebensjahres abgeschlossen. Durch Störungen des Deszensus können ein- oder beidseitig verschiedene Lageanomalien der Hoden auftreten:

1. Kryptorchismus: ein oder beide Hoden liegen oberhalb des Leistenkanals im Bauchraum.
2. Retentio testis inguinalis (Leistenhoden): Die Hoden liegen fixiert im Leistenkanal.
3. Gleithoden: Die Testes liegen im Leistenkanal und können in den Hoden hinabgezogen werden, wobei sie jedoch nach Loslassen wieder in die ursprüngliche Position zurückgleiten.
4. Pendel- oder Wanderhoden sind Testes, die zwischen der Lage im Skrotum und der im Leistenkanal, z. B. auf Kältereiz, spontan „hin und her" pendeln.
5. Testesektopie: die Testes liegen außerhalb des physiologischen Deszensusweges, z. B. an den Oberschenkeln.

Therapie

Die Lageanomalien der Testes sollten frühzeitig (ab dem 2. Lebensjahr) behandelt werden. Neben der konservativen Behandlung mit HCG (human chorionic gonadotropin) und neuerdings LH-RH besteht die Möglichkeit eines operativen Eingriffs.

Überfunktion der Testes

Pathophysiologie und Klinik

Eine Überfunktion der Testes kommt nur in Verbindung mit endokrin aktiven Hodentumoren vor, die sehr selten sind und meist in jüngerem Lebensalter auftreten. Leydig-Zell-Tumoren bestehen aus Zwischenzellen, bilden vermindert Testosteron und vermehrt Östrogene und lösen vor der Pubertät eine Pubertas praecox und nach der Pubertät eine Feminisierung (Verweiblichung) aus. Leitsymptome sind beim Erwachsenen Gynäkomastie und Potenzverlust.

Die sehr seltenen Sertoli-Zell-Tumoren bilden vermehrt Östrogene. Klinisch imponiert eine Gynäkomastie.

Die sehr bösartigen Chorionkarzinome bestehen aus plazentarem Gewebe (Chorion) und bilden Gonadotropine (HCG), Progesteron und Östrogene. Klinisch sind Gynäkomastie und Feminisierung die Folge.

Zur Diagnostik der Krankheiten der Testes

Die Diagnostik der Hodenfunktion umfaßt neben Anamnese und gründlicher allgemeinklinischer Untersuchung, bei der besonders der Entwicklung der primären und sekundären Geschlechtsmerkmale (Behaarung, Testes- und Penisgröße, Körperbau, Größe und Konsistenz der Prostata) Beachtung geschenkt werden muß, Hormonanalysen im Blut, selten im Urin. Neben der Bestimmung der Basiswerte von Testosteron sowie LH, FSH, Prolactin und gelegentlich HCG werden Funktionstests zur Stimulierung der Testosteronproduktion (HCG-Test) oder zur Überprüfung der Reservekapazität der hypophysären Gonadotropine (LH-RH-Test) durchgeführt. Die Bestimmung der 17-Ketosteroide ergibt keine zuverlässige Aussage über die endokrinen Hodenfunktionen und ist heutzutage obsolet. Weitere Untersuchungen betreffen die Anzahl, Morphologie und Motilität der Spermien. Bestimmungen von Kerngeschlecht sowie Chromosomenanalyse und Röntgenaufnahmen (Sella/Hypophyse, Hand [Knochenalter], Wirbelsäule [Osteoporose]) sind bei entsprechender Indikation durchzuführen.

Intersexualität

Definition

Unter dem Begriff Intersexualität wird das Vorhandensein von Merkmalen beider Geschlechte bei einem Individuum verstanden.

Das Geschlecht eines Individuums ist bestimmt durch seine genetische Konstitution (genetisches Geschlecht; XY-Chromosomen beim Mann, XX-Chromosomen bei der Frau), die Differenzierung der Gonaden in Hoden oder Eierstock (gonadales Geschlecht), das körperliche Erscheinungsbild (somatisches Geschlecht) und die sexuelle und psychische Einstellung.

Etwa 2‰ der Gesamtbevölkerung leidet an intersexuellen Defekten, von denen es eine Vielzahl von seltenen Krankheitsbildern gibt.

Bei der systematischen Einteilung lassen sich 3 Hauptgruppen der Intersexualität unterscheiden:

❖ echter Hermaphroditismus,
❖ Pseudohermaphroditismus,
❖ chromosomale Intersexualität.

Echter Hermaphroditismus

Echter Hermaphroditismus ist gekennzeichnet durch das Vorliegen von Hoden und Ovarien, getrennt oder als Ovotestes in demselben Individuum kombiniert. Bei den sehr seltenen echten Zwittern sind nach dem äußeren Aspekt alle Übergänge von rein männlich bis rein weiblich möglich.

Pseudohermaphroditismus (Scheinzwitter)

Bei einem Pseudohermaphroditismus masculinus liegt, den Gonaden und dem Chromatinbefund nach, ein eindeutig männliches Individuum vor, wobei jedoch ein intersexuelles Genitale unterschiedlicher Ausprägung – bis hin zum weiblichen Genitalbefund – vorhanden ist.

Bei Pseudohermaphroditismus femininus liegt nach Gonaden und Chromatinbefund ein weibliches Individuum vor. Der äußere Genitalaspekt zeigt mehr oder weniger deutlich ausgeprägte maskuline Merkmale.

In diese Gruppe sind auch Patienten mit adrenogenitalem Syndrom (S. 488 ff.) einzuordnen.

Unter erworbenem männlichem oder weiblichem Pseudohermaphroditismus versteht man Scheinzwitter, die durch die Wirkung gegengeschlechtlicher Hormone (virilisierende oder feminisierende Tumoren, Hormontherapie) entstanden sind.

Chromosomale Intersexualität

Bei der chromosomalen Intersexualität stimmen Kerngeschlecht und Gonadengeschlecht nicht überein. Diesen Erkrankungen liegen, wie die Chromosomenuntersuchungen zeigen, Aberrationen der Chromosomenzahl zugrunde. Bei der Gonadendysgenesie (Bonnevie-Ullrich-Turner-Syndrom) liegen – statt normalerweise 46 Chromosomen – 45 und beim Klinefelter-Syndrom 47 Chromosomen vor.

Klinefelter-Syndrom
Siehe S. 503 ff.

Gonadendysgenesie (Bonnevie-Ullrich-Turner-Syndrom)

Häufigkeit, Ätiologie und Klinik

Unter Gonadendysgenesie wird die Arretierung der gonadalen Entwicklung vor oder unmittelbar mit Einsetzen der Gonadendifferenzierung verstanden. Das klassische Bild der Gonadendysgenesie ist das Bonnevie-Ullrich-Turner-Syndrom, das unter 5000 Geburten etwa einmal anzutreffen ist. Am häufigsten wird ein weiblicher Phänotypus (Erscheinungsbild) mit der numerisch abweichenden genetischen Formel 45,X0 angetroffen.

Die Diagnose wird meist schon im Neugeborenenalter gestellt. Neben dem Faltenhals (Pterygium colli, Flügelfell, Abb. 10.**36**) bestehen eine leicht abhebbare Haut (Cutis laxa), Pigmentnävi, tiefstehende deformierte Ohren sowie weitere Anomalien (angeborene Herzfehler, Nierenmißbildungen). In der weiteren Entwicklung bleiben die Kinder klein, zeigen einen genitalen Infantilismus, und es besteht eine primäre Amenorrhö. Vagina, Uterus und Tuben sind zwar regelrecht angelegt, jedoch hochgradig hypoplastisch. Die Ovarien sind nicht tastbar.

Beim männlichen Turner-Syndrom liegt in vielen Fällen eine normale 46,XY-Konstellation vor. Das klinische Bild entspricht bei kleinen Hoden und Gynäkomastie im wesentlichen dem des weiblichen Turner-Syndroms.

Diagnose

Die endgültige Diagnose wird mit Hilfe der Geschlechtschromatinbestimmung und der Chromosomenanalyse gestellt. Durch Ausfall der Östrogene bestehen erhöhte FSH- und LH-Serumspiegel (hypergonadotroper Hypogonadismus).

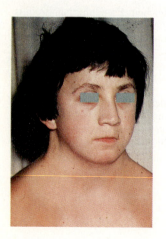

Abb. 10.**36** Flügelfell (Pterygium colli) und Anomalien der Ohrmuscheln bei Gonadendyskinesie (Bonnevie-Ullrich-Turner-Syndrom)

Therapie

Nach Eintritt der Pubertät Substitutionstherapie mit Östrogenen und Gestagenen bzw. bei Knaben mit Androgenen.

Krankheiten der Ovarien

Siehe Lehrbücher der Frauenheilkunde.

Pubertas praecox

Ätiologie, Klinik und Differentialdiagnose

Unter Pubertas praecox wird der verfrühte Eintritt der Pubertätssymptome, d. h. bei Mädchen vor dem 8., bei Knaben vor dem 10. Lebensjahr, verstanden.

Differentialdiagnostisch muß die echte, hypothalamische Pubertas praecox von der Pseudopubertas praecox, die durch eine vermehrte Hormonproduktion in Tumoren (Chorionkarzinom, Nebennieren-, Ovarial- und Testestumoren) oder beim adrenogenitalen Syndrom durch exogene Hormonzufuhr hervorgerufen wird, abgegrenzt werden.

Bei der echten Pubertas praecox ist die körperliche Entwicklung der psychischen, psychosexuellen und individuellen Entwicklung, die in der Regel dem tatsächlichen Lebensalter entspricht, weit vorausgeeilt. Die Symptome der echten Pubertas praecox lassen sich zwanglos aus den verfrüht vermehrt auftretenden, bei Knaben androgenen und bei Mädchen östrogenen Hormonen erklären. Aus der frühzeitigen Verknöcherung der Epiphysenfugen unter dem Einfluß des Sexualhormons resultiert ein proportionierter Kleinwuchs.

Therapie

Neben der kausalen Therapie, die bei Vorliegen neoplastischer Prozesse in einer Operation besteht, ist die psychologische Betreuung der Patienten unabdingbar.

Hirsutismus

Klinik und Ätiologie

Ein Hirsutismus beim weiblichen Geschlecht liegt vor, wenn neben der Körperbehaarung auch die Sexual- und Gesichtsbehaarung verstärkt auftritt. Häufig besteht eine Akne. Besondere Bedeutung gewinnt der Hirsutismus bei Hinzutreten anderer Zeichen der Vermännlichung (Virilisierung) wie Vertiefung der Stimme, Glatzenbildung, Vergrößerung der Klitoris, Zunahme der Muskelmasse sowie Rückbildung weiblicher Merkmale (Atrophie der Mammae, Abnahme weiblicher Fettpolster). Neben der Überprüfung der Nebennierenrindenfunktion zum Ausschluß eines Tumors oder einer Hyperplasie müssen auch ovarielle Ursachen, wie z. B. polyzystische Ovarien (Stein-Leventhal-Syndrom) oder virilisierende Ovarialtumoren (Arrhenoblastome), in Betracht gezogen werden. Darüber hinaus muß nach exogener Hormonzufuhr (Androgene, Anabolika) gefahndet werden. Die Ausschlußdiagnose „idiopathischer Hirsutismus" ist als konstitutionelle (rassische) Formvariante aufzufassen.

Therapie

Bei Vorliegen eines Tumors Operation. Der idiopathische Hirsutismus kann oft erfolgreich mit einem Ovulationshemmer, in dem z. B. das Antiandrogen Cyproteronacetat enthalten ist, angegangen werden.

Gynäkomastie

Unter Gynäkomastie wird die Ausbildung einer femininen Brust beim männlichen Geschlecht verstanden. Die in den meisten Fällen schmerzlose und rasch einsetzende Vergrößerung einer oder beider Mammae findet man häufig vorübergehend in der Pubertät, aber auch gelegentlich bei älteren Männern. Es muß unterschieden werden zwischen einer echten Vergrößerung des Drüsenkörpers und einer gewöhnlichen Fettbrust (Pseudogynäkomastie), die bei starker Adipositas anzutreffen ist. Eine echte Gynäkomastie wird bei vielen endokrinen Erkrankungen (Klinefelter-Syndrom, Hyperthyreose, Nebennieren- und Hypophysentumoren, nach Kastration), aber auch bei Leberzirrhose, Hungerdystrophie sowie nach Hämodialyse angetroffen. Die Gynäkomastie ist ein Hauptsymptom bei Hodentumoren, wie z. B. Chorionkarzinom oder Leydig-Zell-Tumor. Darüber hinaus kann eine Gynäkomastie durch verschiedene Hormone und Medikamente wie z. B. Östrogene, Testosteron, HCG, Spironolacton, Digitalis, α-Methyldopa, Reserpin und Phenothiazine sowie durch Marihuana hervorgerufen werden.

Beispiele zur Pflege bei Patienten mit Erkrankungen des endokrinen Systems

Viele Krankheiten des endokrinen Systems können ambulant diagnostiziert und behandelt werden. Von besonderer Bedeutung für die Pflege sind Patienten mit Diabetes mellitus. Es sollten deshalb hier beispielhaft die pflegerischen Schwerpunkte dieser Krankheit aufgeführt werden.

Beim Diabetiker müssen Schwestern und Pfleger die jeweilige Situation des Patienten sachgerecht einschätzen können, um gezielt Anleitungen und Beratung bei Komplikationen des Diabetes mellitus, aber auch in diätetischen Fragen und bei Problemen in der Lebensführung geben zu können. Darüber hinaus müssen auch die Diabetiker selbst über ihre Krankheit gut informiert sein, um Komplikationen möglichst zu vermeiden bzw. frühzeitig zu erkennen.

In vielen Krankenhäusern sind bereits speziell geschulte Diabetesberater(innen) tätig, die in Zusammenarbeit mit den Ärzten ein Schulungsteam für Diabetiker bilden. Auch Schwestern und Pfleger sollten an diesen Schulungen regelmäßig teilnehmen.

Pflegeziele bei der Behandlung von Patienten mit Diabetes mellitus sind Wohlbefinden, geistige und körperliche Leistungsfähigkeit, um dem Patienten ein möglichst normales Leben zu ermöglichen. Erklärendes Gespräch mit dem Patienten, Anleitung zur richtigen diätetischen und medikamentösen Versorgung, Vermittlung der richtigen Injektionstechnik sowie Hinweise zur Erkennung von Komplikationen sind spezielle Pflegeziele, die im folgenden besprochen werden.

Erhöhter Blutzuckerspiegel, Insulinbehandlung

Diabetes mellitus

Pflegerische Maßnahmen: Den Patienten bereits im Krankenhaus anlernen, selbst zu injizieren bzw. mit einem Insulindosiergerät umzugehen. Den Patienten dazu anleiten, eine Blutzuckerbestimmung mit einem BZ-Meßgerät durchzuführen.

Begründung und Erläuterung: Der Patient muß sowohl den Umgang mit der Spritze als auch die Injektionstechnik erlernen. Daneben braucht er Kenntnisse über die Einstichstelle, Wirkungsweise und Dosierung des Insulins. Um den Patienten nicht zu überfordern, sollten auch Angehörige, insbesondere bei männlichen Diabetikern die Ehefrau und/oder die Mutter aufgefordert werden, an der Schulung teilzunehmen.

| Pflegesituation | Diabetes mellitus (Fortsetzung) |

Pflegesituation

Müdigkeit, Abgeschlagenheit, Konzentrationsschwäche

Pflegerische Maßnahmen: Überlastung vermeiden, in den Tagesablauf genügend Ruhepausen einplanen. Den Patienten zur Kooperation anregen, dabei Familienangehörige und Freunde einbeziehen.

Begründung und Erläuterung: Besonders wichtig ist das Erkennen von Entgleisungen des Zuckerstoffwechsels (diabetisches Koma), das zu einer Bewußtseinstrübung führen kann und ein sofortiges Eingreifen notwendig macht. Der Patient muß lernen, eine solche Gefahr bei sich selbst rechtzeitig zu erkennen. Das Pflegepersonal sollte auf Station sofort eine Blutzuckerbestimmung mit dem Blutzuckermeßgerät durchführen.

Vermehrter Durst, Polyurie

Pflegerische Maßnahmen: Getränke bereitstellen. Je nach körperlicher Verfassung des Patienten Nachtstuhl oder Steckbecken vorbereiten. Trinkmenge und Ausscheidungsmenge beobachten.

Begründung und Erläuterung: Durch die massive Zuckerausscheidung im Urin wird dem Körper sehr viel Flüssigkeit entzogen. Der Körper reagiert darauf mit einem verstärkten Durstgefühl, um diesen Flüssigkeitsverlust auszugleichen. Die Gefahr der Exsikkose einhergehend mit einer Elektrolytverschiebung (drohendes diabetisches Koma) ist sehr groß. Der Patient sollte dementsprechend angehalten werden, vermehrt zu trinken. Darüber hinaus ist eine entsprechende Infusions- und Insulintherapie sofort einzuleiten.

Trockene Haut, Juckreiz, Infektionsanfälligkeit

Pflegerische Maßnahmen: Nach der Körperpflege die Haut gut trocknen und mit einer Fettsalbe einreiben. Den Patienten dazu anleiten, seinen Hautzustand zu kontrollieren und einzuschätzen.

Begründung und Erläuterung: Um den Säureschutzmantel der Haut nicht zu beeinträchtigen, sind für die Körperpflege pH-neutrale, seifenfreie Waschemulsionen zu empfehlen. Das Trocknen der Haut sollte gerade in den intertriginösen Räumen sorgfältig vorgenommen werden. Wegen der Infektionsanfälligkeit besteht die Gefahr, daß sich Karbunkel oder Furunkel entwickeln. Bei entsprechender Beobachtung ist der Arzt sofort zu informieren.

Rhagaden an den Mundwinkeln

Pflegerische Maßnahmen: Lippen und Mundwinkel mit einer speziellen Fettcreme pflegen.

Begründung und Erläuterung: Rhagaden an den Mundwinkeln stellen ideale Eintrittsstellen für Bakterien dar. Damit es nicht zu Infekten kommt, sollten sofort pflegerische Maßnahmen an diesen Stellen eingeleitet werden.

Pflegesituation	**Diabetes mellitus** (Fortsetzung)
Fußpflege, Infektions- anfälligkeit bei Hautdefekten	**Pflegerische Maßnahmen:** Fußpflegeprogramm erstellen (S. 416). **Begründung und Erläuterung:** Die Patienten müssen über die Bedeutung der sorgfältigen Fußpflege informiert und zu den speziellen Maßnahmen der Fußpflege angeleitet werden. Durch die Gefäßveränderungen bei Diabetikern ist der Heilungsprozeß nach Verletzung erheblich herabgesetzt. Daher sind Verletzungsgefahren (Schneiden der Nägel, Druckstellen durch enge Schuhe, Barfußlaufen) zu vermeiden.
Durchblutungs- störungen, be- sonders an den Extremitäten	**Pflegerische Maßnahmen:** Siehe Maßnahmen bei Gefäß- erkrankungen. Siehe Diabetischer Fuß (S. 413ff., 416). **Begründung und Erläuterung:** Eine über lange Zeit anhaltende schlechte Stoffwechseleinstellung beim Diabetiker führt zu einer ausgeprägten Mikro- und Makroangiopathie. Hierbei kommt es unter anderem an den Beinen des Dia- betikers zu mehr oder weniger stark ausgeprägten Blutgefäß- schäden, die zu einer Minderdurchblutung der Beine führen. Um Verletzungen und um Infekte an den unteren Extremitä- ten zu vermeiden, muß eine spezielle Fußpflege durchgeführt werden.
Appetitlosigkeit	**Pflegerische Maßnahmen:** Dem Patienten mehrere kleine Mahlzeiten anbieten. Eine Diabetesdiätberatung vermitteln. Gemeinsam mit dem Patienten der Diätassistentin und der Krankengymnastin einen Bewegungs- und Mahlzeitenplan aufstellen. **Begründung und Erläuterung:** Ausgewogene Lebensweise ist eine der wichtigsten Regeln für Diabetiker. Durch mehrere kleine Mahlzeiten, über den Tag verteilt, wird der plötzlich erhöhte Bedarf an Insulin vermieden. In speziellen Diabetiker- schulungen lernt der Patient, wie er mit seiner Krankheit leben und sich selbst beobachten kann.
Adipositas mit Appetit- steigerung	**Pflegerische Maßnahmen:** Den Patienten dabei unterstüt- zen, sich im Eßverhalten diszipliniert zu verhalten. Der Patient muß dazu angehalten werden, regelmäßig zu essen. Den Patienten mit seiner Diät vertraut machen und zum Besuch eines „Diabetiker-Kochkurses" raten. **Begründung und Erläuterung:** Krankenhäuser, Kranken- kassen und Volkshochschulen bieten für Diabetiker und ihre Angehörigen Kochkurse an, in denen auch individuelle Essenszubereitungsprobleme besprochen werden können.

Pflegesituation

Gestörte Stimmungslage

Diabetes mellitus (Fortsetzung)

Pflegerische Maßnahmen: Streß vermeiden. Den Patienten in Gesprächen unterstützen, seine Krankheit anzunehmen und seine Lebensweise der Krankheit anzupassen. Kontaktadressen vom Deutschen Diabetikerbund an den Patienten weitergeben.

Begründung und Erläuterung: Durch den Kontakt mit anderen betroffenen Menschen kann der Patient sich austauschen und u. a. praktikable und sinnvolle Ratschläge für seine Alltagsprobleme finden.

11 Krankheiten der Niere

H. Wagner

Lernziele

Auf der Grundlage einer kurzen Wiederholung der Anatomie und Physiologie der Nieren wird der Lernende nach dem Durcharbeiten dieses Kapitels in der Lage sein,
- ❖ die wichtigsten Krankheiten der Niere zu benennen,
- ❖ ihre Symptomatik und klinischen Befunde zu beschreiben,
- ❖ die wichtigen Untersuchungsmethoden für Nierenkrankheiten zu erläutern,
- ❖ die Therapie der Nierenkrankheiten zu charakterisieren.

Anatomie

Die bohnenförmigen Nieren liegen retroperitoneal zu beiden Seiten der Wirbelsäule unterhalb des Zwerchfells. Die rechte Niere steht, bedingt durch die Leber, geringfügig tiefer als die linke. Das Gewicht der Nieren beträgt je 120–160 g. Beide Nieren sind von einer bindegewebigen Kapsel überzogen, weisen eine glatte Oberfläche auf und sind darüber hinaus von einem Fettpolster umgeben. Als taschenförmiges Organ umschließt die Niere einen Hohlraum, den sog. Sinus renalis, aus dem Nierenarterie, Nierenvene und Nierenbecken mit dem Harnleiter heraustreten (s. Abb. 10.**27**, S. 481). Das Nierenbecken liegt dorsal unterhalb der Blutgefäße und leitet den Harn durch den Harnleiter in die Blase.

Der Längsschnitt durch das Nierengewebe läßt erkennen, daß dieses aus einer äußeren Rindenschicht (Kortex) und einer inneren Markschicht (Medulla) besteht. Die 10 bis 20 Pyramiden des Marks bilden mit ihren Spitzen die Papillen, die in die Nierenbeckenkelche münden (s. Abb. 10.**27**, S. 481). Die Nierenarterie (A. renalis) entspringt direkt aus der Aorta. Sie teilt sich zunächst in die Aa. interlobares auf, die von den Pyramiden zur Rinden-Mark-Grenze ziehen. Dort geschieht eine weitere Aufteilung. Aus den Arterien entsteht schließlich ein Knäuel von Kapillarschlingen, das blattartig in die Bowman-Kapsel hineinragt. Das filtrierte Blut wird über die Venulae stellatae und über die V. renalis in die V. cava abgeführt.

Die Funktionseinheit der Nieren ist das *Nephron;* es besteht aus den Nierenkörperchen, die in der Nierenrinde lokalisiert sind, sowie den zugehörigen Harnkanälchen, die zum Nierenmark herunterziehen. Das *Nierenkörperchen* setzt sich aus dem Glomerulus und der Bowman-Kapsel zusammen, während

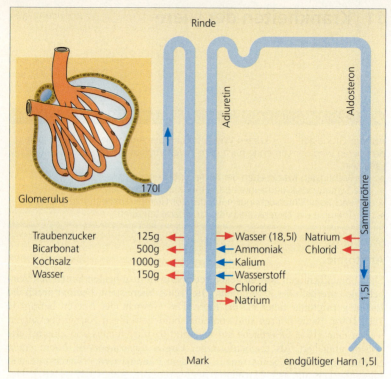

Abb. 11.**1** Bau und Funktion des Nephrons

das *Harnkanälchen* (Tubulus) aus oberem Hauptstück, Schleife, unterem Hauptstück und Sammelrohr, das in das Nierenbecken mündet, besteht (Abb. 11.**1**).

Funktionelle Bedeutung der Niere

Die Aufgaben der Niere bestehen in:
1. Ausscheidung körpereigener harnpflichtiger Substanzen, z. B. von Endprodukten des Eiweißstoffwechsels (Harnstoff, Kreatinin, Harnsäure usw.);
2. Regulation des Wasser- und Salzhaushaltes;
3. Aufrechterhaltung des Säure-Basen-Gleichgewichtes im Blut;
4. endokrinen Funktionen, wie z. B.
   a) Bildung von Renin für das Renin-Angiotensin-Aldosteron-System (bedeutsam für die Blutdruckregulation) (s. Abb. 10.**29**, S. 484);

b) Bildung des Erythropoetins, das Bedeutung in der Stimulierung der Erythropoese hat (Anämie bei chronischer Niereninsuffizienz);

c) Umwandlung von 25-Hydroxycholecalciferol in 1,25-Dihydroxycholecalciferol, dem stoffwechselaktiven Vitamin-D-Metaboliten (Osteomalazie bei chronischer Niereninsuffizienz);

d) Bildung von Prostaglandinen;

5. Ausscheidung körperfremder Stoffe, wie z. B. Arzneimittel oder Giftstoffe.

Darüber hinaus spielt die Niere in der Aufrechterhaltung des normalen Blutdrucks eine wichtige Rolle.

Harnbereitung

An der Harnbereitung sind 3 Mechanismen beteiligt:
* glomeruläre Filtration,
* partielle Rückresorption des Glomerulusfiltrats aus dem Tubuluslumen,
* tubuläre Sekretion von Stoffen in die Harnkanälchen (Abb. 11.1).

Durch beide Nieren als dem relativ am stärksten durchbluteten Organ des Körpers fließen in der Minute etwa 1,2 l Blut. In den Glomeruli der Nephronen wird vom Blut ein nahezu eiweißfreies Ultrafiltrat abgepreßt. Die Menge dieses „Primärharns" beträgt etwa 180 l in 24 Stunden. Während der weiteren Passage durch die verschiedenen Abschnitte der Harnkanälchen wird dieser Primärharn durch Wasserentzug konzentriert. Sekretion und Rückresorption verschiedener Substanzen, von denen in Abb. 11.1 einige wiedergegeben sind, verändern des weiteren die Zusammensetzung des Primärharns, bis er als Endharn aus dem Sammelrohr ins Nierenbecken übertritt.

Untersuchungsmethoden

Vorgeschichte und körperlicher Befund

Vorgeschichte

In der Familienanamnese ist nach Nierenkrankheiten (Zystennieren!) und Hochdruckleiden zu fragen. Typische Klagen Nierenkranker sind:
* *Pollakisurie* und *Dysurie:* häufiges und schmerzhaftes Wasserlassen mit Blasentenesmen (= schmerzhafter Harndrang) als charakteristische Symptome der akuten Zystitis, die überwiegend Frauen befällt. Aber auch der ältere Mann mit Prostatahypertrophie und großer Restharnmenge klagt über häufiges Wasserlassen kleiner Portionen.
* *Polyurie* und *Polydypsie:* Vermehrte Harnmenge und erhöhter Durst lassen den Verdacht auf eine Funktionsstörung der Nieren im Rahmen einer chronischen Niereninsuffizienz aufkommen. Die Polyurie (Urinausscheidung über 2000 ml/24 h) muß jedoch nicht durch eine Nierenerkrankung verursacht sein: Vorliegen können auch ein Diabetes mellitus oder ein Diabetes insipidus, eine Hyperkalzämie sowie eine psychogene Polydipsie.

❖ *Oligurie* (Urinausscheidung unter 500 ml/24 h) oder totale (komplette) *Anurie* (Urinausscheidung unter 200 ml/24 h) weisen auf eine akute oder sich im Endstadium befindende chronische Niereninsuffizienz hin.

❖ Eine *Rotfärbung des Urins* kann auf eine Beimengung von Erythrozyten hindeuten. Unter Makrohämaturie wird das Bild des blutigen Urins (mehr als 1 ml Blut/1 l Urin) verstanden. Bei der Mikrohämaturie werden ebenfalls Erythrozyten im Urin nachgewiesen; es findet sich jedoch keine makroskopische Urinverfärbung. Darüber hinaus ist eine Rotfärbung des Urins durch Nahrungsmittel, Medikamente und Porphyrine zu berücksichtigen.

Mit Hilfe der 3-Gläser-Probe kann Aufschluß über den Ursprungsort der Hämaturie erhalten werden: Stammt die Blutung aus der Niere, findet sich eine gleichmäßige Blutverteilung in allen 3 Urinportionen. Bei Blutungen aus der Harnblase weist die letzte Portion einen stärkeren Blutgehalt auf, während Blutungen aus der Harnröhre (Urethra) sich in Blutbeimengungen in der 1. Portion bemerkbar machen.

❖ *Druckgefühl oder Schmerzen in der Nierengegend* können eine akute Pyelonephritis, eine akute Glomerulonephritis oder einen Harnstau (Hydronephrose) begleiten.

❖ Die *Nieren-(Ureter-)Kolik* als Krankheitssymptom, meist eindeutig und in die Leistenregion ausstrahlend, fordert vom Arzt oft die Therapie vor der exakten Diagnose.

Ödeme bemerkt der Patient häufig sofort, da sie oft an den Füßen beginnen, so daß die Schuhe nicht mehr passen oder Strümpfe Schnürfurchen bilden. Bei Klagen über Ödeme sollte das Körpergewicht (Anstieg?) kontrolliert werden.

❖ Das vielseitige Symptom *Kopfschmerzen* erfordert die Messung des Blutdrucks. Diese Maßnahme ist besonders wichtig bei jungen Frauen, die Ovulationshemmer einnehmen und darunter eine ausgeprägte Hypertonie entwickeln können.

❖ *Müdigkeit* und *Abgeschlagenheit* treten meist erst bei fortgeschrittener chronischer Nierenerkrankung auf, wenn die interstitielle Nephritis zur renalen Azidose oder die chronische Niereninsuffizienz verschiedener Ätiologie zur ausgeprägten Anämie oder ins präurämische Stadium geführt hat.

❖ *Übelkeit* und *Erbrechen* sind typischerweise Folge einer schweren Azidose oder als urämisches Symptom im Endstadium der chronischen Niereninsuffizienz zu deuten.

Körperlicher Befund

Anämie, Ödeme und Hypertonus sind die auffälligen Befunde, die auf eine Nierenerkrankung hinweisen. Bei chronischer Niereninsuffizienz ist das Hautkolorit typischerweise schmutzigbraun. Bei Phenacetinabusus findet sich ein charakteristisches graubraun-schmutziges Hautkolorit. Ödeme können sich in den abhängigen Körperpartien (Knöchelgegend bzw. Unterschenkel), aber auch im Bereich des Gesichts (Lidödeme) oder am ganzen Körper (Hydrops, Anasarka) befinden. Ruheblutdruckwerte über 140 mmHg (19 kPa) systolisch und 90 mmHg (12 kPa) diastolisch sind als pathologisch zu werten, besonders wenn derartige Werte wiederholt gemessen werden. Dies gilt auch für ältere Patienten.

Urinbefund

Der Urinuntersuchung kommt bei der Erkennung von Nierenkrankheiten größte Bedeutung zu. Praktisch jede Nierenerkrankung verändert den Urin in irgendeiner Weise.

Bestimmung des spezifischen Gewichts

Beim Nierengesunden schwankt das spezifische Gewicht des Urins zwischen 1001 und 1032. Das spezifische Gewicht läßt Rückschlüsse auf die Konzentrationsleistung der Nieren zu. Das spezifische Gewicht wird mit dem Urometer gemessen.

Bestimmung des pH-Werts

Der Urin Nierengesunder weist einen pH-Wert auf, der in den weiten Grenzen von 4,5–8 schwankt. Der gesammelte Tagesurin ist gewöhnlich mit einem pH-Wert von 6 sauer. Die pH-Messung erfolgt mit Indikatorpapier mit einem pH-Bereich von 4,5–7,5 oder durch Teststäbchen mit einem pH-Bereich von 5–9.

Bestimmung des Eiweißgehalts

Nierengesunde können bis zu 150 mg Eiweiß täglich durch die Nieren ausscheiden. Als Routinemethode zur Bestimmung des Eiweißgehalts im Urin eignen sich die sehr empfindlichen Albuminteststäbchen, deren Nachweisgrenze bei 20 mg/100 ml (200 mg/l) liegt. Fällt der Test negativ aus, sind weitere Untersuchungen nicht notwendig. Bei positivem Testausfall sollte die Sulfosalicylsäureprobe durchgeführt werden; ihre Nachweisgrenze liegt bei 10 mg/100 ml (100 mg/l), und sie ist somit empfindlicher als die Albuminteststäbchen.

Fällt der Test negativ aus, sind in der Regel weitere Untersuchungen nicht notwendig. Es muß jedoch an eine Paraproteinämie (S. 588) und an eine Mikroalbuminurie (bei Diabetikern) gedacht werden.

Der nächste diagnostische Schritt bei qualitativ gesicherter Proteinurie besteht in der Bestimmung der in 24 Stunden ausgeschiedenen Eiweißmenge mittels Biuretreagens. Diese Methode ist weniger störanfällig und exakter als die quantitative Proteinbestimmung nach Esbach, die heute nicht mehr durchgeführt wird.

Leichte transitorische Proteinurien lassen sich oft nachweisen bei Fieber, körperlicher Anstrengung, Streß und Lendenlordose.

Bei Frauen kann eine geringe Proteinurie durch Fluor vorgetäuscht sein.

Bestimmung des Zuckergehalts

Quantitative und qualitative Bestimmung und Ketonkörper bei Diabetes mellitus, s. S. 408.

Sediment

Besteht eine Makrohämaturie, muß der Patient noch während der Blutungsphase urologisch untersucht werden, wobei neben Infusionsurogramm eine Zystoskopie zur Seitenbestimmung bei renaler Blutungsquelle durchgeführt wird.

Neben Mikroorganismen sowie Zellen aus dem Harntrakt lassen sich Erythrozyten, Leukozyten sowie Zylinder und Salze, unter Umständen auch Trichomonaden differenzieren. Da die Fehlermöglichkeiten bei der quantitativen Auswertung des Sediments erheblich sind, sollte eine Beurteilung nach drei Schweregraden, vermehrt (+), zahlreich (++) und massenhaft (+++), durchgeführt werden. 0–2 Erythrozyten und 0 bis 3 Leukozyten/ml sind als normal anzusehen. Als *Mikrohämaturie* wird eine makroskopisch nicht nachweisbare Vermehrung der Erythrozyten im Urin angesehen. Unter *Makrohämaturie* wird die sichtbare Rotfärbung des Harns durch Erythrozyten verstanden. Beweisend für den renalen Ursprung einer Erythrozyturie ist der Nachweis von Erythrozytenzylindern.

Ähnlich wie die Erythrozytenzylinder sind auch Leukozytenzylinder ein wichtiger Hinweis für eine Nierenparenchyminfektion. Ursache der Leukozyturie ist in der Mehrzahl der Fälle eine bakterielle Entzündung. Aber auch ohne Leukozyturie kann eine chronische Harnwegsinfektion vorliegen. Eine Leukozyturie ohne entsprechenden bakteriellen Harnbefund sollte an Tuberkulose denken lassen.

Zylinder stellen eiweißhaltige Ausgüsse der Sammelrohre dar. Neben Leukozyten- und Erythrozytenzylindern lassen sich Epithelien-, hyaline und Wachszylinder unterscheiden.

Die im Harnsediment auftretenden Epithelien sind häufig schwer zu differenzieren und haben dementsprechend in der Diagnostik geringe Bedeutung. Harnkristalle (Urate, Oxalate, Phosphate) lassen sich leicht erkennen, sind jedoch ebenfalls klinisch selten von Bedeutung.

Zytologisch wird das Sediment auf Tumorzellen untersucht.

Bakteriologische Harndiagnostik

Die bakteriologische Harndiagnostik umfaßt die Keimzählung, die Keimidentifizierung und die Antibiotikaresistenzbestimmung.

Die Bestimmung des Keimgehalts im Urin ist diagnostisch und therapeutisch von größter Bedeutung. Mit Hilfe der Eintauchnährböden vom Typ des Uricult-Tests (Boehringer Mannheim) kann eine befriedigende quantitative bakteriologische Untersuchung durchgeführt werden. Eine einfache Routineuntersuchung des Urins wird, wie in Abb. 11.2 dargestellt, durchgeführt. Der Patient wird angewiesen, Mittelstrahlurin (erste Harnportion in die Toilette,

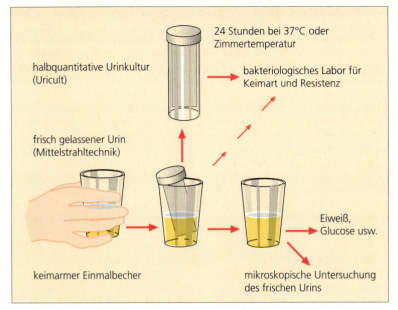

halbquantitative Urinkultur
(Uricult)

24 Stunden bei 37°C oder
Zimmertemperatur

bakteriologisches Labor für
Keimart und Resistenz

frisch gelassener Urin
(Mittelstrahltechnik)

Eiweiß,
Glucose usw.

keimarmer Einmalbecher

mikroskopische Untersuchung
des frischen Urins

Abb. 11.**2** Einfache Routineuntersuchung des Urins in der Praxis

zweite Harnportion auffangen!) in einen keimarmen Einmalbecher laufen zu
lassen. Ein Nährbodenträger wird in den Urin eingetaucht, nach Abtropfen
in die sterile Hülle zurückgegeben und zur Bebrütung 24 Stunden in einem
kleinen Brutschrank oder bei Zimmertemperatur aufgestellt. Der übrige Urin
kann, wie in Abb. 11.2 schematisch dargestellt, zur normalen Urinanalyse
weiterverwandt werden. Die Urinkultur wird am nächsten Tag beurteilt. Entscheidend ist die in 1 ml Urin enthaltene Keimzahl. Der zweimalige Nachweis
von 100 000 Keimen und mehr gibt Anlaß zur Bestimmung der Keimart und
der Resistenz in einem bakteriologischen Institut.

Ist der bakterielle Befund fraglich, sollte die Uringewinnung mittels perkutaner suprapubischer Blasenpunktion durchgeführt werden, die nahezu ge-
fahrlos ist. Durch diese Methode, die der heute noch weit verbreiteten beden-
kenlosen Blasenkatheterisierung für diagnostische Zwecke unbedingt vorzuziehen ist, läßt sich ein absolut kontaminationsfreier Urin gewinnen.

Chemische Untersuchung des Blutes

Eine „renale Anämie" ist bei jeder chronischen Niereninsuffizienz (Ausnahme:
Zystennieren) nachweisbar. Hinweise auf eine Nierenerkrankung können geben Hypokaliämie, Hyperkaliämie, Hyponatriämie (selten, bei interstitiellen

Nephritiden infolge tubulärer Partialinsuffizienz), Hyperphosphatämie und Azidose.

Kreatinin entsteht endogen im Muskelstoffwechsel durch Abbau von Kreatinphosphat, wobei der Serumkreatininspiegel im Gegensatz zum Harnstoffspiegel nahrungsunabhängig ist. Kreatinin wird in der gesunden Niere ausschließlich glomerulär filtriert und läßt somit eine Aussage über die Glomerulusfunktion zu.

Der Harnstoff ist das Endprodukt des Eiweißstoffwechsels. Die Höhe des Harnstoffspiegels im Serum ist abhängig von der Größe des Glomerulusfiltrats und der Harnstoffrückdiffusion in den Tubuli. Darüber hinaus sind extrarenale Faktoren wie Eiweißzufuhr und Katabolismus (Fieber, Kachexie, Verbrennung) von Bedeutung, die die Harnstoffwerte erhöhen.

In Abhängigkeit vom Ausmaß der Niereninsuffizienz steigt das Serumkreatinin proportional an.

Während das Kreatinin mehr eine Aussage über die Glomerulusfunktion zuläßt, gibt der Harnstoffspiegel im Serum mehr die Tubulusfunktion wieder (passive Rückdiffusion in den Tubuli).

Bei zunehmender Nierenfunktionseinschränkung sind neben einer Erhöhung des Kreatinin- und Harnstoffspiegels eine Hyperphosphatämie und eine Hyperkaliämie im Blut nachweisbar.

Eine Erhöhung der alkalischen Phosphatase im Blut als Ausdruck eines gesteigerten Knochenumbaus weist auf eine renale Osteopathie hin. Seltener finden sich Hypalbuminämie und Dysproteinämie sowie Hyperlipidämie als Leitsymptome des nephrotischen Syndroms.

Immunologische Untersuchungsverfahren im Blut werden bei verschiedenen Nierenerkrankungen durchgeführt:
- Bei Verdacht auf Lupus erythematodes werden Anti-DNS-Antikörper,
- bei Goodpasture-Syndrom die Anti-Basalmembranantikörper,
- bei Immunkomplexnephritis Antigen-Antikörper-(Ag-Ak-)Komplementkomplexe,
- bei akuter Glomerulonephritis Komplementspiegel im Blut gemessen.

Spezialuntersuchungen

Als Spezialuntersuchungen sollen in diesem Zusammenhang neben den Clearance-Untersuchungen die Ultraschall-, Röntgen- und Isotopenuntersuchung sowie die Nierenbiopsie angeführt werden.

Clearance-Untersuchungen

Einen empfindlichen Parameter zur Beurteilung der Nierenfunktion stellt die Kreatinin-Clearance dar; sie gibt die glomuläre Filtrationsrate an, d.h. die Mengen des pro Minute gebildeten Primärharns. Leichte Funktionseinschränkungen der Niere werden mit Hilfe der Kreatinin-Clearance bereits frühzeitig erkannt. Die endogene Kreatinin-Clearance hat gegenüber anderen

Methoden den Vorteil der erheblich einfacheren Durchführbarkeit und der geringeren Patientenbelastung und -gefährdung, da weder Blasenkatheterisierung noch Infusion körperfremder Substanzen notwendig sind. Clearance heißt Klärung und bedeutet Entfernung entweder bekannter körpereigener (Kreatinin) oder in die Blutbahn gebrachter Stoffe aus dem Blut. Die Kreatinin-Clearance wird berechnet nach der Formel:

$$C = \frac{U \cdot V}{P}$$

C = gereinigte Plasmamenge oder Clearance
U = Urinkonzentration
V = Urinvolumen (24-Stunden-Urin)
P = Plasmakonzentration

Der Normalwert für die Kreatinin-Clearance beträgt 80–120 ml/min.

Die klassischen Clearance-Verfahren (PAH- und Inulin-Clearance, Chrom-51-EDTA-Clearance) sowie die Phenolrotprobe, bei denen körperfremde Substanzen benutzt werden, werden selten durchgeführt.

Sonographie-(Ultraschall-)Untersuchungen: Als wenig belästigende und schonende Untersuchungsmethode hat sich die Sonographie der Nieren bewährt; bevor Untersuchungen mit Röntgenstrahlen oder Isotopen durchgeführt werden, ist eine Ultraschalluntersuchung indiziert:
– Zur Bestimmung der Lage, Form und Größe der Nieren (Abb. 11.**3**),
– Nachweis von raumfordernden Prozessen (Zysten, Abb. 11.**4,** Tumoren),
– Nachweis von Steinen,
– Nachweis von Abflußhindernissen (gestautes Becken- bzw. Kelchsystem),
– bei Nierenpunktion als Lokalisationshilfe.

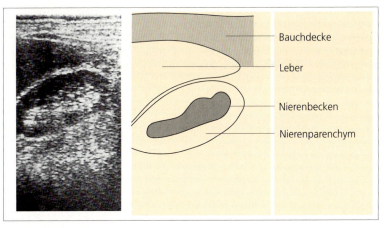

Abb. 11.**3** Rechte Niere (normal)

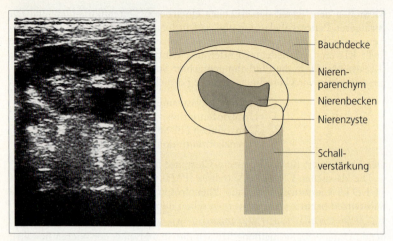

Bauchdecke

Nieren-
parenchym

Nierenbecken

Nierenzyste

Schall-
verstärkung

Abb. 11.**4**   Nierenzyste

Röntgenuntersuchungen

Durch Abdomenleeraufnahme und Tomographie der Nieren läßt sich häufig schon eine Beurteilung der Nierengröße durchführen, ebenso lassen sich evtl. Verkalkungen im Bereich der Nieren erkennen. Größte Bedeutung kommt der Ausscheidungsurographie, meist als intravenöses Pyelogramm (IVP) bezeichnet, bei den röntgenologischen Untersuchungsmethoden des harnableitenden Systems zu. Hierbei werden 40 ml oder mehr eines harngängigen Kontrastmittels intravenös injiziert oder in verdünnter Form in 250 ml Flüssigkeit als Kurzinfusion verabreicht. Das IVP gibt Auskunft über Lage, Form und Größe sowie Funktion der Nieren. Darüber hinaus können Anomalien der ableitenden Harnwege sowie Harnsteine erkannt werden. Ein IVP sollte nicht durchgeführt werden bei erheblicher Niereninsuffizienz, bei Jodüberempfindlichkeit, bei Verdacht auf Schilddrüsenüberfunktion, bei Schwangerschaft im 1. und 2. Trimenon und bei Verdacht auf Plasmozytomniere (Proteinurie vor IVP abklären!).

Der Röntgenexposition wegen sollten Ausscheidungsurogramme nur mit gezielter Indikation durchgeführt werden.

Selten sind mehrere intravenöse Pyelogramme in einem Jahr gerechtfertigt. Vor Wiederholungsuntersuchungen sollten bereits vorhandene Röntgenbilder angefordert werden.

Weitere röntgenologische Untersuchungsmethoden sind die Renovasographie (Darstellung der Nierenarterien und des intrarenalen Gefäßbaumes mittels Röntgenkontrastmitteln) sowie die retrograde Pyelographie, einhergehend mit Zystoskopie (= Blasenspiegelung), Einführung von Ureterkathetern und

Einspritzung von Kontrastmittel zur Darstellung der Nierenhohlraumsysteme. Bei Tumoren oder Abszessen Computer- bzw. Kernspintomographie.

Isotopennephrographie

Beim Isotopennephrogramm werden dem Patienten zunächst 1–2 ml einer Lösung von mit Jod 131 markiertem Hippuran intravenös verabreicht. Dann wird der Ablauf der Radioaktivität über den Nieren mit 2 getrennten Meß-sonden registriert und aufgezeichnet. Das Isotopennephrogramm beantwortet Fragen nach Störungen des Harnabflusses sowie nach Veränderungen der tubulären Sekretion. Besonders indiziert ist ein Isotopennephrogramm bei Verdacht auf Nierenstein und anderen Ursachen einer möglichen Harnab-flußbehinderung. Zusätzlich kann ein Nierenszintigramm angefertigt werden, bei dem Auskunft über Größe, Form und Lage und funktionelle Aktivität des Nierengewebes erhalten wird. Allerdings liefert das Nierenszintigramm nur selten zusätzliche wichtige Informationen zum intravenösen Pyelogramm und zum Isotopennephrogramm.

Nierenbiopsie

Die Nierenbiopsie vermag wertvolle diagnostische Aufschlüsse zu geben, steht jedoch am Ende der Reihe differentialdiagnostischer Eingriffe und wird grundsätzlich nur einseitig bei Verdacht auf einen doppelseitigen Nieren-parenchymschaden durchgeführt, wobei insbesondere gesichert sein muß, daß zwei gut funktionierende Nieren vorliegen.

Häufige Nierenerkrankungen

Infekte der ableitenden Harnwege sind außerordentlich häufig (z.B. ist eine Bakteriurie bei 5 % aller Frauen nachweisbar) und auf lange Sicht hin folgen-schwer. Nicht selten sind sie therapieresistent. Harnwegsinfektionen könnten für den Patienten unbemerkt verlaufen (asymptomatische Harnwegsinfekte) oder mit Symptomen einhergehen (symptomatische Harnwegsinfekte). Unter Harnwegsinfektionen werden das Auftreten und die Vermehrung von Bakte-rien, Chlamydien, Mykoplasmen, Pilzen und Parasiten in den ableitenden Harnwegen verstanden. Auch die sexuell übertragbaren Erkrankungen, die das Urogenitalsystem betreffen, wie z.B. die Gonorrhö, werden den Harn-wegsinfektionen zugerechnet. Nieren- bzw. Urogenitaltuberkulose sind Son-derformen des Harnwegsinfektes (S. 542 ff.). Für klinische Belange lassen sich 5 verschiedene Krankheitsbilder einteilen: Urethritis (Urethralsyndrom), akute Zystitis, akute Pyelitis und Pyelonephritis, chronische Pyelonephritis und sog. asymptomatische Bakteriurie.

Urethritis

Von den Infektionen der höhergelegenen Harnorgane wird die isolierte Entzündung der Harnröhre distal vom Sphincter urethrae internus abgegrenzt. Ätiologisch finden sich Infektionen mit Chlamydia trachomatis sowie Ureaplasma urealyticum. Seltener werden Trichomonaden sowie Candida albicans oder Herpesviren nachgewiesen. Eine Gonorrhö kann die klinischen Symptome wie Harnröhrenausfluß, Jucken, Brennen oder Schmerzen beim Wasserlassen sowie Pollakisurie hervorrufen. Therapie s. Akute Pyelonephritis.

Akute Zystitis (Harnblasenentzündung)

Häufigkeit und Ätiologie

Die akute Zystitis ist eine relativ häufige Erkrankung; sie tritt vorwiegend im Kindesalter sowie bei Frauen im geschlechtsreifen Alter auf. Ausgelöst werden kann eine akute Zystitis durch Keime, die bei der Kohabitation bei der Frau mechanisch in die Blase eingeschleppt werden. Nicht selten entsteht eine akute Zystitis durch Virusinfekte. Darüber hinaus sind als auslösende Faktoren kaltes Wetter, psychischer Streß, Allergie sowie Menstruation zu nennen.

Stets muß bei der Zystitis des Kindes und des Mannes sowie bei der rezidivierenden Zystitis der Frau die prädisponierende Ursache (Erläuterung s. unten) ausgeschlossen werden. Blasenkatheterisierung und Instrumentation (urologische Untersuchung) sind die häufigsten exogenen Ursachen der Zystitis. In etwa 50% der Fälle geht die Zystitis mit einer signifikanten Bakteriurie einher. Eine Zystitis mit Makrohämaturie (= hämorrhagische Zystitis) bedarf der stationären Behandlung, da der Blutverlust ziemlich massiv sein kann.

Klinik und Diagnose

Die typischen Beschwerden sind Dysurie und Pollakisurie sowie Blasentenesmen. Fieber und Flankenschmerz fehlen.

Urinbefunde sind Leukozyturie (keine Leukozytenzylinder!), evtl. Erythrozyturie, gelegentlich diskrete Proteinurie und signifikante Bakteriurie in 50% der Fälle.

Therapie

Bei Vorliegen einer Bakteriurie wird ein harngängiges Antibiotikum für 14 Tage (resistenzgerecht nach Antibiogramm) verschrieben. Oft wird jedoch einer hochdosierten Kurzzeittherapie über einige Tage dieser Langzeittherapie der Vorzug gegeben. Lokale Wärme sowie Spasmolytika üben eine wohltuende Wirkung bei Blasentenesmen aus. Diuresesteigerung (über 2 l Trinkmenge täglich) ist empfehlenswert. Eine Rezidivprophylaxe, z.B. durch Tragen warmer Unterwäsche, ist nur in beschränktem Umfang möglich.

Akute Pyelonephritis

Definition, Häufigkeit, Ätiologie und Pathogenese

Die akute Pyelonephritis ist eine durch Bakterien hervorgerufene Entzündung des Nierenbeckens einschließlich des Nierenparenchyms; dabei ist vorwiegend das Nierenmark betroffen (interstitielle Nephritis). Die Bakterien können sowohl retrograd über die ableitenden Harnwege als auch auf dem Blutweg sowie wahrscheinlich über die Lymphbahnen in die Niere eindringen. Der Häufigkeit nach werden folgende Erreger angetroffen:

1. gramnegative Bazillen: Escherichia coli, Klebsiella-Enterobakter-Serratia-Gruppe, Aerobacter aerogenes, Pseudomonas aeruginosa, Proteus vulgaris und Salmonellen;
2. grampositive Kokken: Streptokokken, Enterokokken und Staphylokokken.

Da es bei einer normalen Niere mit normalem Harntrakt nur sehr schwer zu einer Infektion kommt, spielen *prädisponierende Faktoren* (Abb. 11.5) eine

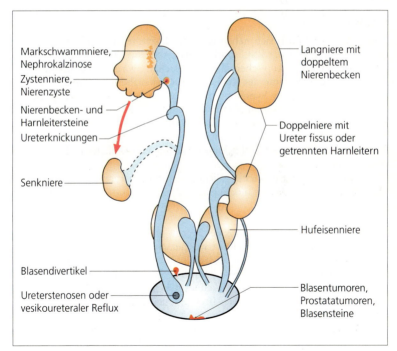

Abb. 11.**5** Ursachen von Behinderungen des Harnabflusses, welche in der Ausscheidungsurographie erkannt werden können

bedeutsame Rolle. Im frühen Lebensalter liegt das Übergewicht der Erkrankung eindeutig beim weiblichen Geschlecht, während im höheren Lebensalter das männliche Geschlecht stärker betroffen ist (Prostatahypertrophie!). Als prädisponierende Ursachen von Harnwegsinfektionen sind vor allem Behinderungen des Harnabflusses (Harnsteine, Lage- und Formanomalien der Nieren, Mißbildungen der ableitenden Harnwege, Prostatahypertrophie, Tumoren, Urethrastrikturen) sowie Diabetes mellitus, Schwangerschaft, Phenacetin- sowie Gichtniere zu nennen.

Klinik

Als allgemeine Zeichen der akuten Entzündung finden sich Fieber, Schüttelfrost, Abgeschlagenheit und Kopfschmerzen. Darüber hinaus werden häufiges Wasserlassen, Harndrang, Tenesmen, Schmerz und Druck in den Nierenlagern und im Rücken angegeben.

Die körperliche Untersuchung ist gewöhnlich nicht sehr ergiebig: Es bestehen Druck- und Klopfschmerzhaftigkeit im Nierenlager (meist einseitig) sowie Flankenschmerz und Fieber.

Diagnose und Verlauf

Laborchemisch finden sich neben einer Leukozytose mit Linksverschiebung eine Beschleunigung der BSG sowie Leukozyturie bis Pyurie und Bakteriurie.

Neben der mikroskopischen Urinuntersuchung wird eine Urinkultur einschließlich Spezifizierung des Keimes und Resistenzbestimmung angelegt.

Nach Besserung der Symptomatik, vor allem bei Rezidivneigung, sollten unbedingt ein Sonogramm und IVP, sofern ein solches aus früherer Zeit nicht vorliegt, angefertigt werden, um die wichtigen prädisponierenden Faktoren der Pyelonephritis zu erkennen. Darüber hinaus sollten durch Kontrollen von Harnsäure und Glucose im Blut Hyperurikämie und Diabetes mellitus ausgeschlossen werden.

Meist erfolgt eine Ausheilung; jedoch ist ein Übergang in die Form der chronischen Pyelonephritis möglich.

Therapie

Neben strenger Bettruhe und lokaler Wärmeapplikation sollte reichlich Flüssigkeit (über 2 l pro Tag) zugeführt werden. Spasmolytika lindern zusätzlich Blasentenesmen.

Nach Sicherung der Diagnose sollte im akuten Stadium auch ohne das Antibiogramm ein bakterizid wirkendes Chemotherapeutikum verabreicht werden. Neben halbsynthetischen Breitbandpenicillinen wie Oxicillin, Amoxicillin (Amoxypen, Clamoxyl) kommen Cephalosporine (Oracef, Claforan) sowie das Kombinationspräparat Trimethoprim-Sulfamethoxazol (Bactrim, Eusaprim) oral/intravenös in Frage. Gegen gramnegative Problemkeime werden vorzugsweise Mezlocillin (Securopen), Gentamycin (Refobacin) oder Gyrasehemmer wie Tarivid bzw. Ciprobay eingesetzt. Die Medikamente werden über einen Zeitraum von 1–3 Wochen verabreicht. Die Behandlung gilt als erfolgreich, wenn 10 Tage nach Absetzen der Antibiotika die Urinkontrolle einen keimfreien Harn ergibt. Regelmäßige Kontrolluntersuchungen des Urins sind auch nach Abschluß der Behandlung vonnöten.

Prophylaxe

Zur Langzeitprophylaxe bei rezidivierenden Harnwegsinfekten wird vorzugsweise Nitrofurantoin, Nalidixinsäure oder das Kombinationspräparat Trimethoprim/Sulfamethoxazol gegeben.

Chronische Pyelonephritis

Ätiologie und Pathogenese

Die chronische Pyelonephritis kann die Folge einer einmaligen, nicht ausgeheilten oder rezidivierenden Pyelonephritis sein. Prädisponierende Faktoren (s. oben) spielen eine entscheidende Rolle.

Klinik und Diagnose

Die Krankheit kann als akut intermittierende Pyelonephritis auftreten (s. oben) oder lange Zeit mit unklaren Fieberanfällen und Kopfschmerzen latent verlaufen und schleichend in die Niereninsuffizienz übergehen. Das Vorliegen der Trias Pyurie, Bakteriurie und erhöhte BSG ist ein wichtiger diagnostischer Hinweis. Ein unbemerkter Verlauf bis zur schweren Niereninsuffizienz kommt gelegentlich vor. Nicht selten ist eine Dauerdialysebehandlung notwendig, da die Erkrankung bis zum völligen Verlust der Nierenfunktion fortschreitet. Da die chronische Pyelonephritis jedoch nur langsam fortschreitet, kann sich das Stadium der Niereninsuffizienz bis zum Dauerdialysestadium über viele Jahre hinziehen.

Siehe S. 529. Die Durchführung eines IVP zur Erkennung der wichtigen prädisponierenden Faktoren ist bei jeder chronischen rezidivierenden Harnwegsinfektion angezeigt. Typisch für die chronische Pyelonephritis sind im IVP Kelchdestruktionen sowie Nierenparenchymnarben.

Therapie

Neben der Bekämpfung der Infektion mit Antibiotika (s. akute Pyelonephritis) müssen die prädisponierenden Faktoren ausgeschaltet werden. Darüber hinaus ist eine symptomatische Behandlung der Folgen der Niereninsuffizienz, wie z. B. Azidose und Hypokaliämie, vonnöten.

Asymptomatische Bakteriurie

Eine allgemeingültige Definition des Begriffs der asymptomatischen Bakteriurie ist bislang nicht durchgeführt worden. Eine „asymptomatische Bakteriurie" liegt vor, wenn

❖ eine signifikante Keimzahl im Urin ausgeschieden wird, dabei aber
1. kein Hinweis auf eine Harnwegserkrankung in Anamnese und Beschwerdebild des Patienten besteht,
2. kein objektiver Hinweis auf eine Harnwegserkrankung vorliegt,
3. kein typischer zur Harnwegsinfektion prädisponierender Faktor (z. B. Doppelniere oder Schwangerschaft) vorhanden ist.

Es sollte somit eine sog. asymptomatische Bakteriurie in der Schwangerschaft unbedingt behandelt werden, da sie unbehandelt häufig eine akute Pyelonephritis nach sich zieht.

Glomerulonephritis

Definition

Bei der Glomerulonephritis handelt es sich um eine immunologisch ausgelöste Nierenerkrankung, die stets beide Nieren betrifft und bei der primär die Glomeruli befallen sind. Die Glomerulonephritis tritt entweder akut mit relativ guter Prognose oder chronisch mit ungünstiger Prognose auf. Eine Sonderstellung nimmt die rapid progressive Glomerulonephritis mit rascher Zerstörung beider Nieren ein, wobei dieser Verlauf in älteren Lehrbüchern als subakute Glomerulonephritis bezeichnet wurde.

Akute diffuse Glomerulonephritis

Häufigkeit, Ätiologie und Pathogenese

Die akute Glomerulonephritis stellt eine typische Zweitkrankheit nach akutem Infekt dar. In der Regel tritt sie im Abstand von einigen Tagen bis 2 Wochen nach akutem Infekt mit β-hämolysierenden Streptokokken der oberen Luftwege einschließlich der Tonsillen, der Nasennebenhöhlen, des Ohres, der Zahnwurzel sowie nach Erysipel und/oder Pyodermien auf. Seltene Erreger sind Pneumokokken, Staphylokokken und Viren.

Der Frühverlauf ist durch ein charakteristisches symptomloses Intervall zwischen Infektion und Auftreten der entzündlichen Reaktion an den Glomeruli gekennzeichnet; deshalb muß daran gedacht werden, daß immunologische Mechanismen in der Pathogenese eine wichtige Rolle spielen. Kinder werden häufiger befallen als Erwachsene, Knaben öfter als Mädchen.

Der oft nur mäßig erhöhte Blutdruck wird ursächlich auf eine allgemeine Vasokonstriktion mit Erhöhung des peripheren Widerstandes zurückgeführt. Hauptursache der nephritischen Ödeme ist eine Schädigung der Kapillaren, einhergehend mit Steigerung der Kapillarpermeabilität (-durchlässigkeit), so daß Flüssigkeits- und Eiweißaustritt aus der Blutbahn in das Gewebe die Folge sind. Weitere Ursachen der Ödeme sind die renale Natrium- und Wasserretention. Hämaturie und Proteinurie finden ihre Erklärung ebenfalls in der erhöhten Permeabilität der Glomeruli, so daß Blut und Eiweiß aus der Blutbahn in den Urin gelangen können.

Pathologische Anatomie

In den Frühstadien sind die Nieren makroskopisch geringfügig geschwollen, wobei sich an der Nierenoberfläche flohstichartige Blutpunkte nachweisen lassen können. Als typischer histologischer Befund finden sich Halbmonde durch Proliferation der Kapselepithelien. Gelegentlich finden sich Fibrinthromben in den Kapillarlichtungen. Neben hyalinen Tröpfchen in den Tubulusepithelien lassen sich in den Tubuli oft Erythrozyten, polymorphkernige Leukozyten oder hyaline Zylinder beobachten. Histologisch kann darüber hinaus zwischen einer exsudativen und einer proliferativen Form der Glomerulonephritis unterschieden werden. Die zuvor beschriebenen Veränderungen bilden sich bei Ausheilung der Krankheit im allgemeinen vollständig zurück.

Klinik

Die Streptokokkeninfektion, die der akuten Glomerulonephritis 1–3 Wochen vorausgeht und diese auslöst, ist in unseren Breiten meist im Nasen-Rachen-Raum und nur selten an der Haut lokalisiert.

Die führenden Symptome der akuten Glomerulonephritis sind Hochdruck, Hämaturie, Ödeme und Proteinurie.

Die Ödeme treten vorwiegend im Gesicht auf, besonders im Bereich der Augenlider. In vielen Fällen stehen Fieber, Appetitlosigkeit und allgemeines Krankheitsgefühl im Vordergrund. Gelegentlich klagen die Patienten über Rückenschmerzen bzw. über Druckgefühl in der Nierengegend. Darüber hinaus wird eine Verminderung der Urinausscheidung sowie eine rötlichbraune Verfärbung des Urins vermerkt. Der Blutdruck ist meistens nur mäßig erhöht. Als kardiovaskuläre Symptome sind in etwa 50% der Fälle Dyspnoe und Orthopnoe sowie Zyanose bis zum Vollbild des akuten Linksherzversagens, einhergehend mit Lungenödem, faßbar.

Diagnose

Im Urin finden sich eine mäßiggradige Proteinurie sowie Hämaturie. Erythrozytenzylinder sowie zahlreiche granulierte und hyaline Zylinder weisen das Parenchym als Ursprung der Hämaturie aus. Die harnpflichtigen Stoffe im Serum sind nur unwesentlich erhöht. Die Blutsenkungsgeschwindigkeit ist deutlich beschleunigt, insbesondere dann, wenn der auslösende Infekt noch nicht vollständig abgeklungen ist.

Laborprogramm zur Diagnostik:
- ❖ Blut: BSG, Kreatinin, Elektrolyte, Antistreptolysin-O-Titer, Eiweißelektropherogramm.
- ❖ Harn: Erythrozyten, Erythrozytenzylinder, Leukozyten, Eiweiß.

Differentialdiagnose

Auch andere Erkrankungen als die akute Glomerulonephritis können mit deren klassischen Symptomen wie Hochdruck, Ödemen sowie Hämaturie und Proteinurie einzeln oder insgesamt einhergehen. Sie unterscheiden sich jedoch von der akuten Glomerulonephritis durch eine andere Anamnese sowie durch zusätzlich auftretende klinische, laborchemische oder serologische Befunde. Im einzelnen sollen genannt werden:

1. Herdnephritis,
2. Exazerbation (Verschlimmerung) einer chronischen Nierenkrankheit,
3. akutes Nierenversagen anderer Genese (Schock, Transfusionszwischenfall, Vergiftung oder Trauma),
4. Goodpasture-Syndrom,
5. akute Pyelonephritis.

Verlauf

Die Krankheit verläuft bei Kindern durchweg leichter als bei Erwachsenen. Die akute Erkrankung kann bei 80–85% der Kinder, in weniger als 80% bei Erwachsenen vollständig ausheilen. In 2–5% der Fälle kann es im akuten Stadium zum Exitus letalis kommen. Als rapid progressive Form der Erkrankung, die in ca. 4% der Fälle auftritt, entwickelt sich eine Niereninsuffizienz, wobei der Exitus letalis in 3–18 Monaten erfolgen kann. Bei einem weiteren Teil der Patienten kann sich eine chronische, latente Form der Glomerulonephritis entwickeln, wobei lediglich eine leichte persistierende Proteinurie oder ein Hypertonus nachweisbar ist, so daß die Patienten oft jahrelang gesund bleiben.

Therapie

Allgemeinmaßnahmen

Absolute Bettruhe sollte in den ersten 4–6 Wochen zur Entlastung von Herz und Kreislauf streng durchgeführt werden. Bei Patienten mit Hypertonie, Ödemen oder Einschränkung der Nierenfunktion ist eine Einschränkung von Kochsalz, Flüssigkeit und Eiweiß erforderlich. Bei stark ausgeprägter Anämie können Bluttransfusionen vonnöten sein.

Pharmakotherapie

Zur kausalen Therapie der Streptokokkeninfektion sind hohe Dosen von Penicillin oder anderen Antibiotika unerläßlich. Herzinsuffizienz, Hirnödem und Blutdruckkrisen als Komplikationen der Glomerulonephritis sind in typischer Weise zu behandeln. Bei Nierenversagen ist die Hämodialyse indiziert. Nach Ausheilung der Nephritis sollte eine Herdsanierung (Tonsillen, Zahngranulome, Sinusitiden, Pyodermien, Gallenblaseninfektionen) durchgeführt werden.

Prognose

Frühprognose: Während des akuten Stadiums beträgt die Letalität 2–5%.

Spätprognose: Die Ausheilungsquote beim Kind beträgt 80–85%, beim Erwachsenen 70–85%. In etwa 4% der Fälle kommt es zu einem Übergang in eine rapid progressive Nephritis. In 2–9% der Fälle findet ein Übergang in eine chronische Glomerulonephritis statt. Von einer Defektheilung wird gesprochen, wenn als einziger krankhafter Befund eine geringe Restalbuminurie nachweisbar bleibt.

Prophylaxe

Epidemieartige Häufungen von Glomerulonephritis nach Streptokokkeninfektionen sind beschrieben worden. Eine frühzeitige antibiotische Behandlung aller Kontaktpersonen bewirkt eine schlagartige Eindämmung.

Chronische Glomerulonephritis
Definition, Ätiologie und Pathogenese

Die chronische Glomerulonephritis ist eine doppelseitige Nierenerkrankung, bei der ein diffuser Entzündungsprozeß der Glomeruli vorliegt. Sie geht mehr oder weniger rasch in eine Niereninsuffizienz über. Allerdings ist die chronische Glomerulonephritis weder klinisch noch morphologisch ein einheitliches Krankheitsbild, wie mittels moderner Untersuchungsverfahren (Licht-, Elektronen- und Immunfluoreszenzmikroskopie) an Nierenbiopsiematerial festgestellt weden konnte. In einem geringen Teil der Fälle dürfte es sich um das Folgestadium einer früher durchgemachten, nicht ausgeheilten akuten Glomerulonephritis handeln. In der Mehrzahl der Fälle ist jedoch anamnestisch eine vorausgegangene Nierenkrankheit nicht zu eruieren. Immunkomplexe gegen Nierengewebe sind für die Chronifizierung des Leidens mitverantwortlich.

Klinik

Der Beginn der Erkrankung verläuft schleichend und macht im Frühstadium keine Beschwerden. Typischerweise wird das Bestehen eines Nierenleidens zufällig bei einer Routineuntersuchung (Musterung, Einstellungsuntersuchung, Abschluß einer Lebensversicherung) entdeckt. In seltenen Fällen findet sich sogar schon bei der Erstuntersuchung das Stadium der Urämie.

Es werden 3 Verlaufsformen unterschieden: 1. die vaskulär-hypertonische Verlaufsform, 2. die Verlaufsform mit nephrotischem Syndrom und 3. die gemischte Verlaufsform.

Bestimmend für den Verlauf der *vaskulär-hypertonischen Verlaufsform* sind Hypertonus, Ödeme, Proteinurie. Weitere Harnbefunde fehlen oder sind nur geringgradig ausgeprägt. Bei Fortschreiten der Erkrankung treten degenerative Veränderungen an den Nierengefäßen im Sinne von Arterio- und Arteriolosklerose auf, die ihrerseits eine Steigerung des renalen Blutdrucks bedingen. Da nur unwesentliche Schädigungen des Tubulusapparats vorliegen, besteht über längere Zeit eine gute Nierenfunktion. Das letzte Stadium ist jedoch die Niereninsuffizienz bzw. Urämie.

Im Vordergrund der *Nephritis mit nephrotischem Einschlag* stehen Proteinurie und Ödementwicklung; oft fehlt die Mikrohämaturie.

Bei der *gemischten Verlaufsform* handelt es sich um das gleichzeitige Auftreten von Hochdruck und nephrotischem Syndrom.

Diagnose

Urin: Eiweiß, Erythrozyten, Erythrozytenzylinder, Leukozyten, granulierte Zylinder, Wachs- und Fettzylinder, Bakterien.

Blut: Elektrolyte, Kreatinin bzw. Kreatinin-Clearance, Gesamteiweiß und Eiweißelektropherogramm.

Erweiterte Diagnostik: IVP, Nierenbiopsie (eine exakte Diagnose ist nur mit Hilfe der Nierenbiopsie zu stellen!), Augenhintergrund.

Differentialdiagnose

Die bei der chronischen Glomerulonephritis führenden Symptome wie Proteinurie, Hypertonie, Ödeme, pathologischer Sedimentbefund und Niereninsuffizienz finden sich auch bei anderen Nierenkrankheiten, die somit differentialdiagnostisch zu berücksichtigen sind. Insbesondere sind dies chronische Pyelonephritis, Nephrosklerose, Amyloidnephrose, Myelomniere und die diabetische Glomerulosklerose.

Therapie

Die Behandlung der chronischen Glomerulonephritis ist im wesentlichen symptomatisch. Diätetische Maßnahmen, insbesondere die „salzarme Diät", sind nur dann notwendig, wenn Hypertonie, kardiale Insuffizienz oder Ödemneigung bestehen. Die tägliche Eiweißmenge sollte im kompensierten Dauerstadium 1 g/kg Körpergewicht betragen. Bei Bestehen eines Infektes sollten Antibiotika gegeben werden. Bei Vorliegen eines nephrotischen Syndroms ist ein Therapieversuch mit Cortison oder Immunsuppressiva oder Indometacin (z. B. Amuno) empfehlenswert. Bei Besserung, die über Monate anhält, ist ein Auslaßversuch angezeigt.

Die konsequente Behandlung des häufig schon im Frühstadium erhöhten Blutdruckes ist dringend indiziert. Von besonderer Bedeutung ist hier die Blutdrucksenkung mit dem Medikament Captopril (Lopirin). Der Ansatzpunkt für die blutdrucksenkende Wirkung dieses speziellen Medikaments ist das Angiotensinumwandlungsenzym (*A*ngiotensin*k*onversions*e*nzym = ACE). Des weiteren fördert Captopril die Nierendurchblutung (s. a. Renin-Angiotensin-Aldosteron-System [RAAS], S. 481 ff. sowie Abb. 10.**29** auf S. 484).

Prognose

Die Prognose ist unterschiedlich und hängt von der Größe des Nierenschadens ab. Die Chance der Rückbildung des Schadens ist um so größer, je geringer die Veränderungen sind. Neben einer Ausheilung in bestimmten Fällen kann es in anderen Fällen zur Defektheilung kommen. Darüber hinaus ist auch ein Fortschreiten der Erkrankung zur Niereninsuffizienz bekannt. Bei Niereninsuffizienz besteht in der Dauerdialyse eine lebensverlängernde Maßnahme.

Rapid progressive Glomerulonephritis

Klinik und Diagnose

Das Krankheitsbild der rapid progressiven Glomerulonephritis ist dadurch gekennzeichnet, daß es akut beginnt und fulminant zur terminalen Niereninsuffizienz führt.

Histologisch läßt sich eine Halbmondbildung in den Glomeruli nachweisen. Darüber hinaus bestehen segmentale glomeruläre Schlingennekrosen.

Die rapid progressive Glomerulonephritis findet sich
* als idiopathische Form,
* bei Goodpasture-Syndrom, einhergehend mit rezidivierendem Lungenbluten,
* bei Infektionen im Rahmen einer Immunkomplexnephritis (z. B. Osteomyelitis, diabetische Gangrän),
* bei renaler Komplikation verschiedener Kollagenosen (Periarteriitis nodosa, Lupus erythematodes, Wegenersche Granulomatose, Purpura Schoenlein-Henoch).

Das akute Auftreten der Symptome einer Glomerulonephritis mit rasch fortschreitender Verminderung der glomerulären Filtrationsrate bis zur Oligurie/Anurie und Urämie charakterisiert den Verlauf der rapid progressiven Glomerulonephritis. Hämaturie, Proteinurie und Azotämie werden bei allen Formen beobachtet.

Oft wird die Erkrankung erst diagnostiziert, wenn bereits eine fortgeschrittene Nierenfunktionseinschränkung besteht. Durch Anamnese, körperliche Untersuchung und Blutuntersuchungen erfolgt die Differenzierung der Erkrankung, die der rapid progressiven Glomerulonephritis zugrundeliegt. Die Nierenbiopsie, die allerdings bei dem schweren Krankheitsbild ein erhöhtes Risiko darstellt, ist hierbei besonders aussagekräftig.

Therapie

Bei dem klinisch und ätiologisch uneinheitlichen Krankheitsbild der rapid progressiven Glomerulonephritis gibt es keine Standardtherapie. Der Versuch mit hohen Corticoiddosen und Immunsuppressiva ist indiziert. Plasmapheresen sowie frühzeitige Nephrektomie und später dann Nierentransplantationen werden mit dem Spezialisten in Erwägung gezogen.

Nephrotisches Syndrom

Definition

Das nephrotische Syndrom (Eiweißverlustniere) wird definiert als die metabolischen und klinischen Folgen eines andauernden massiven Urineiweißverlustes, der prinzipiell bei jeder Nierenerkrankung auftreten kann, die die Glomeruli befällt.

Ätiologie und Pathogenese

Häufige Ursachen des nephrotischen Syndroms sind:
* Glomerulonephritis mit ihren Sonderformen,
* Amyloidniere bei z. B. rheumatoider Arthritis, Morbus Bechterew, chronischen Eiterungen wie Osteomyelitis,
* diabetische Glomerulosklerose,
* Kollagenkrankheiten (Lupus erythematodes visceralis, Panarteriitis nodosa, Sklerodermie, Dermatomyositis),
* Nierenvenenthrombose,
* Infektionskrankheiten (z. B. Malaria, Lues),
* Plasmozytom,
* Medikamente (Gold, D-Penicillamin, Antiepileptika vom Oxazolidintyp, Quecksilberverbindungen.

Die Entstehung des nephrotischen Syndroms beruht auf einer Schädigung der Glomeruli derart, daß es zu einer pathologisch gesteigerten Eiweißdurchlässigkeit kommt und ein Verlust von Serumproteinen (insbesondere Albumin) die Folge ist. Darüber hinaus werden die Tubuluszellen stark geschädigt, da sie dieses Eiweiß resorbieren. Folgen der großen Proteinurie sind Hypoproteinämie und Dysproteinämie, Ödeme und die Hyperlipoproteinämie.

Die Proteinurie beträgt mindestens 5 g pro Tag und kann in Extremfällen 50 g pro Tag erreichen.

Klinik

Leitsymptom des nephrotischen Syndroms ist das Auftreten oft massiver Ödeme, vorzugsweise im Bereich der Augenlider, und der unteren Extremitäten. Darüber hinaus kann eine Gewichtszunahme von mehr als 20 % des normalen Körpergewichts im Vordergrund stehen. Später oder in ausgeprägten Fällen kann es zu Höhlenergüssen (Aszites, Pleuraerguß), Penis- und Skrotalödemen sowie Hydrops, Anasarka (= diffus generalisierte Ödemeinlagerung in allen Körperbezirken) kommen.

Diagnose

Bei der blutchemischen Analyse finden sich charakteristischerweise eine Hypalbuminämie (meist unter 2 g% = 290 mol/l), eine Dysproteinämie (Verminderung der Albumine und γ-Globuline, Erhöhung der α_2- und β-Globuline) mit BSG-Beschleunigung sowie eine Hyperlipoproteinämie (Erhöhung von Cholesterin und Triglyceriden).

Neben einer Proteinurie und Lipidurie (Fettkugeln und Fettkörnchenzellen sowie Cholesterinkristalle im Urin) besteht ein pathologischer Sedimentbefund (hyaline und granulierte Zylinder). Die Kreatinin-Clearance ist in der Regel normal. Das nephrotische Syndrom stellt eine typische Indikation zur Nierenpunktion dar.

Laborprogramm zur Diagnostik:

Blut: BSG, Gesamteiweiß und Eiweißelektrophorese, Gesamtcholesterin und Triglyceride, Fettelektrophorese, Elektrolyte, Kreatinin, Kreatinin-Clearance.

Urin: qualitativer und quantitativer Nachweis der Proteinurie, Urinsediment.

Nierenbiopsie.

Therapie

Eine kausale Therapie ist – abgesehen von einer Elimination des auslösenden Antigens (z. B. Medikamente), Behandlung von Malaria und Lues oder erfolgreicher Thrombolyse bei Nierenvenenthrombose – nur selten möglich.

Durch die symptomatische Therapie sollen
1. eine Verminderung der Proteindurchlässigkeit der Glomeruli durch z. B. Cortison, Immunsuppressiva und/oder Indometacin,
2. eine Ödemausschwemmung durch strenge Natriumrestriktion, Gabe von Diuretika (Thiazide, Aldosteronantagonisten, Furosemid) und Bettruhe,
3. eine Erhöhung des kolloidosmotischen Drucks des Blutes durch Infusion salzfreier Albuminlösung (unmittelbar vor Diuretikagabe) sowie anderer Plasmaexpander erreicht werden.
4. Durch den ACE-Hemmer Captopril wird eine Senkung des intrakapillaren Drucks erreicht.

Die Behandlung mit Indometacin hat heutzutage nicht mehr die Bedeutung wie früher, da bekannt ist, daß das Medikament die Progression der Erkrankung nicht verhindert. Die Gabe von Albumin oder Plasmaersatz (Dextran) ist ohne anhaltenden Effekt und relativ teuer. Während der Ödemausschwemmung sollte zur Thromboseprophylaxe mit kleinen Dosen Heparin behandelt werden.

Prognose

Verlauf und Prognose sind abhängig von der Grundkrankheit. Beim Erwachsenen ist die Prognose weniger günstig als im Kindesalter, so daß in der Regel eine chronische Niereninsuffizienz die Folge ist. Etwa 50 % der Nephrosen im Kindesalter verlaufen relativ gutartig und hinterlassen nur geringe Dauerschäden. Bei der genuinen Lipoidnephrose sind spontan oder durch Cortikoidtherapie eingeleitete Remissionen bekannt.

Andere Nierenerkrankungen

Angeborene Nierenerkrankungen

Der prozentuale Anteil der angeborenen und vererbbaren Erkrankungen der Nieren und des ableitenden Harntrakts ist in der Gesamtbevölkerung relativ klein. Eine frühzeitige Erkennung ist jedoch notwendig, da nach Diagnosestellung bei Blutsverwandten in möglichst frühem Lebensalter möglicherweise therapeutische Maßnahmen eingeleitet werden können. Bei jedem Patienten mit Hypertonie, Pyelonephritis oder Niereninsuffizienz muß an angeborene anatomische Anomalien gedacht werden.

Zystennieren

Zystennieren treten ausschließlich familiär auf und werden autosomal dominant vererbt. Außer in den Nieren finden sich Zysten häufig auch in Leber, Pankreas, Schilddrüse und Hoden.

Klinik

Nicht selten sind Zystennieren ein Zufallsbefund, der bei Patienten mit einem Hypertonus unklarer Genese, Pyelonephritis oder Hämaturie im nachhinein erhoben wird. Symptome sind vage Rückenschmerzen, Hämaturie (ausgelöst durch Zystenblutungen) und nicht selten bereits Symptome des fortgeschrittenen Nierenversagens.

Diagnose

Gesichert wird die Diagnose durch Sonographie, IVP und Nierenszintigramm. Im Ausscheidungsprogramm zeigen sich neben vergrößerten Nieren die typische Langstreckung der Kelche und Ausziehung der Nierenbecken. Im Szintigramm finden sich runde Aussparungen im normalerweise homogenen Aktivitätsmuster der Nieren. Das Urinsediment kann vermehrt Leukozyten und Erythrozyten enthalten.

Therapie und Prognose

Eine spezifische Therapie gibt es nicht. Im Grunde beschränkt sich die Behandlung auf die sekundäre Pyelonephritis, die Hypertonie sowie die Urämie.

Wegen der langen Beschwerdefreiheit wird die Erkrankung gewöhnlich erst im 4. oder 5. Lebensjahrzehnt diagnostiziert. Wenn nicht Hypertonie und Harnwegsinfekte zu Komplikationen führen, wird das Endstadium der Niereninsuffizienz meist sehr spät erreicht.

Hereditäre Nephritis (Alport-Syndrom)

Das Alport-Syndrom ist durch Hämaturie, fortschreitendes Nierenversagen sowie Innenohrschwerhörigkeit gekennzeichnet. Gewöhnlich wird die Erkrankung schon im Kindesalter manifest. Um das 40. Lebensjahr wird das Stadium der chronischen Niereninsuffizienz erreicht, so daß Dialysebehandlung oder Nierentransplantation notwendig wird.

Anomalien der Tubulusfunktion

Dies sind Störungen
1. der Aminosäurenrückresorption (z. B. vermehrte Zystinausscheidung mit Steinbildung in den ableitenden Harnwegen),
2. der Phosphor- und Calciumrückresorption (Pseudohypoparathyreoidismus, einhergehend mit Hyperphosphatämie und Hypokalzämie, hervorgerufen durch Nichtansprechbarkeit der Tubuli auf Parathormon),
3. der Glucosereabsorption (renaler Diabetes mellitus),
4. der Wasserrückresorption (renaler Diabetes insipidus, hervorgerufen durch Nichtansprechen der Tubuli auf das antidiuretische Hormon des Hypophysenhinterlappens [ADH]).
5. Das Fanconi-Syndrom ist gekennzeichnet durch eine tubuläre Transportstörung, die sowohl die Glucose wie auch die verschiedenen Elektrolyte und Aminosäuren betrifft. Es kommt somit zu einer Glukosurie, Aminoazidurie, Hyperkaliurie, Hyperphosphaturie, Hyperkalzurie und Proteinurie. Das Fanconi-Syndrom tritt sowohl hereditär als auch symptomatisch im Rahmen von Stoffwechselerkrankungen und Vergiftungen auf. Darüber hinaus kann es durch Medikamente (z. B. Sulfonamide) ausgelöst werden.
6. Die verschiedenen Formen der renalen tubulären Azidosen gehen mit metabolischer, hyperchlorämischer Azidose bei erhöhtem Urin-pH sowie erhöhtem renalen Bicarbonatverlust einher und können bei Nephrolithiasis und Pyelonephritiden auftreten.

Angeborene anatomische Anomalien

Agenesie. Eine Niere, oft die linke, fehlt anlagemäßig, und die verbleibende Niere ist hypertrophiert. Es muß daher vor einer Nephrektomie immer untersucht werden, ob beide Nieren vorhanden sind.

Hufeisenniere. Beide Nieren sind durch Nieren- oder Bindegewebe miteinander verbunden. Mißbildungen des Nierenbecken-Harnleiter-Systems können gleichzeitig bestehen.

Ektopie. Durch Verlagerung der Niere in das Becken ist der Harnleiter oft verkürzt, so daß Ureterverlegung und Harnstau die Folge sein können.

Nephroptose („Wanderniere"). In Abhängigkeit von der Körperlage kommt es zu einer Positionsveränderung der Niere. Beim aufrechten Stehen sinkt diese von ihrer normalen Lage in das kleine Becken ab. In extremen Fällen können Ureterabknickungen die Folge sein.

Nierenbeteiligung bei primär extrarenalen Erkrankungen

Gichtnephropathie

Ätiologie und Klinik

Die Gichtnephropathie wird durch Uratablagerungen im Nierenparenchym hervorgerufen. Des weiteren neigen Gichtpatienten zur Harnsteinbildung. Oft besteht zusätzlich eine chronische Harnwegsinfektion.

Therapie und Prophylaxe

Die Behandlung bzw. Prophylaxe der Gichtnephropathie besteht in einer Senkung des erhöhten Serumharnsäurespiegels (S. 166), in der Neutralisation des Harns (z. B. mit Uralyt-U) sowie in der Verdünnung des Urins durch reichliches Trinken (2–3 l täglich).

Diabetische Nephropathie

Als Spätschäden des Diabetes mellitus treten beim Diabetiker Arterio- und Arteriolosklerose der Nieren, seltener die von Kimmelstiel und Wilson 1936 beschriebene Glomerulosklerose auf. Diese geht mit Hypertonus und Proteinurie sowie gelegentlich nephrotischem Syndrom einher. Darüber hinaus besteht beim Diabetiker eine Prädisposition zur chronischen Pyelonephritis. Infolge des irreversiblen chronischen Nierenversagens finden sich nicht selten Diabetiker unter den Dauerdialysepatienten.

Amyloidniere

Als Begleiterkrankung bei chronischen rheumatischen Krankheiten, chronischen Eiterungen sowie Tuberkulose kann die Amyloidose neben Herzmuskel und Darmschleimhaut auch die Nieren befallen. Das Amyloid ist ein pathologischer Eiweißkörper, dessen Entstehung bislang nicht geklärt werden konnte.

Das führende Symptom der Nierenbeteiligung bei Amyloidose ist die Proteinurie, bei ausgeprägtem Nierenschaden das nephrotische Syndrom. Eine spezifische Therapie ist nicht bekannt.

Nephrosklerose

Pathogenese

Bei den Nephrosklerosen kann zwischen der benignen, langsamen und der malignen, rasch fortschreitenden Form unterschieden werden. Die Nephrosklerosen können im Verlauf einer essentiellen Hypertonie auftreten, wobei die Ursachen und die genauen Beziehungen nicht eindeutig bekannt sind. Durch Narbenbildung und Schrumpfung der Nieren tritt früher oder später eine Niereninsuffizienz ein.

Klinik und Therapie

Symptome und Befunde der Hypertonie, der Niereninsuffizienz sowie der hochdruckbedingten Hirnschädigung stellen sich ein.

Die wichtigste therapeutische Maßnahme ist die Normalisierung des Blutdrucks.

Nierentuberkulose

Häufigkeit und Pathogenese

Die Nierentuberkulose befällt überwiegend Männer. In 90% der Fälle ist sie eine Komplikation der Lungentuberkulose. Durch die hämatogene Aussaat von Tuberkelbakterien kommt es in der Regel zu einer doppelseitigen Infektion der Nieren, wobei sich die tuberkulösen Herde gewöhnlich im oberen Nierenpol entwickeln. Durch Ausscheidung von Tuberkelbakterien in die Harnkanälchen und Absiedlung im Papillenbereich und in Kelchnischen entwickelt sich die käsig-kavernöse Nierentuberkulose. Des weiteren sind als Folge einer Nierentuberkulose die Tuberkulose der Prostata, der Samenblasen, der Samenleiter, der Nebenhoden und der Hoden zu nennen.

Klinik

Uncharakteristische Symptome wie geringe subfebrile Temperaturen, Mattigkeit, Müdigkeit und Gewichtsabnahme machen den heimtückisch-schleichenden Charakter der Erkrankung aus. Verdächtig auf Tuberkulose ist eine therapieresistente Zystitis, verbunden mit Brennen beim Wasserlassen sowie ständigem Harndrang. Eine chronische Nebenhodenschwellung ist immer auf Tuberkulose verdächtig.

Diagnose

Proteinurie, Hämaturie sowie Leukozyturie bei kulturell sterilem Harn sind diagnostische Hinweise auf eine Nierentuberkulose.

Untersuchung des Morgenurins mehrere Male hintereinander (5- bis 10mal) im Tierversuch und in speziellen Kulturverfahren. Durch Sonographie, intravenöse bzw. retrograde Pyelographie können Parenchymdestruktionen (Kaverne) sowie narbige Deformierungen der ableitenden Harnwege und Verkalkungen im Nierenbereich nachgewiesen werden.

Therapie

Die Behandlung folgt den Grundsätzen, die von der Lungentuberkulose (S. 694) her bekannt sind:
1. Klimatherapie, vorzugsweise in Heilstätten,
2. Chemotherapie durch Kombination mehrerer Tuberkulostatika über mindestens 2 Jahre,
3. operative Behandlung in Ausnahmefällen (größere Kaverne, tuberkulöse Kittniere, Harnabflußstörung).

Prognose

Bei frühzeitiger Diagnose und konsequenter Langzeittherapie ist eine Ausheilung möglich.

Nephropathie durch Analgetikamißbrauch

Ätiologie

Die Analgetikanephropathie, auch Phenacetinniere genannt, ist eine chronische interstitielle Nephritis, die durch langjährige Einnahme von Phenacetinpräparaten ausgelöst wird. Bei den Patienten handelt es sich oft um Frauen im mittleren Lebensalter, die an chronisch rezidivierenden Kopfschmerzen leiden, oder um Männer und Frauen mit chronischer Arthritis, die zur Schmerzbekämpfung große Mengen phenacetinhaltiger Analgetika einnehmen. Häufig läßt sich nachrechnen, daß im Laufe der Jahre mehrere Kilogramm Phenacetin eingenommen wurden. Der Tablettenmißbrauch wird von den Patienten in der Regel verschwiegen und meist erst nach eindringlichem Befragen zugegeben. Die Nierenschädigung bleibt lange Jahre verborgen und wird oft erst im Stadium der Niereninsuffizienz und unter Umständen erst Jahre nach Beendigung des Schmerzmittelmißbrauchs diagnostiziert.

Diagnose und Therapie

Hämaturie ist in den meisten Fällen ein Frühsymptom der Phenacetinniere. Schwerwiegendste Komplikationen stellt die Papillennekrose dar, bei der es unter kolikartigen Schmerzen zum Abstoßen der Papillenspitzen in das ableitende Hohlraumsystem kommt. Oft besteht gleichzeitig eine floride Pyelonephritis. Ein typischer Nebenbefund ist das blaßlivide Hautkolorit, hervorgerufen durch renale Anämie und Methämoglobinbildung infolge chronischer Phenacetinintoxikation.

Verbot von phenacetinhaltigen Analgetika; Behandlung von Pyelonephritis und chronischem Nierenversagen.

Schwangerschaftsnephropathie

Klinik, pathologische Anatomie und Differentialdiagnose

Während der Schwangerschaft können erstmalig Symptome einer Nierenerkrankung auftreten. Dabei handelt es sich um

1. das erstmalige Auftreten einer Nierenerkrankung (z. B. akute Pyelonephritis, seltener akute Glomerulonephritis),
2. eine schon vor der Schwangerschaft vorhanden gewesene, jedoch unerkannt gebliebene Nierenerkrankung (z. B. chronische Pyelonephritis, chronische Glomerulonephritis),
3. eine „spezifische Erkrankung der Niere, die „Schwangerschaftsnephropathie" im eigentlichen Sinne (EPH-Gestose, Schwangerschaftsgestose).

Die EPH-Gestose ist eine bedrohliche Komplikation der Spätschwangerschaft; sie geht mit Ödemen (E = edema), Proteinurie (P) und Hypertonie (H) einher. Man unterscheidet ein Frühstadium, die sog. Präklampsie mit Ödemen, Proteinurie und Hypertonie, sowie ein späteres Stadium, die Eklampsie, bei der es außerdem zu schweren Krampfzuständen und zu Bewußtlosigkeit kommt. Die Schwangerschaftsgestose ist durch folgende Merkmale gekennzeichnet:

❖ Krankheitsbeginn nach der 20. Schwangerschaftswoche,
❖ Alter der Patientinnen zwischen 15 und 30 Jahren,
❖ rasches Auftreten von Gewichtszunahme mit Ödembildung, Hypertonie und Proteinurie sowie Neigung zu zerebralen Krämpfen,
❖ sofortige Besserung nach der Entbindung.

Pathologisch-anatomisch finden sich an der Niere neben Verquellungen und Verdickungen der Glomerulusschlingen Fibrinablagerungen in den Glomeruli.

Treten bei den oben genannten anderen Nierenerkrankungen in der Schwangerschaft Symptome der Präklampsie wie Ödeme, Hypertonus und Proteinurie auf, so wird diese Symptomatik als „Pfropfgestose" bezeichnet. Eine sichere Unterscheidung von der eigentlichen Schwangerschaftsnephropathie gelingt häufig nur mit Hilfe der Nierenbiopsie, die jedoch in diesen Fällen mit einem erhöhten Risiko verbunden ist.

Diagnose und Therapie

Wichtig ist, bei schwangeren Frauen regelmäßig Kontrollen von Körpergewicht, Blutdruck sowie Eiweiß im Urin durchzuführen. Je früher der Verdacht auf eine Präklampsie gestellt und dadurch eine strenge Führung der Patientin ermöglicht wird, desto geringer ist das Risiko einer schweren Eklampsie. Neben Bettruhe besteht die Therapie in einer exakten Flüssigkeits- und Elektrolytbilanzierung sowie der Gabe von Diuretika. Bei Blutdruckerhöhung ist der Einsatz von Antihypertensiva erforderlich. In der Regel ist eine stationäre Krankenhausbehandlung unerläßlich.

Akutes Nierenversagen

Definition

Die akute Niereninsuffizienz läßt sich als eine plötzliche Einschränkung der Nierenfunktion, einhergehend mit einer Oligurie oder Anurie, definieren.

Ätiologie und Pathogenese

Die häufigsten Ursachen des akuten Nierenversagens sind:
1. Schock, Blutdruckabfall und Hypovolämie, z. B. bei akuten Blut- und Flüssigkeitsverlusten (Exsikkose), Operationsschock, traumatischer Schock, intravasale Hämolysen nach Bluttransfusionen, Gewebszertrümmerung nach Verletzungen (Crush-Syndrom) und Verbrennungen, Starkstromunfall, Ileus, Pankreatitis,
2. Intoxikationen durch Schwermetalle (Quecksilber: Sublimatniere, Chrom [Bichromate], Blei), organische Verbindungen wie z. B. Tetrachlorkohlenstoff, Diäthylenglykol, Anilin, Phenol usw., Pilzvergiftungen (z. B. Knollenblätterpilz) sowie nephrotoxische Antibiotika wie z. B. Amphotericin und Gentamycin,
3. septischer Schock bei gramnegativen Erregern, Sanarelli-Shwartzman-Phänomen,
4. Verlegung des Blasenausgangs durch z. B. Prostatahypertrophie, Blasensteine oder gynäkologische Vorerkrankungen sowie Operation in Blasennähe.

Verminderung des renalen Blutdrucks (Ischämie) und toxische Schädigungen der Nieren spielen somit in der Pathogenese des akuten Nierenversagens die entscheidende Rolle. Als Folge der Kreislaufveränderungen resultiert eine Verminderung der glomerulären Filtration und somit ein Nachlassen der Diurese, d. h. Oligurie oder Anurie. Durch toxische Substanzen gehen Tubuluszellen zugrunde, und es erfolgt eine Verstopfung der Tubuli durch abgeschilferte Epithelien, Lumenquellung und Zylinderbildung. Zusätzlich wird die Nierenfunktion durch sekundäre Durchblutungsstörungen und/oder Dehydratation beeinträchtigt.

Klinik

Während der ersten Tage der Nierenfunktionseinschränkung wird das klinische Bild von der Grundkrankheit geprägt. Die Oligurie/Anurie, einhergehend mit der zunehmenden Retention harnpflichtiger Stoffe, ist das wichtigste Symptom des akuten Nierenversagens. Bei Fortschreiten des Prozesses können kardiale Komplikationen im Rahmen der Wasserretention (Stauungsherzinsuffizienz) und der steigenden Serumkaliumkonzentrationen auftreten.

In einem Zeitraum von 3–14 Tagen nach der Anurie kommt es gewöhnlich zum Anstieg des Urinvolumens bis zur Polyurie, und zwar als Zeichen dafür, daß die Niere ihre Funktion wieder aufnimmt.

Diagnose

Zunächst sollte bereits an die Möglichkeit des Eintritts eines akuten Nierenversagens postoperativ, nach schweren Traumen oder bei Kreislaufversagen
gedacht werden; als Konsequenz sollte die Nierenfunktion streng überwacht
werden. Bei unerwartetem Eintritt des akuten Nierenversagens sollte die Diagnose durch Kontrolle des Serumkreatininwertes und die stündliche Bestimmung der Urinausscheidung gesichert werden. Entscheidend für die therapeutischen Konsequenzen ist die rasche, exakte Feststellung der Ursache des
akuten Nierenversagens durch:

❖ Prüfung des Füllungszustandes der Harnblase (Palpation, Blasenkatheter),
❖ Prüfung auf Hypovolämie und Exsikkose (Blutdruck, Pulsfrequenz, Pulsqualität, Halsvenenfüllungszustand, Hautturgor),
❖ gezielte Anamnese nach Blut- und Flüssigkeitsverlusten (Operationen, Unfälle, schwere Durchfälle, Nierenkolik und Nephrolithiasis, Medikamenteneinnahme oder andere therapeutische Maßnahmen unmittelbar zuvor,
Operationen in der Nachbarschaft der Ureteren usw.),
❖ Abdomenübersichts-Röntgenaufnahme, Sonographie, ggf. Computertomographie,
❖ zum Ausschluß eines postrenalen Hindernisses wird die Durchgängigkeit
der Ureteren (z. B. bei Prostatahypertrophie) durch Zystoskopie und retrograde Füllung der Ureteren überprüft.

In seltenen Fällen kann auch eine Nierenbiopsie zur Klärung der Ursache des
akuten Nierenversagens, z. B. bei Verdacht auf Nierenrindennekrose, indiziert
sein.

Therapie

Ziel der Therapie ist Sicherstellung des Harnabflusses, Normalisierung von
Kreislaufvolumen und Blutdruck (cave Überwässerung!), Infektprophylaxe
und sorgfältige Ernährung sowie rechtzeitige Dialysebehandlung.

Zunächst sollte die zum akuten Nierenversagen führende Grundkrankheit
behandelt werden.

Durch adäquate Infusionen von Blut, Plasmaexpandern und/oder Elektrolytlösungen sollten Hypovolämie, Hypotonie und Exsikkose beseitigt werden.
Durch kleine Mengen hochkonzentrierter Mannitlösung (z. B. Osmofundin
und Zugabe von Furosemid) gelingt oft eine Aufrechterhaltung der Diurese.
Durch engmaschige Kontrollen von Gewicht und zentralem Venendruck ist
die Therapie zu überwachen. Die tägliche Berechnung der Flüssigkeitsbilanz
ist unbedingt erforderlich. Die Ernährung beim akuten Nierenversagen muß
streng kaliumarm (Hyperkaliämie!) und natriumarm sein. Unter exakter Beachtung der renalen Ausscheidungsverhältnisse einzelner Antibiotika ist eine
Antibiotikabehandlung unerläßlich, da ca. 50 % der Todesfälle bei akutem
Nierenversagen zu Lasten einer infektiösen Komplikation gehen.

Indikationen für eine Dialysebehandlung, wobei die Hämodialyse der Peritonealdialyse ihrer größeren Effektivität wegen vorzuziehen ist, sind:

❖ drohende Hyperkaliämie und schwere Entgleisungen des Elektrolyt- und Wasserhaushaltes,

❖ zunehmende Verschlechterung des klinischen Bildes durch Überwässerung ("fluid lung", Lungenödem, Hirnödem) und Auftreten urämischer Symptome (urämische Perikarditis!).

Die Letalität des akuten Nierenversagens beträgt auch heute noch ca. 40%. Prognostisch ungünstig ist das Auftreten von Infektionen. Bei Patienten über 50 Jahre steigt die Letalität deutlich an.

Chronisches Nierenversagen

Die chronische Niereninsuffizienz ist gekennzeichnet durch eine irreversible, über Jahre progredient verlaufende Einschränkung der Nierenfunktion, die letztlich zu Urämie führt.

Ätiologie und Pathogenese

Neben der chronischen Pyelonephritis, von der Frauen häufiger befallen werden als Männer, stellt die chronische Glomerulonephritis, die vorwiegend Männer betrifft, die häufigste Ursache einer chronischen Niereninsuffizienz dar. Darüber hinaus finden sich Zystennieren als Ursache des chronischen Nierenversagens relativ häufig. Diabetische Nephropathie, Nierenamyloidose, maligne Hypertonie, Phenacetinniere sowie Gichtnephropathie sind weitere Ursachen der chronischen Niereninsuffizienz.

Durch die chronische Niereninsuffizienz und Urämie sind mehr oder weniger nahezu alle Funktionskreise des Organismus beeinträchtigt:

❖ Herz und Kreislauf: Hypertonie, Perikarditis;

❖ blutbildendes System: normochrome Anämie; terminal können Thrombopenie und Thrombopathie zur hämorrhagischen Diathese führen;

❖ Elektrolyt- und Wasserhaushalt: Hypo- oder Hyperkaliämie, Hypokalzämie, Hyperphosphatämie, Hypermagnesiämie, Hyponatriämie, Überwässerung;

❖ endokrines System: Hypogonadismus, Hyperparathyreoidismus;

❖ Magen-Darm-Trakt: Gastritis, einhergehend mit Erbrechen und Durchfällen, Blutungen im Magen-Darm-Trakt;

❖ Nervensystem: periphere Neuropathie, Muskelschwäche, Konzentrationsschwäche, Steigerung der Sehnenreflexe;

❖ Säure-Basen-Haushalt: renale Azidose;

❖ Lunge: "Fluid lung", Pleuritis, Lungenödem, Pneumonie;

❖ Knochen: „renale Osteopathie", entstanden durch vorhandene Vitamin-D-Stoffwechselstörung sowie sekundären Hyperparathyreoidismus.

Klinik

In Abhängigkeit vom Grad der Nierenfunktionsstörung lassen sich im Verlauf der chronischen Niereninsuffizienz verschiedene Stadien einteilen:

Stadium I: Eine Einschränkung der Leistungsbreite der Nieren läßt sich lediglich mit Hilfe empfindlicher Nierenfunktionsproben (z. B. Kreatinin-Clearance) erkennen. Eine Retention harnpflichtiger Substanzen liegt nicht vor. Der Patient ist im allgemeinen voll leistungsfähig.

Stadium II: In diesem Stadium der kompensierten Retention besteht ein Anstieg des Kreatinins im Serum auf (106 µmol/l) über 1,2 mg%. Die Erhöhung der Retentionswerte ohne klinische Symptomatik wird als Azotämie bezeichnet.

Stadium III: Im Stadium der dekompensierten Retention findet sich eine fortschreitende Retention harnpflichtiger Substanzen, verbunden mit mehr oder weniger ausgeprägten Störungen des Elektrolyt- und Wasserhaushalts. Die Patienten klagen über Abgeschlagenheit, Appetitlosigkeit und Übelkeit sowie körperliche Schwäche. Neben einer therapieresistenten Anämie besteht häufig eine ausgeprägte Hypertonie.

Stadium IV: Im Endstadium der Niereninsuffizienz kommt es in zunehmendem Maße bei Serumkreatininwerten von über 10 mg% (880 µmol/l) zum klassischen Bild der Urämie, einhergehend mit Abgeschlagenheit, Teilnahmslosigkeit, Kopfschmerzen, Brechreiz und Erbrechen, Hyperreflexie, Schläfrigkeit, Krämpfen und schließlich Bewußtlosigkeit (Coma uraemicum). Die Haut ist gelblich-braun verfärbt und trocken. Neben Pleuritis und Perikarditis bestehen bei urämischer Enteritis Durchfälle.

Therapie

Die Behandlung des chronischen Nierenversagens ist symptomatisch und richtet sich sowohl nach dem klinischen Zustand des Patienten als auch nach den organischen und biochemischen Befunden. Darüber hinaus muß auf die bei Niereninsuffizienz reduzierten Erhaltungsdosen für renal ausgeschiedene Medikamente (z. B. bestimmte Herzglykoside, s. S. 251, Antibiotika, orale Antidiabetika) geachtet werden. In Zweifelsfällen sollten Blutspiegelbestimmungen dieser Pharmaka durchgeführt werden. Auf eine ausgeglichene Flüssigkeitsbilanz ist durch tägliche Gewichtskontrollen zu achten. Eine generelle Einschränkung der Natriumaufnahme ist nicht notwendig. Bei erhöhtem Blutdruck sollte allerdings eine natriumarme Kost eingehalten werden. Besteht eine Hyperkaliämie, müssen kaliumreiche Nahrungsmittel (Schokolade, getrocknete Früchte, geräucherter Schinken, Bananen, Erbsen, Linsen und Bohnen) gemieden werden. Die tägliche Eiweißzufuhr sollte 40 g nicht unterschreiten. Bei ausgeprägter Anämie sind Bluttransfusionen von Zeit zu Zeit indiziert. Bei Hypokalzämie (Serumcalcium unter 3,5 mval/l = 1,75 mmol/l) kann die Gabe von Calciumtabletten empfohlen werden. Erhöhte Phosphatspiegel im Serum lassen sich durch Gabe von z. B. 3 × 435 mg Calciumacetat

(Calciumacetat-Nefro) täglich senken, wobei es zu einer Resorptionshemmung des Phosphats durch den Magen-Darm-Trakt kommt.

Der Nierenkranke mit fortschreitender Niereninsuffizienz muß frühzeitig darauf vorbereitet werden, daß ein Weiterleben eines Tages nur entweder mit der künstlichen Niere oder einem Nierentransplantat möglich ist. Es ist somit eine rechtzeitige Umschulung auf einen Beruf, der auch im Dialysestadium bewältigt werden kann, anzustreben. Darüber hinaus sollte eine rechtzeitige Übernahme ins Dialyseprogramm bei frühzeitiger Anlage einer arteriovenösen Fistel am Unterarm (Cimino-Fistel) angestrebt werden.

Nephrologische Notfälle

Hyperkaliämie

Klinik und Diagnose

Die Hyperkaliämie, insbesondere Serumwerte von 8 und mehr mval/l (mmol/l) ist eine besonders gefürchtete Komplikation der akuten oder chronischen Niereninsuffizienz, da sie zum akuten Herztod führen kann. Da die klinischen Symptome der Hyperkaliämie oft nicht eindeutig sind, sollten bei Patienten im fortgeschrittenen Stadium einer akuten oder chronischen Niereninsuffizienz häufig Kontrollen der Serumkaliumkonzentration oder ersatzweise ein EKG durchgeführt werden. Typische EKG-Veränderungen sind hohe, spitze, zeltförmige P-Zacken, eine QRS-Verbreiterung sowie eine Abflachung der T-Welle. Klinische Symptome der Hyperkaliämie sind allgemeine Schwäche, Parästhesien, Muskelschmerzen, Verwirrungszustände, Lähmungen, Bradykardie sowie Herzrhythmusstörungen.

Therapie

Bei leichter Hyperkaliämie (Serumkaliumwerte zwischen 5 und 6 mval/l = mmol/l) ist eine kaliumarme Diät (etwa 1000–1500 mg Kalium/Tag) einzuhalten. Wöchentlich sind Serumkaliumkontrollen durchzuführen. Bei höheren Serumkaliumspiegeln (Werte zwischen 6 und 8 mval/l = mmol/l) wird unter stationären Bedingungen ein EKG angefertigt, und es werden Ionenaustauschharze (z. B. 2mal 30 g Calciumserdolit am 1. Tag) unter Kontrolle der Serumkaliumkonzentration oral verabreicht. Ein akut lebensbedrohlicher Zustand besteht bei Serumkaliumkonzentrationen von mehr als 8 mval/l (mmol/l). In diesem Fall werden unter EKG-Kontrolle sofort 10–30 ml 20%ige NaCl-Lösung oder 10%ige Calciumlösung intravenös injiziert. Darüber hinaus wird eine Glucose-Insulin-Infusion (500 ml 10%ige Glucoselösung mit 15–20 IE Altinsulin) angelegt. Neben oraler Gabe von 30 g eines Ionenaustauschharzes werden gleichzeitig 30 g rektal verabreicht, eine Behandlung, die etwa alle 3–6 Stunden wiederholt werden kann. Darüber hinaus stellt die extrakorporale Hämodialyse die wirksamste Maßnahme dar.

Überwässerung

Ätiologie und Pathogenese

Wie bereits zuvor erwähnt, neigen Patienten mit akuter Oligurie/Anurie sowie chronischer Niereninsuffizienz zur Einlagerung von Wasser. Unter der Urämie kann es zu einem Auftreten von Ödemwasser in die Lungen kommen: Es entsteht die "fluid lung" (Flüssigkeitslunge, ein interstitielles Lungenödem).

Klinik und Diagnose

Klinische Symptome sind Luftnot und Enge in der Brust. Die Röntgenaufnahme zeigt eine charakteristische schmetterlingsförmige Verschattung um den Lungenhilus.

Therapie

Nach intravenöser Gabe von Furosemid sowie Sauerstoffbeatmung sollte eine sofortige Einweisung in ein Krankenhaus erfolgen. Durch Gabe von Nitraten kommt es zu einer Besserung des Krankheitsbildes. In der Regel führt jedoch eine Hämodialyse nach 1–2 Stunden zur Besserung der Atemnot.

Dialyse und Transplantation

Dialysebehandlung

Bei der Dialysebehandlung kann unterschieden werden zwischen:

- akuter Dialyse, z. B. bei Patienten mit vorübergehender Nierenfunktionseinschränkung oder Vergiftung durch eine dialysierbare Substanz (z. B. Schlafmittel, Thallium);
- chronischer Dialyse (Dauerdialysebehandlung für Patienten mit irreversiblem Nierenversagen).

Sowohl die akute als auch die Dauerdialysebehandlung kann als Peritoneal- oder Hämodialyse erfolgen. Als ein drittes Dialyseverfahren hat sich bei akut bedrohlichen Zuständen (z. B. Vergiftungen mit filtrierbaren Giften, Überwässerung, Hyperkaliämie) die *Hämofiltration* bewährt. In Krankenhäusern ohne Dialyseabteilung kann dieses Verfahren ohne großen apparativen Aufwand unter Ausnutzung des physiologischen Druckgefälles zwischen Arterien und Venen (arteriovenöse Hämofiltration) durchgeführt werden.

Bei der Peritonealdialyse wirkt das Peritoneum als semipermeable Membran, an der der Stoffaustausch zwischen dem Blut und der Spüllösung erfolgt. Praktisch wird so vorgegangen, daß unter Lokalanästhesie in der Linea alba ca. 1–2 cm unterhalb des Nabels ein Katheter eingeführt wird, durch den in Abständen von 20–30 Minuten 1½–2 l einer sterilen Elektrolytlösung in die Peritonealhöhle infundiert und wieder abgelassen werden. Als Dauerdialyse-

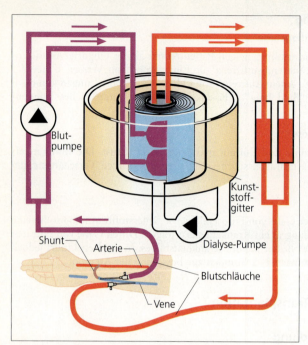

Abb. 11.**6**
Hämodialyse

Dem Nierenkranken wird das mit harnpflichtigen Stoffen belastete Blut aus der Armvene entnommen und mit Hilfe einer Pumpe durch den Dialysator geleitet. Dabei strömt das Blut durch flache, breite Schläuche, die um einen Kern gewickelt sind („Spulendialysator"). Das sich zwischen den einzelnen Schlauchlagen befindliche Kunststoffgitter wird von der Waschlösung (Dialysat) durchströmt. Beim Kontakt mit der Waschflüssigkeit dient die Cellophan- (oder Cuprophan-)Haut der Schläuche als Membran, über die die harnpflichtigen Substanzen aus dem Blut in das Dialysat übertreten. Das gereinigte Blut fließt in den Körper zurück. Der Shunt zwischen Vene und Arterie sorgt für raschen Blutfluß bei Entnahme und Rückführung

behandlung hat sich das Prinzip der kontinuierlichen ambulanten Peritonealdialyse (CAPD) bewährt. Hierbei wird der Dialyseprozeß nicht wie bisher intermittierend, sondern kontinuierlich durchgeführt und damit dem Verhalten der natürlichen Niere angeglichen.

Im besonderen Maße hat sich die Hämodialyse in der Dauerdialysebehandlung bewährt. Bei der Hämodialyse (Abb. 11.**6**) erfolgt der Entzug der harn-

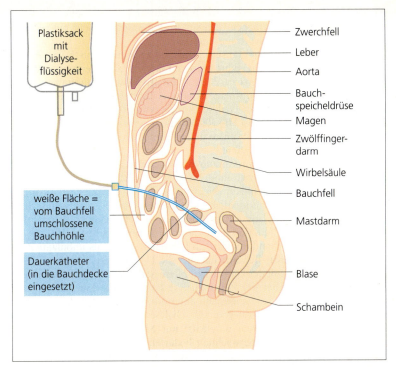

Abb. 11.**7** Zur Reinigung des Blutes von harnpflichtigen Stoffen wird die Dialyseflüssigkeit über einen Dauerkatheter in die Bauchhöhle infundiert. Über das poröse, von zahlreichen Blutgefäßen durchsetzte Peritoneum, das die Bauchhöhle und ihre einzelnen Organe umfaßt, treten die harnpflichtigen Substanzen in die Reinigungsflüssigkeit über. Nach 6–8 Stunden wird das Dialysat aus dem Körper abgelassen

pflichtigen Stoffe durch Diffusion aus einem blutgefüllten cellophanähnlichen Schlauch (Cuprophan) in eine besonders zusammengesetzte Elektrolytlösung, die die Außenseite dieser Membran bespült. Aus dem Blut können Moleküle bis zu einem Molekulargewicht von 1000–2000 die Dialysemembran passieren und in das Dialysewasser eintreten, sofern für den betreffenden Stoff ein Konzentrationsgefälle besteht. Der Cellophanschlauch ist heutzutage in Form einer Spule oder einer Platte (Spulen-Platten-Dialysator) angeordnet.

Durch Miniaturisierung des Cellophanschlauches, der in Form einer Kapillare vorliegt, werden die Dialysatoren auch Kapillaren genannt. Heutzutage werden zu 95 % diese Kapillaren eingesetzt; lediglich in wenigen Prozentzahlen werden noch Platten verwendet. Insbesondere bei Patienten, bei denen Gerinnungsstörungen vorliegen, sich somit die Kapillaren nicht gut reinigen lassen, werden Plattendialysatoren eingesetzt.

Bei der chronischen Niereninsuffizienz muß ca. jeden 2. bis 3. Tag eine 4- bis 5stündige Dialyse durchgeführt werden. Für viele Jahre werden somit dem Patienten während der Dialyse ca. 200 ml Blut pro Minute entnommen, durch den Dialysator gepumpt und wieder in das Gefäßsystem zurückgeführt. Während einer 4- bis 5stündigen Dialyse werden etwa 60–100 l Blut durch den Dialysator gepumpt und etwa 50–200 l Dialysat verbraucht.

Ein besonders wichtiges Problem in der Hämodialysebehandlung ist somit der Zugang zum Blutgefäßsystem.

Heute wird allgemein ein Cimino-Brescia-Shunt verwendet, bei dem es sich um eine subkutane Anastomose zwischen der A. radialis und einer der großen Unterarmvenen handelt, die auf diese Weise arterialisiert wird. Die derartig präparierte Vene ermöglicht einen unbegrenzten Zugang zum Blutkreislauf und kann jahrelang mit großlumigen Nadeln beliebig oft punktiert werden, ohne daß die Funktion dieser arteriovenösen Fistel nachläßt.

Die Dauerdialysebehandlung wird als Heimdialyse oder als ambulante Zentraldialyse durchgeführt. Bewährt hat sich die Heimdialyse, da nahezu jeder Patient den Umgang mit der künstlichen Niere und das Punktieren der Shunt-Vene erlernen kann. Bei der Zentraldialyse kommen die Patienten in sog. Zentraldialysestationen, die außerhalb einer Klinik liegen, bei denen jedoch alles Notwendige zur "Do-it-yourself"-Dialyse vorgefunden wird. In den Klinikdialysestationen werden möglichst nur Schwerkranke behandelt, die der täglichen ärztlichen Überwachung bedürfen. Da die Dialysebehandlung nachts durchgeführt wird, ist der größte Teil der Patienten voll arbeitsfähig.

Was die Prognose betrifft, so können gegenwärtig viele Patienten damit rechnen, länger als 10 Jahre mit der Dauerdialysebehandlung zu überleben.

Nierentransplantation

Da Nierentransplantierte, abgesehen von der Einnahme von Immunsuppressiva, ein im wesentlichen normales Leben führen und sich somit beim Vergleich mit Dialysepatienten in einer wesentlich besseren Situation befinden, sollte heute jeder Patient im Endstadium der chronischen Niereninsuffizienz einer Transplantation zugeführt werden. Für die Nierentransplantation kommen insbesondere ältere Kinder und Erwachsene bis zu einem Lebensalter von 55 Jahren in Frage. Was das höhere Lebensalter angeht, so ist hier das biologische Lebensalter bei der Indikation zur Transplantation entscheidend. Hinsichtlich der Herkunft der Spenderniere bestehen zwei Möglichkeiten: Entweder handelt es sich um die Niere eines nahe verwandten Lebendspenders, der die gleiche Blutgruppe wie der Empfänger aufweist, oder die Niere stammt von einem nicht blutsverwandten frisch Verstorbenen. In Europa werden heute fast ausschließlich Leichennieren zur Transplantation verwendet.

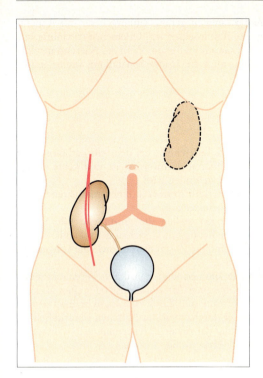

Abb. 11.**8** Lage der transplantierten rechten Niere

Ein ungelöstes Problem ist noch immer die akute und chronische Abstoßung der fremden Nieren. Neben der Übereinstimmung der Hauptblutgrup-
penfaktoren zwischen Spender und Empfänger sollte auch eine weitgehende
Übereinstimmung der sog. Transplantationsantigene bestehen.

Die Probleme der Transplantationstechnik sind weitgehend gelöst. Die
Spenderniere wird in die Fossa iliaca des Empfängers implantiert, und es
werden Anastomosen zwischen A. renalis und A. iliaca externa sowie V. renalis
und V. iliaca externa hergestellt. Der Ureter der Spenderniere wird in die
Blase eingepflanzt (Abb. 11.**8**).

Zur Unterdrückung der immunologischen Reaktionen, die zur Abstoßung
des Organs führen können, wird der Empfänger bereits 24 Stunden vor der
Transplantation mit Azathioprin und Prednison behandelt. Darüber hinaus
stellt die Behandlung mit Cyclosporin einen wesentlichen Fortschritt dar, so
daß es nur in ca. 10–20% der Fälle während des 1. Jahres zu einer Abstoßre-
aktion der Niere kommt. Die Abstoßungskrise äußert sich klinisch in einem

allgemeinen Mattigkeits- und Krankheitsgefühl, einhergehend mit Appetit-losigkeit sowie Fieber, Oligurie, Blutdruckanstieg, Ödemen, Proteinurie und Anstieg der harnpflichtigen Substanzen im Serum. Wird das Nierentransplan-tat vom Empfänger abgestoßen, muß die Dialysebehandlung wieder aufge-nommen werden.

Renale Hypertonie

Als „renal" wird ein Bluthochdruck bezeichnet, bei dem ein pathologischer Befund an einer oder an beiden Nieren nachweisbar ist und keine andere Ursache für die Blutdruckerhöhung gefunden wird.

Die renale Hypertonie kann unterteilt werden in einen renoparenchyma-tösen und einen renovaskulären Hochdruck.

Als Nierenparenchymerkrankungen stellen die chronische Glomerulo-nephritis und die Pyelonephritis die häufigsten Ursachen der sekundären Hy-pertonie dar. Seltenere Ursachen sind die Zystennieren sowie die kongenitale oder die erworbene Hydronephrose.

Die renovaskuläre Hypertonie kann bedingt sein durch Verengung einer oder beider Nierenarterien als Folge einer Arteriosklerose oder eines Muskel-wulstes. Diese Formen der Hypertonie sind durch radiologische Intervention (Dilatation der Nierenarterie) oder durch einen chirurgischen Eingriff heilbar.

Für die konservative Behandlung der renalen Hypertonie gelten dieselben Grundsätze wie für die essentielle Hypertonie (S. 268).

Nierensteine (Nephrolithiasis)

Häufigkeit, Ätiologie und Pathogenese

Nierensteinerkrankungen sind außerordentlich häufig; etwa 1–2 % der Bevöl-kerung sind betroffen, wobei Männer häufiger befallen sind als Frauen. Es gibt eine Vielzahl von Ursachen für die Steinentstehung und Kalkablagerung in den Nieren und in den ableitenden Harnwegen. Besonders zu nennen sind Stoffwechselerkrankungen (z. B. Hyperparathyreoidismus, Gicht), chronische Harnwegsinfekte, die Nierentuberkulose sowie die idiopathische (nicht be-kannte) Form.

Hinsichtlich der chemischen und physikalischen Zusammensetzung kann unterschieden werden zwischen calciumhaltigen Steinen (meist Calciumoxalat-steinen), Magnesium-Ammonium-Phosphat-Steinen (Tripelphosphat), Urat-steinen und Cystinsteinen.

Hinsichtlich der Lokalisation kann differenziert werden in Nierensteine (Kelch- oder Nierenbeckensteine), Harnleitersteine, Blasensteine und Harnröhrensteine.

Klinik

Nicht jeder Nierenstein muß Beschwerden verursachen. Häufig wird ziehender oder stechender Schmerz im Nierenlager mit Ausstrahlung in die Leistengegend angegeben. Kolikartige Schmerzen entstehen, wenn es zu Steineinklemmungen im Kelchhals oder an physiologischen Engen im Bereich des Ureters kommt. Übelkeit und Erbrechen können die Erkrankung begleiten und lenken gelegentlich den Verdacht auf eine Erkrankung des Magen-Darm-Trakts. Druck- und Kopfschmerzhaftigkeit des Nierenlagers werden selten vermißt. Im Urin finden sich Erythrozyten (Mikrohämaturie; eine Makrohämaturie ist sehr selten!) und bei sekundärer Infektion auch Leukozyten.

Diagnose und Differentialdiagnostik

Blut: Elektrolyte (Calcium!), Kreatinin, BSG.
Urin: Erythrozyten, Leukozyten; bei sekundärer Infektion bakteriologische Harndiagnostik.
Sonographie.
Röntgenuntersuchung: Abdomenübersichtsaufnahme, IVP.
Isotopennephrogramm.
Chemische Untersuchung des Steinmaterials.
Neben der akuten Pyelonephritis, Tumoren, Tuberkulose und Infarzierungen der Niere kommt jede Form des „akuten Abdomens" differentialdiagnostisch in Betracht.

Therapie und Prophylaxe

Ziele der Behandlung sind der spontane Steinabgang sowie die Behandlung der Steinkolik. Neben lokaler Wärme wird das Harnvolumen durch vermehrte Flüssigkeitszufuhr erhöht. Körperliche Bewegung (Treppensteigen, evtl. Hüpfen) ist empfehlenswert. Spasmoanalgetika (Tramal, Buscopan compositum) werden oral, als Suppositorien oder intravenös verabreicht.

Nicht abgangsfähige Steine jeder Lokalisation sind eine Indikation zum operativen Vorgehen oder zur Steinzertrümmerung durch den modernen Lithotriptor. Besonders dringlich ist ein operatives Vorgehen bei Steinen mit Harnstauung und Infektion indiziert.

Da mit häufigen Rezidiven der Steinbildung gerechnet werden muß, sollte versucht werden, die Ursache der Steinbildung oder der prädisponierenden Faktoren zu beseitigen (z. B. operative Entfernung von Nebenschilddrüsenadenomen, Behandlung einer Gicht oder Zystinurie).

Die beste Voraussetzung zur Steinprophylaxe ist die Analyse des Steinmaterials.

Als allgemeine Grundsätze der Prophylaxe der Harnsteinbildung gelten:

❖ Senkung der Konzentration der Steinbildner durch Erhöhung des Harn-volumens (1,5–2 l Flüssigkeitszufuhr pro Tag),
❖ Verbesserung der Löslichkeit durch günstigen pH-Wert des Urins (kann vom Patienten mit Indikatorpapier selbst kontrolliert werden),
❖ Herabsetzung der im Harn ausgeschiedenen Menge steinbildender Sub-stanzen durch Senkung des Blutspiegels (z. B. durch diätetische Maßnah-men und/oder Medikamente),
❖ Verhinderung durch Beseitigung einer Harnwegsinfektion.

Hydronephrose

Definition

Die Hydronephrose ist als eine durch chronische Harnstauung hervorgerufe-ne Überdehnung des Nierenbeckenkelchsystems definiert.

Ätiologie und Komplikationen

Angeborene Hydronephrosen entstehen durch Fehlbildungen im Bereich der unteren Harnwege (Klappenbildungen, Doppelbildungen von Ureter oder Niere).

Erworbene Hydronephrosen entwickeln sich im Anschluß an traumatische und/oder entzündliche Schädigungen der Harnwege, wie z. B. Steineinklem-mungen, Harnröhrenstrikturen, Prostatahypertrophie sowie Veränderungen der Nachbarorgane (Abknickung des Ureters durch Druck eines schwangeren Uterus, Beckentumoren).

Als Komplikation der Hydronephrose kommt es zu einer langsam fort-schreitenden Druckatrophie des Nierenparenchyms sowie zu Störungen der Nierendurchblutung.

Klinik und Therapie

Neben einem mehr oder weniger großen palpablen Tumor, der zu Spannungs-gefühlen sowie Druck auf die Nachbarorgane führt und Zeichen einer chro-nischen Infektion ist, ist gelegentlich der Bluthochdruck das einzige Zeichen der Hydronephrose. Mit Hilfe der Sonographie läßt sich die ein- oder beid-seitige Hydronephrose unschwer diagnostizieren.

Bei mechanischen Hydronephrosen ist eine Beseitigung des Hindernisses durch chirurgisches Vorgehen indiziert. Bei einseitig ausgeprägter Hydro-nephrose ist häufig eine Nephrektomie nicht zu umgehen. Bei gleichzeitig bestehender Pyelonephritis ist eine antiinfektiöse Behandlung notwendig.

Nierentumoren

Häufigkeit, Formen und Pathogenese

Gutartige Nierentumoren (Adenome, Lipome, Fibrome, Myome) haben klinisch keine große Bedeutung.

Bei den bösartigen Nierentumoren ist das Hypernephrom die weitaus häufigste Geschwulst, wobei Männer 2mal so häufig erkranken wie Frauen. Durch Einbruch in das Gefäßsystem kommt es zu hämatogener Metastasierung, vor allem in die Lungen und in das Knochensystem.

Klinik

Das Leitsymptom ist die Hämaturie, die in ca. 90% der Fälle vorliegt. Gelegentlich geht das Hypernephrom mit einer Polyglobulie einher. Manchmal bestehen kolikartige Beschwerden, die durch wurmartige Blutgerinnsel in den Ureteren hervorgerufen werden.

Diagnose, Therapie und Prognose

Da jede Hämaturie Symptom eines Nierentumors sein kann, muß die Ursache der Blutung durch Blasenspiegelung (Zystoskopie), Sonographie und Röntgenuntersuchungen (intravenöses und retrogrades Pyelogramm, Arteriographie) sowie ggf. Computertomogramm geklärt werden.

Nephrektomie mit nachfolgender Strahlentherapie. Chemotherapie (Zytostatika, Interferone, Interleukine).

Da die Diagnose meist erst spät gestellt wird, ist die Prognose ungünstig, vor allem deswegen, weil Metastasierung in Lunge und Knochen erfolgt ist.

Nierenzysten

Nierenzysten werden oft durch Zufall (z.B. durch Sonogramm, IVP) entdeckt, machen in der Regel keine Beschwerden und sind als harmlos anzusehen. Differentialdiagnostisch muß die Nierenzyste durch Sonographie und Computertomographie sowie evtl. Arteriographie gegen den Nierentumor abgegrenzt werden. Durch ultraschallgesteuerte Zystenpunktion, einhergehend mit Gewebeentnahme, kann eine maligne Entartung abgegrenzt werden.

Pflege

Aspekte bei Patienten mit Nierenerkrankungen

Bei diesen Patienten ist die Beobachtung der Urinausscheidung und Kontrolle von Blutdruck, Puls und Temperatur von Bedeutung für die Therapie und die Beurteilung des Verlaufs der Krankheit.

Besonders schwierig für die Patienten ist die Einhaltung einer verordneten Flüssigkeitsbeschränkung und die Akzeptanz einer ihrer Nierenerkrankung entsprechenden Diät.

Patienten mit einer chronischen Niereninsuffizienz müssen schon frühzeitig mit der Situation vertraut gemacht werden, je nach Leistungsfähigkeit der Niere auf Dauer von einer Dialysebehandlung abhängig zu werden. Damit verbunden sind meist Änderungen in der Lebensführung und in der beruflichen Situation. Die Hoffnung, wieder ein normales Leben führen zu können, besteht in einer Nierentransplantation.

Pflegesituation

Akute/chronische Pyelonephritis

Dysurie, Pollakisurie, Tenesmen

Pflegerische Maßnahmen: Absolute hygienische Intimtoilette. Tägliche RR-Kontrolle, nach Arztverordnung Spasmolytika und Analgetika verabreichen, Urinausscheidung auf Menge, Farbe und Geruch beobachten, bei Tenesmen lokale Wärme (Wärmflasche) anbieten, vermehrt Getränke, z. B. Tees, reichen (ca. 2 l/Tag), Flüssigkeitsbilanz und Gewichtskontrolle, Patienten über sachgerechte Vorbereitung bei der Abgabe von Urinproben informieren.

Begründung und Erläuterung: Mangelnde Pflege, vor allem bei Frauen, ist mitverantwortlich für rezidivierende Harnwegsinfekte (kurze Harnröhre). Bärentraubenblättertee, Hagebutten- oder Birkenblättertee fördern die Diurese und können dem Patienten je nach Geschmack angeboten werden.

Fieber, Schüttelfrost, Abgeschlagenheit, Kopfschmerz

Pflegerische Maßnahmen: Temperatur und Puls kontrollieren, Bettruhe einhalten lassen, beim kurzfristigen Aufstehen den Patienten darauf hinweisen, sich warm anzuziehen (Socken), Schlüpfer täglich wechseln.

Rückenschmerzen

Pflegerische Maßnahmen: Wärmflasche oder kleines Kissen in den Rücken legen.

Pflegesituation	**Glomerulonephritis**
allg. Krankheits-gefühl	**Pflegerische Maßnahmen:** Je nach Beschwerdebild Patienten bei der Körperpflege unterstützen, Temperatur kontrollieren, Mundpflege: Gefahr der Parotitis.
Lidödeme und Ödeme in ab-hängigen Partien	**Pflegerische Maßnahmen:** Auf Veränderungen (abneh-mend/zunehmend) achten, wichtig Dekubitusprophylaxe. **Begründung und Erläuterung:** Wegen der Ödeme und des Eiweißmangels besteht große Dekubitusgefahr.
Urinausschei-dung rötlich, kleine Mengen **Proteinämie**	**Pflegerische Maßnahmen:** Beobachtung des Urins auf Menge und Farbe (24-h-Urin), Flüssigkeitsbeschränkung nach Arztverordnung, Bilanz führen, täglich zur gleichen Zeit das Gewicht kontrollieren, psychische Betreuung ist besonders wichtig. **Begründung und Erläuterung:** Die Getränke sollten vom Patienten ausgewählt werden. Die Einhaltung ist problema-tisch, da der Patient unter einem starken Durstgefühl leidet. Nierenpatienten leiden sehr unter allgemeinen subjektiven Krankheitszeichen.
Hypertonie	**Pflegerische Maßnahmen:** Regelmäßige Blutdruckkontrol-len durchführen, Bettruhe einhalten lassen. **Begründung und Erläuterung:** Hierdurch wird das Herz-Kreislaufsystem entlastet, andererseits besteht eine Verbesse-rung der Nierendurchblutung.
bes. Situation: Dyspnoe, Zyanose, Linksherz-versagen	**Pflegerische Maßnahmen:** s. Kap. Herzerkrankung. Verabreichung von Antibiotika, Diät: eiweißarm, kalorien-reich, salzlos. Auf Kalium in der Ernährung muß besonders geachtet werden, manche Patienten müssen kaliumarm, manche kaliumreich ernährt werden. **Begründung und Erläuterung:** Der Patient sollte mit kleinen Portionen zum Essen ermuntert werden; da er in der Regel wenig Appetit hat, wird auch die Diät häufig abgelehnt.
	Akutes Nierenversagen
Oligurie, Anurie	**Pflegerische Maßnahmen:** Blasenkatheter einlegen, Beob-achtung der Urinausscheidung mittels Stundenurin.
Ödeme	**Pflegerische Maßnahmen:** Regelmäßige Kontrollen von Blutdruck, Puls, Temperatur, Körpergewicht, Hautspannung und ZVD (zentraler Venendruck) durchführen, Infusions-therapie überwachen, Flüssigkeitszufuhr und Ausscheidung bilanzieren, auf Somnolenz achten. **Begründung und Erläuterung:** Die ermittelten Werte bei den Kontrollen sind eine Hilfestellung, um die Ursache des Nierenversagens zu ermitteln. Da der Patient parenteral ernährt wird, ist an eine gute Mundpflege zu denken.

Pflegesituation

bei chronischem Nierenversagen

Pflegerische Maßnahme: Besondere psychische Betreuung.

Müdigkeit, Kopfschmerz, Verlangsamung

Pflegerische Maßnahmen: Besondere Sorgfalt gilt der allgemeinen Körperpflege sowie den Prophylaxen (z. B. Pneumonie, Dekubitus). Pflegerische Maßnahmen mit dem Patienten zeitlich abstimmen. Braucht Hilfe und Unterstützung, um alle noch vorhandenen Kräfte zu erhalten.

Begründung und Erläuterung: Es ist ratsam, die pflegerischen Maßnahmen über einen längeren Zeitraum zu verteilen, um den Patienten nicht noch mehr zu erschöpfen.

blasse Haut

Pflegerische Maßnahmen: Haut und Schleimhäute beobachten und kontrollieren; bei Juckreiz: Maßnahmen s. Lebererkrankungen.

Appetitlosigkeit, Übelkeit, Erbrechen Oligurie, Anurie

Pflegerische Maßnahmen: Auf Essenswünsche eingehen, dabei Diät (je nach Stadium der Krankheit) berücksichtigen. Besonders geachtet werden muß auf: Eiweißrestriktion, kaliumarme Diät, diätetische Maßnahmen überwachen (Steinobst, Bananen, Schokolade, Pilze), Phosphatkontrolle.

Begründung und Erläuterung: Bei einer Urämie mit Teilnahmslosigkeit, Krämpfen und Bewußtlosigkeit ist eine kontinuierliche Überwachung des Patienten notwendig. In dieser Krankheitsphase wird der Patient in der Regel auf die Intensivstation verlegt.

Nierensteine

ziehender/ stechender Schmerz, evt. kolikartig mit Übelkeit, Erbrechen, Kopfschmerz

Pflegerische Maßnahmen: Spasmolytica (Analgetica) nach Arztverordnung verabreichen. Warmes Bad anbieten, Bewegung, „Treppenhüpfen", warme Getränke, z. B. Tees, reichen.

Begründung und Erläuterung: Wegen der Übelkeit bzw. des Erbrechens ist es zweckmäßig, die Medikation als Suppositorien zu geben. Bei einer Nierenkolik haben die Patienten heftigste Schmerzen mit Schweißausbrüchen, Unruhe und Bewegungsdrang. In dieser Situation sollte der Patient nicht zur Ruhe gezwungen und bis zur Wirkung der Medikamente nicht allein gelassen werden. Damit der Stein leichter abgeht, sollte die Diurese mit einer erhöhten Trinkmenge gefördert werrden. Über die Handhabung entsprechender Filter zum Auffangen und zur weiteren Untersuchung des Nierensteins ist der Patient zu informieren.

Rezidivprophylaxe

Pflegerische Maßnahmen: Diätberatung vermitteln, Patienten anleiten, sachgerecht mit urinneutralisierenden Medikamenten umzugehen, Patienten darauf aufmerksam machen, die tägliche Trinkmenge zu erhöhen.

12 Blutkrankheiten

W. Wirth

Lernziele

Nach dem Durcharbeiten dieses Kapitels kann der Lernende
- die verschiedenen Formen der Anämien genau beschreiben,
- die Grundzüge der therapeutischen Maßnahmen charakterisieren,
- Art, Funktion und Erkrankungsformen der weißen Blutkörperchen sowie die Grundzüge der Leukämiebehandlung beschreiben,
- die bösartigen Erkrankungen des lymphoretikulären Systems nach ihren wesentlichen Merkmalen unterscheiden,
- hinsichtlich der Blutungsübel den Ablauf der normalen Gerinnung und Möglichkeiten der Laboratoriumsdiagnostik darlegen,
- über angeborene und erworbene Störungen des Gerinnungsvorganges begründete Aussagen machen,
- die Grundzüge der Therapie der einzelnen Gerinnungsstörungen aufführen.

Vorbemerkungen

Zu den Zellen des Blutes rechnen die *roten Blutkörperchen* (Erythrozyten), die *Blutplättchen* (Thrombozyten) und 3 Arten von *weißen Blutkörperchen* (Leukozyten), nämlich die Granulozyten, die Lymphozyten und die Monozyten. Sie entwickeln sich aus Stammzellen im Knochenmark, die noch die Fähigkeit besitzen, sich zu der einen oder anderen Zellart weiterzuentwickeln (Abb. 12.1–12.4). Die Stammzellen der Lymphozyten verlassen offenbar schon in der Embryonalzeit das Knochenmark und entwickeln sich dann in den lymphatischen Organen wie Lymphknoten und Milz weiter (B-Lymphozyten). Ein Teil der lymphatischen Zellen durchläuft eine Zwischenentwicklung im Thymusorgan (T-Lymphozyten). Erythrozyten, Thrombozyten und Granulozyten werden im roten Mark (Schädel, Wirbel, Becken, Sternum, Rippen, lange Röhrenknochen) aus ihren Stammzellen in mehreren Teilungs- und Reifungsschritten gebildet.

Die ausgereiften Zellen werden aus dem Knochenmark (Speicherungspool) nach Bedarf in die Peripherie (Funktionspool) abgegeben. Die Erythrozyten besitzen eine Lebenszeit von 90–120 Tagen, die Thrombozyten von 9 Tagen und die Granulozyten von 7 Stunden. Die Lebensdauer der Lymphozyten beträgt je nach ihrer Funktion wenige Tage bis mehrere Jahre.

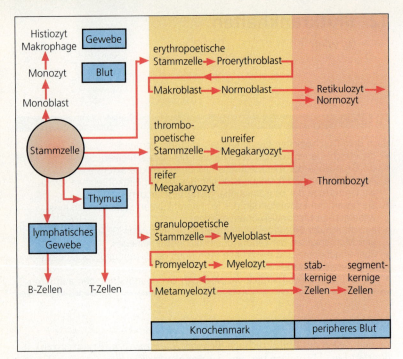

Abb. 12.**1** Entwicklungsreihen der Blutzellen

Abbau bzw. Verlust der Blutzellen und Neuproduktion halten sich die Waage. Auf welche Art und Weise diese Regulation vor sich geht, ist bisher noch weitgehend unbekannt. Nur für die Bildung der Erythrozyten ist ein in der Niere gebildeter Faktor, das Erythropoetin, gesichert worden. Hormone, wie z. B. die Glucocorticosteroide der Nebennierenrinde, wirken stimulierend auf die Knochenmarkszellproduktion und die Abgabe der Zellen an die Peripherie.

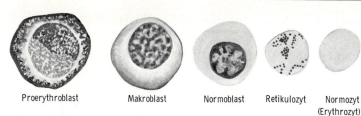

| Proerythroblast | Makroblast | Normoblast | Retikulozyt | Normozyt (Erythrozyt) |

Abb. 12.**2** Entwicklungsreihe der roten Blutkörperchen

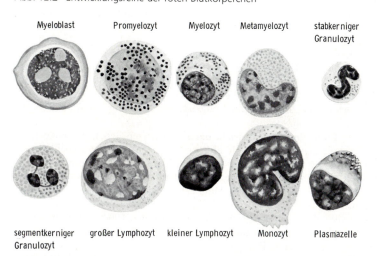

Myeloblast   Promyelozyt   Myelozyt   Metamyelozyt   stabkerniger Granulozyt

segmentkerniger   großer Lymphozyt   kleiner Lymphozyt   Monozyt   Plasmazelle
Granulozyt

Abb. 12.**3** Entwicklungsreihe der weißen Blutkörperchen

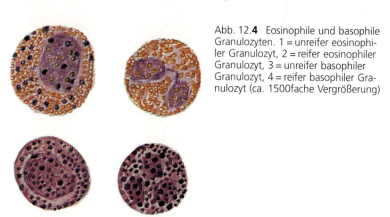

Abb. 12.**4** Eosinophile und basophile Granulozyten. 1 = unreifer eosinophiler Granulozyt, 2 = reifer eosinophiler Granulozyt, 3 = unreifer basophiler Granulozyt, 4 = reifer basophiler Granulozyt (ca. 1500fache Vergrößerung)

Erkrankungen des erythropoetischen Systems

Bau und Funktion der Erythrozyten

Die Erythrozyten besitzen einen Durchmesser von 7–8 μm sowie eine Dicke von 2–2,5 μm. Sie haben eine rund-ovale, bikonkave Gestalt (Abb. 12.**5**). Die Erythrozytenmembran enthält wichtige Rezeptoren und Strukturen wie z. B. die Blutgruppeneigenschaften. Wichtigster Bestandteil des Erythrozytenstromas ist das Hämoglobin. Die große Oberfläche und der Hämoglobingehalt bestimmen die Erythrozyten zum wichtigsten Sauerstoffträger. Im Laufe von durchschnittlich 100 Tagen altern die Erythrozyten. Sie verlieren dabei ihre Fähigkeit, Sauerstoff zu binden und abzugeben und sich in ihrer Gestalt den kleinen Kapillaren anzupassen. Ihr Abbau erfolgt vorwiegend in der Milz, aber auch in Leber und Knochenmark. Neubildung und Abbau halten sich normalerweise die Waage; der Umsatz beträgt täglich etwa 8–10‰ der Gesamtzahl der Erythrozyten. Entsprechend groß ist der Anteil von jungen Erythrozyten (Retikulozyten) im Blut, die durch eine spezielle Färbung mit Brillantkresylblau darstellbar sind.

Größe, Form und Anfärbbarkeit der Erythrozyten geben wertvolle Hinweise auf Störungen der Blutzellbildung oder des gesteigerten Zellabbaus.

Die Zahl der Erythrozyten im Kubikmillimeter (mm³) beträgt 4,5–5,4 Millionen. Die unteren Normgrenzen für Erythrozytenzahl und Hämoglobingehalt liegen bei Frauen (4 Mill., 13 g%) niedriger als bei Männern (4,5 Mill., 14 g%).

Zur Größenbestimmung der Erythrozyten werden 1000 Zellen mit einem speziellen Mikroskopokular ausgemessen und die Meßwerte in eine Verteilungskurve eingetragen (Price-Jones-Kurve). Eine Verschiebung zu kleinen Zellen (Mikrozyten) findet man z. B. bei dem familiären hämolytischen Ikterus (S. 570); besonders große Zellen (Makrozyten) bei der perniziösen Anämie (S. 567).

Erythrozyten unterschiedlicher Größe (Anisozytose) und mehr basophiler (bläulicher) Anfärbbarkeit (Polychromasie) weisen auf eine übersteigerte Neubildung hin. Erythrozyten mit wenig Farbstoffgehalt sind in der Mitte durchscheinender (Anulozyten), und angeborene Störungen im Aufbau der Erythrozyten führen zu unterschiedlicher Gestalt (Spaltformen, Sichelformen, Schießscheibenformen).

Weitere wichtige Daten zur Erkennung von Störungen des erythropoetischen Systems sind die Bestimmungen

- ❖ der Erythrozytenzahl in Millionen pro μl Blut (Mill./mm³),
- ❖ des Erythrozytenvolumenanteils (Hämatokrit) in Milliliter pro 100 ml Blut (%),
- ❖ der Hämoglobinmenge in Gramm pro 100 ml Blut (g% bzw. mmol/l),

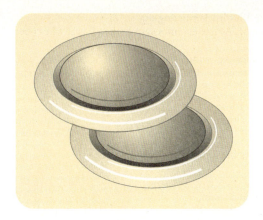

Abb. 12.**5** Erythrozyten im Rasterelektronenmikroskop

❖ des mittleren Zellvolumens (MCV), bestimmt aus Erythrozytenzahl und Hämatokritwert (in μm^3),
❖ des Farbstoffgehalts des einzelnen Erythrozyten (Hb_E), ermittelt aus Erythrozytenzahl und Hämoglobinmenge (in pg),
❖ schließlich der mittleren erythrozytären Hämoglobinkonzentration (MCHC), ermittelt aus Hämoglobinmenge und Hämatokritwert (in %).

Die letztgenannten Werte werden von automatischen Zählgeräten mit angeschlossenem Rechner routinemäßig erstellt.

Anämien

Ätiologie und Klinik

Eine Anämie kann bedingt sein
❖ durch einen überwiegenden Mangel an Hämoglobin = der Farbstoffgehalt des einzelnen Erythrozyten ist vermindert = *hypochrome* Anämie (Hb_E unter 30 pg),
❖ durch einen überwiegenden Mangel an Erythrozyten = der Farbstoffgehalt des einzelnen Erythrozyten ist erhöht = *hyperchrome* Anämie (Hb_E über 34 pg),
❖ durch einen etwa gleichmäßigen Verlust an Hämoglobin und Erythrozyten = der Farbstoffgehalt des einzelnen Erythrozyten ist normal = *normochrome* Anämie (HB_E 30–34 pg).

Klinische Zeichen der Anämie sind:
❖ Blässe der Haut und Schleimhaut,
❖ Abgeschlagenheit, schnelle Ermüdbarkeit,

❖ Schwindel, Ohrensausen, Blutdruckerniedrigung,
❖ Erhöhung der Herzfrequenz, Auftreten eines systolischen Geräusches über dem Herzen,
❖ in schweren Fällen, besonders bei schnellem Blutverlust: Schweißausbruch, schneller, weicher Puls, Atemnot, Blutdruckabfall und schließlich Kreislaufkollaps.

Hypochrome Anämie

Eisenmangelanämie

Die Eisenmangelanämie ist die häufigste chronische Anämie.

Ätiologie

Ursachen der Eisenmangelanämie sind:
❖ chronischer Blutverlust und damit Eisenverlust, z. B. bei Magengeschwüren, Darmentzündung, Hämorrhoiden, verstärkter Regelblutung, Hiatushernien,
❖ ungenügende Eisenzufuhr mit der Nahrung,
❖ ungenügende Eisenaufnahme, z. B. bei Mangel an Magensäure, Magen- bzw. Darmresektion, Entzündung oder bösartiger Entartung der Magen-Darm-Schleimhaut,
❖ erhöhter Eisenbedarf (Wachstum, Schwangerschaft),
❖ vermehrte Eisenbindung im retikuloendothelialen System (RES) bei Entzündungen und Tumoren.

Klinik

Klinisch treten bei chronischem Eisenmangel neben den Beschwerden des Grundleidens und der Anämie die Zeichen einer allgemein gestörten Zellfunktion auf, wie spröde Haut, brüchige Nägel, Mundwinkelrhagaden und Brennen der Zungen-, Schlund- und Speiseröhrenschleimhaut infolge Atrophie (Plummer-Vinson-Syndrom).

Diagnose

Das Blutbild zeigt kleine hämoglobinarme Erythrozyten von unterschiedlicher Gestalt (Mikrozytose, Anulozytose, Poikilozytose). Die Retikulozytenzahl ist vermindert, der Serumeisenspiegel erniedrigt. Der Serumeisenspiegel (Normalbereich 75–160 µg/l) gibt nicht den Gehalt des Eisens in den Speichern und damit den eigentlichen Eisengehalt im Körper wieder. Dazu dient die Bestimmung der in der Leber gebildeten Speicherform des Eisens, des Ferritins (Normalwerte im Serum 60–90 µg/l).

Therapie

Therapeutisch sind die Beseitigung der Ursache (Blutung, fehlende Magensäure) und die Gabe von Eisen wichtig.

Sideroblastische Anämie

Ätiologie und Diagnose

Bei dieser Anämieform liegt eine Eisenverwertungsstörung vor, so daß trotz ausreichenden Angebots und genügender Resorption von Eisen dieses nicht in das Hämoglobin eingebaut werden kann und in Form von Eisengranulat in den Erythrozyten liegenbleibt (Siderozyten). Der Serumeisenspiegel ist erhöht; es finden sich Eisenablagerungen in den Zellen des retikuloendothelialen Systems (Lebersiderose).

Die seltene angeborene Form der Eisenverwertungsstörung kommt nur bei Männern vor; die Frauen übertragen die Erbanlage.

Erworbene Verwertungsstörungen findet man bei der Bleivergiftung, bei Vitamin-B_6-Mangel (Alkohol), bei Entzündungen, Tumoren, Leukämie und myelodysplastischem Syndrom (S. 578). Hier kann die Anämie auch hyperchrom sein.

Therapie

Therapeutisch gibt man Vitamin B_6 und versucht, durch Eisenentzug (Desferal) die Eisenablagerung in den Organen zu verhindern.

Hyperchrome Anämie

Perniziöse Anämie

Ätiologie

Die perniziöse Anämie beruht auf einer Resorptionsstörung des Vitamin B_{12}, das mit der Nahrung zugeführt wird. Es fehlt bei diesen Patienten der von den Belegzellen des Magens gebildete sog. Intrinsic factor (IF), der sich mit dem Vitamin B_{12} zu einem Komplex verbinden muß, damit die Resorption des Vitamins im Dünndarm stattfinden kann. *Ursachen* des Intrinsic-factor-Mangels sind eine Atrophie der Magenschleimhaut mit fehlender Säure- und Enzymproduktion sowie eine Bildung von Autoantikörpern gegen den Intrinsic factor selbst, aber auch gegen die Belegzellen (Abb. 12.**6**).

Vitamin B_{12} ist ebenso wie die Folsäure ein wichtiger Katalysator beim Aufbau der Nucleinsäure während der Zellteilung. Sein Fehlen führt zu einer Verzögerung der Zellteilung bei sonst normalem Zellwachstum, so daß besonders große, nicht ausgereifte Zellen entstehen. Betroffen sind besonders die blutbildenden Zellen im Knochenmark, die Zellen der Schleimhäute und das Nervengewebe.

Klinik

Das klinische Bild ist gekennzeichnet durch
❖ schleichenden Beginn mit Leistungsschwäche und Magen-Darm-Störungen,
❖ fahle Blässe mit gelblichem Unterton,

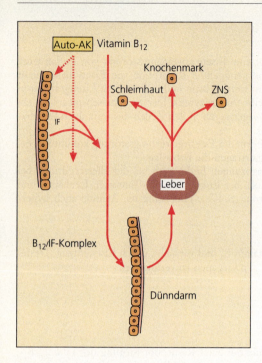

Abb. 12.**6** Pathogenese der perniziösen Anämie

❖ Zungenbrennen mit hochroter, atrophischer Schleimhaut,
❖ neurologische Zeichen mit Kribbeln, Mißempfindungen, Gangunsicherheit und abgeschwächtem Vibrationsempfinden.

Diagnose

Folgende Laborbefunde sind zu erheben:
❖ große Erythrozyten (Megalozyten) mit einem erhöhten Hb-Gehalt (Hb_E größer als 36 pg) und als weiteres Zeichen der Reifungsstörung eine Verminderung auch der Retikulozyten, der Granulozyten und der Thrombozyten,
❖ im Sternalmark große unreife Vorstufen der roten Reihe (Megaloblasten), der weißen Reihe und der Thrombozyten,
❖ Hämolysezeichen durch den vorzeitigen Abbau der reifungsgestörten Erythrozyten.

Die Sicherung der Diagnose erfolgt durch den Vitamin-B_{12}-Resorptionstest (Schilling-Test), der darauf beruht, daß infolge des Intrinsic-factor-Mangels radioaktiv markiertes Vitamin B_{12} vermindert durch den Darm resorbiert und durch die Nieren wieder ausgeschieden wird. Gibt man Intrinsic factor in einem zweiten Test gleichzeitig dazu, müssen sich die Vitamin-B_{12}-Aufnahme und -Ausscheidung normalisieren.

Therapie

Die Therapie besteht in parenteralen Gaben von Vitamin B_{12}. Nach Auffüllen der Vitamin-B_{12}-Depots erfolgt eine Erhaltungstherapie alle 1–3 Monate je nach Präparat. Eine Woche nach Beginn der Behandlung ist ein deutlicher Anstieg der Retikulozyten als Zeichen der verbesserten Zellreifung zu beobachten. Der erhöhte Eisenverlust ist durch Eisengaben auszugleichen und die Anazidität durch Salzsäure- und Magenenzympräparate zu kompensieren.

Da bei Perniziosapatienten gehäuft Magenkarzinome auftreten, ist eine regelmäßige Kontrolle durch Gastroskopie angezeigt.

Symptomatische Vitamin-B_{12}-Mangel-Anämien

Ein Mangel an Vitamin B_{12} kann weiterhin bedingt sein durch:
* entzündliche, narbige oder tumoröse Veränderungen im unteren Ileum, in dem die Vitamin-B_{12}-Resorption stattfindet,
* Befall mit dem Fischbandwurm (S. 671),
* erhöhten Bedarf an Vitamin B_{12} (Schwangerschaft),
* vermindertes Angebot von Vitamin B_{12} (Vegetarier, Ziegenmilchanämie).

Perniziosaähnliche Anämie durch Folsäuremangel

Folsäuremangel führt ebenfalls zur Zellreifungsstörung. Gestörte Resorption, vermehrter Bedarf und besonders verminderte Zufuhr mit der Nahrung (Alkoholiker) können zu einem Folsäuremangel führen. Das klinische Bild gleicht demjenigen der Vitamin-B_{12}-Mangel-Anämie; neurologische Symptome sind seltener. Der Schilling-Test fällt in den Fällen eines reinen Folsäuremangels normal aus. In den meisten Fällen läßt sich aber ein Mangel an Folsäure und Vitamin B_{12} nachweisen.

Nach Substitution von Folsäure bilden sich die Mangelerscheinungen innerhalb weniger Wochen zurück.

Normochrome Anämien

Akute Blutungsanämie

Klinik und Diagnose

Eine akute starke Blutung (Ösophagusvarizen, Magenulkus, Verkehrsunfall, Tubargravidität) bedeutet zunächst Verlust der Gesamtblutmenge ohne Verschiebung des Verhältnisses Plasma zu Zellzahl. Die Anämie wird erst meßbar, wenn nach Stunden – zum Ausgleich des Blutvolumenverlustes – Gewebswasser in das Gefäßsystem einströmt. Im Vordergrund stehen bei Verlust von 1 l und mehr Blut deshalb zunächst die Zeichen des Volumenmangelkollapses mit Schwäche, Schweißausbruch, Anstieg der Pulsfrequenz, kaltem Schweiß und Blutdruckabfall. Ein akuter Blutverlust von 2–2,5 l bedeutet akute Lebensgefahr. Das Ausmaß des Verlustes an roten Blutkörperchen durch die Blutung wird erst nach 1–2 Tagen voll erkennbar (Verminderung der Erythrozytenzahl und des Hämatokritwertes bei normalem Farbstoffgehalt der noch vorhandenen Zellen). Die Neubildung der Erythrozyten setzt in einem nennenswerten Ausmaß nach 5–10 Tagen ein.

Therapie

Die Therapie der akuten Blutung besteht in Blutstillung, Auffüllen des Kreislaufs (Macrodex, Bluttransfusionen) und Eisengabe für die Blutneubildung.

Aplastische Anämien

Ätiologie

Aplastische Anämien können als Bildungsstörung der roten Blutkörperchen allein oder als Störung aller Blutbildungsreihen (Panhämozytopenie, S. 577) auftreten. Die Ursache ist eine Schädigung des Knochenmarks, hervorgerufen durch Toxine, Strahlen, Medikamente, Antikörper, maligne Tumoren oder angeborene Defekte.

Klinik

Ist nur die rote Reihe betroffen, entsteht das Bild einer schleichend einsetzenden chronischen normochromen Anämie.

Ist auch die Bildung der Leukozyten und Thrombozyten gestört, so finden sich Infektneigung (Schleimhautulzera, Virusinfekte, septische Prozesse) und Blutungsneigung (oft tödliche Hirnblutung).

Im Knochenmarksausstrich fehlen die blutbildenden Zellen.

Therapie

❖ Vermeidung weiterer Schädigung (Medikamente!),
❖ Transfusionen (Erythrozyten, Thrombozyten),
❖ Infektionsprophylaxe (Antibiotika),
❖ Knochenmarksstimulierung (Androgene, Cortison),
❖ evtl. Knochenmarkstransplantation.

Hämolytische Anämien

Ätiologie und Klinik

Unter Hämolyse versteht man den vermehrten und verfrühten Untergang von roten Blutkörperchen. Eine Anämie entsteht, wenn der Zellzerfall größer ist als die Neubildung. Die *Ursachen* des vermehrten Zellzerfalls liegen entweder im Erythrozyten selbst (Membranschäden, Enzymdefekte, Fehler im Aufbau des Hämoglobins) und sind meist angeboren (korpuskuläre hämolytische Anämien); oder das Serum enthält Faktoren, die die Erythrozyten schädigen (Antikörper, Toxine, mechanische Hindernisse). Diese serogenen hämolytischen Anämien sind meist erworben.

Im *Klinischen Bild* kombinieren sich die Symptome der Anämie mit denen der Hämolyse. Erscheinungen des vermehrten Zellzerfalls sind:

❖ Anstieg des indirekten Bilirubins im Serum,
❖ vermehrte Urobilinogenausscheidung im Urin,
❖ Freisetzung von Enzymen (Lactatdehydrogenase) und von Eisen aus den Erythrozyten,
❖ vermehrt anfallender Gallenfarbstoff mit Neigung zu Gallensteinbildung,
❖ vermehrte Neubildung von Erythrozyten (Retikulozytose).

Akute hämolytische Schübe gehen mit Schüttelfrost und Fieber einher. Das vermehrt anfallende Hämoglobin kann die Niere schädigen.

Korpuskuläre hämolytische Anämien

Eine dominant vererbte Störung im Aufbau der Erythrozytenmembran führt zur *Kugelzellanämie* (kongenitale Sphärozytose, familiär hämolytischer Ikterus). Die Erythrozyten sind kleiner und haben kugelförmige Gestalt. Sie können sich nicht mehr durch Formveränderung anpassen und werden in der Milz vermehrt abgebaut.

Die Erkrankung verläuft in Schüben und äußert sich in der Regel erstmals zwischen dem 12. und 30. Lebensjahr mit Blässe, Ikterus und Milzvergrößerung. Ein Teil der Patienten weist weitere angeborene Anomalien auf (Turmschädel, hoher Gaumen, Zahn- und Augenanomalien).

Die Erythrozyten haben eine verkürzte Lebenszeit (gemessen durch Bestimmung der Radioaktivität von Blut und Milz nach Markierung der Erythrozyten mit radioaktivem Chrom) und eine verminderte osmotische Resistenz (vorzeitiges Platzen der Zellen in einer abgestuften Salzlösung).

Therapeutisch führt die Entfernung der Milz meistens zu einer Beschwerdefreiheit.

Weitere seltene vererbte Membranstörungen führen zu *elliptischen Erythrozyten* (Elliptozytose), zu *Stechapfelformen* (Akanthozytose) oder zu einer *gesteigerten Säureempfindlichkeit*, wobei schon der natürliche pH-Abfall des Bluts über Nacht zu einer Hämolyse führen kann (paroxysmale nächtliche Hämoglobinurie).

Andere hämolytische Anämien sind durch vererbte Störungen im Enzymsystem der Erythrozyten bedingt. Die Enzymschäden (z.B. Glucose-6-Phosphat-Dehydrogenase-Mangel) machen sich vielfach erst nach Einwirkung von Medikamenten (Schmerzmittel, Sulfonamide, Malariamittel) bemerkbar und kommen zum Teil nur bei bestimmten Bevölkerungsgruppen vor (Mittelmeerraum, Afrika).

Vererbte Aufbaustörungen des Eiweißanteils des Hämoglobins finden sich bei der Sichelzellanämie der schwarzen Rasse und der Thalassämie, die vorwiegend in den Ländern des Mittelmeerraumes auftritt.

Der *Sichelzellanämie* liegt eine falsche Zusammensetzung der Aminosäuren in den Polypeptidketten des Globinanteils zugrunde (Hämoglobinopathie). Das fehlgebildete Hämoglobin (HbS) neigt zur Ausfällung unter Kristallbildung, wodurch die Erythrozyten Sichelzellform annehmen. Die nicht mehr verformbaren Erythrozyten verstopfen die kleinen Gefäße (Schmerzkrisen in vielen Organen, Durchblutungsstörungen) und gehen beschleunigt zugrunde (Hämolyse). Eine ursächliche Behandlung dieser in Schüben verlaufenden Erbkrankheit gibt es bisher nicht.

Bei den *Thalassämien* werden eine oder mehrere Polypeptidketten des Globinanteils vermindert gebildet. Je nachdem welche Polypeptidkette vermindert vorhanden ist, unterscheidet man α-, β-, δ- oder Kombinationsformen. Am häufigsten kommt die β-Thalassämie (Cooley-Anämie) vor. In einer Reihe von Fällen liegt gleichzeitig eine Hämoglobinopathie vor.

Abhängig von der Größe der Fehlbildung entstehen leichte Krankheitsbilder (Thalassaemia minor) mit kleinen hämoglobinarmen Erythrozyten, leichter Hämolyse und geringer Milzvergrößerung oder schwer verlaufende Erkrankungen (Thalassaemia major) mit stark beschleunigtem Zelluntergang. Durch Milzentfernung oder Übertransfusion, um die Eigenproduktion der geschädigten Erythrozyten zu unterdrücken, sowie gleichzeitigen Eisenentzug können die schweren Symptome gemildert werden. Viele Thalassaemia-major-Kranke sterben schon im Jugendalter.

Serogene hämolytische Anämien

Gegen Erythrozyten gerichtete Antikörper binden sich an die Zellmembran. Die Antikörperbindung löst einmal eine Zusammenballung der Erythrozyten (Agglutination) aus. Die agglutinierten Erythrozyten werden beschleunigt abgebaut. Im anderen Fall führt die Bindung der Antikörper an die Zellmembran unter Mitwirkung von Komplement direkt zu einer Zerstörung der Zellen (Hämolyse). Andere Antikörper binden sich scheinbar reaktionslos an die Zellmembran. Aber die Lebensdauer auch dieser Erythrozyten ist verkürzt, so daß die Zeichen des beschleunigten Zelluntergangs erkennbar werden.

An Erythrozyten gebundene Antikörper lassen sich im Test nachweisen durch Zugabe eines gegen den ersten Antikörper (γ-Globulin) gerichteten zweiten Antikörpers (Anti-γ-Globulin = Coombs-Serum). Der zweite Antikörper führt zu einer sichtbaren Agglutination der Erythrozyten (= direkter Coombs-Test).

Frei im Serum vorhandene Antikörper lassen sich auf die gleiche Weise nachweisen, wenn man zunächst Testerythrozyten im Serum zugibt und nach Bindung der Antikörper im zweiten Schritt das Coombs-Serum beimischt (indirekter Coombs-Test).

Man findet 3 Arten von durch Antikörper hervorgerufenen, hämolytischen Anämien:

Isoimmunhämolytische Anämien: Sie entstehen durch Blutgruppenunverträglichkeit. Jeder Mensch besitzt in seinem Plasma Antikörper gegen die Blutgruppen, die er selbst nicht hat (Tab. 12.1).

Tabelle 12.**1** Antikörper gegen die verschiedenen Blutgruppen

Blutgruppe	Antikörper gegen
A	B
B	A
AB	Ø
0	A und B

Bei der versehentlichen Übertragung blutgruppenungleichen Blutes kommt es teils verzögert, teils sehr akut zu einer Hämolyse mit schwerem Schockzustand.

Neben dem AB0-Blutgruppensystem spielt der sog. *Rhesusfaktor* eine Rolle. Etwa 85 % der Menschen besitzen den Rhesusfaktor (Rh), die übrigen 15 % sind rhesusfaktornegativ (rh). Diese vererbten unterschiedlichen Erythrozyteneigenschaften können bei einer Schwangerschaft zu einer unter Umständen tödlichen Schädigung des Kindes führen. Dies ist der Fall, wenn eine rh-negative Mutter ein Rh-positives Kind austrägt. Die Mutter bildet dann im Laufe der Schwangerschaft Antikörper gegen die Rh-positiven Erythrozyten. Bei einer zweiten Schwangerschaft mit einem Rh-positiven Kind produziert die sensibilisierte Mutter schnell und in großer Zahl Antikörper gegen die Erythrozyten des Kindes, die über die Plazenta auf das Kind übergehen und zu einer schweren Hämolyse führen. In derartigen Fällen von Rhesusfaktorunverträglichkeit (Rh-Inkompatibilität) kann man heute durch rechtzeitige Gaben eines Anti-Rh-Immunglobulinserums die Bildung der mütterlichen Anti-Rh-Antikörper verhindern.

Autoimmunhämolytische Anämien: Aus unbekannten Gründen oder im Rahmen einer Virusinfektion, einer Kollagenose (S. 376) bzw. einer Leukämie können Antikörper gegen die eigenen Erythrozyten auftreten und zu einer schleichenden oder akuten Hämolyse führen. Am häufigsten treten Antikörper auf, die sich bei Körpertemperatur an die Erythrozyten binden (Wärmeagglutinine, Wärmehämolysine). Seltener ist die sog. Kälteagglutininkrankheit (S. 293), die darauf beruht, daß die Kälteagglutinine, die bei jedem Menschen vorkommen und nur bei Temperaturen unter + 10 °C wirksam werden, sich stark vermehren und schon bei höheren Temperaturen aktiv werden.

Neben der Behandlung einer erkennbaren Grundkrankheit ist in schweren Fällen eine immunsuppressive Therapie erforderlich.

Sehr selten nur noch werden die im Rahmen einer Syphilis auftretenden biphasischen Kälteagglutinine beobachtet, die sich nur in der Kälte an Erythrozyten binden und erst in der Wärme unter Zutritt von Komplement zur Hämolyse führen.

Medikamentös-immunhämolytische Anämien: In den letzten Jahren werden zunehmend immunhämolytische Anämien beobachtet, bei denen Medikamente den Anstoß zur Bildung von Autoantikörpern oder Immunkomplexen geben. Derartige Hämolysen wurden nach Gaben von Antibiotika, Analgetika, α-Methyldopa oder Chininpräparaten gesehen. Beim Absetzen des jeweiligen Medikaments hören die Erscheinungen auf, können aber jederzeit wieder durch erneute Gaben ausgelöst werden.

Toxisch-hämolytische Anämien

Viele chemische Substanzen können direkt die Erythrozyten schädigen und unter Umständen eine lebensbedrohliche Hämolyse mit Hämoglobinurie, Nierenversagen und Schock auslösen. Zu solchen Substanzen gehören z. B. Blei, Arsen, Nitroverbindunen, Saponin, Essigsäure oder Gift des Knollenblätterschwamms. Gelegentlich wirken auch einige Medikamente wie Atebrin, Conteben und Sulfonamide toxisch auf die Erythrozyten.

Mechanische Hämolyse

Diese Form der Hämolyse ist durch die Anwendung künstlicher Herzklappen aktuell geworden. Durch Turbulenzen und Reibung, die auch bei erworbenen Herzklappenfehlern auftreten können, werden die Erythrozyten derartig geschädigt, daß bei diesen Patienten eine meist nur schwach ausgeprägte Hämolyse beobachtet werden kann.

Polyglobulie

Ätiologie

Unter Polyglobulie versteht man eine Vermehrung der Erythrozyten zum Ausgleich eines äußeren oder inneren Sauerstoffmangels. Bei Aufenthalt in großen Höhen ist der Sauerstoffpartialdruck so erniedrigt, daß der einzelne Erythrozyt nicht vollständig mit Sauerstoff beladen wird. Diesen Sauerstoffmangel kompensiert der Organismus durch eine Vermehrung der Zahl der Erythrozyten. Behinderung des Sauerstoffaustausches in der Lunge (Emphysem, Fibrose, Stauung), Mischblut bei Herzfehlern (S. 207) oder Gifte (CO, Blausäure) führen ebenfalls zur kompensatorischen Polyglobulie. Eine *Reizpolyglobulie* finden wir durch vermehrte Bildung oder Zufuhr von Glucocorticosteroiden (Cushing-Krankheit, S. 483). Die Eindickung des Bluts durch starken Flüssigkeitsverlust wird als *Pseudopolyglobulie* bezeichnet.

Klinik und Diagnose

Die Patienten sehen zyanotisch aus, die Erythrozytenzahl beträgt 6–8 Millionen, der Färbeindex ist normal, der Hämatokritwert erhöht.

Therapie

Eine langfristige Besserung der Polyglobulie ist nur durch Beseitigung der Ursache zu erreichen. Aderlässe können nur vorübergehend helfen; eine reaktive vermehrte Neubildung ist meist die Folge.

Erkrankungen des leukopoetischen Systems

Klassifizierung, Bau und Funktion der Leukozyten

Zu den Leukozyten gehören die Granulozyten, die Lymphozyten und die Monozyten. Ihre Entwicklungsreihen sind in Abb. 12.3 (S. 563) dargestellt.

Die *Granulozyten* reifen im Knochenmark heran. Auf der Reifungsstufe des Myelozyten erfolgt eine Differenzierung.

❖ In Zellen mit neutrophilen Granula, die den größten Anteil der Zellen ausmachen;
❖ in Zellen mit eosinophilen Granula, die 3–5 % der Leukozyten ausmachen und bei allen Überempfindlichkeitsreaktionen vermehrt sind;
❖ in Zellen mit basophilen Granula, die etwa 1 % der Leukozyten ausmachen und typischerweise bei der chronischen myeloischen Leukämie vermehrt auftreten.

Eine sog. *toxische Granulation* in Form kräftiger, rotblauer Granula findet sich in den neutrophilen Granulozyten bei bakteriellen Entzündungen.

Während der Reifung ändert sich der Enzymgehalt der Granulozyten. Unreife Formen sind reich an Peroxidase, reife Formen reich an alkalischer Phosphatase. Menschen, die zwei X-Chromosomen besitzen (normale Frauen XX, Männer mit Klinefelter-Syndrom XXY, S. 503) weisen bei mehr als 2 % der segmentkernigen Zellen trommelschlegelförmige Kernanhänge auf.

Die *Hauptaufgabe der Granulozyten ist die Phagozytose.* Dazu wandern sie, angelockt durch chemische Entzündungsstoffe, in das Gewebe.

Das Plasma der Granulozyten enthält Bläschen mit Verdauungsenzymen (lysosomale Enzyme), die in der Lage sind, geschädigte Zellen, Bakterien oder andere Fremdstoffe aufzulösen.

Aktivierte Granulozyten geben Entzündungsstoffe ab (Prostaglandine, Leukotriene, O_2-Radikale).

Die *Lymphozyten* reifen in den lymphatischen Organen (B-Lymphozyten) oder im Thymusorgan (T-Lymphozyten) heran. Die ausgereiften Zellen im peripheren Blut besitzen einen runden, kompakten Kern mit einem schmalen, hellen Plasmasaum, in dem gelegentlich einzelne rote Granula zu erkennen sind. Daneben treten größere aktivierte Lymphozyten mit breitem basophilen Zytoplasma auf (Reizformen).

Die Lymphozyten sind Träger der Immunität. Sie sind in der Lage, fremde Strukturen zu erkennen und dagegen spezifische Antikörper zu bilden. Die sog. B-Lymphozyten wandeln sich dabei zu großen Zellen (Immunoblasten) und zu Plasmazellen um, welche Antikörper produzieren und an das Blut abgeben. Die T-Lymphozyten reagieren als Zellen selbst spezifisch gegen die fremden Antigene (Bakterien, Viren, Fremdgewebe, Tumorzellen).

Die *Monozyten* im peripheren Blut stammen aus dem Knochenmark. Sie haben die Fähigkeit, sich zu Makrophagen umzuwandeln und im Gewebe Fremdstoffe zu beseitigen. Durch die Aufnahme und Verarbeitung von antigenem Material, das sie an die Lymphozyten weitergeben, spielen sie eine wichtige Rolle für die Einleitung einer Immunreaktion.

Die Gesamtzahl der Leukozyten im peripheren Blut beträgt 5000–7000 Zellen/mm³. Die Verteilung der Leukozyten wird im Blutausstrich nach Anfärbung mit May-Grünwald- und Giemsa-Lösung (Färbung nach Pappenheim) bestimmt, sog. Differentialblutbild. Es werden jeweils 100 Leukozyten ausgezählt. Ihre normale Verteilung ist die folgende:

basophile Granulozyten	0–1 %,
eosinophile Granulozyten	1–3 %,
Metamyelozyten	0 %,
stabkernige Granulozyten	3–4 %,
segmentkernige Granulozyten	60–70 %,
Lymphozyten	30–35 %,
Monozyten	2–4 %.

Bakterielle Entzündungen und toxische Reize lösen eine *Vermehrung* der Granulozyten (Leukozytose) und das vermehrte Auftreten jüngerer Formen (Linksverschiebung) aus. Virusinfektionen und Tuberkulose dagegen gehen mit einer Erhöhung der Lymphozytenzahl (Lymphozytose) einher, wobei die Gesamtzahl der Leukozyten normal oder sogar erniedrigt ist. Im Verlauf einer bakteriellen Infektion folgen der Leukozytose die monozytäre Überwindungsphase, dann die lymphozytäre Heilungsphase und schließlich eine kurzdauernde Eosinophilie („Morgenröte der Entzündung").

Eine ausgeprägte Verminderung der Leukozytenzahl findet man bei Schädigung des Knochenmarks (S. 570). Auch eine chronisch vergrößerte Milz *(Hypersplenismus)* kann zur Verminderung der Leukozytenzahl, aber auch der Erythrozyten und Thrombozyten führen. Die Ursachen dafür sind noch nicht ganz geklärt. Neben einem vermehrten Abbau der Blutzellen in der Milz denkt man auch an eine Hemmung des Knochenmarks durch unbekannte Substanzen, die aus der vergrößerten Milz freigesetzt werden.

Eine *Verminderung* der Lymphozyten beobachtet man bei der Streßreaktion oder der Gabe von Glucocorticoiden sowie bei generalisierten bösartigen Erkrankungen des lymphatischen Systems.

Agranulozytose, Panhämozytopenie

Agranulozytose

Ätiologie

Unter Agranulozytose versteht man das weitgehende Fehlen von Granulozyten im Knochenmark und im peripheren Blut. Ursache ist eine Zerstörung der Granulozyten durch eine allergische Reaktion. Ausgelöst wird die Allergie durch Medikamente, in erster Linie durch Pyramidon und seine Abkömmlinge, aber auch durch Schmerzmittel, Fiebermittel, Beruhigungsmittel sowie Antibiotika, Tuberkulostatika und Thyreostatika. Eine besondere Empfindlichkeit des Patienten ist offenbar Voraussetzung für eine derartige Schädigung der Granulozyten.

Klinik

Da bei diesen Patienten die wichtigsten Abwehrzellen fehlen, kommt es meist plötzlich zu Fieber, Schleimhautgeschwüren und Lymphknotenschwellung. Eine Sepsis kann schnell zum Tode führen.

Diagnose

Im peripheren Blut fehlen fast vollständig die Granulozyten, so daß trotz der normalen Zahl von Lymphozyten und Monozyten die Gesamtleukozytenzahl erniedrigt ist (etwa 500–2000 Zellen/mm^3). Erythrozytenzahl und Thrombozytenzahl sind normal. Das Knochenmark weist in prognostisch ungünstigen Fällen keine Zellen der granulopoetischen Reihe auf; in anderen Fällen findet man vermehrt unreife Zellen, besonders Promyelozyten.

Therapie

* Absetzen aller Medikamente, die als mögliche Ursache in Frage kommen,
* lokale und allgemeine Infektionsbekämpfung durch Antibiotika,
* Glucocorticosteroide bei Autoimmunreaktion,
* Übertragung gesunder Spenderleukozyten, um die kritische Phase bis zur Erholung der eigenen Granulozytenproduktion zu überbrücken,
* Versuch einer Gabe von Wachstumsfaktoren (granulozytenkoloniestimulierender Faktor, G-CSF).

Panhämozytopenie

Ätiologie

Unter Panhämozytopenie (Panmyelopathie) verstehen wir eine Schädigung des Knochenmarks, die einen Schwund aller blutbildenden Anteile zur Folge hat, der Granulozyten, der Erythrozyten und der Thrombozyten. Als Ursachen kommen Gifte (Benzol), toxische Wirkungen durch Medikamente (Zytostatika, Chloramphenicol), aber auch allergische Reaktionen durch Medikamente (Butazolidin, Tranquilizer, Fremdstoffe wie Seren oder Impfstoffe) in Frage. Oft bleibt die Ursache aber ungeklärt.

Klinik und Therapie

Das klinische Bild wird durch das Ausmaß der Knochenmarksschädigung bestimmt (Anämie, Infektabwehrschwäche, Blutungsneigung). Die Prognose ist oft ungünstig, wenn auch eine Spontanerholung des Knochenmarks vorkommt. Die Behandlung entspricht der der Agranulozytose.

Myelodysplastische Syndrome

Bei älteren Menschen fällt immer wieder eine Anämie auf, die jeder Behandlung trotzt. In einem Teil der Fälle ist die Anämie mit einer Verminderung der weißen Blutkörperchen (Leukopenie) oder auch der Blutplättchen (Thrombozytopenie) verbunden. Statt der erwarteten Zellarmut im Knochenmark findet man bei diesen Patienten eine dichte Ansammlung von einkernigen, in ihrer Reifung gestörten Zellen. Die Zahl der unreifen myeloblasten- oder promonozytenähnlichen Zellen ist deutlich erhöht, ohne daß sich schon eine Leukämie diagnostizieren läßt. In einem Teil der Fälle besteht eine Eisenverwertungsstörung mit dem Auftreten von eisenbeladenen Zellen (S. 567), in anderen Fällen finden sich vermehrt atypische Erythroblasten. Früher bezeichnete man die Knochenmarksstörung auch als Leukämievorstufe (Präleukämie), da etwa die Hälfte der Fälle innerhalb von 2 Jahren in eine Leukämie übergeht, besonders in den Fällen, in denen mehr als 5 % atypische Vorstufen gefunden werden.

Eine andere Gruppe von Patienten, auch jüngeren, weist ähnliche Veränderungen im Knochenmark auf. Es handelt sich um die Patienten, die wegen einer Krebserkrankung, einer Autoimmunkrankheit oder nach einer Organtransplantation mit Bestrahlung und Zytostatika behandelt wurden. Das geschädigte Knochenmark reagiert mit einem myelodysplastischen Syndrom, ein Teil dieser Patienten erleidet als Zweitkrankheit eine Leukämie.

Schließlich werden unter dem Begriff myelodysplastisches Syndrom noch die Fälle von nichtlymphatischen Leukämien eingeordnet, die über Jahre einen Stillstand oder ein nur sehr langsames Fortschreiten der leukämischen Veränderung zeigen (atypische Leukämie, schwelende Leukämie). In einem Teil der Fälle können dabei bis zu 50 % unreife Zellen im Knochenmark gefunden werden. Eine besondere Form mit megakaryozytärer Umwandlung der leukämischen Vorstufen zeigt oft einen Übergang in die Osteomyelosklerose (S. 581).

Therapeutisch verhält man sich gerade bei den älteren Patienten noch zurückhaltend und beschränkt sich auf Transfusionen von Erythrozyten. Bei Zunahme der leukämischen Reaktion hat sich die Behandlung mit Cytosinarabinosid in niedriger Dosierung, evtl. mit einem Vitamin-A-Derivat bewährt. Bei den jugendlichen Formen kommt auch eine Knochenmarkstransplantation in Frage.

Myeloproliferative Syndrome

Unter dem Begriff myeloproliferative Erkrankungen werden unkontrollierte Wucherungen der Zellen des Knochenmarks zusammengefaßt. Die chronisch wuchernden Zellen (Granulozyten, Erythrozyten, Thrombozyten) haben eine Tendenz zur Ausreifung. Sie verdrängen die normal wachsenden Zellen im Knochenmark. Gleichzeitig tritt eine Blutneubildung in Milz und Leber (embryonale Blutbildungsstätten) auf.

Die Ursache der krebsartigen Wucherung der Zellen ist bisher unbekannt. Eine Virusgenese wird diskutiert, im Tierreich sind durch Viren hervorgerufene Leukämien bekannt. Ionisierende Strahlen können sicher leukämische Veränderungen auslösen, wie die Spätfolgen nach atomarer Bestrahlung (Hiroshima) gezeigt haben.

Chronische Myelose (chronische myeloische Leukämie)

Die chronische Myelose beginnt zwischen dem 20. und 40. Lebensjahr. Es handelt sich um eine langsam fortschreitende Wucherung aller Zellen der granulopoetischen Reihe mit Ausschwemmung auch der unreifen Zellformen ins periphere Blut.

Klinik

Der Beginn der Erkrankung ist schleichend mit Schwäche, Gewichtsabnahme und Druckgefühl im Oberbauch durch die Vergrößerung der Milz und später auch der Leber. Im weiteren Verlauf treten Fieber, Infektneigung, Anämie durch Verdrängung des roten Marks und Blutungsneigung durch Verdrängung der Thrombozyten hinzu. Milzinfarkte und Milzvenenthrombose führen zu heftigen Oberbauchschmerzen. Sog. akute Schübe mit dem Auftreten vorwiegend unreifer Zellformen (Blasten) und nicht beherrschbare Infekte oder zerebrale Blutungen beenden das Leben des Patienten.

Diagnose

Das periphere Blutbild zeigt eine ausgeprägte Leukozytose (30 000–300 000 Zellen/mm^3) und eine Linksverschiebung bis hin zu den Promyelozyten. Basophile und eosinophile Formen sind vermehrt. Im Knochenmark fällt die gewucherte und zur unreifen Seite verschobene Granulopoese auf. Im Gegensatz zur reaktiven, nicht bösartigen Vermehrung der Granulozyten fällt der Nachweis der alkalischen Leukozytenphosphatase in den peripheren Granulozyten bei der chronischen Myelose negativ aus. Dagegen läßt sich in 90 % der Fälle ein abartiges Chromosom, das Philadelphia-Chromosom, in den leukämischen Zellen nachweisen.

Therapie

* Zytostatika (Myleran) zur Hemmung der Zellwucherung, wobei eine periphere Zellzahl von 10 000–20 000 Zellen/mm^3 angestrebt wird,
* infolge des starken Zellzerfalls mit Erhöhung der Harnsäure aus dem Zellkernabbau Erfordernis eines reichlichen Flüssigkeitsangebots und eines Alkalisierens des Urins, um Nierensteinbildung zu verhindern,
* bei einer erheblichen Vergrößerung der Milz Röntgenbestrahlung des Organs.

Megakaryozytäre Myelose (hämorrhagische Thrombozythämie)

Diese Erkrankung unbekannter Ätiologie ist durch eine ungehemmte Vermehrung der Thrombozyten gekennzeichnet. Es entwickelt sich eine Neigung zu Thrombosen. Die Therapie entspricht der der chronischen Myelose. Zusätzlich ist oft eine Behandlung mit Antikoagulantien erforderlich.

Sekundäre Thrombozytosen können im Verlauf von Entzündungen, malignen Tumoren und einer akuten Blutung auftreten.

Polycythaemia vera

Ätiologie und Pathogenese

Unter Polyzythämie versteht man die Vermehrung aller drei Blutzellensysteme (Erythrozyten, Leukozyten und Thrombozyten) durch einen Defekt auf der Ebene der hämatopoetischen Stammzellen (s. Abb. 12.1, S. 562). Die *Ursache* der Zellvermehrung ist *unbekannt*. Die Polyzythämie kann in eine Leukämie oder Osteomyelofibrose übergehen. Der hohe Zellgehalt bedingt eine Erhöhung der Viskosität des Bluts. Viskositätserhöhung und Vermehrung der Thrombozyten begünstigen die Entstehung von Thrombosen.

Klinik

Die Patienten klagen über Kopfschmerzen, Schwindel, Ohrensausen. Haut und Schleimhäute sind blaurot; die Augenbindehaut ist deutlich rot gestaut. Die Leber ist bei einem Drittel, die Milz bei zwei Dritteln der Kranken vergrößert. Auffällig ist die Neigung zu blutenden Magenulzera und zu Hautblutungen.

Diagnose

Entsprechend der Vermehrung aller Zellen im peripheren Blut ist auch das Knochenmark sehr zellreich. Folge des vermehrten Zellumsatzes ist die Erhöhung der Harnsäure und des Bilirubins im Serum sowie der Gallenfarbstoffe im Urin.

Therapie

Die Behandlung besteht in wiederholten Aderlässen. Reichen diese nicht aus, gibt man radioaktiv markierten Phosphor (^{32}P), der überwiegend im Knochen abgelagert wird und durch die Strahlung die Blutzellneubildung hemmt. Überwiegt auch die Bildung der weißen Blutkörperchen, gibt man Zytostatika (Myleran).

Osteomyelosklerose, Osteomyelofibrose

An der Osteomyelofibrose erkranken vorwiegend Erwachsene jenseits des 40. Lebensjahres.

Pathogenese

Das Knochenmark wird infolge Wucherung von Fibroblasten zunehmend durch ein faserreiches Bindegewebe ersetzt. Voraus geht eine Fehlregulation der hämatopoetischen Stammzellen, so daß zu Beginn das Bild einer Polyzythämie entsteht. In späteren Phasen können sich die entarteten Zellen zu einer chronischen Leukämie entwickeln. Als Ersatz des verödeten Knochenmarks entstehen blutbildende Zellen in Leber und Milz mit Vergrößerung dieser Organe (extramedulläre Blutbildung).

Klinik

Die Krankheit beginnt über Jahre schleichend mit Schwäche, Müdigkeit, rheumatischen Beschwerden und sonst ungeklärten Fieberschüben. Der große Milztumor führt zu Druck- und Verdrängungserscheinungen.

Diagnose

Im peripheren Blut finden sich anfangs erhöhte, später normale bis leicht verminderte Leukozytenzahlen mit deutlicher Linksverschiebung. Im Gegensatz zur chronischen Myelose ist die alkalische Leukozytenphosphatase in den Zellen erhöht. Erythrozyten und Thrombozyten sind in den Anfangsstadien der Erkrankung oft vermehrt; es treten Vorstufen der roten Reihe im peripheren Blut auf. Die Sternalpunktion ergibt wenige oder keine Zellen (Punctio sicca). Die histologische Untersuchung einer Beckenkammbiopsie zeigt die erhebliche Bindegewebsfaservermehrung. In einem Teil der Fälle fällt im Röntgenbild die Verdickung der Kortikalis (Femurschaft) auf.

Therapie und Prognose

- ❖ Glucocorticoide, anabole Steroide und kleine Dosen Zytostatika können vorübergehend das Bild bessern.
- ❖ Bei ausgeprägter Anämie müssen Transfusionen gegeben werden.
- ❖ In seltenen Fällen, in denen mehr Erythrozyten in der Milz zugrunde gehen als produziert werden, ist eine Milzentfernung angezeigt.

Die Erkrankung kann 10–20 Jahre dauern. Am Ende steht oft ein Übergang in eine Leukämie.

Akute Leukämien

Akute Leukämien können in jedem Alter auftreten; bei Kindern herrschen die lymphatischen Formen vor.

Formen

Die akuten Leukosen gehen von unterschiedlichen undifferenzierten Zellformen aus. Man kann bei den myeloischen Formen nach Aussehen und Enzymgehalt folgende Arten unterscheiden:

❖ *Stammzelleukämie* mit sehr undifferenzierten Zellen, zu denen auch die akute Lymphoblastenleukämie der Kinder gehört. Die Zellen sind grobschollig, PAS-positiv und peroxidasenegativ.
❖ *Myeloblastenleukämie* mit myeloblastenähnlichen Zellen, die meist peroxidasepositiv sind,
❖ *Promyelozytenleukämie* mit typischen roten Granula im Zellplasma und gelegentlich mit stabförmigen, sich rot anfärbenden Stäbchen im Plasma (Auer-Stäbchen),
❖ *Monozytenleukämie* mit deutlich positiver Esterasereaktion,
❖ *Erythroblastenleukämie* mit einem mehr als 50%igen Anteil von unreifen roten Blutkörperchen an der Gesamtzahl der Myeloblasten.

Bei den akuten lymphatischen Leukämien (ALL) unterscheidet man Formen, die sich von T-Zellen ableiten (20%), von B-Zellen ableiten (seltene, prognostisch ungünstige Formen), und Formen, die aus unreifen B-Zellen hervorgehen (Mehrzahl der ALL).

Klinik

Der Beginn der Erkrankung ist meist akut mit hohem Fieber, Schüttelfrost und schwerem Krankheitsgefühl. Nekrotisierende Schleimhautentzündungen weisen auf die rasch einsetzende Infektabwehrschwäche hin, Haut- und Schleimhautblutungen auf den Thrombozytenmangel und eine gesteigerte Fibrinolyse, die Blässe und die Mattigkeit der Patienten schließlich auf die rasch einsetzende Anämie. Gliederschmerzen, Schleimhautinfiltrationen (Monozytenleukämie), Lymphknoten- und Milzschwellung sowie Zeichen einer Meningitis (Meningosis leucaemica) können hinzutreten.

Diagnose

Unabhängig von der Zellart können die akuten Leukosen im peripheren Blut eine erhöhte Zellzahl (100 000 Zellen/mm^3) vorwiegend leukämischer Zellen aufweisen oder auch normale oder sogar verminderte Zellzahlen mit nur wenigen abnormen Zellformen im peripheren Blut (aleukämische Formen).

Die Leukämiezellen sind immer sehr unreif; Zwischenstufen der Reifungen wie bei der chronischen Myelose fehlen (Hiatus leucaemicus). Das Knochenmark zeigt ein einförmiges Bild mit dichtgedrängten Leukämiezellen und Verdrängung der übrigen Blutbildung.

Therapie und Prognose

Durch eine intensive zytostatische Therapie sind die Überlebenszeiten der sonst in kurzer Zeit immer tödlich verlaufenden Krankheit deutlich verlängert worden. Besonders bei den kindlichen akuten Lymphoblastenleukämien sind in 30–40 % der Fälle sogar Heilungen zu erzielen. Das Prinzip der Behandlung besteht aus folgendem Schema:

❖ *Induktionstherapie* = Einleitung der Behandlung mit einer Kombination mehrerer Zytostatika sowie Glucocorticoiden und evtl. Röntgenbestrahlung des Schädels. Es werden dadurch praktisch alle Zellen im Knochenmark zerstört, so daß das Überleben in dieser Phase (aplastische Phase) nur durch strenge Asepsis, breitgefächerte Antibiotika- und Antimykotikatherapie und Zufuhr von Leukozyten, Erythrozyten und Thrombozyten ermöglicht wird. Die Erholung des Knochenmarks kann durch Wachstumsfaktoren beschleunigt werden. Es folgt dann die

❖ *Erhaltungstherapie* mit einer Kombination weniger eingreifender Zytostatika. Im Abstand von etwa 6 Wochen wird jeweils eine kürzere

❖ *Reinduktionstherapie* mit der hochdosierten Zytostatikakombination durchgeführt.

Eine vollständige Remission der Erkrankung ist dann erzielt, wenn keine oder weniger als 5 % Leukämiezellen (Blasten) im Knochenmark gefunden werden. Jeder neue Blastenschub verschlechtert die Prognose. Nicht beherrschbare Infekte oder eine zerebrale Blutung beenden das Leben der Patienten.

Die Möglichkeit einer allogenen Knochenmarkstransplantation hat die Prognose besonders der Leukämie im Kindesalter weiter verbessert.

Erkrankungen des lymphoretikulären Systems

Zu den Erkrankungen des lymphoretikulären Systems gehören die Lymphogranulomatose (Morbus Hodgkin) sowie eine Reihe von Erkrankungen, die zur Gruppe der Non-Hodgkin-Lymphome zusammengefaßt werden und als Tumoren des Immunsystems anzusehen sind.

Lymphogranulomatose (Morbus Hodgkin)

Ätiologie und pathologische Anatomie

Die Lymphogranulomatose ist eine letztlich bösartige, mit Granulombildung des lymphatischen Systems einhergehende Erkrankung. Ihre Ursache ist unbekannt. Der fieberhafte Verlauf mit Entzündungszeichen erinnert an eine Infektion (Viren?), das Ansprechen der Granulome auf Zytostatika und Röntgenstrahlen sowie der oft tödliche Verlauf an eine maligne Erkrankung.

Es hat sich gezeigt, daß Hodgkin-Granulome, die lymphozyten- oder histiozytenreich sind (Paragranulome), besser auf eine Behandlung ansprechen als lymphozytenarme, fibröse Formen (Hodgkin-Sarkome). Weiter ist entscheidend für die Prognose der Erkrankung, wie ausgebreitet die Granulome bei Beginn der Therapie sind:

Stadium I: Befall einer Lymphknotenregion oder eines extralymphatischen Organherds,

Stadium II: Befall mehrerer Lymphknotenregionen oberhalb oder unterhalb des Zwerchfells, evtl. mit einem Organherd auf der gleichen Zwerchfellseite,

Stadium III: Befall von Lymphknoten beiderseits des Zwerchfells, der Milz und evtl. weiterer Organherde,

Stadium IV: ausgedehnter Organbefall mit und ohne Lymphknotenbeteiligung.

Zu jedem Stadium wird vermerkt, ob Allgemeinsymptome fehlen (A) oder vorhanden (B) sind. Zu den Allgemeinsymptomen werden gerechnet: Fieber, Gewichtsverlust von mehr als 10% und Nachtschweiß.

Es gilt heute als gesichert, daß die Erkrankung in einem Lymphknoten beginnt und sich entgegen dem Lymphstrom ausbreitet. Ein Ausbreitungsschub kündigt sich meist durch Allgemeinsymptome (B) an.

Klinik

Schmerzlose Schwellung einzelner Lymphknotengruppen, evtl. auch hartnäckiger Juckreiz stehen am Anfang der Erkrankung. Sind die Lymphknoten im Bauchraum oder ist die Milz bzw. die Leber zuerst befallen, so ist das Krankheitsbild zunächst sehr schwer zu erkennen. Hinweise für das Bestehen einer Lymphogranulomatose sind:

❖ schubweiser Fieberverlauf (Pel-Ebstein-Typ), septische Fieberschübe oder auch einmal eine Kontinua,

❖ Schmerzen in den befallenen Regionen nach Alkoholgenuß,

❖ Anämie, Leukozytose mit Linksverschiebung, Lymphopenie und Vermehrung der Monozyten und Eosinophilen,

❖ Herpes zoster oder andere Virusinfekte als Zeichen der Infektabwehrschwäche.

Bei der weiteren schubweisen Ausbreitung der Erkrankung können praktisch alle Organe befallen werden (Lunge, Knochen, Magen).

Diagnose

Der Lymphknotenbefall wird durch Palpation, Röntgenuntersuchungen (Mediastinum) oder Lymphangiographie und Laparoskopie (Bauchlymphknoten) festgestellt. Gesichert wird die Diagnose durch die histologische Untersuchung eines Lymphknotens oder Organstücks (Milz, Leber, Knochen). Typisch sind im histologischen Bild große einkernige Hodgkin-Zellen, mehrkernige Sternberg-Riesenzellen und eine Vermehrung der eosinophilen Zellen. Die Tuberkulinreaktion fällt infolge einer Funktionsstörung der Lymphozyten bei der Lymphogranulomatose negativ aus.

Therapie und Prognose

Die Hodgkin-Granulome sind der Strahlentherapie und der kombinierten zytostatischen Therapie sehr gut zugänglich. Im Stadium I wird in erster Linie die gezielte Bestrahlung der befallenen und der umgebenden Lymphknotengruppen durchgeführt (Telekobalt). In den Stadien II und III werden Chemotherapie und Bestrahlung eingesetzt. Im Stadium IV wird die alleinige kombinierte Chemotherapie durchgeführt. Die Überlebensdauer der frühen Stadien und der gut ansprechenden Hodgkin-Form ist durch die Behandlung so groß geworden, daß man in 70–90% der günstig gelagerten Fälle von Heilungen sprechen kann.

Non-Hodgkin-Lymphome

Unter diesem Begriff wird heute eine Gruppe von Erkrankungen zusammengefaßt, die sich vom Morbus Hodgkin abgrenzen lassen und sich einerseits nach ihrem histologischen Bild und andererseits nach ihrer Abstammung klassifizieren lassen. Histologisch werden lymphozytäre, histiozytäre und gemischte Formen unterschieden, de jeweils wieder knötchenförmig oder diffus verteilt auftreten können. Die lymphozytären Formen haben eine bessere Prognose als die beiden anderen Formen. Nach neueren Untersuchungen leiten sich die Zellen der verschiedenen Non-Hodgkin-Lymphome von einzelnen Zellen des Immunsystems (T-Zellen, B-Zellen, Makrophagen) ab. Die Non-Hodgkin-Lymphomzellen stellen mehr oder weniger bösartige Entartungen („Karikaturen") der verschiedenen Arten und Entwicklungsstufen der Immunzellen dar (s. Kap. Immunologie, S. 606). Im allgemeinen sind die Non-Hodgkin-Lymphome, die sich von ausgereiften Immunzellen ableiten, gutartiger (= niedriger Malignitätsgrad) als die Lymphome, die sich von unreifen Zellen ableiten (= hoher Malignitätsgrad). Einige entartete Immunzellen besitzen noch die Fähigkeit, γ-Globuline zu produzieren, die den Antikörpern entsprechen, aber nicht mehr gezielt gegen ein auslösendes Antigen gerichtet sind. Sie werden deshalb Paraproteine genannt (S. 588).

Tab. 12.2 gibt die Einteilung der Non-Hodgkin-Lymphome nach der sog. Kiel-Klassifikation und die frühere Bezeichnung der Krankheitsbilder wieder.

Tabelle 12.**2** Non-Hodgkin-Lymphome, vereinfachte Einteilung nach der Kiel-Klassifikation (links) im Vergleich zur früheren deutschen Klassifikation (rechts)

Lymphome mit niedrigem Malignitätsgrad	
I. Lymphozytische Lymphome	
– chronisch lymphatische Leukämie	chronische lymphatische Leukämie (CLL)
– Haarzelleukämie	Haarzelleukämie
– Sézary-Syndrom, Mycosis fungoides	Sézary-Syndrom, Mycosis fungoides
– T-Zonen-Lymphom	atypische Lymphogranulomatose
II. Lymphoplasmozytoides Lymphom (Immunozytom)	Makroglobulinämie, Morbus Waldenström
Plasmozytisches Lymphom	Plasmozytom
III. Zentrozytisches Lymphom	Lymphozytäres Lymphsarkom
Zentroblastisch-zentrozytisches Lymphom	Großfollikuläres Lymphosarkom (Brill-Symmers)
Lymphome mit höherem Malignitätsgrad	
I. Zentroblastisches Lymphom	Lymphoblastisches Lymphosarkom (Retikulosarkom)
II. Immunoblastische Lymphome	Retikulosarkome
III. Lymphoblastische Lymphome T-Typ, unklassifiziert	Lymphoblastischs Lymphosarkom Lymphoblastenleukämie (ALL)
Lymphoblastisches Lymphom, Burkitt-Typ	Burkitt-Lymphom

Klinik

Das klinische Bild ist gekennzeichnet durch die lokale oder generalisierte Schwellung von Lymphknoten. Im weiteren Verlauf werden Milz, Leber, Knochenmark und andere Organe befallen.

Abflußbehinderungen durch gewucherte Lymphome führen zu Aszites, Pleuraerguß oder auch zu Ureterkompression. Allgemeinsymptome wie Fieber, Nachtschweiß und Gewichtsverlust werden bei einem Teil der Patienten (ca. 20 %) beobachtet.

Die Lymphome mit niedrigem Malignitätsgrad kommen häufiger vor (Verhältnis 3 : 1) und zeigen einen Häufigkeitsgipfel zwischen dem 60. und 80. Lebensjahr. Sie leiten sich überwiegend von den B-Lymphozyten ab, wachsen langsamer und progredient und verursachen in den ersten Stadien wenig Beschwerden. Das hat zur Folge, daß sie vielfach erst im fortgeschrittenen Stadium des Organbefalls diagnostiziert werden.

Die Lymphome mit hohem Malignitätsgrad wachsen rasch und werden deshalb in der Regel früh diagnostiziert. Es kommen hierbei Entartungen aller Immunzellen vor. Ein Häufigkeitsgipfel wird zwischen dem 5. und 15. Lebensjahr, ein zweiter zwischen dem 65. und 75. Lebensjahr beobachtet.

Bei beiden Lymphomformen, bei den gutartigen häufiger als bei den höhler malignen, kann eine Ausschwemmung der malignen Zellen ins Blut erfolgen (leukämische Reaktion). Die Stadieneinteilung der Non-Hodgkin-Lymphome lehnt sich weitgehend an die des Morbus-Hodgkin an.

Therapie

Die Vielfalt der Krankheitsformen und die relativ kleine Zahl der Fälle in den vorliegenden kontrollierten Studien bedingen, daß es bisher noch keine so klaren Therapieschemata wie bei der Lymphogranulomatose gibt. Die Stadien I und die früheren Stadien II (Befall zweier benachbarter Lymphknotenregionen oder eines benachbarten extralymphatischen Organs) sind gut der Strahlentherapie zugänglich. Spätere Stadien lassen sich besser durch die Chemotherapie, zum Teil in Kombination mit lokaler Bestrahlung, beeinflussen. Bei konsequenter und ausreichender Therapie sind jahrelange Remissionen und evtl. auch Heilungen möglich. Die Haarzelleukämie spricht gut auf α-Interferon an.

Chronische lymphatische Leukämie

Häufigkeit und Pathogenese

Die chronische lymphatische Leukämie besitzt eine Sonderstellung unter den Non-Hodgkin-Lymphomen und soll deshalb gesondert behandelt werden. Die chronische lymphatische Leukämie (CLL) tritt immer als generalisierte Erkrankung, d. h. im Stadium IV, in Erscheinung. Der Häufigkeitsgipfel der Erkrankung liegt zwischen dem 50. und 70. Lebensjahr. Männer sind doppelt so häufig betroffen wie Frauen. Es handelt sich um eine langsam fortschreitende Wucherung lymphatischer Zellen in allen lymphatischen Geweben und in den späteren Stadien auch in anderen Organen (Haut, Nieren, Magen-Darm-Trakt).

Klinik

Der Beginn ist schleichend wie bei der chronischen Myelose. Frühzeitig fallen Lymphknotenschwellungen am Hals, axillär oder inguinal auf. Die Milz ist frühzeitig vergrößert, weniger konstant die Leber. In der Haut können sich ausgedehnte lymphatische Infiltrationen entwickeln. Die Infektabwehr ist vermindert, da die Abwehrleistung des lymphatischen Systems eingeschränkt ist (Antikörpermangel). Die Durchsetzung des Knochenmarks mit lymphatischen Zellen hemmt die normale Blutbildung. Anämie und Blutungsneigung sind die Folge. Die Erkrankung kann sich über viele Jahre hinziehen.

Diagnose

Die Zellzahl im peripheren Blut kann bis auf 100 000 Zellen/mm^3 erhöht sein, mit einem Lymphozytenanteil von 80–90%. Die Kerne der Zellen sind lockerer als normal; zum Teil treten größere Zellformen auf; die PAS-(Para-aminosalicylsäure-)Reaktion ist deutlich positiv. Beim Ausstreichen werden die Zellen leicht zerstört; die Kernreste werden als Gumprecht-Kernschatten bezeichnet.

Der Knochenmarksausstrich zeigt eine Durchsetzung mit Lymphozyten unter Zurückdrängung des übrigen blutbildenden Systems.

Therapie

❖ Zytostatische Therapie (z. B. mit Leukeran) in Kombination mit Glucocorticoiden, besonders in fortgeschrittenen Fällen mit bedrohlicher Anämie und Thrombozytopenie, Knospe-Schema;
❖ Röntgenbestrahlung der Milz oder der mediastinalen Lymphknoten, wenn Verdrängungs- bzw. Stauungserscheinungen auftreten;
❖ Antibiotika und γ-Globulin bei Infektabwehrschwäche.

Monoklonale Gammopathien (Immunozytome, Paraproteinämien)

Pathogenese

Unter monoklonalen Gammopathien faßt man eine Gruppe von Erkrankungen zusammen, die durch Wucherung eines Stammes (Klon) von antikörperbildenden Zellen entstehen. Die jeweils zu einer engen Familie gehörenden Zellen sind abartig und bilden deshalb auch ein abartiges Antikörperglobulin, das Paraprotein genannt wird. Entsprechend den Klassen der normalen Immunglobuline (S. 608) können IgG-, IgA-, IgM-, IgE- und IgD-Paraproteine auftreten. Manchmal sind die Zellen so entartet, daß sie nicht mehr in der Lage sind, ein vollständiges Antikörpermolekül aufzubauen. Man findet dann nur Teile eines Moleküls, die entweder aus den schweren Ketten oder nur aus den leichten Ketten des Moleküls bestehen.

Plasmozytom (multiples Myelom, Morbus Kahler)

Häufigkeit und Pathogenese

Beim Plasmozytom bzw. plasmozytischen Lymphom nach der Kiel-Klassifikation handelt es sich um eine maligne Wucherung der Plasmazellen mit Bildung von Paraproteinen. Die Erkrankung tritt vorwiegend im höheren Lebensalter auf, bei Männern doppelt so häufig wie bei Frauen. Die Plasmazellen wuchern zerstörend herdförmig oder diffus im Knochenmark. Dadurch entstehen im Röntgenbild ausgestanzte runde Herde oder das Bild einer allgemeinen Osteoporose. Auch in den Weichteilen können gelegentlich Plasmozytomherde entstehen. Selten findet man über längere Zeit nur einen einzelnen Knochenherd. Bei einem Teil der Patienten kommt es in den Endphasen der Erkrankung zu einer Ausschwemmung der Plasmazellen ins

Blut (Plasmazelleukämie). Die Ablagerung der Paraproteine in den Nieren führt schließlich zur Niereninsuffizienz.

Klinik

Die Erkrankung beginnt schleichend mit rheumatischen Beschwerden, Knochenschmerzen und Leistungsinsuffizienz. Durch den Befall der Knochen können Spontanfrakturen auftreten. Die Verdrängung des normalen Knochenmarks bedingt Anämie und eine durch Thrombozytenmangel verursachte Blutungsbereitschaft, die noch dadurch verstärkt wird, daß die Paraproteine einen Teil der Gerinnungsfaktoren abbinden.

Diagnose

Sehr früh fällt bei diesen Patienten die extrem beschleunigte BKS auf (mehr als 100 mm nach Westergren in der 1. Stunde). In der Elektrophorese wandern die Paraproteine in Form eines schmalen Bandes (Gradient) (Abb. 12.7).

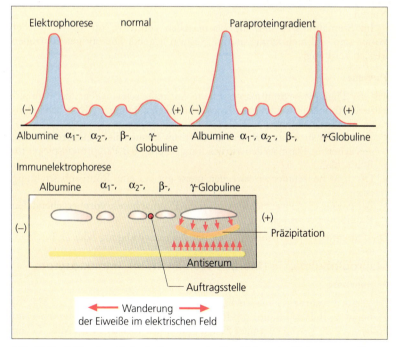

Abb. 12.**7** Elektrophoretische Auftrennung der Eiweißkörper im Blutserum von Gesunden und von Patienten mit Plasmozytom

Führt man die Elektrophorese im Agar durch und gibt anschließend ein Serum, das Antikörper gegen Paraproteine enthält, dazu, so entsteht eine Präzipitationslinie an der Stelle, an der das Antiserum und das Paraprotein zusammentreffen. Da wir heute Antiseren gegen alle vorkommenden Paraproteine besitzen, gelingt es mit dieser Immunelektrophorese, die Paraproteine im Serum eines Patienten genau zu bestimmen.

Beim Plasmozytom findet man vorwiegend IgG- (ca. 70 %) oder IgA- (ca. 30 %) Paraproteine. In etwa 30 % der Fälle erscheint beim Plasmozytom ein zusätzliches Paraprotein, das nur aus leichten Ketten besteht und wegen seiner geringen Molekülgröße gut über die Nieren ausgeschieden wird. Dieses Bence-Jones-Protein hat die Eigenschaft, beim Erwärmen des Urins auf etwa 70 °C auszufallen und bei weiterer Erhitzung wieder in Lösung zu gehen. Gelegentlich findet man bei Plasmozytompatienten nur das Bence-Jones-Paraprotein. Begleitend zu den Paraproteinen können in der Kälte gelierende Eiweißkörper (Kryoglobuline) auftreten, die bei Abkühlung Durchblutungsstörungen verursachen können. Der ausgedehnte Befall des Knochens führt zu einer Erhöhung des Serumcalciums und evtl. zu Kalkablagerungen in den Nieren.

Im Sternalpunktat sind die Plasmazellen vermehrt, oft von atypischer Form, zum Teil mehrkernig und in Nestern liegend. Die übrigen Blutzellen werden verdrängt.

Therapie

Mit der Therapie beginnt man erst beim Auftreten schwerwiegender Komplikationen (hoher Eiweißgehalt, Knochenmarksverdrängung, Knochenzerstörung, Nierenschädigung).

❖ Zytostatika in Kombination mit Cortison können über längere Zeit die gewucherten Plasmazellen zurückdrängen und den Paraproteinspiegel im Blut senken.

❖ Die Knochenschmerzen sprechen meist gut auf eine Röntgenbestrahlung an.

❖ Bei starker Eiweißvermehrung kann die Plasmapherese vorübergehend den Eiweißspiegel senken.

Die Patienten sterben schließlich an der Nierenschädigung oder an Infekten.

Makroglobulinämie (Morbus Waldenström), Immunozytom

Pathogenese

Bei dieser Paraproteinämie wuchern lymphoretikuläre Zellen, die ein Makroglobulin (IgM-Paraprotein) produzieren. Betroffen sind meist Menschen im höheren Alter. Die wuchernden Zellen finden sich vorwiegend in Milz, Leber, Lymphknoten, Knochenmark. Die Makroglobuline erhöhen die Viskosität des Blutes, so daß es zu Zirkulationsstörungen (Augen, Gehirn) kommen kann.

Die Verdrängung des normalen Knochenmarks (Thrombozyten) und die Bindung von Gerinnungsfaktoren durch die Makroglobuline führen zur Blutungsneigung.

Klinik

Der langsame Beginn ist gekennzeichnet durch Blutungsneigung, Anämie, Lymphknoten- sowie Leber- und Milzschwellung. Im Röntgenbild sieht man meist eine diffuse Osteoporose.

Diagnose

Die BSG ist maximal beschleunigt. Elektrophorese und Immunelektrophorese zeigen die Makroglobuline. Im Knochenmark findet man die gewucherten lymphozytär-plasmazellulären Elemente. Die hohe Viskosität des Bluts führt zu Durchblutungsstörungen am Augenhintergrund (Fundus paraproteinaemicus) und evtl. zur zerebralen Mangeldurchblutung bis hin zum Koma (Coma paraproteinaemicum).

Therapie

Eine Dauerbehandlung mit Zytostatika (Leukeran) ist erforderlich. In akuten Phasen kann der Entzug des viskösen Plasmas lebensrettend sein.

Schwerkettenkrankheit (Franklin-Krankheit)

Pathogenese

Bei dieser seltenen Erkrankung bilden die entarteten plasmazellulären Zellen nur einen Teil des Antikörpermoleküls, die schweren Ketten. Es kann sich dabei um Ketten des IgG-, IgA- oder IgM-Moleküls handeln.

Klinik

Schwellung von Lymphknoten, Leber, Milz und Schleimhäuten und Infektanfälligkeit bestimmen das Bild.

Therapie

Die Behandlung entspricht der des Plasmozytoms.

Sekundäre Paraproteinämien

Symptomatisch können, manchmal nur vorübergehend, Paraproteine bei Lebererkrankungen, Karzinomen, Lymphadenose, Osteomyelofibrose und Lupus erythematodes disseminatus auftreten. Sie haben keinen eigenen Krankheitswert. Gelegentlich wurde später ein Übergang in eine echte Paraproteinämie beobachtet.

Blutungsübel

Normale Gerinnung

Das Strömen des Bluts wird durch ein Gleichgewicht zwischen Gerinnung und Wiederauflösung (Lyse) von Gerinnseln gewährleistet. Das Gerinnungssystem des Bluts ist ein kompliziertes Zusammenspiel von vielen Gerinnungsfaktoren, an dessen Ende schließlich die Umwandlung von Fibrinogen zu Fibrin steht. Die Gerinnungsfaktoren sind Eiweißkörper, die in inaktiver Form im Serum vorliegen und beim Gerinnungsvorgang nacheinander und zum Teil auch nebeneinander aktiviert werden. Als weitere Faktoren treten aus den Thrombozyten ein Phospholipid (PLF) bzw. beim exogenen System ein Gewebsphospholipid (PHL) hinzu. Darüber hinaus ist die Anwesenheit von Calciumionen (Ca^{2+}) nötig. Der erste Schritt der Gerinnung besteht in der Aktivierung des Faktor X entweder über das endogene System oder über das exogene System. Der zweite Schritt ist gemeinsam und beginnt mit der Aktivierung des Prothrombins und endet schließlich bei der Bildung des unlöslichen Fibrins.

Neben gerinnungsfördernden Faktoren existieren im Blut auch Hemmfaktoren der Gerinnung. Besondere Bedeutung besitzt das Antithrombin III, das sowohl Thrombin als auch den aktivierten Faktor X (Xa) inaktiviert. Die Wirkung von Antithrombin III wird durch Heparin und z.B. durch einige Antibiotika verstärkt. Antithrombin III ist ein α_2-Globulin und wird in der Leber gebildet. Ein Mangel an Antithrombin III kann erblich sein oder wird beobachtet bei Leberzellschäden, Eiweißverlusten oder erhöhtem Verbrauch bei überschießender Gerinnung. Ein Antithrombin-III-Mangel geht einher mit einer verstärkten Neigung zu Thrombosen und Embolien. Durch die Gabe eines Antithrombin-III-Konzentrats kann diese erhöhte Thrombosegefahr vorübergehend beseitigt werden.

Ausgelöst wird der Gerinnungsvorgang entweder durch einen Gefäßendothelschaden, wodurch eine kontaktaktive benetzbare Oberfläche entsteht und die Faktoren XII und XI (endogenes System) aktiviert werden; oder der Vorgang wird durch eine Gewebsverletzung mit Aktivierung des Faktor VII ausgelöst (exogenes System) (Abb. 12.**8**). Durch Aktivierung weiterer Faktoren unter Beteiligung des Plättchenphospholipids (PLF) bzw. des Gewebsphospholipids (PHL) und von Calciumionen entsteht der aktivierte Faktor X. Das gesamte Reaktionsgemisch wird als Thromboplastin bezeichnet. In weiteren Schritten wird Prothrombin (F II) zu Thrombin (F IIa) und Fibrinogen (F I) zu Fibrin, das durch den fibrinstabilisierenden Faktor XIII verfestigt und durch Zusammenziehen zum festen Gerinnsel wird. Parallel zur Aktivierung der Gerinnung verläuft die Aktivierung des fibrinolytischen Systems. Blut- und Gewebsaktivatoren sowie Streptokinase und Urokinase verwandeln das inaktive Plasminogen zu Plasmin, welches wiederum Fibrin, Fibrinogen und die Faktoren V und VIII aufzulösen vermag (Abb. 12.**8**).

Dadurch geschieht ein ständiger Auf- und Abbau des Fibrins.

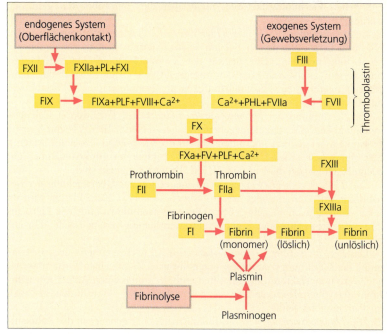

Abb. 12.**8** Schematischer Ablauf der Blutgerinnung. PLF = Plättchenfaktor

Untersuchungsmethoden

Die *Gerinnungszeit* kann einfach, wenn auch ungenau bestimmt werden, indem man einen Blutstropfen auf ein paraffiniertes Uhrglasschälchen gibt und alle 30 Sekunden mit einer fein ausgezogenen Glasspitze durch den Blutstropfen geht, bis sich ein feiner Fibrinfaden zeigt. Eine Verlängerung der Gerinnungszeit auf über 8–10 Minuten zeigt global eine Störung des endogenen Gerinnungssystems an.

Eine Verlängerung der *Blutungszeit* findet man vor allen Dingen bei einer Störung der Thrombozytenfunktion oder bei einem Thrombozytenmangel.

Um eine Gerinnungsstörung genauer zu erfassen, wurde eine Reihe von Untersuchungsverfahren entwickelt, die alle von dekalzifiziertem Blut (z. B. durch Natriumcitrat) ausgehen.

Die *Rekalzifizierungszeit* ist die Zeit bis zur Gerinnung nach Zusatz von Calciumionen ($CaCl_2$).

Die *partielle Thromboplastinzeit (PTT)* ist die Gerinnungszeit nach Zusatz von Calciumionen und Thrombozytenfaktor 3, so daß nur Störungen der endogenen Gerinnungsfaktoren, nicht aber der Thrombozyten gemessen werden.

Beim aufwendigeren *Thrombelastogramm (TEG)* wird ein Stempel in einem hin- und herrotierenden Gefäß mit rekalzifiziertem Blut in zunehmendem Maße mitgenommen. Der Beginn der Stempeldrehung zeigt den Gerinnungsbeginn an (Messung der Gerinnungszeit); das größte Ausmaß der Stempeldrehung zeigt die Thrombusfestigkeit an (beeinflußt durch Thrombozytenzahl und Fibrinogengehalt).

Zur Bestimmung der *Thromboplastinzeit (Quick-Test, TPZ)* werden Calciumionen und Gewebsextrakt zugegeben. Mangel an Faktor II, V, VII und X sowie Fibrinogenmangel verlängern den Eintritt der Gerinnung (exogenes System). Der Quick-Test ist zur Überwachung der Therapie mit Antikoagulantien gut geeignet, da hierbei die Faktoren II, VII, IX und X gesenkt sind.

Die *Thrombinzeit (TZ)* eignet sich dagegen gut zur Überwachung der Behandlung mit Heparin oder Streptolysin (S. 284, 297). Zum Plasma wird im Überschuß Thrombin zugegeben. Die Antithrombinwirkung des Heparins und die Fibrinspaltprodukte der Streptolysintherapie verlängern die Thrombinzeit.

Das *Fehlen einzelner Gerinnungsfaktoren* wird nachgewiesen durch Bestimmung der Gerinnungszeit im Patientenblut nach Zusatz eines Testserums, das alle Gerinnungsfaktoren bis auf einen enthält. Durch einen Ansatz mit mehreren derartigen Testseren läßt sich genau der Faktor herausfinden, der auch im Patientenblut fehlt.

Die *Thrombozytenzahl* wird im Blutausstrich oder genauer in der Zählkammer bestimmt. Der Normalwert liegt zwischen 200 000 und 300 000/mm^3.

Hinweise auf die *Funktion der Thrombozyten* ergeben neben der Blutungszeit Bestimmungen hinsichtlich ihrer Aggregationsfähigkeit, ihrer Fähigkeit zur Anheftung an Kunststoff und ihrer Form und Ausbreitung auf silikonisierten Objektträgern.

Koagulopathien

Koagulopathien sind Blutungsbereitschaften (hämorrhagische Diathesen), die durch eine Störung der Gerinnungsfaktoren bedingt sind. Die auftretenden Blutungen sind mehr flächenhaft.

Angeborene Bildungsstörungen von Gerinnungsfaktoren

Hämophilie A

Pathogenese

Der klassischen Hämophilie A liegt ein Mangel der niedermolekularen, gerinnungsaktiven Komponente des Faktor VIII (antihämophiles Globulin) zugrunde. Es handelt sich um eine an das X-Chromosom gebundene Erbkrankheit, bei der die Männer erkranken ($\overline{XY}$), während die Frauen Überträgerinnen (Konduktoren) sind ($\overline{XX}$). Bei einem Teil der Patienten tritt die Erkrankung nach einer Spontanmutation auf. Nur unter den Kindern eines Hämophilen und einer Konduktorin können auch weibliche Bluter sein ($\overline{XX}$). Erste Erkrankungszeichen treten meist in früher Jugend auf. Im Alter nimmt die Blutungsbereitschaft ab.

Klinik

Das Fehlen des Faktor VIII führt zur mangelnden Thromboplastinbildung im endogenen System. Das sich regelrecht bildende Gewebsthromboplastin reicht aus, um die Blutungszeit normal zu halten und Spontanblutungen im allgemeinen zu verhindern. Kleine Traumen, Fehlbelastungen (Muskeln, Gelenke) oder auch Schleimhautentzündungen (Harnwege, Magen-Darm-Trakt) können unstillbare lebensbedrohliche Blutungen auslösen. Wiederholte Gelenkblutungen führen zur Gelenkzerstörung und -versteifung. Blutungen in die Muskulatur werden oft spät erkannt. Hämophile mit einer Faktor-VIII-Restaktivität von über 5 % lassen das Krankheitsbild oft nur nach Verletzungen oder Operationen zutage treten.

Diagnose

Die globalen Gerinnungstests (Gerinnungszeit, Rekalzifizierungszeit, PTT, Thrombelastogramm) sind deutlich verändert, Quick-Test und Blutungszeit normal. Mit den Faktormangelseren läßt sich der Gerinnungsdefekt genau festlegen.

Therapie

Bei leichten Blutungen genügt oft eine lokale Blutstillung mit Fibrin- bzw. Thrombinpräparaten. Schwere Blutungen erfordern die Zufuhr von Faktor-VIII-Konzentraten (antihämophiles Globulin als Kryopräzipitat); die Zufuhr muß nach etwa 8 Stunden wiederholt werden. Vor Operationen muß der Faktor-VIII-Gehalt auf 30–60 % angehoben werden, je nach Größe des Eingriffs.

Hämophilie B

Pathogenese und Klinik

Die Hämophilie B beruht auf einem Mangel an Faktor IX (Christmas factor). Sie ist seltener, zeigt in Klinik und Laborbefunden keine Unterschiede zur Hämophilie A.

Therapie

Die Therapie ist einfacher, da der Faktor IX in aktiver Form im Serum und im Plasma vorliegt und eine längere Halbwertszeit besitzt als der Faktor VIII.

Es stehen zur Behandlung auch Faktor-IX-Konzentrate zur Verfügung (Pro-thrombinkonzentrat = PPSB).

Bis etwa 1985 infizierten sich zahlreiche Hämophiliekranke mit Hepatitis-und HIV-Viren. Seither sind die Virusinaktivierung der Faktorenkonzentrate und die Plasmaspenderüberwachung deutlich verbessert worden.

Willebrand-Jürgens-Syndrom

Pathogenese

Die als Willebrand-Jürgens-Syndrom bezeichnete Erkrankung wird autosomal dominant vererbt, so daß Frauen und Männer gleich häufig erkranken können. Es handelt sich um unterschiedliche Defekte des Faktor-VIII-Moleküls. Es sind dadurch die Gerinnungsfähigkeit des Plasmas und die Thrombozytenfunktion für die primäre Blutstillung gestört. Die Folgen, vermehrte Schleimhautblu-tung, verlängerte Blutungszeit und gesteigerte Kapillardurchlässigkeit, treten manchmal erst nach Schädigungen (postnatal, postoperativ) zutage.

Klinik und Therapie

Die Erkrankung tritt in früher Jugend in Form von Haut- und Schleimhaut-blutungen auf (Nasenbluten, verstärkte Regelblutung). Therapeutisch gibt man Frischblut bzw. Frischplasma oder auch Konzentrat.

Faktorenmangel anderer Art

Faktorenmangel anderer Art ist sehr selten. Fälle mit Mangel an Faktor II, V, VII, X, XI, XII oder XIII sind beschrieben worden. Sie sind alle nicht ge-schlechtsgebundene Erbkrankheiten.

Erworbene Bildungsstörungen von Gerinnungsfaktoren (erworbene Koagulopathien)

Ein *Mangel an fettlöslichem Vitamin K* bei Verschlußikterus, bei Magen-Darm-Resorptionsstörungen oder Schädigung der Vitamin-K-produzierenden Darmflora führt zur verminderten Bildung von Gerinnungsfaktoren (II, VII, IX, X) in der Leber. Auch bei einem *Leberparenchymschaden* werden die Ge-rinnungsfaktoren in zu geringer Menge gebildet. Blutungs- und Gerinnungs-zeit sind verlängert, der Quick-Wert ist erniedrigt. Die parenterale Zufuhr von Vitamin K beseitigt nur im ersten Fall die Gerinnungsstörung (Koller-Test). Sonst können symptomatisch Prothrombinkonzentrat und evtl. auch Fibrinogen gegeben werden.

Die Blutungsneigung bei der *Urämie* (S. 547) wird durch einen Kapillar-schaden, durch Störung der Thrombozytenfunktion und durch Verminderung von Gerinnungsfaktoren (II) verursacht.

Hämaturie, Haut- und Schleimhautblutungen sind die Folge.

Die Behandlung mit *Cumarinderivaten* (Antikoagulantien) führt zu einer Verdrängung des Vitamin K bei der Synthese der Vitamin-K-abhängigen Gerinnungsfaktoren. Der Quick-Wert ist ein verläßlicher Test zur Kontrolle der Behandlung mit Antikoagulantien. Er sollte auf 15–20% der Norm erniedrigt sein.

Verbrauchskoagulopathie

Ätiologie und Pathogenese

Kommt es in vielen kleinen Gefäßen zur Gerinnung, so werden die Gerinnungsfaktoren und die Thrombozyten so stark verbraucht, daß das weiterfließende Blut einen Gerinnungsdefekt aufweist. Eine hämorrhagische Diathese in dem nachfolgenden Stromgebiet ist die Folge.

Verursacht wird eine Verbrauchskoagulopathie durch
- Einstrom gerinnungsaktiver Substanzen, Strömungsverlangsamung und Gefäßwandschäden mit Freisetzung von Kollagen oder
- Schädigung des retikuloendothelialen Systems, das normalerweise Aktivierungsprodukte der Gerinnung aus dem Blut abfiltert.

Alle Schädigungen des Gefäßendothels, Antigen-Antikörper-Komplexe, Bakterientoxine, große Hämatome, Fruchtwasser, Fetteinstrom, Gewebstrümmer oder auch ein Kreislaufschock mit Stase können Anlaß zum vermehrten intravasalen Verbrauch von Gerinnungsfaktoren sein. Seit langem bekannt ist die als Waterhouse-Friderichsen-Syndrom bezeichnete Verbrauchskoagulopathie bei Meningokokkensepsis (S. 659).

Diagnose

Die Laboruntersuchungen zeigen eine Verminderung aller Gerinnungsfaktoren einschließlich Antithrombin III, besonders einen frühzeitigen Abfall der Thrombozyten und des Fibrinogens und Erhöhung der Fibrinspaltprodukte.

Therapie

Die Therapie verfolgt das Ziel, die Gerinnung zu hemmen, um dadurch den Verbrauch der Gerinnungsfaktoren zu stoppen. Trotz der großen Blutungsbereitschaft ist deshalb Heparin das Mittel der Wahl. Gleichzeitig werden die verbrauchten Gerinnungsfaktoren und Antithrombin III ersetzt.

Fibrinolyse

Pathogenese

Bei ausgedehntem Gewebszerfall (Verbrennungen, Lungen-, Nieren-, Herz- oder Prostataoperationen, Uterusgewebe bei geburtshilflichen Komplikationen) werden Substanzen (Kinasen) freigesetzt, die das fibrinolytische System aktivieren. Aus Plasminogen entsteht Plasmin, das Fibrin und Fibrinogen abbaut und im weiteren auch andere Gerinnungsfaktoren (II, V, VII) zerstört.

Die Fibrinspaltprodukte hemmen selbst wieder die Fibrinbildung. Im Gegensatz zur Verbrauchskoagulopathie ist die Thrombozytenzahl bei der Fibrinolyse normal. Bei der Blutentnahme lösen sich die zunächst entstehenden Blutgerinnsel im Reagenzglas wieder auf.

Therapie

Therapeutisch gibt man Antifibrinolytika (ε-Aminocapronsäure) und ersetzt das verbrauchte Fibrinogen.

Immunkoagulopathien

Pathogenese

Unter Immunkoagulopathien versteht man Gerinnungsstörungen, die durch Bildung von Antikörpern gegen Gerinnungsfaktoren entstehen. Solche Fehlsteuerungen des Immunsystems (Autoantikörperbildung) können bei Kollagenosen, chronischen Infekten, Tumoren und Fremdeiweißzufuhr (Transfusionen, z. B. auch von Gerinnungspräparaten) auftreten.

Von Bedeutung ist das sog. Lupusantikoagulans, das bei etwa 10 % der Patienten mit systemischem Lupus erythematodes (S. 376) als gerinnungsaktives Phospholipid zur Thromboseneigung bei diesen Patienten führt sowie auch Ursache der erhöhten Fehlgeburtsrate bei den Patientinnen mit systemischem Lupus erythematodes darstellt.

Antikörper gegen Faktor VIII oder IX bedingen eine sog. Hemmkörperhämophilie.

Therapie

Die Therapie richtet sich gegen die auslösende Krankheit bzw. besteht in der Unterlassung nicht notwendiger Transfusionen.

Dysproteinämische Purpura

Pathogenese

Paraproteine (S. 588) können das Gerinnungssystem komplex stören. Sie werden an die Oberfläche von Thrombozyten angelagert und hemmen deren Funktion; sie schlagen sich an den Basalmembranen der Kapillaren nieder und erhöhen dadurch den Durchlässigkeitsgrad, und sie binden schließlich Gerinnungsfaktoren im Plasma ab.

Klinik und Therapie

Man findet besonders an der unteren Extremität eine rezidivierende Purpura mit petechialen Blutungen, gelegentlich auch Schleimhaut- und Retinablutungen. Die Therapie besteht in dem Versuch, den Paraproteinspiegel zu senken (Zytostatika, Plasmapherese).

Thrombozytopathien

Physiologie

Die Thrombozyten üben eine Doppelfunktion bei der Gerinnung und Blutstillung aus. Einerseits verkleben sie bei einem Gefäßschaden untereinander und haften am Endotheldefekt an. Durch Retraktion entsteht ein fester, den Defekt verstopfender Pfropf. Andererseits liefern sie für den Ablauf des Gerinnungsvorganges den Plättchenfaktor 3 und einige weitere Komponenten wie energiereiche Phosphate, Serotonin oder den Antiheparinfaktor.

Pathogenese und Klinik

Durch Thrombozyten bedingte Blutungsübel sind vorwiegend durch einen Thrombozytenmangel (Thrombozytopenie), weniger häufig durch eine Funktionsstörung der Thrombozyten (Thrombozytopathie) bedingt. Selten wird eine abnorme Vermehrung der Thrombozyten (Thrombozytose) beobachtet.

Kennzeichnend für die thrombozytenbedingten hämorrhagischen Diathesen sind flohstichartige Haut- und Schleimhautblutungen (Petechien). Durch Kneifen der Haut oder Stauung des Unterarmes mit einem Blutdruckapparat lassen sich die petechialen Blutungen willkürlich auslösen (Rumpel-Leede-Test). Die Blutungszeit ist beim Thrombozytenmangel verlängert, die Gerinnungszeit dagegen normal.

Thrombozytopenien

Immunthrombozytopenische Purpura (ITP), Morbus Werlhof

Pathogenese

Beim Morbus Werlhof bilden sich, ausgelöst durch Virusinfektionen oder Medikamente, Autoantikörper, die sich an den C_3-Rezeptor der Thrombozyten binden und damit zum Untergang der Thrombozyten führen.

Klinik und Diagnose

Beim akuten Morbus Werlhof treten nach dem Virusinfekt oder nach der Medikamenteneinnahme plötzlich petechiale Blutungen an Haut und Schleimhäuten (Nasen-Rachen-Raum, Magen-Darm-Trakt, ableitende Harnwege) auf. Nach Abklingen des Infekts bzw. Absetzen des Medikaments steigt die Thrombozytenzahl in 2 Wochen bis 2 Monaten wieder an.

Beim seltenen chronischen Morbus Werlhof beginnt die Erkrankung vielfach im jugendlichen Alter und verläuft schubweise. Das weibliche Geschlecht ist bevorzugt betroffen. Neben petechialen Hautblutungen fallen Blasenbluten, blaue Flecken, Zahnfleischbluten oder verstärkte Regelblutung auf. Lebensbedrohlich können postoperative Blutungen und Gehirnblutungen werden. Das Knochenmark zeigt eine Vermehrung unreifer und degenerierter

Megakariozyten, das periphere Blutbild eine Verminderung der Thrombozytenzahl und der unreifen Formen bei deutlich verminderter Thrombozytenüberlebenszeit (unter 8 Tagen).

Therapie

In den akuten Blutungsphasen gibt man 100–150 mg Cortison und reduziert die Dosis entsprechend dem Ansteigen der Thrombozytenzahl. Beim chronischen Morbus Werlhof muß die Behandlung oft über Monate durchgeführt und evtl. durch ein zweites immunsuppressiv wirkendes Medikament (Azathioprin) ergänzt werden. Bei anhaltender Blutungsneigung kann eine Milzexstirpation noch erfolgreich sein.

Weitere Thrombozytopenieformen

Weitere Ursachen eines Thrombozytenmangels können sein:
* direkte Schädigung des Knochenmarks (z. B. Röntgenstrahlen, Zytostatika),
* Verdrängung der Megakariozyten (Leukämie),
* Verödung des Knochenmarks (Panzytopenie),
* erhöhter Verbrauch von Thrombozyten (Verbrauchskoagulopathie),
* Verlust von Thrombozyten (schwere Blutung),
* erhöhter Abbau in der Milz (Splenomegalie, wahrscheinlich verbunden mit splenogener Markhemmung).

Thrombopathien

Gelegentlich treten vererbbare Störungen der Thrombozytenfunktion auf. Die Erkrankungen machen sich schon im Kindesalter bemerkbar. Das klinische Bild gleicht trotz normaler Thrombozytenzahlen dem Bild der Thrombozytopenie. Die Behandlung besteht in Gaben von Thrombozytenkonserven oder Frischblut. Eine erworbene Störung der Thrombozytenfunktion kommt bei Urämie, Verbrauchskoagulopathie oder Paraproteinämie vor.

Thrombozytosen

Selten wird eine Thrombozytenvermehrung (über 1 Million/mm^3) aus unbekannter Ursache beobachtet. Gleichzeitig bestehen dabei eine hämorrhagische Diathese und eine Thromboseneigung. Leukämien, Lymphogranulomatose oder Polycythaemia vera können ebenfalls mit einer pathologischen Vermehrung der Thrombozyten verbunden sein.

Gefäßbedingte Blutungsübel

Morbus Osler

Klinik

Der Morbus Osler ist eine Erbkrankheit. Er ist gekennzeichnet durch Gefäßerweiterungen (Teleangiektasien) und pathologische Verbindungen zwischen
Arterien und Venen (Aneurysmen), die leicht bluten. Die Gefäßveränderungen treten an der Haut, an den Schleimhäuten und an den inneren Organen
auf. Sie sind als hell- bis blaurote Flecken besonders gut an der Lippen- und
Mundschleimhaut zu sehen. Zahlreiche Gefäßverbindungen im kleinen Kreislauf wirken wie ein Shunt (S. 208). Blutungen treten mit zunehmendem Alter
der Patienten vorwiegend an der Nasenschleimhaut auf.

Therapie

Blutstillung durch Tamponade. Pflege der Nasenschleimhaut mit Salben und
evtl. operative Entfernung größerer Aneurysmen sind die therapeutischen
Möglichkeiten.

Weitere Gefäßschäden mit Blutungsneigung

Immunreaktionen am Gefäßendothel und zum Teil auch in den tiefen Gefäß-
wandschichten gehen vielfach mit Blutaustritt einher. Bei derartigen allergischen Gefäßentzündungen (Vaskulitiden, S. 382) können die Gefäßschädigun-
gen ganz im Vordergrund des klinischen Bildes stehen, oder sie sind nur eine
Begleitreaktion bei meist chronischer Grundkrankheit (Purpura Schoenlein-
Henoch beim Streptokokkenrheumatismus, Purpura hyperglobulinaemica bei
Leberzirrhose, Tuberkulose oder Amyloidose).

Erhöhte Gefäßdurchlässigkeit mit petechialen bis flächenhaften Hautblutungen finden sich auch bei länger dauernder Cortisontherapie, bei Alterungs-
prozessen in der Haut, bei angeborenen Strukturdefekten im Bindegewebe
(Ehlers-Danlos-Syndrom) und schließlich auch beim Vitamin-C-Mangel
(Skorbut).

Pflegeschwerpunkte bei Blutkrankheiten: Blutkrankheiten sind kein einheitliches Krankheitsbild, deshalb richten sich die unterschiedlichen Pflegemaßnahmen nach der Krankheitsursache, den betroffenen Zellverbänden, dem Verlauf der Krankheit (gutartig/bösartig, reversibel/irreversibel, akut/chronisch), dem Alter des Patienten und seiner Vorgeschichte. Ganz allgemein gilt bei den beschriebenen Krankheitsbildern des leukopoetischen Systems, daß der Patient über alle Maßnahmen, besonders die der Isolierung zu seinem Schutz ausreichend informiert wird. Er soll seine Krankheit verstehen und mit den Einschränkungen leben lernen. In den Zeiten der Remission brauchen die Patienten dringend ärztliche und menschliche Unterstützung und Begleitung.

Pflegeschwerpunkte bei der Eisenmangelanämie und Perniciosa: Im Vordergrund stehen die Unterstützung und Förderung der Kräfte des betroffenen Patienten durch Erlangen der Selbständigkeit in den Aktivitäten des täglichen Lebens, z. B. durch Krankengymnastik und Physiotherapie. Des weiteren ist meistens eine Umstellung der Ernährungs- und Lebensgewohnheiten notwendig. Durch intensive Hautpflege lassen sich spröde Haut, Mundwinkelrhagaden und brüchige Nägel bei der Eisenmangelanämie lindern, eventuelle Spätfolgen können durch gute Krankenbeobachtung frühzeitig erkannt werden.

Pflegeschwerpunkte bei hämolytischen Anämien: Die Pflegemaßnahmen bei hämolytischen Anämien richten sich zum einen nach der Therapie und zum anderen nach der jeweiligen Situation des Patienten.

Pflegeschwerpunkte bei hämorrhagischen Diathesen: Hämorrhagische Diathese ist ein Sammelbegriff für Krankheiten mit Blutungsneigung bzw. Störung der Blutbildung. Bei akuten Blutverlusten steht die Überwachung und Unterstützung der Herz-Kreislauf-Funktion im Vordergrund, beinhaltet eine genaue Überwachung des Allgemeinzustandes, sowie eine regelmäßige Kontrolle der Vitalzeichen (Puls, Blutdruck, zentraler Venendruck und ggf. Stundenurinkontrolle). Dem Patienten muß Ruhe und Sicherheit vermittelt werden, Bettruhe ist angezeigt, sowie im weiteren Verlauf eine vorsichtige Mobilisation. Allgemein stehen bei hämorrhagischen Diathesen eine gezielte Blutungs- und Hämatomprophylaxe, z. B. vor großen Operationen im Vordergrund, dem Patienten dürfen keine i. m. Injektionen verabreicht werden, er muß vor Verletzungen geschützt werden. Haut und Schleimhäute müssen gut beobachtet und gepflegt werden. Der Patient muß einen besonderen Ausweis einschließlich eines Blutungsantidots mitführen, eine spezielle psychosoziale Betreuung, insbesondere bei Blutungsrückfällen, Berufsproblemen o. ä. ist wichtig.

Pflegeschwerpunkte bei Polyglobulien: Bei den Polyglobulien muß die Pflege und Unterstützung in den Aktivitäten des täglichen Lebens des Patienten entsprechend der vorliegenden Situation eingeschätzt werden. Das Pflegepersonal sollte jedoch besonders darauf achten, daß die betroffenen Patienten viel Flüssigkeit zu sich nehmen, sofern keine Kontraindikationen bestehen.

Pflegeschwerpunkte bei Erkrankungen des leukopoetischen Systems: In der jeweiligen akuten komplikationsreichen Therapiephase steht die Unterstützung der Vitalkraft des Patienten an erster Stelle. Um in besonders schweren Fällen eine lebensbedrohliche Infektion für den Patienten zu vermeiden, müssen eine gezielte Infektionsprophylaxe sowie die protektive Isolierung (= Umkehrisolation) durchgführt werden, d. h. ein Einzelzimmer ist erforderlich, Schutzkleidung für alle Personen, die das Zimmer betreten, gebrauchte Materialien (Wäsche, Abfall etc.) sind außerhalb des Zimmers zu entsorgen. Vor jedem Betreten des Zimmers muß eine gründliche Händedesinfektion vorgenommen werden. Der Patient soll täglich ganz gewaschen werden (z. B. mit Betaisodona-Seife), eine genaue Mund- und Zahnpflege muß durchgeführt werden, um Schleimhautdefekte oder Entzündungen frühzeitig erkennen zu können. Bei der Ernährung sollen nur gut gekochte Speisen und abwaschbare Früchte angeboten werden. Die Durchführung aller Prophylaxen spielt eine entscheidende Rolle, um den Patienten, der durch seine Erkrankung sowieso stark abwehrgeschwächt ist, vor zusätzlichen Infektionen und damit verbundenen Belastungen zu schützen.

13 Immunologie

W. Wirth

Nach dem Durcharbeiten dieses Kapitels wird der Lernende in der Lage sein,
* den Ablauf der spezifischen Abwehrreaktion des Organismus zu beschreiben,
* Art und Funktion der an der spezifischen Abwehr beteiligten Zellen aufzuführen,
* die Antikörperantworten darzulegen,
* die verschiedenen Immunreaktionen zu unterscheiden.

Allgemeines und spezifisches Abwehrsystem

Um überleben zu können, muß sich unser Organismus mit der Umwelt und ihren schädigenden Einflüssen (z.B. chemische Schadstoffe, Bakterien), aber auch mit körpereigenen Stoffen (z.B. alternde Zellen, abgebautes Eiweiß) auseinandersetzen. Für die Abwehr gegen diese Schadstoffe stehen dem Körper auf der einen Seite allgemeine Abwehrmaßnahmen zur Verfügung. Dazu gehören die Schutzbarrieren der Schleimhaut des Magens und Darmes mit ihren Verdauungsenzymen, die eiweißauflösenden Enzyme im Blutserum oder auch sog. Freßzellen (Phagozyten).

Auf der anderen Seite haben die Lebewesen im Laufe ihrer Entwicklung – an ihrer Spitze der Mensch – ein hochspezialisiertes Abwehrsystem entwickelt, das jeweils ganz gezielt gegen einen schädigenden Stoff Abwehrkörper (Antikörper) entwickelt. Dieses spezialisierte, spezifische Abwehrsystem nennen wir das *Immunsystem* (Abb. 13.1).

Trägerzellen des Immunsystems

Träger des Immunsystems sind die Lymphozyten. Aus Stammzellen im Knochenmark hervorgehend, besiedeln sie in der Embryonalzeit die lymphatischen Organe des Körpers wie Milz, Lymphknoten und Peyer-Plaques des Darmes. Die Lymphozyten besitzen im späteren Leben die Fähigkeit, spezifische Antikörper gegen körperfremde Substanzen zu bilden.

Die antikörperbildenden Lymphozyten werden *B-Lymphozyten* genannt. Der Name B-Lymphozyt leitet sich ab von Untersuchungen an Vögeln, die ein besonderes Organ, die Bursa Fabricii, besitzen, in dem die antikörperbildenden Lymphozyten produziert werden.

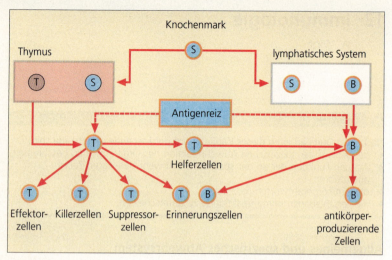

Abb. 13.**1** Schematische Darstellung des Immunsystems. S = Stammzellen, T = T-Zellen, B = B-Zellen

Ein anderer Teil der Lymphozyten macht in der Entwicklung eine Reifung im Thymusorgan des Menschen durch. Diese Lymphozyten werden deshalb als *T-Lymphozyten* bezeichnet. Die Familie der T-Lymphozyten besteht aus mehreren Untergruppen mit besonderen Aufgaben. Einige Familienmitglieder sind in der Lage, zwischen körpereigenen und körperfremden Stoffen zu unterscheiden (s. Infektionskrankheiten, S. 613).

Die Fähigkeit dazu haben sie während der Embryonalzeit erworben. Alle Substanzen, die am Ende der Embryonalzeit im Organismus vorhanden sind, werden von diesen Lymphozyten als körpereigen empfunden. Alle Stoffe, die später in den Körper gelangen, wie z. B. Bakterien, Viren oder Fremdeiweiß, werden als körperfremde Substanzen erkannt. Solche körperfremden Substanzen werden als Antigen bezeichnet. Der Kontakt von T-Lymphozyten mit Antigenen löst Abwehrmaßnahmen aus. Einmal wandeln sich die Lymphozyten zu Zellen um, die den körperfremden Stoff *(Effektorzellen)* bzw. Körperzellen *(Killerzellen)* selbst angreifen können. Gleichzeitig informieren sie die B-Lymphozyten in den lymphatischen Organen, daß eine Fremdsubstanz in den Körper gelangt ist, und helfen den B-Zellen, ihre Antikörper gegen die Fremdsubstanz zu entwickeln. Diese Gruppe der T-Lymphozyten wird deshalb auch als *Helferzellen* bezeichnet.

Eine dritte Gruppe der T-Zellen ist offenbar dazu bestimmt, die Aktivität der anderen T-Zellen zu überwachen. Unnötige und zu heftige Reaktionen der Helfer-T-Lymphozyten werden von ihnen unterdrückt. Sie haben deshalb die Bezeichnung Unterdrückerzellen *(Suppressorzellen)* erhalten. Sind die Unterdrückerzellen zahlenmäßig stark genug, so können sie die übrigen T-Lymphozyten so stark hemmen, daß diese nicht mehr gegen die körperfremde Substanz aktiv werden können. Die körperfremde Substanz wird dann toleriert; es entsteht eine *Immuntoleranz.*

Der Zustand der Toleranz ist für unseren Organismus besonders wichtig. Er ist immer dann nützlich, wenn körpereigenes Gewebe vor einer schädigenden Immunreaktion geschützt werden soll. Der Zustand der Immuntoleranz wäre sehr nützlich in dem Moment, in dem man ein fremdes Organ übertragen möchte, z. B. eine fremde Niere. Der Zustand der Immuntoleranz ist nicht nützlich, wenn fremde Substanzen – wie z. B. von außen eingedrungene Bakterien – durch eine Immunreaktion vernichtet werden sollen. Er ist schließlich auch nicht nützlich, wenn körpereigene, aber fremd gewordene Zellen – wie z. B. eine Krebszelle – zerstört werden sollen. Vielleicht können sich Krebszellen überhaupt erst dadurch hemmungslos im Körper ausbreiten, weil die Überwachung durch unsere Immunzellen versagt.

Nach dieser Vorstellung werden Zellen, die aus dem natürlichen Verband ausbrechen und sich nicht mehr an die normale Regulation von Aufbau und Abbau halten, im Zustand der Toleranz nicht mehr als fremd gewordene Zellen erkannt. Der Körper, d. h. unsere Immunzellen, ist tolerant gegen diese Zellen geworden; die *immunologische Überwachung* versagt.

Eine vierte Gruppe aus der Familie der T-Lymphozyten besitzt eine ganz besondere Bedeutung. Wenn unser Körper einmal mit einem Schadstoff in Kontakt getreten ist und gegen diesen Stoff Antikörper gebildet hat, so behält er eine Erinnerung an diesen Schadstoff zurück. Diese Erinnerung wird in bestimmten Erinnerungszellen *(Memory-Zellen)* über viele Jahre und manchmal sogar ein Leben lang bewahrt. Dringt derselbe Schadstoff später zum zweiten Mal in unseren Körper ein, so sind bereits T-Lymphozyten vorhanden, die diesen Schadstoff vom ersten Kontakt her kennen und in der Lage sind, sehr schnell mit Abwehrmaßnahmen gegen den Schadstoff vorzugehen. Diese Fähigkeit zur Erinnerung ist ein guter Schutz für uns. Wenn wir als Kind Masern durchgemacht haben, so besitzen wir über mehrere Jahre Antikörper gegen das Masernvirus in uns. Darüber hinaus sind auch Lymphozyten entstanden, die über diese Zeit hinaus bis ins hohe Alter die Erinnerung an den Kontakt mit dem Masernvirus behalten und die sofort mit der Bildung von Antikörpern reagieren, wenn wir im späteren Leben wieder Kontakt mit dem Masernvirus bekommen. Das ist der Grund, warum wir bis ins hohe Alter gegen eine zweite Infektion durch das Masernvirus geschützt sind.

Diesen Schutz gegen Krankheitskeime durch Antikörper und durch Erinnerungszellen machen wir uns auch in Form von Impfungen zunutze. Abgeschwächte oder abgetötete Bakterien (oder Viren) regen unseren Organismus zu den oben beschriebenen immunologischen Abwehrmechanismen an, so daß wir später auch gegen die natürliche Infektion mit diesen Krankheitskeimen einen Schutz besitzen.

Ablauf einer Abwehrreaktion

Gelangt ein Fremdstoff (Antigen) in den Körper, so treten vielfach zuerst die Freßzellen (Phagozyten, Makrophagen) in Aktion. Sie nehmen das Antigen auf, verdauen es und präsentieren Teile des Fremdstoffs (antigene Strukturen) auf ihrer Zelloberfläche. Bestimmte T-Lymphozyten erkennen mit Hilfe eines speziellen Rezeptors diese antigenen Strukturen auf der Zelloberfläche und verbinden sich damit. Die Bindung löst in den T-Zellen die Bildung von Mittlerstoffen (Lymphokine, Interleukine) aus, die, an die Umgebung abgegeben, weitere Makrophagen und Lymphozyten aktivieren. Auch diese Zellen bilden weitere Mittlerstoffe (Interleukin 2 = IL 2), die beispielsweise Killerzellen oder Suppressorzellen aktivieren bzw. über die Aktivierung von T-Helferzellen, die B-Lymphozyten veranlassen, Antikörper zu produzieren. Es entwickelt sich auf diese Weise eine durch den Fremdstoff angestoßene Kettenreaktion, deren Stärke wiederum durch die gleichzeitige Aktivierung von Suppressorzellen reguliert wird.

Die T-Lymphozyten greifen direkt die Fremdsubstanz (Antigen) an (z. B. Viren oder fremde Zellen). Die aktivierten B-Lymphozyten produzieren die Antikörper, die sich mit dem Antigen verbinden (Antigen-Antikörper-Komplex). Durch diese Bindung wird unser Komplementsystem aktiviert. Das Komplementsystem besteht, ähnlich wie das Gerinnungssystem (S. 593), aus mehreren Einzelkomponenten, die in bestimmter Reihenfolge aktiviert werden. Die aktivierten Komponenten lösen einerseits Zellmembranen auf und zerstören auf diese Weise z. B. Viren oder Bakterien, andererseits locken sie Entzündungszellen (Leukozyten) an, die die fremden Substanzen durch Verdauung oder durch die Produktion von Entzündungsstoffen (z. B. Prostaglandine) vernichten (Abb. 13.2).

Die von den B-Lymphozyten gebildeten Antikörper sind Eiweißkörper und gehören zu den γ-Globulinen (Abb. 13.3). Entsprechend dem unterschiedlichen Aufbau ihrer schweren Molekülketten werden folgende Antikörperklassen unterschieden:

❖ *IgM-Antikörper:* Antikörper, die als erste Reaktion auf einen Antigenreiz gebildet werden;

❖ *IgG-Antikörper:* Antikörper, die im zweiten Schritt für Monate bis Jahre gebildet werden;

❖ *IgA-Antikörper:* Antikörper, die vorwiegend in den Schleimhäuten gebildet werden und eine Schutzbarriere in den Schleimhäuten und im Sekret der Schleimhäute bilden (Bronchien, Magen-Darm-Trakt);

❖ *IgE-Antikörper:* Antikörper, die besonders bei allergisch veranlagten Menschen entstehen und allergische Reaktionen wie z. B. das Bronchialasthma vermitteln;

❖ *IgD-Antikörper:* Antikörper, die nur in ganz geringen Mengen vorkommen und deren besondere Aufgabe noch nicht bekannt ist.

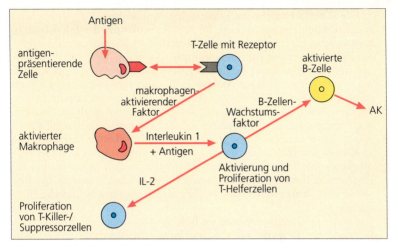

Abb. 13.**2** Ablauf einer Abwehrreaktion

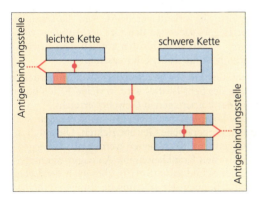

Abb. 13.**3** Schematischer Aufbau eines Antikörper-moleküls

Ziel der Reaktion zwischen Antikörpern und Antigen ist die Ausschaltung und Vernichtung des Antigens. Gleichzeitig werden dabei Entzündungsstoffe und Verdauungsenzyme freigesetzt, die zur Schädigung des körpereigenen Gewebes in der Umgebung der Antigen-Antikörper-Reaktion führen können. Aus der nützlichen Reaktion der Vernichtung von Fremdstoffen wird auf diese Weise eine krankmachende Reaktion (pathogene Immunreaktion).

Folgende *Reaktionsmöglichkeiten* lassen sich unterscheiden:
* Sofortreaktion (anaphylaktische Reaktion): Antikörper der IgE-Klasse lagern sich bei allergisch veranlagten Menschen an Mastzellen und basophilen Zellen an, die mit Entzündungsstoffen – wie z. B. Histamin – vollgeladen sind. Erhalten die an der Zelloberfläche haftenden Antikörper Kontakt mit ihrem entsprechenden Antigen (z. B. Gräserpollen), so schädigt die Antigen-Antikörper-Reaktion die Zellwand, und Entzündungsstoffe werden frei. Auf diese Weise kann das Antigen Gräserpollen an der Bronchialschleimhaut eine Immunreaktion auslösen, die zum Asthmaanfall führt.
* Frühreaktion (Arthus-Reaktion): Antigen und Antikörper verbinden sich zu Komplexen. Die Anlagerung von Komplement an diesen Komplex setzt Mediatorstoffe frei, die wiederum Entzündungszellen anlocken. Bei der Phagozytose der Komplexe wird ein Teil dieser Zellen vernichet. Die freiwerdenden Verdauungsenzyme schädigen das umgebende Gewebe (Entzündung).

    Erfolgt die Komplexbildung im Blut, so können sich die Komplexe an Gefäßwänden ablagern, wie z. B. im Herzen (Myokarditis), in der Niere (Glomerulonephritis) oder auch im Auge (Iridozyklitis).
* Spätrekation (zellvermittelte Reaktion): Treffen sensibilisierte T-Lymphozyten mit ihrem Antigen zusammen, dann geben sie Stoffe ab, die Entzündungszellen anlocken. In der oben beschriebenen Weise wird dadurch eine Entzündungsreaktion ausgelöst. Sie verläuft verzögert, weil die sensibilisierten Lymphozyten in der Regel zuächst an den Ort des Antigens wandern müssen, ehe die weiteren Reaktionen ablaufen können. Das bekannteste Beispiel einer Spätreaktion ist die Tuberkulinreaktion.

Schutzwirkung und Schadenswirkung können also von derselben Immunreaktion ausgehen. Eine Vernichtung des Schadstoffes wird in vielen Fällen unter Inkaufnahme einer Schädigung des körpereigenen Gewebes erreicht.

Durch Fehlregulationen des komplizierten Immunsystems können sich auch Antikörperaktivitäten gegen körpereigene Gewebe richten. Die auf diese Weise entstehenden Entzündungen bzw. Krankheiten werden als *Autoaggressionskrankheiten* bezeichnet. Zu solchen Krankheiten mit Autoaggressionscharakter gehören Entzündungen der Schilddrüse (S. 470), aber auch der Leber (S. 86), des Darmes (S. 40) und z. B. auch der systemische Lupus erythematodes (S. 376).

Als Antikörpermangelsyndrome werden angeborene oder erworbene Defekte der Immunabwehr bezeichnet. Es kommen angeborene Defekte der B-Zellen allein oder in Kombination mit einem Fehlen oder einer Funktionsschwäche der T-Zellen vor. Schwere Infekte gefährden schon im Kindesalter die Betroffenen.

Erworbene Schädigungen der Immunzellen kommen durch Autoantikörperbildung, maligne Entartung des lymphatischen Systems, durch Zytostatikabehandlung oder durch Virusinfektionen vor.

In den letzten Jahren macht ein erworbenes Immunmangelsyndrom (AIDS = acquired immune deficiency-syndrome) Schlagzeilen. AIDS wird durch das Retrovirus HIV (human immunodeficiency virus) hervorgerufen. Dieses außerhalb des Körpers sehr empfindliche Virus wird durch Sperma, Blut oder Scheidensekret übertragen. Am häufigsten erfolgt die Infektion beim Geschlechtsverkehr oder durch infizierte Spritzen (Fixer). Infizierte Mütter können ihre Kinder intrauterin, perinatal oder selten durch die Muttermilch anstecken. In einzelnen Fällen erfolgte die Übertragung durch eine Stich- oder Schnittverletzung. In früheren Jahren haben sich viele Hämophiliekranke durch Gerinnungsfaktorkonzentrate infiziert. Heute ist bei uns eine Ansteckung durch Konzentrate oder Blutkonserven praktisch ausgeschlossen. Durch Hautkontakt, Gegenstände, Lebensmittel, Sputum, Toiletten oder durch Insekten wurde bisher keine Übertragung bekannt.

Im Organismus befällt das Virus in erster Linie T-Lymphozyten (T_4-Zellen), Makrophagen und unter anderem auch Zellen des Gehirns. In den Zellen baut das Virus eine eigene Erbanlage (RNS) mit Hilfe des Fermentes Reverse-Transkriptase, das dieser Virusgruppe den Namen gegeben hat (Retrovirus), in einen DNS-Strang um, der in die Erbanlage der Zelle (DNS) eingebaut wird. In dieser Phase ist der Virusanteil nicht erkennbar und angreifbar. Der betreffende Mensch ist infiziert, aber nicht erkennbar erkrankt. Nach Monaten, evtl. nach Jahren, kann die Viruserbanlage aktiviert werden, und die infizierte Zelle produziert zahlreiche neue Viren. Die Zellen gehen dabei zugrunde oder sind in ihrer Funktion schwer geschädigt. Da T-Helferzellen und Makrophagen wichtige Komponenten der Infektabwehr sind, können jetzt andere Viren (Zytomegalie) und Erreger (Pneumocystis carinii, Toxoplasmen, Pilze) zu schweren, oft tödlich verlaufenden Infektionen führen. Die Prognose der manifesten Erkrankung wird weiter verschlechtert durch das Auftreten von lymphatischen Tumoren, des Kaposi-Sarkoms und die direkte Schädigung von Zellen des Zentralnervensystems.

Man nimmt heute an, daß 25–50% der Infizierten nach Monaten bis Jahren auch erkranken. Die akute Infektion ähnelt einem grippalen Infekt oder dem Pfeifferschen Drüsenfieber. In dieser Zeit lassen sich die ersten Antikörper nachweisen (Antikörpersuchtest, falls positiv, weitere spezifische Tests).

Nach einer jahrelangen Latenzzeit entwickelt sich bei etwa 50% der Infizierten ein Stadium mit generalisierter Lymphknotenschwellung (Lymphadenopathiesyndrom = LAS). Im weiteren Verlauf treten Fieber, Nachtschweiß, Durchfall und Gewichtsverlust auf (AIDS-related complex = ARC). Das Vollbild des AIDS wird dann durch die hinzutretenden Infektionen, Tumoren und den Gehirnbefall bestimmt. Über 55 000 AIDS-Kranke wurden bis 1992 in Europa registriert. Mehr als die Hälfte der Erkrankten ist inzwischen gestorben. Die Zahl der Infizierten wird auf 10 Millionen geschätzt.

Während die Aufklärung und damit die Prophylaxe in den hochgefährdeten Gruppen (Homo- und Bisexuelle, Fixer) erste Erfolge in Form des Rückgangs von Neuinfektionen zeigt, ist durch das Eindringen des Virus in die heterosexuelle Bevölkerung die Gefahr für die Allgemeinheit deutlich erhöht. Die Zahl der Infizierten, darunter auch Neugeborene, steigt an.

Die opportunistischen Infektionen lassen sich durch bakterien-, protozoen-, pilz- und virushemmende Mittel zeitweise beherrschen. Bewährt hat sich auch die prophylaktische Behandlung der gefährlichen Pneumocystis carinii-Infektion. Gegen die Retroviren selbst zeigt bis heute Acidothymidin (Retrovir) die stärkste virushemmende Wirkung. Die Entwicklung eines Impfstoffs wird noch Jahre in Anspruch nehmen.

Für das Pflegepersonal werden Schutzmaßnahmen empfohlen, die in etwa den Hygienevorschriften bei der Behandlung von Hepatitis-B-Infizierten entsprechen.

Pflegesituation

Pflegeschwerpunkte bei AIDS-Patienten

Patienten mit einer Autoimmun-Erkrankung, einem Antikörpermangel-Syndrom und insbesondere einer HIV-Infektion sind in besonderem Maße infektionsgefährdet. Das Einhalten der Hygiene-Vorschriften ist bei diesem Personenkreis streng zu beachten.

AIDS-Kranke, die in der Regel über ihre Krankheit gut informiert sind, bedürfen einer besonderen Zuwendung des Pflegepersonals. Wegen der außerordentlichen Infektanfälligkeit ist die genaue Beobachtung dieser Patienten von besonderer Bedeutung.

Bei allen Pflegetätigkeiten, bei denen Kontakt zu Blut, Urin, Stuhl, Sputum und Sekreten möglich ist, müssen Handschuhe getragen werden. Extra-Schutzkittel sind bei der Pflege von AIDS-Patienten zu empfehlen. Schutzbrille und Mundschutz sind erforderlich bei allen Verrichtungen, bei denen ein Verspritzen oder Versprühen möglich ist, wie zum Beispiel beim Absaugen. Besondere Infektionsgefahr besteht für das Pflegepersonal beim Umgang mit Kanülen, worauf immer wieder eindringlich hingewiesen werden muß.

Praktisch bewährt hat sich bei der Pflege AIDS-Kranker, den Hygiene-Standard einzuhalten, wie er bei Patienten mit offener Tuberkulose oder einer Hepatitis-B-Infektion vorgeschrieben ist.

14 Infektionskrankheiten

W. Wirth

Auf der Grundlage von Kenntnissen über die Art und Weise, mit der sich
der menschliche Organismus mit Infektionskrankheiten einschließlich Tropen-
krankheiten und vor allem der Tuberkulose auseinandersetzt, kann der
Lernende nach dem Durcharbeiten dieses Kapitels
- ❖ die einzelnen Infektionskrankheiten nach ihren Erregern einordnen,
- ❖ Erreger und Übertragungswege schildern,
- ❖ die hauptsächlichen Symptome und Krankheitsbilder sowie die Gefahren
  dieser Krankheiten beschreiben und voneinander abgrenzen,
- ❖ bakteriologische und serologische Untersuchungsverfahren angeben,
- ❖ die therapeutischen Möglichkeiten bei Infektionskrankheiten darlegen,
- ❖ prophylaktische Maßnahmen in bezug auf Pflege, Hygiene und Immunisierung charakterisieren.

Vorbemerkungen

Dringen krankmachende Erreger wie z.B. Viren oder Bakterien in einen
Organismus ein, so spricht man von einer Infektion. Vermehren sich die
Erreger im Körper und schädigen ihre Stoffwechselprodukte und Gifte Zellen
und Gewebe, so entsteht eine Infektionskrankheit. Gegen die krankmachen-
den (pathogenen) Erreger setzt sich der Organismus mit Zellen sowie mit
Blut- und Gewebssäften zur Wehr (Abb. 14.1). Bestimmte Zellen, wie die
weißen Blutkörperchen, können die Erreger in sich aufnehmen und verdauen
(Phagozytose). Die Blut- und Gewebssäfte enthalten Eiweißkörper (Enzyme),
die die gleiche Aufgabe erfüllen. Eine besondere Abwehrmaßnahme gegen
krankmachende Erreger besteht in der Immunreaktion (s. Kap. Immunologie,
S. 606), d.h. in der Bildung spezieller Eiweißkörper (Antikörper), die von
Lymphozyten und Plasmazellen gebildet werden (spezifische Abwehr). Die
Antikörper gehören zur Gruppe der γ-Globuline. Ihre Bildung wird durch das
Eindringen einer fremden Substanz (Antigen) ausgelöst, d.h. in unserem Falle
durch die Infektion mit Erregern. Die Antikörper sind jeweils spezifisch gegen
den Erreger gerichtet, der ihre Bildung ausgelöst hat.

Ein Typhuserreger ruft die Bildung von Antikörpern gegen Typhusbakterien hervor und nicht z.B. gegen Ruhr- oder Cholerabakterien. Findet man
daher bei einem Patienten mit einer Durchfallerkrankung viele Antikörper
gegen Typhusbakterien in seinem Blut oder stellt man im Verlauf der Erkran-

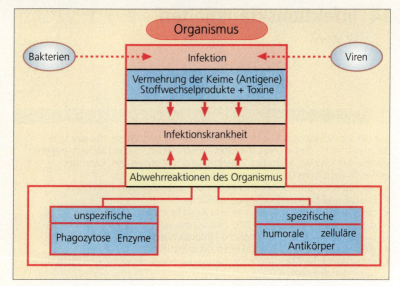

Abb. 14.**1** Abwehrmechanismen gegen Infektionen

kung eine deutliche Zunahme solcher Antikörper fest, so kann man mit großer Sicherheit schließen, daß bei dem Patienten eine Typhusinfektion vorliegt.

Es gibt somit 3 Möglichkeiten, die Ursache einer Infektion zu erkennen:
- allgemeine klinische Krankheitszeichen,
- direkter Nachweis der Erreger durch mikroskopische Untersuchung, Züchtung auf Nährböden oder Übertragung auf ein Versuchstier,
- Nachweis von Antikörpern (indirekter Erregernachweis).

Die Art der Antikörper und ihre Menge im Serum (Serumverdünnungstiter) wird bestimmt durch verschiedene Untersuchungsverfahren wie Komplementbindungsreaktion (KBR), Agglutinationsreaktionen (z. B. Widal-Reaktion) oder durch einen Neutralisationstest. Da die Antikörper sich erst als Reaktion auf die eingedrungenen Erreger bilden, wird man sie in nennenswerter Zahl frühestens nach 6–8 Tagen im Serum finden. Es empfiehlt sich deshalb, immer möglichst frühzeitig zu Krankheitsbeginn eine Serumprobe zu untersuchen und eine zweite Serumprobe nach etwa einer Woche. Auf diese Weise kann man die Zunahme der Antikörper im Serum (Titeranstieg) erfassen. Geringe Antikörpermengen gegen einen Erreger im Serum eines Patienten deuten auf eine früher durchgemachte Erkrankung oder auf eine Impfung gegen diese Erkrankung hin.

Bei der Auseinandersetzung unseres Körpers mit Erregern können mehr lokal begrenzte Infektionen wie z. B. ein Furunkel oder eine Mandelentzündung entstehen, oder es entwickelt sich eine Infektionskrankheit, die nach bestimmten Regeln abläuft (zyklische Infektionskrankheit):

1. Phase: Die Infektion beginnt immer mit der Aufnahme der Erreger durch die Luftwege, über den Mundweg oder durch die Haut. Die Erreger haften auf den Schleimhäuten, ohne daß zunächst besondere Krankheitszeichen auftreten (Inkubationszeit).

2. Phase: Die ersten, meist uncharakteristischen Beschwerden wie allgemeines Krankheitsgefühl, Abgeschlagenheit, Gliederschmerzen – Beschwerden, wie sie jeder als Zeichen eines beginnenden grippalen Infekts kennt – fallen mit der ersten örtlichen Vermehrung der Erreger und ihrem Übertritt in das Blut- und Lymphsystem zusammen. In dieser Phase kommt es auch zu einer ersten Fieberreaktion.

3. Phase: Auf dem Blutweg (Bakteriämie, Virämie) gelangen die Erreger in die Organe des Körpers, wobei man in vielen Fällen eine Bevorzugung für bestimmte Organe feststellen kann, z. B. Hepatitisviren für die Leber, Meningokokken für die Hirnhäute oder Malariaparasiten für die roten Blutkörperchen. Der Organbefall geht mit einem erneuten Fieberanstieg einher, und es entwickeln sich jetzt die für die jeweilige Infektionskrankheit typischen Krankheitserscheinungen.

Viruskrankheiten der oberen Luftwege (Erkältungskrankheiten)

Die Viruskrankheiten der oberen Luftwege reichen vom einfachen Schnupfen bis zur Lungenentzündung (Pneumonie). Ursache dieser Erkältungskrankheiten sind verschiedene Virusarten. Die durch sie hervorgerufenen Krankheitsbilder sind sich sehr ähnlich und werden im allgemeinen als „grippale Infekte" bezeichnet.

Im folgenden sollen die wichtigsten Erkältungsviren und die durch sie hervorgerufenen Krankheiten beschrieben werden (Tab. 14.1).

Infektion mit Schnupfenviren
Ätiologie und Pathogenese

Von der Familie der Schnupfenviren (Rhinoviren) konnten bisher über 100 verschiedene Typen bestimmt werden. Die einzelnen Virustypen unterscheiden sich zum Teil so stark, daß die Infektion mit dem einen Schnupfenvirus keinen Schutz gegen andere Schnupfenviren hinterläßt.

Dadurch ist es möglich, daß wir in den Wintermonaten mehrmals an einem Schnupfen erkranken.

Tabelle 14.**1**   Erkältungskrankheiten

Erreger	Krankheitsbild
Schnupfenviren	Schnupfen, Bronchitis (Kinder)
Grippeviren	Grippe, Bronchopneumonie
Adenoviren	Rachenkatarrh, Tonsillitis, Konjunktivitis, Pneumonie
Parainfluenzaviren	Rachenkatarrh, Bronchopneumonie
Geflügelpestviren	Rachenkatarrh, Konjunktivitis, Bronchitis
RS-Viren	Schnupfen, Bronchiolitis (Kinder)
REO-Viren	Schnupfen, Bronchitis, Diarrhoe
Ornithoseerreger	grippaler Infekt, Pneumonie
Enteroviren (Polio-, ECHO-, Coxsackie-Viren)	Sommergrippe, Darmgrippe

Die *Übertragung* der Schnupfenviren erfolgt von Mensch zu Mensch durch Tröpfcheninfektion oder direkten Kontakt (z. B. Händedruck). Schlechte Allgemeinverfassung, ungewohnte Abkühlung („Zug") oder Überanstrengungen fördern das Angehen der Infektion.

Inkubationszeit: 1–3 Tage.

Klinik

Die Erkrankung beginnt mit Niesen und Kratzen im Halse, mit Frösteln und leichtem allgemeinem Krankheitsgefühl. Die entzündete Nasenschleimhaut sondert reichlich seröses Sekret ab, das durch eine bakterielle Mischinfektion eitrig werden kann. Die Schwellung der Nasenschleimhaut behindert die Atmung und verschließt die Abflußwege der Nasennebenhöhlen. Kopfschmerzen und evtl. eine Entzündung der Nebenhöhlen (Sinusitis) sind die Folgen. Fieber gehört nicht zum Bild des unkomplizierten Schnupfens.

Diagnose

Das Krankheitsbild ist so eindeutig und harmlos, daß ein Nachweis der Erreger oder die Bestimmung von Antikörpern sich erübrigt.

Therapie

Eine spezifische Therapie gegen die Schnupfenviren gibt es noch nicht. Symptomatisch können Mittel, die die Schleimhäute abschwellen, Linderung bringen. Vitaminen, besonders dem Vitamin C, wird eine Schutzwirkung zugeschrieben.

Prophylaxe

Allgemeine Abhärtung, genügende Luftfeuchtigkeit in beheizten Räumen und Vermeidung von Kontakt mit Schnupfenkranken können das Angehen einer Infektion erschweren.

Infektion mit Influenzaviren (Grippe)

Ätiologie und Pathogenese

Die *echte* Grippe wird durch 3 verschiedene Influenzavirustypen, A, B und C, hervorgerufen. Ein besonderes Merkmal dieser Viren besteht darin, daß sie von Zeit zu Zeit ihre Eiweißstruktur und damit ihren antigenen Charakter ändern. Das hat zur Folge, daß alle paar Jahre etwas abgewandelte Grippeviren (Untertypen) auftreten, gegen die der in früheren Jahren erworbene Schutz wenig oder gar nicht wirksam ist. Tritt ein tiefergreifender Wandel der Virusstruktur auf, so steht die ganze Menschheit schutzlos diesem neuen Grippevirus gegenüber, und es kommt zu einer weltweiten Grippewelle (Pandemie).

Die *Übertragung* erfolgt durch Tröpfcheninfektion, durch direkten Kontakt oder über infizierte Gegenstände.

Inkubationszeit: 1–2 Tage.

Klinik

Das Krankheitsbild ist gekennzeichnet durch einen akuten Beginn mit allgemeinem Krankheitsgefühl, Kopf- und Gliederschmerzen sowie Kollapsneigung. Das Fieber erreicht schnell 39–40 °C. Der Rachen ist gerötet. Ein trockener Husten weist auf die Tracheobronchitis hin. Nach einigen Tagen kann sich über die Bronchitis eine *Viruspneumonie* entwickeln. Treten Bakterien hinzu („die Viren bahnen den Bakterien den Weg"), so entwickelt sich sekundär die gefürchtete *bakterielle Pneumonie* bei Grippekranken, die auch die meisten Todesfälle verursacht. Weitere Komplikationen sind Nebenhöhlenentzündung, Mittelohrentzündung und bei manchen Grippeepidemien eine Mitbeteiligung des Gehirns und der Hirnhäute.

Wie bei jeder Infektionskrankheit gibt es alle Übergänge von sehr milden Verlaufsformen bis zu Krankheitsbildern, die in wenigen Tagen tödlich verlaufen.

Diagnose

Die Diagnose einer Grippeerkrankung wird im allgemeinen durch den *Nachweis von Antikörpern im Serum* gestellt. In besonderen Fällen können aus dem Rachenspülwasser die Viren direkt gezüchtet werden.

Therapie

Eine spezifische Therapie mit virushemmenden Substanzen befindet sich noch in der Entwicklung. Bei der symptomatischen Therapie sind folgende Punkte zu beachten:

❖ Grippekranke mit Fieber gehören ins Bett.
❖ Der Kreislauf muß überwacht werden.
❖ Bei Verdacht auf eine bakterielle Mischinfektion sind frühzeitig Antibiotika oder Sulfonamide einzusetzen.
❖ Nach einer überstandenen Grippe bestehen noch 2–3 Wochen eine allgemeine Leistungsschwäche und Anfälligkeit.

Prophylaxe

Die *Grippeschutzimpfung* stellt heute die beste Prophylaxe gegen die Grippeinfektion dar. Nachteile des bisherigen Verfahrens sind:

– Die Impfung muß jedes Jahr wiederholt werden.
– Neu auftretende Grippevirustypen sind evtl. im Impfstoff noch nicht enthalten.

Nach der Grippeschutzimpfung sollte man sich 2–3 Tage schonen, insbesondere im Alter und beim Bestehen anderer Erkrankungen.

Infektion mit weiteren Erkältungsviren

Neben den Schnupfen- und Grippeviren gibt es eine Reihe weiterer Viren, die in der kalten Jahreszeit „grippale Infekte" hervorrufen:

a) Die *Adenoviren* sind bei Kindern und Erwachsenen für fieberhafte Erkältungskrankheiten vom Rachenkatarrh über die Tonsillitis bis zur Bronchitis und Pneumonie verantwortlich. Als Besonderheit sind die Infektionen oft mit einer Bindehautentzündung (Konjunktivitis) verbunden.

b) Im Kindesalter werden etwa 20% aller „grippalen Infekte" durch *Parainfluenzaviren* verursacht. Bellender, trockener Husten und Neigung zu einer bedrohlichen Schwellung der Kehlkopfschleimhaut (Krupphusten) weisen bei Kleinkindern auf diese Virusart hin.

b) Geflügelzüchter kennen einen Rachen- und Bronchialkatarrh mit Lymphknotenschwellung und Konjunktivitis, der durch das bei Hühnern vorkommende *Virus der atypischen Geflügelpest* ausgelöst wird.

d) Weitere, besonders für das Säuglingsalter gefährliche Erkältungsviren sind die RS-(Respiratory-syncytial-)Viren und die REO-(Respiratory-entericorphan-)Viren, die über eine Entzündung der kleinsten Bronchien auch Wegbereiter späterer Bronchiektasen sein können.

e) Auch einzelne Bakterien können das Bild eines grippalen Infektes hervorrufen wie z. B. die Legionellen, die durch Klimaanlagen und Wasserleitungen verbreitet werden und häufig zu einer schweren Pneumonie führen (S. 325).

Infektion mit dem Ornithoseerreger (Chlamydien)

Ätiologie und Pathogenese

Der Erreger der Ornithose bzw. Psittakose (Chlamydia psittaci) wird heute unter die Bakterien eingeordnet (früher große Viren). Wegen des grippeähnlichen Verlaufs mit Pneumonie soll die Erkrankung an dieser Stelle abgehandelt werden.

Eine andere Chlamydienart (Chlamydia trachomatis) ist mit verschiedenen Untertypen der Erreger einer tropischen Augenentzündung (Trachom) und in unseren Breiten von weitverbreiteten Urogenitalinfektionen (Zystitis, Urethritis, Zervizitis), von Neugeborenenkonjunktivitis und des Lymphogranuloma inguinale. Chlamydien werden gehäuft beim Reiter-Syndrom (S. 372) gefunden.

Der Ornithoseerreger kommt bei fast allen Vogelarten (Papageienvögel, Tauben, Enten, Hühner) vor und wird mit dem Speichel und durch die Exkremente der Tiere über eine Tröpfchen-, Staub- und Schmierinfektion auf den Menschen übertragen. Die Tiere erkranken akut meist mit Durchfall, viele Tiere sind nur latent infiziert.

Inkubationszeit: 8–14 Tage.

Klinik

Die Erkrankung beginnt wie eine schwere Grippe mit Gliederschmerzen, Halsschmerzen, Husten und Fieber, oft in Form einer Kontinua. Der zunehmende Husten und das rostbraune Sputum weisen auf eine Pneumonie hin, die praktisch immer vorhanden ist. Als atypische Pneumonie sind die Entzündungsherde mehr in den zentralen Lungenabschnitten lokalisiert, so daß bei der Auskultation und Perkussion der Befund nur spärlich ist, das Röntgenbild aber dann die deutliche Lungeninfiltration zeigt (atypische Pneumonie). Im Blutbild findet man eine Linksverschiebung bei Leukopenie. Der Puls ist im Verhältnis zur Fieberhöhe wenig beschleunigt (relative Bradykardie). Benommenheit und Kreislaufschwäche weisen auf eine Toxinwirkung hin. Die Dauer der Erkrankung beträgt im Durchschnitt 4 Wochen. Unbehandelt kann die Infektion mit dem Ornithoseerreger tödlich enden.

Diagnose

Neben dem Nachweis der Chlamydien aus dem Sputum oder Blut lassen sich Antikörper mittels Immunfluoreszenz und Komplementbindungsreaktion nachweisen. In einem Drittel der Fälle ist die Wassermann-Reaktion (WaR) unspezifisch positiv.

Therapie und Prophylaxe

Neben Tetracyclinen oder Erythromycin sind Bettruhe und Kreislaufüberwachung erforderlich. Die Rekonvaleszenz verläuft langsam. Die Überwachung der Einfuhr von Papageienvögeln und der Zoohandlungen sowie die Vermeidung eines engen Kontakts mit diesen Tieren sind wirksame prophylaktische Maßnahmen.

Schon Verdachtsfälle sind meldepflichtig.

Viruspneumonie – primär atypische Pneumonie

Ätiologie und Klinik

Erreger der primär atypischen Pneumonie sind in erster Linie „Erkältungsviren" (s. Tab. 14.1), ferner Masernviren und Krankheitserreger, die in ihrer Entwicklungsstufe zwischen Viren und Bakterien einzuordnen sind, wie die Rickettsien (S. 636) und die Mykoplasmen (S. 639). Die Chlamydienpneumonie wurde schon erwähnt (S. 619). Die durch diese Erreger hervorgerufene Pneumonie ist gekennzeichnet durch Fieber, trockenen Husten, geringen physikalischen, aber deutlichen röntgenologischen Befund mit frühzeitiger Lungenhilusschwellung und späteren, meist asymmetrisch lokalisierten weichwolkigen Verschattungen bis zu Apfelgröße über den Mittel- und Unterfeldern der Lunge (S. 323, 325).

Diagnose

Im Blutbild findet man eine Linksverschiebung bei normaler Leukozytenzahl und relativer Vermehrung der Lymphozyten. In etwa der Hälfte der Fälle lassen sich Kälteagglutinine im Serum nachweisen, und in einem Teil der Fälle, besonders bei der Ornithose, ist die Wassermann-Reaktion positiv. Die BKS ist nur mittelgradig beschleunigt.

Die Krankheitsdauer beträgt 3–6 Wochen.

Therapie

Chlamydien, Mykoplasmen und Rickettsien sprechen auf Breitbandantibiotika gut an.

Die Rekonvaleszenz ist bei dieser Erkrankungsform im allgemeinen deutlich verzögert.

Viruskrankheiten des Zentralnervensystems

Klinik und Diagnose

Bestimmte Viren befallen bevorzugt das Zentralnervensystem (ZNS). In manchen Fällen steht die Entzündung der Rückenmarkshäute (Meningitis), in anderen Fällen die des Gehirns und des Rückenmarks (Enzephalomyelitis) im Vordergrund des Krankheitsbildes.

Zeichen der Meningitis sind:
* Kopfschmerzen,
* Übelkeit, Brechreiz, Erbrechen,
* Licht- und Lärmempfindlichkeit,
* Nackensteifigkeit, positives Kernig- und Brudzinski-Zeichen,
* in schweren Fällen Opisthotonus,
* Liquorveränderungen:
  - Druckerhöhung (über 200 mm Wassersäule = 1960 kPa),
  - Eiweißvermehrung (über 30 mg% = 30 mg/l),
  - Zellzahlvermehrung (über 10/3 Zellen),
  - (Lymphozyten bei Virusinfektionen und Tuberkulose,
    Granulozyten bei bakterieller Meningitis).

Nackensteifigkeit, Kernig-Zeichen (Heben des gestreckten Beines schmerzt), Brudzinski-Zeichen (beim Anheben des Kopfes reflektorisches Anziehen der Beine) und Opisthotonus (krampfhafte Rückwärtsbeugung des Rumpfes) entstehen aus dem Bemühen, die entzündlich gereizten Meningen zu entspannen.

Zur *Liquoruntersuchung* wird eine Lumbalpunktion am sitzenden oder seitlich liegenden Patienten durchgeführt. Mit einer speziellen Punktionsnadel wird nach Desinfektion der Haut in Höhe des Beckenkammes zwischen zwei Dornfortsätzen eingegangen und in leicht kranialer Richtung entsprechend dem Verlauf der Dornfortsätze der Lumbalsack punktiert.

Die Untersuchung des Liquors umfaßt folgende Punkte:
1. Bestimmung des Liquordrucks mit Hilfe eines Steigrohres,
2. Bestimmung von
   a) Zellzahl (Fuchs-Rosenthal-Zählkammer),
   b) Zellart (Objektträgerausstrich, Färbung),
   c) Eiweißgehalt (Pandy-Reagens, Elektrophorese),
   d) Zuckergehalt (Verminderung durch zuckerverbrauchende Erreger),
   e) Erreger (mikroskopisch, kulturell, Tierversuch).

Zeichen der Enzephalitis sind:
* Schwindel, Übelkeit, Kopfschmerzen, Fieber,
* Unruhe, Reizbarkeit, psychotische Bilder,
* Hirnnervenlähmung, schlaffe oder spastische Lähmung der Extremitäten,
* Sensibilitätsstörung, Reflexsteigerung, Krämpfe,
* Koma, Atemlähmung, zentrales Kreislaufversagen,
* Liquorveränderungen:
  - Druckerhöhung,
  - Eiweißvermehrung,
  - meist nur geringe Zellzahlvermehrung,
  - evtl. Erhöhung des Liquorzuckers.

Poliomyelitis (spinale Kinderlähmung)

Ätiologie und Pathogenese

Der Erreger der Kinderlähmung ist ein sehr kleines Virus (30 μm). Drei Typen (I, II, III) sind bekannt. Sie unterscheiden sich so stark voneinander, daß die Erkrankung mit einem Typ keinen Schutz gegen eine Infektion mit den beiden anderen Virustypen hinterläßt.

Die *Übertragung* erfolgt direkt oder indirekt (Schwimmbäder) durch Rachensekret und Stuhl, besonders in den Sommer- und Herbstmonaten. Die Viren vermehren sich zunächst in der Schleimhaut des Rachens und des Dünndarms und rufen hier Entzündungserscheinungen hervor. Nur in einem kleinen Teil der Fälle befällt das Virus über den Blutweg die graue Substanz des Rückenmarks und Gehirns.

Inkubationszeit: 5–7 Tage.

Klinik

Im allgemeinen führt die Infektion mit dem Poliomyelitisvirus lediglich zu einer kurzdauernden fieberhaften Rachenentzündung, evtl. begleitet von Tonsillitis und Enteritis („Sommergrippe", „Darmgrippe"). Nur in wenigen Fällen bildet sich nach einer fieberfreien Latenzzeit von wenigen Tagen unter erneutem Fieberanstieg das Bild einer Meningitis aus. Auch in diesem Stadium kann die Infektion stehenbleiben. Es kommt zu einer schnellen Entfieberung und Heilung.

In den übrigen Fällen tritt ein Lähmungsstadium ein, beginnend mit einer asymmetrischen schlaffen Lähmung eines Beines oder eines Armes (Abb. 14.2).

Schreitet die Entzündung im Rückenmark fort, können in den nächsten Tagen Bauchmuskeln, Zwerchfell und Brustmuskeln (periphere Atemlähmung) einbezogen werden. Schließlich können auch bulbäre Zentren geschädigt werden (Schlucklähmung, zentrale Atemlähmung). Die Lähmungen können sich bis etwa zum 10. Tag nach Lähmungsbeginn noch ausbreiten. Mit dem Abklingen des entzündlichen Ödems ist dann ein teilweiser Rückgang der Lähmungserscheinungen in den folgenden Wochen möglich.

Gelegentlich werden von den Polioviren nur einzelne Gehirnnerven (z. B. N. facialis) betroffen, so daß das Bild eines grippalen Infektes mit einer Fazialisparese entsteht.

In Epidemiezeiten hat man immer wieder Fälle beobachtet, in denen das katarrhalische und präparalytische Stadium so unauffällig verliefen, daß die Betroffenen aus scheinbar völliger Gesundheit heraus mit einer Lähmung erkrankten („Morgenlähmung" der Kinder).

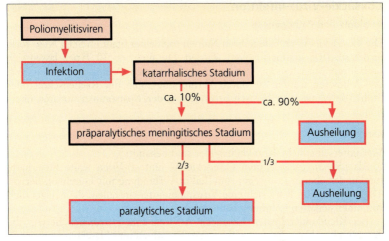

Abb. 14.**2** Stadien der Poliomyelitis

Diagnose

Bei jeder asymmetrischen schlaffen Lähmung besteht der Verdacht auf eine Poliomyelitis. Im Liquor findet man Eiweißvermehrung und Zellzahlvermehrung, meist unter 1000/3 Zellen. Die Diagnose wird gesichert durch den Virusnachweis aus Rachenspülwasser und Stuhl sowie durch einen Anstieg der Antikörper im Serum vom Ende der 1. Krankheitswoche ab.

Therapie

Die Therapie ist symptomatisch. Sie besteht in
- strenger Bettruhe in einem ruhigen Zimmer,
- Lagerung der gelähmten Glieder in Mittelstellung zur Vermeidung von Überstreckung und Kontraktur,
- künstlicher Beatmung bei drohender oder eingetretener Atemlähmung,
- kurzfristig hochdosiertem Cortison oder ACTH sowie zusätzlich γ-Globulin in schweren Fällen.

Prophylaxe

Die wichtigste und wirksamste Prophylaxe besteht in der aktiven Schutzimpfung mit lebenden, abgeschwächten Viren aller drei Typen (sog. Schluckimpfung) schon im 1. Lebensjahr mit späteren Auffrischimpfungen. Zu beachten ist, daß in vielen Entwicklungsländern die Poliomyelitis noch weit verbreitet ist.

Es besteht schon bei Krankheitsverdacht Meldepflicht.

Coxsackie-Virus-Infektion

Ätiologie und Pathogenese

Die Coxsackie-Viren haben ihren Namen nach einer Stadt im Staat New York, in der sie 1947 erstmals isoliert wurden. Die mehr als 30 Typen lassen sich nach ihrem Verhalten im Tierversuch in 2 Gruppen (A und B) einteilen. Wie die Polioviren werden sie durch Verunreinigungen mit Rachensekret oder Stuhl von Mensch zu Mensch besonders in den Spätsommermonaten übertragen.

Klinik

Vier unterschiedliche Krankheitsbilder sind bekannt:

Als *„Sommergrippe"* rufen Coxsackie-A- und -B-Viren akute fieberhafte Infekte der oberen Luftwege, zum Teil in Verbindung mit Durchfall, hervor. Als Komplikation kann sich eine Virusmeningitis einstellen, die gelegentlich von einer schlaffen Lähmung begleitet ist.

Bei Kleinkindern rufen Coxsackie-A-Viren eine *Herpangina* hervor, die durch Fieber, Halsschmerzen, flüchtiges Exanthem und Bläschen am weichen Gaumen und an der Rachenschleimhaut gekennzeichnet ist. Aus den Bläschen entstehen kleine schmerzhafte Geschwüre. Die Erscheinungen klingen ohne Komplikationen im allgemeinen nach einer Woche ab.

Die sog. *Bornholmer Krankheit* (Myositis infectiosa) durch B-Viren ist gekennzeichnet durch allgemeine Abgeschlagenheit, Fieber und bald einsetzende heftige Muskelschmerzen („Teufelsgriff"). Die Muskelentzündung betrifft häufig die Brust- und Atemmuskulatur, so daß eine Verwechslung mit einer Pleuritis oder auch mit einem Herzinfarkt naheliegt. Mit einigen Rückfällen klingt die Infektion, die epidemisch auftreten kann, in 3–4 Wochen meist ohne Komplikationen (Meningitis, Myositis) ab.

Im Säuglingsalter können Coxsackie-B-Viren zu einer fast immer tödlich verlaufenden *Myokarditis* führen, die von einer Enzephalitis begleitet sein kann. Ein Teil der ungeklärten plötzlichen Todesfälle im Säuglingsalter ist auf diese Infektion zurückzuführen.

Auch als Ursache der Erwachsenenmyokarditis stehen Coxsackie-Viren an erster Stelle.

Diagnose

Die Diagnose einer Coxsackie-Virus-Infektion ergibt sich aus den klinischen Bildern, dem Virusnachweis aus Rachensekret, Stuhl oder Liquor und aus dem Nachweis von Antikörpern im Serum.

Therapie

Die Therapie ist symptomatisch. Bei zerebralen und myokardialen Erscheinungen sollten γ-Globulin und kurzfristig hohe Glucocorticoidgaben eingesetzt werden.

ECHO-Virus-Infektion

Ätiologie und Pathogenese

ECHO-Viren (= enteric cytopathogenic human orphan viruses) werden wie die beiden vorgenannten Virusarten in den Spätsommermonaten durch Schmutz- und Schmierinfektion von Mensch zu Mensch übertragen.

Klinik

In der Regel verläuft die ECHO-Virus-Infektion wie ein fieberhafter grippaler Infekt, der bei Kindern oft von einer Enteritis („Darmgrippe") begleitet ist. Als Komplikation kann eine Virusmeningitis auftreten, die gelegentlich von einer flüchtigen Muskelschwäche begleitet ist, so daß eine Verwechslung mit der Kinderlähmung möglich ist. Nicht selten ist die Meningitis, die für eine Virusmeningitis eine auffallend hohe Liquorzellzahl aufweist (bis zu 8000/3 Zellen), mit einem vielgestaltigen und den ganzen Körper befallenden Exanthem verbunden (Meningitis exanthematica).

Diagnose

Abakterielle Meningitisfälle nach grippalen Infekten in den Sommermonaten lenken den Verdacht auf eine ECHO-Virus-Infektion. Die Diagnose wird durch den Virusnachweis und/oder einen signifikanten Antikörpertiteranstieg gesichert.

Therapie

Die Therapie ist symptomatisch.

Frühsommermeningoenzephalitis (FSME)

Ätiologie und Pathogenese

Durch Insekten übertragene Virusenzephalitiden kommen in fast allen Ländern, besonders häufig aber in den tropischen und subtropischen Zonen vor. Der natürliche Wirt der sog. Arbo-(Arthropod-borne-)Viren sind Wildtiere. Mücken oder Zecken können sie auf den Menschen übertragen. In unseren Breiten spielt das Virus der Frühsommermeningoenzephalitis (FSME) eine Rolle, das durch Zecken (Waldgebiete) übertragen wird und sich vom Balkan über Österreich nach Deutschland (Bayern, Baden-Württemberg, Saarland) ausgebreitet hat. Der Häufigkeitsgipfel liegt in den Sommermonaten.
Inkubationszeit: 1–2 Wochen.

Klinik, Diagnose und Therapie

Nicht selten entwickeln sich nach einem katarrhalischen Vorstadium unter schnellem Fieberanstieg die Zeichen einer lymphozytären Meningitis. In schwer verlaufenden Fällen treten die Zeichen einer Enzephalitis hinzu, mit Lähmung und Bewußtseinsstörung. Nach Überstehen der Krankheit können zerebrale Defekte zurückbleiben. Die Rekonvaleszenz ist auffallend lang. Kleinkinder erkranken meist nur unter dem Bild eines grippalen Infektes. Diagnose und Therapie unterscheiden sich nicht von den vorher besprochenen Virusinfekten.

Prophylaxe

Schützende Bekleidung, aktive Immunisierung bei gefährdeten Berufsgruppen, Bewohnern der endemischen Gebiete, Urlaubsreisen in diese Gebiete, passive Immunisierung bei Infektionsverdacht innerhalb von 24–48 Stunden.

Lymphozytäre Choriomeningitis (LCM)

Ätiologie und Pathogenese

Das Virus der lymphozytären Choriomeningitis wird durch Schmutz- und Schmierinfektion (verunreinigte Lebensmittel, Staub) von Mäusen übertragen, die das Virus mit Kot und Urin ausscheiden.
Inkubationszeit: 1–2 Wochen.

Klinik, Diagnose und Therapie

Das Krankheitsbild beginnt mit einem grippeähnlichen Vorstadium mit heftigen Gliederschmerzen. Es folgt nach einem kurzen beschwerdefreien Intervall eine Meningitis, die von Lymphknotenschwellung sowie Leber- und Milzvergrößerung begleitet ist. Bleibende Schäden werden selten beobachtet.
Diagnose und Therapie wie bei den vorher besprochenen Krankheiten.

Tollwut (Lyssa)

Ätiologie und Pathogenese

Die Tollwut ist eine seit altersher bekannte und in vielen Ländern der Erde verbreitete Krankheit der Wildtiere (Wölfe, Schakale, Füchse, Feldmäuse). In Deutschland sind in den letzten Jahren vorwiegend die Rotfüchse befallen, die durch Bisse das Tollwutvirus mit dem Speichel auf andere Tiere (Hunde, Katzen, Rehe, Weidetiere) übertragen. Die Inkubationszeit der infizierten Tiere schwankt zwischen 10 Tagen und mehreren Monaten. Die kranken Tiere verhalten sich unterschiedlich auffällig. Zum Teil sind sie reizbar und bösartig und können dabei Mensch und Tier anfallen, zum Teil erscheinen sie aber auch sehr zutraulich (Füchse kommen in die Nähe der Häuser, Rehe lassen sich anfassen). Nach einem kurzen Lähmungsstadium verenden die erkrankten Tiere innerhalb von 10 Tagen nach dem Auftreten der ersten Krankheitszeichen.
Der Mensch kann sich über den Speichel tollwutkranker Tiere, insbesondere durch tiefe Biß- und Kratzwunden, infizieren. Durch die intakte Haut kann das Virus nicht eindringen, aber kleine Hautwunden an den Händen oder auch die Bindehaut des Auges oder die Schleimhäute des Mundes kön-

nen gelegentlich bei Kontakt mit virushaltigem Speichel (z. B. beim Pflegen der erkrankten Tiere) die Eintrittspforte bilden.

Inkubationszeit: Abhängig von der Massivität der Infektion, von der Tiefe und Lokalisation (Kopfwunden!) schwankt die Inkubationszeit zwischen 10 Tagen und 6–8 Monaten.

Klinik

Die Erkrankung beginnt uncharakteristisch mit Fieber, Nackenkopfschmerz und Mißempfindungen an der Eintrittspforte des Virus. Es folgt ein zunehmendes Reizstadium mit Gereiztheit, Unruhe, Angst, Reflexsteigerung, Licht- und Lärmempfindlichkeit, Speichelfluß, Tachykardie und sehr schmerzhaften Schlundmuskelkrämpfen, die schon durch das Geräusch oder durch den Anblick von Wasser ausgelöst werden können (Hydrophobie = Wasserscheu). Diese sog. *„rasende Wut"* geht nach wenigen Tagen in ein Lähmungsstadium über, in dem es bei erhaltenem Bewußtsein zum Tode kommt. In manchen Fällen steht diese sog. *„stille Wut"* von vornherein im Vordergrund.

Diagnose

Das ausgeprägte Bild der Tollwut bietet keine diagnostischen Schwierigkeiten. Da nach Ausbruch der Krankheitszeichen bisher jede Therapie versagt, ist die Feststellung eines Tollwutverdachts und nach Möglichkeit der Nachweis der Tollwut bei dem in Frage kommenden Tier entscheidend für die weiteren Maßnahmen. Abgesehen von dem meist auffälligen Verhalten der Tiere ist der Virusnachweis im Gehirn der Tiere mit Hilfe von fluoreszierenden Antikörpern heute die schnellste und sicherste Diagnose.

Therapie

❖ Reinigen und Desinfizieren der Wunden (Seifenlösung, Zephirollösung),
❖ passive Immunisierung in den ersten 72 Stunden (i. m. und lokal um die Wunden),
❖ aktive Immunisierung mit Tollwutvakzine,
❖ bei bloßem Kontakt mit Speichel evtl. nur aktive Immunisierung.

Prophylaxe

❖ Vermeidung von Kontakt mit tollwutverdächtigen Tieren,
❖ Bekämpfung der Wildtollwut (impfstoffhaltiges Futter),
❖ strenge Quarantänemaßnahmen (Tollwutsperrbezirke).

Evtl. prophylaktische Schutzimpfung gefährdeter Berufsgruppen, Beachtung der noch weitverbreiteten Tollwut bei Reisen in Ländern der Dritten Welt (z. B. Affen in Indien).

Der Tollwutverdacht bei Mensch und Tier ist meldepflichtig.

Meningitis und Enzephalitis als Virusbegleiterkrankungen

Klinik und Diagnose

Viele Virusinfektionen können gleichzeitig oder nachfolgend als Komplikation eine zerebrale Mitbeteiligung aufweisen. Am häufigsten wird eine Begleitmeningitis und/oder eine Begleitenzephalitis bei Masern, Mumps, Varizellen, Herpes zoster, infektiöser Mononukleose und Grippe beobachtet. Die Erscheinungen können flüchtig sein (Kopfschmerzen, leichte Nackensteifigkeit); es können sich aber auch alle Zeichen einer Meningitis oder Enzephalitis voll ausprägen.

Im Liquor findet man Eiweißvermehrung und Erhöhung der mononukleären Zellen (weniger als 1000/3 Zellen). Die Erreger lassen sich nur in einem Teil der Fälle im Zentralnervensystem nachweisen; in den übrigen Fällen nimmt man eine allergische Entzündung an.

Therapie

Bei bedrohlichen Bildern Versuch einer Behandlung mit γ-Globulin und Cortison, neuerdings auch Interferon, bei Herpes- und Zosterinfektionen Aciclovir.

Exanthemische Viruskrankheiten

Windpocken (Varizellen) und Gürtelrose (Herpes zoster)

Windpocken und Gürtelrose werden durch dasselbe Virus hervorgerufen. Bei der Erstinfektion, die meist im Kindesalter erfolgt, entstehen die Windpocken; im späteren Leben entwickelt sich bei einer erneuten Infektion unter dem Einfluß einer Teilimmunität die Gürtelrose.

Windpocken

Ätiologie und Pathogenese

Die Empfänglichkeit des Menschen für das Virus ist so groß, daß viele Menschen schon in der Kindheit die erste Infektion durchlaufen. Die Übertragung erfolgt durch Tröpfcheninfektion (mit dem „Wind") oder durch direkten Kontakt.

Inkubationszeit: ca. 2 Wochen.

Klinik und Diagnose

Unter meist geringem Krankheitsgefühl und Fieberanstieg bilden sich auf der Haut und den Schleimhäuten juckende rote Papeln, aus denen schnell wasserhelle Bläschen werden, die nach wenigen Tagen eintrocknen und verkrusten. Das Exanthem breitet sich von Kopf und Rumpf auf die Extremitäten aus, läßt

Hände und Füße im Gegensatz zu den echten Pocken meist frei, während die behaarte Haut immer mitbetroffen ist. Ein stärkerer Befall der Schleimhäute (Mund, Rachen, Konjunktiven, Genitale) kann sehr quälend sein. Das Exanthem tritt in Schüben auf, so daß abheilende Windpocken neben frischen zu sehen sind („buntes Bild"). Die Borken fallen nach 1–2 Wochen ab; bis zu diesem Zeitpunkt besteht Infektiosität.

Komplikationen sind – außer bei Neugeborenen und abwehrgeschwächten Kindern (Leukämie) – selten.

Die Diagnose wird nach dem klinischen Bild gestellt.

Therapie

Juckreizstillende Maßnahmen (Avil, Puder, Mundspülung), Antibiotika bei Sekundärinfektion mit Bakterien, in schweren Fällen Aciclovir.

Für gefährdete Kinder steht ein Impfstoff zur Verfügung, als schneller Schutz ein Immunglobulin.

Gürtelrose

Pathogenese

Hat sich nach den Windpocken eine ungenügende Immunität entwickelt oder wird das Immunsystem geschädigt (Leukämie, AIDS, Zytostatikatherapie), führt das neu erworbene oder noch latent vorhandene Virus zu einer Entzündung in einem Nervensegmentbereich.

Inkubationszeit: ca. 1 Woche.

Klinik

Es entstehen heftige Schmerzen im betroffenen Nervensegment, ehe wasserhelle Bläschen in Gruppen und oft spärlich in diesem Bezirk aufschießen, die nach 1–2 Wochen unter Krustenbildung wieder abheilen. Die Schmerzen können den Bläschenausschlag Wochen überdauern. Betroffen sind von dem meist einseitigen Befall die Gürtelpartie, der Thorax oder auch das Gesicht und nur selten eine Extremität. Gefährlich können der Befall des Innenohres und des Auges werden; selten kommt es zu einer klinisch manifesten Mitbeteilung des Zentralnervensystems.

Häufig werden Leukämiepatienten (Abwehrschwäche) vom Herpes zoster betroffen. Der Bläscheninhalt kann dann hämorrhagisch werden.

Diagnose

Die Trias – heftige neuralgische Schmerzen, segmentale Ausbreitung und Bläschenausschlag – ist diagnostisch wichtig.

Therapie

Mit Aciclovir (Zovirax) steht heute eine wirksame virushemmende Substanz zur Verfügung, die – rechtzeitig eingesetzt – den Verlauf verkürzt und die Schmerzen mindert.

Herpes-simplex-Virus-Infektion

Ätiologie und Pathogenese

Auch beim Herpes-simplex-Virus kennen wir eine Erstinfektion im frühen Kindesalter und später sich oft wiederholende Lokalinfektionen durch Reaktivierung des über Jahrzehnte latent in den Zellen des Körpers verbleibenden Virus.

Klinik

Die *Erstinfektion* verläuft oft stumm oder in Form einzelner Bläschen, aus denen sich schmerzhafte, scharf begrenzte Geschwüre bis Linsengröße (Aphthen) entwickeln. Bei einer Reihe von Kindern entsteht ein ausgedehnter Befall der Mundschleimhaut mit Lymphknotenschwellung und Fieber (Stomatitis aphthosa). Als Komplikationen sind Meningitis und Enzephalitis bekannt. Todesfälle können bei Neugeborenen (Herpessepsis) und bei Ekzemkindern (Eczema herpeticum) auftreten. Der spätere, *rezidivierende Herpes* tritt vorwiegend an den Haut-Schleimhaut-Übergangsstellen auf (Lippen, Nase, Genitale). Auslösende Faktoren können sein: Erkältungsinfekte, Magenverstimmung, Fieber, starke Sonneneinstrahlung in Schneegebieten (UV-Licht), Menstruation, Überempfindlichkeit gegen bestimmte Speisen usw. Die in Gruppen auftretenden juckenden Herpesbläschen vereitern leicht, heilen meist aber ohne Narbenbildung ab.

Diagnose

Gefährlich ist der Befall der Hornhaut des Auges.

Die Diagnose ergibt sich aus dem typischen klinischen Bild. Viruszüchtung und Antikörpernachweis sind möglich.

Therapie

Virushemmende Salben und Lösungen (Joddesoxyuridin, Aciclovir) können, lokal aufgebracht, die Infektion wirksam bekämpfen, was besonders bei Befall des Auges wichtig ist. Bei Immunschwäche mit der Gefahr schwerer Herpesinfektionen gibt man Aciclovir intravenös.

Pocken (Variola vera)

Epidemiologie und Pathogenese

Die Pocken sind heute auch in den traditionellen endemischen Gebieten Ostasiens, Afrikas sowie Mittel- und Südamerikas durch die intensive Impfkampagne der WHO ausgerottet. Die letzte Pockenepidemie in Deutschland wurde 1870/71 beobachtet.

Nach dem 2. Weltkrieg sind die Pocken in Einzelfällen von Reisenden nach Deutschland eingeschleppt worden und haben zu Umgebungsinfektionen und Todesfällen geführt.

Die Übertragung erfolgt durch Tröpfcheninfektion, direkten und indirekten Kontakt.

Inkubationszeit: 11 Tage (bei Geimpften 7–18 Tage).

Klinik

Die Krankheit beginnt plötzlich mit schwerem Krankheitsgefühl, hohem Fieber, Gliederschmerzen. Katarrhalische und gastroenteritische Zeichen können hinzutreten. Unter vorübergehender Besserung des Allgemeinbefindens treten dann die Pockeneffloreszenzen auf. Innerhalb von 48 Stunden kann schubweise der ganze Körper einschließlich der Handinnenflächen und Fußsohlen befallen sein. Besonders dicht gesät sind die Pocken an den belichteten Hautstellen. Die typische Pockenpustel ist mehrkammerig mit eitrig getrübtem Inhalt und weist eine zentrale Delle auf. Besonders quälend ist der Befall der Schleimhäute.

Bei dichter Aussaat verschmelzen die einzelnen Pusteln (Variola confluens). Wird der Pustelinhalt hämorrhagisch, entsteht das Bild der „schwarzen Blattern".

Diagnose

Elektronenoptischer Nachweis der Viren, Antikörperbestimmung ab 10. Krankheitstag.

Therapie

Pflegerische Maßnahmen unter strengen Quarantänebedingungen, Antibiotikagaben zur Bekämpfung der Sekundärinfektion, frühzeitige Pockenschutzimpfung (Impfschutz innerhalb der Inkubationszeit).

Prophylaxe

Die gesetzlich vorgeschriebene Pockenschutzimpfung in Deutschland ist aufgehoben. Sollten unerwartet Pockenfälle nochmals auftreten, steht die strenge Isolierung der Erkrankten und der Kontaktpersonen im Vordergrund der prophylaktischen Maßnahmen. Verdachtsfälle sind bereits meldepflichtig.

Mit dem Nachlassen des allgemeinen Impfschutzes gegen die echten Pocken, werden gelegentlich wieder Kuhpocken oder andere Tierpocken (Orthopoxviren bei Katzen, Hunden, Affen) beobachtet. Die Infektion verläuft in der Regel unter dem Bild der milden Pocken, Immunsupprimierte erkranken schwer.

Masern (Morbilli)

Epidemiologie und Pathogenese

Die Empfänglichkeit des Menschen für das Masernvirus ist so groß, daß in dichtbesiedelten Gebieten die meisten schulpflichtigen Kinder die Erkrankung durchgemacht haben. In den sog. Entwicklungsländern spielen heute die Masern als Ursache der frühkindlichen Sterblichkeit eine große Rolle, da vielfach unterernährte und von anderen Krankheiten (Wurmbefall, Malaria) befallene Kinder betroffen sind. Auch in unseren Breiten gelten die Masern nicht mehr als harmlose Kinderkrankheit, seitdem man weiß, daß das Masernvirus häufig das Zentralnervensystem befällt und die Rate der zerebralen Komplikationen z. B. höher ist als bei einer Poliovirusinfektion. Darüber hinaus hinterlassen die Masern über mehrere Wochen eine Immunschwäche, die das Angehen anderer Infektionen (Tbc) begünstigt.

Die Übertragung des Virus erfolgt durch Tröpfcheninfektion. Die intrauterine Übertragung führt offenbar nicht zur Schädigung des Fetus.

Inkubationszeit: 2 Wochen (bis zum Exanthemausbruch).

Klinik

Die Krankheit beginnt mit Schnupfen, Rachenentzündung, Konjunktivitis und Fieber. Typisch in diesem katarrhalischen Vorstadium sind kalkspritzerartige Flecken auf der Wangenschleimhaut (Koplik-Flecken). Nach 3–5 Tagen entwickelt sich nach vorübergehendem Fieberabfall das Masernexanthem. Es beginnt am Kopf und breitet sich schnell mit etwa linsengroßen, leicht erhabenen und unregelmäßig begrenzten roten Flecken über Rumpf und Extremitäten aus. Der Rachen ist dunkelrot entzündet; die Halslymphknoten und die Milz sind geschwollen. Nach 3 Tagen blaßt das Exanthem unter Fieberabfall ab und zeigt eine kleieförmige Schuppung.

Als Komplikationen werden Otitis, Tonsillitis und Pneumonie beobachtet. Die Masernpneumonie kann besonders bei Kleinkindern einen schweren Verlauf nehmen. Die Masernenzephalitis ist mit einer hohen Letalität (10–20 %) belastet.

Diagnose

Katarrhalisches Vorstadium, Koplik-Flecken, Art und Ausbreitung des Exanthems und Umgebungsinfektionen bestimmen in der Praxis die Diagnose.

Therapie

Die Therapie ist symptomatisch. Anhaltendes Fieber spricht für eine Sekundärinfektion, die mit Antibiotika zu bekämpfen ist. Bei Säuglingen und Kleinkindern besteht die Möglichkeit, die Infektion durch γ-Globulin-Gaben zu unterdrücken oder zumindest abzumildern.

Prophylaxe

Aktive Schutzimpfung mit lebenden, abgeschwächten Masernviren hat heute schon weite Verbreitung gefunden. Die Impfung erfolgt evtl. in Kombination mit der Mumps- und Rötelnvakzine zu Beginn des 2. Lebensjahres mit späteren Auffrischimpfungen. Die Dauer des Impfschutzes ist wahrscheinlich lebenslang. Die natürliche Infektion hinterläßt eine lebenslange Immunität. In den ersten 3–4 Lebensmonaten sind die Säuglinge im allgemeinen durch die von der Mutter übertragenen Antikörper geschützt.

Röteln (Rubeola)

Pathogenese

Die Empfänglichkeit für Röteln ist nicht so groß. Die Übertragung erfolgt bei engem Kontakt durch Tröpfcheninfektion. Die an sich harmlose Erkrankung wird in der Schwangerschaft gefürchtet, da das Rötelnvirus besonders in den ersten 3 Schwangerschaftsmonaten zu schweren kindlichen Mißbildungen führen kann (Rötelnembryopathie). Eine Ansteckungsgefahr besteht schon eine Woche vor und eine Woche nach Ausbruch des Exanthems.
Inkubationszeit: 2–3 Wochen.

Klinik und Diagnose

Nach einem kurzen katarrhalischen Prodromalstadium breitet sich ein blaßrosa, masernähnliches Exanthem, am Kopf beginnend, über den ganzen Körper aus. Fieber wechselnder Höhe besteht nur 2–3 Tage. Typisch sind die geschwollenen Lymphknoten okzipital und zervikal. Es können aber auch weitere Lymphknoten wie auch die Milz geschwollen sein. Das Blutbild zeigt eine Leukopenie mit relativer Lymphomonozytose. Die Erkrankung dauert nur 4–5 Tage; die Lymphknoten sind länger tastbar.

Therapie

Abgesehen von allgemeiner Schonung erübrigt sich eine Therapie. Hat eine Schwangere Kontakt mit einem an Röteln erkrankten Kind, sollte zunächst eine Antikörperbestimmung durchgeführt werden, um festzustellen, ob die Schwangere früher Röteln durchgemacht hat. Bei negativem Ausfall des Tests sollte eine γ-Globulin-Prophylaxe durchgeführt werden.

Prophylaxe

Junge Mädchen sollten durch eine aktive Immunisierung geschützt werden.

Exanthema subitum

Ätiologie und Pathogenese

Diese auch Roseola infantum oder Dreitagefieber genannte Erkrankung tritt vorwiegend bei Kleinkindern auf. Der Erreger ist ein bisher unbekanntes Virus (Adenoviren?). Vielleicht rufen aber auch unterschiedliche Viren das klinisch recht typische Krankheitsbild hervor.

Inkubationszeit: 3–9 Tage.

Klinik, Diagnose und Therapie

Ein schneller Fieberanstieg mit Krampfbereitschaft des Kindes und katarrhalischen Erscheinungen ist charakteristisch. Nach etwa 3 Tagen erscheint mit kritischer Entfieberung ein oft nur flüchtiges blaß-hellrotes Exanthem an Haut, Nacken, Rumpf und proximalen Extremitätenabschnitten. Gleichzeitig bessert sich das Allgemeinbefinden deutlich. Das Blutbild zeigt jetzt eine Leukopenie mit relativer Lymphomonozytose. Die Erkrankung verläuft fast immer gutartig. Zerebrale Schäden sind sehr selten.

Weitere diagnostische Maßnahmen sind überflüssig.

Die Therapie ist symptomatisch (Fiebersenkung).

Weitere Viruskrankheiten

Parotitis epidemica (Mumps)

Pathogenese

Das Mumpsvirus wird vorwiegend bei engem Kontakt durch Tröpfcheninfektion im Kindesalter übertragen (Geschwister, Spiel- und Schulfreunde). Es handelt sich immer um eine Allgemeinerkrankung, bei der neben der Parotis auch andere Drüsenorgane und das Zentralnervensystem befallen sein können.

Inkubationszeit: 18–21 Tage.

Klinik

Unter Fieberanstieg entwickelt sich typischerweise die Entzündung in einer Ohrspeicheldrüse, die schmerzhaft geschwollen ist und das Ohrläppchen dabei abhebt. Durch die teigig-ödematöse Schwellung auch der Umgebung besteht eine Kieferklemme. Nach vorübergehendem Fieberabfall folgt in den meisten Fällen nach 3–4 Tagen ein Befall der anderen Seite. Speicheldrüsen, Hoden, Eierstöcke, Bauchspeicheldrüse und Leber können ebenfalls betroffen sein. Die sehr schmerzhafte Hodenentzündung (Orchitis) kann zur Hodenatrophie und bei beidseitigem Befall im Wachstumsalter zum eunuchoidalen Hochwuchs führen.

Eine relativ häufige Komplikation ist die Mumpsmeningitis, die auch ohne erkennbare Parotitis auftreten kann. Sie ist im allgemeinen harmlos, im Gegensatz zur selteneren Mumpsenzephalitis.

Diagnose und Therapie

Neben dem klinischen Bild lassen sich am Ende der 1. Krankheitswoche Antikörper (KBR) nachweisen. In den meisten Fällen ist auch die Serumamylase erhöht.

Die Therapie ist symptomatisch, die aktive Immunisierung wird in der Regel mit der Masernimpfung kombiniert.

Infektiöse Mononukleose (Pfeiffer-Drüsenfieber)

Ätiologie und Pathogenese

Das Virus der infektiösen Mononukleose (Epstein-Barr- = EB-Virus) wird bei engem Kontakt durch Tröpfcheninfektion übertragen ("kissing disease", "college disease"). Die Mehrzahl der Infektionen verläuft wahrscheinlich unter dem Bild eines grippalen Infekts. Unter besonderen Bedingungen ruft das Virus bei manchen afrikanischen Stämmen einen Gesichtstumor (Burkitt-Tumor) hervor.

Inkubationszeit: 4–10 Tage.

Klinik und Diagnose

Das Krankheitsbild entwickelt sich wechselnd schnell zunächst als fieberhafte Angina. In der 2. Krankheitswoche tritt eine generalisierte Lymphknotenschwellung hinzu. Leber und Milz sind mitbetroffen und jetzt auch tastbar vergrößert. Die Hepatitis hat Übelkeit, Appetitlosigkeit, Druckgefühl im rechten Oberbauch und einen wechselnd starken Ikterus im Gefolge. Die sog. Leberproben sind typisch verändert.

Das Blutbild weist eine charakteristische Lymphomonozytose auf. In der akuten Krankheitsphase sind die Zellen sehr formvariabel; später herrscht ein uniformes Bild mit kleinen Lymphozyten vor.

Als Komplikationen kommen Meningoenzephalitis, Polyneuritis, Bronchopneumonie, Nephritis und Myokarditis vor.

Das typische Blutbild, die Lymphknotenschwellung und die Leberbeteiligung weisen auf das Krankheitsbild hin. Antikörper gegen das EB-Virus lassen sich im Serum nachweisen. In über 50 % der Fälle treten heterophile Antikörper auf, die Schaferythrozyten zur Agglutination bringen (Hanganutziu-Deicher-Reaktion, Paul-Bunnell-Test).

Therapie

Die Therapie ist symptomatisch und richtet sich insbesondere nach den hepatischen und zerebralen Komplikationen.

Zytomegalievirusinfektion

Epidemiologie und Pathogenese

Die Durchseuchung der Bevölkerung mit dem Zytomegalievirus ist offenbar groß. Das Virus findet sich in Riesenzellen in verschiedenen Organen, besonders in Speicheldrüsen, Nieren, Lunge und Leber. Über die Übertragungsart beim Erwachsenen ist nichts bekannt. Etwa 1 % der Neugeborenen werden intrauterin oder kurz nach der Geburt (Austauschtransfusion) infiziert. Das Virus wird monatelang mit Urin und Speichel ausgeschieden.

Inkubationszeit: unbekannt.

Klinik

Erwachsene sind meist latent infiziert. Sonst wird das Virus mit interstitieller Pneumonie, Myoperikarditis, granulomatöser Hepatitis und ulzerösen Magen-Darm-Entzündungen in Verbindung gebracht. Relativ oft haben Patienten mit Lymphogranulomatose, Leukämie, malignen Tumoren und nach Transplantation einen positiven Virusbefund. AIDS-Patienten erkranken gehäuft.

Infizierte Neugeborene können generalisiert mit Hämolyse, Leber- und Milzschwellung, Bronchopneumonie und rezidivierender Dyspepsie erkranken. Besonders folgenschwer ist der Befall des Zentralnervensystems mit neurologischen Ausfällen und retardierter Entwicklung, die zum Teil erst nach Monaten oder Jahren augenfällig wird. In einem Teil der Fälle ist die Erkrankung mehr organgebunden. Intrakranielle Verkalkungsherde weisen auf eine intrauterin abgelaufene Infektion hin (s. auch Toxoplasmose, S. 664).

Diagnose

Erwachsene haben zu etwa 80 % Antikörper im Serum. Ein eindeutiger Antikörpertiteranstieg weist auf eine frische Infektion hin. Die typischen Riesenzellen finden sich im Speichel, Urin, in der Magenflüssigkeit, im Liquor und in Probeexzisionsmaterial.

Therapie

Ein Behandlungsversuch mit Glucocorticoiden in Kombination mit Breitbandantibiotika und γ-Globulin ist indiziert.

Rickettsiosen

Rickettsien sind gramnegative Stäbchen, die sich wie die Viren nur in lebenden Zellen vermehren können (Ausnahme: Rickettsia quintana). Ihre verschiedenen Arten sind über die ganze Erde verbreitet. Die Rickettsien besitzen beim Menschen eine ausgesprochene Affinität zu den Endothelzellen der kleinen Gefäße.

In Europa kommen folgende Erkrankungen durch Rickettsien beim Menschen vor:
1. klassisches Fleckfieber,
2. wolynisches Fieber,
3. Q-Fieber.

Klassisches Fleckfieber

Ätiologie und Pathogenese

Erreger des klassischen Fleckfiebers (Flecktyphus, Typhusfieber) ist Rickettsia prowazeki, die von Mensch zu Mensch durch Läuse (Kot) übertragen wird. Die Rickettsien befallen in erster Linie die kleinen Gefäße des Zentralnervensystems, der Haut und des Herzmuskels.

Inkubationszeit: 10–14 Tage.

Klinik

Beginn: Schüttelfrost, rascher Fieberanstieg, schweres Krankheitsgefühl, Kopf- und Gliederschmerzen, Konjunktivitis und Tracheobronchitis.

3.–5. Krankheitstag: Unter Aussparung des Gesichts erscheint das Fleckfieberexanthem am Rumpf und breitet sich über die Extremitäten bis zu den Händen und Füßen aus. Die einzelnen Flecken sind rot bis dunkel-schmutzig und unscharf begrenzt.

Die Beteiligung des Gehirns führt zu Bewußtseinstrübung, Erregungszuständen, meist vorübergehenden Hör- und Sehstörungen oder peripheren Lähmungen sowie in schweren Fällen zur Schädigung lebenswichtiger Zentren und zum Tode. Eine Myokarditis ist immer zu beobachten. Haarausfall und eine oft Monate währende Hinfälligkeit mit psychischen und nervösen Störungen gehören zum Krankheitsbild.

Die Rickettsien können jahrelang im Organismus überdauern und bis zu 30 Jahren noch zu Spätrückfällen (Brill-Zinsser-Krankheit) führen.

Diagnose

Fieber, Exanthem und enzephalitische Zeichen nach Verlausung weisen auf Fleckfieber hin. Die Erreger sind aus dem Blut im Tierversuch (Läusefütterungsversuch) nachweisbar. Antikörper können in Speziallaboratorien bestimmt werden. Die Fähigkeit der Antikörper, Proteusbakterien zu agglutinieren, wird in der sog. Weil-Felix-Reaktion geprüft.

Therapie

Breitbandantibiotika (Tetracycline, Chloramphenicol), Kreislaufüberwachung, Allgemeinbehandlung.

Prophylaxe

Aktive Schutzimpfung bei Gefährdung, Läusebekämpfung. Schon Verdachtsfälle sind meldepflichtig.

Wolhynisches Fieber

Ätiologie und Pathogenese

Der Erreger des wolynischen Fiebers, Rickettsia quintana, wird durch Läuse von Mensch zu Mensch übertragen (Läusekot). In beiden Weltkriegen sind in Südosteuropa und Rußland bei Soldaten und Zivilbevölkerung zahlreiche Infektionen beobachtet worden.

Inkubationszeit: 2 bis mehrere Wochen.

Klinik

Die Erkrankung ist charakterisiert durch schnellen Fieberanstieg, heftige neuralgische Schmerzen, besonders Schienbeinschmerzen, und flüchtiges Exanthem. Das Fieber verläuft in 3–12 Schüben, die jeweils von eindrucksvollen neuralgischen Schmerzen begleitet sind. Magen-Darm-Störungen werden beobachtet. Spätrückfälle können bis zu 15 Jahre auftreten.

Diagnose

Klinisches Bild, Läusefütterungsversuch.

Therapie

Breitbandantibiotika.

Q-Fieber

Ätiologie und Pathogenese

Der Erreger des Q-Fiebers (Query-Fieber, Balkangrippe), Rickettsia oder Coxiella burnetii, ist im Tierreich weit verbreitet (Schafe); er wird mit Milch, Urin, Kot und Lochien ausgeschieden. Das Blut der befallenen Tiere (rohes Fleisch) ist ebenfalls infektiös. Der Mensch infiziert sich vorwiegend aerogen durch rickettsienhaltigen Staub.

Inkubationszeit: 2–3 Wochen.

Klinik

Nach einem plötzlichen Beginn mit Schüttelfrost, Fieber und Gliederschmerzen entwickelt sich eine Bronchopneumonie mit schmerzhaftem Reizhusten, glasig-schleimigem Sputum und mattglasartigen Lungeninfiltraten (primäratypische Pneumonie). In schweren Fällen können enzephalitische Zeichen sowie Myokarditis und Endokarditis hinzutreten. Ein Exanthem wird bei dieser Rickettsiose vermißt.

Todesfälle sind selten.

Diagnose

Wird gesichert durch:
* ❖ Erregernachweis aus Blut, Sputum und Urin,
* ❖ Tierversuch,
* ❖ Antikörpernachweis (Komplementbindungsreaktion, Agglutination).

Therapie

Breitbandantibiotika.

Mykoplasmeninfektionen

Ätiologie und Pathogenese

Mykoplasmen sind die kleinsten bekannten Mikroorganismen, die auf künstlichen Nährböden wachsen und heute zu einer besonderen Klasse von Bakterien gerechnet werden. Beim Menschen wurden bisher Mykoplasmastämme aus dem Nasen-Rachen-Raum, dem Urogenitaltrakt und aus Gelenkflüssigkeit isoliert. Eine sicher krankmachende Wirkung wurde nur für Mycoplasma pneumoniae gesichert. Die Übertragung erfolgt bei engem Kontakt.
Inkubationszeit: 8 – 16 Tage.

Klinik

Die Erkrankung beginnt akut mit einem Racheninfekt und hohem Fieber. Hartnäckiger Husten mit zunächst wenig Auswurf weist auf die sich entwickelnde primär atypische Pneumonie (S. 620) hin. Lymphknotenschwellung, Pleuritis, Myokarditis, Perikarditis und hämolytische Anämie infolge von Kälteagglutininen sowie Polyarthritis können hinzutreten. Auch unter Behandlung bilden sich die Symptome nur langsam zurück.

Diagnose

Bei dem Krankheitsbild einer primär atypischen Pneumonie sichert der Nachweis eines hohen Titers komplementbindender Antikörper und von Kälteagglutininen (80%) die Diagnose. Die Züchtung der Erreger ist schwierig.

Therapie

Tetracycline und Erythromycin besitzen eine sichere Wirkung auf Mykoplasmen.

Bakteriell bedingte Infektionskrankheiten

Keuchhusten (Pertussis)

Ätiologie und Pathogenese

Der Erreger des Keuchhustens ist ein gramnegatives, gegen Austrocknung empfindliches Stäbchen (Bordetella pertussis). Die Übertragung geschieht durch Tröpfcheninfektion und direkten Kontakt. Ansteckungsgefahr besteht während des katarrhalischen Vorstadiums und während der ersten Hustenperiode. Die überstandene Erkrankung hinterläßt eine lebenslange Immunität. Da immer wieder empfängliche Kinder heranwachsen, häufen sich alle 3–5 Jahre die Erkrankungsfälle in einem Gebiet.
Inkubationszeit: 1–2 Wochen.

Klinik

Der Keuchhusten beginnt uncharakteristisch mit einem Rachenkatarrh. Ohne besondere Störung des Allgemeinbefindens entwickelt sich ein trockener Husten, der in der 2. Krankheitswoche zunehmend abends und nachts auftritt. Die einzelnen Hustenstöße rücken zusammen, bis typische heftige Hustenanfälle auftreten mit einer Serie von Hustenstößen, zwischen denen das Kind nicht einatmen kann, blau anläuft (Stickhusten). Erst ein ziehendes, pfeifendes Einatmen beendet den Anfall. Unter Würgen und evtl. Erbrechen wird nach mehreren Anfällen etwas zäher Schleim herausgebracht. Dieser Zustand kann sich über 3–6 Wochen hinziehen. Zwischen den Anfallsperioden fühlen sich die Kinder gesund. Erstickungsgefahr besteht nicht; gelegentlich können aber konjunktivale Blutungen und sehr selten einmal eine zerebrale Blutung auftreten. Psychische Faktoren (überängstliche Eltern) spielen nach dem Abklingen der Infektion für die Auslösung weiterer Hustenanfälle eine große Rolle. Die Kinder lernen sehr schnell, über viele Monate durch täuschend nachgemachte Hustenanfälle ihren Willen durchzusetzen.

Für Säuglinge bedeutet der Keuchhusten durch eine meist superinfizierte Bronchopneumonie eine erhebliche Gefahr. Eine Beteiligung des Gehirns kommt vor.

Erwachsene können wiedererkranken. Ein pertussisähnliches Krankheitsbild wird durch Bordetella parapertussis und bronchiseptica hervorgerufen.

Diagnose

Die typischen Hustenanfälle erlauben in den meisten Fällen eine sichere Diagnose ohne bakteriologischen Nachweis der Erreger (Nasopharyngealabstrich, Hustenagarplatten) und ohne serologischen Nachweis von Antikörpern.

Therapie

Erythromycin besitzt eine sichere Wirkung auf Bordetella pertussis. Gefährdete Kinder und besonders Säuglinge sollten durch eine passive Immunisierung geschützt werden (Pertussis-Hyperimmunserum).

Symptomatisch sorgen hustendämpfende Mittel für die erforderliche Nachtruhe. Frische Luft, Klimakammer, Höhenklima (Fliegen) wirken über psychische Faktoren oft günstig auf die Hustenanfälle. Die aktive Schutzimpfung hat sich als nicht sehr erfolgreich erwiesen.

Krankheits- und Todesfall sind meldepflichtig.

Diphtherie

Ätiologie und Pathogenese

Diphtheriebakterien sind grampositive Stäbchen mit charakteristischen Polkörperchen (Färbung nach Neisser). Sie bilden von Stamm zu Stamm unterschiedlich starke Toxine, die einerseits lokal im Rachen zu Schleimhautnekrose und zu dem typischen fibrinösen Exsudat führen und andererseits nach Resorption besonders die Zellen des Zentralnervensystems und des Herzens schädigen. Seit der letzten Erkrankungswelle mit vielen Todesfällen nach dem 2. Weltkrieg ist die Diphtherie im Winter 1975/76 erstmals wieder in nennenswertem Ausmaß in Deutschland aufgetreten.

Die Übertragung erfolgt durch Tröpfcheninfektion, durch direkten Kontakt, aber auch z. B. durch verunreinigtes Spielzeug. Zur Prüfung der Immunität gegenüber dem Diphtherietoxin spritzt man eine kleine Menge Toxin in die Haut. Bei genügend hohem Antikörperspiegel wird das Gift neutralisiert, und eine Hautentzündungsreaktion bleibt aus (Schick-Test).

Inkubationszeit: 3 – 5 Tage.

Klinik

Die Diphtherie beginnt mit Fieber, Halsschmerzen und Schluckbeschwerden. Auf den hochroten, geschwollenen Tonsillen bilden sich festhaftende weiße Beläge, die auf die Umgebung übergreifen können und einen sehr typischen süßlichen Geruch ausströmen. Bei schwer verlaufender Diphtherie greift die Entzündung auf den Kehlkopf über. Die ganze Halspartie ist geschwollen (Zäsarenhals), und es kommt zu einer zunehmenden Atembehinderung. Der drohende Erstickungstod kann oftmals nur durch eine Intubation oder Tracheotomie verhindert werden.

Das resorbierte Toxin führt

❖ zu Nervenschädigung (Fazialisparese, Lähmung des Gaumensegels),
❖ zu Reizleitungsstörungen am Herzen (Arrhythmien, Blockierungen im Reizleitungssystem),
❖ zu einer oft tödlich verlaufenden Myokarditis.

Säuglinge können an einer Nasendiphtherie ohne auffällige Allgemeinerscheinungen erkranken.

Diagnose

Festhaftende Beläge bei heftiger Rachenentzündung und süßlicher Mundgeruch weisen auf die richtige Diagnose hin; diese wird durch die Neisser-Polkörperchenfärbung in einem Rachenabstrich bestätigt. Auf Spezialnährböden lassen sich die Diphtheriebakterien züchten.

Therapie

Bei Diphtherieverdacht ist *unverzüglich* mit antitoxischem Immunserum (100–150 E/kg Körpergewicht) zu behandeln. Bei schweren Krankheitsbildern sollte man wegen der noch schnelleren Wirksamkeit gleichzeitig γ-Globulin intravenös geben. An die Serumbehandlung schließt sich die Bekämpfung der Bakterien durch ein Penicillinpräparat an.

Prophylaxe

Bereits im 1. Lebensjahr sollte eine vollständige Immunisierung mit 3 Impfungen (Formoltoxoid) im Abstand von jeweils 4 Wochen und 1 Jahr, am besten in Kombination mit Tetanusimpfstoff, durchgeführt werden. Eine Auffrischimpfung ist bei Schuleintritt vorzusehen. Später muß ein Impfstoff mit herabgesetzter Dosis verwandt werden.

Krankheits- und Todesfall sind meldepflichtig.

Scharlach

Ätiologie und Pathogenese

Die Erreger des Scharlachs, Streptokokken, werden durch Tröpfcheninfektion oder durch infizierte Gegenstände von Mensch zu Mensch übertragen. Betroffen sind vorwiegend Kinder zwischen dem 2.–10. Lebensjahr. Spritzt man Streptokokkentoxin in die Haut, so entwickelt sich – vgl. Schick-Test bei Diphtherie – nur bei einem Scharlachempfänglichen eine Hautrötung (Dick-Test).

Inkubationszeit: 3–4 Tage.

Klinik und Diagnose

Zu Beginn entwickelt sich eine fieberhafte Streptokokkenangina mit weißlichen Belägen auf den geschwollenen Tonsillen. Im Gegensatz zur Diphtherie sind die Beläge leicht abwischbar. Sehr typisch ist in diesem Stadium das blaß ausgesparte Munddreieck im fieberhaft geröteten Gesicht.

Das Scharlachexanthem tritt etwa 2 Tage später unter Aussparung des Gesichts in einem Schub auf. Besonders intensiv sind die Hautfalten (Leisten, Achseln) betroffen. Auf der allgemein leicht geröteten Haut heben sich die dicht gesäten, stecknadelkopfgroßen roten Effloreszenzen kaum ab. Spritzt man ein Streptokokkenantiserum in die Haut, so blaßt das Exanthem an dieser Stelle ab (Schultz-Charlton-Auslöschphänomen).

Unter Fieberabfall blaßt das Exanthem nach 2–3 Tagen ab. Mit der 3. Krankheitswoche setzt eine kleieförmige Schuppung der gesamten Haut ein. Diese Schuppung wird auch dann beobachtet, wenn das Exanthem sehr flüchtig oder gar nicht sichtbar war. Der sich ablösende Zungenbelag läßt eine hochrote Zunge mit geschwollenen Papillen sichtbar werden (Himbeer- oder Erdbeerzunge). Das Krankheitsbild vervollständigen rheumatische Beschwerden, Leukozytose mit Linksverschiebung und Eosinophilie, Proteinurie und Kapillarschädigung (positives Rumpel-Leede-Zeichen).

3 Wochen nach der Erkrankung können – bedingt durch eine Sensibilisierung gegen das Streptokokkentoxin – rheumatisches Fieber und Glomerulonephritis als Folgekrankheiten auftreten.

Ein Scharlachrezidiv, das früher besonders auf großen Scharlachstationen innerhalb der ersten 7 Wochen gesehen wurde, kommt heute dank der Antibiotikatherapie praktisch nicht mehr vor.

Die Diagnose des Scharlachs stützt sich auf die klinischen Zeichen, den positiven Rachenabstrich und auf einen ansteigenden Antistreptolysintiter.

Therapie

Da die Scharlachstreptokokken bis heute penicillinempfindlich geblieben sind, genügt im allgemeinen eine 2wöchige orale Penicillinbehandlung, wenn die Möglichkeit einer Rezidivinfektion ausgeschaltet wird. In schwer verlaufenden toxischen Fällen sollte frühzeitig mit antitoxischem Serum behandelt werden.

Krankheits- und Todesfälle sind meldepflichtig.

Katzenkratzkrankheit

Ätiologie und Pathogenese

Die Katzenkratzkrankheit wird durch ein gramnegatives Bakterium übertragen. Von Katzen, die selbst keine Krankheitserscheinungen zeigen, kann es durch Biß- und Kratzwunden auf den Menschen übertragen werden.
Inkubationszeit: 3–20 Tage.

Klinik

An der Eintrittspforte entwickelt sich zunächst eine kleine Pustel mit rotem Hof, die nach etwa 2 Wochen abheilt. Etwa zur gleichen Zeit schwellen die regionalen Lymphknoten bis zu Pflaumengröße an, schmelzen zum Teil ein und können nach außen durchbrechen. Subfebrile Temperaturen, Eosinophilie und zu Beginn eine Leukopenie kennzeichnen weiter das Krankheitsbild. Nach mehreren Wochen tritt meist eine Spontanheilung ein.

Diagnose

Mikroskopischer Nachweis von Einschlußkörpern im Abszeßeiter, positive Hautreaktionen bei Testung mit einem Abszeßeiterantigen und in einem Teil der Fälle positive Komplementbindungsreaktion mit Psittakoseantigen sichern die Diagnose.

Therapie

Breitbandantibiotika und ggf. Eröffnung abszedierter Lymphknoten.

Erysipel

Ätiologie und Pathogenese

Hämolysierende Streptokokken sind die Ursache einer Entzündung, die sich von kleinen Hautläsionen oder Verletzungen kontinuierlich über Gewebsspalten und Lymphwege ausbreiten (Wundrose). Betroffen sind meist bettlägerige, geschwächte Patienten. Die Übertragung erfolgt durch Schmutz- und Schmierinfektion, worauf besonders das Pflegepersonal zu achten hat.
Inkubationszeit: Stunden bis 2 Tage.

Klinik

Unter Schüttelfrost und schnellem Fieberanstieg entwickelt sich an der Eintrittspforte der Erreger eine schmerzhafte Rötung und Schwellung. Die Entzündung breitet sich mit scharf abgesetzten unregelmäßigen Rändern nach allen Seiten hin aus. Während die Ränder immer hochakut entzündet sind, blassen die zentralen Stellen schon wieder ab. Lockeres Gewebe kann erheblich anschwellen; empfindliche Haut kann sich in Blasen abheben. Die regionalen Lymphknoten sind geschwollen. Herz- und Kreislauf sind durch Toxineinwirkung gefährdet. Unbehandelt kann die Infektion tödlich sein.

Diagnose

Die Diagnose wird nach dem klinischen Bild gestellt. Im Abstrich sind Streptokokken nachweisbar.

Therapie

Eine frühzeitige hochdosierte Penicillintherapie ist das Mittel der Wahl.

Prophylaxe

Um ein Verschleppen der Keime zu verhindern, sind Desinfektionsmaßnahmen auf den Krankenstationen besonders sorgfältig zu beachten.

Sepsis

Ätiologie und Pathogenese

Von einer Sepsis sprechen wir dann, wenn von einem Bakterienherd periodisch oder dauernd pathogene Keime ins Blut eingeschwemmt werden, die durch Absiedlung oder Toxinwirkung zu weiteren Krankheitszeichen führen. Sepsiserreger kann grundsätzlich jede Bakterienart sein. Sehr häufig findet man Staphylokokken, Streptokokken, Meningokokken, Pneumokokken, Kolibakterien, Proteus und Pseudomonas. Sepsisherde können sein: Abszesse, Tonsillen, Gallenblase, Venenentzündung (Verweilkatheter) u. a.

Klinik

Erregerart, Sepsisherd, Toxinwirkung und metastatische Absiedlungen wechseln von Fall zu Fall. Dennoch weisen alle Sepsiskranken gemeinsame Züge auf. Die Patienten sind schwerkrank und hinfällig. Septische Fieberzacken (Schüttelfrost, Fieberanstieg, Schweißausbruch bei Entfieberung) wiederholen sich regelmäßig 1- bis 2mal täglich. Die Milz ist groß und weich; das Blutbild zeigte eine Leukozytose mit Linksverschiebung; die BSG ist deutlich beschleunigt; es besteht eine Proteinurie. Der Kreislauf ist auffällig labil.

Der Sepsisherd kann deutliche Krankheitszeichen auslösen (Peritonsillarabszeß, Cholezystitis, Thrombophlebitis), ist aber ebensooft nicht erkennbar. Die Toxinwirkung – besonders der gramnegativen Erreger – reicht vom toxischen Kapillarschaden über Exantheme, Gelenkergußbildung, Kreislaufstörung bis hin zur Verbrauchskoagulopathie (Endotoxinschock, S. 275). Die Absiedlung der Bakterien kann in jedes Organ erfolgen: Haut, Niere (Herdnephritis, Abszeß), Nebennieren, Knochen, Lunge, Herz (Endokarditis!), Gehirn und Rückenmarkshäute. Die Absiedlungen selbst können wieder zu einem neuen Sepsisherd werden.

Diagnose

Bei Verdacht auf ein septisches Krankheitsbild sollte vor der antibiotischen Therapie versucht werden, die Erreger zu züchten. Am günstigsten ist die Anlage einer oder mehrerer Blutkulturen zu Beginn eines Fieberanstiegs (Frösteln) direkt am Krankenbett.

Therapie

* Nach Möglichkeit Ausschaltung des Sepsisherdes, in der Regel chirurgisch,
* hochdosierte und genügend lange Antibiotikatherapie je nach Keimart und Resistenzbestimmung,
* Kreislaufüberwachung, Schockbekämpfung (S. 275).

Bis zum Vorliegen des bakteriologischen Ergebnisses und bei Mißlingen des Erregernachweises behandelt man mit einem gramnegative und grampositive Bakterien gleichermaßen erfassenden Antibiotikum (halbsynthetische Penicilline, Cephalosporine usw.).

Die bakterielle Endokarditis (lenta) bedarf einer besonders langen Therapie.

Salmonellosen

Zu den Salmonellosen gehören 2 recht unterschiedliche Krankheitsbilder:
* Typhus und Paratyphus (Übertragung von Mensch zu Mensch),
* infektiöse akute Gastroenteritis oder bakterielle Lebensmittelvergiftung (Übertragung von Tieren auf den Menschen).

Eine 3. Gruppe von Salmonellen kommt nur im Tierreich vor.

Typhus (Paratyphus)

Ätiologie und Pathogenese

Typhus und Paratyphus werden durch Salmonella typhi und Salmonella paratyphi A, B und C hervorgerufen. In Deutschland herrschen Typhus- und Paratyphus-B-Infektionen in den Spätsommermonaten vor. Die Übertragung erfolgt von Mensch zu Mensch, besonders durch unerkannte Dauerausscheider, über eine Schmutz- und Schmierinfektion, über direkten Kontakt, über verunreinigte Lebensmittel oder über verseuchtes Wasser. Die Bakterien vermehren sich im lymphatischen Gewebe des Dünndarms mit Schwellung (1. Woche), Nekrose (2. Woche), Geschwürsbildung und Verschorfung (3. Woche) sowie Geschwürsreinigung und Abheilung unter Narbenbildung (4. Woche). Über den Blutweg bilden sich metastatische Typhusgranulome in fast allen Organen.
Inkubationszeit: 1–3 Wochen.

Klinik

Das Bild des Typhus ist gekennzeichnet durch einen langsamen Krankheitsbeginn mit Abgeschlagenheit, rheumatischen Beschwerden und Halsentzündung (Angina typhosa).

In der *1. Krankheitswoche* steigt das Fieber stufenförmig bis zu einer gleichbleibenden Höhe (Kontinua) an. Die Patienten sind benommen (typhös), nachts oft delirant. Als Besonderheiten bestehen in dieser Phase hartnäckige Obstipation, graubraun belegte Zunge, relative Bradykardie, Leukopenie mit Linksverschiebung und Verschwinden der eosinophilen Granulozyten, mäßig erhöhte BKS und febrile Proteinurie.

In der *2. Krankheitswoche* erscheinen an Brust und Bauch die meist spärlich gesäten, linsengroßen, braunroten Typhusroseolen als Folge von Bakterienmetastasen in den Hauptkapillaren.

In der *3. Krankheitswoche* treten mit der Geschwürsbildung im Darm erbsenbreiartige Durchfälle auf. Darmblutung und Perforation sind seltene Komplikationen. Durch die Toxinwirkung sind dagegen jetzt Herz und Kreislauf stärker gefährdet. Fast regelmäßig sind Leber, Milz, Nieren, Gallenwege und

Knochen durch Entzündungsherde infolge der allgemeinen hämatogenen Streuung der Bakterien in Mitleidenschaft gezogen.

Mit der *4. Krankheitswoche* bessert sich das Allgemeinbefinden, und die Temperatur sinkt unregelmäßig schwankend ab. Die Rekonvaleszenz verläuft langsam und wird in etwa 10 % der Fälle durch ein leichtes und kürzer verlaufendes Rezidiv unterbrochen.

Wie bei allen Infektionskrankheiten beobachtet man alle Spielarten zwischen abortiven und sehr rasch toxisch verlaufenden Krankheitsbildern. Infektionen mit den Parathyphuserregern sind im allgemeinen gutartiger.

Diagnose

Jedes unklare länger anhaltende Fieber sollte an Typhus denken lassen. Die Bakterien lassen sich in der 1. Woche aus dem Blut, von der 2. Woche ab auch aus Stuhl und Urin nachweisen. Agglutinierende Antikörper erscheinen am Ende der 1. Woche im Serum (Widal-Reaktion).

Therapie

Sichere Mittel bei Typhuserkrankungen sind Chloramphenicol, Cotrimoxazol, Amoxicillin oder Ciprofloxacin. Man beginnt mit einer kleinen Dosis, um nicht plötzlich große Toxinmengen aus den Bakterien freizusetzen. Bei schwerem toxischem Verlauf setzt man kurzfristig Glucocorticoide ein. Unverändert wichtige Komponenten der Therapie sind sorgfältige Pflege, Fiebersenkung, darmschongerechte Diät und Kreislaufüberwachung.

Nach Abschluß der Behandlung müssen 3 Stuhl- und Urinproben verschiedener Tage salmonellenfrei sein. Eine Keimausscheidung über 10 Wochen ist als Dauerausscheidung anzusehen. Die Keime siedeln dann, ohne Krankheitserscheinungen hervorzurufen, in den Gallenwegen, im Darm oder auch in den Harnwegen. Eine Sanierung gelingt heute in den meisten Fällen durch eine oder mehrere Behandlungsserien mit Ampicillin oder Bactrim. In hartnäckigen Fällen wird eine Cholezystektomie durchgeführt.

Solange eine Salmonellenausscheidung vorliegt, unterliegen die Betroffenen der Überwachung durch das Gesundheitsamt. Sie dürfen in bestimmten Berufen (Krankenhäuser, Lebensmittelbetriebe, Küchenbetriebe usw.) nicht tätig sein.

Prophylaxe

* Strenge Isolierung der Kranken,
* sorgfältige Desinfektion der Ausscheidungen,
* Sanierung der Dauerausscheider,
* aktive Schutzimpfung mit lebenden abgeschwächten Erregern (Typhoral L).

Schon *Verdachtsfälle* sind meldepflichtig.

Infektiöse Gastroenteritis

Ätiologie und Pathogenese

Die infektiöse Gastroenteritis wird durch mehr als 500 verschiedene Salmonellen hervorgerufen, die von Tieren und Tierprodukten auf den Menschen übertragen werden.

Die Gastroenteritissalmonellen sind im Tierreich weit verbreitet. Infiziertes Fleisch, Eier (Enteneier!) oder Eiprodukte und verunreinigte Lebensmittel sind die Hauptinfektionsquellen für den Menschen. Da die Salmonellen bereits in den Lebensmitteln Toxine bilden, sind die ersten akuten Krankheitszeichen überwiegend durch die Aufnahme der Toxine bedingt. Die Vermehrung der Bakterien selbst bleibt, abgesehen von wenigen Ausnahmen, auf die Darmschleimhaut beschränkt. In den letzten Jahren wird eine Zunahme der Infektionen besonders mit Salmonella typhimurium und Salmonella enteritidis in Deutschland beobachtet. Hauptinfektionsquelle sind nicht erhitzte Eier und Eiprodukte.

Inkubationszeit: wenige Stunden (Toxin) bis Tage (Bakterien).

Klinik

Die Erkrankung beginnt akut mit Kopfschmerzen, Übelkeit, Leibschmerzen, Fieber und schnell einsetzenden breiigen bis wäßrigen Durchfällen, denen Schleim und gelegentlich etwas Blut beigemengt ist. Wasser- und Elektrolytverlust führen in schweren Fällen zur Exsikkose und zum Blutdruckabfall. Zusammen mit der Toxinwirkung kann es zum tödlichen Kreislaufversagen kommen, wenn die Therapie zu spät einsetzt. Typhöse Krankheitsbilder schließen sich in den Fällen an, in denen die Enteritiserreger ausnahmsweise in die Blutbahn übergehen. Häufiger sind abortive und leichte Verläufe mit vorübergehendem Unwohlsein und 1- bis 2tägigen Durchfällen.

Diagnose

Bei akuter Durchfallerkrankung läßt sich die Diagnose durch den Bakteriennachweis im Stuhl sichern.

Therapie

Schnelle Flüssigkeits- und Elektrolytzufuhr sowie Azidoseausgleich sind in schweren Fällen lebensrettend. Unter Nahrungskarenz und vorsichtigem Kostaufbau heilen die meisten Fälle aus. Antibiotika werden nur bei längerem Verlauf und invasiven Verläufen eingesetzt, da sie die Bakterienausscheidung verlängern und die Resistenzentwicklung anderer Darmbakterien fördern können.

Prophylaxe

Strenge Einfuhrkontrollen, Überwachung der Lebensmittelherstellung und -haltung und gründliches Kochen oder Garen sind wirksame Maßnahmen.

Bei allen Salmonellosen ist schon der *Krankheitsverdacht* meldepflichtig.

Shigellosen (Bakterienruhr)

Ätiologie und Pathogenese

Die Ruhrbakterien sind gramnegative unbewegliche Stäbchen. Starke Toxinbildner wie die Shigella dysenteriae sind vorwiegend in Osteuropa, im Vorderen Orient und in Asien verbreitet. Die bei uns vorherrschenden Bakterien (Sh. sonnei, flexneri, boydii, schmitzii) sind giftärmer.

Die Übertragung erfolgt von Mensch zu Mensch durch eine Schmutz- und Schmierinfektion direkt oder auch über Zwischenträger (Fliegen, Schaben). Die Ruhr ist in Kriegs- und Notzeiten epidemisch besonders in Lagern unter schlechten hygienischen Verhältnissen verbreitet.

Die Ruhrbakterien führen zunächst zu einer katarrhalischen, später zu einer geschwürig-nekrotischen Entzündung des Dickdarmes.

Inkubationszeit: 2 – 7 Tage.

Klinik

Charakteristisch für die Ruhr sind – verbunden mit leichtem Fieber – Übelkeit, Leibschmerzen und schnell einsetzende, übelriechende wäßrige Durchfälle. Die Stuhlfrequenz nimmt auf 20–40 Stühle pro Tag zu. Die Stuhlbeschaffenheit wird glasig-schleimig, vermischt mit Blut und Eiterfetzen. Es bestehen heftige Dickdarmkoliken und schmerzhafter Stuhldrang (Tenesmen). Wasser- und Elektrolytverlust gefährden Kreislauf und Nierenfunktion. Infektionen mit giftreichen Ruhrbakterien können eine hohe Sterblichkeitsrate aufweisen. Darmperforation und Darmblutung sind seltene Komplikationen; periproktitische Abszesse und Fistelbildung werden beobachtet.

Die überstandene Ruhr kann über Jahre oder Jahrzehnte eine Anfälligkeit des Darmes hinterlassen. Nach Diätfehlern, Alkoholgenuß, kalten Getränken treten dann erneut Durchfälle auf. Eine weitere Folge der Ruhr kann eine reaktive Arthritis sein (S. 371).

Diagnose

* Klinisches Bild, typisch nur in ausgeprägten Fällen,
* Bakteriennachweis im Stuhl, gelingt wegen der Empfindlichkeit der Bakterien nur aus frischem warmem Stuhl,
* Antikörpernachweis ab Anfang der 2. Krankheitswoche mit wechselnd hohen Serumtitern.

Therapie

Eine sichere Wirkung haben schwer resorbierbare Sulfonamide und die sog. Gyrasehemmer.

Neben dem Flüssigkeits- und Elektrolytausgleich spielen diätetische Maßnahmen eine große Rolle. Nach 2 – 3 Tagen wird die Kost vorsichtig über leicht aufschließbare Kohlenhydrate (Wasserreis, Schleimsuppen) und Eiweißzulage (Nudeln, geschabtes mageres Fleisch) langsam aufgebaut. Fette Speisen, Pfannengerichte und scharfe Gewürze sowie kalte Getränke werden über lange Zeit nicht vertragen.

Bei allen Shigellosen ist schon der *Krankheitsverdacht* meldepflichtig.

Cholera

Ätiologie, Pathogenese und Epidemiologie

Jahrhundertelang hat die Cholera in großen Seuchenzügen Millionen Menschen dahingerafft. Deutschland erlebte die letzte große Epidemie 1892 in Hamburg mit fast 9000 Toten.

Der *Vibrio cholerae*, ein gramnegatives, bewegliches, kommaförmiges Stäbchen, wurde 1883 von Robert Koch in Ägypten als Erreger der Cholera identifiziert. Die Übertragung erfolgt von Mensch zu Mensch durch direkten Kontakt oder über verseuchtes Wasser oder verseuchte Lebensmittel. Die Vibrionen bilden Toxine, die die Darmwand derart schädigen, daß es zu einem profusen Verlust von Wasser und Elektrolyten kommt. In den letzten Jahren hat sich, von Asien ausgehend, eine neue Variante der Choleravibrionen (Stamm El Tor) bis in die Balkan- und Mittelmeerländer (Portugal) ausgebreitet und zuletzt in Südamerika zu Epidemien geführt.

Inkubationszeit: durchschnittlich 3 Tage; bei toxinreichen Stämmen wenige Stunden.

Klinik

Die Erkrankung beginnt meist plötzlich mit einem Brechdurchfall. Die Stühle werden schnell wäßrig und sind mit Schleimflocken durchmischt (Reiswasserstuhl). Übelkeit, Bauchschmerzen und Fieber fehlen. Nach 1–2 Tagen werden die Zeichen einer schweren Exsikkose deutlich: trockene Haut und Schleimhaut, blasses, eingefallenes Gesicht, tonlose Stimme, Versagen der Urinproduktion, Wadenkrämpfe, Eindickung des Bluts (Hämatokrit erhöht), zunehmende Apathie, Untertemperatur und Kreislaufversagen. Ohne sofortige Flüssigkeits- und Elektrolytzufuhr kann der Tod in Stunden eintreten. Bei leichterem Verlauf erholen sich die Kranken sehr rasch.

Diagnose

Außerhalb von Epidemiezeiten und bei leichten Verläufen ist die Diagnose nur durch den Bakteriennachweis im Stuhl oder auch im Erbrochenen zu stellen.

Therapie

Schnelle Flüssigkeits- und Elektrolytzufuhr ist besonders wichtig. In fortgeschrittenen Fällen müssen zusätzlich Plasmaexpander und Kreislaufmittel gegeben werden. Schwer resorbierbare Sulfonamide sowie Streptomycin und Breitbandantibiotika (zunehmende Tetracyclinresistenz) sind gegen die Vibrionen wirksam.

Prophylaxe

Strenge Isolierung, sorgfältige Desinfektion und einwandfreie Toilettenhygiene sind wichtige Maßnahmen. Die bisherigen Impfstoffe hatten keinen genügenden Effekt. Ein wirksamerer oraler Impfstoff steht in der Erprobung. *Verdachtsfälle* sind bereits meldepflichtig.

Botulismus (Lebensmittelvergiftung)

Ätiologie und Pathogenese

Botulismusbazillen (Clostridium botulinum) sind unter Sauerstoffabschluß wachsende grampositive sporenbildende Stäbchen. Sie kommen ubiquitär im Boden vor. In verunreinigten Konserven (Fleisch, Gemüse, Obst, Fisch) bzw. geräucherten oder gepökelten Fleischwaren können die sehr hitzebeständigen Sporen unter Luftabschluß auskeimen und gefährliche Giftstoffe bilden, die die Nerven lähmen (Acetylcholinhemmung). Verdorbene Lebensmittel erkennt man leicht an Verfärbung, säuerlichem Geruch, Verflüssigung oder an den durch Gasbildung ausgewölbten Konserven. Die Krankheitserscheinungen werden durch das schon in den Nahrungsmitteln gebildete Gift hervorgerufen. Die Aufnahme von Bazillen oder Sporen selbst ist ungefährlich. Durch 15- bis 30minütiges Kochen wird das Gift zerstört.

Inkubationszeit: je nach Menge des aufgenommenen Gifts wenige Stunden bis 3 Tage.

Klinik

Bei deutlichen Vergiftungserscheinungen treten zu Übelkeit und Magenschmerzen schnell Kopfschmerzen, Schwindel, Augenmuskellähmungen (Akkommodationsstörungen, Doppelbilder), trockener Mund, Schluck- und Sprachstörung sowie evtl. Harnverhaltung und Ileuszeichen hinzu.

Periphere Lähmungen sind selten; Sensibilität und Bewußtsein sind nicht gestört. Der Tod kann durch zentrale Atemlähmung oder zentral bedingten Herzstillstand eintreten. Sonst bilden sich die Lähmungserscheinungen langsam zurück.

Diagnose

Die Diagnose kann durch den Nachweis des Botulismustoxins in den verdächtigen Lebensmitteln oder auch aus Mageninhalt gesichert werden (Verimpfen auf Meerschweinchen).

Therapie

Sofortmaßnahmen: Magenspülung, Kohle, Einlauf, Abführmittel, 100 ml antitoxisches Botulinusserum (i. m., i. v., intralumbal).

Weitere Maßnahmen: je nach Schwere der Vergiftung Fortführung der Serumtherapie, Kreislaufmittel, Parasympathikomimetika, künstliche Beatmung.

Prophylaxe

Wegwerfen aller verdächtigen Nahrungsmittel, Kochen verderblicher Speisen vor dem Genuß.

Schon der *Krankheitsverdacht* ist meldepflichtig.

Leptospirosen

Ätiologie und Pathogenese

Leptospiren sind Schraubenbakterien mit vielen freien Windungen, die von Tieren mit dem Urin direkt oder indirekt auf den Menschen übertragen werden. Von den vielen Leptospirenarten sind für menschliche Erkrankungen die in Tab. 14.2 aufgeführten wichtig.

Eintrittspforte der Erreger sind kleine Haut- oder Schleimhautwunden. In feuchtem Milieu und Wärme sind die Leptospiren lange infektionstüchtig. Bestimmte Berufsgruppen sind besonders gefährdet (Kanalarbeiter, Bergleute, Reisfeldarbeiter, Tierärzte, Tierpfleger, Metzger usw.). Zweiphasiger Fieberverlauf und Befall von Leber, Nieren und Meningen sind in wechselnder Ausprägung allen Leptospirosen gemeinsam.

Inkubationszeit: 5 – 14 Tage.

Tabelle 14.**2**   Für menschliche Erkrankungen wichtige Leptospirenarten

Erreger	Überträger	Krankheit
Leptospira icterohaemorrhagica	Wanderratte	Weil-Krankheit
Leptospira grippothyphosa	Feldmaus, Hamster	Ernte-, Feld- und Schlammfieber
Leptospira canicola	Hund	Kanikolafieber
Leptospira pomona	Schwein	Schweinehüterkrankheit
Leptospira bataviae	Zwergmaus	Reisfeldfieber

Klinik

Die Weil-Krankheit ist die gefährlichste Leptospirose. Sie beginnt akut mit Schüttelfrost, hohem Fieber, schwerem Krankheitsgefühl und Wadenschmerzen. Kopfschmerzen und Nackensteifigkeit weisen auf eine frühe meningeale Beteiligung hin. Das Fieber fällt vorübergehend für etwa 2 Tage ab. Am Ende der 1. Krankheitswoche tritt die Organbeteiligung in den Vordergrund, und zwar

❖ in Form einer Hepatitis (Ikterus, Transaminasenerhöhung),
❖ in Form einer Nephritis (Ausscheidung von Eiweiß, Zylindern, Erythrozyten, Leukozyten, Erhöhung harnpflichtiger Substanzen),

❖ in Form einer meist leichten Meningitis (Eiweiß- und Zellzahlvermehrung im Liquor).

Häufig werden Augenentzündungen (Episkleritis, Iridozyklitis) und Blutungsneigung sowie flüchtiges Exanthem beobachtet. Todesfälle können durch Versagen der Nieren- und Leberfunktion oder des Kreislaufs eintreten.

Die übrigen Leptospirosen verlaufen ähnlich, aber milder.

Beim Ernte-, Feld- und Schlammfieber sowie bei der Schweinehüterkrankheit steht die Meningitis im Vordergrund.

Diagnose

Im Frühstadium lassen sich die Leptospiren aus Blut oder Liquor auf Spezialnährböden oder im Tierversuch züchten. Nach der 1. Krankheitswoche sind Antikörper im Serum nachweisbar.

Therapie

Penicillin (2–5 Mega täglich) und Tetracyclin (2 g täglich) sind, frühzeitig eingesetzt, sehr wirksam. Nierenversagen, Leberbeteiligung und Kreislaufschädigung sind speziell zu behandeln.

Prophylaxe

Bekämpfung des tierischen Erregerreservoirs, Schutzbekleidung und evtl. aktive Schutzimpfung besonders gefährdeter Berufsgruppen.

Bei Leptospirosen besteht Meldepflicht im *Erkrankungsfall.*

Rückfallfieber

Ätiologie und Pathogenese

Die Erreger des Rückfallfiebers sind ebenfalls Schraubenbakterien (Borrelien), die durch Läuse oder Zecken von Mensch zu Mensch übertragen werden. Läuserückfallfieber kam in Kriegszeiten mit starker Verlausung vor, besonders in Ost- und Südosteuropa, während das Zeckenrückfallfieber vorwiegend in Afrika verbreitet ist.

Klinik

Wiederholte Fieberanfälle mit Milz- und Leberschwellung, Ikterus, Knochenschmerzen, Anämie und petechialen Blutungen sowie starke Leukozytose mit Linksverschiebung kennzeichnen das Krankheitsbild.

Diagnose

Während eines Fieberanfalls sind im Blut die Borrelien nachweisbar (Dunkelfeld, Ausstrich).

Therapie

Penicillin und Tetracyclin in hoher Dosierung sind therapeutisch wirksam. Beim Rückfallfieber besteht Meldepflicht *im Erkrankungsfall.*

Brucellosen

Ätiologie und Pathogenese

Brucellen sind gramnegative unbewegliche Stäbchen. Drei Arten werden unterschieden (Tab. 14.**3**).

Die Brucellen werden mit den Exkrementen, Lochien und der Milch ausgeschieden. Der Mensch infiziert sich durch direkten oder indirekten Kontakt. Bestimmte Berufsgruppen wie Tierärzte, Melker, Schlachthofpersonal sind besonders gefährdet. In Deutschland sind die meisten Rinderbestände inzwischen „Bang"-frei. Das Pasteurisieren der Milch zerstört die Brucellen.

Das Krankheitsbild ist vielgestaltig. Die Brucellen können sich monatelang in den Zellen des retikuloendothelialen Systems (RES, Milz, Leber, Lymphknoten, Nieren) ansiedeln.

Inkubationszeit: 1–3 Wochen, gelegentlich länger.

Tabelle 14.**3** Brucellenarten

Erreger	Vorkommen	Krankheit
Brucella abortus	bei Rindern	Bang-Krankheit
Brucella melitensis	vorwiegend bei Ziegen und Schafen	Maltafieber
Brucella suis	bei Schweinen	Schweinebrucellose

Klinik

Am Beginn stehen oft Leistungsschwäche, rheumatische Beschwerden, Kopfschmerzen, Schlaflosigkeit. Abends wird Fieber beobachtet, das in den Morgenstunden unter Schweißausbruch wieder abfällt. Tagelange fieberfreie Intervalle sind typisch (wellenförmiger Fieberverlauf). Diese Krankheitsphase, in der ein Teil der Betroffenen noch seiner Arbeit nachzugehen vermag, kann mehrere Wochen anhalten. Bei der Untersuchung findet man aber schon Lymphknotenschwellungen sowie eine vergrößerte Leber und Milz. Das Blutbild zeigt eine Leukopenie mit Lymphomonozytose und Eosinophilie. Weitere Organmanifestationen in Form von Osteomyelitis, Karditis, Nephritis, Thrombophlebitis, Pneumonie, Orchitis und Neuritis können auftreten. Ein monatelanger Verlauf ist nicht selten.

Diagnose

Man muß bei entsprechenden unklaren Krankheitsbildern an eine Brucellose denken und die Diagnose sichern durch den direkten Erregernachweis aus Blut, Liquor, Sternalmark, Gallensaft, Urin oder Organpunktaten und/oder durch einen signifikanten Titeranstieg agglutinierender Antikörper im Serum.

Therapie

Eine mehrwöchige Behandlung mit Tetracyclinen, Streptomycin und einem Sulfonamid ist erforderlich.

Prophylaxe

Schutzimpfung der Jungtiere, Vernichten des infizierten Viehbestandes, Schutzbekleidung, Pasteurisieren der Milch.

Bei Brucellosen besteht Meldepflicht *im Erkrankungsfall.*

Tularämie

Ätiologie und Pathogenese

Tularämie ist eine unter Nagern weitverbreitete und meist tödlich verlaufende Sepsis. Für menschliche Infektionen spielen besonders Hasen und Kaninchen eine Rolle. Die Übertragung des Erregers, Pasteurella tularensis, erfolgt durch direkten Kontakt, durch verunreinigte Lebensmittel oder über Zwischenwirte (Zecken). Eintrittspforten sind die Haut oder die Schleimhäute. *Inkubationszeit: 2–5 Tage.*

Klinik

An der Eintrittspforte entstehen unter Fieberanstieg ein schmerzhaftes Geschwür und eine Anschwellung der regionalen Lymphknoten. Haut, Bindehaut des Auges, Mund- und Rachenschleimhaut, aber auch Bronchial- und Darmschleimhaut können Sitz der Primärläsion sein. Allgemeinerscheinungen wie Abgeschlagenheit, Gliederschmerzen, Übelkeit, Erbrechen und Diarrhoe können auftreten. Meistens klingt die Infektion nach mehreren Wochen ab. Seltener entsteht ein Generalisationsstadium mit Befall vieler Organe einschließlich des Zentralnervensystems.

Diagnose

Erregernachweis im Tierversuch und deutlicher Antikörpertiteranstieg sichern die Diagnose. Der intrakutane Hauttest mit Pasteurellenantigen besagt nur, daß zu irgendeinem Zeitpunkt eine Infektion abgelaufen ist.

Therapie

Streptomycin, evtl. in Kombination mit einem Breitbandantibiotikum. Inzision eingeschmolzener Lymphknoten.

Bei Tularämie besteht Meldepflicht bereits bei *Krankheitsverdacht.*

Yersiniosen

Pest

Ätiologie, Pathogenese und Epidemiologie

Der Erreger der Pest, Yersinia pestis, ist unter wildlebenden Nagetieren verbreitet. Durch den Pestfloh können über Hausratten Menschen infiziert werden. An Lungenpest erkrankte Menschen sorgen durch Tröpfcheninfektion für eine schnelle Verbreitung der Pest. Die besonders im Mittelalter in großen Seuchenzügen in Europa verbreitete Krankheit kommt heute in endemischen Herden in Ostasien, Afrika und Südamerika vor. Nach dem letzten Kriege wurden auch im Mittelmeerraum Fälle beobachtet.

Inkubationszeit: Haut- und Beulenpest 3–4 Tage, Lungenpest 1–2 Tage.

Klinik

Plötzlicher Krankheitsbeginn mit Schüttelfrost, Fieber, schwerem Krankheitsgefühl, Angst, Kopf- und Gliederschmerzen, Erbrechen sowie Kreislaufstörung kennzeichnen das Bild. An der Eintrittspforte (Flohstich) entwickelt sich meist eine nekrotisierende Entzündung. Die regionalen Lymphknoten schwellen schmerzhaft an, verbacken und schmelzen schließlich ein. Breitet sich die Pest über die Lymphbahnen nicht weiter aus, kann die Erkrankung in diesem Stadium zum Stillstand kommen. Sonst führt eine Septikämie zum Befall fast aller Organe und zum schnellen Exitus. Die gefürchtete Lungenpest, verbreitet durch Tröpfcheninfektion, endet unbehandelt ebenfalls in einer Pestsepsis und schnell mit dem Tod.

Diagnose

Einzelfälle außerhalb von Endemiegebieten sind schwer zu diagnostizieren. Die Züchtung der Erreger ist Speziallaboratorien vorbehalten. Antikörper sind mit der passiven Hämagglutinationsreaktion nachweisbar.

Therapie

Frühzeitige, hochdosierte intravenöse Gabe von Breitbandantibiotika in Kombination mit Streptomycin ist erforderlich.

Bei Pest besteht Meldepflicht bereits bei *Krankheitsverdacht.*

Yersinia-pseudotuberculosis- und -enterocolitica-Infektion

Ätiologie, Pathogenese und Klinik

Verschiedene im Tierreich (Nagetiere, Vögel) verbreitete Yersiniaarten, die eine meist tödlich verlaufende Sepsis hervorrufen, können gelegentlich auf den Menschen übergehen und zu lokal begrenzten eitrigen Prozessen wie Abszeßbildung, Bronchiektasen, Nasennebenhöhlenentzündung führen. Yersinia pseudotuberculosis ruft beim Menschen ein oft tödlich verlaufendes septisches Krankheitsbild mit Befall vieler Organe (Ikterus) hervor. Pathologisch-anatomisch gleichen die Entzündungsherde denen der Tuberkulose. Eine weitere Verlaufsform ist als abszedierende Lymphadenitis und Enteritis im Ileozäkalbereich (Pseudoappendizitis) bekanntgeworden. Ein Teil der Fälle geht mit einer reaktiven Arthritis einher (S. 371).

Diagnose

Die Erreger sind im Tierversuch, Antikörper mittels einer Agglutinationsreaktion nachweisbar. Kreuzreaktionen mit Salmonellen und Brucellen sind zu beachten.

Therapie

Breitbandantibiotika.

Weitere Bakterienenteritiden

Zahlreiche akute Durchfallerkrankungen werden durch weitere Bakterien oder deren Toxine verursacht. Die Übertragung erfolgt durch infizierte Lebensmittel, in denen sich die Keime vermehren und auch schon ihre Toxine bilden, so daß einmal, wie beim Botulismus, die vorgebildeten Toxine die Krankheitserscheinungen auslösen können, bei anderen Erkrankungen, wie bei den Salmonellosen, die Keime sich zunächst im Darm vermehren.

Helicobacterenteritis

Helicobacter pylori, ein gramnegatives Stäbchen, wird in den letzten Jahren zunehmend häufiger aus dem Stuhl von Patienten mit akuter Enteritis isoliert. Verunreinigtes Fleisch ist in der Regel die Ursache der Infektion, die meist 4 – 5 Tage andauert und von Muskel- und Gliederschmerzen begleitet wird. Die Abheilung erfolgt in der Regel spontan.

Staphylokokkenenteritis

Staphylokokken vermehren sich als Verunreinigung in Lebensmitteln, die in ungenügend gekühltem Zustand längere Zeit aufbewahrt werden. Die Bakterien bilden dabei Toxine, die zum Teil sehr hitzeresistent sind, so daß auch das Kochen der Speisen das Toxin nicht zerstört. Es erkranken deshalb oft alle Personen, die von den Speisen gegessen haben, innerhalb von 2 – 4 Stunden mit einem heftigen Brechdurchfall, begleitet von Bauchkrämpfen. Unter Flüssigkeitszufuhr erholen sich die Patienten schon in 1 – 2 Tagen.

Escherichia-coli-Enteritis

Mit Kolibakterien (Escherichia coli, E. coli) verunreinigte rohe oder unzureichend gegarte Fleischdprodukte führen zu akuten und bei Kindern auch zu lebensbedrohlichen Durchfallerkrankungen. Die einzelnen Kolistämme bilden unterschiedliche Toxine, die zum Teil den Choleratoxinen, zum Teil den

Toxinen der Ruhrbakterien gleichen und dementsprechende Krankheitserscheinungen auslösen.

Die sog. *Reisediarrhoe* wird größtenteils durch solche enterotoxinbildenden
E. coli (ETEC) hervorgerufen. In tropischen und subtropischen Gebieten
geht die Infektion auch von schlecht gereinigtem Besteck oder Geschirr aus.
Die prophylaktische Wirkung von Antibiotika (Cotrimoxazol) weist darauf
hin, daß die Reisediarrhoe vielfach erst durch die Darmbesiedlung mit den
Kolibakterien ausgelöst wird. Neben den wichtigen hygienischen Regeln (peel
it, cook it or forget it) sind Antidiarrhoika, Elektrolytlösungen und bei Fieber
auch Antibiotika zur Therapie geeignet.

Bakterielle Meningitis

Meningitis purulenta

Ätiologie und Pathogenese

Erreger der eitrigen Meningitis sind vorwiegend Pneumokokken, Streptokokken, Staphylokokken, Enterokokken, Influenzabakterien, Kolibakterien und
Salmonellen. Die Bakterien gelangen, fortgeleitet aus der Umgebung nach
Schädeltraumen, hämatogen oder über die Lymphbahnen zu den Hirnhäuten.
Der Ausgangsherd der Keime kann versteckt und symptomarm sein (z. B.
chronische Felsenbeinentzündung) oder in anderen Fällen eine schwerwiegende Grundkrankheit darstellen (z. B. Sepsis, Bronchiektasen).

Klinik

Das klinische Bild unterscheidet sich im Prinzip nicht von dem einer Virusmeningitis (S. 621). Die meningitischen Symptome beginnen meist plötzlich,
gelegentlich aber auch über einige Tage einschleichend. Im Rahmen einer
schweren Grundkrankheit können die meningitischen Zeichen zunächst wenig auffallen. Die Laborbefunde zeigen eine deutliche BKS-Beschleunigung
sowie eine Leukozytose mit Linksverschiebung. Der Liquor ist durch Eiweißvermehrung und Zellzahlerhöhung getrübt bis eitrig.

Diagnose

Meningitiszeichen und eitrig getrübter Liquor mit Granulozyten führen zur
Diagnose. Die Bakterien lassen sich manchmal schon im Liquorzellausstrich
nachweisen (intrazellulär). Eine Züchtung der Bakterien aus dem Liquor oder
dem Ausgangsherd mit anschließender Resistenzbestimmung sollte in jedem
Fall versucht werden.

Therapie

Sofortbehandlung mit hohen Dosen breit wirksamer Antibiotika (Cephalosporine, Aminoglykoside), die intravenös zu verabreichen sind, bis eine gezielte Therapie nach entsprechender Resistenzbestimmung durchgeführt werden

kann. Chloramphenicol besitzt eine gute Liquorgängigkeit. Die Pneumokokkenmeningitis erfordert eine intensive Therapie. In schwer verlaufenden Fällen gibt man zusätzlich für 3–5 Tage Glucocorticoide (50–100 mg täglich).

Meningitis epidemica

Ätiologie und Pathogenese

Die Erreger der epidemischen Meningitis sind gramnegative Diplokokken (Neisseria meningitidis). Betroffen sind vorwiegend Jugendliche in den Wintermonaten. Die Übertragung geschieht durch Tröpfcheninfektion.
Inkubationszeit: durchschnittlich 3 Tage.

Klinik

Nach kurzem katarrhalischem Vorstadium, oft verbunden mit einer Herpes-simplex-Infektion, treten unter Schüttelfrost, Fieber und starken Kopfschmerzen die typischen Zeichen einer Meningitis auf. Darüber hinaus können als Folge der hämatogenen Aussaat der Keime Konjunktivitis, Sinusitis, Otitis, Myokarditis, Arthritis und vielgestaltige Exantheme auftreten.

Einen besonders schweren Verlauf stellt die Meningokokkensepsis dar, bei der Blutungen in die Nebennieren, Hautblutungen und schwerer Kreislaufschock in Stunden zum Tode führen können.

Diagnose

Getrübter Liquor und der mikroskopische Nachweis gramnegativer Diplokokken in den Liquorgranulozyten sichern die Diagnose. Eine Kultur gelingt nur aus frischem körperwarmem Liquor auf Spezialnährböden.

Therapie

Penicillin (40 Mega IE) intravenös, evtl. kurzfristig Glucocorticoide und bei Anzeichen einer Verbrauchskoagulopathie zusätzlich Heparin. Bei epidemischer Ausbreitung ist eine Impfung zu empfehlen.

Bei Meningitis epidemica besteht Meldepflicht bereits bei *Krankheitsverdacht.*

Meningitis tuberculosa

Pathogenese

Die tuberkulöse Meningitis kann im Rahmen der ersten hämatogenen Streuung und bei einer Miliartuberkulose auftreten. Die Entzündung manifestiert sich vorwiegend an der Hirnbasis. Die hier verlaufenden Nerven (N. abducens) und die angrenzende Hirnrinde werden in die Entzündung miteinbezogen.

Klinik

Schleichender Beginn (evtl. über 2–3 Wochen) mit Kopfschmerzen, psychischen Veränderungen und subfebrilen Temperaturen ist typisch für die Meningitis tuberculosa. Mit den meningitischen Symptomen tritt häufig eine Abduzensparese auf. Die Lumbalpunktion zeigt in frischen Fällen einen klaren Liquor, vorwiegend Lymphozyten im Sediment und einen deutlich erniedrigten Liquorzucker (unter 30 mg% = 1,7 mmol/l). Nach längerem Stehen bildet sich ein sog. Spinnwebhäutchen im Liquor, in dem besonders angereichert die Tuberkelbakterien haften.

Diagnose

Schleichender Beginn, typischer Liquorbefund und der Nachweis der Tuberkelbakterien im Liquor sichern die Diagnose. Eine Züchtung der Tuberkelbakterien (Kultur, Tierversuch) und eine anschließende Resistenzbestimmung sollten immer angestrebt werden. Neuerdings steht ein Latexagglutinationstest mit Liquor zur Verfügung.

Therapie

Neben einer Dreierkombination, z. B. mit Streptomycin, Rifamycin und Ethambutol (S. 695), können in schweren Fällen die Medikamente auch intralumbal gegeben werden. Wichtig ist die frühzeitige und ausreichend lange Behandlung.

Bei Meningitis tuberculosa besteht Meldepflicht im *Erkrankungsfall.*

Listeriose

Ätiologie und Pathogenese

Listeria monocytogenes ist ein grampositives bewegliches Stäbchen, das im Tierreich weit verbreitet ist und auch im Erdboden vorkommt. Die Übertragung auf den Menschen erfolgt als Schmutz- und Schmierinfektion von latent infizierten Menschen oder durch Verzehr roher Fleischerzeugnisse.

Vorzugsweise erkranken Neugeborene, ältere Menschen und Kranke mit geschwächter Abwehrlage (Leukämie, AIDS, Immunsuppression).

Klinik

Die Listerieninfektion tritt unter verschiedenen Krankheitsbildern auf. Am häufigsten wird die Listerienmeningitis bzw. -meningoenzephalitis beobachtet, mit monozytären Zellen im Liquor. Weitere Krankheitsbilder der Erwachsenen sind eine glanduläre Form mit Monozytenangina und Lymphknotenschwellung, eine septisch-typhöse Verlaufsform sowie Otitis, Pneumonie und Keratokonjunktivitis. Latente Infektionen sind offenbar weit verbreitet.

In der Schwangerschaft können die Listerien die Plazentaschranke durchbrechen, auf den Fetus übergehen und zu einer meist tödlich verlaufenden Sepsis führen.

Diagnose

Züchtung der Bakterien aus Liquor, Mekonium, Fruchtwasser, Organabstrichen oder Punktaten sowie Nachweis von Antikörpern sichern die Diagnose.

Therapie

Tetracycline und Ampicillin in Kombination mit Sulfonamiden.

Tetanus (Wundstarrkrampf)

Ätiologie und Pathogenese

Der Erreger des Tetanus (Clostridium tetani) ist ein grampositives, anaerob wachsendes Stäbchen, das in Sporenform im Erdreich weit verbreitet ist. Der Mensch infiziert sich durch Verletzungen, die den Tetanussporen ein Auskeimen unter Sauerstoffabschluß gewährleisten und die von Bagatellverletzungen (Holzsplitter) bis zu großen verschmutzten Verletzungen (Autounfälle) reichen. Die Tetanusbazillen bilden Toxine, die sich entlang der Nervenbahnen ausbreiten und motorische wie sensible Nerven schädigen.

Inkubationszeit: abhängig von der Massivität der Infektion und dem Wachstumsmilieu 4 Tage bis 4 Wochen. Je kürzer die Inkubationszeit, desto schwerer der Verlauf. Sporen können latent über Jahre im Gewebe verbleiben (z. B. Granatsplitter).

Klinik

Muskelstarre, Reflexsteigerung und klares Bewußtsein kennzeichnen das Krankheitsbild. Die Starre der Kaumuskulatur tritt frühzeitig ein; ihr Ausmaß gibt einen Anhalt für die Schwere der Infektion. Im weiteren Verlauf werden die übrige Gesichtsmuskulatur, Nacken-, Rücken-, Thorax-, Bauchmuskulatur und schließlich die Muskulatur der unteren und weniger stark der oberen Extremitäten betroffen. Die Patienten liegen in starr verkrampfter Haltung. Licht-, Geräusch- oder Berührungsreize lösen unerträglich schmerzhafte Muskelkrämpfe aus, wobei es zu Muskelrissen und sogar zu Knochenbrüchen kommen kann. Ateminsuffizienz bzw. Herz- und Kreislaufversagen führen in schweren Fällen innerhalb von Tagen zum Tode. Überleben die Patienten, werden die Heilungsaussichten mit jedem Tag besser. Abortive Verläufe mit geringer Toxinwirkung kommen vor.

Diagnose

Das charakteristische klinische Bild bestimmt die Diagnose. Die Züchtung der Bazillen ist zeitraubend.

Therapie

In Verdachtsfällen muß sofort eine passive Immunisierung mit einem Tetanusimmunglobulinserum durchgeführt werden. Gleichzeitig erfolgt eine aktive

Immunisierung (Erstimpfung oder Auffrischimpfung) mit einem Tetanustoxoid.

Im Krankheitsfall sind hohe Dosen Antiserum über Tage sowie Muskelrelaxantien und künstliche Beatmung erforderlich.

Die Tetanusbazillen selbst und Mischkeime werden durch Antibiotika bekämpft.

Prophylaxe

Bereits im 1. Lebensjahr sollte eine aktive Immunisierung mit Tetanustoxoid (in Kombination mit Diphtherieimpfstoff) durchgeführt und bei Schuleintritt nachgeimpft werden. Für einen wirksamen Schutz sind Nachimpfungen alle 6–10 Jahre erforderlich.

Tetanus ist *meldepflichtig*.

Milzbrand

Ätiologie und Pathogenese

Die Milzbranderreger sind große grampositive Stäbchen, die sehr dauerhafte Sporen bilden. Weidetiere erkranken an einer zum Tode führenden Sepsis. Der Mensch infiziert sich bei Kontakt mit Tieren oder tierischen Verarbeitungsprodukten (Tierhäute, Felle, Wolle). Bestimmte Berufsgruppen wie Tierärzte, Landwirte, Metzger, Hafen- und Fabrikarbeiter sind besonders gefährdet. Die Übertragung erfolgt durch direkten Kontakt (Hautmilzbrand), aerogen durch milzbrandsporenhaltigen Staub (Lungenmilzbrand) oder gelegentlich oral (Darmmilzbrand).

Inkubationszeit: 2–3 Tage.

Klinik

Beim Hautmilzbrand entwickelt sich an der Eintrittspforte ein schmerzloses Bläschen, das sich vom eingetrockneten, schwärzlich verkrusteten Zentrum mit Ödem und weiterer Bläschenbildung ausbreitet. Über die Lymphbahnen und Lymphknoten kann der Entzündungsprozeß zu einer tödlichen Sepsis werden. Besonders gefährlich sind Infektionen im Gesicht. Der seltene Lungenmilzbrand verläuft ohne Behandlung rasch tödlich.

Beim Darmmilzbrand kommt es zu heftigen blutigen Durchfällen mit hoher Sterblichkeit.

Diagnose

Es ist wichtig, bei den entsprechenden Berufsgruppen an eine Milzbrandinfektion zu denken. Die Milzbrandstäbchen lassen sich mikroskopisch in Ausstrichpräparaten nachweisen.

Therapie

Hohe Dosen Penicillin in Kombination mit einem Breitbandantibiotikum.

Gasbrand

Ätiologie und Pathogenese

Erreger des Gasbrands sind mehrere sporenbildende, anaerob wachsende Bazillen, die vielfach im Darm von Mensch und Tieren vorkommen und mit den Exkrementen ubiquitär im Erdreich verbreitet werden. Menschliche Infektionen entstehen durch tiefe verschmutzte Wunden (Lazarettbrand) oder auch einmal bei Injektionen oder Operationen (Hospitalbrand). Infiziertes Fleisch kann zum Darmgasbrand oder über die Toxinwirkung zu einer akuten Enteritis (Fleischvergiftung) führen.

Inkubationszeit: 1–3 Tage.

Klinik

Die Gasbrandinfektion bei Wunden ist durch hämorrhagisches Ödem, Gewebsauflösung und Gasbildung gekennzeichnet. Bei oberflächlicher Gasbrandinfektion (epifaszial) ist die Gasbildung sichtbar und fühlbar. Tiefere Infektionen (subfaszial) sind immer sehr gefährlich. Die Wunden schmerzen stark, werden brandig, schmutzig-braun und sind eher trocken. Blasen zeigen ein serös-hämorrhagisches Sekret. Rötung, Wärme, Lymphangitis und Lymphknotenschwellung fehlen. Die Gasbrandtoxine schädigen Herz und Kreislauf.

Beim Darmgasbrand entwickelt sich eine ulzerös-nekrotisierende Dünndarmentzündung. Die orale Aufnahme der Toxine führt zu einer meist nur kurzfristigen heftigen Enteritis.

Diagnose

Neben dem klinischen Bild führt der Erregernachweis (Abstrich, Stuhl) und der Nachweis der Gasbildung im Gewebe (Röntgen, Ultraschall) zur Sicherung der Diagnose.

Therapie

* ❖ Chirurgische Wundversorgung, Amputation bei fortgeschrittenem Prozeß,
* ❖ Sauerstoffatmung unter Überdruck,
* ❖ passive Immunisierung mit antitoxischem Gasbrandserum,
* ❖ Penicillin und Breitbandantibiotika,
* ❖ Glucocorticoide, Kreislaufüberwachung,
* ❖ Antitoxin in schweren Fällen.

Krankheiten durch Protozoen

Toxoplasmose

Ätiologie und Pathogenese

Die Toxoplasmose ist unter Wild- und Haustieren weit verbreitet. Der Erreger, Toxoplasma gondii, ist ein einzelliges Lebewesen, das sich in den Zellen des retikuloendothelialen Systems vermehrt und in der akuten Krankheitsphase eine charakteristische Sichelform zeigt. Im darauffolgenden latenten Stadium entstehen in verschiedenen Organen Zysten mit mehreren tausend rundlich-ovalen Parasiten, die jahrelang überdauern können.

Der Mensch infiziert sich durch eine Schmutz- und Schmierinfektion, durch rohes Fleisch oder bei der angeborenen Form über die Plazenta. In manchen Gebieten ist die Bevölkerung bis zu 80% durchseucht.

Klinik

Die Infektion verläuft bei Kindern und Erwachsenen in den meisten Fällen unterschwellig oder als banaler Erkältungsinfekt. Typischere Krankheitserscheinungen treten in Form von Lymphknotenschwellungen besonders an Hals und Nacken auf, die über viele Wochen bestehenbleiben können. In einem Teil der Fälle beobachtet man Fieber, allgemeine Abgeschlagenheit, Gliederschmerzen und einen wechselnden Organbefall. Neben Bronchitis, Pneumonie, Myokarditis, Kolitis, Hepatitis und Nephritis wird gelegentlich auch eine Beteiligung des Gehirns und der Rückenmarkshäute, besonders bei Immungeschwächten (AIDS-Patienten, S. 611), beobachtet.

Die intrauterine Übertragung der Toxoplasmen bei einer akuten Infektion oder einer in der Schwangerschaft aktivierten Infektion führt in vielen Fällen zum Absterben der Frucht. Ausgetragene Kinder zeigen als Hinweis auf eine abgelaufene Infektion Verkalkungsherde im Gehirn, Ventrikelerweiterung und Augenmißbildungen. Eine noch floride Entzündung äußert sich in einer Meningoenzephalitis und zahlreichen Organschädigungen.

Diagnose

Der Nachweis von Antikörpern (KBR, Sabin-Feldman-Test, Immunfluoreszenztest) und typische histologische Veränderungen (Lymphknoten), evtl. mit dem Nachweis der Erreger in dem Gewebe, sichern die Diagnose.

Therapie

Der Therapie zugänglich sind nur die akuten Phasen der Infektion. Bewährt hat sich eine Behandlung mit einem Protozoenmittel (Daraprim, 5 Tage 3mal 25 mg) in Kombination mit einem Sulfonamid (über 3 Wochen). Ansteigende serologische Titer in der Schwangerschaft erfordern in den ersten Monaten eine Behandlung mit Spiramycin; ab dem 4. Schwangerschaftsmonat kann auch Daraprim eingesetzt werden.

Lambliasis

Ätiologie und Pathogenese

Lamblien (Giardia lamblia) sind begeißelte birnenförmige Einzeller, die das Duodenum besiedeln können. Mit dem Stuhl werden die ovalen Dauerformen ausgeschieden. Die Übertragung erfolgt von Mensch zu Mensch durch eine Schmutz- und Schmierinfektion.

Klinik

Nur ein stärkerer Befall führt zu Beschwerden wie wechselnden Oberbauchschmerzen, Durchfallsneigung und nervösen Erscheinungen.

Diagnose

Im frischen Duodenalsaft lassen sich die Lamblien besonders nach Magnesiumsulfatgabe (sog. B-Galle) mikroskopisch als bewegliche Einzeller nachweisen.

Therapie

Resochin oder Metronidazol sind gegen Lamblien wirksam.

Trichomonasis

Ätiologie und Pathogenese

Trichomonas vaginalis ist ein ovaler begeißelter Einzeller, der überwiegend beim Geschlechtsakt von Mensch zu Mensch übertragen wird.

Klinik

Bei Frauen führt die Trichomonasis zu einem hartnäckigen Fluor und besonders zur Zeit der Menstruation zu Reizung, Schwellung und Entzündung der Vagina und ihrer Umgebung. Männer und Frauen können an einer akuten oder chronischen Urethritis erkranken.

Diagnose

In Abstrichen sind die Trichomonaden mikroskopisch nachweisbar.

Therapie

Therapeutisch sprechen die Trichomonaden gut auf Metronidazol (z. B. Clont, 2 Tabletten täglich über 8 Tage) an. Eine Behandlung des jeweiligen Partners ist wichtig.

Wurmbefall

Befall mit Nematoden (Fadenwürmer)

Askaridiasis (Spulwurmbefall)

Ätiologie und Pathogenese

Der Spulwurm-(Ascaris-lumbricoides-)Befall ist weltweit verbreitet. Wurmbefallene Menschen scheiden die sehr widerstandsfähigen Eier mit dem Stuhl aus. Durch Kopfdüngung oder unsachgemäße Rieselfelddüngung können Gemüse und Obst verunreinigt werden. Aus den aufgenommenen Eiern schlüpfen im Dünndarm die Larven aus. Sie dringen in die Darmwand und die Darmvenen ein und gelangen mit dem Blutstrom zunächst in die Leber, dann über das rechte Herz nach 5–10 Tagen in die Lunge. Sie durchwandern die Alveolenwand, werden mit dem Flimmerstrom und durch Hustenstöße bis zum Kehlkopf befördert und erreichen durch Verschlucken nach etwa 20 Tagen wieder den Dünndarm, wo sie zu geschlechtsreifen Würmern heranreifen. Die Weibchen werden 30 cm, die Männchen 20 cm lang. Die Eiablage beginnt 70 Tage nach dem Befall.

Klinik

Die Wanderung der Larven durch die Lunge ruft in vielen Fällen eine flüchtige umschriebene Entzündungsreaktion hervor (eosinophiles Lungeninfiltrat) mit Reizhusten, Vermehrung der eosinophilen Granulozyten im Blut, evtl. Fieber und begleitenden allergischen Hautreaktionen (Gesichtsödem), hervorgerufen durch die Stoffwechselprodukte der Würmer.

Die erwachsenen Würmer und ihre Ausscheidungsprodukte im Darm können Appetitlosigkeit, Nervosität, Schlafstörung, wechselnde Oberbauchbeschwerden, Stuhlunregelmäßigkeit auslösen. Empfindliche Menschen reagieren besonders beim Absterben der Würmer (Wurmkur!) mit Schocksymptomen und Krämpfen (Askaridenschock).

Mechanisch können Wurmknäuel zu einem Ileus führen. Würmer können in den Pankreasgang oder die Gallengänge wandern und Entzündungen und Verschlußkolik auslösen. In den Magen gelangte Würmer werden nicht selten erbrochen.

Diagnose

Die Wurmeier lassen sich im Stuhl nachweisen. Röntgenologisch gelingt es manchmal, die Würmer nach Kontrastmittelgabe im Dünndarm darzustellen.

Therapie

Bewährt haben sich bei Nematodenbefall neben Piperazinderivaten, Mebendazol und Pyrantelpamoat. Als Nebenwirkungen der Präparate können

Schwindel, Übelkeit und allergische Reaktionen auftreten. Überdosierung kann bei den Piperazinderivaten zu schweren Zwischenfällen führen.

Prophylaxe

Einwandfreie Fäkalienbeseitigung, keine Kopfdüngung. Heißes Wasser (60 °C) tötet die Askarideneier ab.

Enterobiasis (Madenwurmbefall)

Ätiologie und Pathogenese

Der Madenwurm (Enterobius vermicularis) kommt vorwiegend bei Kindern vor. Die Würmer leben in der Dünndarmschleimhaut. Die Weibchen wandern besonders nachts zum After und legen in den Afterfalten ihre Eier ab. Die Übertragung erfolgt durch Staub oder den After-Finger-Mund-Weg. Ca. 40 Tage nach dem Befall erfolgt die erste Eiablage.

Klinik

Der Befall des Dünndarms führt nur gelegentlich zu appendizitisähnlichen Beschwerden. Die Eiablage am After ist mit Juckreiz und evtl. mit Ekzem verbunden. Die erkrankten Kinder sind in der Nachtruhe gestört und reagieren nervös. Das Eindringen der Würmer oder der Larven in die Vulva führt zu Fluor oder seltener zu Salpingitis und Endometritis.

Diagnose

Die 4 mm (Männchen) bis 10 mm (Weibchen) langen weißen Würmer sind oft auf der Kotsäule zu erkennen. Die Eier lassen sich am besten durch das mehrfache Aufpressen von Cellophanklebestreifen auf die Analhaut und anschließende Untersuchung unter dem Mikroskop nach Auftropfen von Zedernöl nachweisen.

Therapie

Molevac oder Vermox haben eine sichere Wirkung auf die Würmer. Ein erneuter Befall ist durch strenge Sauberkeit (Händewaschen, Nägelpflege, Afterreinigung, eng anliegende Höschen in der Nacht) zu vermeiden.

Trichuriasis (Peitschenwurmbefall)

Ätiologie und Pathogenese

Der Peitschenwurm (Trichuris trichiura) ist in tropischen und subtropischen Gebieten weit verbreitet, kommt aber auch bei uns regional gehäuft vor. Die ca. 4 cm langen Würmer bohren sich bis zu zwei Drittel in die Schleimhaut des Zäkums und des Kolons ein. Der Übertragungsmodus der mit dem Stuhl ausgeschiedenen Eier ist der gleiche wie bei den Spulwürmern.

Klinik

Nur ein sehr starker Befall führt zu wechselnden Oberbauchbeschwerden, zu Obstipation oder auch zu Durchfallsneigung sowie zu allergischen Reaktionen (Eosinophilie, Urtikaria).

Diagnose

Einachweis im Stuhl.

Therapie

Bei klinischen Symptomen kommt eine Behandlung mit einem der Nematodenmittel in Frage.

Trichinose (Trichinenbefall)

Ätiologie und Pathogenese

Trichinella spiralis kommt in Europa und Amerika vor. Befallen werden Menschen und fleischfressende Säugetiere. Die Übertragung erfolgt durch ungares Fleisch (Muskulatur), das die infektionstüchtigen Larven enthält (trichinenhaltiges Schweinefleisch). Die aufgenommenen Larven werden durch die Verdauungssäfte aus ihren Hüllen freigesetzt, wachsen in der Darmschleimhaut heran und kehren zur Kopulation wieder in das Darmlumen zurück. Die Männchen sterben ab; die Weibchen setzen nach wenigen Tagen ca. 1000 lebende Larven in der Darmwand ab, die mit dem Blut- und Lymphstrom besonders in die quergestreifte Muskulatur wandern. Hier verkapseln sich die spiralig aufgerollten Larven und werden durch eine allmählich zunehmende Verkalkung röntgenologisch sichtbar.

Klinik

Abhängig von der Stärke des Wurmbefalls treten 5–7 Tage nach dem Genuß trichinenhaltigen Fleisches Leibschmerzen, Übelkeit, Brechreiz und Durchfälle auf. Das Einwandern der Larven in die Gewebe erfolgt etwa 30 Tage später und geht mit Fieber, heftigen Muskelschmerzen, allergischen Reaktionen, Blutungs- und Thromboseneigung sowie in schweren Fällen mit Meningoenzephalitis, Myokarditis und Kreislaufversagen einher. Unbehandelt kann die Krankheit in 10–30% der Fälle tödlich sein.

Diagnose

Die sicherste Diagnose ist der histologische Nachweis der Trichinenlarven aus einer Muskelprobeexzision. Antikörper (KBR, Präzipitation) werden nach ca. 10 Tagen gefunden.

Therapie

Thiabendazol (Minzolum) vermag bis zu 6 Wochen nach dem Befall die Larven noch abzutöten (2mal 25 mg/kg über 5–8 Tage).

Antihistaminika und Glucocorticoide hemmen die starken allergischen Reaktionen.

Prophylaxe

In Deutschland hat die gesetzlich vorgeschriebene Fleischbeschau der geschlachteten Schweine (Untersuchung von Muskelproben auf Trichinenlarven) die Trichinose stark zurückgedrängt. Schweine sollten nicht mit ungekochten Schlachtabfällen gefüttert werden. Pökeln und Tieffrieren tötet die Trichinenlarven nicht sicher ab, wohl aber Erhitzen auf über 65 °C.
Erkrankungs- und Todesfälle sind meldepflichtig.

Befall mit Zestoden (Bandwürmer)

Täniasis (Bandwurmbefall)

Ätiologie und Pathogenese

Taenia saginata (Rinderbandwurm) und Taenia solium (Schweinebandwurm) haften beim Menschen im oberen Dünndarm. Taenia saginata besitzt 4 Saugnäpfe am Kopf und erreicht etwa 10 m Länge; die Uteri in den einzelnen Bandwurmgliedern besitzen 20–35 Seitenäste.

Taenia solium besitzt neben Saugnäpfen einen Hakenkranz, die Länge beträgt bis zu 3 m, die Zahl der Uteriseitenäste nur 6–8.

Mit dem Stuhl werden die beweglichen Bandwurmglieder einzeln oder in Ketten ausgeschieden. Werden die darin enthaltenen Eier von geeigneten Zwischenwirten (Rinder, Schweine) aufgenommen, so schlüpfen im Darm die Larven aus, dringen in die Darmwand ein und werden mit dem Blutstrom in die Organe und die Muskulatur verschleppt, wo sie zu Finnen (Zystizerken) heranwachsen und sich abkapseln. Die Übertragung auf den Menschen geschieht vornehmlich durch rohes Fleisch (Tatar!).

12 Wochen später sind die ersten Bandwurmglieder im Stuhl zu erwarten.

Klinik

Vielfach fehlen beim Bandwurmbefall jegliche Beschwerden. Sonst werden wechselnde Bauchbeschwerden, Gewichtsabnahme, Appetitlosigkeit und besonders bei Kindern blasses Aussehen mit halonierten Augen beobachtet. Allergische Reaktionen sind selten. In Einzelfällen wurden bei einer Appendizitis Bandwurmglieder in der Appendix gefunden.

Diagnose

In der Regel werden die sich aktiv bewegenden Bandwurmglieder von den Patienten selbst im Stuhl entdeckt. Die Eier sind meist nur spärlich im Stuhl nachweisbar.

Therapie

Niclosamid (Yomesan) und Praziquantel (Cesol) haben eine verläßliche Wirkung auf Zestoden. Die Bandwurmglieder gehen in unterschiedlich langen Ketten ab. Da der Kopf meist zerstört wird, kann der Erfolg erst durch eine Stuhlkontrolle 3–4 Monate später endgültig gesichert werden. Wegen der Gefahr einer Zystizerkose (s. unten) ist bei Taenia solium während der Wurmkur Erbrechen unbedingt zu verhüten.

Prophylaxe

❖ Verbrennen ausgeschiedener Bandwurmglieder,
❖ Verzicht auf Weidedüngung,
❖ Fleischbeschau,
❖ kein Verzehr rohen oder ungenügend erhitzten Fleisches,
❖ Tiefkühlen (unter –10 °C über 5 Tage).

Zystizerkose (Zystizerkenbefall)

Ätiologie und Pathogenese

Bei der Zystizerkose ist der Mensch Zwischenwirt des Schweinebandwurms. Die Bandwurmglieder mit den Eiern werden mit kopfgedüngtem Gemüse aufgenommen, oder es kommt in selteneren Fällen zu einer Eigenübertragung (Erbrechen, Anus-Finger-Mund-Weg) bei Bandwurmträgern. Die Larven gelangen vornehmlich in Haut, Muskeln, Gehirn und Augen. Die nach 3–4 Jahren absterbenden Zystizerken werden von einer Kapsel umgeben und verkalken schließlich.

Klinik

Haut- und Muskelzystizerken sind als erbsen- bis haselnußgroße Knoten zu tasten. Sie verursachen nur bei starkem Befall Beschwerden in Form rheumatischer Schmerzen. Der Sitz der Zystizerken im Auge (Glaskörper, subretinal) kann Sehstörungen auslösen. Die zerebrale Zystizerkose führt zu einer basalen Meningitis, zur Ansiedlung im IV. Ventrikel oder zum Befall der Hirnrinde (Krampfanfälle).

Diagnose

❖ Nachweis von Finnen aus Haut-Muskel-Probeexzisionen,
❖ Röntgendarstellung verkalkter Zysten,
❖ Antikörpernachweis mittels Komplementbindungsreaktion,
❖ eosinophile Granulozyten im Liquor.

Therapie

Chirurgische Entfernung der Zystizerken, besonders aus Gehirn und Auge.

Diphyllobothrium-latum-Befall (Fischbandwurmbefall)

Ätiologie und Pathogenese

Verbreitungsgebiete des Fischbandwurms in Europa sind die östliche Ostsee, Seen in der Schweiz und Norditalien sowie das Donaudelta. Die Entwicklung des Bandwurms aus den Eiern erfolgt im Wasser zunächst in kleinen Krebsen und dann in Fischen, die sich von den Krebsen ernähren. Roher oder ungenügend gekochter bzw. geräucherter Fisch stellt die Infektionsquelle für den Menschen dar. Der bis zu 10 m lange Bandwurm haftet mit zwei Sauggruben im Dünndarm. Die ausgereiften Glieder sind breiter als lang.

Klinik

Bauchbeschwerden, Appetitlosigkeit und Gewichtsverlust können auftreten. Eine Vitamin-B_{12}-Mangel-Anämie (perniziöse Anämie, S. 567) kann auftreten, wenn der Bandwurm sich im Duodenum festsetzt. Wahrscheinlich entzieht der Wurm das Vitamin B_{12} der Nahrung.

Diagnose

Einachweis im Stuhl. Nur gelegentlich findet man Gliederketten.

Therapie

Wie bei Tänienbefall.

Echinokokkose (Echinokokkenbefall)

Unter Echinokokkose versteht man den Befall des Menschen mit Finnen zweier Bandwürmer, die vorwiegend bei Hunden, Füchsen und Katzen vorkommen.

Echinococcus-cysticus-Befall

Ätiologie und Pathogenese

Der Bandwurm (Echinococcus granulosus) kommt vorwiegend bei Hunden und wilden Kaninchen vor. Zwischenwirte sind Pferde, Rinder, Schafe und nur gelegentlich der Mensch über verunreinigte Lebensmittel. Die aus den Eiern ausschlüpfenden Larven dringen in die Darmvenen ein und siedeln zu 75 % in der Leber, zu 10–20 % in der Lunge und selten in anderen Organen. Es bilden sich mit Flüssigkeit gefüllte Zysten (Hydatidenflüssigkeit). Durch Sprossung neuer Tochterzysten wachsen die Zysten und verdrängen das umgebende Gewebe. Jede Tochterzyste enthält einen Bandwurmkopf (Skolex) mit 4 Saugnäpfen und einen Hakenkranz. In Südosteuropa (Griechenland, Türkei) ist der Befall in weiten Landstrichen sehr verbreitet (Gastarbeiter!).

Klinik

Das langsame Wachstum der Zysten kann lange Zeit ohne Beschwerden bleiben. Der Befall der Leber geht mit Druckgefühl im rechten Oberbauch und Stauung der Gallenwege (Ikterus) einher. In der Lunge führen die Zysten zu Reizhusten, Bronchitis, Pleuritis und bei Bronchusarrosion zu blutigem Sputum, das Skolizeshaken enthält. Ein Teil der Zysten heilt spontan ab und verkalkt. Austretende Hydatidenflüssigkeit (spontan, Perforation, Operation) löst einen schweren anaphylaktischen Schock aus. Ausgetretene Tochterzysten wachsen weiter.

Diagnose

❖ Nachweis der Zysten röntgenologisch oder szintigraphisch,
❖ Antikörpernachweis mittels Hauttest und Komplementbindungsreaktion,
❖ Eosinophilie.

Therapie

❖ Operative Entfernung der Zysten,
❖ Versuch einer Therapie mit Mebendazol (Vermox).

Echinococcus-alveolaris-Befall

Ätiologie, Pathogenese und Klinik

Der Bandwurm (Echinococcus multilocularis) kommt bei Füchsen, Katzen und Hunden vor. Zwischenwirt ist die Feldmaus, nur sehr selten der Mensch. Der alveoläre Echinokokkus siedelt fast ausnahmslos in der Leber und sproßt mit stecknadelkopf- bis erbsengroßen Tochterbläschen zerstörend in die Umgebung. Das zerstörte Lebergewebe wird durch Granulationsgewebe ersetzt. Es entsteht das Bild einer hypertrophischen Leberzirrhose.

Diagnose

Der Echinokokkus läßt sich röntgenologisch, szintigraphisch und arteriographisch darstellen. Antikörper sind fast immer nachweisbar.

Therapie

Therapeutisch kann die operative Entfernung versucht werden. Neuerdings wird auch Mebendazol eingesetzt.

Prophylaxe

❖ Sauberkeit im Umgang mit Hunden, Entwurmen der Hunde,
❖ Vorsicht beim Genuß von Bodenfrüchten in Endemiegebieten,
❖ sachgemäße Beseitigung von Schlachtabfällen.

Befall mit Trematoden (Saugwürmer)

Fasziolosis (Leberegelbefall)

Ätiologie und Pathogenese

Fasciola hepatica (Distomum hepaticum), der große *Leberegel*, kommt bei Rindern und Schafen vor. Aus den ausgeschiedenen Eiern entwickeln sich die Larven in bestimmten Wasserschnecken und setzen sich an Pflanzen und Gräsern ab. Durch Essen von Wasserkresse, Fallobst aus Wassergräben und wohl auch durch Verschlucken beim Baden nimmt der Mensch gelegentlich die abgekapselten Larven auf. Sie wandern durch die Darmwand und die freie Bauchhöhle zur Leber und dringen dann bis zu den Hauptgallengängen vor, in denen sie heranwachsen, die sie verstopfen und in denen sie ihre Eier ablegen.

Klinik

Der Befall mit vielen Wurmlarven ruft Fieber, Übelkeit, schmerzhafte Leber-vergrößerung, hohe Bluteosinophilie (bis zu 80 %), stark beschleunigte BSG, pathologische Leberwerte hervor. Nach 2–3 Monaten kann sich ein chronisches Stadium unter dem Bild eine biliären Leberzirrhose (S. 96) anschließen. Der Befall mit wenigen Larven geht meist nur mit uncharakteristischen Oberbauchbeschwerden einher und kann Monate und Jahre latent bestehenbleiben.

Auch in diesen Fällen ist eine starke Eosinophilie im Blut auffällig.

Diagnose

Der Einachweis gelingt 3–4 Monate nach dem Wurmbefall aus Gallensaft und Stuhl. Antikörper sind mittels Komplementbindungsreaktion nachweisbar.

Therapie

Emetinhydrochlorid (Erwachsene), Chloroquin (Kinder), Cesol (Praziquantel).

Wichtige Tropenkrankheiten

Tropische Viruskrankheiten

Ätiologie und Klinik

Neben den über die ganze Erde verbreiteten Viruskrankheiten wie Masern, Poliomyelitis, Hepatitis oder Erkältungsinfekten kommen in den tropischen Gebieten Virusarten vor, die durch Insekten übertragen werden (Arboviren, S. 625).

In den meisten Fällen können sich diese Viren nur in ganz bestimmten Insektenarten vermehren, so daß Erkrankungen durch sie nur im Verbreitungsgebiet dieser Insekten vorkommen.

Über 40 verschiedene Arboviren sind inzwischen bekanntgeworden, die recht unterschiedliche Krankheitsbilder hervorrufen. Neben allgemeinen, oft kurz dauernden fieberhaften Infekten kommen auch schwere, tödlich verlaufende Fälle mit Enzephalitis, Hepatitis, Nephritis bzw. ausgeprägter hämorrhagischer Diathese vor (Lassa-Fieber, Marburg-Virus-Krankheit, Ebola-Krankheit [hämorrhagisches Fieber]).

Weitere wichtige tropische Viruskrankheiten sind Gelbfieber, Denguefieber und, auch in Südeuropa vorkommend, Pappataci-Fieber.

Gelbfieber

Ätiologie und Pathogenese

Erreger: Gelbfiebervirus.

Verbreitungsgebiet: West- und Zentralafrika, Südamerika, besonders nördlich des Äquators bis Mittelamerika.

Übertragungsweg: Als Überträger des Virus kommen in erster Linie Mücken der Gattung Aedes (Aedes aegypti) in Frage. In wenig besiedelten Gebieten stellen Affen das Virusreservoir dar (Dschungel- und Buschgelbfieber), sonst der Mensch (Stadtgelbfieber).

Inkubationszeit: 3–6 Tage.

Klinik

Der Beginn ist akut mit schwerem Krankheitsgefühl, Kopf- und Gliederschmerzen sowie Fieberanstieg. Nach einer kurzdauernden Remission folgen die Zeichen der Leberschädigung (Ikterus) und der Nierenschädigung (Proteinurie, Oligurie, Reststickstoff-[Rest-N-]Anstieg). Das Blutbild zeigt eine deutliche Leukozytenopenie; eine Störung der Blutgerinnung kann zu Haut- und Schleimhautblutungen führen. Neben leichten Verläufen kann das Gelbfieber innerhalb von 10 Tagen durch Leber-, Nieren- und Kreislaufversagen zum Tode führen.

Diagnose

Klinisches Bild nach Aufenthalt in endemischen Gelbfiebergebieten, Nachweis neutralisierender Antikörper.

Therapie

Symptomatisch.

Prophylaxe

Gelbfieberschutzimpfung, Mückenbekämpfung.

Denguefieber (7-Tage-Fieber)

Ätiologie und Pathogenese

Erreger: Denguevirus, 4 Typen.
Verbreitungsgebiet: Mittelmeergebiet, Südostasien, Australien, Karibik.
Übertragungsweg: von Mensch zu Mensch durch Aedes-Mücken.
Inkubationszeit: 5–7 Tage.

Klinik

Das Denguefieber beginnt plötzlich mit besonders heftigen Kopf-, Muskel-
und Gelenkschmerzen sowie schnellem Fieberanstieg mit zum Teil katarrhalischen Erscheinungen. Nach 2–3 Tagen sinkt das Fieber kurzfristig ab, und
es folgt ein zweiter Fieberschub mit einem vielgestaltigen Exanthem. Deutliche Leukozytopenie, Bradykardie und Hypotonie kennzeichnen weiter das
Krankheitsbild.

In einem Teil der Fälle, besonders bei Reinfektion, kommt es zu einem
hämorrhagischen Fieber mit schweren Haut- und Schleimhautblutungen sowie zum Kreislaufschock, der tödlich enden kann.

Diagnose

Klinisches Bild und Antikörpernachweis.

Therapie

Die Therapie ist rein symptomatisch.

Pappataci-Fieber (3-Tage-Fieber)

Ätiologie und Pathogenese

Erreger: Pappataci-Virus, 2 Typen.
Verbreitungsgebiet: Mittelmeergebiet, trockene Zonen in Afrika, Vorderer
Orient und Asien.
Übertragungsweg: von Mensch zu Mensch durch kleine Mücken (Phlebo-
tomen, Sandfly).
Inkubationszeit: 3–6 Tage.

Klinik

Die Erkrankung beginnt plötzlich mit Fieber, Kopfschmerzen, Augenschmer-
zen, Konjunktivitis, Nacken- und Gliederschmerzen. Katarrhalische Zeichen
und Diarrhoe kommen vor. Leukozytopenie und Bradykardie sind auffällig.
Am 4. Tag normalisiert sich die Körpertemperatur. Die Rekonvaleszenz verzögert sich; die Prognose ist immer gut.

Diagnose

Klinisches Bild und Antikörpernachweis.

Therapie

Die Therapie erfolgt symptomatisch.

Bakteriell bedingte Tropenkrankheit

Lepra (Aussatz)

Ätiologie und Pathogenese

Erreger: Mycobacterium leprae, säurefestes, gramnegatives Stäbchen, dem Tuberkelbakterium ähnlich.

Verbreitungsgebiet: vorwiegend Afrika, Herde in Asien, Südosteuropa, Vorderer Orient sowie Mittel- und Südamerika.

Übertragungs- und Ausbreitungsweg: direkter Kontakt von Mensch zu Mensch bei geringer Kontagiosität. Der Entzündungsprozeß breitet sich chronisch von der Haut aus, bezieht die Hautanhangsgebilde, Gefäße und Nerven mit ein und kann bei schlechter Immunitätslage auf die tieferen Gewebe (Knorpel, Knochen) übergreifen.

Inkubationszeit: 6 Monate bis 30 Jahre, im Mittel 1 Jahr.

Klinik

Schleichend entwickeln sich zunächst blasse oder bräunlich rote Hautflecken.

Bei der *lepromatösen Form* (starker Bakterienbefund, schlechte Immunitätslage) beginnen die Herde oft im Gesicht, begleitet von chronischem Schnupfen. Die Infiltrate führen zu knolligen Verdickungen. Versiegen der Schweißsekretion, Haarausfall, Sensibilitätsstörung, trophische Störungen und eine allmähliche Ausbreitung der Entzündung in die Tiefe mit Zerstörung von Haut und Knochen kennzeichnen das chronische Bild. Sekundärinfektionen und trophische Störungen bewirken die charakteristischen Verstümmelungen. Absiedlungen in die inneren Organe und septische Prozesse können das Leben beenden.

Bei der *tuberkuloiden Form* (wenig Bakterien, gute Immunitätslage) ist der Prozeß begrenzter. Beteiligung der peripheren Nerven, trophische Störungen und Sekundärinfektionen können aber auch hier zu Verstümmelungen führen.

Dazwischen gibt es *Übergangs-(Borderline-)Formen*.

Diagnose

Der Bakteriennachweis aus Nasensekret, Hautabstrich oder Probeexzisionsmaterial in Verbindung mit dem histologischen Bild sichert die Diagnose. Der Leprominhauttest gibt Auskunft über die Immunitätslage (Lepromin = Bakterienextrakt).

Therapie

Mit einer Kombinationstherapie (Rifampicin-Isoniazid-Protionamid-Dapson) über 2 Jahre ist die Lepra heute in vielen Fällen heilbar. Rifampicin-Isoniazid und Cotrimoxazol über nur 2 Monate gegeben haben denselben Effekt. Mit diesen Kombinationen werden gleichzeitig die Tuberkulose und auch opportunistische Infektionen bei AIDS (S. 611) mitbehandelt.

Prophylaxe

Isolierung bakterienreicher Fälle, BCG-Impfung zur Änderung der Reaktionslage.

Tropenkrankheiten durch Protozoen

Malaria

Ätiologie, Pathogenese und Formen

Verbreitungsgebiet: Die Malaria gehört immer noch zu den weit verbreiteten Infektionskrankheiten in den tropischen und subtropischen Zonen.

Erreger: Die Erreger der Malaria sind Plasmodien (Einzeller = Protozoen), die durch weibliche Mücken der Gattung Anopheles auf den Menschen übertragen werden.

Übertragungsweg: Die beim Saugakt von der Mücke aufgenommenen Geschlechtsformen der Malariaerreger durchlaufen in der Mücke einen Entwicklungszyklus und werden beim Stich der Mücke mit dem Speichel auf den Menschen übertragen. Die Erreger (Sporozoiten) gelangen zunächst in die Leber. In den Leberzellen vermehren sie sich durch Teilung (Schizogonie) über mehrere Generationen. Nach 1–2 Wochen erfolgt der Befall des Bluts. In den roten Blutkörperchen wachsen die Erreger (jetzt Schizonten genannt) zu 10–20 Merozoiten heran. Mit dem Platzen der Erythrozyten werden die Erreger frei und befallen neue Erythrozyten. Das Heranwachsen geschieht nach 2–3 Teilungsphasen synchron, so daß in regelmäßigem Rhythmus durch die Stoffwechselprodukte, die beim Platzen der Erythrozyten frei werden, Fieberschübe auftreten. Nach mehreren Vermehrungszyklen treten Geschlechtsformen der Erreger (Gameten) auf, die sich, von Mücken beim Blutsaugen aufgenommen, wieder weitervermehren können (Abb. 14.**3**).

Drei Malariaformen werden unterschieden:

Bei der *Malaria tertiana* vermehren sich die Plasmodien im 48-Stunden-Rhythmus, so daß alle 2–3 Tage ein Fieberschub auftritt. In den Erythrozyten erscheinen die Plasmodien zunächst als Ringformen; durch Teilung entstehen 16–20 Merozoiten. Die Erythrozyten selbst sind vergrößert und zeigen bei der Färbung nach Giemsa eine typische rosa Tüpfelung (Schüffner-Tüpfelung).

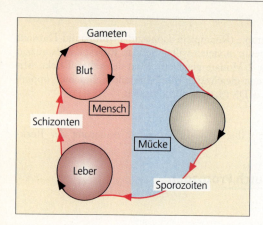

Abb. 14.**3** Entwicklungszyklus bei Malaria

Bei der *Malaria quartana* entsteht ein 72-Stunden-Rhythmus. Die heran-
wachsenden Parasiten ziehen nach der Ringform zunächst bandförmig durch
die Erythrozyten, ehe sie sich zu 8–12 gänseblumenartig angeordneten Merozoiten teilen.

Bei der *Malaria tropica* wachsen die Parasiten im 48-Stunden-Rhythmus
heran, jedoch meist ohne Synchronisation, so daß ein unregelmäßiger Fieber-
typ vorherrscht. Die befallenen Erythrozyten haften in den kleinen Kapillaren, besonders des Gehirns, des Herzens und der Nieren, so daß im peripheren Blut nur die jungen, oft zweikernigen Ringformen und später die apfelsi-
nenscheibenartigen Gametenformen zu finden sind.

Inkubationszeit: Die Inkubationszeit der Malaria beträgt je nach Stärke des
Befalls 8–20 Tage, bei der Malaria quartana auch bis zu 40 Tagen. Gelegentlich wird eine überlange Inkubationszeit von ½ Jahr beobachtet.

Klinik

Das Krankheitsbild beginnt mit Fieber, Kopf- und Gliederschmerzen sowie
Übelkeit und Erbrechen. Nach wenigen Tagen stellen sich die typischen Ma-
lariaanfälle mit Schüttelfrost, schnellem Fieberanstieg (40 °C und mehr) und
nach wenigen Stunden kritischem Fieberabfall unter Schweißausbruch ein.
Zwischen den Fieberanfällen ist das Allgemeinbefinden relativ gut. Als Zeichen der Hämolyse findet man Bilirubin- und LDH-Erhöhung im Serum,
Urobilinogenausscheidung im Urin sowie Leber- und Milzschwellung. Der
Kreislauf ist labil; Albuminurie, Leukozyturie und Erythrozyturie weisen auf
eine Beteiligung der Nieren hin.

Bei der gefährlichen Malaria tropica kann sich durch die Verstopfung der
Kapillaren und durch eine sich rasch entwickelnde Hämolyse in wenigen
Tagen ein zerebrales Koma entwickeln, das durch Herz- und Nierenschädi-

gung (toxisch-ischämisch) und eine allgemeine Blutungsneigung (Verbrauchs-koagulopathie, S. 597) kompliziert wird und ohne frühzeitige Behandlung oft tödlich endet.

Neben den sich manchmal über mehrere Wochen hinziehenden Frührezidiven können bei der Malaria tertiana bis zu 3 Jahren, bei der Malaria quartana bis zu 10 Jahren und bei der Malaria tropica bis zu 1 Jahr *Spätrezidive* auftreten.

Diagnose

Bei jedem unklaren Fieber bei Patienten, die sich in tropischen oder subtropischen Gebieten aufgehalten haben, ist an Malaria zu denken. Die Diagnose wird durch den Nachweis der Plasmodien im Blutausstrich und Dicken Tropfen gestellt. Antikörper lassen sich mittels Komplementbindungsreaktion und Immunfluoreszenztest nachweisen.

Therapie

Die Behandlung und Prophylaxe der Malaria wird durch die zunehmende Resistenz der Erreger gegen fast alle Mittel erschwert. Besonders problematisch ist die Resistenzentwicklung von Plasmodium falciparum (Malaria tropica) in weiten Teilen Afrikas, im Amazonasbecken und in Teilen Ostasiens. Bei Erkrankungen in diesen Gebieten sollte die Primärbehandlung mit Lariam oder Halfan erfolgen.

Sonst gibt man Chloroquin (Resochin) in Form einer Stoßtherapie mit 2,5 g Base in 3 Tagen. Zur Vernichtung der Gameten und der Gewebsformen gibt man anschließend 1 Tablette Primaquin täglich über 2 Wochen. In schweren Fällen (Malaria tropica) weitere Malariamittel wie Chinin, Daraprim, Fansidar oder Lariam, die auch bei Chloroquinresistenz zum Einsatz kommen. Herz und Kreislauf, Nierenfunktion und Atmung sind zu überwachen, die Anämie durch eine Transfusion auszugleichen.

Prophylaxe

Von 2 Wochen vor dem Beginn bis 6 Wochen nach Beendigung der Reise in ein Malariagebiet mit nicht ausgeprägter Resistenz (s. oben) sind 2 Tabletten Resochin wöchentlich zu nehmen.

Bei starker Exposition wird die doppelte Dosis empfohlen, in den Risikogebieten empfiehlt sich die Prophylaxe mit Fansidar oder Lariam.

Schlafkrankheit

Ätiologie und Pathogenese

Erreger: Trypanosomen (Trypanosoma gambiense, rhodesiense).

Überträger: Tsetsefliegen.

Übertragungs- und Ausbreitungsweg: Mit dem Blutsaugen übertragen die Stechmücken die Erreger von Mensch zu Mensch. Nach Vermehrung an der

Stichstelle befallen die Trypanosomen das Blut- und Lymphsystem sowie nach einiger Zeit auch das Liquorsystem. Durch immunologische Abwehrreaktionen werden die Erreger abgetötet. Die freiwerdenden Toxine schädigen Gehirn (Meningoenzephalitis) und andere Organe.

Klinik

Dem entzündlichen Infiltrat an der Stichstelle folgt eine Anschwellung der regionalen Lymphknoten und nach 2–3 Wochen ein unregelmäßiges Fieber. Allmählich tritt die Organschädigung zutage: Leber- und Milzschwellung, Proteinurie, Anämie, Orchitis, Tachykardie. Zunehmende Erschöpfung, neurologische Ausfälle, Lethargie, Schlafbedürfnis leiten über zu Verwahrlosung, extremer Abmagerung, Sekundärinfektionen und schließlich zum Tode.

Diagnose

Erregernachweis aus Primäraffekt, Blut, Lymphknotenpunktat und Liquor.
Antikörpernachweis im Serum.

Therapie

Suramin oder Pentamidin in der Frühphase, Tryparsomid oder Mel B nach Befall des Zentralnervensystems.

Prophylaxe

Chemoprophylaxe mit Pentamidin, Fliegenbekämpfung.

Chagas-Krankheit

Ätiologie und Pathogenese

Erreger: Trypanosoma cruzi.
  Überträger: blutsaugende Raubwanzen (Triatomen).
  Übertragungs- und Ausbreitungsweg: Die mit dem Kot ausgeschiedenen Erreger gelangen durch Stich- und Kratzwunden in die Haut und nach erster Vermehrung über den Blutweg in die Herz- und Skelettmuskulatur, in das retikuloendotheliale System oder auch ins Gehirn, wo sie chronische Entzündungsprozesse auslösen.

Klinik

Besonders bei Jugendlichen findet man die akute Verlaufsform mit Entzündung an der Eintrittspforte (Lidödem), unregelmäßigem Fieber, allergischen Reaktionen (Urtikaria, Ödem) und Lymphknotenschwellung. In schwer verlaufenden Fällen können Herz- und Kreislaufversagen oder eine Meningoenzephalitis zum Tode führen.

  Häufiger ist ein chronischer Organbefall mit Myokarditis, Leber- und Milzschwellung sowie unterschiedlich ausgeprägten zerebralen Schädigungen.

Diagnose

Erregernachweis aus Blut- oder Lymphknotenpunktat, evtl. in trypanosomen-freien Wanzen, die man an infizierten Menschen saugen läßt (Xenodiagnose). Antikörpernachweis im Serum.

Therapie

Lampit (Nifurtimox) oder Rochagan (Benznidazol), Antibiotika.

Prophylaxe

Wanzenbekämpfung.

Leishmaniasen

Ätiologie und Pathogenese

Erreger: verschiedene Leishmanienarten, die unterschiedliche Krankheitsbilder hervorrufen.

Überträger: weibliche Mücken der Gattung Phlebotomus (Sandfliegen), die nachts Blut saugen. Das Erregerreservoir stellen Haus- und Wildtiere dar.

Orientbeule (Aleppobeule)

Ätiologie und Pathogenese

Erreger: Leishmania tropica.

Verbreitungsgebiet: Vorderer Orient, Mittelmeerraum, Ostasien, Afrika, spärlich in Südamerika.

Ausbreitungsweg: ortsständige Vermehrung in der Haut.

Klinik

Nach Tagen bis Monaten entwickelt sich an der Stichstelle aus einer kleinen juckenden Papel allmählich ein ausgedehntes, schmerzloses, zerklüftetes Geschwür mit infiltrierten Rändern. Nach etwa 1 Jahr heilt das Geschwür unter Narbenbildung spontan ab.

Kala-Azar

Ätiologie und Pathogenese

Erreger: Leishmania donovanii.

Verbreitungsgebiet: wie Orientbeule, im Mittelmeerraum bis Spanien, Südfrankreich, Italien und Griechenland reichend.

Ausbreitungsweg: Vermehrung in den Zellen des retikuloendothelialen Systems (Milz, Leber, Knochenmark).

Klinik

Nach einer Inkubationszeit von 2 Wochen bis zu 6 Monaten setzt ein schleichendes Krankheitsbild mit Fieber, Abgeschlagenheit, Leber- und Milzschwellung und schweren Blutbildveränderungen (Leukozytopenie, Anämie, Thrombozytopenie) ein. Durch Thrombozytenmangel und Gerinnungsstörungen treten Hautblutungen (Kala-Azar = schwarze Krankheit) auf. Herzmuskelschaden, Enterokolitis und eine allgemeine Infektabwehrschwäche können das Leben gefährden.

Südamerikanische Haut- und Schleimhautleishmaniase

Ätiologie und Pathogenese

Erreger: Leishmania brasiliensis.
   Verbreitungsgebiet: Mittel- und Südamerika.
   Ausbreitungsweg: Übergreifen von der Haut auf die tieferen Gewebsschichten. Eine direkte Übertragung von Mensch zu Mensch ist möglich.

Klinik

Zunächst entsteht eine Geschwürsbildung ähnlich der Orientbeule. Dann greift der Prozeß auch auf die Schleimhäute, den Knorpel und den Knochen über und kann, über Jahre sich hinziehend, zu schweren Gewebszerstörungen führen.

Diagnose

Erregernachweis aus Knochenmark, Milz, Leber. Antikörpernachweis im Serum.

Therapie

Pentamidin, Pentostam, Lomidine sowie Amphothericin B bei Kala-Azar. Resochin beim Hautbefall, ggf. chirurgische Entfernung.

Amöbiasis

Ätiologie und Pathogenese

Erreger: Entamoeba histolytica.
   Verbreitungsgebiet: vorwiegend tropische und subtropische Gebiete.
   Übertragungs- und Ausbreitungsweg: Die mit dem Stuhl ausgeschiedenen Dauerformen der Amöben (vierkernige Zyste) sorgen über verunreinigtes Wasser oder Lebensmittel für die Verbreitung von Mensch zu Mensch. Aus der Zyste geht im Darm die Minutaform hervor, die Wochen und Monate ohne Krankheitszeichen das Darmlumen besiedeln kann. Unter der Einwirkung weiterer schädigender Faktoren (Darminfektion, Klima- und Reisestreß u. a.) wandelt sich die Minutaform zur Magnaform, dringt in die Darmwand ein und löst einen nekrotisierenden Entzündungsprozeß aus. Von konfluieren-

den unterminierten Geschwüren geht die Entzündung in die Tiefe. Durch Einbruch in die Gefäße erfolgt die Verschleppung in die Leber.

Klinik

Die Erkrankung beginnt meistens akut mit Bauchschmerzen, glasig-blutigen Schleimbeimengungen zum Stuhl, der durchfällig wird und in schweren Fällen schließlich nur aus himbeergeleeartigem Schleim besteht. Nach Abklingen der akuten Durchfallsphase bleiben oft Wochen und Monate uncharakteristische Bauchschmerzen und eine Neigung zu Rezidiven (durch Diätfehler, körperliche Überbelastung usw.) zurück. Im Darm können sich tumorartige Verdickungen entwickeln (Amöbome).

Die Absiedlung der Amöben in die Leber macht sich meist erst nach Monaten durch Druckgefühl im Oberbauch, dyspeptische Beschwerden und Lebervergrößerung bemerkbar. Nach einer diffusen Entzündungsreaktion in der Leber (Amöbenhepatitis) entwickelt sich ein Leberabszeß, der Kindskopfgröße erreichen kann. Durch Perforation in die Bauchhöhle oder in die Pleura entstehen lebensbedrohliche Zustände.

Diagnose

❖ Nachweis der Amöben im Stuhl oder in Probeexzisionen aus dem Darm,
❖ Nachweis von Antikörpern im Serum,
❖ Darstellung des Leberabszesses (Sonographie, Szintigraphie, CT).

Therapie

1. Medikamente, die auf die Darmlumenform wirken (z. B. Clont und besonders Furamide und Humatin),
2. Medikamente, die auf die Gewebsform wirken (z. B. Clont, Tiberal, Simplotan).

Tropische Wurmkrankheiten

Bilharziose (Schistosomiasis)

Ätiologie und Pathogenese

Erreger und Verbreitungsgebiet: Die Würmer leben als Pärchen in den Blutgefäßen, wobei das größere Männchen das fadenförmige Weibchen umschließt. Drei Arten sind weit verbreitet:

1. Schistosoma haematobium in Afrika und Vorderasien,
2. Schistosoma mansoni in Afrika und Südamerika,
3. Schistosoma japonicum in Ostasien.

Entwicklungszyklus und Übertragungsweg: Aus den mit Stuhl und Urin ausgeschiedenen Eiern schlüpfen im Wasser die Larven (Mirazidien) aus und entwickeln sich in Schnecken weiter. Die im Wasser frei umherschwimmenden vollentwickelten Larven (Zerkarien) vermögen die menschliche Haut zu durchdringen. Auf dem Lymph- und Blutweg gelangen sie zu den Pfortadervenen, reifen zu geschlechtsreifen Würmern heran und suchen, zu Paaren vereint, die Mesenterial- und Darmvenen (Sch. mansoni, Sch. japonicum) oder die Urogenitalvenen (Sch. haematobium) auf. Leber-, Lungen- oder Gehirngefäße werden seltener befallen.

Um die verstopften Venen entstehen Infiltrate und Fremdkörpergranulome. Die Eier können durch Enzymabsonderung die Blasen- und Darmwand durchdringen und so ausgeschieden werden.

Klinik

Beim Eindringen der Larven durch die Haut können flüchtige Reizerscheinungen auftreten (Zerkariendermatitis). 4–7 Wochen später entwickelt sich ein febril-allergisches Stadium mit Ödem, Urtikaria, Gliederschmerzen, Leber- und Milzschwellung, Bronchitis, Darmstörungen und Bluteosinophilie als erste Reaktionen auf den Befall der Organe mit den Würmern und Eiern. Das anschließende chronische Stadium kann sich über Wochen und Monate hinziehen.

Die *Urogenitalbilharziose* ist gekennzeichnet durch zystische Beschwerden und pathologischen Urinbefund mit Leukozyten, Erythrozyten und evtl. Wurmeiern (ab 40. Tag). Zystoskopisch ist die Blasenwand gerötet und verdickt; die Entzündungsreaktionen und die Wurmeier sind als helle Knötchen mit rotem Hof zu erkennen. Sekundärinfektionen können hinzutreten. Eine karzinomatöse Entartung (20 %) ist gefürchtet.

Die *Darmbilharziose* verursacht je nach Stärke des Befalls Bilder von dyspeptischen Beschwerden bis zur schweren ulzerierenden Kolitis. Auch hier sind rektoskopisch die Eigranulome zu erkennen.

Die *hepatolienale Bilharziose* führt zu einer beträchtliche Vergrößerung von Leber und Milz. Die zunehmende Fibrosierung der Eigranulome bewirkt das Bild einer Leberzirrhose mit Pfortaderstauung.

Die *Lungenbilharziose* ist im Röntgenbild erkennbar an einer miliaren Zeichnung und später an Infiltratbildungen sowie an den bronchitischen Zeichen und einer zunehmenden Rechtsherzbelastung.

Die *Gehirnbilharziose* weist das Bild einer Meningoenzephalitis oder eines Herdgeschehens im Gehirn auf.

Diagnose

Einachweis in Stuhl, Urin oder Biopsiematerial (Zystoskopie, Rektoskopie). Eier von Schistosoma mansoni besitzen einen Seitenstachel, von Schistosoma haematobium einen Endstachel, von Schistosoma japonicum keinen Stachel. Antikörper sind nach wenigen Wochen nachweisbar.

Therapie

Frühzeitige Behandlung mit Lucanthon (Miracil-D), Praziquantel (Biltricide, Cesol) oder Nividazol (Ambilhar), die auf die Würmer wirken. Die Eier haben nur eine kurze Lebensdauer. Der Erfolg der Kur ist über ½ Jahr zu kontrollieren.

Prophylaxe

Behandlung der Eiausscheider, Freihalten der Gewässer von Fäkalien, Vernichtung der Zwischenwirtsschnecken, Meiden verseuchter Gewässer.

Filariosen

Filarien, schlanke Nematoden, werden von blutsaugenden Insekten, in denen sie einen Entwicklungszyklus durchlaufen, übertragen. 4 Filarienarten führen beim Menschen zu Erkrankungen.

Befall mit Wuchereria bancrofti und Brugia malayi

Ätiologie und Pathogenese

Beide Filarienarten rufen gleichartige, durch Lymphangitis und Lymphstauung gekennzeichnete Krankheitsbilder hervor. Sie werden durch Mücken übertragen.

Wuchereria bancrofti ist im Vorderen Orient, in Ostasien, Australien, Afrika, in der Südsee und teilweise auch in Mittel- und Südamerika verbreitet.

Brugia malayi wird in begrenzten Gebieten Ostasiens gefunden und kann auch Katzen und Affen befallen.

Die mit dem Stich übertragenen Filarien wachsen im Gewebe heran und wandern in den Lymphbahnen in das Körperinnere, wo sie zu Entzündungsreaktionen in den Lymphgefäßen und Lymphknoten führen. Nach etwa 1 Jahr treten erstmals junge Filarien (Mikrofilarien) auf, die sich tagsüber im Lungenkapillarnetz aufhalten und nachts in die Blutbahn ausgeschwemmt werden.

Klinik

Monate nach dem Befall machen sich Juckreiz, Lymphknotenschwellungen, nächtlicher Hodenschmerz und Taubheitsgefühl in den Extremitäten bemerkbar. Neben allergischen Reaktionen ist der weitere Verlauf durch rezidivierende Entzündungen und Abflußbehinderung der Lymphwege gekennzeichnet. Groteske Stauungen (Elephantiasis, Lymphskrotum) können schließlich auftreten. Hinzutretende Sekundärinfektionen führen im Endstadium zum Tod.

Diagnose

Mikrofilariennachweis aus einem nächtlichen Blutausstrich.

Therapie

Diäthylcarbamazin (Hetrazan) tötet die Mikrofilarien und zum Teil auch die erwachsenen Würmer ab.

Befall mit Loa-Loa

Ätiologie und Pathogenese

Loa-Loa ist im tropischen Regenwald Afrikas verbreitet. Überträger sind Bremsen. Die Filarien befallen das Unterhautbindegewebe; ihre Larven treten nach Monaten bis Jahren erstmals auf und schwärmen tagsüber ins Blut aus.

Klinik

1–2 Jahre nach dem Befall kommt es zu ödematösen Hautschwellungen, Pruritus und juckenden Knötchen. Gelegentlich sind unter der Haut oder auch mitunter in der Konjunktiva die geschlängelten Filarien zu erkennen. Die Lebensdauer der Filarien beträgt bis zu 15 Jahren.

Diagnose

Nachweis der Filarien im Auge oder seltener der Mikrofilarien im Blut. Antikörpernachweis mittels Komplementbindungsreaktion.

Therapie

Hetrazan, gleichzeitig Glucocorticoide und Antihistaminika gegen die allergischen Reaktionen.

Befall mit Onchocerca volvulus

Ätiologie und Pathogenese

Die Onchozerkose ist in Mittelafrika, Venezuela und Guatemala verbreitet und wird durch Kriebelmücken (Simulien) übertragen. Die bis zu 50 cm langen erwachsenen Würmer liegen aufgeknäuelt in der Unterhaut; die Mikrofilarien wandern über große Strecken im Bindegewebe der Haut.

Klinik

Es entwickeln sich über 1–2 Jahre schmerzlose linsengroße Bindegewebsknoten. Die wandernden Mikrofilarien rufen stark juckende und allmählich sklerosierende Hautreaktionen hervor. Auch die Augen können befallen werden, wenn die Knoten (Filarien) am Kopf sitzen (Blindheit).

Diagnose

Nachweis der Mikrofilarien in der Haut und im Auge, Nachweis der Filarien in den Knötchen.

Therapie

Chirurgische Entfernung der Knoten. Hetrazan wirkt auf die Mikrofilarien; Bayer 205 (Germanin, Suramin) tötet die erwachsenen Würmer ab. Als neue Substanz wird Ivermectin benutzt.

Ankylostomiasis

Ätiologie, Pathogenese und Epidemiologie

Erreger und Verbreitungsgebiet: Die Hakenwurmkrankheit ist über die ganze Erde in feuchtwarmen Gebieten bis zum 30. Breitengrad beiderseits des Äquators verbreitet. Ein Fünftel der Erdbevölkerung ist befallen. In Deutschland sind in den Bergwerken (Wärme, Feuchtigkeit, O_2-Zutritt) Erkrankungen aufgetreten.

Zwei Hakenwurmarten kommen beim Menschen vor:
– Ancylostoma duodenale und
– Necator americanus.

Übertragung und Entwicklungszyklus: Aus den Eiern entwickeln sich die Larven unter günstigen klimatischen Bedingungen im Erdboden. Sie bohren sich aktiv durch die Haut, wandern über die Lymphbahnen und das rechte Herz in die Lungenkapillaren, durchbohren die Alveolenwand und erreichen mit verschlucktem Bronchialsekret den Dünndarm, wo sie sich mit dem dünneren vorderen Ende in die Darmwand einbohren und Blut saugen. Nach etwa 6 Wochen erscheinen die ersten Eier im Stuhl.

Klinik

An der Eintrittspforte der Larven können juckende Papeln entstehen. Die Wanderung durch die Lunge löst bronchitische Symptome aus. Der Darmbefall verursacht uncharakteristische Bauchbeschwerden, Appetitlosigkeit, Blähungen und Durchfallsneigung. Allergische Reaktionen (Ödeme, Eosinophilie) werden immer beobachtet. Bei starkem Befall kommt es zu einer Eisenmangelanämie durch den chronischen Blutverlust. Es resultiert eine allgemeine Resistenzminderung gegenüber weiteren Noxen.

Diagnose

Einachweis im Stuhl.

Therapie

Bephenium (Alcopar), Mebendazol (Vermox), Pyrantelpaomat (Helmex) oder auch Thiabendazol (Minzolum) haben eine verläßliche Wirkung.

Prophylaxe

Hygienisch einwandfreie Abortanlagen, Entwurmung der Bevölkerung, Fuß-
bekleidung.

Paragonimiasis

Ätiologie und Pathogenese

Paragonimus westermani, der Lungenegel, ist in Ostasien verbreitet. Gelangen Paragonimuseier ins Wasser, so schlüpfen die Larven aus und entwickeln
sich zunächst in Schnecken und dann in Krabben und kleinen Krebsen zu
infektionstüchtigen Larven. Der Mensch wird durch rohe Krabben- und
Krebsgerichte befallen. Die Larven wandern vom Dünndarm durch die freie
Bauchhöhle und das Zwerchfell in die Lunge, wo sie zu Zystenbildung mit
blutig-schleimigem Inhalt führen. Abirrende Larven können sich gelegentlich
in anderen Organen absiedeln (Gehirn).

Klinik

3–6 Wochen nach dem Befall machen sich die klinischen Erscheinungen
unter dem Bild einer chronischen Bronchitis bemerkbar, die sich über Monate
hinzieht. Das meist spärliche Sputum enthält Blutspuren, reichlich eosinophile Zellen und gelegentlich Paragonimuseier. Die Lungenzysten sind als
1–2 cm Rundherde röntgenologisch zu erkennen. Sekundärinfektionen können hinzutreten.

Diagnose

Einachweis aus Sputum und Stuhl.

Therapie

Bithionol (Bitin) oder Praziquantel (Cesol, Biltricide).

Prophylaxe

Vermeidung roher Krabben- und Krebsgerichte.

Clonorchis- und Opisthorchisbefall

Ätiologie und Pathogenese

Die kleinen Leberegel kommen in Ostasien (Clonorchis sinensis, Opisthorchis viverrinus) und in den Mündungsgebieten großer Flüsse Osteuropas (z. B.
Weichsel) und Sibiriens (Opisthorchis felineus) vor. Die Larven entwickeln
sich in Schnecken und dann in Fischen, besonders Karpfen. Rohe oder
schwach geräucherte Fischspeisen führen zum Befall des Menschen. Die Larven wandern über die Gallengänge in die Leber und führen zu Entzündungsreaktionen und schließlich zur Fibrosierung des Organs.

Klinik

Ein leichter Befall bleibt ohne Beschwerden, sonst treten Leberdruckschmerz, dyspeptische Beschwerden und Cholezystopathie auf. Am Ende kann eine fortschreitende Leberzirrhose stehen. Leberkarzinome treten gehäuft bei Befallenen auf.

Diagnose

Nachweis der Eier im Stuhl und Gallensaft.

Therapie

Praziquantel hat eine verläßliche Wirkung.

Prophylaxe

Vermeidung roher Fischspeisen (Salate).

Tuberkulose

Ätiologie und Pathogenese

Der Erreger der Tuberkulose, ein gramnegatives, säurefestes Stäbchen, gehört zur Gruppe der Mykobakterien. Er wurde 1882 von Robert Koch entdeckt. Zwei Typen der Mykobakterien sind für die menschliche Tuberkulose von Bedeutung:

– Der *Typus humanus* (Mycobacterium tuberculosis) wird von Mensch zu Mensch übertragen und führt zur Lungentuberkulose.
– Der *Typus bovinus* (Mycobacterium bovinum) wird mit der Kuhmilch übertragen (Lymphknoten-Tbc); er kommt heute bei uns nach Ausrottung der Rindertuberkulose praktisch nicht mehr vor.

Die sog. *atypischen Mykobakterien*, wie z. B. der Typus gallinaceus, führen nur gelegentlich beim Menschen zu tuberkuloseähnlichen Bildern.

Die *Übertragung* der Tuberkulose geschieht fast ausnahmslos durch Tröpfcheninfektion; eine Infektion entweder durch bakterienhaltigen Staub oder infizierte Gegenstände ist aber nicht auszuschließen.

Die *Erstinfektion* mit Tuberkelbakterien löst Überempfindlichkeits- und Immunisierungsvorgänge vom zellulären Typ aus, die den Ablauf der Tuberkuloseerkrankung beim Menschen mitbestimmen. Diese Umstimmung des Organismus ist mit der sog. *Tuberkulinreaktion* meßbar.

Tuberkuli, ein Extrakt aus Tuberkelbakterien, wird intrakutan injiziert (Standardverdünnung 1 : 10 000). Die positive Reaktion zeigt sich nach 48 bis 72 Stunden in Form einer Rötung mit Papelbildung. Sie besagt, daß eine Auseinandersetzung mit Tuberkelbakterien (natürliche Infektion, Impfung) stattgefunden hat und eine gewisse Immunität gegen das Wiederaufflackern

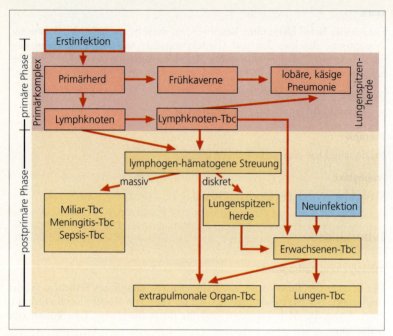

Abb. 14.**4** Schematischer Ablauf der Tuberkulose

alter Tuberkuloseherde oder gegen eine Neuinfektion erworben wurde. Aus diesem Grund wird die frühe Impfung mit einem abgewandelten Tuberkelbakterienstamm (BCG) empfohlen.

Pathologisch-anatomisch ist die spezifische tuberkulöse Entzündung durch die Bildung von Tuberkelknötchen gekennzeichnet, die aus einem Kranz von Epitheloidzellen und Langhans-Riesenzellen um ein verkäsendes Nekrosezentrum bestehen und von einem Wall aus Lymphozyten umgeben sind. Im weiteren Verlauf wachsen als Heilungsreaktion Bindegewebszellen (Fibroblasten) ein; das Entzündungsgewebe vernarbt und verkalkt schließlich.

Im *Ablauf der Tuberkulose* (Abb. 14.4) unterscheidet man eine primäre und eine postprimäre Phase:

Die *primäre Phase* wird praktisch von jedem Menschen durchlaufen und manifestiert sich als Primärkomplex; zu ihm gehören
– ein Primärherd im Gewebe und
– über die Lymphbahnen eine Mitbeteiligung der entsprechenden Lymphknotengebiete.

Die *postprimäre Phase* kann sich durch kontinuierliche, bronchogene, lymphogene oder hämatogene Ausbreitung der Tuberkelbakterien unmittelbar anschließen, oder sie entwickelt sich Jahre später durch das Wiederaufflackern alter tuberkulöser Herde oder infolge einer Neuinfektion. Für die Ausweitung der Tuberkulose über die Erstinfektion hinaus werden konstitutionelle Faktoren, Unterernährung sowie andere Faktoren, die die allgemeine Widerstandskraft schwächen, angeschuldigt.

Klinik und Verlauf

Primäre Phase

Die *Erstinfektion* mit Tuberkelbakterien führt in über 90 % der Fälle zum pulmonalen Primärherd, der 5–6 Wochen nach der Infektion röntgenologisch sichtbar wird und meistens im Unterlappen oder in den unteren Abschnitten des Oberlappens lokalisiert ist. Über die Lymphbahnen greift die tuberkulöse Entzündung auf die regionalen Lymphknoten im Lungenhilus über (Primärkomplex). Klinisch können in dieser Zeit allgemeine Abgeschlagenheit, Leistungsschwäche und Zeichen eines leichten grippalen Infekts, evtl. mit subfebrilen Temperaturen, auftreten. Durch eine Beteiligung der Pleura können eine *Pleuritis tuberculosa* mit Schmerzen bei der Atmung, die für den Patienten eindrucksvoll sind, und schließlich Ergußbildung auftreten. Als allergisch-hyperergische Reaktion beobachtet man bei manchen Menschen in diesem Stadium ein *Erythema nodosum*, das sich in Form schmerzhafter, entzündlicher, bläulich-roter, erbsen- bis bohnengroßer Knoten, vorwiegend an den Schienbeinen, manifestiert. Das Erythema nodosum ist aber nicht spezifisch für die Tuberkulose; man findet es ebenfalls beim rheumatischen Fieber (S. 357) und besonders häufig bei der Sarkoidose (S. 331).

In den meisten Fällen heilt der Primärkomplex ab und verkalkt, so daß im späteren Leben bei vielen Menschen die verkalkten Hiluslymphknoten im Röntgenbild zu sehen sind. Infektionstüchtige Tuberkelbakterien können sich aber jahrelang in den „abgeheilten" Lymphknoten abkapseln und später Ausgangsherd der Erwachsenentuberkulose sein.

In wenigen Fällen mit schlechter Abwehrlage heilt der Primärkomplex nicht ab. Es kommt zur käsigen Einschmelzung, und anstelle des Primärherdes entsteht eine *Kaverne*. Von hier aus können über den Bronchialweg weitere Lungenabschnitte befallen werden; eine *käsige lobäre Pneumonie* entsteht. Auch vom Lymphknoten des Primärkomplexes kann die Tuberkulose auf weitere Lymphknoten der Umgebung übergreifen *(Hiluslymphknotentuberkulose)* und über die Bronchien weitere Lungenabschnitte erfassen. Klinisch weisen Fieber, Husten, Nachtschweiß, schweres Krankheitsgefühl, deutliche BKS-Beschleunigung und Leukozytose auf dieses Krankheitsbild hin.

Wichtig für den weiteren Ablauf der Tuberkulose ist die *hämatogenlymphogene Streuung* der Tuberkelbakterien. In geringem Ausmaß findet sie wohl bei jeder Primärinfektion statt, bleibt aber in der Regel ohne klinische Folgen.

Am häufigsten erfolgt die Streuung der Tuberkelbakterien aus den befallenen Lymphknoten.

Folge einer massiven hämatogenen Streuung im Anschluß an die Erstherdentstehung ist die *akute Miliartuberkulose*. Die hämatogene Aussaat der Tuberkelbakterien in die Lunge (pulmonale Form) ist klinisch von allgemeiner Abgeschlagenheit, Fieber, Husten und Dyspnoe begleitet. Das Sputum ist meist spärlich und anfangs bakterienfrei. Auch die Tuberkulinprobe kann in dieser Phase noch negativ sein. Das Blutbild zeigt eine Leukozytopenie und Lymphozytopenie; die Milz ist vergrößert zu tasten. Ein Teil der Patienten ist benommen, so daß eine Verwechslung mit einer Typhusinfektion (S. 646) möglich ist. Röntgenologisch führt die Aussaat der Tuberkelbakterien in die Lunge zu dichtgesäten miliaren Fleckschatten, die über allen Lungenabschnitten, von kranial nach kaudal abnehmend, zur Darstellung kommen.

Eine weitere Folge der miliaren Aussaat der Tuberkelbakterien kann die *Meningitis tuberculosa* sein (meningeale Form). Hier treten die zerebralen Erscheinungen ganz in den Vordergrund des Krankheitsbildes (S. 659).

Als Sonderform einer massiven hämatogenen Streuung kommt es bei fehlender immunologischer Abwehr (Anergie) des Organismus zur *Sepsis tuberculosa*. Bei dieser schweren Erkrankung treten tuberkulöse Entzündungsherde ohne nennenswerte abgrenzende Gewebsreaktionen in allen Organen auf, besonders auch in der Haut.

Für die Diagnose der massiven hämatogenen Aussaat von Tuberkelbakterien im Anschluß an die Primärinfektion kommt neben dem Bakteriennachweis und dem Röntgenbild der Spiegelung des Augenhintergrundes eine große Bedeutung zu. In vielen Fällen sieht man sehr früh Tuberkelherde in der Aderhaut und sichert damit die Diagnose.

Eine diskrete hämatogene Streuung im Anschluß an die Erstherdentstehung führt auf der einen Seite zu Lungenspitzenherden (verkalkte Simon-Herde, vernarbte Malmros-Herde) und auf der anderen Seite zur Absiedlung in andere Organe. Die Herde verkäsen und verkalken oder heilen bindegewebig ab, können aber über viele Jahre noch infektionstüchtige Tuberkelbakterien enthalten und Ausgangspunkt der Erwachsenentuberkulose der Lungen oder der extrapulmonalen Organtuberkulose sein.

Erwachsenentuberkulose der Lungen (postprimäre Lungentuberkulose)

Die chronische Erwachsenentuberkulose entsteht:
❖ aus einem Assmann-Frühinfiltrat,
❖ aus anderen älteren Lungenstreuherden,
❖ aus einer alten Lymphknotentuberkulose,
❖ seltener aus einer Neuinfektion.

Das *Assmann-Frühinfiltrat* entwickelt sich aus einem älteren Spitzenherd; es liegt typischerweise infraklavikulär im Oberlappen. Klinisch bestehen in dieser Zeit meist wenig Erscheinungen, vielleicht das Bild eines verschleppten grippalen Infekts. Heilt das Frühinfiltrat nicht ab, so kann es direkt oder über die Bildung einer Frühkaverne zur bronchogenen Ausbreitung der Tuberkulose kommen. Auf diesem Weg entsteht wohl am häufigsten die chronische Erwachsenentuberkulose, die dann einen sehr unterschiedlichen Verlauf nehmen kann.

Die *exsudative Verlaufsform* der Lungentuberkulose ist gekennzeichnet durch verkäsende pneumonische Herde, die sich im Röntgenbild unscharf begrenzt abzeichnen und zur Kavernenbildung neigen. Die Kavernen entstehen durch Einschmelzung der käsigen Nekrose. Durch Anschluß an einen Bronchus wird das eingeschmolzene bakterienhaltige Material abgehustet (offene Tuberkulose). Werden gleichzeitig Blutgefäße eröffnet, kommt es zu Blutbeimengungen zum Sputum oder – bei Eröffnung großer Gefäße – auch zum Bluthusten (Hämoptoe). Der die Nekrose umgebende Zellwall ist im Röntgenbild als Ringwall zu erkennen.

Klinisch ist die exsudative Lungentuberkulose gekennzeichnet durch eine stärkere Beeinträchtigung des Allgemeinbefindens, durch Gewichtsabnahme, Fieber und Husten mit blutigem Sputum.

Die *produktive Verlaufsform* führt zu röntgenologisch schärfer abgegrenzten Herden, die überwiegend in den Oberlappen zu finden sind und seltener zur Kavernenbildung neigen. Das Allgemeinbefinden ist weniger beeinträchtigt, der Verlauf chronischer als bei der exsudativen Form. Nachtschweiß, allgemeine Leistungsschwäche, subfebrile Temperaturen, halonierte Augen, rezidivierender Husten sowie BKS-Beschleunigung kennzeichnen dieses Stadium. Bei der bindegewebigen Abheilung tendiert die produktive Lungentuberkulose zur narbigen Schrumpfung und Verziehung. Raffung der Lungenhili, Brochiektasenbildung und kompensatorisches Emphysem sind die Folgen.

In allen Stadien der Lungentuberkulose kann sich eine *Bronchustuberkulose* entwickeln. Sie entsteht
- entweder durch den hämatogenen Befall vieler kleiner Bronchien und ohne erkennbare Lungenparenchymherde,
- durch den Einbruch eines tuberkulösen Lymphknotens in einen Bronchus,
- fortgeleitet von einer Kaverne mit Bronchusanschluß.

Eine *Pleuritis tuberculosa* kann ebenfalls in allen Stadien der Tuberkulose auftreten, wird aber bevorzugt bei einer Erstinfektion im jugendlichen Erwachsenenalter gefunden. Der Beginn ist meist akut mit hohem Fieber, Krankheitsgefühl, Schweißneigung, Husten und starken atemabhängigen einseitigen Brustschmerzen. Der sich bildende Erguß (Pleuritis exsudativa) ist klar bis hämorrhagisch, eiweißhaltig, lymphozytenreich und enthält nur geringe Mengen säurefester Stäbchen. Nach Resorption des Ergusses, die sich über Wochen hinziehen kann, bleiben strang- oder flächenhafte Pleuraverwachsungen zurück.

Durch hämatogene Streuung kann gelegentlich auch eine *Pericarditis tuberculosa* auftreten.

Extrapulmonale Organtuberkulose

Bei einer schwer verlaufenden Lungentuberkulose kann es zur Absiedlung und zum Angehen der Tuberkulose in anderen Organen kommen. Die extrapulmonale Organtuberkulose stellt dann in der Regel das Finalstadium der Erkrankung dar.

Häufiger wird eine isolierte Organtuberkulose 1–20 Jahre nach der Primärinfektion beobachtet. Sie entsteht durch die Reaktivierung unbemerkt abgelaufener postprimärer hämatogener Streuherde. Am häufigsten beobachtet werden Nierentuberkulose (S. 541), Knochentuberkulose, Nebennierentuberkulose (S. 493), Gelenktuberkulose (S. 359) und Genitaltuberkulose.

Der oft schleichende Verlauf der extrapulmonalen Organtuberkulose und die uncharakteristischen Allgemeinsymptome wie Abgeschlagenheit, subfebrile Temperatur, Gewichtsabnahme, mäßige BKS-Beschleunigung und evtl. Leukozytose erschweren die Diagnose des tuberkulösen Entzündungsprozesses.

Diagnose

Der Röntgenuntersuchung und dem Erregernachweis kommen bei der Tuberkulose die größte diagnostische Bedeutung zu.

Nicht selten deckt das Röntgenbild der Lunge zufällig bei einer Reihenuntersuchung oder bei unklaren Krankheitszuständen tuberkuloseverdächtige Veränderungen auf. Die weitere diagnostische Sicherung muß dann durch den Erregernachweis aus Sputum, Magensaft (verschlucktes Sputum), Pleuraexsudat, Liquor, Urin oder Stuhl erfolgen.

Zum Nachweis der Tuberkelbakterien stehen zur Verfügung:

❖ die mikroskopische Untersuchung auf säurefeste Stäbchen (Färbung nach Ziehl-Neelsen),
❖ die Kultur auf Spezialnährböden,
❖ der hochempfindliche Tierversuch (Verimpfen des tuberkuloseverdächtigen Materials auf Meerschweinchen).

Sind verdächtige Lymphknoten erreichbar, kann auch die histologische Untersuchung die Diagnose sichern.

Der Nachweis von Antikörpern spielt bei der Tuberkulose wegen des Überwiegens der zellulären Immunreaktion kaum eine Rolle. Eine positive Tuberkulinprobe besagt lediglich, daß eine Auseinandersetzung mit Tuberkelbakterien stattgefunden hat, die im allgemeinen mehr als 6 Wochen zurückliegt. Die in den letzten Jahren vielfach durchgeführte Impfung der Säuglinge (BCG-Impfung) hat den diagnostischen Wert der Tuberkulinprobe sehr eingeschränkt.

Therapie

Grundlage der Behandlung der Tuberkulose ist heute die medikamentöse Therapie. Da in den letzten Jahren zunehmend gegen einzelne Tuberkulostatika resistente Tuberkelbakterien aufgetreten sind, ist immer eine Kombinationsbehandlung mit mindestens 3 unterschiedlich wirksamen Medikamenten erforderlich. Die Züchtung und Resistenzbestimmung der Tuberkelbakterien erleichtert die Wahl der Tuberkulostatika. Bei der Auswahl der Tuberkulostatika sind ihre Nebenwirkungen auf Magen-Darm-Trakt, Leber, Nieren und den VIII. Hirnnerv (N. vestibulocochlearis) zu beachten. Überschneidungen im Sinne einer Verstärkung von Nebenwirkungen sind zu vermeiden.

Am besten bewährt hat sich zur Einleitung der Behandlung unter stationären Bedingungen die Dreierkombination aus Isoniazid, Rifampicin, Ethambutol und/oder Pyrazinamid, die keimabtötend (bakterizid) wirken und sowohl intra- als auch extrazellulär gelegene Tuberkelbakterien erreichen. Streptomycin und Protionamid oder Ethionamid gehören ebenfalls zu dieser hochwirksamen Gruppe.

Nach 1–2 Monaten kann auf eine Zweierkombination übergegangen werden und nach ½ Jahr auf eine Monotherapie, z. B. mit INH (Isonicotinsäurehydrazid) für ein weiteres Jahr (Sicherheitsphase).

Neben der medikamentösen Therapie ist auch heute noch die Allgemeinbehandlung mit Ruhe, Schonung, ausgewogener Kost und evtl. Klimatherapie nicht zu vernachlässigen.

Bei therapieresistenten Kavernen, zerfallenden Tuberkulomen oder auch bei Bronchusstenosen muß ein operatives Vorgehen in Erwägung gezogen werden.

Die Kollapsbehandlung (d. h. Stillegen eines Lungenanteils durch Lufteinfüllung in den Pleuraspalt [Pneumothorax]) ist heute kaum mehr erforderlich.

Pflegesituation

Allgemeines zur pflegerischen Versorgung von Patienten mit Infektionskrankheiten

Einen großen Raum bei der pflegerischen Betreuung nimmt die Einhaltung hygienischer Vorschriften ein. Dabei gilt es sowohl dem Schutz des Patienten vor Sekundärinfekten als auch dem Umfeld des Patienten Rechnung zu tragen, das heißt andere vor Ansteckung zu schützen.

Das Arbeiten nach dem Hygieneplan des Krankenhauses ist dabei ein Muß. Neben der persönlichen Hygiene spielt dabei die spezielle Hygiene des Pflegepersonals (z. B. das Tragen von Gesichtsmasken oder die Händedesinfektion) und das Wissen um das verantwortliche Handeln nach den Regeln der Asepsis und Antisepsis eine große Rolle.

Laufende und Schlußdesinfektion stellen Maßnahmen dar, die für Patient und Umfeld ein Höchstmaß an Sicherheit gewährleisten.

Pflegesituation

Sollte eine Isolierung des Patienten erforderlich sein, so ist eine ausreichende Information des Patienten über die erforderlichen Maßnahmen zur Erreichung der Pflege- und Behandlungsziele von entscheidender Bedeutung.

Die psychologische Führung des Patienten steht auch hier im Vordergrund, außerdem sind soziale Kontakte – soweit dies im Rahmen der Therapie machbar ist – zu ermöglichen.

Des weiteren sind beispielhaft Pflegemaßnahmen bei Infektionskrankheiten aufgeführt.

Pflegeschwerpunkte bei Infektionskrankheiten mit Lokalisation im Bereich der Atmungsorgane

Bei allen Erkrankungen, die mit einer Einschränkung der Atemfunktion einhergehen, ist die psychologische Betreuung des Patienten von großer Bedeutung, da es hier zu dem bekannten Angst-Atemnot-Kreislauf kommt, der durch Vermittlung von Ruhe und Sicherheit positiv beeinflußt werden kann.

Bei Kurzluftigkeit ist für Frischluftzufuhr und eine atemerleichternde Lagerung zu sorgen. Neben der Verabreichung von Sauerstoff und entsprechenden Medikamenten kommen auch atemtherapeutische Maßnahmen in Betracht. Zur Erleichterung des Abhustens von Sputum ist beispielsweise die Inhalation mit einem sekretlösenden Mittel angezeigt.

Im Rahmen der Flüssigkeitsbilanzierung erfolgt eine kontrollierte Flüssigkeitszufuhr.

Das Rauchen soll unter Einbeziehung der Einsicht des Patienten eingestellt werden.

Die Mobilisation des Patienten erfolgt entsprechend der Kreislaufverhältnisse.

Die Kost sollte nach Möglichkeit KH- und eiweißreich sein. Der Kostaufbau beginnt in der Regel mit mehreren kleinen Mahlzeiten je nach Allgemeinzustand und Schwere der Erkrankung des Patienten.

Regelmäßige Körperpflege zur Steigerung des Wohlbefindens vor allem bei starkem Schwitzen wird mit einer guten Hautpflege verbunden. Die Durchführung einer guten Mundpflege verhütet bei einer geschwächten Abwehrlage und zum Beispiel gleichzeitiger Nahrungskarenz das Auftreten von Sekundärinfektion im Mundbereich.

Die regelmäßige Kontrolle der Vitalzeichen, verbunden mit einer guten Krankenbeobachtung, hilft Komplikationen frühzeitig zu erkennen. Blässe in Verbindung mit Blutdruckabfall und Pulsanstieg ist so z. B. ein Warnhinweis auf die Entstehung eines Schocks.

Das Erkennen von Veränderungen der Körpertemperatur und die Dokumentation des Fieberverlaufs ist eine wichtige Aufgabe des Pflegepersonals. Beim Auftreten von Fieber gibt es neben den medikamentösen Möglichkeiten zur Fiebersenkung physikalische Maßnahmen, wie z. B. Wadenwickel oder die Verabreichung von Lindenblütentee.

Nach starkem Schwitzen muß an Flüssigkeitsersatz gedacht werden. Des weiteren wird auf die Maßnahmen zur Pneumonieprophylaxe zur Verhütung von Sekundärinfektionen hingewiesen.

Pflegeschwerpunkte bei Infektionskrankheiten mit Lokalisation im Bereich der Verdauungsorgane

Auch hier kommt der guten Krankenbeobachtung und der Kontrolle der Vitalwerte eine große Bedeutung zu, so z. B. Dokumentation der Art und Menge des Erbrechens oder die Zahl der Stuhlentleerungen. Eine durch Hypovolämie bedingte Kreislauf-Schock-Gefährdung kann so frühzeitig erkannt werden.

Bei starkem Flüssigkeitsverlust (möglicherweise bedingt durch Diarrhoe) muß im Rahmen der Bilanzierung ein Flüssigkeitsausgleich geschaffen werden. Neben der parenteralen Verabreichung von Infusionen können beispielsweise Tees, aber keine sauren Getränke verabreicht werden. Bei Nahrungskarenz und parenteraler Ernährung spielen die Maßnahmen zur Soor- und Parotitisprophylaxe eine entscheidende Rolle.

Der Kostaufbau erfolgt unter diätetischer Beratung und Anleitung des Patienten. Es wird zunächst mit kleinen Mahlzeiten begonnen.

Nach der Phase der Bettruhe (körperliche Schonung wegen Schwäche) erfolgt eine langsame Mobilisation unter Beachtung der Vitalwerte. Falls es zum Erbrechen kommen sollte, muß entsprechende Hilfestellung geleistet werden, anschließend erfolgt eine Mundpflege. Ebenso muß dem Patienten bei der Defäkation geholfen werden, vor allem dann, wenn er körperlich geschwächt ist und häufige Stuhlentleerungen erfolgen.

Es gilt dabei die Intimsphäre zu wahren.

Bedingt durch die Hautreizung bei häufigen Stuhlentleerungen ist eine gute Hautpflege indiziert. Kommt es zu krampfartigen Schmerzen im Bauchbereich, kann die Anwendung von trockener Wärme krampflösend wirken.

Abschließend sei nochmal auf die Bedeutung der Hygienemaßnahmen hingewiesen, wobei eine gute Anleitung des Patienten zur eigenverantwortlichen Durchführung (besonders bei Dauerausscheidern) unabdingbar ist.

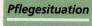

Pflegesituation

Prophylaxe

❖ BCG-Schutzimpfung bei Neugeborenen oder Tuberkulin-
negativen in gefährdetem Milieu,
❖ Röntgenreihenuntersuchungen,
❖ regelmäßige Überwachung von Personengruppen, die
leicht zu einer gefährlichen Infektionsquelle werden
können, z. B. Lehrpersonen, Kindergärtnerinnen, Gast-
hauspersonal usw.,
❖ Überwachung der an Tuberkulose Erkrankten durch die
Gesundheitsämter hat zusammen mit dem allgemeinen
guten hygienischen Standard die Tuberkulose in Deutschland deutlich zurückgedrängt. Dennoch werden auch
heute noch jährlich mehrere tausend Neuinfektionen an
Tuberkulose beobachtet.

15 Akute Vergiftungen

N. van Husen

 Lernziele

In diesem Kapitel lernen Sie die wichtigsten Symptome einer akuten Vergiftung kennen, so daß Sie
* gezielt Erste Hilfe bei Vergiftung leisten,
* zwischen verschiedenen Vergiftungsformen unterscheiden,
* typische Zeichen einzelner Vergiftungen nennen,
* die Grundzüge der Behandlung Vergifteter beschreiben können und
* die spezielle Therapie häufiger Vergiftungen kennen.

Allgemeine Symptomatik und Grundzüge der Therapie

Definition und Einteilung

Paracelsus von Hohenheim (1493–1541) wird der Ausspruch zugeschrieben: „Allein die Dosis macht ein Gift". Dieser auch heute noch gültige Satz umreißt knapp die Problematik einer Vergiftung: Eine Substanz kann – in einer kleinen Menge eingenommen – durchaus einen gewünschten, z.B. schlaffördernden Effekt haben, wohingegen dieselbe Substanz – in großer Menge eingenommen – eine lebensbedrohliche Vergiftung hervorzurufen vermag. Man unterscheidet eine *akute*, plötzliche Vergiftung von einer *chronischen* Vergiftung; letztere kann durch langfristige Zufuhr unterschwelliger Dosen eines Giftes zustande kommen.

Die *akuten Vergiftungen* lassen sich nach den näheren Umständen der Giftzufuhr einteilen in:
* suizidale Vergiftungen,
* akzidentelle Vergiftungen,
* gewerbliche Vergiftungen.

Nach den näheren Umständen der Giftaufnahme unterscheidet man:
* Inhalationsgifte,
* perkutan resorbierbare Gifte,
* Ingestionsgifte.

Pathophysiologie

Abhängig von der Art der Vergiftung kann es zu einer Schädigung verschiedener Organsysteme kommen:

Herz und *Kreislauf* können durch unmittelbare Einwirkung des Giftes auf die Erregungsbildung im Herzen, die Erregungsleitung oder den Herzmuskel betroffen werden. Klinische Zeichen dieser Gifteinwirkung sind Herzrhythmusstörungen, Verbreiterung des QRS-Komplexes im EKG und Störungen der QT-Strecke. Der Kreislauf im engeren Sinne wird beispielsweise durch eine Überdosis von Schlafmitteln infolge Vasomotorenlähmung oder durch Antihypertonika geschädigt.

Die *Lunge* kann als erstes Organ erkranken bei Inhalationsvergiftungen, d. h. bei Einatmung von giftigen Dämpfen, wie sie z. B. bei Explosion und Brand entstehen können. Darüber hinaus kann die Lunge aber auch – wie das Beispiel einer Paraquatvergiftung (S. 714) zeigt – durch oral aufgenommene Gifte erkranken (progrediente Lungenfibrose). Schließlich kann die Lunge auch im Sinne einer sog. Schocklunge mitreagieren bei primärer Gifteinwirkung auf das Herz-Kreislauf-System.

Die *Niere* kann unmittelbar durch eine Vergiftung betroffen sein, wie beispielsweise durch organische Lösungsmittel oder Knollenblätterpilzvergiftungen (S. 719). Die Tubuli können durch Ausflockung von Hämoglobin bei denjenigen Intoxikationen verstopft werden, die zu einer erheblichen Hämolyse führen. Häufig wird die Niere auch bei einer akuten Vergiftung indirekt in Mitleidenschaft gezogen durch Minderperfusion infolge eines Kreislaufschocks.

Die *Leber* ist angesichts ihrer zentralen Stellung im Stoffwechsel bei zahlreichen Vergiftungen mitbetroffen. Mögliche Reaktionsformen der Leber sind eine Cholestase, ein hepatitisähnliches Schädigungsmuster oder eine akute Leberdystrophie.

Anamnese

Die Angaben des Kranken, seiner Angehörigen sowie evtl. der Besatzung des Rettungswagens sind von großer Bedeutung, um den Verdacht auf eine Vergiftung zu lenken. Insbesondere die Umstände, unter denen der evtl. schon bewußtlose Patient angetroffen wurde, legen den Verdacht auf eine Vergiftung nahe. In der Umgebung des Patienten aufgefundene leere Arzneimittelpackungen geben Hinweise auf möglicherweise eingenommene Substanzen.

Entscheidend ist, an eine mögliche Vergiftung zu denken. Dies sollte immer dann geschehen, wenn sich bei der Eigen- und evtl. Fremdanamnese widersprüchliche Angaben finden oder wenn die bei einem Patienten erhobenen Befunde nicht zwanglos zu einem der herkömmlichen Krankheitsbilder passen.

Klinik

Gestützt auf die (Fremd-)Anamnese, den klinischen Befund sowie evtl. den Giftnachweis ist die Frage zu klären, ob überhaupt eine Vergiftung vorliegt. Auf eine Vergiftung können verschiedene *Leitsymptome* hinweisen, die jedoch für sich allein genommen nicht spezifisch sind. Zu nennen sind in diesem Zusammenhang:

- ❖ zentralnervöse Störungen wie Somnolenz, Bewußtlosigkeit, Hyperreflexie, fehlende Reflexe, Hyper- oder Hypothermie. Auch unmotivierte Angst und Euphorie (subjektiv heitere Gemütsverfassung) können dazu gehören;
- ❖ Störungen der Atmung (Hypo-, Hyperventilation, Lungenödem);
- ❖ kardiovaskuläre Störungen (Arrhythmien, Schock);
- ❖ intestinale Störungen (Übelkeit, Erbrechen, Durchfall, Darmatonie, Hypersalivation);
- ❖ äußere Hinweise (z. B. Druckmarken an Knie und Knöcheln bei Schlafmittelintoxikation, Einstichstellen bei intravenöser Drogenapplikation).

Die Abschätzung der *Komatiefe* ist wichtig zur Beurteilung des aktuellen Krankheitsstadiums und zur Dokumentation des Krankheitsverlaufs. Tab. 15.1 gibt einen Anhalt für die Graduierung der Komastadien.

Tabelle 15.1   Schweregrad einer Vergiftung

I	Patient schläfrig, aber ansprechbar
II	Nicht ansprechbar, aber Reaktion auf leichtere Schmerzreize
III	Geringe Reaktion auf stärkere Schmerzreize
IV	Keine Reaktion auf maximale Schmerzreize, alle Reflexe fehlen

Diagnose

Die Sicherung der (Verdachts-)Diagnose einer Vergiftung gelingt am besten durch den toxikologischen Giftnachweis. Aus diesem Grund sollten eine Blutprobe, Urin, Stuhl sowie das Spülwasser der Magenspülung für einen Giftnachweis asserviert werden. Mit Schnelltests gelingt der Nachweis bestimmter Giftgruppen oder gar von Einzelgiften. Bei inhalatorischen Vergiftungen kann man die Ausatmungsluft mit Hilfe von Gasspürgeräten untersuchen. Genauer ist der dünnschicht- oder gaschromatographische Nachweis der Gifte. Für die Behandlung des Vergifteten kann jedoch auf den exakten Giftnachweis nicht gewartet werden, da bereits bei begründetem Verdacht sofort eine Therapie einzuleiten ist.

Differentialdiagnose

Eine Vergiftung ist differentialdiagnostisch abzugrenzen von verschiedenen Stoffwechselerkrankungen, die ebenfalls zu einem Koma oder komaähnlichen Krankheitsbild führen können. Häufigere Ursachen sind in Tab. 15.2 aufgeführt. Die Besprechung dieser Komata erfolgt bei den jeweiligen Krankheiten. Darüber hinaus können auch eine Meningitis oder Enzephalitis sowie ein subdurales Hämatom nach Sturz ebenso zum Koma führen wie ein Hirntumor.

Tabelle 15.**2** Häufige Stoffwechselkomata

- Zuckerkoma
- Leberkoma
- Nierenkoma
- Elektrolytkoma
- Schilddrüsenkoma
- Addison-Krise (Nebennierenkoma)

Stets ist zu beachten, daß Alkoholgeruch in der Atemluft (Foetor alcoholicus) nie eine Alkoholintoxikation beweist, sondern oft nur Begleitsymptom einer anderen Vergiftung ist!

Therapie

Erste Hilfe

Je nach der Schwere und Art der Vergiftung muß bereits unmittelbar nach Auffindung des Vergifteten Erste Hilfe geleistet werden. Diese dient der Aufrechterhaltung vitaler Funktionen und soll eine Verschlimmerung der Vergiftungsfolgen hintanhalten.

Um bei somnolenten oder bewußtlosen Patienten einer Aspiration möglichst vorzubeugen, bringt man den Kranken in eine stabile Seitenlage (Abb. 15.1). Hat der Kranke bereits erbrochen und finden sich noch Speise- bzw. Giftreste im Mund- oder Rachenraum, so werden diese mit dem Finger entfernt. Bei Bewußtlosigkeit sollte zusätzlich ein Guedel-Tubus (Abb. 15.2 a) oder ein Wendl-Tubus (Abb. 15.2 b) eingelegt werden, um ein Zurückgleiten der Zunge mit daraus resultierender Behinderung der Atmung zu vermeiden. Abb. 15.3 zeigt die Technik der Einlage eines Güdeltubus.

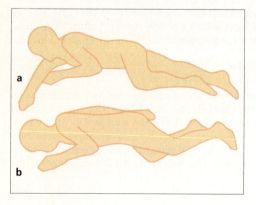

a

b

Abb. 15.**1** Stabile Linksseitenlage. **a** klassische Seitenlage, **b** sogenannte NATO-Seitenlage

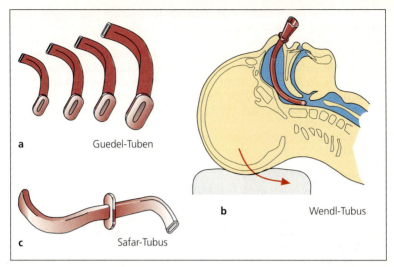

Abb. 15.**2 a–c** Atemtuben zur Erst- und Notversorgung von Patienten mit akuter Vergiftung

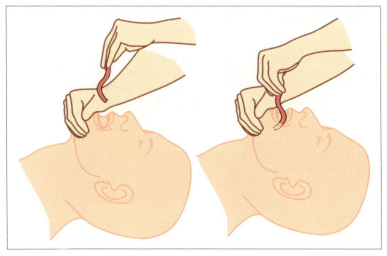

Abb. 15.**3** Einführung eines Güdeltubus durch typische Drehung in der Mundhöhle

Ist als Folge der Vergiftung die Atmung des Kranken ungenügend, muß eine Beatmung versucht werden. Neben der Mund-zu-Mund-Beatmung (S. 247) hat sich die Benutzung spezieller Tuben (z. B. Safar-Tubus, Abb. 15.2 c) bewährt. Vorsicht ist geboten für den Retter bei der Atemspende, da er möglicherweise dadurch selbst das Gift inhalieren kann. Aus diesem Grund sollte die Beatmung bevorzugt mit einem Atembeutel erfolgen. Falls erforderlich und möglich, kann bereits auf dem Transport in die Klinik orotracheal intubiert werden, um so den bewußtlosen Patienten maschinell beatmen zu können.

Im Fall eines Herzstillstandes sind die auf S. 246 skizzierten Maßnahmen zu ergreifen.

Entgiftung (Detoxikation)

Die zur Entgiftung erforderlichen Maßnahmen trennt man in primäre Entgiftung (Detoxikation) und sekundäre Entgiftungsbehandlung.

Bei oral aufgenommenen Giften kann bewußt ausgelöstes Erbrechen rasch zur Entfernung größerer Giftmengen aus dem Körper beitragen (*primäre Detoxikation*). Dies kommt jedoch nur in Betracht, solange die Patienten ansprechbar sind. Bei schon somnolenten oder gar bewußtlosen Kranken verbietet sich wegen der Aspirationsgefahr das provozierte Erbrechen. Auch bei schaumbildenden Giften, wie z. B. Waschmitteln usw., darf Erbrechen nicht ausgelöst werden. Die zur Provokation des Erbrechens benutzte hypertone Kochsalzlösung birgt darüber hinaus das Risiko einer starken Natriumbelastung des Körpers für den Fall, daß es nicht zum Erbrechen kommt. Eine mechanische Reizung des Gaumens, Brechsirup bei Kindern sowie Apomorphin sind ebenfalls verwendet worden, um Erbrechen auszulösen.

Kommt es nicht zum Erbrechen, ist eine *Magenspülung* notwendig. Diese wird durchgeführt nach vorheriger Prämedikation mit 0,5 mg Atropin i. v. In Linksseitenlage wird nach vorheriger evtl. notwendiger endotrachealer Intubation zur Aspirationsprophylaxe ein fingerdicker gleitfähig gemachter Magenschlauch in den Magen eingeführt. Durch einen Gummikeil wird er vor dem Zerbeißen gesichert. Von der korrekten Lage des Schlauches überzeugt man sich durch Luftinsufflation unter epigastrischer Auskultation oder durch die spontane Entleerung von Mageninhalt. Die Magenspülung erfolgt mit Einzelportionen von ca. 300 ml Wasser unter Kontrolle der instillierten und abgeleiteten Flüssigkeitsmenge. Die Spülung wird solange fortgeführt, bis die Spülflüssigkeit klar zurückkommt. Vor Entfernung des Magenschlauches wird Aktivkohle und evtl. Glaubersalz instilliert, um Giftreste zu binden und eine forcierte Diarrhoe zu erreichen.

Bei perkutaner Giftaufnahme müssen alle kontaminierten Kleidungsstücke entfernt und der Körper reichlich mit Wasser und Seife gewaschen werden. Aus Sicherheitsgründen muß der Helfer dabei Schutzhandschuhe tragen.

Sollten die Augen durch Gifteinwirkung geschädigt sein, ist so früh wie möglich eine ausgiebige Spülung durchzuführen.

Jede schwerwiegende Vergiftung gehört in die Klinik und wird dort intensivmedizinisch behandelt. Dies umfaßt die Überwachung und Aufrechterhaltung der Atmung, des Kreislaufs sowie der Herzfunktionen. Überwachung der Körpertemperatur, Bilanzierung der Flüssigkeitsein- und -ausfuhr sowie eine parenterale Ernährung ergänzen erforderlichenfalls die intensivmedizinische Betreuung *(Basistherapie).*

Ist das Gift bereits im Körper aufgenommen, vermag die forcierte Diarrhoe nur insoweit zu helfen, als dadurch der enterohepatische Kreislauf mancher Giftstoffe bei gleichzeitiger Gabe von Kohle oder anderen absorbierenden Stoffen unterbrochen werden kann.

Sekundäre Detoxikation: Ist das Gift durch die Haut, die Atemwege oder den Magen-Darm-Trakt in den Körper gelangt, sind die Möglichkeiten der primären Detoxikation erschöpft. Aus diesem Grund muß jede schwerere Vergiftung in ein Krankenhaus gebracht werden, um dort eine sekundäre Detoxikation durchzuführen. Eine *forcierte Diurese* zur *sekundären Giftentfernung* kommt bei solchen Giftstoffen in Betracht, die nierengängig sind (z. B. zahlreiche Schlafmittel). Unter forcierter Diurese versteht man die ein- und ausfuhrbilanzierte Durchspülung mit 10–20 l/24 h. Kurzfristige Kontrollen der Bilanz, des zentralen Venendrucks sowie der Serumelektrolyte sind erforderlich, um die Diurese adäquat steuern zu können. Kontraindikationen zu einer forcierten Diurese sind u. a. Herzinsuffizienz, Niereninsuffizienz sowie Hirnödem.

Soll bei Niereninsuffizienz ein prinzipiell renal eliminierbares Gift dennoch aus dem Körper entfernt werden, bietet sich eine Hämodialyse zur extrakorporalen Detoxikation an. Diese setzt jedoch eine gute Wasserlöslichkeit und eine geringe Eiweißbindung des Giftstoffes voraus.

Diese Einschränkungen entfallen bei der *Hämoperfusion.* Bei diesem Verfahren wird Blut unter sterilen Bedingungen maschinell durch eine Säule mit mikroverkapselten Kohlepartikeln gepumpt. Dabei absorbiert die Kohle Giftstoffe aus dem Blut, unabhängig davon, ob diese wasserlöslich, fettlöslich oder eiweißgebunden sind. Die Hämoperfusion hat den Nachteil, daß auch andere Blutbestandteile wie beispielsweise die Thrombozyten bei der Passage der mit Aktivkohle angefüllten Säule größtenteils zerstört werden können.

Aus diesem Grund wurde das Verfahren erweitert zur *Plasmaperfusion.* Dabei wird zunächst das Blutplasma unter sterilen Kautelen separiert (Plasmapherese) und dieses dann frei von korpuskulären Blutbestandteilen über eine entsprechend beschichtete Säule gegeben. Auf diese Weise können die Nebenwirkungen der Aktivkohleperfusion deutlich gemindert werden. Voraussetzung für diese Form der extrakorporalen Detoxikation ist ein Giftstoff, welcher an Kohle oder einen Kunststoff (Adsorber) absorbiert werden kann.

Diese Form der Giftelimination kommt wegen des hohen apparativen Aufwandes nur bei solchen Patienten in Betracht, die entweder ungewöhnlich große Giftmengen inkorporiert haben oder bei denen nach Ausschöpfung der üblichen therapeutischen Maßnahmen keine Besserung eintritt. Zu beachten ist bei Einsatz der extrakorporalen Detoxikation auch, daß nur das Blut gereinigt werden kann. Solche Gifte, die sich primär im Gewebe ansammeln, können durch diese Verfahren nicht oder nur ungenügend eliminiert werden. Eventuell hilft die wiederholte Anwendung der extrakorporalen Detoxikation, um diejenigen Giftmengen, welche aus dem Gewebe in das Blut zurückdiffundiert sind, zu entfernen.

Spezielle Vergiftungen

Ohne jeden Anspruch auf Vollständigkeit sollen im folgenden einige klinisch häufiger in Erscheinung tretende akute Vergiftungen besprochen werden.

Schlafmittelvergiftungen

Häufigkeit

Schlafmittel und Sedativa gehören zu den am häufigsten eingenommenen Medikamenten. Prinzipiell kann bei entsprechend hoher Dosierung mit fast jedem Schlafmittel eine tödliche Intoxikation herbeigeführt werden. Man nimmt an, daß zwischen 5 und 10 % sämtlicher Krankenhausaufnahmen in Deutschland auf eine exogene Intoxikation zurückzuführen sind. Naturgemäß finden sich bei den Schlafmittelvergiftungen häufiger solche Schlafmittel, die noch nicht rezeptpflichtig sind.

Klinik und Diagnose

Die klinische Symptomatik ist abhängig von der Menge des eingenommenen Schlafmittels sowie vom Stadium, in welchem sich der Patient bereits befindet. Allen Schlafmitteln ist gemeinsam, daß sie über Müdigkeit, Schläfrigkeit und Somnolenz (Benommenheit) zum Schlaf und weiter zur Bewußtlosigkeit und zum tiefen Koma mit oder ohne Störungen der Atmung führen können. Erregungszustände (Exzitationen) oder Krampfbilder können das klinische Bild überlagern. Erbricht der Patient, dann kann es darüber hinaus durch Verlegung der Atemwege zur Erstickung kommen. Die Diagnose einer Schlafmittelintoxikation basiert strenggenommen auf dem chemisch-toxikologischen Nachweis des Giftes. Da dieser in der Regel längere Zeit in Anspruch nimmt, muß angesichts der lebensbedrohlichen Erkrankung die Diagnose ausschließlich aufgrund klinischer Befunde gestellt werden. Komata anderer Ätiologie wie z. B. Coma diabeticum, Coma uraemicum, Coma hepaticum usw. müssen differentialdiagnostisch ausgeschlossen werden (s. Tab. 15.2, S. 702). Oft gibt die Fremdanamnese Hinweise auf die Art der Intoxikation. Wichtig ist auch die Suche nach evtl. Tablettenröhrchen in der näheren Umgebung des Patienten, um die Art des eingenommenen Giftes zu erkennen.

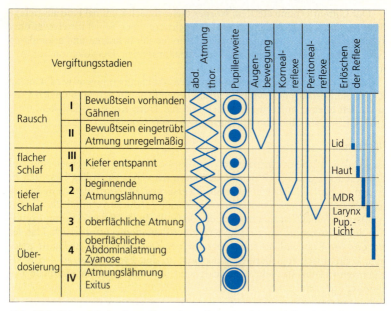

Abb. 15.**4** Schematische Darstellung der in verschiedenen Stadien einer Schlafmittelvergiftung (Komastadien) noch nachweisbaren bzw. bereits erloschenen Reflexe (nach Guedel). abd. = abdominal, thor. = thorakal, MDR = Muskeldehnungsreflexe, Pup.-Licht = Reaktion der Pupillen auf Licht

Wesentlich für die Beurteilung eines Patienten mit einer Schlafmittelvergiftung ist die exakte Erfassung des jeweiligen Narkosestadiums. Dabei orientiert man sich an der Atemtätigkeit, den noch vorhandenen Reflexen und der Pupillenweite (Abb. 15.4).

Therapie

Die Behandlung der Schlafmittelintoxikation zielt einerseits auf die rasche und möglichst vollständige Entfernung des im Körper vorhandenen Giftes sowie andererseits auf die Aufrechterhaltung lebensnotwendiger Funktionen wie Atmung, Kreislauf und Säure-Basen-Haushalt. Bei Verdacht auf eine Schlafmittelvergiftung wird stets eine stationäre Behandlung notwendig sein. Bis diese beginnen kann, bringt man den Patienten in *stabile Linksseitenlage* (Abb. 15.1, S. 703), um der Aspiration möglichst vorzubeugen. Hat der Patient bereits erbrochen, müssen die Atemwege gereinigt werden (S. 702).

Der Giftentfernung aus dem Körper dient zunächst einmal eine ausgiebige *Magenspülung.* Je nach der Art und der Schwere einer Schlafmittelvergiftung kommen die auf S. 704 aufgeführten Methoden der primären und sekundären Giftelimination unter Einschluß der extrakorporalen Detoxikation zur Anwendung.

Über die vorstehend genannten kausalen Maßnahmen hinaus wird man bei Tablettenintoxikationen symptomatisch behandeln, um den pulmonalen Gasaustausch ebenso aufrechtzuerhalten wie die Herz-Kreislauf-Tätigkeit. Prophylaktische, antibiotische Abschirmung ist von Nutzen.

Nachsorge

Ist die akute Phase der Schlafmittelintoxikation überwunden, werden Arzt und Schwester versuchen, mit dem Patienten in ein vertrauensvolles Gespräch zu kommen, um die Ursache des Suizidversuches zu ergründen. Ein kurzes psychiatrisches Konsil kann helfen, die Rezidivgefahr zu vermindern.

Darüber hinaus ist medizinisch die Behandlung der Sekundärkomplikationen der Intoxikation, wie beispielsweis einer Pneumonie, erforderlich. Hat der Patient vor Krankenhauseinweisung längere Zeit bewußtlos zu Hause gelegen, können sich sog. Barbituratnekrosen an den Fersen oder an den Knöcheln entwickeln, die sehr hartnäckig sind und langfristig hautärztliche Betreuung erfordern.

Schmerzmittelvergiftung

Vorkommen und Häufigkeit

Vergiftungen durch Schmerzmittel werden nicht selten als Begleiterscheinung einer Schlafmittelvergiftung beobachtet. Die Einnahme der Tabletten erfolgt häufig in suizidaler Absicht. Alleinige Analgetikavergiftungen machen nur etwa 10% aller zur Klinikaufnahme kommenden Vergiftungsfälle aus.

Klinik

Das klinische Bild einer Schmerzmittelvergiftung wird stark beeinflußt von der Art und der Menge sowie dem Applikationsweg (oral oder intravenös) des inkorporierten Analgetikums. Gerade bei den *Opiaten* und ihren Abkömmlingen besteht eine deutliche Abhängigkeit der klinischen Symptomatik von der Gewöhnung.

Überdosierung von *Acetylsalicylsäure* führt zu starken Veränderungen im Säure-Basen-Gleichgewicht sowie im Wasser- und Elektrolythaushalt. Ausgeprägte Hyperventilation, Somnolenz oder delirante Zustände sowie Schwitzen und Dehydratation können das klinische Bild einer Salicylatvergiftung prägen. Während für Erwachsene die letale Dosis bei etwa 30–40 g liegt, beträgt diese für Kinder nur 3 g! Daher sind gerade Kinder durch versehentliche Einnahme von salicylathaltigen Medikamenten gefährdet.

Das in vielen Schmerzmitteln anstatt des früher gebräuchlichen Phenacetins heute verwendete *Paracetamol* kann bei Überdosierung neben gastrointestinalen Beschwerden vornehmlich eine starke Leberschädigung auslösen, die bis zum Leberkoma führen kann. Daneben können kardiale Symptome wie Herzrhythmusstörungen und EKG-Veränderungen, selten auch Nierenversagen beobachtet werden. Die letale Dosis beträgt für den Erwachsenen etwa 15–20 g.

Therapie

Eine Vergiftung durch *Opiate* und ihre Abkömmlinge kann günstig durch das Antidot Naloxon beeinflußt werden. Zu beachten ist jedoch, daß bei Drogensüchtigen die rasche Opiatantagonisierung zu schwersten Entzugserscheinungen führen kann.

Bei der *Salicylatintoxikation* steht therapeutisch die primäre Giftentfernung aus dem Magen-Darm-Trakt durch Magenspülung und forcierte Diarrhoe im Vordergrund. Unter den sekundären Detoxikationsmaßnahmen erlaubt die forcierte Diurese bei gleichzeitiger Alkalisierung des Urins eine deutliche Steigerung der Salicylatausscheidung im Urin. Erforderlichenfalls kann auch eine Hämodialyse eingesetzt werden.

Bei *Paracetamolintoxikation* steht die Verhinderung einer weiteren Leberschädigung therapeutisch im Vordergrund. Aus diesem Grund gibt man als Antidot gern N-Acetylcystein – eine Substanz, die als Mukolytikum zur Inhalationsbehandlung der Bronchitis leicht verfügbar ist. Wichtig ist, dieses Antidot frühzeitig zu geben, da nach bereits eingetretenem schwerem Leberschaden dieser durch das Antidot verschlimmert werden könnte.

Prognose

Die Prognose einer Schmerzmittelvergiftung hängt von der Giftmenge, dem Gewöhnungseffekt und den oft bestehenden Begleitintoxikationen ab.

Alkoholintoxikation

Äthanolvergiftung

Häufigkeit

Vergiftungen durch Äthanol (Äthylalkohol) gehören infolge der leichten Verfügbarkeit dieser Substanz zu den häufigsten Vergiftungen überhaupt. Der jährliche Äthylalkoholverbrauch beträgt in Deutschland – bezogen auf erwachsene Personen – ca. 15 l reinen Alkohol. Berücksichtigt man weiter, daß bei einem durchschnittlich 75 kg schweren Erwachsenen etwa 200 g reiner Alkohol für einen schweren Rausch ausreichen, wird deutlich, wie oft Alkoholintoxikationen vorkommen.

Physiologie

Der Alkoholgehalt üblicher Getränke schwankt stark. Bier hat etwa 2–5 % Alkohol, deutscher Wein etwa 6–12 %, Südweine 15–22 % und Schnäpse sowie Liköre können zwischen 30 und 60 % Alkohol enthalten. Die Alkoholresorption erfolgt zum geringen Anteil im Magen, zum größeren Anteil rasch nach Aufnahme im Dünndarm. Demgegenüber ist die im wesentlichen von der Leber geleistete oxidative Alkoholelimination limitiert. Sie beträgt etwa 7 g pro Stunde. Als Erfahrungswert kann gelten, daß nach abgeschlossener Alkoholresorption der Blutalkoholspiegel stündlich um etwa 0,1 ‰ absinkt.

Klinik und Diagnose

Die enthemmende und euphorisierende Wirkung kleiner Mengen Alkohol ist allgemein bekannt. Bei Alkoholkonzentrationen zwischen 1 und 2 ‰ stellen sich Gehstörungen ein. Von einem schweren Rausch spricht man bei Alkoholkonzentrationen von um und über 3 ‰. Bei über 4 ‰ Alkohol besteht akute Lebensgefahr.

Mit steigender Alkoholkonzentration kommt es zunächst zu einem Exzitationsstadium, dem später visuelle, zerebellare und statoakustische Störungen folgen. Gangstörungen bis zum Torkeln, lallende Sprache und Greifstörungen sind die typischen klinischen Symptome. Im Spätstadium kommt es zur Alkoholnarkose, die in Atemdepression und Hypothermie übergehen kann.

Differentialdiagnostisch ist die Alkoholintoxikation von allen anderen Vergiftungen abzugrenzen. Aus dem Umstand, daß ein Patient eine „Alkoholfahne" hat, darf nie auf einen Alkoholrausch geschlossen werden. Andere Erkrankungen wie beispielsweise Schädel- und Hirntraumen oder Stoffwechselkomata müssen ausgeschlossen werden. Die Sicherung der Diagnose geschieht durch Alkoholbestimmung im Blut.

Bei der *chronischen Vergiftung* mit Äthylalkohol stehen Persönlichkeitsveränderungen im Vordergrund. Abnehmendes Urteilsvermögen, Verlust der Persönlichkeitsstruktur und Neigung zu Kriminalität werden beobachtet. Klinisch führt chronischer Alkoholmißbrauch zu Magenschleimhautentzündungen und Magengeschwüren. Erkrankungen der Leber, der Bauchspeicheldrüse oder Störungen des Fettstoffwechsels können die Folge sein.

Therapie

Die Behandlung der akuten Alkoholintoxikation folgt weitgehend der für die Schlafmittelintoxikation. Sie beginnt – falls erforderlich – mit rascher Eliminierung noch nicht resorbierter Alkoholmengen aus dem Magen und umfaßt symptomatische Maßnahmen wie künstliche Beatmung, Kreislaufstützung und Elektrolytausgleich nach klinischem Bedarf.

Ist die akute Phase der Alkoholvergiftung überwunden, muß auf Symptome einer dann oft einsetzenden Entzugssymptomatik mit Delir geachtet werden, um frühzeitig medikamentös eingreifen zu können.

Methanolvergiftung

Gänzlich anders als die Äthanolvergiftung verläuft die Vergiftung mit dem Alkohol Methanol. Ursache ist häufig eine Verwechslung mit dem Äthanol.

Klinik

Klinisch kommt es bald nach der Methanolaufnahme zu einem narkoseähnlichen Zustand mit Erbrechen. Nach einer Latenzzeit von etwa 20 Stunden, in der Methanol oxidativ abgebaut wird, entwickeln sich Kußmaul-Atmung (langsame, vertiefte Atmung), Unruhe und Zyanose. Im weiteren Verlauf kann es zu Lähmungserscheinungen kommen. Typische Spätfolge ist die Erblindung. Bei Überdosierung tritt der Tod unter den Zeichen der Atemlähmung ein.

Therapie

Durch Magenspülung wird versucht, die noch nicht absorbierten Methanolreste aus dem Körper zu eliminieren. Die Gabe von Äthanol verlangsamt den Methanolabbau zur toxischen Ameisensäure und vermindert dadurch die drohende Azidose. Forcierte Diurese und evtl. frühzeitige Dialyse sind neben der immer erforderlichen Alkalisierung zur Bekämpfung der Azidose bewährte Maßnahmen.

Vergiftungen durch Ätzgifte

Säurevergiftungen

Pathogenese

Säuren führen über Eiweißfällung zu einer Zellnekrose. Nach oraler Säureaufnahme kommt es zu einer Verätzung des oberen Gastrointestinaltrakts mit einer sog. Koagulationsnekrose. Das Ausmaß der Schädigung wird von der Konzentration der Säure, ihrem Dissoziationsgrad sowie der Dauer der Einwirkung bestimmt.

Klinik

Meist unmittelbar nach Trinken der Säure entsteht eine schwere, schmerzhafte Stomatitis mit schmutziggrauen Belägen. Reaktiv entwickelt sich ein starker Speichelfluß. Nicht selten kommt es zum Erbrechen von kaffeesatzartigem Blut. Ein Kreislaufkollaps kann sich entwickeln. Örtliche Komplikationen wie ein Glottisödem oder eine Magenperforation können zum Tode führen.

Therapie und Prognose

Die Behandlung zielt auf rasche Neutralisation der aufgenommenen Säure, Verminderung der eingetretenen Schäden und Verhinderung von Spätkomplikationen. Dazu wird zunächst bei Säurevergiftung alkalisierend mit Magnesiumperoxid behandelt. Vor der unkontrollierten Auslösung von Erbrechen muß bei Säurevergiftungen gewarnt werden, da dadurch erneut die Speiseröhre beschädigt werden und rupturieren kann. Besondere Vorsicht ist bei Essigsäureverätzung geboten, die zu einer Hämolyse und konsekutiv zu einer Anurie führen kann. Oxalsäurevergiftung kann durch Ausfällung der Calciumionen zu einer Hypokalzämie mit tetanischen Anfällen führen.

Über die akute Behandlung hinaus müssen Patienten mit einer Säurevergiftung des oberen Gastrointestinaltrakts besonders intensiv nachbeobachtet werden. Die Rückbildung der eingetretenen Koagulationsnekrose nimmt erfahrungsgemäß längere Zeit in Anspruch. Im Rahmen dieser Ausheilung kann es zu narbigen Stenosen der Speiseröhre oder selten auch des Zwölffingerdarms kommen.

Laugenvergiftungen

Pathogenese

Im Gegensatz zur Vergiftung mit Säure, führt die Laugenverätzung zu einer weichen, verquollenen Nekrose mit eher sulziger Oberflächenbeschaffenheit (sog. Kolliquationsnekrose). Sie wirkt sich insbesondere in Mund und Ösophagus aus.

Klinik

Die Klinik der Laugenverätzung gleicht zunächst derjenigen der Säurevergiftung. Bedingt durch die sulzig-weiche Kolliquationsnekrose der Speiseröhre sind Speiseröhrenperforationen leicht möglich.

Therapie

Therapeutisch wird man versuchen, die aufgenommene Lauge durch Gabe von Zitronensaft oder verdünntem Essig zu neutralisieren. Auch reichlich Wasser wird empfohlen. Die weitere Behandlung zielt auf Aufrechterhaltung der Kreislauffunktion und Freihaltung der Atemwege. Eine ausreichende parenterale Ernährung ist erforderlich, bis sich die Speiseröhrenveränderungen zurückgebildet haben. Wegen der Gefahr der Stenosierung ist eine weitere sorgfältige Überwachung angezeigt.

Vergiftungen durch organische Lösungsmittel

Definition und Vorkommen

Die Gruppe der organischen Lösungsmittel umfaßt eine Vielzahl chemisch unterschiedlicher Substanzen. Ihnen ist gemeinsam, daß sie gut fettlöslich, schwer wasserlöslich und relativ leicht flüchtig sind. Chemisch gesehen handelt es sich um Äther, Phenole, Alkohole, Chlorkohlenwasserstoffe und andere organische Lösungsmittel.

Organische Lösungsmittel sind in Industrie und Haushalt weit verbreitet. Erinnert sei in diesem Zusammenhang an Lösungsvermittler in Lacken und Klebstoffen sowie in zahlreichen Pflegemitteln oder an die Fleckenentferner. Angesichts der weiten Verbreitung organischer Lösungsmittel sind in dieser Gruppe akzidentelle Vergiftungen besonders häufig. Bezogen auf die Gesamtzahl der Vergiftungen, machen diejenigen durch organische Lösungsmittel jedoch nur etwa 10–20% aus.

Pathogenese

Die Aufnahme organischer Lösungsmittel kann perkutan, oral oder durch Inhalation erfolgen. Angesichts der vielfältigen chemischen Strukturen organischer Lösungsmittel sind die Stoffwechselwege dieser Substanzen im Körper recht unterschiedlich. Aufgrund der hohen Fettlöslichkeit reichern sie sich bevorzugt im Zentralnervensystem an. Darüber hinaus können sie zu einer Schädigung blutbildender Organe führen. Teilweise sind erst die im Körper entstandenen Stoffwechselprodukte der Lösungsvermittler toxisch.

Klinik

Entsprechend der Vielzahl der chemischen Substanzen kann das klinische Bild außerordentlich variieren. Beispielhaft soll im folgenden die Vergiftung mit Tetrachlorkohlenstoff eingehender besprochen werden. Sie verläuft in mehreren Phasen. Nach oraler Aufnahme kommt es in der 1. Phase zunächst zu gastrointestinalen Störungen und einer Art Katerstimmung. Bereits in diesem Stadium kann evtl. durch Atemlähmung der Tod eintreten. In einem daran anschließenden 2. Stadium werden klinisch kaum Symptome beobachtet. Demgegenüber läßt sich die Schwere der Erkrankung in diesem Stadium durch Anstieg der Transaminasen im Serum erkennen. Wegen der fehlenden klinischen Symptome wird in diesem Stadium oft die Schwere der Erkrankung verkannt. In einem 3. Stadium schließlich stehen toxische Leber- und/oder Nierenschäden im Vordergrund. Ohne Behandlung entwickelt sich Leberkoma oder Nierenversagen, beide führen zum Tod.

Andere Stoffe, wie beispielsweise Petroleum, wirken vornehmlich durch eine Veränderung der Oberflächenspannung im Bereich der Atmungsorgane.

Diagnose

Die Diagnose einer Lösungsmittelvergiftung beruht einerseits auf einer eingehenden Anamnese – evtl. unter Hinzuziehung von Fremdangaben. Beweisend für die Intoxikation ist letztlich der toxikologische Nachweis, der jedoch schwierig und zeitraubend ist. Dafür stehen verschiedene Methoden wie Gaschromatographie, Spektrophotometrie u. a. in der Atemluft wie im Harn zur Verfügung.

Therapie

Eine kausale Therapie der Vergiftung mit organischen Lösungsmitteln ist bislang nicht möglich. Nur selten wird es gelingen, durch Magenspülung noch Giftreste aus dem Körper zu entfernen. Die Resorption kann durch Gabe von flüssigem Paraffin unterbunden werden. Kontraindiziert sind Alkohol, Milch oder Rizinusöl, da dadurch die Resorption gefördert werden kann. Erfolgte die Giftaufnahme perkutan, ist eine sorgfältige Reinigung der Haut mit Seife angezeigt. Alkohol zur Hautreinigung ist verboten.

Die übrige Behandlung zielt symptomatisch auf die Unterstützung des Kreislaufs sowie auf die Aufrechterhaltung der Atemfunktion. Ist bei Vergiftung, insbesondere mit Tetrachlorkohlenstoff, ein Leberschaden zu erwarten, wird man schon vorsichtshalber eine umfassende Lebertherapie mit Darmsterilisation usw. einleiten. Sorgfältige Überwachung des Kranken wie auch der laborchemischen Leberparameter ist angezeigt.

Prognose

Die Prognose der akuten Vergiftung wird vom Zeitpunkt bestimmt, in welchem die Therapie einsetzt. Die Letalität wird mit etwa 5–10% angegeben. Wird die akute Vergiftungsphase überstanden, hängt der weitere Krankheitsverlauf von der Schädigung lebensnotwendiger Organe wie Zentralnervensystem oder Leber bzw. Niere ab.

Vergiftung mit Pflanzenschutzmitteln

Definition und Vorkommen

Die Vielzahl der verwendeten Pflanzenschutzmittel läßt sich nach dem Anwendungsziel in Mittel zur Pilzbekämpfung, Insektenbekämpfung, in wuchshemmende oder wuchsfördernde, wurmtötende Mittel usw. unterscheiden. Unter vergiftungsmedizinischen Aspekten ist eine Unterscheidung von verschiedenen chemischen Wirkgruppen sinnvoller. Man unterscheidet deshalb:
* organische Phosphorverbindungen,
* Chlorkohlenwasserstoffe,
* Mittel auf Strychninbasis,
* Metaldehyd,
* Paraquat.

Angesichts der weiten Verbreitung von Pflanzenschutzstoffen in der Landwirtschaft sind berufliche und akzidentelle Vergiftungen mit dieser Substanzgruppe nicht selten.

Pathogenese

Die Resorption der Pflanzenschutzmittel steht in enger Beziehung zu ihrer chemischen Struktur. Chlorierte Kohlenwasserstoffe und organische Phosphorverbindungen können oral, durch Einatmen oder perkutan resorbiert werden. Oft sind erst Stoffwechselprodukte der resorbierten Substanz toxisch.

Klinik

Die Vielzahl der verwendeten Stoffe macht es praktisch unmöglich, die Vergiftungserscheinungen auch nur einigermaßen vollständig darzustellen. Bei Organophosphorverbindungen stehen so verschiedene Symptome wie vermehrter Speichelfluß, Bradykardie, Bronchospasmus, Brechdurchfall oder kolikartige Bauchbeschwerden im Vordergrund. Der Tod kann unter Atemlähmung eintreten. Chlorierte Tetrachlorkohlenstoffe können darüber hinaus zu Leber- und Nierenschäden führen. Pflanzenschutzmittel auf Strychninbasis verursachen vornehmlich Muskelkrämpfe. Paraquatpräparate verursachen typischerweise mit einer Latenzzeit von mehreren Stunden Darmkoliken und hämorrhagische Durchfälle. Ödematöse Verquellung der Alveolen kann zu einer tödlichen Lungenparenchymschädigung führen.

Diagnose

Die Diagnose basiert auf dem Nachweis des Giftes in der Spülflüssigkeit des Magen-Darm-Trakts, der Giftmetaboliten in Blut oder Urin sowie bei Leichen auf dem Giftnachweis in den Organen.

Therapie

Die Therapie der vielfältigen Wirkungen der besprochenen Gifte hat einerseits die Elimination noch vorhandener Giftreste zum Ziel und andererseits die Aufrechterhaltung lebensnotwendiger Teilfunktionen des Körpers wie Kreislauf, Atmung und Nierenfunktion. Wurde die Substanz oral aufgenommen, wird daher stets versucht, durch Magenspülung Giftreste zu entfernen. Stehen Krämpfe im Vordergrund des klinischen Bildes, wird man durch krampflösende Mittel, notfalls durch curareähnliche Relaxantien, für eine Muskelerschlaffung sorgen und durch künstliche Beatmung die Lungenfunktion aufrechterhalten. Ist die Art des verwendeten Giftes bekannt, so kann bei denjenigen Substanzen, welche eine endogene Acethylcholinvergiftung hervorrufen, Atropin in hoher Dosierung sinnvoll eingesetzt werden. Man orientiert sich in solchen Fällen an der Pupillenweite. Zusätzlich können Esterasereaktivatoren gegeben werden. Die Verfahren der extrakorporalen Detoxikation (S. 705) sollten bei schwerem Verlauf versucht werden.

Prognose

Die Prognose einer Vergiftung mit Pflanzenschutzmitteln ist vorsichtig zu stellen. Art der chemischen Substanz, Menge des aufgenommenen Giftes sowie Zeitpunkt des Beginns der ärztlichen Hilfe beeinflussen entscheidend die Prognose. Gelingt es, die akute Vergiftungsphase durch intensivmedizinische Maßnahmen zu überbrücken, so können später einsetzende Schäden, wie beispielsweise das Lungenödem, eine Woche nach Paraquatvergiftung zum

Tode führen. Auch Leber- und Nierenschädigung können noch in einem späten Stadium der Vergiftung vital bedrohlich werden.

Schwermetallvergiftungen

Eine Reihe von Schwermetallionen wirkt überwiegend durch Blockade enzymatischer Reaktionen giftig. Die wichtigeren werden im folgenden besprochen.

Quecksilbervergiftungen

Vorkommen und Pathogenese

Metallisches Quecksilber wie auch Quecksilberverbindungen sind in der Industrie weit verbreitet. Während die orale Aufnahme von metallischem Quecksilber – z. B. aus einem zerbrochenen Fieberthermometer – in der Regel keine Vergiftungserscheinungen verursacht, kann die Inhalation von Quecksilberdampf sowie die Zufuhr ionisierten Quecksilbers schwere Vergiftungserscheinungen zur Folge haben. Insbesondere im Zentralnervensystem kann sich Quecksilber in hoher Konzentration anreichern.

Klinik

Klinisch findet man bei Patienten mit Quecksilbervergiftungen nach oraler Aufnahme oft eine hämorrhagische Gastroenterokolitis. Nierenschäden mit Proteinurie und Anurie können nach Quecksilberresorption auftreten. Infolge der Anreicherung im Zentralnervensystem kann sich eine Quecksilberenzephalopathie einstellen. Wird Quecksilberdampf inhaliert, beginnt das klinische Beschwerdebild mit Hustenreiz und Schmerzen im Thoraxbereich. Nach Quecksilberresorption treten dann die vorstehend beschriebenen Gesundheitsstörungen ein.

Therapie

Therapeutisch versucht man nach oraler Aufnahme zunächst die Giftreste durch Spülung zu entfernen. Darüber hinaus steht für Quecksilbervergiftungen mit Dimercaptopropansulfonsäure (DMPS) eine spezifische Antidottherapie zur Verfügung. Diese Substanz kann Quecksilber komplex binden, so daß es nicht mehr zu einer Blockade der Enzyme kommen kann. Ist eine Nierenschädigung eingetreten, muß eine Hämodialyse in Erwägung gezogen werden. Darüber hinaus wird nach den klinischen Erfordernissen eine Herz-Kreislauf-Therapie durchgeführt.

Arsenvergiftungen

Vorkommen und Pathogenese

Arsen findet in der Industrie wie auch zur Schädlingsbekämpfung Verwendung. Die giftige Wirkung von Arsen und Arsenverbindungen beruht auf einer Blockierung enzymatischer Prozesse. Nach oraler Aufnahme erfolgt die Resorption im Magen-Darm-Kanal verhältnismäßig rasch. Während es anfänglich mit den Nieren ausgeschieden wird, kann bei länger zurückliegender Vergiftung Arsen in den Haaren und noch später auch in den Nägeln nachgewiesen werden. Arsenwasserstoff kann demgegenüber durch Einatmung aufgenommen werden.

Klinik

Klinisch kommt es zunächst zu einer Gastroenteritis mit Erbrechen. Kolikartige abdominelle Beschwerden und reiswasserähnliche Diarrhoen beherrschen das Krankheitsbild. Im weiteren Krankheitsverlauf kann es zur Oligurie bzw. Anurie kommen. Ein Kreislaufversagen führt in diesem Fall nicht selten zum Tode.

Therapie und Prognose

Therapeutisch versucht man, durch Gabe des Antidots DMPS (s. oben) Arsen komplex zu binden, um es so renal und biliär zur Ausscheidung zu bringen. In schweren Fällen einer Vergiftung mit Arsenwasserstoff kann eine Hämodialyse von Nutzen sein.

Wird eine Arsenvergiftung überlebt, kommt es zu einer Hyperpigmentation der Haut, einer Hyperkeratose an den Handtellern und Fußsohlen sowie einer Polyneuritis. Chronische Arsenintoxikationen sollen die Krebsentstehung begünstigen.

Thalliumvergiftung

Vorkommen und Pathogenese

Thallium ist ein bläuliches, weiches und leicht schmelzbares Metall, das an der Luft rasch in Oxidform übergeht. Verwendet wird es in Form von Pasten oder Giftweizenkörnern zur Mäusebekämpfung. Thallium wirkt als typisches Schwermetallgift durch Blockade der Zellenzyme. Da es nur sehr langsam aus dem Körper eliminiert wird, neigt es zur Kumulation. Die letale Dosis dürfte bei etwas über 1 g liegen.

Klinik

Klinisch kommt es nach Thalliumintoxikation im akuten Stadium zunächst zu gastroenteritischen Beschwerden mit Erbrechen und kolikartigen Bauchschmerzen. Im weiteren Krankheitsverlauf entwickeln sich dann Polyneuropathien mit Tremor, Parästhesien und Hyperästhesien sowie Paresen. Sprachstörungen ergänzen das klinische Bild. Bereits wenige Tage nach Thalliumintoxikation kommt es durch Thalliumeinlagerung zur Schwarzfärbung im Bereich der Haarwurzeln. Etwa in der 3. Krankheitswoche tritt typischerweise Haarausfall ein.

Therapie

Therapeutisch versucht man zunächst durch Magenspülung und stark wirkende Abführmittel möglichst viel von den Thalliumresten aus dem Körper zu entfernen. Demgegenüber haben die bekannten Schwermetallchelatbildner keinen günstigen Einfluß auf die Thalliumvergiftung.

Durch Gabe von Berliner Blau versucht man, die enterale Rückresorption von Thallium – es wird aktiv in den Darm sezerniert – zu unterbinden. In schweren Fällen kann auch die Hämodialyse helfen, Thallium aus dem Körper zu entfernen.

Bleivergiftung

Vorkommen und Pathogenese

Bleiverbindungen werden in der Industrie bei verschiedenen Herstellungsverfahren eingesetzt. Nach oraler Aufnahme wird es verzögert im Magen-Darm-Kanal resorbiert und insbesondere in den Knochen abgelagert. Wie andere Schwermetalle wirkt es durch Enzymblockade. Die letale Dosis wird mit 1 g resorbiertem Blei angegeben.

Klinik

Klinisch findet man bei akuten Bleiintoxikationen als erste Zeichen neben Metallgeschmack und vermehrtem Speichelfluß vor allem gastrointestinale Beschwerden wie Übelkeit, Erbrechen und heftige Bauchschmerzen. Eine hartnäckige Obstipation rundet das Krankheitsbild klinisch ab. In Spätstadien kann es zu einer Polyneuropathie kommen.

Therapie

Therapeutisch wird man durch Gabe von DMPS sowie Calcium-EDTA versuchen, Blei in Chelatform zu binden, um so seine toxischen Einflüsse zu mindern und es zur renalen Ausscheidung zu befähigen. Die weitere Therapie zielt symptomatisch auf Besserung der abdominellen Beschwerden.

Nahrungsmittelvergiftungen

Akute Nahrungsmittelvergiftungen sind verhältnismäßig selten, wenn man sich vergegenwärtigt, wie zahlreich eigentlich Vergiftungsmöglichkeiten wären.

Nahrungsmittelvergiftungen können verursacht werden durch

❖ übertragbare Krankheiten (z. B. Salmonellen),
❖ biologische Toxine (z. B. Botulismus, S. 651),
❖ chemische Giftstoffe (z. B. Konservierungsstoffe),
❖ Verwechslung (z. B. Pilzvergiftung).

Klinik

Angesichts des weiten Ursachenspektrums einer akuten Nahrungsmittelvergiftung kann das klinische Bild sehr unterschiedlich ausgeprägt sein. Treten Beschwerden innerhalb einer halben Stunde nach dem Essen auf, so deutet die kurze Latenz am ehesten auf eine durch – zusammen mit der Nahrung aufgenommene – chemische Stoffe ausgelöste Nahrungsmittelvergiftung. Eine Latenzzeit von einigen Stunden ist gut vereinbar mit einer z. B. durch Staphylokokkenendotoxin ausgelösten Vergiftung. Eine Latenzzeit von wenigen Stunden findet sich typischerweise auch bei Salmonellen. Eine Latenzzeit bis zu 48 Stunden kann bei Botulismus beobachtet werden (S. 651).

Explosionsartiger Beginn eines Brechdurchfalls kann Ausdruck einer staphylokokkengetriggerten Nahrungsmittelvergiftung sein. Bei Salmonellosen ist der Durchfall häufig von leichtem Fieber begleitet.

Die *Diagnose* einer Nahrungsmittelvergiftung gelingt aus der Anamnese und wird erleichtert durch die Angabe, daß auch andere Essensteilnehmer erkrankt sind. Im strengen Sinne gesichert wird die Diagnose durch Nachweis des Toxins im Erbrochenen oder beispielsweise durch Nachweis der Erreger im Stuhl.

Therapie

Die Therapie ist zuallererst symptomatisch. Bei noch im Magen vermuteten Speiseresten wird Erbrechen ausgelöst und evtl. eine Magenspülung durchgeführt. Bei Verdacht auf Salmonelleninfektion ist auf entsprechende Hygienemaßnahmen zu achten (S. 646).

Im folgenden soll als Beispiel einer speziellen Nahrungsmittelvergiftung die Pilzvergiftung kurz besprochen werden.

Pilzvergiftung

Klinik

Giftige Pilze werden meist infolge einer Verwechslung genossen. Charakteristisch für die Pilzvergiftung ist ein von Stunden bis selten zu Tagen reichendes Latenzstadium im Anschluß an die Pilzmahlzeit. Das Spektrum klinischer Symptome beginnt mit gastrointestinalen Beschwerden und kann bei langer Latenz bis zu Leber- und Nierenschäden reichen. Die gefürchtete Knollenblätterpilzvergiftung verursacht durch den Giftstoff Amanitin eine schwere Leberschädigung. Laborchemisch erinnern die Befunde an eine nekrotisierende Hepatitis. Unbehandelt führt das Leiden zum Tod durch Leberversagen, oft begleitet durch Nierenversagen und Kreislaufinsuffizienz.

Therapie

In der Frühphase einer Pilzvergiftung sollte durch Magenspülung versucht werden, eventuelle Reste der Giftmahlzeit zu entfernen. Zusätzlich wird eine forcierte Diarrhoe eingeleitet. Bei schwerem Verlauf wird eine parenterale hyperkalorische Ernährung durchgeführt. Bei Knollenblätterpilzvergiftung wird versucht, durch extrakorporale Detoxikation (S. 705) Amanitin aus dem Körper zu entfernen.

Prognose

Die Prognose der Pilzvergiftung hängt von der Art sowie der Menge der aufgenommenen Pilze ab. Kommt es trotz extrakorporaler Detoxikation zum Leberversagen, ist die Prognose ernst. Anderenfalls kann aber die Leber ohne bleibenden Schaden ausheilen.

Inhalatorische Vergiftungen

Verschiedene Gase können bei Einatmung (Inhalation) Vergiftungserscheinungen hervorrufen. Zu nennen sind in erster Linie Kohlenmonoxid (CO), daneben aber auch Substanzen wie Schwefelwasserstoff oder Blausäure.

Kohlenmonoxidvergiftung

Vorkommen und Pathogenese

Die Inhalation eines Luftgemisches mit mehr als 0,2 % Kohlenmonoxid-(CO-)Anteil führt beim Menschen innerhalb kurzer Zeit zur Vergiftung und infolge von Hypoxie zum Tode. CO entsteht durch unvollständige Verbrennung organischen Materials. Eine gefährliche CO-Anreicherung kann auch durch Autoabgase in geschlossenen Räumen hervorgerufen werden. Die toxische Wirkung des CO beruht auf Verdrängung des Sauerstoffs aus seiner Bindung am Hämoglobinmolekül. Es wirkt somit nicht direkt toxisch, sondern führt über Verdrängung von Sauerstoff zur Gewebshypoxie. Vergiftungen kommen in suizidaler Absicht oder gewerblich vor, aber auch durch Ofengase bei unvollkommener Verbrennung.

Klinik und Diagnose

Klinisch ist die akute CO-Vergiftung durch eine charakteristische kirschrote Hautverfärbung gekennzeichnet. Dieses nur im akuten Stadium nachweisbare Symptom wird später durch andere Zeichen überlagert. Leichte Formen der CO-Vergiftung führen nur zu klopfenden Kopfschmerzen. Schwerere Formen gehen mit Sehstörungen, Erbrechen, Übelkeit und Schwindel einher. Unter Anstieg der Atemfrequenz und Kollapserscheinungen kann durch Atemlähmung der Tod eintreten. Die Diagnosesicherung erfolgt durch Nachweis von CO in der Atemluft (Prüfröhrchen) oder durch Messung des CO-Hämoglobins.

Therapie

Die Therapie beginnt mit unverzüglicher Entfernung des Patienten aus dem gefährlichen Bereich. Dabei darf jedoch ein entsprechender Atemschutz für den Retter auf keinen Fall außer acht gelassen werden. Kausal wird – evtl. unter maschineller Assistenz – eine Sauerstoffbeatmung durchgeführt, mit der es gelingt, die reversible CO-Bindung am Hämoglobin aufzulösen. Darüber hinaus muß die metabolische Azidose mit Gabe alkalisierender Substanzen bekämpft werden.

Blausäurevergiftung

Vorkommen und Pathogenese

Blausäure wird als Schädlingsbekämpfungsmittel vereinzelt in der Industrie angewendet. Die toxische Wirkung beruht auf Blockierung von Zellatmungsenzymen. Bei oraler Aufnahme sind bereits 100 mg Cyanid tödlich. Die Wirkung tritt innerhalb weniger Minuten ein.

Klinik

Klinisch kann man die akute Blausäurevergiftung am Bittermandelgeruch der Ausatmungsluft und an der Symptomenkombination Atemnot und Bewußtlosigkeit bei fehlender Zyanose erkennen.

Therapie

Therapeutisch wird versucht, mit Natriumthiosulfat unter Rhodanidbildung Cyanidionen abzufangen. Auf anderem Wege können auch EDTA und Hydroxycobalamin helfen. Darüber hinaus wird eine symptomatische Sauerstoffbeatmung durchgeführt. Um eine perkutane Cyanidresorption zu vermeiden, sollten alle evtl. kontaminierten Kleidungsstücke entfernt und die Haut sorgfältig gereinigt werden.

Prognose

Die Prognose der Blausäurevergiftung hängt angesichts der prinzipiell möglichen kausalen Therapie einzig vom frühen Therapiebeginn sowie von der Menge des aufgenommenen Giftes ab.

Vergiftungen durch Schlangenbisse

Pathogenese und Klinik

Verschiedene Schlangen wie Kreuzottern, Giftnattern und Klapperschlangen können bei ihrem Biß Gift in die Bißwunde einspritzen. Man erkennt den Kreuzotterbiß an zwei symmetrischen und typischerweise etwa 1 cm auseinanderliegenden Bißstellen. Lokalerscheinungen umfassen Ödem, blaurote Verfärbung der Haut und Lymphangitis. Etwa 1 Stunde nach dem Biß treten Allgemeinerscheinungen auf wie Schwindel, Schweißausbruch und Herzbeschwerden.

Therapie

Die Behandlung der Schlangenbisse besteht in sofortiger venöser Stauung der betroffenen Extremität, wobei der Puls jedoch fast tastbar bleiben muß. Durch Exzision der Bißstelle in Lokalanästhesie wird versucht, örtlich noch vorhandenes Gift zu entfernen. So früh wie möglich sollte ein Antitoxin („Serum") gegen die entsprechende Schlangenart oder – falls diese unbekannt ist – ein polyvalentes Schlangenserum gegeben werden. Darüber hinaus sollte an aktive und passive Tetanusimmunisierung gedacht werden. Da Schlangenantitoxine üblicherweise von Pferden gewonnen werden, muß nach einer entsprechenden Allergie gefragt werden und die Behandlung notfalls unter Glucocorticoidschutz vorgenommen werden.

Pflege

Pflege bei Patienten mit Vergiftungen

Patienten mit einer Vergiftung werden wegen der oft bestehenden Lebensgefahr auf der Intensivstation aufgenommen. Dort stehen die Stabilisierung der Herz-Kreislauf- sowie Atmungssituation und die Eliminierung des Giftes im Vordergrund der Behandlung.

Nach Verlegung des Patienten auf die Normalpflegestation ist die weitere Überwachung der Vitalzeichen unter Berücksichtigung der Ausscheidungsverhältnisse zu gewährleisten.

Insbesondere bei in suizidaler Absicht erfolgter Vergiftung ist nach Aufklaren des Patienten ein einfühlsames Gespräch von großer Bedeutung.

Pflegesituation

Alkoholvergiftung: akuter Alkoholexzeß	**Pflegeziel:** Patient vor Selbstgefährdung bewahren.

Pflegerische Maßnahmen: Sorgfältige Beobachtung von Atmung und Bewußtseinslage. Puls und Blutdruck regelmäßig dokumentieren. Arzt bei Änderung informieren. Falls keine Sitzwache verfügbar ist, Patient mit Bauchgurt fixieren.

Begründung und Erläuterung: Zum Schutz des Patienten ist unter Umständen ein Bettrahmen angebracht.

Alkoholvergiftung: chronischer Alkoholmißbrauch

Pflegeziel: Evtl. auftretendes Delir frühzeitig erkennen.

Pflegerische Maßnahmen: Siehe oben. Bei zunehmender Agitation des Patienten Arzt informieren. Nach Arztanweisung Medikamente zur Bekämpfung des Delirs verabreichen.

Begründung und Erläuterung: Im Alkoholentzug leidet der Patient nicht selten an Halluzinationen. Diese können zu einer Selbstgefährdung des Patienten führen.

Schlafmittelvergiftung

Pflegeziel: Arzt bei Detoxikation unterstützen.

Pflegerische Maßnahmen: Patient in stabile Linksseitenlage bringen. Magenspülung vorbereiten. Mit Arzt Magenspülung durchführen.

Begründung und Erläuterung: Frühzeitige primäre Detoxikation verhindert weitere Giftaufnahme.

Drohender Dekubitus

Pflegeziel: Dekubitusvermeidung.

Pflegerische Maßnahmen: Hautbeobachtung und Dokumentation. Sofort mit Dekubitusprophylaxe beginnen.

Begründung und Erläuterung: Die hohe Dekubitusgefährdung beruht auf einer schweren Schädigung der Kapillaren.

Depression nach Suizidversuch

Pflegeziel: Erneuten Suizidversuch verhindern.

Pflegerische Maßnahmen: Gesprächsbereitschaft und Verständnis zeigen, den Patienten jedoch nicht zur Aussprache drängen.

Begründung und Erläuterung: Viele Patienten, die einen Selbstmordversuch unternommen haben, brauchen Zeit, bevor sie zur Aussprache bereit sind.

16 Referenzwerte für Laboratoriums-proben bei Erwachsenen

U. Gerlach

Abkürzungen für das untersuchte Substrat

B	= Blut	L	= Liquor cerebrospinalis
P	= Plasma	U	= Urin
S	= Serum	RIA	= Radioimmunoassay
SU	= Sammelurin in 24 Stunden	EIA	= Enzymimmunoassay
F	= Stuhl (Fäzes)	ELISA	= Enzyme Linked Immuno Sorbent Assay

Parameter	Referenzbereich	
Klinische Chemie		
α-Amylase (gesamt) (S)	< 120 U/l	
Pankreas-Amylase	< 64 U/l	
Angiotensin converting Enzyme (ACE) (S)	8 – 52 U/l	
Aldolase (F-1,6-P_2-ALD) (S)	< 3,5 U/l	
Alkalische Phosphatase (S)	60 – 170 U/l	
Ammoniak	< 80 µg/dl	
Bilirubin (gesamt) (S)	< 17 µmol/l	< 1,0 mg/dl
Direktes Bilirubin (S)	< 4,3 µmol/l	< 0,25 mg/dl
Blutkörperchen-Senkungs-geschwindigkeit (BSG) (Zitratblut) Frauen Männer	6 – 11 mm nach 1 h 3 – 8 mm nach 1 h	
Chlorid (S)	96 – 107 mmol/l	
Coeruloplasmin (S)	15 – 60 mg/dl	
Eisen (S) Frauen Männer	10,7 – 25,1 µmol/l 14,3 – 26,9 µmol/l	60 – 140 µg/dl 80 – 150 µg/dl

Parameter	Referenzbereich	
Eiweiß (Gesamt)		
(S)	6,6–8,7 g/dl	
(SU)	< 150 mg/24 h	
(L)	15–45 mg/dl	
Eiweißfraktionen		
Elektrophorese (S)		
Albumin	58,5–70,0 %	
α_1-Globuline	1,72–4,2 %	
α_2-Globuline	5,3–11,5 %	
β-Globulin	8,2–13,4 %	
γ-Globulin	11,5–19,8 %	
Ferritin (S)		
Frauen	7–270 ng/ml	
Männer	23–350 ng/ml	
Glukose		
(B)	3,89–5,55 mmol/l	70–100 mg/dl
(U)	< 0,83 mmol/l	< 15 mg/dl
Glukose-6-phosphat-		
Dehydrogenase (G6P-DH)		
Serum	0–0,18 mU/ml	
Erythrozyten	131 ± 13 mU/10^9 Erythrozyten	
HbA_1	4– 8 % des Gesamthämoglobins (Hb)	
HbA_{1c}	2,7–6,6 % des Gesamthämoglobins (Hb)	
Glutamat-Dehydrogenase		
(GLDH) (S)		
Frauen	< 3 U/l	
Männer	< 4 U/l	
Glutamat-Oxalazetat-Transaminase		
(GOT) = Aspartat-Aminotransferase		
(ASAT) (S)		
Frauen	< 15 U/l	
Männer	< 18 U/l	
Glutamat-Pyruvat-Transaminase		
(GPT) = Alanin-Aminotransferase		
(ALAT) (S)		
Frauen	< 17 U/l	
Männer	< 22 U/l	
γ-Glutamyl-Transferase (γ-GT) (S)		
Frauen	< 18 U/l	
Männer	< 28 U/l	

Parameter	Referenzbereich	
Harnsäure (S)		
Frauen	142–339 µmol/l	2,4–5,7 mg/dl
Männer	202–416 µmol/l	3,4–7,0 mg/dl
Harnstoff-N (S)	1,7–8,3 mmol/l	4,7–23,3 mg/dl
α-Hydroxybutyrat-Dehydrogenase α-HBDH (S)	< 140 U/l	
Immunglobuline (S)		
IgA	85– 450 mg/dl	
IgG	800–1 800 mg/dl	
IgM Frauen	70– 280 mg/dl	
Männer	60– 250 mg/dl	
IgE	< 24 µg/dl	
Kalium (S)	3,5–5,4 mmol/l	
Kalzium (S)	2,1–2,9 mmol/l	
Kreatinin (S) (Jaffé-Methode)	< 1,2 mg/dl	
Kreatinin (S) (enzymatisch)		
Frauen	< 0,9 mg/dl	
Männer	< 1,1 mg/dl	
Kreatinin (SU)	1–1,5 g/24 h	
Kreatin (SU)		
Frauen	19–270 mg/24 h	
Männer	11–189 mg/24 h	
Kreatin-Kinase aktiviert (S) (CK-NAC akt.)		
Frauen	10–70 U/l	
Männer	10–80 U/l	
CK-MB (S)	< 10 U/l	
Kupfer (S)	10,2–26,0 µmol/l	65–165 µg/dl
Laktat		
(B)	1,0 –1,8 mmol/l	9 –16 mg/dl
(P)	0,63–2,44 mmol/l	5,7–22 mg/dl
Laktat-Dehydrogenase (LDH) (S)	< 240 U/l	

Parameter	Referenzbereich	
Leuzin-Arylamidase = Leucin-Amino-peptidase (LAP) optimiert (S)	11 – 35 U/l	
Lipase (S) Substrat Triolein	< 190 U/l	
Lipidstatus (S)		
Cholesterin	< 200 mg/dl	
Triglyzeride	< 150 mg/dl	
HDL-Cholesterin		
Frauen	> 45 mg/dl	
Männer	> 35 mg/dl	
LDL-Cholesterin	< 150 mg/dl	
Lipoprotein (a)	< 20 mg/dl	
Magnesium (S)	0,66 – 0,91 mmol/l	1,32 – 1,82 mval/l
Natrium (S)	135 – 150 mmol/l	310 – 345 mg/dl
Phosphat (S)	0,81 – 1,62 mmol/l	2,5 – 5,0 mg/dl
Phospholipide (S)	1,94 – 3,23 mmol/l	150 – 250 mg/dl
Saure Phosphatase (S) (quantitativ)		
Frauen	< 3,7 U/l	
Männer	< 4,5 U/l	
Prostata-Phosphatase (S)	< 1,6 U/l	
PSA s. S. 732		
Pseudo-Cholinesterase (PCHE) (S)	3 000 – 9 000 U/l	
Sorbit-Dehydrogenase (SDH) (S)	< 1,5 U/l	(Methode Gerlach)
Transferrin (S) Totale Eisenbindungskapazität = Transferrinkonzentration (mg/dl) × 1,25	200 – 400 mg/dl	
Vanillinmandelsäure (SU)	1 – 8 mg/24 h	
Blutgerinnung		
Blutungszeit (nach Duke)	2 – 5 min	
Thromboplastinzeit = Einphasen-gerinnungszeit (nach Quick)	70 – 100 %	

Parameter	Referenzbereich	
PTT (partielle Thrombo-plastinzeit)	28–40 s	
TZ (Thrombinzeit)	16–20 s	
Hepato-Quick	70–130 %	
Fibrinogen	170–410 mg/dl	
Reptilasezeit	bis 20 s	
Antithrombin III	80–120 %	

Rotes Blutbild

Hämoglobin
  Frauen
  Männer
	12–16 g/dl
	14–18 g/dl	

Erythrozyten	3,9–5,9 Mill./µl	
Mittleres Zellvolumen (MCV)	83–103 µm³	
Mittleres Zellhämoglobin (MCH)	28–34 pg	
Mittlere Zellhämoglobin-konzentration (MCHC)	32–36 g/dl	

Hämatokrit (HKT)
  Frauen
  Männer
	37–47 %
	42–52 %	

Weißes Blutbild

Leukozyten	4 000–10 000/µl	

Differentialblutbild	(%)	(absolute Zahlen/µl)
basophile Granulozyten	0– 1	0– 90
eosinophile Granulozyten	2– 4	80– 360
neutrophile Stabkernige	3– 5	120– 150
neutrophile Segmentkernige	50–70	2 000–6 300
Lymphozyten	22–50	1 320–3 240
Monozyten	2– 6	80– 540

Thrombozyten	150 000–350 000/µl	
Retikulozyten	5–15 ‰	

Parameter	Referenzbereich	
Lymphozyten-Differenzierung		
Lymphozyten	22 – 50 %	
davon sind		
B-Lymphozyten	7 – 23 rel. %	
T-Lymphozyten	60 – 85 rel. %	
T-Helferzellen	30 – 62 rel. %	
T-Suppressorzellen	21 – 49 rel. %	
Natürliche Killerzellen	5 – 29 rel. %	
Osmotische Resistenz		
der Erythrozyten		
beginnende Hämolyse	0,48 – 0,42 % NaCl	
komplette Hämolyse	0,34 – 0,30 % NaCl	
Blutgase (Kapillarblut)		
pH	7,35 – 7,45	
pO_2	75 – 100 mm Hg	
pCO_2	35 – 45 mm Hg	
HCO_3	21 – 26 mmol/l	
Basenüberschuß	−2 – +3 mmol/l	

Funktionsproben

Parameter	Referenzbereich	
Glukosebelastung oral (B)		
(100 g mit Dextro O.G.-T.)		
nüchtern	< 5,55 mmol/l	< 100 mg/dl
nach 60 min	< 8,88 mmol/l	< 160 mg/dl
nach 120 min	< 6,66 mmol/l	< 120 mg/dl
Konzentrationsversuch (U)		
(nach 12 h Dursten)		
Dichte (relative)	1 030 – 1 035	
Osmolalität	800 – 1 400 mosm/kg	
Kreatinin-Clearance (S, SU)		
Frauen	95 – 160 ml/min	
Männer	98 – 156 ml/min	
Die Werte sind auf eine durchschnittliche Körperoberfläche von 1,73 m³ bezogen.		
Laktose-Toleranztest	Anstieg von Glukose im Blut	
50 g Laktose in 400 ml Wasser oral	um > 20 mg/dl	
Blutentnahme vor und 30, 60, 90,		
120 min nach Verabreichung		
PABA-Test	Ausscheidung von mehr als 50 % der	
(Paraaminobenzoesäure)	zugeführten PABA im 6-h-Harn = normal	

Parameter	Referenzbereich	
TRH-Test (Thyreoglobulin releasing hormone) (Meßparameter: TSH)	Nach Injektion von 200 µg TRH Anstieg von TSH um $2-25$ µU/ml Serum = normal	
Xylose-Absorptionstest (25 g Belastung)	$5-8,5$ g im 5-h-Harn	
Hormone		
Thyreoidea stimulierendes Hormon (TSH, basal) (S)	$0,25-1,5$ µU/ml	
Thyroxin (T4) (S)	$5,0-11,5$ µg/dl	
Trijodthyronin (T3) (S)	$0,8-1,6$ ng/ml	
Thyroxin, freies (fT4) (S) T3, freies (fT3) (S)	$0,7-2,2$ ng/dl $2,2-5,6$ pg/ml	
Thyroxinbindendes Globulin (S)	$9,6-18$ µg/ml $20-30$ µg/ml	(EIA) (RIA)
T_4/TBG-Quotient	$3,9-6,5$ $2,0-6,0$	(EIA) (RIA)
Thyreoglobulin (S) Thyreoglobulin-AK (S) Calcitonin (basal) (S) Parathormon (intakt) (S)	$0-80$ ng/ml < 100 U/ml < 250 pg/ml $9-62$ pg/ml	
Luteinisierendes Hormon (LH) (S) Frauen Männer	zyklusabhängig $2,0-18,0$ mU/ml	
Follikelstimulierendes Hormon (FSH) (S) Frauen Männer	zyklusabhängig $3,0-7,0$ mU/ml	
Östradiol (S)	zyklusabhängig	
Prolaktin (S) Frauen Männer	zyklusabhängig $0,1-10,0$ ng/ml	
Somatotropes Hormon (STH) basal (S)	$1,3-3,0$ ng/ml	

Parameter	Referenzbereich
Adrenokortikotropes Hormon (ACTH) (basal) (S)	6,0 – 80,0 pg/ml
Gesamtkortikoide (S) vormittags nachmittags	50 – 250 ng/ml 20 – 120 ng/ml
Aldosteron (S) basal nach Belastung	12 – 125 pg/ml 70 – 350 pg/ml
Insulin (basal) (S)	5,0 – 20,0 μU/ml
C-Peptid (S)	1,0 – 2,5 ng/ml
Gastrin (basal) (S)	< 100 pg/ml
Testosteron (S) Frauen Männer	0,2 – 0,8 ng/ml 3,0 – 10,0 ng/ml

Parameter		Referenzbereich
Tumormarker		
CEA	(Karzinoembryonales Antigen) (S)	< 5 ng/ml
TPS	(Tissue Polypeptide Specific Antigen) (S)	< 55 U/l
AFP	(α_1-Fetoprotein) (S)	< 7 ng/ml
β-HCG	(Humanes Chorion-Gonadotropin) (S)	< 5 mU/ml
CA 19-9	(Carbohydrate Antigen) (S)	< 37 U/ml
PSA	(Prostataspezifisches Antigen) (S)	< 4,0 ng/ml
β₂-Mikroglobulin	(S)	< 2 mg/l

Parameter	Referenzbereich
Rheumatologie	
Rheumafaktor-Bestimmung nephelometrisch Waaler-Rose-Test (S)	< 30 IU/ml < 10 IU/ml
CRP (C-reaktives Protein) (S)	< 0,5 mg/dl

Parameter	Referenzbereich
ASL (S) (Anti-Streptolysin-O)	< 200 IU/ml
ASTAL (S) (Anti-Staphylolysin)	< 2 IU/ml
zirkulierende Immunkomplexe (S) C1q–JgG C3d–JgG	< 35 µg/ml < 9 µg/ml
Antinukleäre Antikörper (S)	negativ
Antikörper gegen Doppelstrang-DNS (S)	< 5 U/ml
ANCA (antineutrophile cytoplasmatische Antikörper) (S)	negativ
Anti-Cardiolipin-Antikörper (S) IgG IgM	< 5 U/ml < 5 U/ml

Parameter	Referenzbereich	
Spontanurin		
Status		
Leukozyten	negativ	Bestimmung mit einem
Nitrit	negativ	Teststreifen
pH	4,8–7,5	"
Eiweiß	negativ	"
Glukose	negativ	"
Ketonkörper	negativ	"
Urobilinogen	negativ	"
Bilirubin	negativ	"
Erythrozyten	negativ	"
Hämoglobin	negativ	"
Dichte	1,003–1,040 g/ml	Bestimmung mit einem Dichtemesser
Sediment	Erythrozyten: 0–1/Gesichtsfeld Leukozyten: 1–4/Gesichtsfeld Zylinder: keine Plattenepithelien: < 10/Gesichtsfeld Nierenepithelien: keine Trichomonaden: keine	nach Zentrifugation im Spitzröhrchen mikroskopisch bei Vergrößerung 1:400

Literatur

Assmann, G.: Lipidstoffwechsel und
Atherosklerose, Schattauer, Stuttgart
1982

Assmann, G.: Fettstoffwechselstörungen
und koronare Herzkrankheit. MMV
Medizin, Vieweg, München 1988

Begemann, H.: Praktische Hämatologie.
Thieme, Stuttgart 1989

Breckwoldt, M., F. Neumann, H. Bräuer:
Exempla endocrinologica: Bildatlas
zur Physiologie und Morphologie des
endokrinen Systems, Bd. I. Medical
Service, München 1991

Buddecke, E., M. Fischer: Pathophysiologie, Pathobiochemie, klinische
Chemie. De Gruyter, Berlin 1992

Classen, M., J. R. Siewert (Hrsg.):
Gastroenterologische Diagnostik.
Schattauer, Stuttgart 1993

Demling, L. (Hrsg.): Klinische Gastroenterologie, Bd. I/II, 2. Aufl. Thieme,
Stuttgart 1984

Domschke, W., S. J. Konturek: Der
Magen. Springer, Berlin, Heidelberg,
New York 1993

Emond, R. T. D., H. A. K. Rowland:
Farbatlas der Infektionskrankheiten,
2. Aufl. Schattauer, Stuttgart 1988

Gemsa, D., J. R. Kalden, K. Resch
(Hrsg.): Immunologie, Grundlagen –
Klinik – Praxis. Thieme, Stuttgart
1991

Gerok, W., F. Hartmann, A. P. Schuster:
In „Innere Medizin der Gegenwart,
Rheumatologie". Herausgeg. v.
H. Zeidler. Urban und Schwarzen-
berg, München, Wien, Baltimore 1990

Glaus, A., W. F. Jungi, H.-J. Senn:
Onkologie für Krankenpflegeberufe,
4. Aufl. Thieme, Stuttgart 1992

Gross, R., P. Schölmerich, W. Gerok:
Lehrbuch der Inneren Medizin,
7. Aufl. Schattauer, Stuttgart 1987

Hafter, E.: Praktische Gastroenterologie,
7. Aufl. Thieme, Stuttgart 1988

Hauss, W. H.: Die Arteriosklerose. Stein-
kopff, Darmstadt 1990

Heepe, F.: Diätetische Indikationen.
Springer, Berlin 1990

Hesch, R. D. (Hrsg.): Endokrinologie
Teil A und B. Urban und Schwarzen-
berg, München 1989

Hornbostel, H., W. Kaufmann, W. Siegenthaler: Innere Medizin in Praxis
und Klinik. Thieme, Stuttgart 1992

Juchli, L.: Krankenpflege, 6. Aufl.
Thieme, Stuttgart 1991

Junge-Hülsing, G., M. Hüdepohl,
G. Wimmer, K. Funke, W. Harding-
haus: Interne Notfallmedizin, 4. Aufl.
Springer, Berlin 1988

Keller, R., W. Hummerich (Hrsg.):
Klinischer Leitfaden durch das Labor.
Biermann, Zülpich 1991

Kretz, F.-J.: Intensivmedizin für Krankenpflegeberufe, 2. Aufl. Thieme,
Stuttgart 1989

Kuhlmann, U., D. Walb: Nephrologie.
Pathophysiologie, Klinik, Praxis.
Thieme, Stuttgart 1987

Lang, W. (Hrsg.): Tropenmedizin in
Klinik und Praxis. Thieme, Stuttgart
1993

Lawin, P.: Praxis der Intensivbehand-
lung, 5. Aufl. Thieme, Stuttgart 1989

Losse, H., E. Wetzels: Rationelle Diagnostik in der inneren Medizin,
3. Aufl. Thieme 1982

Losse, H., U. Gerlach, E. Wetzels: Rationelle Therapie in der inneren Medizin, 3. Aufl. Thieme, Stuttgart 1986

Lüllmann, H., K. Mohr, A. Ziegler: Taschenatlas der Pharmakologie. Thieme, Stuttgart 1994

Mehnert, H., K. Schöffling, E. Standl, K.-H. Usadel (Hrsg.): Diabetologie in Klinik und Praxis, 3. Aufl. Thieme, Stuttgart 1994

Mehnert, H., E. Standl: Handbuch für Diabetiker, 5. Aufl. TRIAS, Thieme-Hippokrates-Enke, Stuttgart 1991

Meyer zum Büschenfelde, K.-H.: Hepatologie in Klinik und Praxis. Thieme, Stuttgart 1989

Minne, H. W.: Osteoporose. Thieme, Stuttgart 1990

Oberdisse, K., E. Klein, D. Reinwein: Die Krankheiten der Schilddrüse, 2. Aufl. Thieme, Stuttgart 1980

Reinwein, D., G. Benker: Klinische Endokrinologie und Diabetologie. Schattauer, Stuttgart, 2. Aufl. 1992

Riecker, G.: Therapie innerer Krankheiten, 6. Aufl. Springer, Berlin 1988

Riecker, G. (Hrsg.): Klinische Kardiologie. Springer, Berlin 1991

Rösch, W.: In Hornbostel et al. „Innere Medizin in Praxis und Klinik". Thieme, Stuttgart 1992

Schettler, G., H. Greten: Innere Medizin, 8. Aufl. Thieme, Stuttgart 1990

Siegenthaler, W. (Hrsg.): Klinische Pathophysiologie, 6. Aufl. Thieme, Stuttgart 1987

Siegenthaler, W., W. Kaufmann, H. Hornbostel, H. D. Waller: Lehrbuch der inneren Medizin, 3. Aufl. Thieme, Stuttgart 1992

Siegenthaler, W. (Hrsg.): Differentialdiagnose innerer Krankheiten, 17. Aufl. Thieme, Stuttgart 1993

Späth, G.: Vergiftungen und akute Arzneimittelüberdosierungen. De Gruyter, Berlin 1982

Vosberg, H., H. Wagner: Schilddrüsenkrankheiten. Diagnostik und Therapie. Thieme, Stuttgart 1991

Wahrburg, U., G. Assmann: Arteriosklerose. Falken, Niedernhausen/Ts., 1989

Ziegler, R.: Hormon- und stoffwechselbedingte Erkrankungen in der Praxis. VCH, Weinheim 1987

Sachverzeichnis